스트롱 커브스
STRONG CURVES

멋진 뒤태와 몸매를 갖고 싶은 여성을 위한 가이드

브렛 컨트레라스, 켈리 데이비스 지음
김태준, 방승호, 이제승, 조욱래, 최혁준, 차민기 옮김

대성의학사

스트롱 커브스
Strong Curves

1판 1쇄 펴냄: 2017년 1월 20일

지은이: 브렛 컨트레라스, 켈리 데이비스
옮긴이: 김태준, 방승호, 이제승, 조욱래, 최혁준, 차민기
펴낸이: 권오현
펴낸곳: 대성의학사

출판등록 2009년 6월 22일(제301-2013-095호)
서울특별시 중구 을지로 126-1 (을지로3가, 3층)
전화 02)2279-3444 / 팩스 02)2285-0108
Homepage www.medibook.co.kr

값 48,000원

ISBN 978-89-97436-56-9(13690)

들어가기 앞서 남성에게 전하는 말

『스트롱 커브스(Strong Curves): 멋진 뒤태와 몸매를 갖고 싶은 여성을 위한 가이드』는 여성을 대상으로 쓴 책이지만 스트롱 커브스 프로그램은 남성에게도 도움이 된다. 약하고 활동성이 떨어진 둔근은 여성에게만 해당되는 이야기가 아니다. 이 책의 프로그램을 남성에게 적용시켜 본 결과(은퇴 후 쉬는 가장부터 운동선수까지 다양한 케이스를 모았다), 근력, 몸매, 그리고 역학적 기능 전반에 걸쳐 놀라운 개선 효과를 보였다.

남성을 위한 운동 프로그램의 대부분은 둔근을 최대 가동범위까지 활용하지 않는다. 그러므로 이 책을 구입한 남성이라면 무작정 여성에게 건네주기보다 프로그램을 한 번이라도 따라해 보기 바란다. 많은 남성이 도움을 받을 것이라 확신한다. 이 책의 내용에는 평소 체육관에서 실제로 진행하는 프로그램을 최대한 반영하려 노력했기 때문이다.

Contents

역자 서문

고금을 막론하고 외적인 육체미는 만인의 동경의 대상이었다. 남녀를 불문하고 잘록한 허리와 탄탄한 복부는 육체미의 상징이었고, 정도의 차이는 있으나, 지방이 적은 몸은 건강과 강인함의 상징이었다. 하지만, 어떤 체형이 주목받는지는 시대마다 조금씩 달랐는데, 여성에 국한하자면, 글래머러스한 몸이나 극단적으로 마른 모델의 체형이 인기를 끌어왔다. 하지만, 현대에 이르러 이런 여성 신체의 아름다움에 대한 인식이 조금씩 달라지기 시작했다. 점점 건강하고 강인한 육체, 즉 근육으로 가득 찬 탄력 있는 허벅지와 보기 좋게 둥근 엉덩이가 새로운 미적 비중을 차지하고 있다. 한편, 많은 건강관리 전문가들은 엉덩이의 강화를 외적인 아름다움의 측면에서뿐만 아니라 '엉덩이 기억 상실증'이라는 현대인들의 근골계를 위시한 병적 상태를 개선하는 솔루션으로 제시하고 있다.

저자인 브렛 컨트레라스 둔근에 관련한 단연 최고로 손꼽히는 전문가라 할 수 있다. 책에서도 그의 이야기가 전반부에 소개되어 있으나, 그는 둔근에 집중하여 다양한 훈련 프로그램을 실험하고 적용해왔으며, 이를 단순한 미용적인 관점이 아니라, 퍼포먼스와 재활의 측면에서도 적용하고 그 결과물들을 전문가와 대중에 전파하려 노력해왔다.

한국의 피트니스 시장은 빠른 속도로 양적 성장을 해왔다. 그리고 최근에 이르러서는 서비스를 제공하는 건강관리 전문가들과 서비스를 제공받는 소비자의 질적인 수준의 향상이 눈부시게 이루어지고 있다. 이 책은 위의 두 집단 모두에게 도움이 되는 정보를 담고 있으며, 이들에게 양질의 정보를 제공하기 위해 여러 건강관리 전문가들의 노력이 담겨 있다.

역자 약력

김태준

고려대학교 국제스포츠학부 / 카톨릭대학교 대학원 인간공학 및 재활 석사
전) 한국 인재교육원 심화반 강사
현) 무브먼트 사이언스 대표
현) 펑셔널 아나토미세미나 Korea Organizer
미국체력관리학회 근력/컨디셔닝 전문가
미국스포츠의학회 공인퍼스널트레이너
미국스포츠의학회 자세교정 전문가
펑셔널 아나토미 세미나 상지/하지 Provider
프라하 재활스쿨 A,B,C Ex1,2
문화체육관광부 스포츠 지도사 1급
공인 골프 국제 자격증 TPI Medical Lv2
스트롱 퍼스트 케틀벨 SFG Lv1
『파자마 스트레칭』『파자마 다이어트』 감수

방승호

한국체육대학교 운동건강관리학과 졸업
생활스포츠지도자 2급 (보디빌딩)
대한운동사협회(KACEP) 개인, 임상, 재활운동사
Functional Movement Screen(FMS) Level2 Certified
Selective Functional Movement Assessment(SFMA) Level2 Certified
Y-Balance test(YBT) Certified
TPI Certified Level 1
CrossFit Level 2 trainer Certified
CrossFit Gymnastics Trainer Certified
CrossFit Kettlebell Trainer Certified
CrossFit Weight lifting Trainer Certified
CrossFit Endurance Trainer Certified
CrossFit Coach Prep Course Certified
전) 강동구보건소 운동사
전) M athletic square 트레이너
전) COREFIT(CrossFit 106 Seorae Village) 매니저
2013 Reebok CrossFit Coaches Throwdwon 1위
2013~2015FMS, SFMA seminar assistant in Korea
현Canada 9MOVEMENTFITNESS대표
『프리스타일』(칼 파올리 저) 번역

이제승

단국대학교 스포츠과학대학원 스포츠의학과 졸업
101트레이너아카데미 원장
전) 대한체육직업전문학교 운동처방사양성과정 교수
건강운동관리사, CSCS, 영양사,
선수트레이너, Animal Flow Master Instructor, Movnat level 2, DVRT level 2
『비욘드 보디빌딩』(파벨 차졸린 저) 번역

조욱래

한국체육대학교 사회체육대학원 건강관리 석사
전) JDI 스포츠 재활센터 트레이너
전) 현대캐피탈 스카이워커스 프로배구단 선수트레이너
전) 호텔신라 반트 강사(AT 사내 교육강사)
현) MOST PT Lab 대표
생활체육지도자 3급(보디빌딩)
운동사(개인/임상/스포츠재활)
선수트레이너(선수트레이너협회)
NSCA-CPT (퍼스널트레이너)
SFG level 2(케틀벨 인스트럭터)
SFB (바디웨이트 인스트럭터)
SFL (바벨웨이트리프팅 인스트럭터)
GFM(Ground Force Method 인스트럭터)
FMS(움직임 기능테스트)
불가리안 백 인스트럭터
IPF(파워리프팅) 2급
Korea Power Lifting -83 Silver Title
DVRT level 1(샌드백트레이닝 코치)
『파워투더피플!』(파벨 차졸린 저), 『비욘드보디빌딩』(파벨 차졸린 저) 번역

최혁준

가천대학교 한의과대학 한의학과 졸업
Cyriax 정형의학 연구회 정회원
국제표준화기구 전통의학 기술위원회(ISO/TC 249) 3차 총회 통번역
제8회 국제아시아전통의학대회(ICTAM) 통번역
『바른 몸 혁명』(케이티 보우만 저) 번역

차민기

상지대학교 한의학과 졸업
광동한방병원 통증재활 센터 진료원장
StrongFirst SFG2, SFL, SFB
FMS (Functional Movement Screen)
SFMA (Selective Functional Movement Assessment)
GFM (Ground Force Method) instructor
NASM(national Academy of Sports Medicine) PES/CES
TPI Medical 2
MovLab co-founder

추천사

– 카산드라 포사이드 (Cassandra Forsythe, PhD, RD, CSCS, FMS)

2007년 루 슐러(Lou Shuler)와 함께 『The New Rules of Lifting for Women』을 집필한 이후, 여성들은 무거운 무게를 들어 올리는 것이 그들을 근육괴물처럼 만들거나 남성처럼 보이게 만들지 않는다는 사실을 깨닫기 시작했다.

대신, 무거운 중량을 리프팅, 프레싱, 혹은 푸싱을 하는 동작이 그들이 진정으로 원하던 건강하고 섹시한 몸매를 갖게 하는 데 도움이 된다는 사실을 알게 됐다. 웨이트를 이용한 운동은 몸에 생기와 근력을 불어넣어 약화된 몸에 강건함을 되찾아준다. 이런 이유로 요즘은 여성들도 트레드밀에서 벗어나, 과거엔 금기시되었던 웨이트 운동기구에 관심을 보이기 시작했다(십 대 시절의 나는 웨이트 룸의 유일한 여성이었다. 이런 운동들을 사랑했고, 웨이트 룸에서 다른 여성을 만나면 쉽게 친해질 수 있었다. 웨이트 운동의 기쁨이라는 비밀을 공유하는 거의 유일한 사이였기 때문이다).

스트롱 커브스(Strong Curves)를 통해 브렛(Bret)도 리프팅 운동의 필요성을 소개하고, 여성의 아름다운 곡선을 살리는 리프팅 운동법을 다룬 책까지 집필하게 되었다. 이 프로그램엔 '핑크' 혹은 '조금만' 같은 단어는 없으니 믿고 따라와도 좋다.

브렛은 지금까지 만나본 남성 중 가장 똑똑하고, 현명하며, 센스 있는 사람이다. 그는 지식들을 조합하여 실생활에 적용할 수 있는 형태로 재탄생시키는 데 탁월한 능력이 있기 때문에 원하는 답을 쉽게 얻어낼 수 있었다. 심지어 그런 일들을 세련되게 해낸다. 그는 분명 남성이지만 여성이 필요로 하는 부분을 정확히 집어내어 확실하게 설명해준다. 여성 신체의 작동법을 정확히 알고 있으며, 이를 과학적 배경지식이 없는 여성들도 쉽게 이해할 수 있게끔 풀어서 설명해준다.

책을 읽다보면 알게 되겠지만 브렛은 여성의 둔근에 지대한 관심을 갖고 다양한 운동법을 개발해왔다. 힙 쓰러스트(hip-thrust)와 둔근 브릿지(glute-bridge) 운동이 대표적이다. 여기서 한발 더 나아가 보통의 트레이너라면 하지 않을 일까지 했다. 바로 근전도 검사를 이용하여 운동의 효과를 과학적으로 입증한 것이다. 브렛이 단순히 이름을 알리기 위해 책을 쓰지 않았음을 알 수 있는 대목이다. 이제 이 사람의 운동법을 믿고 따라도 될 것 같은 기분이 들지 않는가?

뿐만 아니라 그는 경험도 풍부하다. 올해 36세인 브렛은 보통 트레이너들이 경험한 것들을 다 모은 것 이상으로 다양한 고객을 가르쳐왔다. 또한 그는 단순한 워커홀릭이 아니라 도움 주기를 즐기는 사람이다. 이러한 풍부한 경험을 바탕으로 수백, 수천 명의 여성의 둔근을 건강하게 만들었으며, 다른 신체 부위도 뭇 여성의 질투를 불러일으킬 만큼 보기 좋게 바꾸어 놓았다. 그와 함께라면 질투만 하던 여성들도 충분히 멋진 몸을 가질 수 있을 것이다.

모든 여성이 스트롱 커브스 프로그램에 손쉽게 참여할 수 있을 것이다. 책을 함께 쓴 켈리 데이비스(Kellie Davis) 또한 아주 영리하며 사랑스럽고 뛰어난 작가이다. 브렛과 켈리의 프로그램은 아이가 없는 미혼의 젊은 여성들만을 위한 것이 아니라, 당신의 언니, 엄마, 사촌동생 등 지극히 평범하고 바쁜 사람들도 손쉽게 따라 할 수 있도록 설계됐다. 나 역시도 이 프로그램에 참여하고 있으며 매순간을 즐기고 있다. 왜냐고? 이 프로그램을 통해 더 강해지고, 아름다워지는 것을 체감하기 때문이다. 켈리의 친근한 글 덕에 이해하기도 매우 쉽다.

개인적으로 건강하고 탄력 있는 엉덩이를 항상 갈구해왔다. 젊은 시절 체육관에서 살다시피 하면서, 나는 탄탄한 굴곡의 환상적인 엉덩이를 가진 여성들을 항상 동경해왔다. 감사하게도 축복받은 등을 가졌지만(무슨 말인지는 내 어머니 사진을 보면 알 수 있다), 운동 없이는 누구에게 자랑할 만한 수준이 아니었다. 특히 비키니를 입은 모습은 엉망이었는데, 엉덩이는 처지고 늘어져서 마치 청바지 안에 안장을 넣고 다니는 기분이었다. 그 사실을 깨달은 뒤 아름답고 돌처럼 단단한 엉덩이를 만들기로 마음먹었고, 예쁜 엉덩이를 만들 수 있는 방법을 가리지 않고 시도했다. 스쿼트, 레그프레스, 런지, 스텝업, 레그컬, 데드리프트 등. 엉덩이와 다리를 모든 신체 부위 중 가장 열심히 트레이닝했다. 덕분에 많이 살아나긴 했지만 여전히 단단하지 않았고 스스로 부족함을 느끼고 있었다. 그러던 중 둔근 브릿지, 힙 쓰러스트 운동을 접한 이후로 달라지기 시작했다. 피트니스 매거진의 모델 같은 엉덩이를 갖게 된 것이다. 지금까지의 프로그램에선 이런 동작들이 부족했던 것이다.

현재 나는 브렛과 함께 풀타임으로 운동하고 있다(그는 진심으로 엉덩이 전문가이다). 그는 이론에 해박할 뿐 아니라 가르치는 데도 탁월한 재능을 보인다. 여성들이 목표를 설정하고, 새로운 도전을 시작하며, 목표를 성취하여 꿈꾸던 몸매를 갖도록 놀라운 리더십을 보여준다. 이 글을 읽는 여러분도 스트롱 커브스 프로그램과 함께라면 원하는 목표를 이룰 수 있을 것이다.

당신은 완전히 새로운 엉덩이 근육을 갖게 될 것이며, 다른 부위의 놀라운 변화까지 경험하게 될 것이다. 지금까지 그토록 꿈꿔왔던 몸매를 갖게 되는 것이다. 이는 꼭 필요했지만 지금까지 누구도 알려주지 않았던 것들을 훈련함으로써 가능해진다. 나도 15살에 체육관에 발을 들인 이후로 꾸준히 운동을 해왔지만, 『The New Rules of Lifting for Women』과 같은 책에 더해 이 운동 프로그램을 시작하면서부터 완성된 몸을 가질 수 있게 되었다.

브렛과 켈리가 말하듯이, 이 책은 장기적인 관점에서 썼다. 단순히 한 달만 따라하고 마는 간단한 운동 매뉴얼이 아니라, 여성 건강 전반을 다루고 있는 책이다. 트레이닝, 식습관, 생활습관 및 건강한 생활을 유지하고 싶은 여성들이 알아야 할 모든 것을 총망라하고 있다 해도 과언이 아니다. 셀룰라이트부터 골반저 근력 그리고 임신까지, 브렛은 이 모든 걸 다루고 있다. 켈리와 나는 모두 출산 경험이 있기 때문에 근력이 임신과 산후관리에 얼마나 지대한 영향을 끼치는지 알고 있다. 이를 통해 운동이 단순히 신체를 위한 것이 아니라 마음수련에도 놀라운 효과가 있음을 깨닫게 될 것이다. 건강한 신체를 유지하는 것은 일터, 결혼, 부모로서의 역할, 타인과의 관계 등 인생 전반에 긍정적인 영향을 끼친다(탄력 있는 엉덩이는 말할 필요도 없다).

이 책은 운동법을 소개하는 다른 책들과는 사뭇 다르다. 상당한 고난도의 동작들도 포함하고 있는데, 브렛은 이에 대해 다음과 같이 설명한다. "처음엔 이 동작들을 따라하는 데 힘이 부칠 수도 있습니다. 하지만 꾸준히 도전하다 보면 근력이 생기고 결국엔 인생 전체를 함께하는 건강한 동반자로 바뀌게 될 겁니다."

여기서 핵심은 '꾸준히 도전하는 것'이다. 당장 체육관으로 달려가 끙끙거리며 기구를 들고, 땀범벅이 될 준비가 되어 있어야 한다. 다른 사람들이 무거운 기구를 들며 힘들어하는 당신을 비웃을 것을 걱정해서는 안 된다. 내가 아는 운동마니아 여성들도 무거운 무게를 들면서도 훌륭하고, 섹시하며 탄력 있는 여성스런 몸매를 가지고 있다. 이 프로그램에 헌신하고 최선을 다한다면 그런 몸매의 주인공이 될 수 있다. 스스로 생각하는 것보다 훨씬 강인한 사람이다!

남녀 불문하고 당신의 훌륭한 몸매에 반해 고개가 돌아가길 원한다면, 몸이 움직이는 방식에도 변화가 필요하며, 스트롱 커브스는 그 답을 제공해준다. 계속해서 사진을 찍고, 기록하면서 스스로의 변화를 확인해보자. 몸의 변화는 눈보다 빠르기 때문에 꾸준히 기록을 남겨야만 그 놀라운 변화를 놓치지 않을 수 있다.

건강하고 탄력 있는 엉덩이를 원한다면
인생을 즐기며, 사랑하고, 웃으며, 리프트를 하라.
— 카산드라 포사이드, PhD, RD, CSCS, FMS

카산드라 포사이드는 운동과학 및 영양학 박사이자 영양사이다. 또한 공인체력관리전문가(Certified Strength and Conditioning Specialist, CSCS)이고 기능적 움직임 검사 과정(Functional Movement Screen, FMS)을 수료했다.

그녀는 『The New Rules of Lifting for Women』과 『Women's Health Perfect Body Diet』라는 두 권의 책을 썼으며, 《Oxygen》, 《Women's health》, 《Men's health》, 《Delta Skye Magazine》 등 다수의 잡지에 소개되었고, Women's Health와 PrecisionNutrition.com 및 Livestron.com의 자문위원으로 일하고 있다.

이 외에도 코네티컷에서 Fitness Revolution Vernon이라는 피트니스 센터를 운영 중이며 이 센터에서 수백 명의 사람들이 과학적인 운동법 및 식단조절을 통해 도움을 받고 있다. 카산드라와 그녀의 피트니스 센터에 대해 더 알고 싶다면 www.cassandraforsythe.com을 확인해보기 바란다.

서문

유전적으로 말하면, 나는 자라면서 망가진 경우에 해당한다. 마른 유전자를 타고났지만, 하루 종일 집 밖을 뛰어다녔고, 울퉁불퉁한 무릎이 소나무에 긁혀 까지는 걸 모를 정도로 콜로라도의 뒷마당을 휘젓고 다녔다. 그러다 지치면 과일과 쿠키를 먹으며 잠시 쉬다가 새로운 모험을 준비했다.

이것이 내가 25년간 살아온 방식이다. 조심성 없고, 말랐으며, 건강이나 영양에 대한 개념은 전혀 없는 아이. 다만 운동능력은 타고났기 때문에 앉아 있지 않고 어디든 뛰어다녔다. 대학교 1학년까지 운동을 했으며, 14살에 처음으로 체육관에 발을 들여놓았다. 하지만 대학을 졸업하고 사무직으로 취직하면서, 새로운 생활방식이 발목을 잡기 시작했다. 불량한 식습관은 더 이상 타고난 운동능력으로 해결되지 않았다. 첫딸을 낳은 뒤, 비정상적으로 살이 빠졌는데, 부모가 된다는 스트레스와 새로운 커리어의 시작으로 스스로를 돌볼 시간이 절대적으로 부족했기 때문인 것 같다. 딸을 낳은 뒤 체육관은 거의 가지 못했고, 식사는 거른 채 굶주리고 있었다.

딸아이가 2살 때, 아들을 임신했다. 이번엔 몸무게가 약간 늘었는데, 이 사실을 받아들이기 힘들었다. 여전히 5사이즈의 청바지에 스스로를 구겨 넣고, 그 위로 넘쳐나는 살들을 가리려 애썼다. 임신 3개월 정도 지났을 땐 괜찮아 보이기도 했다. 하지만 의도했든 안 했든, 몸무게는 꾸준히 늘었고 이를 관리하기 위한 노력은 거의 하지 않았다. 직장에 도착하자마자 점심식사를 했으며, 오후엔 한 번 더 점심을 먹었다.

도저히 조절되지 않는 식욕과 몸무게로 임신 합병증을 앓았다. 그 어느 때보다 병원을 더 많이 들락날락했으며 결국엔 임신 7개월차엔 침상 안정을 취해야만 했다. 직장을 가진, 어린아이가 있는 여자에게 침상 안정이 어떤 의미인지 정확히 설명하긴 힘들지만, 하루 종일 엉덩이를 바닥에 댄 채 앉아 아무것도 할 수 없다는 사실은 분명했다. 가능한 것들을 다 시도해봤지만 성공적이지 못했고, 결국 임신을 유지하기 힘들어 예정일보다 4주 빨리 아들을 낳게 되었다.

그 당시엔 임신 합병증과 생활습관의 관계를 눈치 채지 못했다. 신생아 집중 치료실의 아들을 보며 하늘을 원망하기도 했다. 내 몸이 건강한 출산을 하기에 적절하지 않은 것이라고 생각했다. 하지만 지금 생각해보면, 적절한 영양섭취와 규칙적인 운동 같은 관리가 있었다면 이 모든 것들이 예방되었을 거란 걸 직감적으로 알았던 것 같다. 아들은 태어난 지 5일이 지나서야 집으로 올 수 있었으며, 나는 약 23kg(50파운드) 정도 살이 쪘다.

생애 처음으로 살이 찐 것이다. 평생을 사람들이 찡긋거릴 정도로 마른 몸매로만 살아왔던 나에게 이런 일은 처음이었다. 하지만 마른 당시에도 체지방을 측정했다면 '비만'으로 분류되었을 것이다. 근육과 지방의 비율이 형편없었기 때문이다.

불어난 몸을 어떻게 하기보단 받아들이기로 했다. 어설픈 자의식과 당황스러움 때문에 그럴 수밖에 없었다. 어느 정도 시간이 흐른 뒤, 수차례 체육관에 가보기도 했지만 항상 실망만이 남았다.

거울 앞에 서자 스스로가 무기력하게만 느껴졌다. 약화된 골반저 근육과 형편없는 근지구력으로 인해 달릴 수도 없었고, 근육이 없어서 웨이트를 들어 올릴 수도 없었다. 인생 통틀어 최악의 몸 상태를 갖고 있었으며, 말 그대로 '형편없는' 몸매를 갖고 있었다. 이 모든 게 엄마가 되는 것의 저주라고 생각했다. 아이가 내 미모를 망치고 몸을 망가뜨린 거라 믿었다.

전환점

그 이후 2년 동안 몸무게는 천천히 빠졌다. 하지만 첫 임신 때와 마찬가지로 스트레스로 인한 게 컸다. 영양가 있는 음식은 거의 먹지 않았고, 운동이라곤 고작 저녁에 조금 걷는 것 그리고 아이들과 놀아주는 게 전부였다. 옷을 입었을 땐 그럴 듯해보였지만, 옷 없인 형편없었다. 그러던 와중에 옷을 벗고 비키니를 입어본 뒤 전환점을 맞이했다. 변화하는 몸을 스스로 찍어보기로 한 것이다.

처음 사진을 찍어 컴퓨터 화면으로 보면서 눈물이 왈칵 쏟아졌다. 상상 속의 내가 아닌 실제 나의 몸을 처음으로 마주한 것이다. 체중계의 숫자에만 집중했기 때문에 나는 완전히 착각하고 있었다. 실제 나의 몸에 전혀 관심을 갖지 않았다. 뱃살은 축 처졌고, 허벅지는 늘어져 있었다. 엉덩이는 완전히 평평해서 골반 뒤쪽에 떡하니 달라붙어 있는 지방덩어리처럼 존재감 없이 매달려 있었다.

내 몸매는 그 순간부터 완전히 달라지기 시작했다. 매달 구독하는 피트니스 매거진엔 나처럼 아이 엄마인 모델들이 수두룩했고, 모델들을 보며 나 역시도 할 수 있다고 자신감을 가졌다. 변명은 집어치우고 바로 체육관을 등록했다. 매주 2번은 에어로빅 수업을, 1번은 요가 수업을 들었으며 매수업에 성실히 참여했다. 처음엔 뒤쪽에 숨어 간신히 20분의 에어로빅 수업을 버틸 수 있었다. 런지를 할 때에는 잠깐 빠져 있었는데, 내 무게를 버틸 정도의 힘이 없었기 때문이다. 두 달이 지나자 근력이 올라왔고, 앞으로 나와 강사 가까이에 설 자신감이 생겼다.

새롭고 건강한 라이프스타일을 가진 지 약 4개월이 지난 뒤, 6년 만에 웨이트 룸으로 향했다. 처음으로 이두근의 볼록한 모습을 본 날을 잊지 못한다. 그 일을 계기로 자신감을 갖게 됐다. 사람들 앞에서 물건을 들 때 팔을 굽혀 가슴 가까이 가져가며 이두근을 더 드러냈다. 약간 병적이었다는 건 인정하지만 그 덕에 자신감을 되찾을 수 있었다. 꾸준히 노력하며 새로운 목표를 설정했고, 잡지나 인터넷에서 배운 모든 것을 실천하려 노력했다.

목표를 향해 달리다

이룰 수 없을 거라 생각했던 목표를 이루자, 좋은 의미로 운동에 중독되었다. 아이를 갖기 전보다 좋은 몸매를 갖게 되었지만, 점점 나약해지는 마음도 동시에 생겨났다. 이를 극복하기 위해 지역 보디빌딩 대회에 참여하기로 했다. 순수하게 3주 정도를 운동에만 전념했다. 온라인 동호회에도 가입해 나와 비슷한 운동에 중독된 여성들을 만나며 새로운 인맥도 만들게 됐다.

하지만 정보의 바다 속에서 혼란에 빠지기 일쑤였다. 이를 극복하기 위해 코치를 고용했다. 대회 준비의 1/4 정도를 마쳤을 때, 나는 고등학생 때보다 더 적게 무게가 나갔다. 코치가 알려준 대로 거의 탈수에 가깝게 생활하며 혹독한 훈련법을 사용하고 있었다. 함께 운동하는 여성들은 다들 그런 거라고 이야기했지만, 마음 깊숙이 이건 아니라는 생각이 들었다.

경쟁은 즐거웠지만 훈련법은 마음에 들지 않았다. 그 때쯤엔 스스로 할 수 있다는 자신감이 어느 정도 생겼기 때문에, 코치 없이 운동을 했다. 그렇게 하자 컨디션이 조금 올라왔으며 정서적으로도 안정됐다. 하지만 2파운드가량 체중이 늘었고, 여전히 이전 코치가 주입한 과도한 트레이닝과 절식이란 운동법은 내 뇌리에 깊숙이 박혀 있었다.

브렛을 만나다

당시 피트니스 정보를 얻던 주공급원은 T-Nation(북미의 피트니스 전문 웹사이트: 역자 주)으로, 브렛의 작업물들 역시 올라오는 사이트였다. 그의 글을 읽다보니 나와 마찬가지로 피닉스에 산다는 걸 알았고, 즉시 연락해서 나의 이야기를 들려줬다. 내 몸을 본 그는 훌륭하긴 하지만 무대에 서기 위해선 수년의 노력이 더 필요할 거라 이야기했다.

그 이야기에 약간은 낙담했지만 믿어보기로 했다. 그와 함께한 지 3주가 지나자 나의 몸은 완전히 변해 있었다. 더 날씬하고, 탄탄해졌으며 지금껏 상상도 못했던 근육들을 갖게 되었다. 이전엔 '날씬한' 유전적 한계 때문에 엘리트 체육인이 될 정도의 근육을 갖는 건 불가능할 거라 믿었다. 하지만 그의 운동법은 나를 완전히 바꿔놓았다. 6주의 운동만으로 지금껏 수년간 해온 운동보다 더 큰 가시적 변화를 만들어냈다.

브렛은 4개월 간의 변화를 모두 사진으로 기록하여 보내줬고, 내 몸의 변화를 보면서 놀라지 않을 수 없었다. 마르고, 보통 체형의 여성이었던 내가 머리끝부터 발끝까지 근육으로 뒤덮인 건강미인이 되어 있었다.

무엇보다 놀라운 건 근력의 변화였다. 프로 파워리프터들만 가능할 거라고 생각했던 무게를 들 수 있게 되었고 매달 기록을 경신하고 있었다. 남편 조쉬(Josh)도 이런 변화에 자극받아 거의 1년간 브렛과 수업을 진행했다.

브렛은 지난 4년간 코치이자 멘토였고, 선생이었으며 친구였다. 지금의 성공은 그의 헌신이 없었다면 이루어질 수 없었다. 그는 나의 운동선수로서의 잠재력을 발견하고 이를 적극적으로 키워주었으며 피트니스 산업으로 이끌어 준 장본인이다. 브렛과의 운동 이후 3번의 콘테스트에 참여해 1위와 4위를 수상했다. 체육관에선 체중의 1.5배에 달하는 무게의 풀스쿼트를 할 수 있었고, 2.5배 정도 무게의 데드리프트와 힙 쓰러스트를 해냈으며, 풀업은 운동을 즐겨하는 남성과 비슷한 수준까지 가능했다.

더 높은 목표를 향해

5년 전 운동을 시작할 때는 지금과 같은 모습은 상상도 못했다. 우리는 무기력감에 지칠 때쯤 전환점을 맞이한다. 무기력감에 굴복하고 포기하거나 적극적인 행동을 취하거나 둘 중 하나이다. 아마 당신은 현재의 내 모습과 과거 무기력감에 빠져던 모습 그 사이 어디쯤에 있을 것이다. 이미 포기했다면 이 책을 보고 있지는 않을 테니까 말이다. 당신은 행동을 취할 준비가 되었고 건강과 아름다운 몸을 위한 가이드를 찾고 있는 것이다.

최악의 몸 상태로 체육관에 처음 발을 디디며 단 하나의 목표만을 생각했다. 더 나은 몸매를 갖는 것. 그건 상당히 모호한 목표였고, 헌신할 준비도 되어 있지 않았다. 이런 목표가 나를 어디로 이끌어줄지 알지 못했고 목표를 더 구체화하고 새롭게 세우지 않았다면 포기하고 말았을 것이다. 하지만 변화를 느낄 때마다 목표를 새로 설정하고 구체화하며 앞으로 나아갔다.

당신도 이런 방식으로 목표를 세웠으면 한다. 일반적인 목표에서 시작해서 점차 구체화하는 것이다. 당신만의 목표를 세워라. 우리는 모두 더 나은 몸매를 갖고, 살을 빼고 강해져서 자신감을 얻고 비키니를 입고 싶어한다. 하지만 이런 목표는 너무 모호하다. 이 프로그램을 당신만의 것으로 만들어라. 스스로에게 맞는 목표를 체화하여 이를 성취하기 위해 어떤 것도 할 자세가 되어 있어야 한다. 가장 중요한 건 일단 시작하면 절대 뒤돌아보지 말고 더 나은 당신을 위한 길에만 집중하는 것이다.

얼마 전 친구의 부탁으로 비포 앤 에프터 사진을 찾아볼 일이 생겼다. 병원에서 아들을 데려온 날에 찍은 사진이었는데, 스스로를 알아보기 힘들었다. 단순히 신체적인 부분뿐 아니라 정신적인 면에서 완전히 다른 사람이었다. 다시는 그때로 돌아가고 싶지 않으며 상상조차 하기 힘들다. 몸에 관해서가 아니라 자신감과 감정에 관해서 말이다.

스트롱 커브스는 단순히 몸만 만드는 것이 아니라 자신감을 길러준다. 근력이 강해지고, 지방을 쳐내고, 꿈꿔왔던 몸매를 갖게 되면 미래에 대한 비전 자체가 바뀐다. 이러한

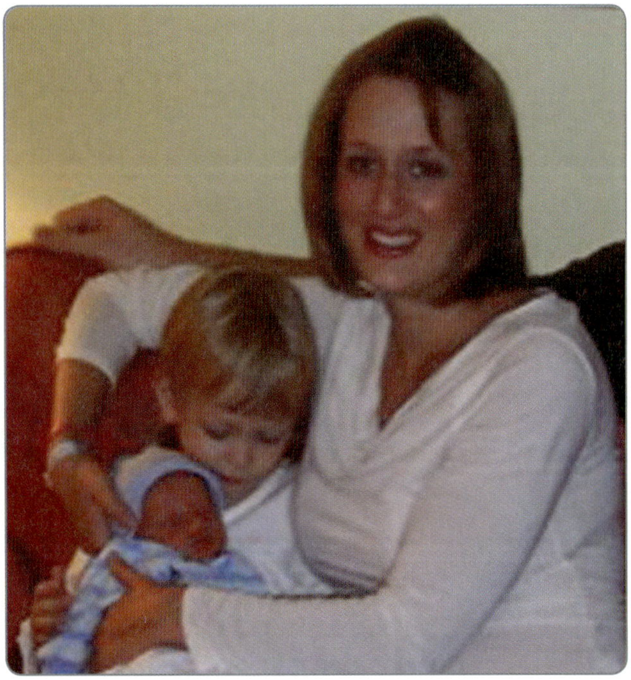

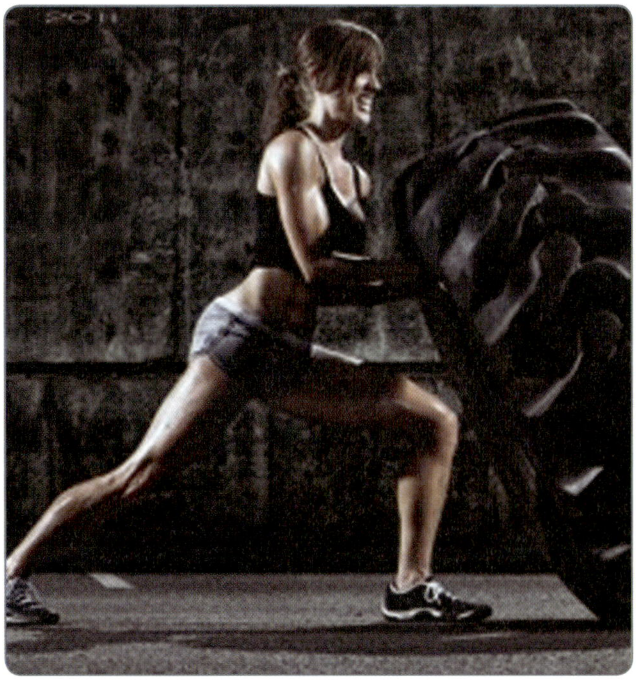

변화와 함께 자신감이 생기면 지금까지의 목표를 돌아보고 더 큰 목표를 설정해보자. 몸과 마찬가지로 인생 전반에서 발전하는 자신을 발견할 수 있을 것이다.

이번 프로젝트에서 브렛과 함께 일하는 것만으로 엄청난 영광이었다. 지난 4년간의 발전은 전적으로 브렛 덕분이다. 이 프로그램의 효과를 경험하고 전적으로 믿는 입장에서 책과 스트롱 커브스에 대한 애착이 남다른 건 어쩌면 당연한 일이다. 본인의 일에 대해 브렛만 한 열정을 갖고 있는 사람을 본 적이 없다. 그의 열정이 이 책의 모든 단원에서 빛날 것이며, 몸매, 라이프스타일, 자신감을 기르는 데 큰 기여를 할 것이다. 스트롱 커브스는 지난 15년간 계속된 브렛의 연구와 실험의 정수이다.

이 프로그램의 효과는 의심할 여지가 없으며 그 결과는 놀라움 그 자체이다. 하지만 힘든 길이 될 것이다. '숙련된 리프터를 위한 엉덩이 여신 만들기 12주 과정'을 위한 테스트에서 브렛에게 나를 죽일 셈이냐고 이야기했던 기억이 생생하다. 간단한 팁을 주자면, 절대 무리하지 말라. 이 프로그램은 그 자체로 상당히 힘든 운동이다. 만약 모든 세션에서 전력을 다한다면 꿈에서도 브렛을 저주하게 될 것이다. 매 단계에서 본인의 컨디션에 맞게 강도를 조절하도록 하자.

운동이 너무 힘들면 본인에게 맞는 운동을 찾자. 세트당 횟수를 조정하거나 반복 강도를 바꿀 수도 있다. 특정 동작이 힘들다면 이를 대체할 수 있는 운동이 많으니 필요에 따라 활용하자.

누구라도 운동에 흥미를 갖고 이 프로그램을 따라오도록 온 힘을 다했다. 현재 어떤 위치에 있든 목표에 도달하도록 하기 위해 모든 방면에서 철저히 검토했다. 포기하고 싶은 순간이 오면, 나의 이야기를 기억하라(혹은 비포 앤 에프터 사진을 봐도 좋다). 지극히 이기적인 욕심을 위해 운동하기 바란다. 자신감 있는 섹시한 여성이 어떤 것인지 몸소 체험해봐야 한다. 체육관의 파워 랙 앞에 서서 옆에 있는 남성보다 더 무거운 무게를 들어 올릴 때의 기분은 정말 짜릿하다. 스트롱 커브스와 함께라면 당신도 더 나은 여성이 될 수 있다.

Chapter 1

들어가기

피트니스의 세계에 통용되는 대표적인 속담 중 하나가 "복근은 주방에서 만들어진다"이다. 적절한 영양 섭취는 끝없는 코어 운동보다 선명한 식스팩을 만드는 데 효과적이다. 한마디로, 복부지방을 제거하는 것이 선명한 식스팩으로 가는 지름길이다.

하지만 위의 말은 복근에 있어선 사실일지 모르나 둔근엔 해당하지 않는다. 복근을 위해 다이어트를 해본 사람이라면 복근이 선명해지는 동시에 엉덩이가 평평해진다는 사실을 잘 알고 있을 것이다. 최소한의 운동 혹은 운동 없이 하는 다이어트는 엉덩이에게도 똑같은 이득을 가져다주지 않는다. 복근은 주방에서 만들어지지만, '둔근은 체육관에서 만들어진다.'

루이 시몬스(Louie Simmons)는 파워리프팅을 강력하게 만들어주는 코치로 유명하고, 찰스 글라스(Charles Glass)는 무대에 서는 보디빌더들을 훈련시키며, 조 도웰(Joe Dowell) 같은 연예인 전문 트레이너는 영화에 출연하는 배우들의 몸을 만든다. 이 외에도 마이크 보일(Mike Boyle)은 운동선수들의 근력을 부상 없이 키워주는 것으로 유명하다.

이러한 전문가들과 마찬가지로, 나 역시 강력하고 멋진 근육을 가지면서도 보기에 아름다운 둔근을 만들기 위한 최선의 방법을 찾아냈다. 이 분야에서 오랜 경험이 쌓였기 때문에 반복 동작 하나만 봐도 좋은 둔근을 만드는 데 도움이 될지 아닐지를 판단할 수 있다. 그 유명한 보디웨이트 런지를 말하는 게 아니다.

운동을 시작하면 초기에 가시적 성과가 나타나지만 몇 주만 지나도 이는 희미해지고 결국엔 실망스런 몸만 남게 된다.

새로운 고객이 오면 단순한 반복 동작만으로 운동 중 둔근을 제대로 활용하는지 아닌지 판단할 수 있다. 예를 들어 스쿼트나 백 익스텐션은 훌륭한 둔근 운동이지만 현재 하는 방식은 잘못된 방식일 가능성이 크다. 둔근에 좋은 운동을 찾아 동작을 따라 하면 되는 단순한 문제가 아니다. 당신에게 맞는 최고의 둔근 운동을 찾아 완벽한 자세에서 둔근을 효과적으로 작동시켜야 한다.

세계 곳곳의 체육관을 가보면 여성들은 둔근의 근력을 강화시키고 아름다운 모양을 만드는 데 부적절한 방법을 사용하는 경우가 많다. 모든 체육관을 다니며 여성들에게 올바른 둔근 운동법과 적절한 프로그램을 소개하고 싶을 정도이다. 올바른 횟수와 정확한 스킬을 활용하여 최대 가동범위에서 둔근을 운동시키는 방법만 알아도 새로운 세계로 들어갈 수 있다.

하지만 그것은 불가능하기 때문에 『스트롱 커브스』를 통해 나의 경험과 지식을 당신의 거실 혹은 체육관까지 전해주려 한다. 당신은 아름다운 몸을 갖기 위해 이 책을 선택했다. 더욱 강력하고 아름다운 곡선을 갖고 싶다면 이 책을 1 대 1 코칭 수업이라고 생각하자. 지난 15년간 축적된 경험과 지식을 모두 담아, 정확한 지식과 자신감을 갖고 운동할 수 있도록 도울 것이다.

새로운 변화

이 모든 건 2009년 9월 16일에 시작됐다. 남성 피트니스 사이트인 T-Nation에 '둔근의 미신을 파헤치다'란 제목의 글을 실었고, 이 순간부터 애리조나의 지역 퍼스널 트레이너였던 내가 온라인 피트니스 전문가로 변모했다. 더 이상 비밀리에 둔근에 집착하는 스트렝스 및 컨디셔닝 코치가 아니었다. 둔근에 대한 집착이 모두에게 알려진 것이다. '둔근 사내(Glute Guy)'란 별명까지 생겼고 다시 돌아올 길은 없었다. 실제로 최근 몇 년간 모르는 사람이 "당신이 둔근 사내군요!"라며 접근해오기도 했다.

더 안 좋은 별명들이 많기에 특별한 반감은 없다. 다만 발목 유연성 전문가가 아님에 감사할 뿐이다. "당신이 발목

족배굴곡 사내군요"라는 인사를 듣는 모습을 상상해보라. 그건 전혀 다른 느낌이다.

'둔근 사내'가 되면서 놀라운 기회가 찾아왔다. 지난 4년간, 가장 영향력 있는 스트렝스 및 컨디셔닝 그리고 스포츠 학회에서 발표할 기회가 생겼다. 《Muscle Mag, Men's Fitness》, 《Men's Health》와 같이 십 대 때 닳도록 읽었던 잡지들에 글이 실리기도 했고, 《Oxygen Magazine》 둔근편에 전문가로 섭외되었으며 T-Nation이나 StrengthCoach.com 같은 사이트에 정기적으로 글을 싣게 되었다.

하지만 무엇보다 값진 경험은 운동을 배운 여성들이 그들의 목표를 성취할 때이다. 나는 특히 여성 고객과 일하는 것을 좋아하는데, 이것은 단순히 내가 남성이기 때문이 아니다. 피트니스 전문가들에게 물어보면 대부분이 여성 고객과 일하는 것이 훨씬 값지게 느낀다고 답할 텐데, 이는 여성들이 동작을 훨씬 더 정확하고 철저하게 따르기 때문이다. 이는 이 책을 집필한 이유이기도 하며 스트롱 커브스 프로그램을 더욱 완성도 있게 만드는 계기가 되기도 했다. 이 책을 보고 원하던 몸매를 갖게 되면 이메일을 통해 감사 인사를 해주기 바란다. 반드시 해야 할 필요는 없지만 변화를 눈으로 확인하고 이를 통해 배우는 것이 있다면 나에게도 매우 기쁜 일이기 때문이다.

그렇다면 벽에 보디빌딩 매거진을 덕지덕지 붙여놓던 십 대 소년이 둔근을 아름답게 만드는 전문가가 된 사연은 무엇일까? 때는 1992년으로 거슬러 올라간다. 당시 나는 스스로가 둔근이라 부를 만한 것을 갖고 있지 않다는 사실에 큰 충격을 받았다.

'둔근 사내'의 탄생

고등학교 때 둔근의 중요성을 처음 배웠다. 2학년 때 친구의 설득으로 풋볼 팀에 가입하게 됐는데 선수들의 힘에 압도당하고 말았다. 팀 동료들은 수년간 트레이닝을 해왔기 때문에 고강도 스쿼트 및 근력 운동에 능했다. 반면 웨이트 운동을 해본 적이 없었던 난 큰 리프트 기구를 다룰 줄 몰랐고 코치들과 친하지도 않았다. 대신 어느 정도 익숙한 레그 프레스, 푸시업, 이두근 컬과 같은 운동에 매달렸다.

꾸준한 운동으로 근육이 붙자 몸매에 자신감이 생겼다. 하지만 카메론 뒤에서 걷던 딱 그 날까지만이었다. 당시 좋아했던 여자애의 과학책을 든 채로 팔을 굽혀 이두근을 뽐내며 걷고 있었다. 갑자기 그녀가 나에게 기댔고, 그녀와 데이트하게 될 것이라 확신했다. 다음 이야기를 하기 전에, 이건 한참 민감한 고등학생의 이야기였음을 감안해주기 바란다. 그녀는 나에게 기대며 이렇게 말했다. "카메론의 엉덩이 좀 봐. 바지 핏이 너무 좋다."

"카메론의 엉덩이? 내 사랑이여, 뭐라구요?" 당시엔 여성이 남자의 엉덩이에 관심이 있는지조차 몰랐다. 내가 나이에 걸맞게 자라지 못한 걸까? 초등학교 땐 재밌는 남자가 최고였고, 중학교 땐 〈90210〉 캐릭터 같은 남자가 인기가 많았기 때문에 등이나 엉덩이에 대해선 전혀 생각해보지 못했다. 당시 카메론은 좋은 청바지를 입었거나 나보다 멋진 엉덩이를 갖고 있지도 않았다. 진심으로, 정말로, 절대로. 당시 내 둔근은 상당히 암울한 상태였는데, 여동생의 남자친구가 골프를 치다가 한마디 했다. 그린 위에 올라서자 그는 이렇게 외쳤다. "브렛, 등 다음에 바로 다리가 있네. 엉덩이가 전혀 없어."

그 일을 계기로 나는 현재 남성들 사이에서 아름다운 엉덩이 만들기 유행을 불러일으킨 장본인이 되었다. 당시의 나는 여전히 고등학생다운 섬세한 자아를 갖고 있었지만, 최고의 엉덩이를 만들기 위한 미션에는 짐승처럼 매달렸다. 유전적으로 미식축구 와이드 리시버 같은 축복받은 등의 수혜자가 아님을 알았기에 어떻게든 이 상황을 극복하고 싶었다.

우선 둔근에 대한 정보를 닥치는 대로 긁어모았다. 서점에서 보디빌더들의 하체 단련법이나 파워리프터들의 운동법을 읽으며 몇 시간씩 보냈다. 1995년 크리스마스에 사촌 동생과 운동 파트너가 『Complete Guide to Butt and Legs』란 책을 선물로 줬는데, 그를 훈련시키며 '야수 브라이언(Brian the Beast)'란 별명을 얻게 해준 데 대한 감사인 사였다. 그의 말을 인용하자면, 나처럼 둔근 훈련에 집착하는 사람은 처음 봤다고 했다.

18살에 스쿼트를 시작했는데, 이 책에서 볼 수 있는 그런 모습이 아니었다. 그건 스쿼트라기보다 아마추어의 스쿼트 따라하기 혹은 경험 없는 리프터의 조악한 운동에 가까웠다. 바에 275파운드의 무게를 걸고 약 5인치가량을 내렸다 밀어 올렸다. 둔근을 만들기 위한 이런 병적인 스쿼트를 한바탕 하고나자, 체육관 지킴이 같은 탄탄한 몸의 남자가 다가와 남자답게 딥스쿼트를 하라고 충고했다. 웨이트를 렉에 걸고 이 '얼간이' 앞에 마주서자, 그는 켄타우로스 같은 짐승처럼 보였고 나는 아무것도 할 수 없었다. 조용히 고개를 숙이는 것이 이 체육관에서 살아남는 방법임을 깨달왔다. 그 일 이후 엘리트 수준의 무게로 스쿼트를 하기 전에 스쿼트의 원리와 규칙을 이해할 필요가 있음을 배웠고 기존에 하던 무게의 반으로 줄인 뒤 '남자다운 스쿼트'를 할 수 있었다.

다음 날 하체의 기분 좋은 통증이 느껴졌고, 이 방법을 지속했다. 둔근은 점차 자라나고 있었지만 풋볼 대표팀의 카메론 같은 모습은 아니었다. 추후에 데드리프트와 런지를 추가했다. 리프팅에 익숙해지고 근력이 증가함을 느낄수록 둔근은 더 보기 좋게 변했다. 하지만 트레이닝에 깊이 몰입하면서도, 둔근이 전체적인 운동 세트에 제한요소로 작용하고 있음을 깨닫지 못했다. 다른 근육들은 둔근보다 빨리 지쳐버렸고, 운동의 혜택을 충분히 보지 못하고 있었던 것이다.

운동을 최우선순위로

22살에 대학을 졸업하고 고등학교 수학 교사를 준비했다. 이런 커리어와 별개로, 운동은 언제나 우선순위 최상단에 있었다. 퍼스널 트레이너가 되기 위해 트레이너 자격증인 ACE 자격증을 땄으며, 친구들 그리고 가족들과 함께 체육관에서 운동하며 올바른 운동법을 알려줬다.

그리고 집 컴퓨터로 둔근 훈련에 관한 기고문과 논문들을 출력했다. 각종 자료들을 사들이며 일을 지속하자 어느새 선반은 트레이닝법, 특히 둔근 훈련과 관련된 자료들로 가득 찼다. 교사 일을 하며 번 돈으로 운동 기구들도 사 모았는데 수년이 지나자 체육관 하나를 차릴 정도로 많이 모으게 됐다. 이 덕에 교사 일을 그만두고 풀타임 트레이너로 전향하게 되었다.

28살에 선생님을 그만두고 애리조나의 스코츠데일에 체육관을 차렸으며 이곳에서 둔근에 대한 수많은 실험과 연구들이 이뤄졌다.

힙 쓰러스트에 입문하다

힙 쓰러스트의 신세계로 들어가던 그날 밤을 생생히 기억한다. 2006년 10월 13일이었다. 집에서 UFC의 티토 오티즈(Tito Ortiz)가 켄 샴록(Ken Shamrock)을 압도하는 경기를 보고 있었다. 켄 샴록이 오티즈를 떨쳐내는 모습을 기대했지만, 그는 엉덩이를 이용해 몸을 움직이거나 오티즈로부터 벗어나려는 노력을 전혀 하지 않았다.

나는 당시 National Strength & Conditioning Association의 공인 코치였기 때문에 전문가로서 그들에게 궁금증이 생겼다. 왜 파이터들은 더 강력한 힘을 낼 수 있는 운동을 하지 않는 걸까? 종합격투기 선수들이 풀마운트로 상대에게 제압당한 상황에서 벗어나는 유일한 길은 운동밖에 없다는 생각이 들었다. 두뇌를 빠르게 회전하자 아이디어가 떠올랐고 바로 차고로 가서 직접 실험했다.

그날 밤 이후 체육관에서 고객들을 대상으로 실험을 확대하여 보디웨이트 힙 쓰러스트부터 시작해 싱글레그 힙 쓰러스트까지 훈련시켰다. 이런 과정을 거쳐 웨이트를 가한 힙 쓰러스트와 브릿지 동작이 탄생했고 지금의 스트롱 커브스로 이어졌다. 이 운동을 해본 고객들은 이렇게 둔근에 강한 힘이 실리는 운동은 처음이라며 놀라기도 했다.

결과는 대성공이었다. 전혀 운동을 해본 적 없는 여성들도 이 운동을 통해 강력한 둔근을 갖게 되었다.

과거엔 오직 스쿼트와 런지에만 의존하던 여성들이 둔근 브릿지와 힙 쓰러스트를 익히자 새로운 세계가 열렸다. 물론 개인차는 있었다. 어떤 경우 빠르게 효과를 나타내기도 했지만, 일부는 오래 걸리기도 했다. 하지만 모두가 탄탄하고 건강한 둔근을 갖게 된다는 결과에는 차이가 없었다.

고객들의 변화를 보자 친구들과 가족들도 둔근 운동에

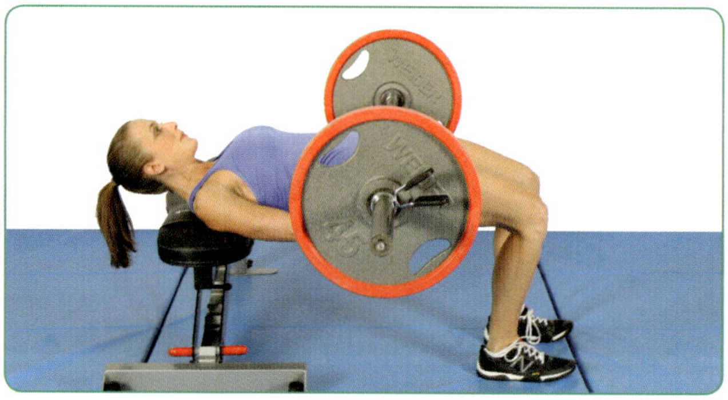

고객의 성공 스토리

24살의 Rachel은 둔근 브릿지 운동을 알기 전 수년간 나에게 훈련을 받았다. 매주 헤비 스쿼트, 데드리프트, 런지를 했으며, 딥스쿼트 135×20회, 데드리프트 155×20회, 30파운드 덤벨을 달고 40스텝의 런지가 가능한 정도까지 몸이 올라왔다. 그녀의 다리는 상당히 멋졌으나 엉덩이는 뭔가 빈약해보였다. 그러던 중 힙 쓰러스트를 개발해 그녀에게 바로 적용했고, 둔근의 모양과 사이즈가 확연히 나아졌다. 약 한 달 만에 몰라보게 달라지자 둔근 발달에 필요한 건 그 무엇보다 힙 쓰러스트라는 확신이 생겼다.

동참했다. '둔근 품평회'를 만들어 서로의 뒤태에 대한 평가를 엄격하게 했고, 이 과정을 통과하지 못하면 장도 보러가지 못하게 했다. 아마 공항에서 서로의 엉덩이를 평가하며 시간을 보내는 무리는 우리밖에 없었을 것이다.

증거를 갈구하다

새로워진 둔근을 자랑하는 고객들을 하루에 수도 없이 볼 수 있었지만, 이 운동법이 효과가 있는 '과학적인 이유'를 알고 싶었다. 이런 생각이 커지자 체육관 임대 계약이 끝날 때쯤엔 트레이너에서 연구가로 변신할 준비가 되어 있었다. 근전도계를 빌려 근육의 전기 활성도를 측정하는 실험을 시작한 것이다. 이 모든 일의 발단인 내 둔근을 직접 실험대상으로 삼았다. 체육관 문을 닫고 바지를 내린 채 둔근, 대퇴사두근, 햄스트링, 내전근에 전극을 붙이고 실험을 계속했다.

매일 새벽 1시까지 최적의 둔근 운동법을 찾아 미친 과학자처럼 연구했다. 또래 남자들은 야구를 보거나 비디오게임을 하고 여자 뒤를 쫓아다니며 시간을 보냈겠지만 나는 바지를 벗고 다양한 운동을 비교해가며 둔근의 활성도를 측정했다. 심지어는 해부학 교수를 만나 카데바의 둔근 해부학을 공부하기도 했다.

이런 연구 덕분에 『Advanced Techniques in Glutei Maximi Strengthening』이라는 전자책을 출판할 수 있었다. 전 세계의 스트렝스 코치 및 운동 전문가들로부터 격찬을 들었으며 운동마니아 외에도 육상선수, 물리치료사, 다양한 종목의 운동선수들로부터 효과를 인정받기도 했다. 각종 온라인 및 오프라인 잡지에서도 둔근에 대한 인터뷰 요청이 쇄도했다. 둔근 전문가로서 이름을 날릴 발판이 마련된 것이다.

많은 친구들과 동료들은 이런 성과에 만족할 거라 예상했지만, 가진 것의 대부분을 팔고 지구 반바퀴를 돌아 뉴질랜드로 향했다. 뉴질랜드의 AUT 대학에서 스포츠과학에 대한 심도 있는 공부를 시작했고 운 좋게도 훌륭한 연구자, 과학자 및 코치와 함께 연구하며 인체에 대한 이해를 쌓아갈 수 있었다. 특히 둔근에 대해 말이다.

스트롱 커브스의 탄생

지난 15년간의 연구의 정수가 바로 스트롱 커브스이다. 이 기간에 비약적인 발전이 있었으며 특히 지난 5년간 최신 과학 및 기술을 접목시켜 여성에게 최적화된 운동 방법을 개발했다.

많은 여성들은 근력 운동을 하기에 앞서 몸집이 커지고 근육이 부풀면서 여성적인 몸매를 잃을 것을 걱정한다. 하지만 이 프로그램은 여성들 역시 강한 근육을 가질수록 굴곡지고 여성스러운 몸매를 가질 수 있음을 증명했다.

이는 다수의 고객들을 통해 입증됐다. 오클랜드에서 박사과정을 준비하는 동시에 여성을 대상으로 트레이닝 수업을 진행했는데, 모두가 놀라운 변화를 보여줬다. 한 고객은 이전엔 한 번도 수상하지 못했던 피트니스 대회에서 1등의 영예를 차지하기도 했다. 그녀들의 자신감은 몸매뿐만 아니라 인생 전체를 바꿔놓았다.

현재는 피닉스로 돌아와서 피트니스 및 비키니 대회 선수들을 트레이닝시키고 있다. 우리들만의 은어를 만들었는데, 둔근을 훈련하는 것을 '둔근중(gluting)'이라고 부르며, 이 과정을 엉덩이를 '꺼뜨리는(off)' 대신에 '화가 나게(on)' 만든다고 표현한다. 그녀들은 지속적인 훈련을 통해 매순간 새로운 세계를 맛보고 있다.

스트롱 커브스는 모든 고객에게 동일한 방법으로 접근하지 않는다. 모든 이에게 효과적인 방법은 없다. 당신에게 효과가 있던 게 다른 사람에겐 무의미할 수도 있다. 그래서 '샷건 방법'이란 방식으로 접근하는데, 이를 통해 고객 개개인의 특성을 커버하는 방법을 찾아내 최고의 결과를 만들어 낸다.

자세히 설명하면, 경우에 따라 고빈도 저중량 방식이 맞는 경우도 있고 저빈도 고중량이 적합한 경우도 있다. 이번 달엔 A란 방식이 필요할 수도 있고 다음 달엔 B란 방식이 적합할 수도 있다. 혹은 첫해엔 특정 프로그램이 놀라운 결과를 가져오다가 다음 해엔 그렇지 않을 수도 있다. 다만 기초에 충실하게 꾸준히 해오면 전체 프로그램에 좋은 반응을 보이는 건 맞다. 그것이 수년간의 실험을 통해 깨달은 진실이다.

브릿지 운동뿐 아니라 이 프로그램의 모든 운동이 둔근을 자극할 것이다. 처음엔 어색하고 불편하게 느껴질 수도 있지만 시간이 지나면 가뿐하게 해낼 수 있을 것이다.

스트롱 커브스 프로그램은 미적인 관점에서도 훌륭하지만 무엇보다 중요한 것은 둔근 강화를 통해 전신의 균형을 되찾는다는 점이다. 이는 둔근이 아닌 다른 근육에서는 느낄 수 없는 부분이다. 둔근은 몸의 중심에 존재하기 때문에 거의 모든 움직임에 관여한다. 나 역시도 직접 체험해본 결과, 많은 동작들이 한결 수월해졌다. 예를 들어 뛰는 도중 무릎의 움직임이 편해지고, 오랜 업무에도 요통이 생기지 않으며 가구를 옮기기가 쉬워지고 아이들과 놀아주는 게 즐거워진다. 둔근은 인체의 가장 강력한 근육이다. 둔근을 키웠을 때 생길 변화들을 상상해보라.

이 모든 프로그램은 최단 시간 내에 강력한 근육과 멋진 몸매를 만들기 위해 고안되었다. 최고의 결과를 내기 위해 매 세션마다 수도 없이 둔근을 자극할 것이다. 때로는 고중량 저빈도로, 때로는 저중량 고빈도로 운동을 하게 된다. 둔근의 최대 잠재력을 끌어내어 무거운 중량에서 스트레칭을 하기도 하고 다양한 각도에서 최대 가동범위로 둔근을 움직일 것이다. 이 모든 것이 균형잡힌 방식으로 여성의 둔근을 건강하게 만들어줄 것이다.

스트롱 커브스 입문하기

이 책은 여성을 위한 근력 운동에 대한 정보로 가득 차 있다. 단원별로 필요한 정보를 정리해놨기 때문에 바로 운동법으로 넘어가도 된다. 하지만 처음부터 끝까지 순서에 맞게 읽는 걸 추천한다. 운동에 대한 지식이 체계적으로 쌓일수록 더욱 강력한 근육을 만들 수 있기 때문이다.

이 책의 목적은 여성들에게 운동에 대한 정확한 정보를 전달해 건강한 몸매를 만들고 자신감을 심어주는 것이다. 이를 통해 근력 운동의 기초를 다지고 각자에게 맞는 운동 프로그램을 직접 고안할 수 있을 것이다. 여기 소개된 12주 완성 프로그램에 그치지 말고 꾸준히 운동에 매진하길 바란다.

첫 단원은 남성과는 다른 방식으로 운동해야 하는 이유에 대해 알려줄 것이다. 다른 운동을 하라는 이야기가 아니라, 남성과 여성의 몸은 완전히 다르므로 그들과 같은 방식으로 운동해서는 목표에 도달하기 힘들다는 의미다. 또한 삶의 질을 향상시키는 한 쌍의 근육군에 대해 배우고, 그 근육들을 어떻게 키우며 그리고 왜 키워야하는지 알게 될 것이다.

스트롱 커브스는 영양 섭취에 대한 간단한 가이드도 제시한다. 영양학 전문가인 알랜 아르곤(Alan Aragon)이 설명하는 내용은 목적을 떠나서 모두에게 실용적인 것들이다. 운동 효과를 증가시키고 목표에 더 빠르게 다가가는 지름길을 안내해줄 것이다.

또한 4가지 12주 완성 프로그램과 다양한 보충운동을 '운동 색인'에서 찾아볼 수 있다. 쉽게 따라 할 수 있도록 자세한 사진과 설명이 덧붙은 200여 가지 운동을 소개한다.

켈리는 당신과 같은 여성으로서 스트롱 커브스 프로그램 중 겪게 되는 어려움에 대해 잘 알고 있으며 이에 대한 적절한 조언을 해줄 것이다. 경험자로서 그녀의 직관은 당신의 여행에 큰 도움이 될 것이다.

스트롱 커브스를 따라 하면서 무엇보다 중요한 것은 작은 목표에 집중하는 것이다. 원대한 꿈을 마음 속에 품고 있되 작은 목표들을 하나씩 이뤄가는 식으로 정진해야 한다. 만약 큰 목표만 생각하면 중간에 지치고 여행을 시작한 동기가 희미해진다. 지금 당장이 중요한 게 아니라 결국엔 목표를 달성하는 것이 중요하다. 끊임없이 목표에 집중하고 절대로 포기하지 말라.

켈리와 함께 당신의 여행기를 기다릴 것이다. 이메일을 통해 운동 전후의 변화를 알려주길 바란다.

Chapter 2

여성 해부학

체육관에서 남편과 함께 운동하는 여성을 종종 본다. 남편을 따라 6가지 가슴 운동을 한 뒤 30분간 트레드밀에서 뛰는 그녀들을 보면 안타깝기 그지없다. 하지만 슬픈 현실은 남성 파트너와 운동하는 여성의 대부분이 이런 식의 운동 프로그램을 따르고 있다는 것이다.

이런 현상은 수도 없이 일어나서, 심지어는 혼자 운동하는 여성들도 이런 방식을 따르고 있다. 마치 프로 보디빌더처럼 한 세션 전체를 한 부위만 운동하고 둔근은 일주일에 한 번도 제대로 운동하지 않는다. 하지만 한 발짝 물러서 객관적인 시각에서 바라보면, 여성들이 가슴 운동을 한 세션 내내 해야 하는 이유에 제대로 된 답을 할 수 있는 사람은 아마 없을 것이다.

물론 건강한 흉근은 중요하지만 흉근의 둘레를 키우는 것이 정말 여성들이 원하는 일일까? 아마 그렇지 않을 것이다. 그렇다면 왜 이런 식으로 운동해야 하는가? 최대한 효율적이고 생산적으로 운동하길 원한다면 '가슴 운동하는 날'은 좋은 방법이 아니다. '팔 운동하는 날', '다리 운동하는 날', '어깨 운동하는 날' 같은 것들 모두 해당되는 이야기다. 하지만 현실에선 수많은 여성이 이런 방법을 이용하다 실패하곤 한다. 한 부위를 집중적으로 운동하는 방식은 근육의 발달량이 최대치에 가까워져 성장이 더딘 경우엔 효과적일 수 있으나 여성들에겐 해당되는 이야기가 아니다. 또한 상체, 대퇴사두근, 햄스트링 등에 집중하는 운동방식은 둔근을 간과하는 경우가 많다. 스트롱 커브스에선 모든 운동이 둔근에 특화되어 있기 때문에 아름다운 몸매를 만드는 데 효과적이다.

잘못된 방식의 또 다른 예는 과도한 유산소 운동이다. 이는 단순히 트레드밀에서 많은 시간을 보내는 것만 해당되지 않는다. 만약 웨이트 운동을 하기 위해 2시간 동안 27가지의 운동을 했다면 이것 또한 과도한 심혈관계 운동을 한 것이다. 웨이트 운동을 한다고 해서 반드시 근력이 키워지는 게 아니다. 오래 혹은 고강도로 운동할 순 있지만 오래 그리고 고강도로 운동할 순 없다. 효과적인 운동을 위해선 영리해질 필요가 있다. 고강도의 장시간 운동은 목표와는 반대되는 결과를 낳을 수 있다. 장시간의 심혈관계 운동도 마찬가지다. 만약 진심으로 런닝을 좋아하고 유산소 운동을 즐긴다면 에너지 소모로 인한 근손실을 방지하는 대책을 마련해야 한다.

비슷한 현상이 칼로리 섭취에서도 일어난다. 운동을 열심히 할수록 근육을 유지하기 위해 많이 먹어야 하지만, 많은 여성들이 지방을 태우고 마른 몸매를 유지하기 위해 장시간의 유산소 운동을 하고 굶는다. 예뻐지기 위해 굶어야 한다는 사실은 하나부터 열까지 틀린 이야기다. 체중 감소를 위한 칼로리 제한과 굶주림 사이에는 큰 차이가 있다. 하지만 둘 사이의 경계가 모호하기 때문에 많은 여성들이 스스로 깨닫지도 못한 채 굶주림에 시달린다. 이에 대한 자세한 내용은 5단원에서 다룰 것이다.

사과부터 오렌지까지

남성과 여성의 신체적 특징을 비교해보면 서로 다른 훈련법을 적용시켜야 하는 이유를 알 수 있다. 여성은 다른 운동을 해야 하거나 적은 강도의 운동 또는 적은 무게의 웨이트를 들어야 한다는 이야기가 아니다. 이런 요소들은 남성이나 여성이나 프로그램을 짤 때 중요한 부분이다. 다만 남성과 여성은 신체 계측법과 목표가 다르고 여성의 체형은 남성과 완전히 다르기 때문에 운동 프로그램도 달라지는 게 당연하다. 게다가 여성들이 꿈꾸는 이상적인 몸매는 남성과는 확연히 다르다. 이러한 이유로 여성을 위한 운동 프로그램은 루틴을 나누는 법, 운동의 선택, 순서, 빈도, 무게, 강

> 샤논은 56kg의 여성으로 나와 같은 방식으론 운동을 해본 적이 없었다. 다른 트레이닝 파트너와 꾸준히 운동을 해왔는데, 관찰 결과 그녀의 근력은 상당히 남달랐다. 그래서 그녀의 프로그램을 약간 바꿔 특정 운동을 집중적으로 수행하는 식으로 수정해줬는데, 이런 식으로 주 2회씩 5개월 간 운동한 결과 믿을 수 없을 만큼 근력이 향상됐다. 힙 쓰러스트 175kg 2회, 45kg 백 익스텐션 10회, 92kg 케틀벨 데드리프트 15회, 심지어는 나를 매달고 힙 쓰러스트를 하기도 했다. 비키니 컨테스트에 참여한 그녀의 모습을 보니 멋진 엉덩이를 가진 건강미 넘치는 운동선수 같았다.

도, 밀도까지 하나하나에 신경 써서 남성과는 다른 운동법을 적용시켜야 한다.

남성이나 여성이나 저항 운동에 대한 반응은 비슷하다. 하지만 근육량, 근력 그리고 호르몬에서는 상당한 차이를 보인다. 근력의 차이는 신체 사이즈 및 체성분에 영향을 미친다. 여성에 비해 남성은 근육이 크고 더 탄탄한 경향이 있다.

성호르몬인 테스토스테론은 신체 사이즈와 체성분의 차이를 만들어내는 주된 요소이다. 성호르몬의 영향을 받는 근력 차이는 주로 상체에서 나타나는데, 여성은 남성과 비교했을 때 체중당 근력은 하체에선 비슷한 반면 상체에선 남성이 월등했다. 하지만 제지방 성분의 파운드당 근력에선 남자와 여자 사이에 큰 차이가 없었다. 게다가 근육의 구조적인 관점에선 성호르몬이 중요한 요소가 아니며, 여성도 남성과 동일한 근력 생산 능력을 가지고 있음이 확인됐다.

덧붙이자면 힙 쓰러스트 동작 중 여성은 남성보다 체중 대비 근력에서 더 강한 힘을 나타내기도 했다. 몇몇 여성은 본인 몸무게의 2.5배에 달하는 무게의 힙 쓰러스트를 수행할 수 있었다! 이건 정말 엄청난 일이다. 본인 무게의 2.5배의 힙 쓰러스트를 할 수 있는 남성을 한 번도 본 적 없다. 적어도 둔근에 있어서 여성은 남성에 뒤지지 않으며 동작을 정확히 수행하는 능력도 뛰어났다.

일반적으로 남성은 근력 운동에 있어서 지나친 자신감을 보여 과한 무게에 도전한다. 그 결과 자세는 망가지고 정확한 동작을 수행하지 못한다. 반면 여성은 자신감이 결여되어 남성보다 뛰어난 능력을 갖고 있음에도 근력과 자세에 의구심을 품는다. 이 분야의 동료들이 농담처럼 하는 말이 있는데, 모든 남성은 웨이트의 무게를 10% 줄이고 여성은 10%를 늘릴 필요가 있다고들 이야기한다.

여성이 원하는 것

나는 멜 깁슨과 달리 여성의 생각을 읽을 수 있는 능력이 없다(그래, 썰렁한 개그임을 인정한다). 하지만 그런 능력이 있다면 체육관의 여성들에게 다가가 그들의 생각을 읽고 싶다. 아마 "내 목 둘레만 한 팔을 갖고 싶어"라든가 "흉근 둘레를 키울 수 있는 방법이 없을까?" 같은 생각은 하지 않을 것이다.

남성과 동일한 방식으로 운동하면서 그와는 다른 목표를 이루고자 한다면 그건 비현실적인 생각이다. 그건 마치 오렌지 씨앗을 심고 사과나무가 자라길 바라는 것과 같다. 정기적으로 둔근을 훈련하지 않으면 둔근은 자라지 않는다. 아주 단순한 사실이다. 가슴, 어깨, 다리, 등, 팔처럼 부위를 나눠 운동을 한다면 원하는 목표에 적합한 근육을 자극하지 못하고 있는 것이다.

당신이 남성에 비해 갖는 큰 장점은 빠른 회복력이다. 이것이 적은 근육량 아니면 타고난 회복 시스템 때문이든지 간에, 여성은 남성에 비해 피로를 덜 느끼고 회복도 빠르다. 이 덕에 여성은 한 주에 같은 근육을 더 자주 운동할 수 있다는 장점이 있다. 이것이 스트롱 커브스에서 모든 근육군을 한 주에 여러 번 자극하는 이유이기도 하다. 이렇게 하면 둔근은 더 많은 자극을 받을 것이고, 주에 3~4회씩 둔근을 훈련하면 둔근은 이에 보답하여 더욱 강력하고, 둥글며, 탄력 있는 모습으로 자라날 것이다.

『스트롱 커브스』의 집필을 마쳤을 때, 켈리는 숙련된 리프터를 위한 둔근 여신 프로젝트를 직접 체험해보기로 했다. 그녀는 매단계가 끝날 때마다 유용한 피드백 결과를 보내주었고 그 덕에 프로그램의 완성도는 더욱 높아졌다. 우리의 대화는 거의 이메일을 통해 이루어졌기 때문에 오랜 기간 그녀를 보지 못했는데 2단계를 시작할 때쯤 그녀를 볼 기회가 생겼다. 약 다섯 달 만에 만난 그녀는 몰라보게 변해 있었다. 당시처럼 좋아보였던 때가 없었던 걸로 기억하는데 그때가 프로그램을 시작한 지 5주째였다. 상체는 놀랍도록 늘씬하고 탄탄했으며 근육량도 상당했다. 둔근의 모양도 지금까지 본 것 중 최고였는데, 심지어는 다이어트도 하지 않은 상태라고 했다. 당시가 이미 휴가철이었기 때문에 다이어트는 바라지도 않았지만 말이다. 그녀를 본 모든 사람들이 몸매에 놀랐으며 그 비법을 궁금해했다.

그녀가 참여한 프로그램은 일종의 베타테스트였기 때문에 이 책의 내용과는 조금 다르다. 하지만 기본 골격은 동일하므로 이 책의 내용을 따랐다고 봐도 좋다. 그녀가 올린

성과는 당신의 몸이 어떤 상태에 있든 효과를 볼 수 있음을 보여준다. 켈리는 엘리트 운동선수에 가까웠고 더 발달하기 쉽지 않은 상태였다. 그럼에도 그녀는 놀라운 성과를 냈고 나 자신도 놀라웠다. 그녀는 이 프로그램의 첫 번째 대상이었고, 이후 뉴질랜드의 고객들도 놀라운 결과를 만들어냈다. 현재는 이 시스템을 피닉스에서 적용시키고 있으며 그 결과는 참으로 획기적이다.

『스트롱 커브스』는 당신의 욕구에 맞는 효과적은 운동법을 찾아주며, 영양학적 관점에서 지방을 연소시키고 꿈꾸던 몸매를 가질 수 있도록 최고의 전략을 알려줄 것이다.

Chapter 3

아무도 알려주지 않지만 가장 중요한 근육들

스트롱 커브스는 우리 몸의 모든 근육을 다루고 있지만, 이 장에서는 가장 중요한 두 가지 근육군에 대해 이야기하려 한다. 이 두 그룹이 당신의 성공에 핵심 역할을 할 것이다. 하나는 둔근이며 나머지 하나는 근력 운동에서 거의 언급되지 않는 골반저 근육이다. 이에 대해선 이번 장의 뒷부분에서 자세히 이야기할 것이다.

관심받아 마땅한 근육들

브라질 모델들은 아름다운 뒤태로 유명하다. 대부분은 이걸 유전자의 선물이라고 생각하지만 이건 단순히 유전자의 문제가 아니다. 완벽한 뒤태의 비밀은 바로 둔근 운동에 있다. 브라질 여성들의 멋진 엉덩이엔 둔근 운동이 숨어 있다. 아름다운 엉덩이를 위해 하루에 30분에서 한 시간까지 오로지 둔근 운동만 하는 것은 그들에겐 흔한 일상이다. 상체나 복근 운동 없이 오로지 둔근 운동 말이다.

그녀들은 올바른 선택을 한 것이다. 경험상 여성들이 원하는 몸매를 얻고 싶다면 그녀들처럼 운동해야 한다. 엉덩이에 특화된 운동을 아주 꾸준히 말이다.

수년 전 브라질리안 둔근 리프트 운동을 유행시켰던 레안드로 카르발류(Leandro Carvalho)의 운동은 슈퍼 모델들의 멋진 뒤태를 완성시키는 최적의 방법처럼 여겨졌다. 하지만 그건 그만의 독특한 방식이 아니다. 중요한 것은 둔근 운동의 빈도와 중량인데, 대부분의 여성을 위한 운동 프로그램에서 간과되는 부분이기도 하다. 카르발류의 비디오를 보면 그의 운동은 순전히 보디웨이트에 집중하고 있음을 알 수 있다. 좋다. 이것도 도움이 될 수 있지만, 브라질리안 둔근 리프트 운동엔 중요한 몇 가지가 빠져 있다. 운동의 중량(강도), 근력(지속적인 부하) 그리고 최적의 둔근 활성화 운동(운동 선택)이다.

근력이 멋진 몸매를 만들며, 이는 본인의 체중만을 이용하는 보디웨이트로도 가능하다. 예를 들어 보디웨이트 둔근 브릿지는 둔근의 20~30%를 활성화시킨다. 반면 숙련된 고객들은 바벨을 이용한 둔근 브릿지에서 약 102kg의 무게를 견디기도 하며, 이러한 방식은 둔근의 근력을 100% 활성화시킨다. 이런 이유로 부하를 더한 운동들이 몸무게만을 이용한 운동보다 효과적이며 둔근에 더 강한 긴장을 줘서 섹시한 모양을 빚어내게 된다. 둔근에 강한 자극을 줘 무게에 적응하게끔 하는 것은 필수적이다.

스트롱 커브스는 운동에 필요한 모든 요소를 알려줄 것이다. 일주일에 수 차례씩 다양한 무게와 크기의 웨이트로 둔근을 자극해 가장 강력하고 굴곡진 엉덩이를 만들 것이다. 둔근 운동은 신진 대사를 활성화시키고 몸의 라인을 예쁘게 만들어주며 상체 및 코어 운동에 도움을 준다. 예를 들어 스쿼트와 데드리프트는 상체 및 코어 근육을 활성화시킨다. 즉, 이 프로그램을 따르면 대퇴사두근, 햄스트링, 장딴지뿐 아니라 상체와 코어 근력도 키우는 것이다. 다음 12주간 근력 및 다양한 근육군을 발달시키는 동시에 둔근의 놀라운 변화도 경험하게 될 것이다. 이것이 궁극적인 목표가 되어야 한다. 우리 함께 윈윈 게임을 해보자!

골반저 근육

골반저는 주로 병원 진료실에서 언급되는 주제이다. 이미 골반저 약화를 경험한 사람이라면 이에 대해 들어봤을 것이다. 하지만 사실, 이 주제는 피트니스 분야에 더 어울린다. 그럼에도 골반저가 잘 언급되지 않는 이유는 우리가 골반저 장애에 대해 알고 있는 게 많지 않기 때문이다. 다수의 문헌을 살펴보고 세계적인 치료사들과 이야기해본 결과 그렇게 어렵기만 한 주제는 아니다. 골반저에 대한 인식은 빠르면 십여 년 내에 바뀔 것으로 예상되나, 더 많은 것들이 알려지기 전에 현재까지의 연구 결과를 바탕으로 조언을 해주고자 한다.

임신, 출산 그리고 나이는 모두 골반저 근육의 근력에 영향을 미친다. 스트롱 커브스 프로그램은 골반저 근육의 강화를 도울 것이다. 이 장 말미에서 골반저 근육의 근력을 유지하는 데 필요한 추가적인 운동 몇 가지를 소개하고 그 중요성을 이야기해보도록 하자.

자연스런 곳에 자리잡은 둔근들

드디어 둔근이다! 이 장에서 너무 많이 이야기할 필요는 없지만 둔근의 생리와 이 이상하고 고집 센 근육이 왜 훈련시키지 않으면 자라나지 않는지를 이해할 필요는 있다. 또한 전반적인 근력과 체력에 있어서 왜 통합적인 역할을 하는지도 배울 것이다.

서문에서 밝혔듯이, 나는 후면부를 조각하는 전문가이다. 사소해 보일 수도 있으나 이것은 결코 쉬운 일이 아니다. 멋진 뒤태에 크게 관심이 없을지라도 목적과 무관하게 둔근은 매우 중요한 근육이다.

둔근의 미적 요소를 배제하고 오직 운동 능력과 기능에만 집중하여 이야기해보자. 달리기 선수가 기록 단축을 위해 찾아왔다면 그녀의 둔근을 훈련시킬 것이며 야구 선수가 구속 향상을 위해 찾아와도 둔근을 훈련시킬 것이다. 허리 통증이나 안 좋은 자세, 외반슬 혹은 골반 전방 전위 등의 문제가 있어도 둔근에서 원인을 찾을 수 있다.

둔근은 인체 움직임에 중요한 역할을 하지만 쉽게 지치기 때문에 윤활유가 발린 기계처럼 달리기 힘들다. 둔근은 비활성화되면 적절한 기능을 수행하지 못한다. 저명한 물리치료사인 블라디미르 얀다(Vladimir Janda)는 이러한 사실을 수십년 전에 밝혔다. 우리 몸의 근육 중 몇몇은 휴지기에 들어가기 쉬운데 그중 으뜸이 둔근이다. 그러니까 하루 종일 책상 앞에 앉아 있고, 텔리비전을 보며 자동차 운전을 할수록 우리의 둔근은 쉽게 나가떨어진다.

이제 막 걸음마를 배우는 아기들은 활성화된 둔근을 잘 보여준다. 아기들은 엉덩이는 작고 토실토실하지만 멋진 둔근을 가지고 있다. 아이들과 놀러 갈 일이 있다면 이 귀여운 아이들이 움직이는 모습을 뒤에서 한번 지켜보자. 무언가를 집을 때 어떻게 움직이는지 관찰해보면, 아이들이 체육관에 사는 사람들의 99%보다 훌륭한 스쿼트 자세를 취하고 있음을 발견하게 된다. 아이가 몸을 구부리고, 움직이며 물건을 만지는 모습을 살펴보자. 이 에너지 넘치는 아이들은 지속적으로 둔근을 이용하여 그 능력을 최대로 이끌어낸다.

우리가 아기처럼 행동해왔다면 둔근은 건강한 상태를 유지했을 것이다. 물론, 아기처럼 떼를 쓰고 아무거나 집어 먹으라는 뜻이 아니라 아이들의 활동성을 이야기하는 것이다. 하지만 불행하게도 나이가 들수록 활동성이 떨어진다. 비디오게임, 컴퓨터, 텔레비전 등으로 인해 비활동성이 강해지는 시기가 점점 빨라지고 있다. 좌식 생활에 익숙해질수록 둔근은 활성화 능력을 잃어갈 것이다. 다른 근육과 달리 둔근은 사용하지 않을수록 게을러진다. 우리가 아무리 둔근을 붙잡고 "이봐! 조금 더 활성화를 잘 해봐"라고 외치더라도 그들은 묵묵부답이다. 일찍 문을 닫고 일을 끝낼 뿐이다.

이는 다른 근육에 부담을 지우는 결과를 초래한다. 둔근이 인체의 가장 강력한 근육 중 하나라는 점을 생각해보면 이를 보상하기 위해 다른 근육들이 지는 부담이 엄청날

> 도나(Donna)는 힙 쓰러스트가 둔근이 아닌 대퇴사두근을 자극하는 기분이 들었다. 그녀는 스쿼트에 능했지만 타고난 대퇴사두근 우세 경향을 가지고 있었다. 보디웨이트 힙 쓰러스트를 하든 185파운드의 힙 쓰러스트를 하든 자극이 대퇴사두근에서만 느껴졌나. 그녀에게 뒤꿈치를 벤치에 올리고 발을 올린 둔근 브릿지 동작을 가르쳤다. 이를 통해 대퇴사두근을 리프트 동작에서 완전히 배제시키고 햄스트링과 둔근만 작용하게끔 만들었다. 이 동작은 바벨 힙 쓰러스트보다 쉬운 동작이지만 이를 통해 도나는 처음으로 둔근에 자극이 오는 것을 느낄 수 있었다. 그게 아니었다면 둔근 운동이 엉덩이를 자극하는 느낌을 평생 느끼지 못했을 것이다. 그녀는 200파운드 스쿼트를 하고, 235파운드 데드리프트를 할 수 있었음에도 오직 보디웨이트 둔근 브릿지 동작만 30회씩 2세트를 시행했다. 덕분에 그녀는 다른 하체 운동에서도 둔근이 활성화되는 것을 느낄 수 있었다. 이 동작을 2주 정도 시행하자 둔근이 확연히 올라오는 것이 느껴졌다고 한다.

것임을 추측할 수 있다.

둔근이 휴지기에 들어가면 이 근육이 맡아야 하는 큰 짐을 다른 근육들이 나눠지게 된다. 특히 허리가 대부분을 차지하며, 햄스트링, 대퇴사두근 및 주변 근육들도 영향을 받는다. 이 상황이 지속되면 부상까지 야기한다. 대부분의 허리 부상은 예방 가능하나 오직 둔근이 건강하게 작용할 때에 가능한 이야기이다.

하지의 미세한 부상들도 둔근의 기능 멈춤을 야기한다. 이것은 우리의 선사시대 생존 본능 때문인 것으로 여겨진다. 둔근은 가장 크고 강력한 근육이기 때문에 부상당한 부위를 보호하기 위해 둔근의 활성을 줄이는 것은 아주 현명한 전략이다. 둔근을 비활성화시킴으로써 격한 움직임을 제한하고 이를 통해 부상 부위가 재활할 시간을 벌어주기 때문이다. 부상을 당하면 우리 몸은 본능적으로 그 부위의 사용을 제한한다. 발이 모서리에 찧기는 것 같은 작은 부상에도 뇌는 둔근의 사용을 제한하며 같은 일이 발목, 무릎, 엉덩이, 허리 부상에서도 일어난다. 둔근을 폐쇄시킴으로써 빠르고 폭발적인 움직임을 막는 것이 추가적인 부상을 막는 길이기 때문이다.

발은 찧고 나서 시간이 지나면 자연스럽게 회복되고 원래 상태로 돌아오나 둔근은 언제나 예전과 동일하게 회복되진 않는다. 의도적으로 둔근을 사용하는 동작을 하지 않는 이상 둔근을 활성화시킬 필요성을 느끼지 못하는 것이다. 아프리카 초원의 왕인 사자를 생각해보자. 그들은 가장 강력하고 사나운 사냥꾼이지만 사냥을 하지 않는 대부분의 시간은 드러누워 아무것도 하지 않는다. 이는 앞으로 있을 큰 일을 위해 에너지를 비축하려는 본능적인 행동이다. 둔근은 이런 사자와 같다. 둔근을 사용하는 큰 일이 아니라면 대부분의 시간은 엉덩이에 달라붙은 채로 멍하니 시간을 보내는 것이다. 하지만 사자와 달리 둔근은 생존을 위해 에너지를 모아두는 것이 아니다(오늘날은 음식이 귀해 굶주리는 일은 없지 않은가). 결국, 둔근은 더 사용하고 활성화시킬수록 더욱 강해질 것이다.

게으른 둔근

대둔근은 걸어다니는 모순덩어리이다. 일반적인 상식과 달리 대둔근은 높은 비율의 지근 섬유로 이루어져 있다. 이는 천천히 힘을 내되 피로에 대한 저항력이 강하다. 하지만 실제로 대둔근은 단시간에 강한 힘을 내는 속근 섬유처럼 행동하기 때문에, 자신이 해야 할 일을 주변의 다른 근육에게 떠넘기면서 휴면상태에 빠져 있는 경우가 많다.

걷기, 계단 오르기, 집안일, 업무와 같은 일상적인 활동만으로 일반적인 근육들은 충분히 제기능을 발휘할지 모르나, 둔근은 그렇지 않다. 둔근은 직접적으로 자극해주지 않는 이상 힘을 내지 않는다. 예를 들어 보디웨이트 스쿼트를 할 경우 대퇴사두근은 최대 근력의 60%까지 활용하나 둔근은 오직 10%만 활용된다. 일상생활에서 대퇴사두근은 활성화되지만 둔근은 휴지기에 빠져 있는 이유가 여기에 있다. 사무직 여성의 대부분이 둔근을 충분히 활성화시키지 못하는 것은 어쩌면 당연한 일이다. 대부분의 시간을 앉아서 생활하면 다양한 기전을 통해 둔근을 손상시킬 수 있다. 그중 하나는 고관절 굴곡근의 단축인데, 이 경우 가동성이 떨어지고, 뻣뻣해지며 허리, 무릎, 고관절의 통증이 발생할 수 있다.

일단 고관절 굴곡근이 단축되면 둔근은 기다렸다는 듯이 휴지기에 들어간다. 이는 굴곡근의 단축이 대둔근의 주 역할인 고관절 신전이 최대 가동범위로 일어나는 것을 막기 때문이다. 또한 단축된 고관절 굴곡근은 상호제지라는 복잡한 과정을 통해 둔근의 활성화를 억제한다. 둔근은 "좋아, 굴곡근. 함께 단축되고 싶다면 조용히 함께 해주지"라고 말할 것이다. 오래 앉아서 생활하면 대둔근이 압박되어 혈류를 방해하고 영양공급을 줄이며, 신경근의 파워를 낮춘다. 또한 부상과 통증은 둔근을 억제하고 강한 수축을 방해한다.

앞서 말했듯 햄스트링, 내전근, 대퇴사두근, 척추기립근 등이 둔근의 역할을 대신해줄 수 있다. 이삿짐센터를 운영하는데, 가장 강하고 큰 일꾼이 일을 쉰 채 다른 사람들에게 일을 떠넘긴다고 생각해보자. 다른 일꾼들은 쉽게 지치고, 통증과 부상으로 신음할 것이다. 그리고 다음 날엔 제대로 된 일을 해내지 못할 것이다. 이것이 약한 둔근으로 인해 주변 근육들이 겪는 일이다.

좌식 생활과 육체적 움직임의 부재는 빈약한 엉덩이의 직접적인 원인이다. 심지어는 둔근의 비가동성이 척추의 활동을 방해하며 잘못된 만곡을 만들어낼 수도 있다. 상상만 해도 슬픈 모습이다. 운동 전문가들은 이러한 상황을 '둔근 기억상실증'이라고 표현하며 많은 사무직 종사자들이 신체 활동 없이 나이 들어감에 따라 겪는 현상이다. 빈약한 둔근은 우리 사회의 보이지 않는 질병과도 같다. 하지만 스트롱 커브스는 이러한 운명에 굴복하지 않도록 도와줄 것이다.

둔근이 이토록 중요한 이유가 뭘까?

둔근 그룹은 대둔근, 중둔근, 소둔근으로 이루어져 있다. 생리학적으로 대둔근은 인체에서 가장 강력한 근육이다. 위치상으로는 상체, 코어, 하지를 이어주며, 골반, 천골, 미골, 대퇴골을 거쳐 장경인대로 연결된 경골과 흉요추부 결합조직을 이루는 광배근과도 관련이 있다. 그렇기 때문에 둔근은 뛰기, 점프, 던지기, 휘두르기, 때리기, 움직이기, 비틀기 등 대부분의 동작에서 핵심 역할을 한다. 미식축구 선수들은 모두 멋진 둔근을 갖고 있는데, 이는 둔근이 움직임에 통합적인 역할을 함을 보여주는 사례라고 할 수 있다.

둔근

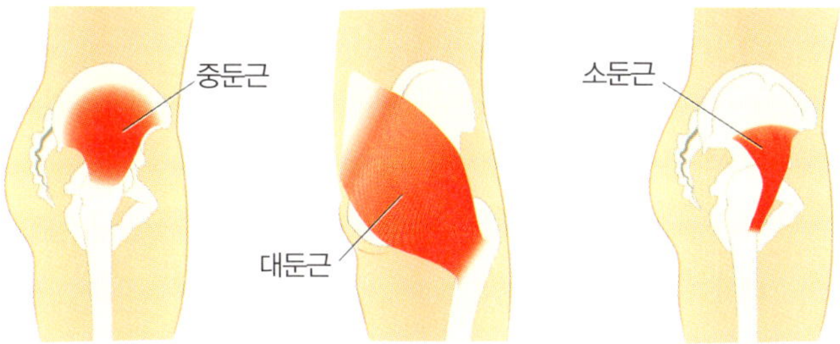

둔근은 우리 몸이 바르게 움직이도록 도와주는 다양한 역할을 하는데, 이에는 아래와 같은 것들이 포함된다.

- 허벅지를 뒤로 움직이는 것, 고관절 신전이라고 한다.
- 몸을 뒤로 젖히는 것, 역시 고관절 신전이라고 한다.
- 허벅지를 옆으로 움직이는 것, 고관절 외전이라고 한다.
- 몸이나 다리를 돌리는 것, 고관절 외회전이라고 한다.
- 골반을 뒤로 기울이는 것, 골반 후방 경사라고 한다.
- 위에서 이야기한 움직임 시 고관절을 안정화시키는 것.
- 고관절 굴곡, 내전, 내회전, 골반 전방 경사 시 충격 흡수.
- 외반슬의 방지.
- 척추의 과도한 움직임을 방지(굴곡 및 과신전).
- 구부정한 자세 및 하지교차 증후군 방지.
- 햄스트링 및 서혜부 통증, 요통을 유발하는 천장관절 통증, 장경인대 증후군 및 슬개대퇴 통증, 고관절 전방부 통증을 유발하는 고관절 전방 활주 증후군, 좌골신경통을 유발하는 이상근 증후군 및 스포츠 열공의 예방.
- 신체 전반에 연결된 운동 사슬을 통해 모든 부위의 잠재적 부상을 줄임.

메리(Mary)는 힙 쓰러스트를 할 때 허리에 통증이 있었다. 이를 보고 힙 쓰러스트 시 골반 후방 경사를 만들길 권했다. 그녀 역시 트레이너였기 때문에 이미 멋진 몸매를 가지고 있었으며 처음엔 105파운드의 힙 쓰러스트부터 시작했다. 2주가 지나자 155파운드까지 중량을 올렸으며 몸무게 변화 없이 약 2인치 정도 엉덩이 둘레가 커졌다. 그녀의 엉덩이는 충분히 멋졌지만, 힙 쓰러스트 덕분에 단기간에 새로운 단계에 진입할 수 있었다. 그녀와 함께 운동하던 사람들조차 믿을 수 없어했고 엉덩이에 보형물을 넣는 시술을 받은 게 아니냐며 농담을 하기도 했다.

둔근은 운동 능력과도 밀접한 관련이 있다. 학생 시절을 떠올려보면, 최고의 육상 선수는 멋진 둔근을 가지고 있었다. 강력한 서브를 넣는 테니스 선수나 점프력이 좋은 농구 선수 혹은 역도 선수, 킥이 좋은 축구 선수, 훌륭한 레슬링 선수 모두 마찬가지이다.

좋은 엉덩이, 나쁜 엉덩이, 그리고 못생긴 엉덩이

엉덩이의 모습은 천차만별이다. 일반적으로 좋은 엉덩이와 나쁜 엉덩이를 구별하는 기준은 둔근의 근력이다. 스트롱 커브스와 엉덩이 훈련을 시작하기 전에 알아둬야 할 것이 있다. 유전자는 바꿀 수 없다는 것이다. 이는 평평한 엉덩이는 평생 평평하게 살 수밖에 없다는 뜻이 아니다. 다만 스툴의 쿠션을 빈 백처럼 바꿀 수는 없다는 이야기이다.

그렇다. 잔인한 비유였다. 아무튼 스트롱 커브스와 함께라면 어떤 상태에 있든 둔근의 근력, 모양, 톤을 놀랍게 향상시킬 수 있다. 물론 유전자의 한계는 있지만 말이다. 고객

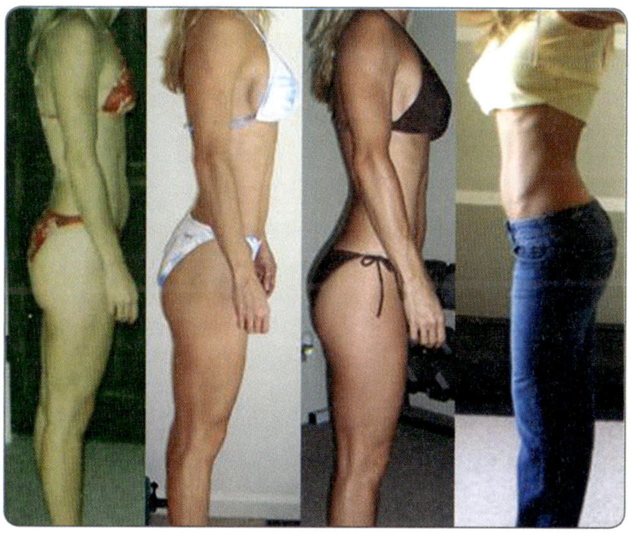

중엔 약하고 평평하며 축 처진(고객의 표현이다) 엉덩이를 남들이 부러워할 만한 강하고 탄력 있는 엉덩이로 변모시킨 경우도 많다. 하지만 그녀는 킴 카다시안처럼 될 수는 없다. 그건 그녀의 몫이 아니다. 그녀는 새로운 엉덩이를 마음에 들어했고 카다시안 같은 엉덩이는 신경쓸 필요도 없다.

정말 형편없는 수준에서 몇 주만에 엄청난 엉덩이를 만들어낸 고객도 있었다. 이런 건 전적으로 유전자의 영향을 받는다. 예를 들면 지근과 속근의 비율, 나이, 호르몬 수치, 체질과 같은 것들은 조절할 수 없는 요인들이다.

이런 사실을 받아들이되, 스트롱 커브스 프로그램을 철저히 따르면 놀라운 변화를 만들어낼 수 있음을 기억하라. 프로그램에서 벗어나 스스로의 룰을 만들고, 규칙을 바꾸거나 포기하면 처음의 상태로 돌아올 것이다.

아래 그림이 간소화되긴 했지만 훌륭한 엉덩이와 빈약한 엉덩이의 특징을 잘 잡아냈다고 생각한다. 빈약한 엉덩이는 두께, 볼륨감이 부족하며 둔근 주름이라 불리는 햄스트링과의 구분선이 과도하게 파여 있다. 오른편의 경우 탄력 있으며 둥글고 탱탱한 모습이다. 재능 있는 둔근 조각가라면 어떤 부분을 덜어내고 어떤 부분을 더해야 할지 보일 것이다. 병든 둔근에서 훌륭한 둔근으로 거듭나보자. 무슨 말인지 이해한 이성적인 사람이라면 이런 반응을 보일 것이다. "어떻게 하면 왼쪽에서 오른쪽으로 갈 수 있죠?"

좋은 엉덩이와 나쁜 엉덩이의 결정적인 차이는 근육량의 차이다. 많은 여성들이 살을 빼는 게 답이라고 생각하지만 그녀들이 원하는 몸무게를 갖고 나면 둔근은 나아지기는 커녕 오히려 못나지는 경우가 많다. 기억하라, 둔근은 체육관에서 만들어진다. 반드시 근육 운동을 해야 하며 다양한 각도에서 근육을 덧붙이고 깎을 필요가 있다.

나쁜 엉덩이 vs 좋은 엉덩이: 최후의 대결

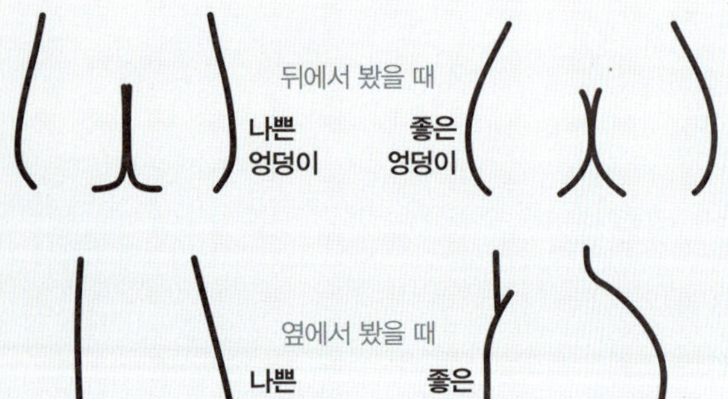

지금까지 빈약한 엉덩이에서 훌륭한 엉덩이로, 훌륭한 엉덩이에서 슈퍼스타급의 엉덩이로 발전하는 방법을 살펴봤다. 그렇다면 못생긴 엉덩이는 어떤가? 조형적으로 못생겼다는 의미가 아니다. 둔근이 오랫동안 휴지기에 있었기 때문에 움직임의 질이 저하되어 있다는 뜻이다. 이에 대한 내용은 6장에서 다룰 것이니 지나치지 말자.

다시 말해 못생긴 엉덩이는 둔근 비활성화로 인해 부상을 당하거나 어떤 증상이 나타난 경우를 말한다. 약화된 둔근과 잘못된 움직임 패턴으로 고생하는 고객들을 수도 없이 봐왔다. 이런 경우는 생각보다 훨씬 흔하며 운동 전문가들에겐 아주 익숙한 경우이다. 이를 극복하는 유일한 방법은 문제를 정면으로 돌파하는 것뿐이다.

> **켈리의 퀵 팁:** 둔근은 사용하지 않으면 없어진다. 쉴 때 둔근을 활성화시키려 노력하자. 둔근 브릿지, 사이드 라잉클램, 앱덕션 동작을 출근 전에 해보는 것도 좋다. 근육의 강도에 확연한 차이가 생기고 탄탄해진 둔근이 고마워할 것이다!

앞서 말했듯이 본인의 운동 능력에 대해 냉정히 평가할 필요가 있다. 동작이 너무 어렵다면 좀 더 편안한 동작으로 돌아가는 것은 부끄러운 일이 아니다. 이 책의 운동 색인에서 적합한 운동을 찾아보자. 종류 및 난이도별로 정리되어 있어 대체 동작을 쉽게 찾을 수 있을 것이다.

이는 첫 동작을 포기한다는 뜻이 아니다. 미래의 목표로 남겨두자. 스트롱 커브스는 순차적으로 강도를 늘려가는 방식으로 진행되어 기대 이상으로 빠르게 성장하는 모습을 발견할 수 있을 것이다. 운동과 함께 매주 달라지는 본인을 보며 뿌듯해할 것이다. 절대 포기하지 말고 목표를 향해 꾸준히 정진하자.

그러니까 너무 어려운 동작에 매달리지 말고 움직임의 질을 정확히 평가하자. 움직임 패턴이 정상으로 회복될 때까지 쉬운 동작을 반복해도 좋다. 약화된 둔근은 스쿼트를 하는 동안 외반슬을 유발하며, 자세를 망가뜨리고, 일상생활에서 요통을 야기한다.

문제가 있는 어떤 엉덩이도 모두 나아질 수 있으니 걱정하지 말자. 프로그램이 끝날 때쯤엔 둔근의 근력이 강해질 뿐 아니라 청바지 속에서도 빛을 발하는 엉덩이를 발견하게 될 것이다. 허리의 통증도 사라지며 잘못된 움직임 패턴도 교정될 수 있다. 둔근이 활성화되면 근력과 자세를 회복하여 더욱 건강하고 행복한 생활을 누리게 될 것이다!

어떤 상황에서도 둔근을 활성화시키는 방법

우리 프로그램의 핵심은 둔근의 지속적인 활성화이다. 하지 및 상체 움직임 중에도 지속적으로 둔근을 활성화시켜야 한다. 말처럼 쉬운 일은 아니지만 두 달 정도 따라 하다 보면 모든 운동에서 둔근이 활성화되는 기분을 느낄 수 있을 것이다.

쉬는 날엔 둔근에 10분만 투자하자. 책에 제시된 둔근 운동 중 집에서 할 수 있는 것들을 따라 하면 된다. 이것만으로 엄청난 차이를 만들어낼 수 있다. 얼마 지나지 않아 걸을 때나 달릴 때 심지어 서 있을 때조차 둔근이 활성화되는 것을 느낄 수 있을 것이다. 둔근 발달의 가장 큰 문제점은 사람들이 둔근을 충분히 활용하지 않는다는 것이다. 대둔근은 특이한 근육이다. 언제나 쉴 궁리만 하기 때문이다.

많은 경우 둔근 운동을 하면서도 둔근을 제대로 활성화시키지 못한다. 예를 들어 스쿼트나 런지를 할 때 대퇴사두근과 척추기립근을 이용하고, 데드리프트나 브릿지 동작에서도 척추기립근과 햄스트링을 사용한다. 하지만 둔근을 활성화시키고 나면 둔근의 강한 수축력을 적절히 활용할 수 있게 된다. 하체의 모든 움직임 패턴들, 예를 들어 스쿼트, 데드리프트, 런지, 힙 쓰러스트, 백 익스텐션 심지어 플랭크까지 둔근을 이용하면 동작을 수월하게 수행할 수 있다.

> 25살의 운동선수 같은 몸을 갖고 있는 리사(Lisa)는 내가 과거에 운영하던 체육관인 Lifts에서 운동을 시작했다. 약 1년간 운동하면서 몸이 많이 좋아졌지만 엉덩이 모양이 마음에 들지 않았다. 둔근 훈련에 좋다고 알려진 온갖 운동을 다 시도해 보았지만 효과를 보지 못했고 둔근 모양이 잡히지 않는 것에 항상 실망스러워했다. 운동 전과 운동 후의 사진을 비교해보면 분명 엄청난 변화가 있었기에 그녀를 위로했지만 그녀는 만족하지 못했다.
>
> 반면 리사와 비슷한 시기에 운동을 시작한 19살의 앨리샤(Alicia)는 단시간 내에 '그저 그런' 상태에서 '아주 큰' 변화를 보였다. 정말 믿을 수 없을 정도였다. 그녀의 어머니조차 "앨리샤의 엉덩이에 무슨 일이 일어난 거죠?"라고 물을 정도였다. 어머니가 이렇게 말할 정도면 정말 엄청난 변화가 있었음이 틀림없다. 나 역시 놀라 트레이너에게 앨리샤의 운동 일지를 가져오게 해서 살펴봤더니 2주간 6번의 세션을 진행했을 뿐이었다.
>
> 앨리샤의 엉덩이는 14일 동안 진행된 6시간의 운동만으로 말 그대로 '변신'해 있었다. 지금까지도 그녀처럼 빠른 성장속도를 보인 경우를 보지 못했고, 그녀는 지금까지도 가장 기억에 남는 유전자의 수혜자이다.
>
> 이 두 가지 시나리오는 유전자에 따른 둔근의 적응력의 차이를 극명히 보여주는 사례이다. 두 소녀는 동일한 훈련법으로 동일한 자극을 받았지만 사뭇 다른 결과를 나타냈다. 하지만 동시에, 어떤 경우라도 효과를 볼 수 있음을 알 수 있다. 리사와는 더 이상 함께 훈련하지 않지만 그녀는 훌륭한 보디빌더가 되었으며 멋진 둔근을 갖게 되었다. 꾸준히 노력한 결과가 빛을 발한 것이다.
>
> 반면 지난 몇 년간 앨리샤는 트레이닝을 쉬었고, 더 말할 필요도 없이 멋진 C자 엉덩이를 잃어버렸다. 그녀는 완벽한 유전자를 가지고 있었음에도 이를 제대로 활용하지 못한 것이다.

유투브에서 건강한 여성이나 운동선수가 무거운 웨이트를 달고 둔근 운동을 하는 걸 본 적 있을 것이다. 그들이 처음부터 이렇게 훈련한 것은 아니다. 대부분의 경우 보디웨이트 스쿼트와 브릿지부터 시작했다. 엉덩이를 뒤로 빼서 앉고, 무릎이 발 위에 위치하며, 적절한 허리-골반 기능을 유지하고, 발의 움직임을 교정하며 체계적으로 둔근이 활성화되게끔 그들을 교육했다. 이 모든 것들이 이루어지고 난 뒤 에어 웨이트를 더했다. 약 6주간의 교정기간이 지나면 고객들은 그들의 둔근을 보며 놀라워한다. 과거엔 생각지도 못했던 수준으로 올라온 둔근의 근력을 보며 자신감을 갖게 되고 운동 중 자랑하기도 한다.

코치들을 대상으로 한 세미나에서 그들의 둔근 활성도를 측정해보기도 한다. 앙와위, 복와위, 네발자세 그리고 측와위에서 둔근의 활성도 검사를 해보면 장딴지에 쥐가 나 포기하는 경우가 1/3 정도이다. 이는 코치들 역시 둔근을 정확히 활성화시키는 방법을 모르고 있음을 의미한다. 둔근이 약화되면 다른 근육들이 그 임무를 맡게 된다. 햄스트링, 척추기립근 및 주변 근육들이 둔근이 해야 할 일들을 나눠 하게 된다. 이렇게 되면 둔근은 더욱 나태해져 일을 하지 않으며, 발달이 더뎌지고 활성도도 저하된다.

그러므로 스트롱 커브스를 시작하기 전에 다양한 자세

> 근전도 검사를 이용해 근육 활성도를 연구하면서 몇 가지를 배웠다. 먼저, 동작 수행 시 비트는 움직임에 따라 둔근의 활성도가 달라짐을 확인할 수 있었다. 이는 대부분의 경우에서 나타났는데, 움직임을 특정 방식에 따라 수행하면 둔근의 활성도가 달라짐이 근전도 검사상 나타난 것이다. 예를 들어 브릿지 동작 중 발을 바깥쪽으로 돌리면 둔근 활성화 레벨이 높아졌다. 또한 백 익스텐션 동작 시 상체를 둥글게 하면 골반의 후방 경사를 유발해 둔근의 활성도가 높아지는 게 확인됐는데, 이는 대부분의 숙련된 운동 전문가에게서 나타나는 모습이다.
>
> 두 번째로, 키가 작을수록 스쿼트 및 런지 동작 중 대퇴사두근을 더 많이 이용하고 둔근은 덜 이용하는 것으로 나타났다. 실제로 지금까지 본 가장 훌륭한 스쿼트 자세를 가진 고객도 스쿼트 시 둔근의 최대 수축력의 15% 정도만 사용하는 것으로 나타났다.

에서 둔근을 활성화시키는 방법을 배울 필요가 있다. 몇몇 고객들은 특정 자세에선 둔근을 손쉽게 활용했지만 다른 자세에선 그렇지 못했다. 심지어 나의 뮤즈인 켈리조차도 플랭크나 푸시업 혹은 백 익스텐션처럼 다리를 곧게 편 자세에선 둔근을 제대로 이용하지 못했다. 반면 스쿼트나 브릿지처럼 다리를 굽힌 상태에선 손쉽게 둔근을 활용할 수 있었다. 즉, 모든 자세에서 둔근을 이용하는 방법을 익히려면 상당한 노력과 인내심이 필요하다. 아래 운동들을 따라해 보자.

혹시 이 동작들을 제대로 따라 하지 못한다 하더라도 너무 자책하지 말자. 대부분의 사람들이 처음엔 애를 먹다가 시간이 지나면 익숙해지고 결국엔 남들이 부러워할 만한 엉덩이를 갖게 된다.

켈리의 한마디: 근육의 사이즈 vs 근력 – 다윗과 골리앗의 싸움

이것은 절대 겁을 주려는 의도가 아니다. 겉보기에 상당히 운동선수같아 보이긴 하지만 많은 사람들은 여자인 내가 체육관에서 요가 수업을 받는 모습을 더 익숙하게 여긴다. 하루는 스트롱 커브스 프로그램을 따르며 바벨을 이용한 둔근 브릿지를 하고 있었다. 건너편에는 한 무리의 남성 보디빌더들이 있었는데 그들은 운동보단 잡답을 즐겨 하는 것 같았다. 브릿지 동작에 호기심을 느낀건지, 미스터 올리피아(Mr. Olympia) 대회에서 10위 안에 들었던 선수 중 하나가 다가와 자기도 해볼 수 있냐고 물었다. 내 다리보다 굵은 팔을 가지고 있던 야수에게 내 운동기구는 어울리지 않을 것 같았다. 하지만 보기보다 쉽지 않으며 이 정도 무게까지 올라오려면 상당한 노력과 시간이 필요할 것이라고 그에게 미리 경고했다.

그는 바를 조금씩 움직이는 듯했으나 육중한 대퇴사두근은 난관을 극복하지 못하고 갇힌 상태가 되었다. 이마에 땀이 나고 신음소리가 흘러나왔으나 바는 1cm도 움직이지 않았다. 그의 둔근은 근력이 부족했기 때문에 바를 전혀 들어 올릴 수 없었던 것이다. 내가 체육관에서 한 달 동안 보내는 시간보다 일주일에 더 많은 시간을 보내는 남자였지만 그 모든 훈련이 둔근을 발달시키진 못했다. 실제로 많은 보디빌더들이 둔근을 부정확하게 훈련하고 있으며 이는 무대에서 그대로 드러나곤 한다.

모욕적인 20여 분의 시간이 흐른 뒤 그는 내가 '속임수'를 쓴 게 분명하다고 발끈했다. 하지만 단언컨대, 속임수 따위는 없었다. 올바른 프로그램과 둔근을 정확히 활성화시키는 방법만이 둔근의 근력과 사이즈를 키우는 길이라는 교훈을 얻을 수 있었다. 그에겐 안 된 일이지만 내 둔근이 그의 둔근보다 더욱 강력했던 것이다.

운동 검사

바닥에 누워서 아래 동작을 한 채 60초를 유지해보자. 한쪽 다리만 움직이는 동작의 경우 한쪽당 30초씩 시행하자.

사이드 라잉 힙 앱덕션: 측와위 상태에서 몸을 곧게 펴고 상부 둔근을 이용해 다리를 들어 올려보자. 움직임 동안 몸이 뒤로 굽는 것에 주의하자. 다리를 들어 올릴 때 상부 둔근이 수축하는 것을 손으로 직접 느껴보자.

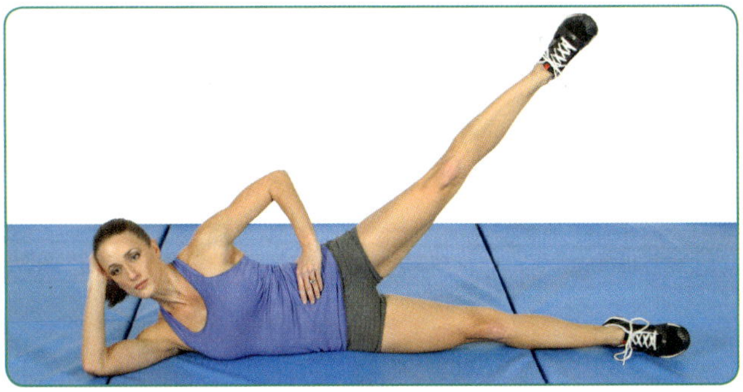

더블 레그 글루트 브릿지: 앙와위 자세에서 다리를 굽히고 발뒤꿈치를 밀어 엉덩이를 들어 올려보자. 고관절을 최대 신전 범위까지 움직이고 둔근, 기립근, 햄스트링을 만져봤을 때 햄스트링이나 기립근이 아닌 둔근이 주도적으로 수축하고 있음이 느껴져야 한다. 요추가 과신전되거나 골반에 전방 경사가 일어나서는 안 되고, 움직임은 둔근 부위에서만 일어나야 한다.

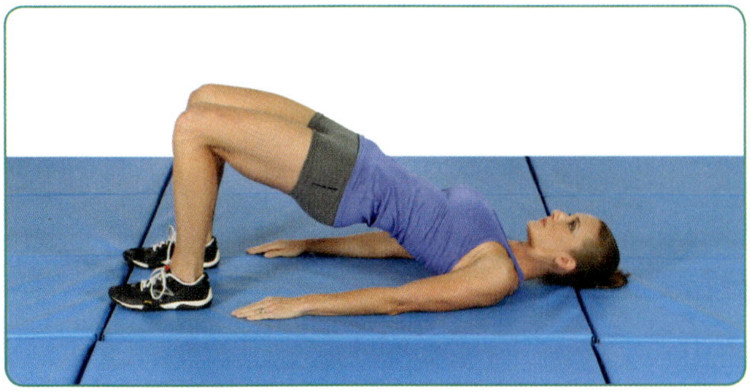

사이드라잉 클램: 측와위 자세에서 고관절을 45도 정도 굽히고 발뒤꿈치는 서로 접촉한 상태를 유지한다. 대둔근은 수축하여 고관절을 외회전시키고 다리를 들어 올리게 된다(입을 벌린 조개 같은 모양이다). 이때 척추를 비틀거나 휘게 해서는 안 되며 둔근이 충분히 수축하는 게 느껴져야 한다.

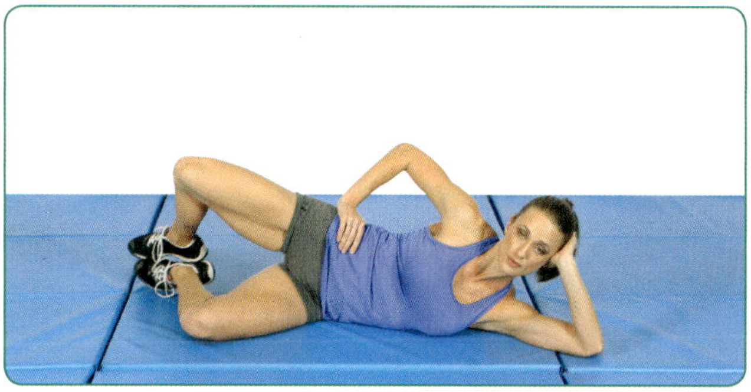

네발자세 힙 익스텐션: 네발자세에서 한쪽 다리를 굽힌 채 들어 올려보자. 척추나 골반이 아닌 엉덩이에서 움직임이 느껴지도록 신경 쓰자. 허리나 햄스트링이 아닌 둔근이 움직임을 만들어내야 한다.

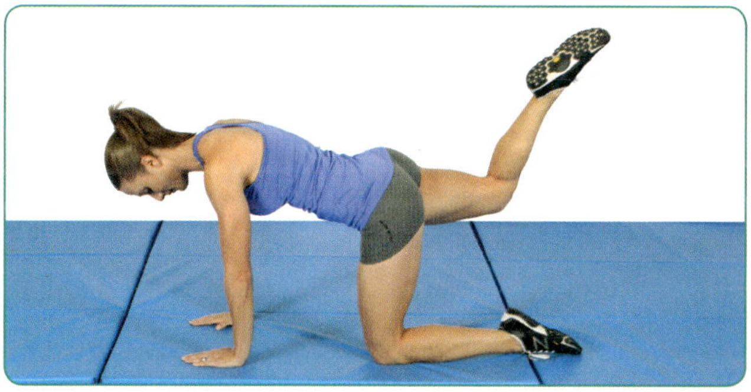

버드 도그 자세: 네발자세에서 왼쪽 팔과 오른 다리를 동시에 든다. 같은 방식으로 반대쪽도 해보자. 서로 다른 상하지를 사용하더라도 코어를 돌리거나 움직여서는 안 되며 척추는 상대적으로 중립 상태를 유지해야 한다.

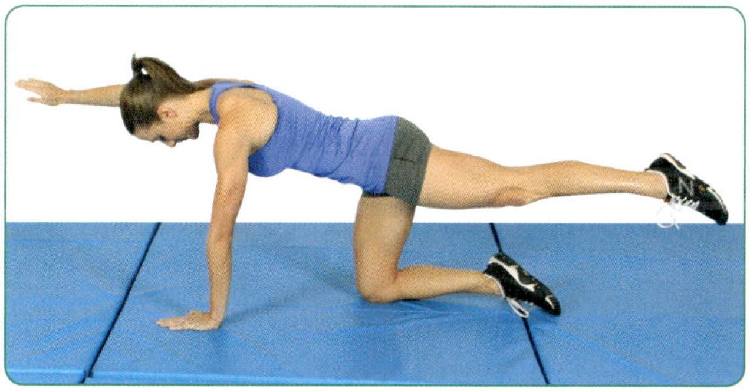

싱글레그 글루트 브릿지: 누운 자세에서 한쪽 다리를 굽히고 엉덩이를 들어 올린다. 지지하는 다리는 무릎을 굽혀 몸과 일직선이 되도록 만든다. 허리가 과신전되거나 골반의 전방 경사가 일어나지 않도록 하며 코어가 회전하거나 움직이지 않도록 해야 한다. 몸통이 공중에 뜨도록 대둔근은 강하게 수축시키되 허리 및 엉치 부위에 통증이 느껴져서는 안 된다.

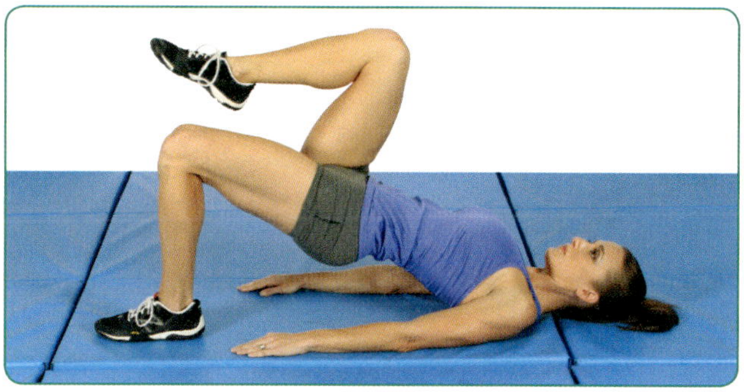

느낌이 어떤가? 만약 볼이 발그레해지거나 엉덩이에 쥐가 날 것 같은 기분이라면 아주 좋은 반응이다! 둔근이 제대로 작동했음을 의미하며 앞으로 강력하고 탄탄한 엉덩이를 만들어갈 발판을 마련한 것이다.

반면 햄스트링이나 허리가 당긴다면 이 운동을 꾸준히 반복하여 둔근에 자극이 갈 때까지 연습하자. 후면부 근육들을 일종의 전류가 흐르는 강이라고 생각해보자. 뇌에서 흐르는 물이 기립근, 둔근, 햄스트링의 세 지류로 나눠진다. 대부분의 경우 기립근과 햄스트링에 과도한 전류를 흘려보낸다. 하지만 스트롱 커브스 프로그램을 마치고 나면 뇌는 둔근에 더 많은 전류를 흘려보내고 햄스트링과 기립근으로 흐르는 전류를 줄일 것이며 움직임 패턴도 교정될 것이다.

이 동작들을 따라 하다가 통증을 느꼈다면 좋지 않은 신호이다. 예를 들어 둔근이 약화된 경우 싱글레그 글루트 브릿지 동작 중 허리에 통증을 느낄 수 있다. 즉각적인 통증을 야기하는 동작은 절대 따라 하지 말라. 아프면 하지 않는 게 낫다! 대신 통증을 유발하지 않는 대체 동작을 시행하면 된다. 그리고 충분한 훈련을 거친 뒤 더 어려운 과제에 도전하도록 하자. 이를 통해 둔근을 강화시키면 천골을 꽉 잡고, 척추와 골반의 위치를 교정하여 통증을 예방할 수 있다.

위의 운동들은 둔근 운동을 이제 막 시작한 사람들을 위한 좋은 시작점이다. 하루에 10분씩 한두 번 이 동작을 따라하면 둔근이 활성화되고 머지않아 멋진 둔근을 만들 수 있을 것이다.

켈리의 퀵 팁: 일상생활에서 다양하게 둔근을 자극하는 동작을 해보자. 요리를 하면서 싱글레그 레이즈나 킥백 동작을 할 수 있을 것이다. 혹은 아침에 침대에서 싱글레그 힙 쓰러스트를 할 수도 있다. 이 외에 다른 운동을 하면서도 둔근을 탄탄하게 유지하기 위해 노력해보자. 상체의 밀고 당기기 동작에서도 둔근에 신경을 쓰자. 이런 식으로 며칠이 지나면 둔근이 단단해지는 것 느낄 수 있을 것이다.

사적인 주제를 할 시간

이것이 사적인 이야기인지 혹은 그런 범주에 있는 이야기인지는 모르겠지만 골반저 근육에 대해 이야기하는 운동 전문가를 찾기란 매우 힘들다. 지난 15년간 수많은 여성들을 지도했지만 골반저 근육에 대해 이야기하는 고객은 단 한 명도 없었다. 그래서 이 주제에 대해 이야기하는 첫 번째 트레이너가 되려고 한다.

많은 여자 동료들도 이에 대해 비슷한 이야기를 하며, 고객들에겐 코어의 안정성에 대해 가르칠 때 항상 이 부분에 대해 언급한다. 일반적으로 이런 대화는 얕은 수준을 넘어서지 못하지만 골반저 근육이 쉽게 다루기 힘든 문제들에 답을 제시해줄 수 있기 때문에 논의를 조금 더 확장해보고자 한다.

코어 근육을 논할 때면 대부분은 복직근, 내외복사근, 척추기립근 같은 큰 근육군과 복횡근, 다열근, 횡격막, 골반저 근육 같은 작은 근육들을 모두 포함한다. 즉 코어 근육근은 허리와 엉덩이 둘레를 코르셋과 같이 감싸고 있으며, 골반저 근육은 미골에서 치골까지 해먹처럼 매달려 있는 모습을 하고 있다.

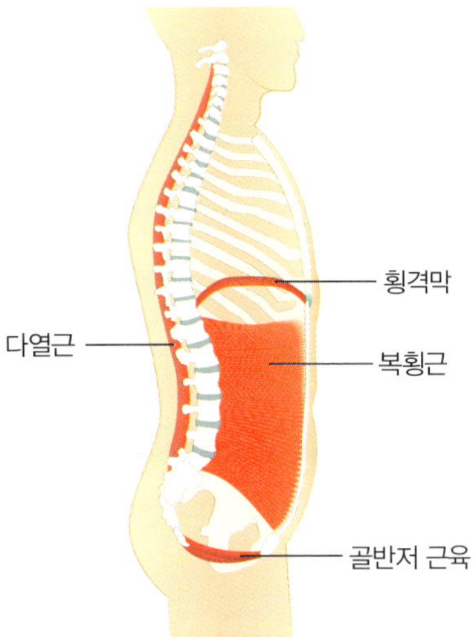

골반저 근육은 골반 내 기관들이 정상적으로 기능하도록 받치고 있는 형태이며 심층과 천층 근육으로 나뉜다. 약화된 골반저 근육은 다양한 문제들을 야기하는데, 예를 들어 요실금이나 변실금, 출산 시 근육의 부조화, 성적 쾌감의 저하, 폐경 이후 질 건조감 및 자궁 하수 등이 발생할 수 있다.

전 세계적으로 약 2억 명의 여성들이 약화된 골반저 근육으로 인한 요실금을 겪고 있다. 출산 경험이 있는 여성들의 1/3은 재채기, 뛰기, 기침, 운동 등으로 소변이 새는 긴장성 요실금으로 고통받고 있다. 이 외에도 성교통 혹은 질 건조감으로 인해 오르가즘에 도달하는 데 어려움을 겪고 있는 것으로 보고되었으며 이것이 모두 골반저 근육 약화와 관련이 있는 것으로 알려졌다.

건강관리 전문가 혹은 피트니스 전문가와 이런 문제를 상담하는 것은 쉽지 않은 일이지만 많은 여성들이 이에 대해 말도 못한 채 고통받고 있는 것 또한 사실이다. 따라서 이에 대한 포괄적인 접근이 필요하다. 전문가들은 골반저 근육을 강화시키는 것이 이 문제를 해결하는 좋은 방법이라는 데 대체로 동의한다. 물론 운동만으로 모든 문제를 해결할 수는 없지만 해결의 첫걸음이 될 수 있음은 분명하다. 골반저 근육 운동은 이런 증상을 가진 여성 중 86%에게 효과가 있는 것으로 알려졌다.

이러한 문제의 원인으로 골반 주변 근육의 단축 및 약화를 꼽는데, 근육이 단축되고 약화되면 트리거 포인트(과도한 긴장감이 느껴지는 근육의 '매듭' 혹은 '경결점'을 가리킴)가 발생해 골반저 근육의 길이와 텐션에 부조화를 유발한다. 이러한 트리거 포인트는 잘못된 호흡 습관 등으로 발생하며 다양한 요소들을 고려하여 치료받을 필요가 있다.

유연성 운동

때로는 주변 근육인 내전근, 고관절 굴곡근 및 복근 등의 과도한 긴장으로 인해 골반저 근육이 굳기도 한다. 이 근육들의 규칙적인 스트레칭 및 강화 운동은 근육 길이를 정상으로 회복시켜 골반저의 굳음을 유발하는 자극들을 제거할 수 있다.

이와 반대로 일부 치료사들은 약화된 둔근으로 인한 골반저 근육의 과도한 이완이 문제라고 주장한다. 둔근은 천골을 뒤로 당겨 골반저의 '해먹' 구조를 탄력 있게 당겨줘야 하므로 약화된 둔근이 문제라는 것이다. 따라서 둔근을 훈련하여 '해먹'을 긴장감 있게 당겨서 골반저가 처지는 것을 막고 골반 내 장기가 제 역할을 하게끔 도와줘야 한다는 것이다. 이 이론은 과학적으로 밝혀진 것은 아니지만 스트롱 커브스에서는 이러한 이론들을 최대한 활용하는 방향으로 접근하고 있다.

트리거 포인트 이완법

골반저 근육의 과도한 이완이 문제라면 케겔 운동이 도움이 될 수 있다. 하지만 대부분의 경우 골반저 근육은 만성적으로 단축되어 있다. 따라서 케겔 운동은 모두에게 좋은 방법이 아니며 오히려 골반저 문제를 악화시킬 가능성이 크다. 대부분의 여성은 골반저 근육에 트리거 포인트를 갖고 있으므로 스스로 이를 해결할 수 있는 '자가근막이완법', 즉 SMR(Self-Myofascial Realse) 방법이 효과적일 수 있다. 안쪽 허벅지나 하복부 혹은 상부 둔근 또는 골반저 근육에서 트리거 포인트가 발견되는 경우가 많으므로 테니스볼을 깔고 앉아 항문과 질 사이의 회음부에 공을 위치시키고 마사지하듯 공을 굴려주면 단축된 근막을 풀어줄 수 있다.

골반저 장애를 겪고 있다면 이 방법을 하루 5분씩 사용하여 골반저 근육을 이완시키는 걸 추천한다. 처음엔 아프고 불편하겠지만 시간이 지나면 견딜 만할 것이다.

횡격막 호흡법

잘못된 호흡은 골반저 장애를 유발할 수 있다. 횡격막과 골반저 근육은 코어 안정성의 핵심인 '실린더'의 위아래를 구성하므로 두 가지가 모두 제대로 기능해야만 생체역학적으로 건강한 것이다. 따라서 횡격막을 정확히 움직이게끔 하는 것이 코어 기능성의 핵심이 된다.

아래와 같은 호흡법을 따라해보자.

1. 통이 큰 옷을 입고 편안한 자세로 눕거나 앉는다.
2. 한 손은 가슴에 한 손은 복부에 올린다.
3. 코로 4초 동안 천천히 최대한 숨을 들이쉰다.
4. 숨을 들이쉬면서 손으로 배를 지그시 누르면 복부가 팽창하는 걸 느낄 수 있을 것이다. 복부는 처음 2초간 부풀어 오르고, 다음 2초간은 가슴이 올라오는 것이 느껴져야 한다.
5. 입으로 호흡을 내뱉는다. 흡기와는 반대로 가슴이 먼저 배는 나중에 내려앉는 것을 느낀다. 호기 시 흡기 때보다 더 오랜 시간을 들이도록 하자.

정확한 호흡법을 인지하고 트리거 포인트 이완법으로 골반저 근육을 이완시키고 나서야 골반저 근육을 새롭게 '교육'시킬 수 있다. 이때 케겔 운동을 통해 골반저 근육이 제대로 기능하게끔 '재교육'시키면 건강한 골반저 근육을 만들 수 있다.

골반저 운동

스트롱 커브스에서 제시하는 골반저 운동은 혈액 순환을 개선시키고 골반저 근육의 근력을 강화시켜 제 기능을 찾게 하며 골반 내 장기를 지지하도록 도울 것이다. **골반저 근육 강화를 통해 개선될 수 있는 것들을 살펴보자.**

- 항문 및 요도 주변 근육을 강화하여 실금을 예방한다.
- 자연분만 혹은 제왕절개 시 임신, 출산 및 산후 회복에 도움을 준다.
- 질 주변 혈액 순환을 증가시켜 점도를 유지하고 성교 삽입 시 불편감을 감소시킨다.
- 탄력 있는 골반저 근육은 질의 수축력을 증가시켜 삽입 시 광범위한 신경 다발이 있는 부위를 자극해 성적 쾌감을 증가시킨다.
- 자궁 탈출과 같은 골반 내 장기의 탈출을 예방한다.

골반저 근육 운동을 매일 하는 것은 시작에 불과하다. 일상생활에 골반저 운동을 추가하더라도 많은 경우 골반저 근육을 정확히 활성화시키는 방법까지는 이해하지 못하기 때문이다. 요실금 센터에 근무하는 물리 치료사들은 이 분야의 전문가인데 그들은 바이오피드백 기기를 이용해 정확한 골반저 근육 운동법을 가르치며 약화된 부분에 대한 평가를 내리곤 한다.

그렇다고 골반저 근육의 운동성을 확인하기 위해 요실금 클리닉을 방문할 필요는 없다. 하지만 운동 시 자극되는 부위가 어디인지는 정확히 알아야 한다. 많은 연구에서 여성들이 골반저 근육을 수축시키는 방법을 모르고 있다고 보고되었다. 대부분은 둔근 혹은 다른 근육들을 수축시키고 있는 것으로 나타났다. 그나마 골반저 근육을 자극하는 여성 중 대부분도 근육을 밀어내는 잘못된 방법으로 운동하고 있었다. 골반저 근육의 정확한 수축법은 '당기는' 동작이므로 여성들은 제대로 된 근육 수축 방법을 인지하여 이 동작이 자연스러워질 때까지 연습할 필요가 있다.

> **켈리의 퀵 팁:** 골반저 근육 운동은 따라 하기 쉬운 만큼 잊어버리기도 쉽다. 대부분의 여성은 처음 며칠간은 열정적으로 따라 하나 일주일만 지나도 잊어버리곤 한다. 안타까운 일이다. 하루에 3번은 꾸준히 할 수 있도록 알람을 맞춰놓자. 체육관에서처럼 꾸준히 운동할수록 운동한 보람을 느낄 것이다.

골반저 근육은 스트롱 커브스와 같은 근력 운동, 특히 전신 운동이 동반되어야만 강화시킬 수 있다. 스트롱 커브스에 포함된 코어 안정화 운동들은 횡격막, 골반저, 복횡근 및 다열근을 통합적으로 훈련시켜 우리 몸의 복강 내 압력을 증가시킨다. 복강 내 압력은 깊이 숨을 들이마시고 멈춰 있을 때, 예를 들어 역도 선수가 바벨을 들어 올리기 전과 같은 상황에서 증가한다. 이때 건강한 코어는 자연적인 '보호 벨트'를 형성하여 척추를 보호한다. 하지만 둔근이나 골반저 근육이 약화된 경우 이를 위해 특별한 운동이 필요하며 이는 여성에게만 해당되는 이야기가 아니다. 남성 또한 골반저 근육을 강화하기 위해 스트롱 커브스의 운동을 따라 할 수 있다. 특히 전립선 수술을 받은 남성이라면 이러한 운동이 필수적이다.

골반저 장애를 겪는 경우라면 하루에 10회씩 3세션 골반저 근육 수축 훈련을 권하고 싶다. 이는 매우 간단하기 때문에 일상생활 도중에도 손쉽게 할 수 있다. 첫 세션에는 조금 집중해야겠지만 그다음부터는 신경 쓰지 않고도 할 수 있다.

올바른 케겔 운동을 통해 골반저 근육을 제대로 활성화시키는 방법에 대한 몇 가지 팁을 준비했다.

- 운동에 도움이 될 만한 이미지를 그려라. 어느 대학교수는 방귀를 뀌거나 바지에 오줌을 싸지 않도록 노력하는 상황을 상상하라고 이야기한다. 예를 들어 대통령을 만나는 자리를 생각해보자. 대통령 앞에서 방귀를 뀌거나 오줌을 싸고 싶은 사람은 아무도 없을 것이다. 그게 아니라면 치골과 미골을 그려보거나 바지 안의 골반저를 상상해보자. 이상하게 들리겠지만 이렇게 이미지를 그려보는 것이 운동에 집중하는 데 도움이 된다.
- 많은 여성들이 등을 바닥에 대고 누운 채 발바닥도 바닥에 댄 자세(둔근 브릿지 동작과 같은 자세이다)에서 케겔 운동을 하는 걸 편안해한다. 하지만 앉거나 서서도 할 수 있다.
- 케겔 운동을 할 때는 다른 사람이 전혀 움직임을 볼 수 없어야 한다. 즉, 둔근과 복근이 움직여서는 안 된다. 골반저 근육만 완전히 따로 떼어놓고 훈련해야 한다.
- 운동 도중 숨을 참지 말라. 처음엔 운동 자체에 집중하느라 쉽지 않겠지만 몇 번만 반복하면 호흡 패턴도 정상으로 돌아올 것이다.
- 매회 반복할 때마다 확실하게 쉬어라. 다음 동작 전에 10초 정도 여유 시간을 갖는 게 좋다.
- 양보다는 질이다. 그저 그런 10번보다 제대로 된 몇 번이 낫다. 골반저 근육이 강해질수록 수축도 강해질 것이다. 이 생각을 잊지 말고 데드리프트, 스쿼트, 브릿지 동작을 하면 모든 게 쉬워질 것이다.

Chapter 4

아름다운 둔근 만들기

트레이닝을 중도 포기하는 흔한 이유 중 하나가 지나친 기대감이다. 정해진 시간 내에 무언가를 이루겠다는 이미지를 그리고 운동을 시작하는 경우가 많은데, 대부분은 몇 주만 지나도 목표 달성이 쉽지 않음을 깨닫고 제풀에 지친다. 본인에게 딱 맞는 프로그램을 찾을 때까지는 큰 목표에 대한 기대감은 잊어버리는 편이 낫다.

그러므로 똑같이 스트롱 커브스 프로그램을 따라 하더라도 운동의 결과는 모두 다르다는 점을 이해해야 한다. 이 책의 내용을 충실히 따르면 성공에 도달할 수 있는 건 맞지만 정해진 운동 프로토콜이 개개인의 특성을 모두 반영한 것은 아니다. 머리카락 색깔, 눈 색깔, 키, 피부톤이 다 다르듯이 동일한 자극일지라도 그에 대한 반응은 사람마다 판이하게 달라질 수 있다.

어떤 프로그램을 따라 하든 스스로의 몸 상태를 체크하고 본인에게 필요한 부분을 정확히 알고 시작해야 한다. 물론 이것이 말은 쉽지만 행동은 어렵다는 건 안다. 따라서 그럴수록 마음을 열고 '결과는 모두 다를 수 있다'는 사실을 받아들일 필요가 있다. 지방을 태우거나 근육을 만드는 게 불가능하단 뜻이 아니다. 분명 스트롱 커브스 프로그램을 12주 동안 열심히 따라오면 더욱 탄력 있고 건강하며 자신감 있는 모습으로 변신해 있을 것이다. 하지만 유전자, 나이, 생활습관, 체격, 신진대사, 초기 상태, 전반적인 건강 등 변수가 매우 많다는 것은 알아둬야 한다.

새로운 고객을 평가할 때 그녀의 목적과 요구에 딱 맞는 프로그램을 먼저 제시한다. 시간이 지나면 고객의 요구가 바뀔 수 있다. 처음 한 달은 프로그램에 잘 반응하다가 다음 달엔 정체기가 올 수도 있다. 하지만 그대로 놔두면 또 다시 좋은 반응을 보이기도 한다.

내가 당신과 직접 트레이닝을 하는 것이 아니기에 프로그램 속에서 스스로 변화를 잡아낼 수 있어야 한다. 인체는 새로운 자극에 빠르게 적응한다는 사실을 잊지 말고 최고의 결과를 내기 위한 운동을 끊임없이 시도해보자.

샷건식 접근 vs 라이플식 접근

일상생활에서는 샷건식 접근보단 라이플식 접근이 유용한 경우가 많다. 라이플식 접근에선 다음 단계로 넘어가기 전에 현재의 목표에 집중하여 목표를 달성한 후에야 다음 단계를 생각한다. 반면 샷건식 접근은 이곳저곳을 넘나들며 단계를 뛰어넘게 된다.

하지만 지난 십여 년의 경험으로 미루어볼 때 운동 프로그램에서는 샷건식 접근이 효과적이었던 경우가 대부분이다. 물론 광범위한 분야 이곳저곳을 넘나들어도 정확한 목표를 잊지 말아야 한다. 목표는 언제나 하나다. 더 탄력 있고 건강한 몸매를 만드는 것. 만약 라이플식 접근으로 운동을 한다면 하나의 목표에만 집중하여 피라미드식으로 미션을 수행하게 된다. 이 경우 운동을 처음 시작한 사람은 처음엔 안정성과 지구력에 집중하다가 다양한 방식의 근력 운동을 하고 최종적으로 몇 달이 지나서야 힘을 기르게 된다.

라이플식 접근의 문제점은 우리 몸은 생각보다 일찍 큰 스트레서(폭발적인 힘을 필요로하는 리프트와 같은 것)에 적응할 준비가 된다는 점이다. 하지만 라이플식 접근에선 이런 능력을 발휘하기에 시간이 너무 오래 걸린다. 만약 운동을 시작하는 사람에게 "우린 안전한 방식으로 단계적 접근을 하기 때문에 24주간의 스트롱 커브스 프로그램 동안 힙쓰러스트를 할 수 없습니다"라고 말하면 어떨까? 아마 고객 본인도 코치에 대한 신뢰를 갖기 힘들 것이고 운동을 한다 하더라도 아주 점진적인 변화만 나타낼 것이다. 그것은 당신도 나도 원하는 결과가 아니다.

반면 샷건식 접근을 할 경우 다양한 요구를 동시에 만족시킬 수 있다. 예를 들어 특정 근육에 좋은 최적의 운동,

근육 성장을 위한 최적의 반복 횟수 같은 궁금증을 해소할 수 있는 것이다. 이러한 질문들은 확정된 결론이 내려져 있지 않기 때문에 경험적 정보에 의존할 수밖에 없다.

다양한 운동, 반복 횟수, 운동 강도 등에 대한 정보뿐만 아니라 다양한 장점들을 경험할 수 있다. 여러 가지 기술에 능숙해지고 본인의 몸에 최적화된 운동을 찾을 수 있게 된다. 시시때때로 몸이 요구하는 것들이 달라지기 때문에 이러한 것들을 유용하게 활용할 수 있을 것이다.

스트롱 커브스 프로그램은 이러한 요구사항을 모두 만족시키면서 운동 시 안정성, 근지구력, 근력을 동시에 키우도록 도와준다. 이를 통해 더 건강하고 날씬하며 멋진 몸매를 빠른 시간 안에 갖게 되는 것이다.

근육 성장(혹은 근 비대)

이번엔 과학시간이다. 스트롱 커브스 프로그램을 고안할 때 방대한 정보를 모을 필요가 있었다. 여기 핵심적인 역할을 한 친구가 브래드 쇤필드(Brad Schoenfeld)인데 관련 분야에서 근육 성장 전문가로 이름을 날리고 있었다. 이 분야에 브래드만큼 해박한 지식을 자랑하는 사람은 없다고 해도 과언이 아니다. 하지만 걱정하지 말라. 최대한 간략하게 추려서 내용을 정리할 것이다.

인간의 근육은 주로 다음 세 가지 자극을 거쳐 성장한다. 이외에 부차적인 기전이나 생리학적 경로가 존재하지만 대부분은 이 세 가지로 귀결된다.

1. 근 손상
2. 대사성 스트레스
3. 역학적 긴장

근 손상

근력 훈련은 근조직에 손상을 일으킨다. 근육 신장이 과도하게 일어나면 손상의 정도가 심해지는데, 예를 들면 내리는 동작을 통해 근육이 스트레칭되는 경우가 있다. 이 경우 바깥 층에 존재하는 수축성 구조물과 세포 내에 존재하는 구조물이 모두 미세한 손상을 입으며 근조직 주변의 결합조직에도 손상이 생긴다.

세포막이 찢어지면 칼슘이 새어나오면서 세포 안팎의 전기화학적 균형이 깨진다. 이는 염증 반응과 유사해서 호중구가 반응하여 손상된 조직에 달라붙게 된다. 이외에 다양한 화학물질이 분비되어 대식세포와 백혈구들을 끌어 모아 손상된 세포의 파편을 제거하고 세포 구조를 복구한다. 동시에 다양한 사이토카인과 성장 요소들이 생산되는데, 이 과정에서 근아세포와 위성세포(myoblasts and satelcell, 평소엔 휴지기에 있다가 활성화되면 근세포에 세포핵을 공급한다)가 활성화되고 근육세포의 크기가 커진다.

근 손상이 근육 성장을 유발하는 것은 맞지만 그렇다고 운동 중 의도적으로 손상을 유도하란 뜻은 아니다. 우리가 원하는 건 자극이지, 파괴가 아니다. 대부분의 운동마니아들이 운동 뒤의 뻐근한 느낌을 좋아하지만 극도의 통증은 바람직하지 않다. 과도한 통증은 목표 달성에 저해가 된다.

스트롱 커브스 프로그램은 근 손상을 유도하는 최적의 운동법들을 포함한다. 근육을 최대한 늘리는 최대 가동범위를 활용하여 동작을 구성했다. 특히 부하를 가한 상태에서 최대 가동범위까지 둔근을 움직이는 동작들은 적절한 근 손상에 아주 좋다. 예를 들어 런지나 불가리안 스플릿 스쿼트 혹은 풀 스쿼트 같은 것들 말이다. 하지만 앞서 이야기했듯이 지나쳐서는 안 된다. 운동을 하고 난 뒤에 의자에서 일어나기 힘들거나 물소에게 뒤를 받친 것처럼 느껴진다면, 지나친 것이다. 적당한 뻐근함은 강하게 만들고 이전 기록을 갈아치우는 청신호이지만 너무 아파 절뚝거리는 상태라면 어떤 기록도 깰 수 없다는 걸 명심해라. 숙련된 여성 고객 중 일부는 고밀도의 고중량 훈련을 하기도 하지만 이건 신체적으로 부담이 가는 운동이다. 이런 경우는 오랜 시간 점진적으로 훈련하여 몸이 적응이 된 경우라 할 수 있다.

스트롱 커브스는 다양한 방법을 통해 몸을 운동에 최적화시킨다. '반복적 운동 효과'라고 알려진 현상은 동일한 반복 자극에 대해 근육이 지속적인 손상을 입지 않도록 보호하는 기전을 말한다. 즉 특정 동작을 처음 수행했을 때는 뻐근함이 심하지만 동일한 동작을 여러 번 시행하고 나면 몸이 이에 대비하기 때문에 똑같은 수준의 통증이 느껴지지 않는다는 것이다. 스트롱 커브스에서는 이런 현상에 대비해 다양한 운동들을 섞어서 수차례 돌리기 때문에 이상적인 수준의 근 손상을 계속해서 유발하게 된다. 일반적으로 스쿼트, 런지, 힙 힌지, 브릿지 등 한 동작을 고집하여 반복하는 방식과는 전혀 다른 것이다. 또한 스트롱 커브스는 둔근의 근 손상을 유발하는 데 효과적인 것으로 알려진 싱글레그 동작을 다수 포함하여 탄력 있는 엉덩이를 빠른 시일 내에 만들 수 있다.

대사성 스트레스

근력 운동 동안 근육은 대사 환경에 상당한 변화를 겪는다. 일부 연구에선 대사성 스트레스로 인한 대사산물들이 근육 성장에 가장 중요한 요인이라고 주장하기도 하지만, 브래드와 나는 역학적인 텐션이 여전히 가장 중요하다고 생각한다. 대사성 스트레스의 중요성은 보디빌더와 파워리프터들의 차이를 보면 확인할 수 있다. 파워리프팅 선수들은 일반적으로 보디빌더에 비해 더 강한 근 긴장을 경험함에도 보디빌더들이 더 큰 부피의 근육을 갖고 있는 것을 보면 대사성 스트레스의 차이가 중요한 요소임을 알 수 있다.

짧은 휴식과 고반복 트레이닝은 다양한 방면에서 대사성 스트레스를 증가시킨다. 이런 운동법은 혐기성 해당 과정을 통해 에너지를 생산하는데, 그 결과 젖산, 수소이온, 무기질 인 및 크레아틴 같은 대사산물을 만들어낸다. 또한 근육 긴장 상태의 지속 시간이 길어지면 근 허혈, 호르몬 환경 변화 및 세포 부종이 촉진된다. 간단히 설명하면 다음과 같다.

운동 중 대사성 스트레스가 촉발되면 근육을 압박하여 산소가 제거되고 다양한 기전을 거쳐 근육의 성장이 일어난다. 예를 들어 위성 세포의 활성도가 증가하며(앞에서 말했듯 근육 세포에게 핵을 제공하는 줄기 세포의 역할을 한다) 이론적으로 근 성장을 촉진하는 동화 호르몬 농도를 높인다. 또한 근육을 펌핑시키는 역할도 하는데, 이는 근세포의 초미세 구조의 통합성을 위협하여 근육의 팽창을 유발하는 기전을 포함한다.

스트롱 커브스에선 이러한 이론을 바탕으로 최대한의 대사성 스트레스를 유발하는 방법을 이용하고 있다. 먼저, 근육을 최대한 펌핑시켜 강한 자극을 유발한다. 스트롱 커브스 방식으로 힙 쓰러스트와 백 익스텐션을 하면 둔근이 강하게 자극되어 펌핑되는 것을 느낄 것이다. 두 번째로, 고빈도와 중간 빈도를 때에 맞게 활용하며, 다양한 각도와 방향에서 여러 가지 둔근 운동을 시행함으로써 오랜 시간 둔근의 긴장감이 유지되도록 한다.

이 외에도 운동 세트의 집중도를 높이는 특별한 방법을 활용하는데, 정지-휴식 운동법(rest-pause method)으로 세트를 확장시켜 반복 횟수를 늘리기도 하고, 지속적인 긴장감을 유발하여 세포 부종(근육이 가득 찬 느낌을 받을 것이다) 및 허혈(혈류 및 산소 공급 제한)을 최대한으로 유도한다.

마지막으로 동화 호르몬의 반응성을 최대한 높이는 방법을 사용한다. 테스토스테론, 성장 호르몬 및 IGF-1(근육에서 MGF로 바뀌어 근육 성장을 유도)를 축적시켜 근육의 성장을 유도하는 것이다. 이런 다양한 과학적인 방법을 활용하기 때문에 격렬한 페이스로 운동하지 않고 한 시간 내외로 운동을 끝내더라도 놀라운 변화를 만들어낼 수 있는 것이다.

역학적 긴장

역학적 긴장 파트를 마지막에 배치한 것은 근육 성장에 가장 중요한 부분이기 때문이다. 역학적 긴장은 근육을 수축시킬 때나 신장시킬 때 모두 발생한다. 최대 가동범위의 구심성/원심성 운동에서 수축 및 신장을 모두 고려하면 놀라운 결과를 보게 될 것이다. 성장 호르몬 및 사이토카인 분비, 위성 세포 활성화 그리고 가장 중요한 mTOR 기전(근육 성장의 핵심적인 기전)의 활성화를 유발하는 것이 역학적 긴장의 역할이다.

근육 성장의 관점에서 보면 근 긴장이 더할수록 도움이 된다. 증가된 긴장은 신경계 자극을 늘려 근육 성장 및 유전자 발현에 영향을 미치는 다양한 기전들을 촉진한다. 고긴장, 저반복 운동법은 중긴장, 중빈도 운동에 비해 좋은 효과를 내지 못한다. 따라서 보디빌더들은 고긴장 저반복보다 중긴장 중빈도 운동을 즐겨하는 것이다. 즉, 긴장 상태가 지속되는 시간이 근육 성장의 핵심적인 요소임을 알 수 있다.

근전도(EMG)와 근육 활성도, 근력, 근긴장 및 근육 성장은 밀접한 관련이 있다. 근전도 수치가 높을수록 근육 성장이 더 일어나는 것이다. 이를 바탕으로 스트롱 커브스는 가장 높은 수준의 긴장도 및 활성도를 보이는 운동들을 모두 포함시켰다. 또한 부분적인 가동범위에서 움직이는 운동들을 배치하여 무거운 부하를 통해 근육 긴장을 증가시키는 방법도 활용하고 있다. 최근 연구에 따르면 대둔근은 최대 가동범위에 가까워질 때 더 강한 자극을 받아 강한 토크(혹은 회전력)를 생성해내며, 신경 자극도 크게 받는 것으로 나타났다. 다시 말해, 둔근이 쥐어짜질 때(브릿지나 힙 쓰러스트 동작)가 신장될 때(스쿼트 동작)보다 둔근에 강한 자극을 준다는 것이다. 그렇기 때문에 바벨을 이용한 둔근 브릿지 동작이 효과적인 것이다. 최대 가동범위에 가까운 구간에서 좁은 폭으로 움직임을 가져가는 동시에 바벨을 이용함으로써 최대한 둔근 조직을 자극하는 원리이다.

이 책에서는 리버스 하이퍼나 백 익스텐션 같은 지렛대의 원리상 작용점이 긴 운동들을 조합하여 근력 요구량을 키우는 방법도 사용한다. 또한 둔근의 다양한 역할을 조합하는 운동, 예를 들어 풀 스쿼트(고관절 신전과 외회전의 조합)나 아메리칸 데드리프트(고관절 신전과 골반 후방 경사의 조합) 같은 것들을 통해 고관절을 자유롭게 사용하게끔 돕는다. 이를 통해 둔근의 활성화를 도모하고 광범위한 둔근 조직의 텐션을 올리는 것이다.

근육 성장에 대한 결론

지금까지 살펴본 세 가지 요소를 바탕으로 디자인된 운동법을 사용하면 근육 성장을 최대한 끌어올릴 수 있다. 샷건식 접근법으로 디자인된 프로그램을 활용한다면 각자의 둔근에 최적화된 방법을 만들어낼 수 있으며 절대 여러분의 둔근을 실망시키는 일은 일어나지 않을 것이다.

흔히들 범하는 실수 중 하나가 무거운 무게에만 초점을 맞추는 것이다. 과도한 무게는 자세를 망가뜨리고 근육의 활성도를 높이는 대신 에너지 손실을 유발하여 관절에 스트레스를 가한다.

체육관에서 이런 경우를 볼 때마다 한숨이 나온다. 근육의 텐션과 활성도가 사이즈와 힘을 키우는 올바른 길임에도 이를 간과하는 경우가 너무 많다. 이런 사실을 잊지 말고 바로 무거운 리프트 동작으로 넘어가는 일이 없기를 바란다. 특히 둔근에 있어서는 정확한 자세와 근육 활성화가 매우 중요하다. 스트롱 커브스에서는 정확한 움직임 패턴을 익힌 뒤에야 리프트로 넘어갈 것이다.

근력이 오르고 운동 시 무게를 더할수록 완벽한 자세에 신경 써야 한다. 자세가 무너지면 바로 무게를 줄이고 완벽한 자세와 근육이 정확히 작동하는 느낌을 다시 찾은 뒤에 무게를 올리도록 하자. 근육의 정확한 움직임을 이용해야만 더욱 강하고 멋진 근육을 만들 수 있다.

> 자세에 대한 가이드라인이 필요하다면 유투브 채널을 참고하자. 유투브에 브렛 콘트레라스(Bret Contreras) 1을 검색하면 친절한 설명과 함께 완벽한 자세로 이끌어줄 영상들을 접할 수 있다.

지금까지 한 말들이 믿어지지 않는가? 우리는 의기양양하게 체육관 문을 두드리는 사람들을 매년 수도 없이 본다. 그중 하나는 처음 봤을 때 누가 봐도 부러워할 만한 몸매의 소유자였는데, 시간이 지나도 그녀의 몸에는 변화가 없었다. 그리고 몇 년 뒤엔 "아, 그 여자 몸매… 괜찮지…" 이런 반응으로 바뀌었다. 그녀의 몸매는 처음이나 3년 뒤나 그대로였기 때문이다. 그녀는 언제나 같은 무게로 같은 동작을 반복하고 있었다. 하지만 운동에 익숙해질수록 몸의 반응은 점점 더뎌진다. 우리는 여기서 한 가지 비밀을 발견할 수 있다. 근력을 키우기 위해서는 강도의 증가와 프로그램의 다양화가 수반되어야 한다.

같은 무게로 운동을 반복하면 날씬한 몸매를 가질 순 있지만 근육 사이즈를 키우거나 모양을 다듬을 수는 없다. 그런 식이면 작고 평평한 엉덩이와 축 쳐진 팔뚝에서 벗어날 수 없다는 뜻이다. 근육이 성장해야만 굴곡지고 탄력 있는 몸매를 가질 수 있다. 하지만 같은 무게만 반복해서는 절대 꿈을 이룰 수 없다. 반복 횟수에 대해 고민하는 것은 좋지만 그것보단 근력을 키우고, 리프트에 무게를 늘리며 새로운 기록을 경신하는 것에 더 집중하기 바란다.

지금까지 말한 것들이 별일이 아닌 것같이 들릴지 모르겠지만 일단 그 기쁨을 맛보고 나면 이야기가 달라질 것이다. 웨이트 런지나 스쿼트, 몸무게만한 바벨을 들어 올리는 데드리프트 같은 것들을 해낸 뒤의 희열은 어디에도 비교할 수 없다.

둔근에 긴장감을 정확히 전달하기 위해서는 근육을 활성화시키는 방법을 배워야 한다. 최근의 연구들은 근육의 활성도를 측정하기 위해 근전도(electromyography, EMG)를 확인한다. 근전도 측정은 일부 부정확한 면이 있지만(특히 다이나믹한 움직임을 할 때) 운동 중 근육의 활성도를 측정하는 가장 실용적인 방법임은 분명하다. 수년 전 늦은 밤까지 연구하면서 근전도를 측정한 결과 운동별로 자극되는 둔근의 부위가 달라지는 것으로 나타났다. 어떤 운동은 전체 둔근을 동일하게 자극했으나 몇몇은 하부 둔근을 자극하기도 했으며 상부 둔근을 주로 자극하는 운동도 있었다.

연구자들과 운동 전문가들조차도 개개인의 특성에 맞는 최적의 근육 성장법을 모두 알지는 못한다. 때문에 스트롱 커브스 프로그램을 만들 때 기본 원리에 충실하여 모든 케이스에 적용할 수 있게끔 노력했다. 근육 성장에 영향을 미치는 모든 요소들을 고려하여 근 긴장을 유발하면서도 둔근을 최대로 활성화시키는 운동을 포함시켰으며, 대사성 스트레스를 높이기 위한 고빈도, 고밀도 훈련 및 휴식-정지 훈련법, 지속적 긴장 자극법 등의 전략도 활용했다. 또한 근손상을 늘리기 위해 웨이트를 이용하는 리버스 런지나 다관절 움직임이 요구되는 둔근 운동법도 포함되어 있다. 다양한 각도와 방향에서 둔근에 자극을 줌으로써 둔근을 골고루 자극할 수도 있다. 예를 들어 긴장감, 스트레스 그리고 손상을 모두 유발할 수 있는 다양한 반복횟수의 운동을 통해 새로운 자극을 만들어내고 둔근이 적응하는 것을 막는 것이다. 간단히 말하면 둔근은 더 강해지고 탄탄해지는 것을 피할 수 없는 운명에 놓이게 된 것이다.

아래 표는 흔히 알려진 둔근 운동들의 평균 그리고 최대 활성도를 조사한 내용이다.

대둔근 평균 근전도 기록

운동	상부 둔근 최대치	중부 둔근 최대치	하부 둔근 최대치
보디웨이트 둔근 브릿지	29.1	13.1	17.3
보디웨이트 싱글레그 둔근 브릿지	53.9	24.8	45.2
보디웨이트 사이드라잉 업덕션	54.9	7.2	5.4
보디웨이트 사이드라잉 클램	70.6	8.2	6.7
보디웨이트 풀 스쿼트	27.8	7.0	30.5
보디웨이트 리버스 런지	36.4	9.5	43.3
보디웨이트 불가리안 스플릿 스쿼트	32.3	14.7	56.7
보디웨이트 싱글레그 박스 스쿼트	54.4	17.7	37.2
보디웨이트 하이 스텝업	72.0	15.4	37.0
보디웨이트 백 익스텐션	34.0	12.1	29.6
보디웨이트 리버스 하이퍼	66.9	27.2	51.7
보디웨이트 45도 하이퍼	43.9	13.9	31.7
보디웨이트 힙 쓰러스트	39.6	17.9	47.5
보디웨이트 싱글레그 힙 쓰러스트	66.9	27.5	60.8
바벨 풀 스쿼트	59.0	25.4	71.1
바벨 데드리프트	81.5	37.0	85.6
바벨 힙 쓰러스트	134.0	62.6	72.9
시티드 밴드 힙 업덕션(Seated Badn Hip Abduction)	93.9	24.5	24.2
케이블 힙 로테이션	83.9	55.7	51.7

몸집이 커지는 것을 두려워하지 말자

무슨 생각을 하는지 안다. 근육 성장 및 근력 강화에 대한 이런 이야기를 들으면 대부분의 여성은 에어로빅이나 요가 수업으로 돌아가고 싶어 한다. 덩치 큰 근육질의 여성이 되고 싶지 않기 때문이다. 하지만 호르몬제나 스테로이드제 같은 약물을 투여하지 않는다면 아놀드 슈와제네거 같은 몸이 될까봐 두려워할 필요는 없다.

생리학적으로 여성은 남성에 비해 테스토스테론 수치가 낮기 때문에 그들과 같은 몸을 갖기 매우 힘들다. 여성들도 약간의 테스토스테론을 갖고 있고, 근력 훈련이 동화 작용을 촉진하긴 하지만 근육 성장으로 셔츠의 소매를 잘라버려야 하는 일은 쉽게 일어나지 않는다.

이런 걱정과 관련하여 체성분 교정 전문가인 알랜 아르곤의 연구 내용이 있어 공유하고자 한다. 그는 데이터를 바탕으로 고객들의 근육 성장 패턴을 분석하고 근육 성장 속도 모델을 제시했는데, 그에 따르면 여성의 경우 체중당 근육 성장 속도가 시간이 지날수록 감소하며 적절한 운동을 꾸준히 했을 경우 4년째 최저치에 달하는 것으로 밝혀졌다. '적절한 운동'을 했을 때임에 주목하라. 경우에 따라 부적절한 운동을 할 경우 4년을 꾸준히 하더라도 1파운드의 근육도 생기지 않을 수 있다.

그의 모델에 따르면 여성의 경우 처음 1년간 10~12파운드의 근육이 생기며 2년째에는 5~6파운드, 3년째엔 2~3

파운드에 그치며 4년째엔 1파운드도 되지 않아 계산하는 게 무의미할 정도였다고 한다. 종합하면 4년간 총 21~22파운드의 근육이 생기는 것이다. 이것은 최적화된 운동을 했을 때의 이야기이며, 나이, 생활습관, 영양, 유전자와 같은 요소에 영향을 받을 수 있다. 다시 말하지만 이건 제대로 된 운동을 한 일반적인 특성을 가진 여성의 경우에 해당한다. 운동 프로그램이 제대로 디자인되지 않았거나 운동법에 문제가 있다면 수년을 운동하더라도 진전이 없을 수 있다.

이 말을 들으니 1년 만에 12파운드의 근육이 붙어 근육질 몸매가 되진 않을까 걱정되는가? 그렇다면 운동을 통해 빠지는 것들을 간과한 것이다. 근육은 신진대사를 촉진해 운동을 하면 할수록 지방을 연소시키고 신진대사가 높은 수준을 유지하도록 유도한다.

1년에 10파운드의 근육이 생기겠지만 근육 성장 속도의 두 배에 달하는 속도로 연소되는 지방을 고려하면 동시에 20파운드 이상의 지방이 사라지는 것이다. 더 열심히, 영리하게 운동할수록 더 많은 지방을 태워버릴 수 있다. 동시에 적절한 영양 섭취가 뒷받침된다면 건강미 넘치는 섹시한 몸매를 갖게 될 것이다. 과하게 큰 둔근을 갖지만 않으면 된다. 이와 관련하여 회원들과 보통 아래와 같은 대화를 나누게 된다.

브렛: "내일 아침에 일어났을 때 오리궁둥이 같은 거대한 엉덩이로 변해있을까 봐 걱정되나요? 근력 훈련은 그런 식으로 작용하지 않습니다. 만약 그렇다면 전 진작에 직업을 잃었을 거에요. 멋진 근육질의 몸매를 갖기 위해선 오랜 시간과 노력이 필요합니다. 하지만 백번 양보해서 당신이 맞다고 가정해봅시다. 그렇다면 2달 간 운동하기로 한 경우 중간 어느 지점에선 당신이 원하는 엉덩이 모양을 갖게 될 겁니다. 예를 들면 지금으로부터 4주 뒤에 원하던 완벽한 모양의 엉덩이가 완성이 될 수도 있습니다. 그렇죠?"

고객: "듣고 보니 그러네요."

브렛: "그 순간이 되면 즉시 운동을 멈추고 근육을 유지할 수 있는 수준의 운동 프로그램으로 바꾸도록 하겠습니다. 괜찮죠?"

고객: "좋아요!"

하지만 실제로 '완벽한' 수준에 도달하는 경우는 없다. 물론 엉덩이는 더 둥글고 탄력적으로 변하지만 일단 긍정적인 변화를 보고나면 더 완벽한 수준으로 만들기 위해 끊임없이 자극을 받는다. 트레이너로서 할 일은 엉덩이가 과도하게 커질지 모른다는 두려움을 극복시키고 운동을 시작하게 하는 것이다. 지금까지도 "브렛, 내 엉덩이는 너무 완벽한 것 같아요. 더 이상은 힙 쓰러스트를 할 필요가 없겠어요."라고 말하는 경우는 한 번도 없었다.

물론 이론적으로 엉덩이가 지나치게 커지는 것도 가능하다. 실제로 엉덩이에 엄청난 근육 덩어리가 달려 있는 것 같은 여성들도 있다. 하지만 수년간 여성들을 가르치면서 엉덩이가 너무 커져서 문제인 경우는 단 한 번도 없었다(크고 아름다운 엉덩이로 유명한 여성들을 훈련시킨 경우도 마찬가지였다). 이를 확인해보려면 몸을 숙이게 해서 엉덩이 커브를 드러나게 하면 되는데, 허리를 굽혔을 때 엉덩이가 너무 크다며 불만을 터뜨리는 여성은 한 명도 없었다.

사실 대부분의 여성들은 엉덩이가 더 커지길 원한다. 하지만 최선을 다해도 멋진 엉덩이를 만드는 건 쉽지 않다. 그러니 마음을 편히 먹자. 힙 쓰러스트를 통해 엄청난 변화를 경험한 여성들을 지금까지 수도 없이 봤다. 엉덩이가 강력해질수록, 더 멋지고 섹시한 모습으로 변해갈 것이다.

고객의 성공 스토리

두 아이의 엄마인 44세 킴(Kim)은 엉덩이가 자꾸만 커지는 것 같다며 걱정을 늘어놓았다. 둔근 운동은 모두 거부했기 때문에 그녀를 설득하는 데 애를 먹었지만, 엉덩이의 근육량과 지방의 차이에 대해 이해시키려 노력했다.

그녀는 둔근 운동이 엉덩이를 더 크게 만들 거라며 걱정했다. 우려와는 달리 훈련을 계속할수록 엉덩이는 더 둥글고 탄력 있으며 건강한 모습으로 바뀌어갔지만, 그녀는 쉽게 인정하지 않았다. 몇 주 정도 운동을 쉬기도 했다. 하지만 더 강한 운동으로 그녀를 압박했고 그녀와 나의 기 싸움은 계속됐다.

어느 날 체육관에 오니 그녀가 시키지도 않았는데 힙 쓰러스트 개인 기록을 갈아치우고 있었다. 그녀를 불러 물었다. "무슨 일이죠, 킴? 계속 나를 나무라더니 로저 페더러라도 된 것마냥 기록을 갈아치우고 있네요. 칭찬을 받아서 그런 건가요?" 온 방에 웃음이 터졌고 그녀의 얼굴은 새빨갛게 달아올랐다. 그녀는 회사에서 '강철 엉덩이'란 별명을 얻은 게 분명했다.

일단 칭찬이 효과를 발휘하기 시작하면 더 강도 높은 운동을 고객에게 강요할 필요가 없다. 그들이 알아서 하기 때문이다.

다양한 방향으로 움직이기

대부분의 트레이너나 피트니스 관련 책자들은 비슷한 방향으로 움직임을 유도한다. 스쿼트, 런지, 벤치프레스, 풀다운 혹은 크런치 같은 동작을 집중적으로 하면 아래, 위, 앞, 뒤 방향으로만 몸을 움직이게 된다. 하지만 측면이나 회전 움직임도 추가하면 어떨까?

이런 방향들을 '힘의 벡터'라고 부른다. 운동 중에는 다양한 벡터를 활용하는 것이 좋다. 그렇게 함으로써 인체가 디자인된 대로 근육을 다양한 방향으로 활성화시키고 기능하게 하는 것이 몸을 단련하는 가장 효과적인 방법이기 때문이다.

대둔근은 고관절 신전, 골반의 후방 경사, 고관절 외전, 외회전을 주기능으로 한다. 고관절의 이러한 다양한 기능들을 활용하는 운동을 통해 몸통, 고관절, 골반을 모든 방향으로 움직여줄 필요가 있다. 앞뒤뿐만 아니라 허벅지를 안팎으로 움직이는 운동(측면 운동)과 고관절을 내측, 외측으로 꼬는 운동 등이 필요하다. 다시 말해 고관절을 아래위로 움직이는 스쿼트나 데드리프트, 앞뒤로 움직이는 힙 쓰러스트와 백 익스텐션, 측면으로 움직이는 사이드 라잉 업덕션과 밴드 스탠딩 업덕션, 고관절을 앞뒤로 회전시키는 케이블 힙 로테이션, 골반을 앞뒤로 움직이는 RKC 플랭크 및 아메리칸 힙 쓰러스트와 같은 것들이 필요하다는 뜻이다.

스쿼트와 런지만으론 부족하다. 스트롱 커브스 프로그램을 통해 모든 방향의 벡터로 매주 운동해야 한다. 이는 몸을 다양한 방향과 가동범위로 움직임으로써 둔근을 강화하여 근력 부족으로 인한 부상을 방지하는 의미도 있다.

움직임의 양보다는 질이다

잘못된 움직임 패턴은 온 사회에 만연한 실병과도 같다. 하루만 쇼핑센터에 나가 사람들이 움직이는 방식을 관찰해보자. 사람들이 걷고, 일어나며, 행동하는 자세를 보면 대부분의 경우 몸이 굳거나 경직되어 있음을 발견할 수 있다. 이는 오랜 시간을 책상 앞에 앉아서 일해야 하는 환경적인 요인이 크다.

이런 움직임 패턴의 문제는 다음 세 가지 요인과 관련이 있다. 가동성, 안정성, 그리고 운동 조절능력. 대부분의 경우 한 가지 요소는 조절 가능하나 나머지 두 가지 요소에 문제가 생긴다. 저명한 물리치료사인 그레이 쿡(Gray Cook)는 이에 대해 수년간 연구해오고 있는데, 데드리프트를 정확히 수행하기 위한 햄스트링의 유연성엔 문제가 없지만, 무게를 추가할 경우 자세가 무너지는 경우를 예로 들었다. 이 경우 가동성에는 문제가 없지만 안정성 및 운동 조절능력에 문제가 생긴 것이다. 세 가지 중 어떤 경우이든 충분히 해결 가능하며 폼 롤링, 스트레칭, 가동성 연습, 활성화 연습 등을 통해 문제가 되는 부분을 교정하면 된다.

이런 교정은 본 운동 전 웜업 수준에서도 충분히 이뤄질 수 있다. 무거운 무게를 들기 전에 체온을 올릴 필요가 있는데, 반드시 사이클이나 트레드밀 같은 방법으로 웜업을 해야 할 필요는 없다. 이런 운동들은 관절을 최대 가동범위까지 활용하지 않고 체액이 골고루 퍼지게끔 도와주지도 못한다. 반면 앞서 말한 교정 방법들을 이용하면 조직의 온도를 높이고 신경계를 자극하여 운동 패턴을 교정하고, 휴지기의 근육들을 깨우며, 좋은 자세를 만들어주고 각 관절을 최대 가동범위까지 활용하게 된다. 스트롱 커브스에서는 이러한 전략을 바탕으로 다이나믹한 웜업 운동을 개발했으며 유명한 스트렝스 코치인 마크 보일과 마크 벌티스겐(Mark Verstegen)의 조언을 받았다.

가동성

보통 가동성(mobility)의 문제는 고관절, 발목, 흉추에서 나타난다. 고관절은 외회전, 내회전, 굴곡, 신전, 외전 및 내전과 같은 다양한 움직임을 요구하는데, 하루 종일 앉아 있게 되면 가동범위가 제한되어 고관절 굴곡근이 단축되어 가동성이 떨어진다. 이럴 경우 고관절을 이용하는 큰 동작에 제한이 생긴다.

발목의 가동성 저하, 특히 족배굴곡(발등을 종아리 쪽으로 들어 올리는 동작)의 저하는 스쿼트 및 런지 동작에서 문제를 일으킨다. 발목이 특정 각도 이상으로 움직이지 않으면 최대 가동범위로 스쿼트를 실시할 수 없고 대신 등이 보상적으로 부족한 발목의 가동성을 메꾼다. 그 결과 등이 굽은 자세로 변형이 일어나는 것이다.

이런 문제가 심각하게 들리지 않을 수도 있지만, 발목의 족배굴곡 제한은 발, 무릎, 고관절, 허리, 결과적으론 어깨까지 문제를 일으킨다. 이러한 유연성 부족 문제는 주로 비복근 및 가자미근(장딴지 근육)에서 발생하는데 장딴지 근육이 단축되면 발목의 가동성이 저하된다. 하지만 이는 다행스럽게도 쉽게 교정되는 문제이다. 이 외에 축소된 관절낭, 흉터 조직 및 이전의 부상 등도 움직임을 제한할 수 있다.

스쿼트나 리프트 동작을 할 때에 반드시 가슴을 들도록 하자. 만약 이게 힘들다면 흉추 가동성에 문제가 있는 것이다. 이 또한 오랜 시간 책상 앞에 앉아 있어서 유발되는데, 이 외에 허리 및 목의 통증, 회전근개의 문제 및 회전 움직임의 제한 역시도 흉추 가동성과 관련이 있으며 만성적인 어깨 통증도 흉추 가동성의 제한으로 인해 발생할 수 있다. 어떠한가, 가슴을 펴고 살아야겠다는 생각이 들지 않나?

상부 척추의 신전, 회전, 측굴 동작은 나이가 들수록 신경써야 하는 것들이다. 많은 사람들이 이 동작을 허리에 떠넘김으로써 리프팅, 굽히기, 비틀기 시에 허리에 부담을 줘 통증 및 부상을 유발한다. 고관절과 흉추를 움직이지 않을수록 허리는 더욱 고통받을 것이다.

안정성

체간의 중심부는 요추, 골반 및 고관절로 구성되어 있는데 이를 합하여 요골반 복합체(lumbopelvic him complex, LPHC)라 부른다. 이는 상체 및 하지 그리고 많은 뼈와 근육, 관절의 기능장애에 영향을 미친다. 반대로 상체 혹은 하지에 기능장애가 발생하면 요골반 복합체에 영향을 미칠 수도 있다.

발의 족배굴곡 제한을 예로 들면, 딥 스쿼트 시 발목 가동성에 제한이 있으면 동작을 마무리하기 위해 허리를 굽히는 수밖에 없다. 그 결과 발끝으로 서는 듯한 자세를 취하게 돼 체중이 앞으로 쏠리게 되며 결과적으로 허리에 상당한 부담을 준다.

데드리프트 시 고관절 굴곡이 제대로 일어나지 않으면 바를 집어 들기 위해 허리를 굽힐 수밖에 없다. 이는 상당히 불안정한 자세인데 근력이 셀수록 더 불안정하다. 근전도 검사 결과 스쿼트에서 몸을 앞으로 과하게 숙이거나 데드리프트에서 몸을 둥글게 말면 대둔근의 활성도가 떨어지는 것으로 나타났다. 잘못된 자세가 둔근 발달을 방해하는 것이다.

잘못된 자세는 가동성의 문제가 아니다. 최대 가동범위로 움직이는 게 가능하더라도 안정성(stability, 유연성이 아니다)이 부족하면 이러한 동작을 본능적으로 제한할 수도 있다. 인체는 상당히 영리하여 부상을 예방하려는 본능이 있기 때문이다. 요가 전문가들은 그저 유연한 사람처럼 보일지 몰라도 놀라울 정도의 안정성을 가지고 있기 때문에 요가 동작을 정확히 수행할 수 있는 것이다.

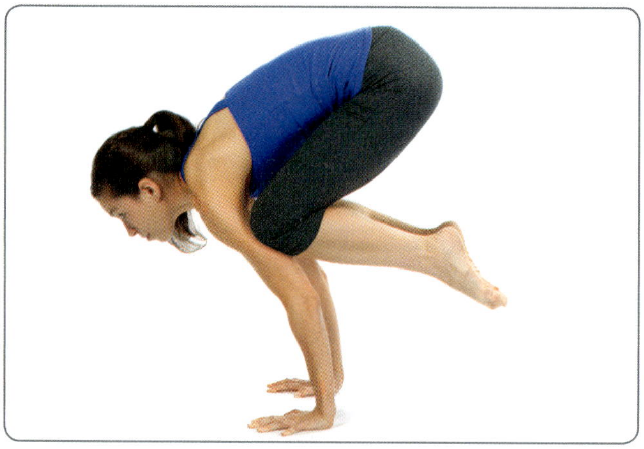

최대 가동범위로 스쿼트를 하는 건 쉽지 않다. 보디빌더들을 보면 바에 상당한 무게를 걸치고서 스쿼트를 부분 동작만 하면서도 끙끙대는 것을 볼 수 있다. 이런 식으로 수년을 운동하면 최대 가동범위로 스쿼트를 하는 게 아예 불가능해질 수도 있다. 실제로 많은 사람들이 이런 문제를 겪고 있을 가능성이 크다. 이는 잘못된 운동 동작 때문이 아니라 하루 종일 의자에 앉아 있는 것과 같은 생활습관이 주원인이다.

지면에서 데드리프트를 들어 올리는 동작은 상당한 코어 안정성과 햄스트링 유연성을 요구한다. 대부분의 허리 부상은 이런 데드리프트 동작에서 발생하는데, 코어 안정성에 문제가 있으면 근력의 부족을 보상하기 위해 등을 굽히게 되고 허리에 과도한 부담을 지우게 된다.

싱글레그 동작 중엔 요추, 골반 그리고 고관절의 회전 안정성이 요구된다. 많은 고객들이 첫 싱글레그 운동에서 넘어지곤 하는데 어찌 보면 당연한 일이며 나 역시도 그랬다. 싱글레그 운동은 엘리트 운동선수들도 코어 안정성을 기르기 전까진 상당히 힘든 동작이다. 하지만 동작을 정확히 익히고 안정성을 기르고 나면 무릎이 가운데 발가락 위를 움직여 통증을 예방하는 역할을 하게 된다.

운동 조절 능력

운동 조절 능력(모터 컨트롤, motor control)이란 다양한 정보를 조합하여 안정성과 가동성을 발휘하는 총괄적인 능력을 뜻한다. 운동 조절 능력의 부족은 때때로 아주 단순한 운동 지식의 부재로 인해 발생한다.

대표적인 예가 백 익스텐션이다. '백'이라는 이름 때문에 많은 사람들이 허리나 척추기립근을 이용한 운동으로 착각하지만, 둔근을 이용해 고관절을 가동하는 동작이 핵심이란 걸 일단 알고 나면 운동 조절 능력이 상당히 개선된다. 하지만 이 사실을 알더라도 둔근이 약화되어 있으면 여전히 기립근을 이용해 보상받으려 할 것이다.

이와 관련된 또 다른 문제는 햄스트링 유연성의 부족이다. 가동성이 증가하고 둔근이 강화될수록 운동이 점점 쉽게 느껴질 것이다.

대부분의 코치나 트레이너들은 잘못된 자세의 원인을 특정 근육의 근력 부족이나 유연성 부족에서 찾는다. 하지만 실제로는 정확한 움직임 패턴을 자연스러워질 때까지 연습하는 것으로 해결되는 경우가 많다. 수천 번의 반복을 통해 운동 감각을 체화하는 것이 필요하단 뜻이다. 이 경우 '연습'이 완벽함을 만드는 것이 아니라 '완벽한 연습'이 완벽함을 만든다고 할 수 있다.

자세에 신경 써서 처음부터 완벽한 동작을 익히는 것이 잘못된 움직임 패턴을 고치는 것보다 훨씬 쉽다. 따라서 처음부터 좋은 자세를 만드는 데 신경 쓰도록 하자.

가동성, 유연성, 안정성, 근력 그리고 운동 조절 능력은 올바른 자세와 움직임 패턴을 만드는 데 통합적으로 연관되어 있다. 처음 운동을 시작하는 경우 대부분 위 항목이 모두 부족하지만 운동을 진행하면 세 가지가 동시에 향상되는 게 일반적이다. 코어 근육이 강해져 골반이 안정성을 찾으면 가동범위가 늘어나고, 고관절 신전근이 강화되어 가동성이 확보되면 움직임들을 좀 더 자연스럽게 수행하게 된다. 이는 결과적으로 근력과 유연성의 강화로 이어진다.

마무리하며

스트롱 커브스의 웜업 파트(11장)에서 자가근막이완법, 스트레칭, 가동성 연습, 활성화 연습 같은 다양한 기술들을 배울 수 있다. 모든 운동 전에 이 웜업들을 반드시 거치기 바란다. 웜업을 통해 조직의 컨디션을 올리고 몸을 준비시키는 것은 높은 탑을 쌓기 전 초석을 다지는 것과 같다. 이미 좋은 움직임 패턴을 갖고 있다 자신하더라도 이를 잃지 않기 위해 노력할 필요가 있다. 운동 전 근육을 활성화시키고 관절을 최대 가동범위로 풀어주는 것은 나이가 들면서 몸이 굳고 기능을 잃는 것을 방지하는 의미도 있기 때문이다.

Chapter 5

스트롱 커브스의 영양 섭취법

현대인의 음식 섭취는 놀라울 정도로 다양하며 그 복잡성은 날로 증가하고 있다. 반면 이에 대한 이해는 턱없이 부족하다. 영양에 대한 모든 것이 밝혀지진 않았지만 최소한 본인의 몸에 득이 되고 실이 되는 음식에 대한 이해는 있어야 한다.

요리와 식사는 지극히 자연스러운 일이다. 우리의 할아버지, 증조할아버지 세대는 이 땅에 태어나 본능적으로 음식을 섭취하고 이를 통해 에너지를 얻었다. 그들은 음식의 생화학적 조성이나 작용에 대해선 신경 쓰지도 않았다. 증조할아버지가 항산화제가 많이 든 음식이나 빠르게 혹은 느리게 소화되는 탄수화물을 찾아다니진 않았을 것이다. 그들은 그저 제철에 나는 신선한 재료들로 음식을 만들고 이를 자연스럽게 섭취해왔다.

영양학이 발전함에 따라 우리는 몸에 좋은 음식을 분류하고 영양소별 효과를 이해할 수 있게 됐다. 동시에 식품 산업계는 음식을 조작해 더 싸고 오래 보존 가능하면서도 건강한 음식을 만들어내려 노력해왔다. 그 결과 천연 성분을 제거한 음식들이 출시되었는데, 예를 들어 씨리얼은 모든 영양소를 제거한 뒤 이를 모방한 각종 합성물들로 가득 채워지게 됐다. 이 외에도 건강 기능 식품이란 이름 아래 각종 가공품들이 출시되어 있지만 이들이 실제로 얼마나 효과가 있는지는 베일에 싸여 있다.

마켓은 이런 상품들로 가득 차 있다. '유기농', '자연산' 같은 라벨을 단 정크 푸드가 판을 치고 있다. 이런 제품들로 인해 실제로 자연에서 길러진 식품들의 가치가 평가절하되고 있으며 소비자들은 혼란에 빠지게 됐다. 감자칩과 유기농 사과가 같은 라벨을 붙이고 있는 현실을 정말로 이해할 수 없다.

스트롱 커브스의 영양 섭취법을 시작하기 전에 몇 가지 잘못된 개념들을 바로잡을 필요가 있다. 지방은 나쁜 게 아니며 탄수화물도 마찬가지이다. 두 가지 모두 몸에 지방을 쌓이게 하는 원인이 아니다. 다만 과도한 칼로리 섭취가 몸에 안 좋을 뿐이다. 모두에게 딱 맞는 운동 프로그램은 없듯이 모두에게 완벽한 식단은 존재하지 않는다. 다만 올바른 방향을 제시해줄 가이드라인은 있을 수 있다. 그것이 이 장의 목적이다. 가이드라인을 통해 본인에게 맞는 식단을 찾아보자. 하나 분명한 사실은 고탄수화물/저지방, 고지방/저탄수화물 혹은 중탄수화물/중지방 식단 중 어떤 것을 선택하든 다양한 종류의 영양가 있는 음식들로 식단을 채워야 한다는 것이다.

마른 몸매를 유지하기 위해 굶는 건 금물이다. 항상 몸이 원하는 만큼의 적당량의 칼로리를 섭취해야 한다. 인체는 기본적으로 탄력 있고 건강한 근육을 유지하기 위해 노력하기 때문이다. 뼈 위에 새하얀 지방으로 덮인 몸은 우리의 상상 속에나 존재할 뿐이다.

먹어야 하는 이유

칼로리 섭취량은 목표에 따라 달라진다. 체중 감량이 목표라면 적은 칼로리를 섭취해야 하며, 근육을 늘리고 싶다면 칼로리 섭취를 늘리고 현 몸무게를 유지하되 체성분에 변화를 주고 싶다면 칼로리를 유지하면 된다. 다만 어떤 목표가 되었든 체성분의 개선을 위해 노력할 필요가 있다.

체성분을 아주 간단히 나누면 지방량과 제지방량으로 분류할 수 있다. 지방량은 체지방의 총합을 말하며, 제지방량은 그 외의 모든 것, 근육, 뼈, 장기, 혈액, 체액 및 모든 조직을 포함하는 것이다.

일반적으로 체성분 개선의 목적은 제지방량의 손실이 아니라 지방량을 줄이는 데 있다. 체지방률을 낮추기 위해선 근육을 더하는 것보다 지방을 줄이는 게 효과적이다. 5파운드의 근육을 늘리기 위해선 동일한 5파운드의 지방을 제거하는 것보다 5배 정도 시간이 더 걸린다. 목표 몸무게에 달했을 때, 지방을 쳐내는 건 상대적으로 쉽지만 근육을 늘리는 건 상대적으로 힘들다는 의미이다.

그러므로 일단 목표 체중에 도달하면 근육은 붙이고 숨어 있는 지방은 쳐내야 한다. 시간이 좀 걸릴 테니 참을성을 갖고 기다리자. 켈리가 처음 왔을 때도 목표 체중을 달성한 상태였고, 지방을 쳐내면서 근육을 늘리는 데 몇 달이 걸렸다.

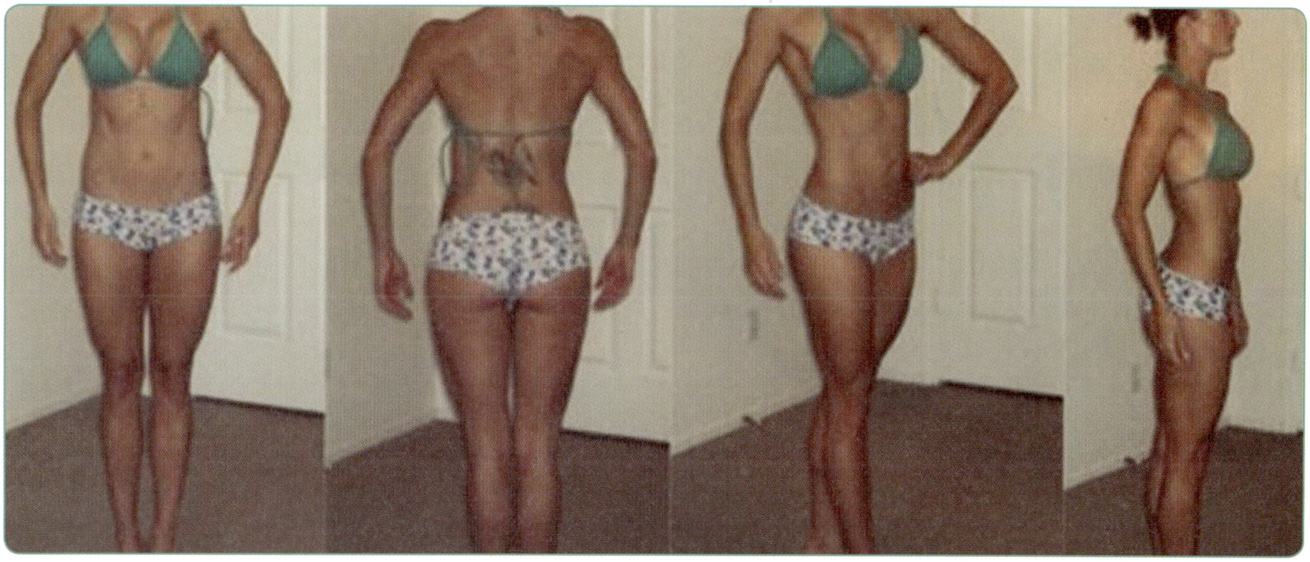

켈리가 처음 운동하러 왔을 때의 모습

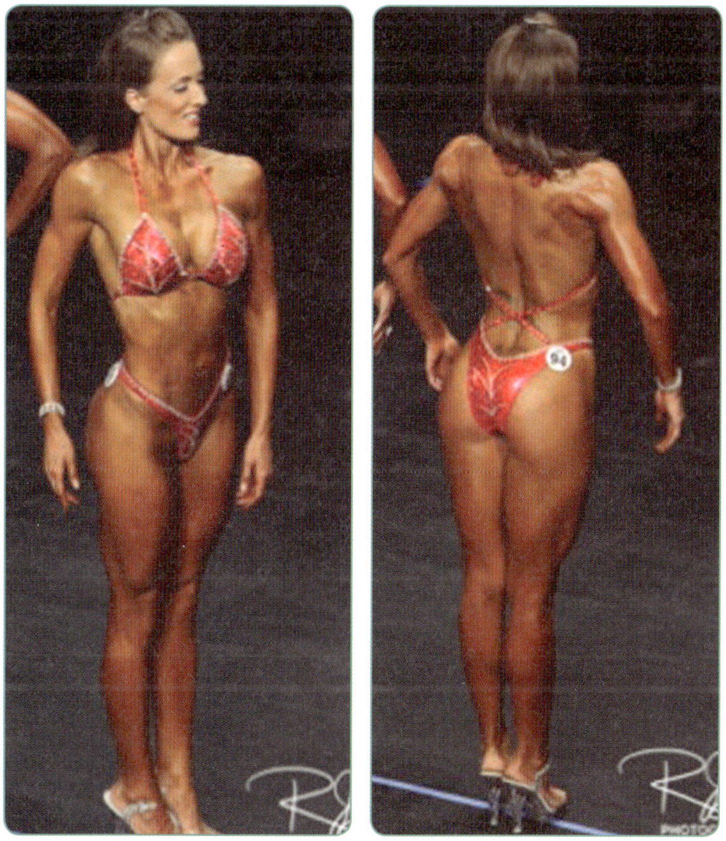

켈리와 운동한 지 18개월 뒤의 모습

결과는 놀라웠다. 18개월 만에 근육만 8파운드가 늘었고 동시에 지방은 8파운드가 줄어 체중엔 변화가 없었다. 내게 오기 전부터 체중 감량을 통해 이상적인 몸무게에 도달해 있었고 그 덕에 체중을 유지하면서 근력 운동에만 집중할 수 있었다. 그녀는 이런 식으로 수년째 꾸준히 운동하면서 근력을 키우고 근육의 질을 다듬고 있다.

고객의 성공 스토리

결혼을 2달 앞둔 브리아나(Briana)는 첫 세션에서 만약 드레스를 고쳐야하는 일이 발생하면 나를 죽이겠다며 위협했다. 그녀의 절실함이 느껴졌기 때문에 무거운 리프팅 운동을 시켰지만 그녀는 몸집이 커지는 게 두려워 주저하고 있었다.

하지만 곧 마음을 고쳐먹고 운동에 충실히 임했다. 매 세션에 열심히 참가하며 나의 트레이닝을 하나부터 열까지 모두 따랐다. 2개월 후 그녀의 체중엔 변화가 없었지만 겉보기엔 전혀 다른 사람이 되어 있었다. 웨딩드레스를 다시 입자 허리는 2인치, 엉덩이 1인치, 허벅지 1인치가 줄었던 것이다. 체지방률은 30%에서 25%로 떨어졌고 근육이 7파운드 늘어난 동시에 지방은 7파운드 줄었다. 게다가 엉덩이는 놀랍도록 달라져 모두가 그녀의 몸매에 감탄을 금치 못했다. 드레스는 그녀의 멋진 몸매를 그대로 드러냈고 사진사가 한순간도 놓치지 않고 그녀의 아름다움을 담아주길 바랄 정도였다. 이렇듯 체중을 유지하면서 근육은 늘리고 지방은 줄여 체성분을 개선시키는 일이 얼마든지 가능하다.

음식 선택의 다양성

식단은 크게 3대 영양소(탄수화물, 단백질, 지방)와 기타 비타민, 무기질 등으로 나뉜다. 3대 영양소에 대해 논란이 많지만 어느 하나 빠질 것 없이 각각의 특성에 맞게 중요하다고 할 수 있다.

각 영양소를 얼마나 먹어야 하느냐에 대한 논란을 불러일으키고 싶은 생각은 전혀 없다. 운동과 마찬가지로 영양섭취에 대한 이론도 아주 다양하다. 따라서 이 책에선 몸매 가꾸기와 근력 향상에 도움이 되는 가이드라인을 제시하는 정도로 이야기하려 한다. 3대 영양소를 얼마나 섭취해야 하느냐를 놓고 고민하고 있을지 모르겠지만 그건 전적으로 본인의 선택에 달렸다. 가이드라인에 맞게 재량껏 조절하면 된다. 목표 달성을 위한 구체적인 방법을 논하기에 앞서 각 영양소의 특성과 기능을 살펴보자.

단백질

단백질은 살아 있는 모든 세포에 존재한다. 이들은 계속해서 분해되고 대체되는데, 일부는 체내에서 합성되는 반면 일부는 필수적으로 식사를 통해 보충해줘야 한다.

단백질은 식물성과 동물성으로 나뉘는데, 동물성 단백질은 필수 아미노산을 모두 함유하는 반면 식물성 단백질은 이들 중 한두 개가 결핍되거나 극소량만 들어 있다. 따라서 채식주의자들은 적절한 영양을 공급받기 위해 식물성 단백질의 섭취량을 늘리거나 음식의 종류를 다양화할 필요가 있다.

단백질은 붉은 고기, 돼지고기, 가금류, 생선류, 수렵 고기, 달걀, 견과류, 두부, 유제품 및 채소(소량) 등에 존재한다. 대부분의 성인은 일일 섭취 요구량에 못 미치는 단백질을 섭취하는데 이는 우리가 가공식품에 지나치게 의존하기 때문이다. 반면 유기농 제품은 다양한 아미노산을 함유하기 때문에 충분한 양과 종류의 단백질을 공급받을 수 있다. 단백질 함유 식품 목록을 살펴보고 이를 숙지하도록 하자.

단백질 공급원을 결정하기 위해선 다음 네 가지 요소를 고려해봐야 한다. 소화도, 질, 아미노산 프로필, 기타 영양소. 소화도는 말 그대로 섭취한 단백질이 얼마나 잘 소화되고 흡수되어 혈액으로 들어가는지를 의미한다. 소화가 잘 될수록 몸에서 영양소로 쓰일 가능성이 높아지는 것이다. 질은 섭취한 단백질이 체내에서 얼마나 잘 활용되는가를 의미한다. 아미노산 프로필(종류와 구성 분포)은 소화도와 함께 단백질 공급원의 질을 평가하는 중요한 기준이 된다.

아미노산은 단백질을 구성하는 기본 구조이다. 아미노산은 18~22개가 존재하는데 음식의 종류에 따라 다양한 비율로 존재한다. 따라서 아미노산 프로필은 인체의 단백질 활용도에 영향을 미친다. 아미노산 외에도 기타 영양소가 함께 존재하는데, 기타 영양소의 존재 혹은 부재에 따라 식단을 결정하는 데 부가적인 역할을 할 수 있다. 예를 들어 풀을 먹인 소고기나, 지방이 많은 생선류는 오메가-3 지방산 함유량이 풍부하므로 이를 고려하여 식단을 짤 수도 있다.

현명한 단백질 섭취법은 공급원의 종류와 양을 다양화하는 것이다. 닭가슴살과 계란 흰자를 365일 내내 먹는 건 식욕을 떨어뜨릴 뿐만 아니라 영양 결핍을 유발할 수 있다. 식단을 다양화할수록 적절한 영양소를 필요한 만큼 섭취할 가능성이 크다.

식이성 지방

단백질 및 탄수화물과 마찬가지로 식이성 지방도 종류가 다양하다. 식이성 지방의 대부분은 중성지방(triglycerides, TGs)과 콜레스테롤이며 이들은 혈중 TG 및 혈중 콜레스테롤과는 다른 개념이다. 이 두 가지가 식이성 지방의 대부분을 차지하며 나머지는 소량으로 존재하므로 식이성 TG 및 콜레스테롤을 집중적으로 살펴보자.

식이성 지방에 대한 잘못된 개념은 혈중 지방과 식이성 지방의 개념이 뒤섞이면서 시작됐으며, 이로 인해 1970년대 말부터 1980년대 초에 식탁에서 버터가 사라지고 계란 노른자위가 버려졌다. 하지만 실제로는 체내에서 필요에 따라 콜레스테롤을 직접 만들어내는데, 이 수치는 보통 사람들이 하루에 섭취하는 양보다도 많으며 식사를 통해 섭취하는 콜레스테롤 양에 따라 달라진다.

식이성 중성지방은 식이성 콜레스테롤보다 혈중 콜레스테롤 수치에 더 큰 영향을 미치며, 중성지방의 종류에 따라서도 차이가 난다. 중성지방은 세 개의 지방산과 하나의 글리세롤 뼈대로 구성되는데, 지방산의 길이, 포화도, 화학 구조에 따라 지방의 종류가 달라진다. 따라서 일반적으로 말하는 식이성 지방은 중성지방을 가리키며, 우리는 중성지방에 대해 알지도 못하는 새에 이에 대한 논쟁을 벌이고 있는 것이다.

중성지방은 크게 네 가지로 분류된다.

- 트랜스 지방
- 포화 지방
- 단불포화 지방
- 다불포화 지방

트랜스 지방은 지난 몇 년간 수많은 비난에 시달렸으며, 그 비난의 내용은 대체로는 맞는 이야기이다. 트랜스 지방은 대부분 인공적으로 합성되어 식품의 유통기한을 늘리는 데 사용된다. 물론 소량의 트랜스 지방이 자연 상태에서도 존재하긴 하지만 공장에서 생산된 것들이 주로 문제를 일으키며 우리가 접하는 트랜스 지방의 대부분은 가공된 것들이다. 따라서 가능한 트랜스 지방을 함유한 가공식품은 피하는 것이 현명하다.

포화 지방엔 또 다른 스토리가 있다. 꽤 오랫동안 포화 지방은 다양한 질병의 유병률을 높이는 주범으로 지목됐으나 최근엔 그렇게까지 건강을 위협하는 요소가 아니라는 반론이 지속적으로 제기되고 있다. 결론 내려진 것은 없으나 진실은 양극단 중간 어디쯤에 있는 것 같다. 물론 어떤 경우엔 위협이 될 수 있으나 이는 포화 지방의 종류 및 양, 동시에 섭취된 탄수화물 및 칼로리 그리고 신체 활동 수준, 유전적인 요소 등이 모두 연관된 것으로 보인다.

포화 지방(대체로 동물성 지방에 존재하나 코코넛 오일 및 야자핵 기름에서도 발견된다)은 세 부류로 나눌 수 있는데 각각이 체내에서 일으키는 반응이 다르다. 일부는 악영향을 미치지만 일부는 그렇지 않다. 운동을 꾸준히 하고 유기농 식품을 섭취하는 사람의 경우 포화 지방 섭취가 큰 위협이 되지 않는다. 하지만 과체중에 움직이기 싫어하고 스트레스를 많이 받으며 안 좋은 식습관을 가진 사람에겐 위협이 될 수 있다. 다시 말해, 포화 지방의 역할은 경우에 따라 다를 수 있으므로 몸에 좋다, 나쁘다 혹은 중립적이다, 라고 결론 내리기가 힘든 것이다.

단불포화 지방은 중립적이다. 대표 식품으로 엑스트라 버진 올리브 오일이 있는데, 체중 감량 시 식이성 지방이 필요할 때 가장 좋은 공급원이 될 수 있다. 만약 올리브 오일의 맛이 마음에 들지 않는다면 올레산이 함유된 잇꽃 기름이 좋은 대체재가 될 것이다.

다불포화 지방은 오메가-3 및 오메가-6 지방산으로 잘 알려져 있다. 알파 리놀릭 산(Alpha-linolenic acid, ALA)이 오메가-3이며 리놀릭 산(linoleic acid, LA)은 오메가-6이다. 이 두 가지 지방산을 충분히 섭취하면 다른 식이성 중성지방은 섭취할 필요가 없다. 왜냐하면 체내에서 ALA를 에이코사펜타인산(eicosapentaenoic acid, EPA)으로 전환한 뒤 EPA가 도코사헥사에노산(docosahexaenoic acid, DHA)로 전환되기 때문이다. 물론 포화 지방도 콜레스테롤을 합성하는 재료가 되어 테스토스테론 같은 동화 호르몬을 만드는 중요한 역할을 한다. 하지만 그렇다고 해서 포화 지방을 필수적으로 섭취해야 하는 건 아니다.

ALA와 LA의 대사를 통해 체내에서 놀라운 반응들이 일어난다. 자세한 내용은 매우 복잡하기 때문에 여러분이 알아야 할 사실들만 간단히 이야기하겠다. 최근의 흐름은 오메가-3보다 오메가-6의 양을 늘리는 쪽이지만, 실제로 둘 사이의 대사 작용을 확인해본 결과 오메가-3와 오메가-6의 불균형(적은 오메가-3와 많은 오메가-6)이 문제를 유발한다는 사실이 밝혀졌다.

사회적인 관점에서도 오메가-6를 오메가-3보다 많이 섭취하는 경향은 문제를 일으킬 소지가 있다. 이를 방지하기 위해 오메가-3의 양을 늘리려면 하루에 500mg의 EPA/DHA를 섭취하면 된다. 혹은 생선이나 방목형 육류로 이를 대체할 수 있으며 생선 기름 두 캡슐을 섭취해도 좋다.

탄수화물

탄수화물이란 탄소, 수소, 산소로 구성된 화합물을 의미한다. 단당류, 소당류(2~10개의 분자), 다당류(조직처럼 길게 늘어진 체인 형태)를 모두 포함한다.

탄수화물에 대한 논쟁은 십여 년째 이어지고 있으며 다양한 이론이 존재한다. 다른 3대 영양소와 마찬가지로 여기선 어느 입장을 취하기보다 정확한 정보를 제공하는 데 주력할 것이다. 탄수화물 요구량은 경우에 따라 달라지지만 분명한 사실 하나는 존재한다. 생리학적으론 식사를 통해 탄수화물을 섭취해야 할 필요가 전혀 없다는 것이다.

어떤 영양소를 반드시 섭취해야 하느냐의 문제는 체내에서의 합성 가능성에 따라 달라진다. 뇌를 비롯한 체내 기관 그리고 조직들은 글루코스를 필요로 하지만 이러한 기능을 수행하는 데 필요한 글루코스는 체내에서도 합성 가능하다. 놀랍게도 젖산이나 피루브산(당 대사과정), 글리세롤(지방 대사과정) 그리고 아미노산(단백질 대사과정)을 통해서도 글루코스를 만들 수 있다. 다시 말해, 탄수화물을 섭취하지 않더라도 지방이나 단백질을 이용해 글루코스를 만들어낼 수 있다는 이야기다.

당 생성에 쓰이는 아미노산이 근육 세포에서 나올지 식이 섭취에서 나올지 여부는 먹는 양에 따라 달라진다. 즉, 단백질 섭취가 충분하다면 근 손실을 걱정할 필요가 없다.

탄수화물의 적정 섭취량은 정해진 것이 없고 개개인의 특성에 따라 달라진다. 신체 활동 수준, 탄수화물의 소화력 및 기타 요소들이 종합적으로 고려되어야 한다. 실제로 탄수화물 섭취량을 0에 가깝게 유지하는 사람들을 다수 본 적이 있다. 동시에 탄수화물 없이는 살지 못하는 경우도 매우 많다.

탄수화물 섭취에 대한 스트롱 커브스의 입장은 중립적이다. 정해진 계획을 따르되, 상황에 맞게 수정할 수 있다는 뜻이다. 섭취량을 결정하는 중요한 기준은 다이어트 중 에너지 수준을 확인하는 것이다. 만약 탄수화물 섭취를 늘렸을 때 컨디션이 안 좋다면, 지방 섭취를 늘리고 탄수화물은 줄이자. 반대로 탄수화물을 적게 섭취했을 때 하루 종일 피곤하다면 탄수화물 섭취는 늘리고 지방 섭취는 줄이는 게 좋다.

운동 프로그램 때와 마찬가지로 여러분 모두를 1 대 1로 코칭해줄 수 없으므로 스스로 식단을 조절해야 한다. 본인 몸에 맞다고 생각되는 식단을 찾을 때까지 여러 가지 식단을 시도해보자. 다만 얼마나 많은 칼로리를 섭취하고 있는지는 반드시 확인해야 한다. 스스로에게 4주의 시간을 주고 최적화된 식단을 찾도록 노력하자.

여성은 한 달 주기로 호르몬의 영향을 받기 때문에 시간이 더 걸릴 수도 있다. 만약 4주 뒤에도 큰 변화를 느끼지 못했다면 식단을 조금 조정해보자. 단백질은 적정량을 꾸준히 유지하되 항상 체육관에서 최선을 다할 수 있을 정도의 칼로리는 섭취해야 한다. 그렇지 않으면 스트롱 커브스에 참여할 자격이 없다.

3대 영양소 섭취량 정하기

지금까지 3대 영양소에 대한 올바른 이해를 위한 정보를 알아봤다면, 이제는 실제로 무엇을 얼마나 먹을지 정할 차례다. 대부분의 식이요법은 메뉴를 간소화하여 한두 개의 음식만 강요한다. 그럴 경우 수주 내에 지치기 쉽고 심지어는 강아지 밥마저 맛있어 보이게 만든다. 이런 식의 식이조절은 당신을 음식의 노예로 만들 것이다. 선택할 음식이 적을수록 음식에 더 집착하게 된다. 무대에 서기 며칠 전의 보디빌더들이 음식과 배고픔에 대한 도착적인 경향을 보이는 것처럼 말이다. 그들은 엄청난 양의 식단 리스트를 적어놓고 무대가 끝난 뒤에 실제로 그 음식들을 해치워버린다.

잘못된 식이요법은 음식에 대한 집착을 낳으며 식이조절을 더 어렵게 만든다. 하지만 여기서 포기하지 않았으면 한다. 음식은 생활에 필요한 연료이며 식사 시간은 누구에게나 즐거워야 한다. 식사 시간은 하루 중 거의 유일하게 편안히 앉아 휴식을 취하고 스스로를 돌아보는 시간이기 때문이다. 이 시간을 현명하게 충분히 즐기기 바란다.

또한 보디빌딩이나 비키니 콘테스트 선수 같은 과도한 식이조절 및 운동은 장기적 관점에서 득보다 실이 많다. 비키니 콘테스트 참가자 중 몸이 망가져 대사가 저하되고, 갑상선 장애를 겪는 등 몸을 망치는 경우를 수도 없이 봤다. 절대 그런 식으로 운동하지 말라.

식단을 계획할 때 3대 영양소를 기준으로 세분화할 수 있다. 목표 달성을 위해 매일매일 필요한 칼로리를 계산하여 그에 맞게 3대 영양소를 배분해보자.

단백질

닭가슴살, 간 닭고기, 검은 닭고기, 통조림 닭고기, 참치, 참치캔, 간 칠면조, 칠면조 가슴살, 검은 칠면조, 소고기, 스테이크, 염소고기, 양고기, 흰살 생선, 연어, 연어 캔, 돼지고기, 햄, 맷돼지, 사슴, 들소, 계란, 웨이 프로틴, 헴프 프로틴, 두부, 타조 등등

지방

올리브 오일, 버터, 카놀라유, 콩기름, 아보카도, 견과류, 땅콩버터, 코코넛 오일, 치즈, 유기농 우유, 크림, 씨앗, 그릭 요거트, 케피어, 스키르, 코티지 치즈

탄수화물

베리류, 사과, 살구, 복숭아, 멜론, 체리류, 바나나, 배, 포도, 망고, 파인애플, 무화과, 기타 과일들, 말린 과일, 당근, 참마, 겨울호박, 쌀, 통밀, 감자, 귀리, 호박

위의 목록을 바탕으로 시작해보자. 3대 영양소에 딱 들어맞지는 않지만 섬유질이 포함되거나 전분이 없는 야채도 중요하니 잊지 말도록 하자. 이런 야채들을 하루에 2~3컵 정도 섭취하면 좋다. 단, '채소는 공짜'라는 마음가짐은 금물이다. 칼로리가 없는 음식은 없다. 소량은 괜찮지만 샐러드 볼에 한가득 담은 채소는 위험하다. 또 한 가지, 채소도 요리를 하거나 드레싱을 가하면 칼로리가 올라간다. 식단을 잘 짜고도 조리 과정에서 오일을 너무 많이 넣어 식이조절에 실패한 경우를 수도 없이 봤다.

섬유질을 많이 포함한 야채

푸른 잎 채소(상추, 시금치, 케일, 아루굴라, 민들레잎, 청경채, 겨자잎 등)
고추류
아티초크
아스파라거스
새싹 식물(알팔파, 양배추, 콩콩나물 등)
브로콜리
오이
마늘
양파
푸른 콩
토마토
호박
당근

그렇다면 몸에 좋지 않은 음식을 먹어도 될까? 물론 가능하다. 꾸준히 운동하면서 때때로 그런 음식을 즐기되 칼로리를 계산하고 탄수화물과 지방을 생각하자. 그리고 조금씩이라도 위에서 말한 음식들을 챙겨먹자. 일주일에 두 번 혹은 세 번 정도면 적당하다. 일단 유기농 음식들을 먹기 시작하면 맛에 대해선 그다지 신경 쓰지 않게 될 것이다.

켈리의 퀵 팁: 다양한 색깔의 야채와 과일들을 푸짐하게 차려먹자. 계란, 신선한 고기 그리고 약간의 지방을 통해서 몸에 연료를 넣는 것이다. 음식은 몸을 만드는 데 가장 중요한 요소이므로 꼭 필요한 영양소를 제한하는 일은 없어야 한다.

실제로 음식을 과도하게 제한하면 당장 아이스크림을 먹고 싶어질지도 모른다. 가끔은 스스로에게 포상을 내리고 싶겠지만, 항상 조심하도록 하자. 알다시피 정크 푸드는 맛은 좋지만 칼로리가 높다. 도넛 하나가 약 500칼로리 정도 하는데, 이는 신선한 야채와 참마 그리고 닭고기 한 덩어리 정도의 열량과 동일하다. 음식을 먹기 전 뱃속에서 일어날 일들을 상상해보는 것도 필요하다.

도넛 하나는 위의 1/4 정도만을 채운다. 반면 유기농 야채 한 바구니는 위를 가득 채우고 식욕을 돋울 것이다. 이를 통해 맛있는 음식의 유혹을 완전히 떨쳐버리긴 힘들겠지만 유혹에 넘어가기 전에 한 번쯤 생각해보자. 스스로에게 상을 내릴 땐 식사가 아니라 상이라는 점을 잊지 말자. 식사 후 케익 한 조각을 먹기로 했다면 식사 땐 탄수화물과 지방을 너무 많이 담지 말라. 이런 작은 결심들이 모여 꾸준한 식이요법을 가능하게 해주며 유혹에 넘어가는 걸 막아줄 것이다.

얼마나 많은 칼로리가 필요할까?

일부 여성들은 음식에 대한 직관이 있어서 굳이 칼로리를 계산할 필요가 없을 수 있지만 대부분은 체계적인 칼로리 계산법에 의존해야 할 것이다. 만약 칼로리를 따지고, 음식을 고르며, 먹은 것들을 되짚어보는 일에 진절머리가 난다면 이 부분은 지나쳐도 좋다. 하지만 식욕 조절이 안 되고 식습관을 제대로 고치고 싶다면 계속해서 이 글을 읽기 바란다.

칼로리를 계산할 때에도 개인의 특성을 고려해야 하기 때문에 보정이 필요하며 그 바탕이 되는 게 해리스 베네딕트(Harris Benedict) 공식이다. 이 공식은 하루 동안의 칼로리 소모량을 나타내며 그 결과값이 휴식대사량(Resting Metabolic Rate, RMR 또는 Basal Metabolic Rate, BMR)에 해당한다. 조직의 재생, 순환, 두뇌 활동, 소화 등 기초적인 생리활동에 필요한 칼로리에 운동 및 일상생활을 통해 소비되는 칼로리를 더하여 하루에 필요한 총열량을 계산하는 방식이다.

RMR 칼로리 + 운동 시 칼로리 = 하루에 필요한 칼로리 총량

1단계: RMR 칼로리 계산하기

아래는 여성에게 적용되는 공식이다.

655 + 몸무게(kg)×9.6 + 키(cm)×1.8 − 나이×4.7

파운드를 킬로그램으로 환산하려면 2.2로 나누고, 인치를 센티미터로 환산하려면 2.5를 곱하면 된다. 예를 들어 체중 130파운드, 키 5피트 6인치에 35세라면 다음과 같이 RMR을 계산할 수 있다.

몸무게: 59.1kg×9.6=567.27
키: 165cm×1.8=297
나이: 35×4.7=164.5
RMR=(655+567.27+297) − 164.5=1,355칼로리

계산 과정이 복잡하게 느껴진다면 다음 사이트에서 간단히 계산할 수 있다. www.bmi-calculator.net/bmr-calculator.

빠른 계산을 위한 팁

수학 공식이 어려운 분들을 위해 간단한 팁을 준비했다. 현재 몸무게를 유지하고 싶다면 몸무게(파운드 기준)에 14를 곱해라. 이는 하루 1시간 정도의 운동을 할 때 1파운드당 14칼로리가 소모된다는 사실에 착안한 것이다. 체중 감량을 원한다면 몸무게에 11 혹은 12를 곱해라. 그러면 섭취하는 것보다 더 많은 칼로리를 소모하게 될 것이다.

2단계: 일상생활에 소모되는 칼로리 계산하기

수면 클리닉 연구 참가자도 하루 종일 잠만 자지는 않는다. 누구나 일상생활을 하며 원하든 원하지 않든 활동을 하게 된다. 따라서 이런 일상적인 움직임에 소모되는 칼로리를 계산할 필요가 있으며, 이 부분에서 많은 사람들이 본인의 비활동성(책상 앞에 앉아 대부분의 시간을 보내는)을 확인하게 되므로 상당히 긴장되는 순간이기도 하다. 현대인의 대부분이 많은 시간을 책상 앞에 앉아 키보드를 두드리며 보내고 있으며 이는 분명 이상적인 생활습관은 아니다.

이런 비활동적인 일상에 스트롱 커브스와 같은 운동 프로그램을 추가한다면 일정 부분 보상을 받을 수 있다. 운동에 매진할수록 더 건강해진다는 건 불변의 진리와도 같다. 해리스 베네딕트 공식에서는 개개인의 활동 정도에 따라 계산법을 다음과 같이 설정한다.

일상생활에 소모되는 칼로리를 계산하기 위해 활동 정도에 따라 RMR에 다음 숫자를 곱해라.

- 좌식 생활(운동을 거의 하지 않으며 할 의지도 없다): RMR ×1.2
- 낮은 활동성(가벼운 운동/일주일에 1~3회): RMR×1.375
- 중등도의 활동성(보통 강도의 운동/일주일에 3~5회): RMR×1.55
- 높은 활동성(고강도의 운동/이주일에 6~7회): RMR× 1.725
- 극도의 활동성(고강도의 운동과 신체 활동이 요구되는 직업 혹은 하루 2회 운동): RMR×1.9

이 글을 읽는 당신은 아마도 좌식 생활 혹은 낮은 활동성에 속할 것이다. 하지만 스트롱 커브스 프로그램을 시작한다고 가정하면 보통의 사무직 성인의 경우 중등도의 활동성에 해당한다. 운동선수이면서 사무직도 겸하는 경우 높은 활동성에 해당하며, 프로 운동선수의 시즌기 활동성은 극도의 활동성에 해당한다.

예를 들어 몸무게 130파운드, 키 6피트 6인치, 35세 여성으로 중등도의 활동성에 해당하는 경우라면 아래와 같이 계산할 수 있다.

1,355칼로리×1.55=2,100칼로리/일

하지만 활동성을 결정하는 기준이 모호하므로 간단하게 계산하고자 한다면, 앞의 팁에서 언급한 대로 몸무게에 14를 곱하면 된다. 즉,

130파운드×14=1,820칼로리/일

에 해당한다. 두 번째 공식은 경험적으로 개발한 것이고 간략해보이지만 상당히 높은 정확도를 갖고 있다. 실질적으로 활동성을 측정하는 기준이 모호하고 운동의 종류, 운동 시간 등 변수가 많기 때문이다.

체지방 감량을 위한 칼로리 줄이기

칼로리를 줄이는 건 섭취를 일정량 줄이면 되기 때문에 상당히 쉽게 느껴진다. 예를 들어 이전에 비해 500칼로리의 섭취를 줄이면 체지방이 줄 것 같은 생각이 든다. 하지만 현재 섭취량이 정확하지 않기 때문에 단순히 특정량을 줄인다고 해서 그것이 칼로리 절감 효과가 있다고 장담하기 힘들다. 예를 들어 현재 2,500칼로리를 섭취하는 여성이 500칼로리를 줄이더라도 여전히 높은 칼로리를 섭취하고 있기 때문에 체지방 감량 효과를 보기 힘들다는 뜻이다. 이런 경우 더 많은 칼로리를 줄여야 한다. 앞서 언급한 간단한 계산법을 활용하면 체중(파운드 기준)에 11 혹은 12를 곱한 수치를 기준으로 할 수 있다.

키 5피트 6인치, 몸무게 155파운드의 여성이 20파운드의 체지방 감량을 원한다면 정확한 칼로리 절감은 아래와 같은 공식을 따라야 한다.

155파운드×11칼로리=1,705칼로리/일

배고픔에 대한 주의사항

훈련을 하고 다이어트를 할수록 식욕은 증가한다. 따라서 언제나 배고픔과 싸워야 하며 목표 달성을 위해 스스로를 채찍질할 필요가 있다. 배고픔이 심해지는 건 몸이 열량을 효율적으로 소모하고 있다는 뜻이므로 음식을 더 필요로 한다는 의미로 착각하지 말자. 목표에 한 걸음 가까워진 것이다. 일단 몸이 적응하기만 하면 배고픔은 사라질 것이다. 이 시기는 1주 정도면 찾아오고 배고픔은 자연스레 사라질 것이다.

3대 영양소 계산하기

필요한 칼로리 섭취량을 계산했다면 이제 그 칼로리를 무엇으로 섭취할지 결정할 차례다. 애드워터 계수(Atwater Factor)에 의하면 단백질과 탄수화물은 그램당 4칼로리, 지방은 9칼로리가 소모된다는 유명한 사실을 모두 알고 있을 것이다. 이 공식은 100여 년 전에 조사된 자료들을 바탕으로 만들어져 절대적인 신뢰도를 갖지는 않지만 계획을 세울 때 참고할 만하다. 이제 계획을 세워보자.

단백질 = 체중 1파운드당 0.8~1그램
(증량이나 유지기와 달리 다이어트 시엔 1.5파운드까지 늘려도 좋다. 일부 여성들의 경우 1그램 이상의 단백질을 섭취할 경우 변비 증상이 나타난다고 한다. 그런 경우 섬유질이 포함된 보충제나 야채의 섭취를 늘리자.)

지방 = 제지방 체중(lean body mass) 1파운드당 0.3~0.5그램
탄수화물 = 일일 칼로리 섭취량에서 단백질과 지방의 칼로리를 뺀 값을 4로 나누면 그램 단위로 구할 수 있다.

130파운드의 여성이 체중을 유지하기 위해 1,820칼로리를 소비해야 하는 경우 아래와 같이 계산할 수 있다.

총칼로리 = 1,820칼로리/일
단백질 = 몸무게 130파운드 = 130그램/일 혹은 520칼로리/일
지방 = 130(.5) = 65그램/일 혹은 585칼로리/일
탄수화물 = (총칼로리에서 단백질과 지방의 칼로리를 뺀 값)/4
(1820-520-585)/4 = 715/4 = 179그램/일 혹은 715칼로리/일

그러므로 이 경우 하루에 130그램의 단백질, 65그램의 지방, 179그램의 탄수화물을 섭취하면 된다.

섭취량과 마찬가지로 소비량도 계산할 필요가 있다. 하지만 하루하루 활동량 및 섭취량이 달라지기 때문에 칼같이 계산하는 건 불가능하다. 다만 계산된 결과를 기준으로 일정 범위를 넘어가지 않도록 노력하는 것이 중요하다.

음식당 칼로리는 얼마나 될까?

이제 지금까지의 숫자들을 바탕으로 구체적인 식단을 짜보자. 아마 모든 계획 과정 중 가장 머리 아픈 일일 것이다. 아래 일반적인 음식의 칼로리를 정리한 표를 참고하자.

단백질 공급원(단백질 함량)

닭가슴살(4온스) — 30g
닭다리 1개 — 10g
달걀 — 6g
간 쇠고기(4온스) — 26g
스테이크(4온스) — 29g
염소 고기(4온스) — 29g
양(4온스) — 30g
필레 피쉬(4온스) — 24g
참치(4온스) — 26g
돼지 허릿살(4온스) — 29g
햄(3온스) — 19g
유기농 우유(1컵) — 8g
코티지 치즈(1/2컵) — 15g
플레인 유기농 요거트(1컵) — 8g
두부(1/2컵) — 10g

지방 공급원(지방 함량)

올리브 오일 큰 1스푼 — 14g
코코넛 오일 큰 1스푼 — 14g
아보카도 1컵 — 35g
피넛 버터 큰 2스푼 — 16g
아몬드 버터 큰 2스푼 — 18g
익히지 않은 캐슈 1온스 — 12g
버터 큰 1스푼 — 11g
계란 노른자 1개 — 5g
체다 치즈 1온스 — 9g
저지방 코티지 치즈 1컵 — 2g
코티지 치즈 1/2컵 — 5g
유기농 우유 1컵 — 8g
플레인 유기농 요거트 1컵 — 8g

탄수화물 공급원(탄수화물 함량)

사과 1개 — 21g
바나나 1개 — 26.7g
살구 3개 — 11.8g
블루베리 1/2컵 — 10.2g
칸탈루프 멜론 1/2컵 — 22.3g
체리 1/2컵 — 12g
작은 무화가 1개 — 8g
자몽 1/2개 — 17g
포도 1컵 — 15.8g
망고 1개 — 35.2g
오렌지 1개 — 15.4g
배 1개 — 25.1g
수박 1/2컵 — 5.7g
콩 1/2컵 — 17~19g
렌틸 콩 1/2컵 — 20g
비트 2개 — 16.3g
히카마 1온스 — 2.5g
구운 감자 1개 — 29.3g
참마 1개 — 31.6g
호박 1/2컵 — 10.1g
도토리 모양의 호박(acorn squash) 1컵 — 14.6g
버터호두 호박 1컵 — 16.4g
조리된 보리 1컵 — 41.6g
파스타 1컵 — 42.6g
현미 1컵 — 44.8g
흰쌀 1컵 — 35.1g
으깬 귀리 — 27g
유기농 빵 1조각 — 16g
코티지 치즈 1/2컵 — 3g
유기농 우유 1컵 — 11g
플레인 유기농 요거트 1컵 — 12g

식단을 짤 때는 우선 하루에 몇 번 먹을지를 결정해야 한다. 흔히 하루에 5~6회 식사가 좋다고 말하지만 정해진 룰은 없다. 반드시 연료를 태울 때마다 다시 채워 넣어야 하는 건 아니기 때문이다. 하루 세 번 동일하게 식사하는 게 편하다면 그렇게 해도 좋고 두 번이 충분하다고 느끼면 두 번으로 끝내도 괜찮다. 무엇을 고르든 생활습관에 맞는 방식을 고르면 된다. 식욕에 따라 푸짐한 식사를 하고 싶다면 하루 3번에서 4번, 조금씩 먹고 싶다면 하루 5~6번의 식사가 적절할 것이다. 중요한 건 몇 번 먹느냐가 아니라 얼마나 계획에 맞는 칼로리를 섭취하느냐이다. 알랜 아르곤이 여러 가지 연구를 분석한 결과 이 '장작을 계속 넣어야 한다는 미신(여러 번에 나눠 자주 먹어야 한다는 미신)'은 사실이 아닌 것으로 밝혀졌다. 얼마나 자주 먹느냐는 대사율 향상에 도움이 되지 않았다.

운동 시 충분한 에너지를 공급받기 위해 트레이닝 전후에 식사를 해야 한다는 이야기를 들어본 적 있을 것이다. 이것은 반드시 식사 직전과 직후에 영양 섭취를 해야 한다는 뜻이 아니다. 다만 운동 시작 2~3시간 전 그리고 끝난 1시간 후에 식사를 하면 도움이 된다. 예를 들어 이른 아침 공복에 운동을 한다면 운동 1시간 뒤 충분한 단백질과 탄수화물을 보충해 회복을 도울 수 있다.

고객 중 한 명을 예로 들어보자. 하루에 130그램의 단백질을 섭취하며 하루 네 끼 식사를 한다고 가정하면 아래와 같은 식단을 짤 수 있다.

식단 1: 유기농 계란 3개 = 단백질 18그램
식단 2: 닭가슴살 6온스, 유기농 우유 1컵 = 단백질 53그램
식단 3: 코티지 치즈 1/2컵 = 단백질 15그램
식단 4: 피쉬 필레 6온스, 플레인 요거트 1컵 = 단백질 44그램

목표치보다 3그램 추가되긴 했지만 문제될 건 없다. 칼로리 계산은 정밀한 과학이 아니다. 기준치에 가까운 범위 안에서 움직인다면 제 역할을 하고 있는 것이다. 하지만 계속해서 기준치보다 낮거나 높게 섭취한다면 식단을 다시 살펴보고 조정해야 할 필요도 있다.

이번엔 지방이다. 그녀의 목표치는 하루 65그램이었고 아래 식단은 66그램이다.

식단 1: 계란 노른자 3개, 올리브 오일 1 작은 스푼(3작은 스푼 = 1큰 스푼) = 지방 29그램
식단 2: 유기농 우유 1컵 = 지방 8그램
식단 3: 피넛 버터 2 큰 스푼, 코티지 치즈 1/2 컵 = 지방 21그램
식단 4: 플레인 요거트 1컵 = 지방 8그램

탄수화물 식단은 아래와 같다. 목표치는 하루 164그램이고 아래 식단은 171.2그램이다.

식단 1: 칸탈로프 멜론 1컵 = 탄수화물 44.6그램
식단 2: 참마 1개, 유기농 우유 1컵 = 탄수화물 47.4그램
식단 3: 바나나 1개, 코티지 치즈 1/2컵 = 탄수화물 29.7그램
식단 4: 쌀밥 1/2컵, 렌틸콩 1/2컵, 플레인 요거트 1컵 = 탄수화물 49.5그램

하루 식사를 완성하기 위해선 마지막으로 섬유질을 포함한 야채를 추가하면 좋다. 최종적으로 아래와 같은 식단이 탄생했다.

식단 1: 유기농 계란 3개, 올리브 오일 1 작은 스푼, 버섯 1/2컵, 시금치 1컵, 칸탈로프 멜론 1컵
식단 2: 닭가슴살 6온스, 유기농 우유 1컵, 참마 1개, 고추, 양파, 토마토가 들어간 초록 샐러드 1컵
식단 3: 코티지 치즈 1/2컵, 바나나 슬라이스와 피넛 버터 2 큰 스푼
식단 4: 피쉬 필레 6온스, 요거트 1컵, 쌀밥 1/2컵, 렌틸콩 1/2컵

위의 식단은 참고용일 뿐 기호에 맞게 바꿀 수 있다. 다른 음식이 먹고 싶거나 치팅 데이를 갖고 싶더라도 스트롱 커브스 초기 4주 동안은 위에서 제시한 음식 중에서만 선택하기 바란다. 체중 감량이 목표라면 초기 4주 이후부터 목표치에 도달할 때까지 일주일에 1회 자유로운 식사를 할 수 있다. 그 이후엔 주 2회에서 3회로 늘려도 좋다. 다만 자유 식사 때에도 칼로리는 철저히 지켜야 하며 하루가 아니라 한끼 식사라는 점을 명심해야 한다.

체중 유지가 목표일 경우에도 처음 4주간은 자유 식사 없이 위에서 제시한 음식들만 선택할 수 있다. 그때까지 탄수화물과 지방의 균형이 올바르게 조정되길 기다려야 한다. 몸이 어느 정도 적응해서 궤도에 올랐다고 판단되면 그때부터 자유 식사를 재량껏 시작하자. 하지만 어느 때라도 식이 조절에 문제가 생겼다고 느껴지면 처음의 프로그램으로 돌아와야 한다.

스트롱 커브스를 위한 보충제

개인적으로 보충제를 지지하는 입장이 아니기 때문에 고객들에게 먼저 권하지는 않는다. 다만 질문을 받으면 어느 한쪽으로 이야기하기보다 고객의 상황에 맞게 이야기하려 노력하는 편이다. 스트롱 커브스 프로그램에선 피쉬 오일 캡슐, 비타민 D3, 고품질 멀티비타민/미네랄 정도만 추천한다. 이 외에 단백질 보충제로서 웨이 프로틴을 선호하는데, 웨이 프로틴은 복잡한 식단 없이도 하루에 필요한 단백질 양을 보충해주기 때문에 상당히 편하며 그 맛도 괜찮다. 하지만 대부분의 여성이 그 맛을 싫어하며 실제 음식을

선호하는 걸 자주 봐왔고, 일부 여성들은 소화기 문제를 호소하기 때문에 권하지는 않겠다.

일주일에 2회 정도 신선한 생선 요리를 먹기 힘든 상황이라면 하루에 1,200mg의 피쉬 오일을 섭취하기 바란다.

고품질 멀티비타민/미네랄은 일종의 보험이다. 우리의 식단이 영양가 많고 신선한 재료들로 가득 채워져 있긴 하지만 자연식품의 영양소도 충분하지 않은 경우가 많고 멀티비타민이나 미네랄을 통해 섭취할 수 있는 만큼의 충분한 양을 한 번에 섭취하기란 힘들기 때문이다.

태양빛에 노출되는 걸 꺼리는 경우라면 하루에 최소 800IU의 비타민 D3를 추가적으로 섭취해야 한다(결핍이 심하면 더 많이 섭취해야 할지도 모른다).

여기서 언급하지 않은 다른 보충제들은 전혀 필요하지 않다. 지방 연소제, BCAA, 글루타민, 크레아틴 같은 값비싼 제품들 없이도 탄력 있는 멋진 몸매를 만들 수 있다. 일부 연구에선 몇몇 보충제들이 도움이 된다고도 말하지만 몸을 가꿀 때 가장 중요한 건 질 좋은 식단에 신경 쓰는 것이다.

식사일지를 쓰자

무언가를 꾸준히 기록하는 데 취미가 없더라도 처음 한 달은 식사일지를 쓰는 것을 권한다. 영양 섭취는 근력과 체중 감량에 직접적인 영향을 미치므로 제대로 된 식사를 하지 못하면 운동 중에 그리고 체중계 위에서 그대로 나타난다. 컨디션이 좋았던 날은 그날 먹은 식단을 기록하고, 반대로 기운이 없었던 날도 당일의 식사일지를 작성하자. 성공의 열쇠는 우리 몸이 작동하는 방식을 이해하는 데 있기 때문이다.

지원군을 만들어라

새로운 라이프스타일을 만들어갈 때 겪는 고충 중 하나가 주변인과의 관계이다. 대부분은 당신의 변화를 지지하겠지만 일부는 목표에 반하는 이야기를 할 수도 있다. 이들 의견에 반대하거나 무시할 수도 있지만 절대 순응하지는 말라. 새로운 라이프스타일에 의구심을 품던 사람들도 당신에게 조언을 구하는 날이 올 것이다.

운동을 시작하면 주방을 한번 뒤엎을 각오를 해야 한다. 가족들과 상의해서 무엇을 없애고 무엇을 채워 넣을지 정하라. 가능하면 가족 구성원들과 함께 리스트를 작성하고 마트에 다녀오자. 기존에 먹던 스낵이나 맛있는 음식들을 대체할 건강식품들을 함께 구입해서 그들이 변화를 돕게 만들자.

아이가 있는 가정에서 가장 좋은 방법은 함께 장을 보는 것이다. 그들에게 목록을 보여주고 직접 가져오게끔 하자. 이와 더불어 식사 준비에도 아이가 참여하면 가정 분위기에도 도움이 된다. 가족이 함께하면 할수록 몸은 점점 더 건강해질 것이다.

스트롱 커브스와 소화기 건강

소화기 내에서 무슨 일이 일어나는지 관심도 없고 알고 싶지 않을 수도 있다. 하지만 소화기 건강은 피트니스뿐만 아니라 건강을 위해서도 매우 중요한 요소이다. 청결한 상태로 태어난 소화관도 시간이 지나고 미생물이 증식하면 아주 복잡한 생태계를 형성하게 된다. 거기에 특정 음식이 소화기 세균총에 불균형을 유발하면 당신의 소화기는 한마디로 총체적 난국에 빠지게 된다. 살이 안 빠진다거나, 근육이 붙지 않거나 아침에 일어날 때 컨디션이 좋지 않은 증상들 모두 소화기와 관련이 있을 수 있다. 소화기 건강은 웰빙에 있어서 가장 중요한 요소라 해도 과언이 아니다.

수년간 소화기 장애로 고생한 여성이 있었다. 그녀는 어느 정도 체념하고 증상을 받아들이고 지냈는데, 음식이 문제일 수 있다는 말에 원인이 될 만한 음식을 하나씩 제거해보기로 했다. 결국 문제를 일으킨 음식을 찾았고, 이걸 제거하자 며칠 만에 증상이 깨끗이 사라졌다. 음식으로 문제를 겪는 대부분의 여성은 문제가 되는 음식을 제거하는 즉시 증상이 호전되는 경우가 많다. 개인의 특성에 따라 어떤 음식은 소화를 방해하거나 알레르기 항원으로 작용하여 과도한 지방을 축적시키거나 수분을 저류시킬 수 있는 것이다.

일상생활에 방해가 되는 소화기 증상으로 고통받고 있다면 식단부터 살펴보자. 가장 먼저 제거할 대상은 정제 설탕이다. 그다음은 밀가루, 보리, 귀리 같은 글루텐을 포함한 곡물류이다. 이 외에 유제품도 원인일 가능성이 크다. 반드시 한 번에 한 가지 종류만 제거한 뒤 반응을 살펴보자. 큰 변화가 없다면 다음 음식군으로 넘어가는 식으로 원인 물질을 찾아낼 수 있다.

원인 음식을 찾아내어 2~3주 정도 식단에서 뺀 뒤에는 다시 한 번 먹어보자. 음식에 대한 알레르기가 맞다면 과거의 증상이 바로 나타날 것이다. 이 경우 해당 음식을 섭취하지 않도록 주의를 기울이자. 소화기가 건강할수록 멋진 몸을 만들 수 있을 것이다.

아름다운 몸을 만들고 적정 체중을 유지하는 데 있어 가장 간과되는 부분 중 하나가 소화기 문제이다. 소화는 혈액, 기관 및 조직에 영양소를 공급하고 신체 기능을 유지하는 핵심 역할을 한다. 따라서 약화된 소화기는 몸이 제기능을 발휘하기에 충분한 영양소를 공급받고 있지 못하고 있다는 확실한 증거가 된다.

또한 소화기가 얼마나 잘 기능하고 있는지 인지하고 있을 필요가 있다. 근육을 포함하여 전신의 모든 기관과 조직은 소화기에 의존하고 있다. 가스 참, 더부룩함, 변비, 설사, 복통 등의 증상을 겪고 있다면 반드시 이를 해결하려 노력해야 한다. 이들은 영양소 흡수에 핵심 역할을 하므로 그대로 방치하면 미래에 더 큰 문제를 야기할 수도 있다. 사실 소화기 문제는 너무나 광범위하기 때문에 이 책에서 모두 다룰 수는 없다. 다만 음식을 제거했음에도 같은 문제가 반복되면 근처의 영양 전문가나 의사를 찾아가길 권한다. 몸과 마음이 모두 고마워할 것이다. 소화기 문제에서 원인 음식을 제거하는 것 외에 아래 두 가지 보충제를 추가하는 것도 도움이 된다.

소화 효소

효소는 소화 과정에서 핵심 역할을 한다. 따라서 위에서 언급한 증상들로 고통받고 있다면 식단에 효소를 추가하는 것이 도움이 될 것이다. 하지만 궤양성 질환을 앓고 있다면 의사와 상담하길 권한다.

소화 효소에는 크게 3종류가 있다. 첫 번째는 베타인 HCl로, 베타인이라는 비타민 유사 물질과 염산의 결합체이다. 위산 분비가 적거나, 역류성 식도염을 겪는 환자들에게 처방되기도 한다. 두 번째는 멀티 효소 제품군으로 소화 과정 동안 효소의 역할을 북돋아준다. 세 번째는 단일 효소로 특정 단백질, 당 혹은 고분자물질에 결합하여 유제품과 같은 특정 음식에 작용하는 것이다. 이에 대한 내용은 건강관리 전문가와 상담하는 것이 바람직하다.

건강한 장내 세균총

소화 효소 외에 활생균(프로바이오틱스)의 섭취도 소화기 건강에 도움이 된다. 다수의 과학적 근거들이 활생균 섭취를 통해 건강한 장내 세균총을 만들 수 있음을 보여주고 있다. 다량의 채소 섭취도 도움이 되지만 식단에 활생균을 추가하는 것이 효과적이다. 이를 통해 장내 세균총 불균형으로 인한 손상을 즉시 해결할 수 있다.

장내 세균총 균형을 조절하면 다음과 같은 장점이 있다.

- 특정 단백질이나 당의 흡수율을 높인다.
- 칼슘, 마그네슘, 철분과 같은 미네랄의 흡수를 빠르게 한다.
- 지방 저장을 조절한다.
- 더부룩함, 가스 참 등 소화기 증상을 예방한다.
- 비타민 K와 B를 생산한다.
- 박테리아 침입자들의 양분으로 쓰이던 영양소들을 소비시킨다.
- 나쁜 박테리아를 제거하는 산을 분비한다.
- 위험한 병원균 및 항원을 차단하는 장의 내벽을 강화한다.
- T세포를 증가시키고 천연 항생제/항균제를 생산하여 면역계를 증강시킨다.
- 호르몬 대사를 활성화시킨다.

섬유질이 풍부한 음식을 섭취하면 건강한 세균총을 만들 수 있다. 하루에 두 컵 이상의 섬유성 채소를 섭취하도록 하자. 과일, 콩류, 씨앗류 및 곡물류(소화에 문제가 없다면)가 도움이 된다. 또한 요거트, 마유주, 된장 등 발효식품도 나쁜 박테리아를 제거하며 피클도 도움이 된다고 알려져 있다. 대신 정제 설탕, 알콜, 정제 밀가루 등은 제한하도록 하자.

살면서 지켜야 할 음식에 관한 8가지 규칙

이 장을 읽으면서 칼로리 계산에서 생소함을 느끼고 3대 영양소에 대해 관심이 생긴 사람이라면 앞으로 이야기할 식이섭취에 관한 8가지 규칙에도 귀를 기울여야 할 것이다. 마이클 폴란(Michael Pollan)의 『In Defense of Food』에서 발췌한 내용으로, 앞으로 스트롱 커브스 프로그램을 진행하며 반드시 숙지해야 할 내용들이다.

대부분의 여성들이 운동을 시작할 때엔 식단 관리에 힘쓴다. 하지만 시간이 지날수록 나태해지고 결국엔 살이 찌게 된다. '저탄수화물 브라우니'같이 건강식품으로 둔갑한 정크 푸드를 먹기 시작하는데, 이들은 상식적으로 몸에 좋을 수가 없는 제품들이다. 이런 여성들의 경우 초창기의 변화는 사라지고 꾸준히 몸을 만드는 데 실패하고 만다.

다음 규칙들이 올바른 길로 이끌어 평생 동안 건강한 식습관을 유지하게끔 도와줄 것이다.

규칙 1: 가능한 슈퍼마켓이 아닌 지역 시장에서 장을 봐라.

지역 시장에서 건강하게 재배된 음식들을 사먹는 것은 영양 섭취에 도움이 된다. 지역 농부들은 제철 식물을 재배하고, 가축들에게 비료를 남용하지 않으며 동물들을 방목하여 기른다. 이런 제품들을 사면 건강하고 영양가 높은 음식을 먹을 수 있고 지역 경제 활성화에도 도움이 된다.

규칙 2: 음식량을 줄이고, 배부른 느낌이 들기 전에 식사를 멈춰라.

많은 연구에서 칼로리 섭취를 줄이는 것이 노화를 방지하고 암을 예방하는 유일한 방법이라고 밝히고 있다. 언제나 접시 위의 음식을 모두 먹어치울 필요는 없다. 남기는 미덕을 발휘하자.

규칙 3: 먹지 않으면 상하는 음식들을 먹어라.

'유통기한이 긴' 음식은 사실 더러운 음식이다. 균이나 박테리아는 자연에서 자란 음식에 꼬이게 되는데 그들이 가까이하지 않는 음식은 그만큼 많은 가공을 거친 음식이란 뜻이다. 즉, 균이나 박테리아에 안 좋은 음식은 사람에게도 안 좋은 음식이다.

규칙 4: 자연에서 달게 만들어진 음식을 먹어라.

음식을 달게 하기 위해 설탕이 필요한 경우라면 먹지 않는 게 좋다. 자연은 음식을 달게 만들 수 있다. 단 음식이 당긴다면 설탕 처리를 하지 않아도 자연스럽게 단 음식을 찾아라.

규칙 5: 사람의 손으로 만들어진 음식을 먹어라.

집에서 요리를 하든 외식을 하든 공장에서 만들어진 게 아닌 사람의 손으로 만들어진 음식을 찾아 먹자. 공장 음식은 체인 음식점에서도 해당된다. 이런 음식점의 대부분은 맛을 강화하기 위해 설탕, 소금 및 첨가물들을 더하는 경우가 많다. 지역 식당에서든, 친구네 집에서든 아니면 집에서든 사람의 손을 거친 질 좋은 음식을 먹도록 하자.

규칙 6: 필요한 양을 한 번에 덜어 먹자.

적정 섭취량을 알고 있다면 그에 맞는 음식을 한 번에 덜자. 그리고 다시 음식을 가지러 가지 말라. 대부분의 경우 두 번째 접시에서 초과되는 양을 가져오게 된다. 위장이 오늘은 이걸로 끝이라고 말하면 그 말을 따라라.

규칙 7: 먹을 식재료가 무엇을 먹고 자라는지 확인한다.

고기를 먹을 땐 건강한 풀을 먹고 자란 것으로 골라라. 풀을 먹고 자란 가축들은 오메가-3 지방산이 풍부하며 스트레스도 덜 받았을 가능성이 크다. 이는 사람이 섭취하는 고기 형태로 바뀌었을 때에도 중요한 문제이다. 지역 시장의 제품들은 대부분 양질의 토양에서 자연스럽게 길러졌으며 화학물의 영향을 덜 받았을 가능성이 크다.

규칙 8: 몸에 좋다고 어필하는 음식을 피하라.

사과가 몸에 좋다는 사실은 누구나 알기 때문에 사과 농장은 이를 홍보할 필요가 없다. 특정 음식을 먹어야 하는 이유를 줄줄이 설명하고 있다면 그건 피해야 할 음식이다. 언제나 장의 본능을 따르라. 몸은 무엇이 좋고 무엇이 나쁜지를 알고 있다. 이 외에도 '라이트', '저지방' 혹은 '강화된' 이란 표현을 쓰는 음식들도 피하는 것이 좋다. 이들은 정중한 표현으로 영양가 없음을 알리는 표시일 뿐이다.

Chapter 6

좋은 움직임 패턴을 찾아라

움직임에 대한 뛰어난 관찰력이 있던 나는 오늘날 상업 체육관을 보고 경악을 금치 못했다. 나는 모든 사람들이 스쿼트와 데드리프트의 움직임 패턴을 숙달하기 위해 체육관 바닥을 달리고 있다고 생각하지 않았다(물론 이 확신은 상당히 맞았다). 오히려 내가 당황했던 것은 형편없는 자세로 적절하지 못한 무게를 들어 올리라고 고객에게 강요하는 전문 트레이너들이다. 적절한 자세로 여러 기초 운동(스쿼트, 런지, 힙 힌지 및 브릿지 등)을 하는 것은 매우 중요하다. 이동성, 안전성, 운동제어(motor control) 능력이 부족하므로, 패턴을 익숙하게 만들고 저항을 높이기 전에 이러한 자질을 개선시킬 필요가 있다는 생각이 떠오를 것이다. 바벨을 사용하기 전에도 사진의 신체 몸무게를 숙달해야 한다. 이것이야말로 체육관에서 바로 필요한 점이다. 현재 체육관에서 수행되고 있는 운동들은 둔근을 바르게 발달시키지 못하는 '잘못된 방법'으로 실시할 뿐만 아니라, 고통과 부상으로 이어질 수 있다.

자신의 운동 패턴 파악하기

운동 패턴은 근력이 만들어지는 기반이다. 따라서 좋은 폼은 스트롱 커브스 이상으로 성공적인 운동을 하는 데 있어서 필수적이다. 고객들의 운동 능력을 평가하기 위해, 첫 번째 만남 시 움직임 교정법을 고객에게 실시한다. 고객이 움직이는 방법, 고객의 단점, 고객이 단점을 보완하기 위해 운동해야 하는 부위를 이해하면, 큰 부상을 막는 것 외에도 고객의 근력을 끌어올리고 시간을 통해 만들어내는 역할을 한다. 고객이 운동 자세에 대해 불신한다면, 고객에게 기초 운동 패턴 중 운동 능력, 안전성 및 운동 제어 능력을 평가하기 위해 지역 내 Functional Movement Screen(FMS) 전문가를 방문하길 권한다. FMS 웹사이트(http://functionalmovement.com.)를 방문해보자.

스스로를 스트롱 커브스 프로그램을 달성하기 위해 한계까지 너무 몰아붙일 필요는 없다. 운동을 중단했다가 다시 하는 행위는 뒤로 운전하는 것과 같지만, 실제로는 단점을 직시하고 무거운 무게로 옮겨가기 전에 교정함으로써, 근력을 키우는 것을 돕고, 개인 목표를 더 빠르게 달성하도록 돕는다.

이러한 평가 방식을 고려해보건대, 안전성을 확보하기 위해, 고블릿 스쿼트 또는 보디웨이트 스쿼트를 하기 전에 스쿼트를 멈춰야 할 것이다. 발목 배측굴곡이 좋지 못하다면, 가동성을 높일 때까지 박스 스쿼트를 계속해야 할 것이다. 쪼그려 앉는 것(스쿼트)은 아주 간단한 운동처럼 보인다. 하지만 제대로 된 스쿼트를 하기 위해선 많은 일들을 고려해야 한다. 무릎은 발가락을 따라서 움직일 필요가 있으며, 척추는 아치형으로 해야 하며, 골반은 기울이면서, 신체 전체는 발을 따라서 중심을 유지해야 한다. 또 무게 하중은 엉덩이와 무릎 사이에 적절하게 배분해야 한다. 이러한 기준은 하프 스쿼트 시에는 간단해 보이지만, 딥 스쿼트의 경우 달라진다.

게다가, 많은 여성들은 제대로 된 플랭크 및 푸시업 자세를 잡는 데 어려움을 겪고 있다. 나는 많은 여성 고객들이 제대로 된 자세로 푸시업을 하지 못한다는 점을 발견했다. 그래서 시간에 따라 지면을 향해 느리게 움직이면서 올바른 푸시업 자세를 취할 때까지 높이가 있는 바를 사용해서 잠시 멈춰보라고 그들에게 권했다.

크리스타(Krista)는 고등학교 시절을 거쳐 대학교에서 체육을 전공하는 학생으로, 운동을 한 지 2년이 지난 시점에서 아리조나에 있는 나의 사무실을 방문했다. 크리스타는 몸이 굉장히 좋았지만, 내가 진단해봤을 때, 외반슬(valgus) 문제가 있었다. 약한 둔근과 엉덩이 회전근 때문에 스쿼트 시 제대로 된 자세를 유지하기 힘들었다. 이 때문에, 대퇴골은 내전하고, 안쪽으로만 회전하게 됐고, (한쪽 발만 스쿼트할 때) 반대 방향 골반이 내려가고, 발이 회내됐다. 특히, 운동하는 동안에 자세가 '무너져 내리게 됐다.'

크리스타가 운동하는 매 시간을 촬영했고, 운동 직후에 즉시 검토했다. 이를 통해, 크리스타는 자신의 운동을 확인하고, 빠르게 개선할 수 있게 됐다. 크리스타에게 스쿼트 동안 무릎이 어떻게 움직였고, 싱글레그 운동 동안 대칭이 왜 부족한지 알려줬다. 크리스타는 바벨을 쓰는 데 익숙했지만, 덤벨을 사용할 때 막대를 권했고, 막대와 함께 비트윈-벤치 풀 스쿼트와 고블릿 스쿼트를 하도록 지시했다. 크리스타의 무릎 바깥에 손을 둬서, 운동 도중에 손을 의식하도록 유도했다. 이러한 조치 때문에, 크리스타의 운동 제어 능력은 크게 개선됐다.

또한 크리스타의 무릎에 밴드를 씌운 뒤, 상부 둔근를 사용하는 기분이 들도록 만들기 위해, 사이드 플랭크, 엑스 밴드 워크, 밴드 로터리 홀드뿐만 아니라 밴드 시티드 앱덕션을 지시했다. 스쿼트 운동 패턴을 통해 외회전근와 엉덩이 외전근 안전성 및 근력을 높이기 위해, 크리스타는 무릎에 밴드를 하고 보디웨이트 스쿼트를 매주 실시했다. 다른 하체 운동보다도, 이러한 운동 전략을 통해 크리스타는 빠른 효과를 얻었다. 그 결과 크리스타의 기록을 갱신시킬 수 있었고, 운동량과 하중을 추가해 나갈 수 있었다.

크리스타는 자신의 몸에 관심이 많았기 때문에, 이전에도 여러 트레이너와 운동해봤지만, 문제를 개선시키진 못했다. 종종 그녀와 트레이닝을 했던 전문가들은 크리스타의 하체 리프트의 개선 결과가 부진했기 때문에 좌절감을 느낄 정도였다. 하지만 개선 프로그램을 통해, 크리스타는 95파운드에서 155파운드까지 8주간 스쿼트 양을 높였다. 크리스타가 데드리프트를 90파운드에서 275파운드까지 높였을 땐, 나는 놀랄 수밖에 없었다. 자세를 올바르게 함으로써, 큰 개선 효과를 보았다. 이 이야기의 교훈이 뭘까? 좋은 자세(폼)가 없다면, 좋은 기록이란 없다는 것이다!

에어로빅 운동 논쟁

스트롱 커브스에는 심혈관 운동을 위한 정해진 프로토콜이 없다. 이 프로그램을 하는 동안, 체육관에서 심혈관 장비를 달고 점프하거나 도로를 미친 듯이 뛸 필요 없이도 심장 능력, 지구력, 심혈관 건강이 개선됨을 느낄 것이다. 게다가, 에어로빅 활동을 하고 있거나, 체중 감소가 심장 운동의 지방 연소 효과 때문이라고 믿는 경우, 주 운동 프로그램에 이 프로그램을 추가시켜서 해방감을 느껴볼 수 있을 것이다. 주마다 20~30분씩 2~3번 정도 이 프로그램을 실시하면 된다. 더 이상, 수영장으로 달려나갈 필요는 없다.

물론, 주 운동프로그램에 심폐 운동을 추가시켰을 때에도, 적합한 영양 상태를 유지해야 한다. 추가 운동을 한다고 해서, 형편없게 먹는 것을 정당화할 순 없다. 예컨대, 130파운드인 여성이 30분 간 적당한 강도로 일립티컬 운동을(elliptical workout) 실시했을 때, 약 210칼로리가 소모된다. 하지만 던킨 도넛은 하나에 510칼로리이다. 왜 먹는 게 중요하지 알겠는가?

목표에 맞춰서 운동의 우선순위를 언제나 정해야 한다. 예컨대, 스프린터는 스프린팅(sprinting)을 우선시해야 하며, 스프린트 후에는 근력 훈련을 실시해야 한다. 자신의 목적에 따라, 근력을 우선시해야 할 수도 있다. 근력이 높아질수록, 신체가 좋아질 것이다.

에어로빅을 운동 일정에 추가할 계획이라면, (전문 운동선수가 아닐 시에) 스트롱 커브스 프로그램을 심폐 지구력 운동보다 우선시해야 할 것이다. 이는 운동 일정을 잡을 때, 무엇보다 근력 운동을 실시해야 한다는 것을 의미한다. 달리기 20분에 주마다 3차례 근력 프로그램을 추가하고 싶다면, 근력 훈련을 통해 근력 운동을 한 후에 달리거나, 달리기는 쉬는 게 좋다. 이는 근력 프로그램을 통해 최대한 노력을 기울이고 있으며, 에어로빅 활동을 에너지를 위한 2차 우선 사항으로 만들 것을 의미한다.

그러나 밤에는 체육관에서 이 프로그램을 실시하고, 낮에는 빠르게 걷기 정도만 할 시간이 있다면, 이 프로그램 때문에 걷기 운동을 생략하지 말라. 스트롱 커브스 프로그램을 이용하길 원할 뿐이지, 강요하는 것은 아니다. 그러므로 나는 이 프로그램을 필요에 따라 최적화할 수 있도록 설계하려 노력했다.

스트롱 커브스 운동 이외에 추천하는 기타 활동:

걷기, 심장 장비, 복합운동(complexes), 고강도 인터벌 서킷, 줄넘기, 조깅, 필라테스, 플라이오메트릭, 자전거 타기, 레크레이션 스포츠, 산 달리기(running hill), 슬래드 드래깅(sled dragging), 스프린팅, 요가, 다바타, 수영, 스핀 클래스, 스텝 에어로빅

심폐 운동은 외형을 만들진 못해도, 근력 강화에 도움이 된다. 하지만 심폐 훈련을 과하게 하면, 근력 강화에도 문제가 생길 수 있다. 그러므로 나는 이 부분을 강조하진 않

는다. 더 둥근 둔근을 원한다면, 시간에 따라 더 많은 무게를 높이기 위해 근력 운동을 할 필요가 있다. 엉덩이 근력을 높일수록, 엉덩이 모양이 더 나아질 것이다. 또한 영양 습관을 통해 지방 저장을 줄이는 동안, 근력을 통해 엉덩이 모양을 자리잡게 해야 한다.

새롭게 훈련한다면, 주마다 3차례 5~20분 동안 런닝머신 위를 정기적으로 달리는 것과 같은 가벼운 운동을 추가하길 권장한다. 만약 리프트를 잘하는 사람인 경우, 근력 운동 동안 회복할 능력을 손상하지 않으면서도, 주 일정에 50분간 산에서 스프린트 운동을 2차례 실시하면 스테미나를 개선할 수 있다.

또한 이러한 추가 운동이 스트롱 커브스의 성공을 위해 꼭 필요하진 않지만, 목표를 빨리 달성하게 한다. 따라서 심폐 운동과 에어로빅 운동은 스트롱 커브스를 도울 수 있을 것이다. 과하게만 하지 말라. 많이 한다고 좋은 것은 아니다(이는 항상 염두에 두어야 할 것이다).

매일 몸이 어떻게 반응하는지 주의해야 한다. 자고 일어나서, 아픔이나 불편한 정도를 평가하고, 전날 활동이 어떻게 이러한 불편함으로 이어졌는지를 기록해두어라. 특정 운동을 새로 시작해서 그런 것인가? 아니면, 신체가 과한 운동을 멈추고 천천히 하라는 신호를 보내는 것인가? 만약 너무 저리거나 아플 경우, 활동량과 강도를 줄임으로써 조정해야만 할 것이다. 회복 속도를 높이고, 신체 위험을 줄이며 완전히 쉬고 회복하기 위해 주당 최소 하루는 집중하여 휴식을 취해라. 전문 체육인의 경우, 아예 하루를 쉬는 게 좋다. 몸무게를 같게 유지할 경우, 근력 추가도 없이 1마일 더 달리는 것보다, 힙 쓰러스트, 스쿼트, 데드리프트 시 근력을 높임으로써 스트롱 커브스 프로그램을 더 잘 실시할 수 있다.

과훈련 및 오버리칭

근력 훈련은 신체 운동에서 가장 중요한 훈련 요소이다. 지방을 연소하는 동안에, 근육을 만들고 키울 수 있다. 근력 훈련은 골밀도 개선, 심장 건강, 움직임 효율 향상 등 여러 건강 효과를 지닐 수 있다. 하지만 효과적인 운동과 과한 운동 사이에는 미묘한 선이 존재한다. 효과적인 운동에 대한 가장 큰 속설은 결과를 높이기 위해선 체육관에서 살아야 하며, 지칠 때까지 훈련해야 한다는 것이다. 그러나 이는 진실과 거리가 멀다. 24시간 훈련은 근육 증가 또는 신체 구성 변화를 위해 필요하지도, 이상적이지도 않다.

이는 고객과의 첫 미팅 때 나오는, 몇 세션을 운동해야 효과가 있는가와 같은 이야기가 아니다. 많은 고객들이 다음과 같이 말한다. "나는 체육관에서 시간을 보낼 만한 여유나 에너지가 넘치지는 않습니다. 또 저는 운동하는 데 모든 걸 희생하고 싶지는 않아요." 생계가 운동 능력에 달려 있는 전문 체육인이 아닌 이상, 하루 종일 체육관에서 보낼 사람은 없을 거라고 자신 있게 말할 수 있다. 그 누구라도 그럴 수 없을 것이다. 하지만 고객들은 오직 홈트레이닝 또는 체육관에서 주당 몇 시간만 운동하는 것으로도 성공적으로 원하는 신체 모양을 만들길 원한다.

자 이제부터 모든 피트니스 산업 관계자들은 알지만 말하지 않는 진실을 말하겠다. 존경하는 나의 동료 중 대부분은 고객의 건강을 고려하여 진실을 말해줄 것이다. 하지만 피트니스 산업 종사자들 대부분은 식단과 운동에 자유 시간을 모조리 쏟지 않는다면, 원하는 목표를 달성하지 못할 거라고 전한다. 하지만 스트롱 커브스에 일주일 중 7일 모두 쏟아 붓거나 추가 훈련 시간이나 운동을 한다고 해서, 운동 결과가 나아지진 않을 것이다. 스트롱 커브스에 주(weekly) 근력 훈련 계획에 심폐 운동 시간을 추가하거나, 이 책에서 권장한 수치 이하인 칼로리 감소 식단을 섭취한다고 해서 원하는 몸이 될 순 없다.

실제로, 위에 서술한 모든 것을 다한다면, 몸 상태가 악화돼서, 몸이 매우 지치고, 초췌해 보일 것이다. 사람이라면, 과한 스트레스에 놓일 때 유도되는 유전적 생존 기술을 지니고 있다. 꾸준하게 실시한 과한 운동과 저열량 식단은 스트레스 신호를 매시간 신체로 전달할 것이다. 이 스트레스 호르몬은 과부하를 유발하여, 면역 체계를 파괴할 것이다. 따라서 동기부여와 근력 강화는커녕, 신체 붕괴 현상, 즉 발진, 피로감, 신체 기능 저하만 겪을 것이다. 위의 모든 활동을 실내에서 한 후, 외출했을 때 자신의 모습을 상상해보라.

가장 좋은 방법은 조언을 충실히 따르고, 과한 운동의 유혹에 빠지지 않으며, 신체가 저영양 상태가 되는 것을 막는 것이다. 새로운 운동이 추가된 칼로리를 보상할 것이라고 생각하고 과신할 필요가 없다. 영양 식단과 운동 일정을 포함하여 스트롱 커브스 계획을 철저하게 따른다면, 원하는 최고의 신체를 얻을 것이다.

"운동을 덜 하는 것이 더 많은 결과를 불러온다(less is more)"는 마음가짐을 고수한다면, 아래 세 문장을 기억하라.

- 운동을 열심히 하는 것을 보여줘라.
- 운동은 현명하게 해야지, 무조건 길게 하지 말라.
- 영양 상태를 고려하여 먹어라.

목표를 위해 필요한 것을 찾아라

스트롱 커브스 계획에 심폐 운동을 더 추가하고자 할 때엔 틀 자체를 유지하는 것이 중요하다. 새로운 피트니스 열풍들이 근육 혼돈(muscle confusion)이 빠른 성과를 위한 최선의 수단이라고 주장하지만, 나는 여러 이유 때문에 이에 반대한다. 새로운 것을 학습하는 과정을 생각해보자. 아이들은 4주간 자전거를 타면, 자전거를 배울 필요가 없다. 아버지가 밀어주기 때문에 처음에는 힘들게 페달을 밟을 필요가 없다. 넘어지고, 무릎이 1~2차례 까지고, 아마도 울게 될 것이다. 그러나 숙달할 때까진 꾸준히 자전거를 타야 한다. 직선 도로에서 자전거를 탔지만, 멈추는 방법을 모를 것이다. 멈추는 방법을 한 번 배우면, 턴 하는 방법을 숙달해야 할 것이다.

몇 시간, 며칠, 몇 달을 꾸준히 시도하여서, 마치 타고난 것처럼 옆집 꼬마들과 함께 자전거를 탈 것이다. 피트니스 훈련도 이와 마찬가지이다. 운동은 짜증나고, 서투르고, 처음엔 하기조차 불가능해 보인다. 이러한 운동은 하는 사람이 어리석거나 부당하다고 느끼게 만들 것이다. 나 역시 이러한 감정을 여러 해 동안 느껴왔다. 이 책에서 운동을 즐기기 위해 제시한 유일한 방법은 운동 일정에 스트롱 커브스를 꾸준히 추가하고, 자세를 유지하고 운동 동안 강도를 높이는 것이다.

스트롱 커브스의 일부 운동과 익숙해지고, 이미 숙달됐을 수도 있다. 반대로, 들어본 적은 있으나 시험해볼 의도나 배짱은 없을 수 있다. 아예 처음 듣는 사람도 있을 것이다. 하지만 스트롱 커브스 프로그램은 시간을 들여 할 만한 가치가 있다는 본인의 말을 믿어보라. 스트롱 커브스 프로그램에서는, 각 단계 동안 동일한 운동을 꾸준히 하도록 권장한다. 만약 프로그램 중 당신이 할 수 없는 특정 운동이 포함되어 있다면, 운동 목록에 제공된 다른 운동으로 대체하고, 지속적으로 고수하라.

이는 신경근(neuromuscular) 시스템의 적응 때문에 중요하다. 쉽게 이해하긴 힘들지만, 뇌가 근육에게 운동하는 동안 무엇을 해야 할지 명령하기 위해선 매우 복잡한 커뮤니케이션이 필요하다. 운동을 처음 하는 사람이라면, 뇌의 입장에서는 이 커뮤니케이션이 훨씬 힘들 것이다. 뇌가 움직임에 친숙해질수록, 근육과 더 쉽게 의사소통할 수 있게 되어 정확한 움직임 패턴을 만들 수 있다. 커뮤니케이션이 더 쉬워질수록, 리프팅을 더 잘 준비할 수 있다. 훈련을 진행하는 동안 우리의 몸은 리프팅 동작에 더욱 적응하게 되고 새로운 도전 과제들에 잘 대응할 수 있게 되어, 시간이 지날수록 근력은 강해진다. 이러한 과정은 '점진적 과부하(progressive overload)'라고 부른다. 특히, 점차 무게나 반복수를 추가하거나 세트 사이에 휴식 시간을 축소함으로써 근육이 적응하는 이상의 자극을 계속적으로 부가할 수 있다.

예를 들어 현재 프로그램상으로는 자주 스쿼트를 해야 하지만 다음 4주 동안 스쿼트를 하지 않는 경우, 당신의 뇌는 움직임을 상당히 조정해야 한다. 하지만 4주 동안 주당 1회 정도 스쿼트를 하는 경우, 적은 조정을 통해 많은 개선이 가능하다. 즉, 더 증가된 스쿼트를 실시할 수 있다. 뇌가 운동 패턴을 기억하는 '모터 인그램(motor engram)'을 형성하기 위해서는 반복이 필요하다는 점을 기억하라.

스트롱 커브스 1~3단계를 완료한 후에, 새로운 운동 기술을 찾을 수 있으므로, 운동을 수정하여 운동 목록에 수록된 다양한 운동을 시도해보라. 이 책에는 일상생활용으로 사용할 수 있는 템플릿들이 수록되어 있으며 대체할 수 있는 광범위한 운동 목록을 제공했다. 한번 모든 고중량 리프트(스쿼트, 데드리프트, 런지, 힙 쓰러스트, 프레스 및 풀)를 올바른 형태로 하고 있다고 느끼는 수준에 이른다면, 정기적으로 일정을 바꿀 수 있다. 나아가서, 보다 다양한 운동을 실시하고, 보다 자주 운동 종류를 바꿀 필요가 있다. 하지만 한편으로는 운동 패턴을 숙달하고, 조화롭게 유지한 뒤, 다양한 하체 운동을 통해 모든 운동을 강화시킬 수 있다. 예컨대, 스쿼트, 데드리프트, 힙 쓰러스트 및 백 익스텐션은 형태는 매우 다르게 보이지만, 모두 힙 익스텐션을 포함한다. 데드리프트처럼, 브릿지처럼, (두 다리 또는 한 다리) 스쿼트처럼 보이는 운동을 하는 한, 당신은 더욱 성장할 것이다. 이는 '같지만 다른' 철학이다. 예컨대, 고객은 1주일마다 힙 쓰러스트, 풀 스쿼트 및 45도 하이퍼 익스텐션을 한 뒤에, 다음 주에 바벨 둔근 브릿지, 프론트 스쿼트 및 스모 데드리프트를 실시할 수 있다. 같은 전신 운동 패턴을 사용하기 때문에, 이는 효과적일 수 있다. 그러나 지루함을 방지하기 위해 수정할 수 있는 것이다.

주 단위의 계획에 에어로빅 활동을 도입했을 때, 다음과 같은 가이드라인을 따른다. 만약 토요일에 축구를 하고, 화요일에 스핀 클래스를 하면서, 꾸준히 운동 패턴을 유지한다면, 세션을 진행하는 중에도 협응력을 높이기 때문에 이러한 운동은 득이 될 것이다. 월요일에 줌바 수업을, 수요일에 킥복싱을 일정에 추가하지만, 그다음 주에 조깅을 하고 전주에 등록한 수업을 듣지 않고, 그 뒤에 암벽 등반을 했다면, 이러한 운동은 득이 되지 않을 것이다. 즉, 성공의 열쇠는 꾸준함, 즉 연속성이다. 꾸준하지 않다면, 모든 새로운 운동 시 좌절할 것이므로, 충분한 효과를 얻기 위해 절대로 갑자기 수정해선 안 된다. 꾸준히 하지 않는다면 신체가 해당 운동에 적합해지지 않기 때문에, 계속해서 고통을 느낄 것이다. 시간이 흐르면서, 심장 상태는 주마다 달라질 것이지만, 처음엔 그 같은 운동을 고수하려고 시도해야만 하며, 그래도 심각한 통증만은 피하기 위해 점진적으로 바꾸도록 해보자.

또한 나는 스케줄을 계획할 때는 주 단위로 하는 것을 권장한다. 즉, 운동량 조절을 조심스럽게 계획하라. 레크레이션 발리볼 리그에 참여하고, 주말마다 게임을 함과 동시에 격주로 1시간 동안 훈련한다면, 이 과정을 주 일정에 통합하도록 하라. 이러한 사례의 경우 근력 훈련을 주 5일간 하는 것은 휴식의 필요성을 무시하는 것이므로 바람직하지 않다. 그러므로 신체가 적응할 때까지 주마다 2~3회로 근력 훈련을 줄여라. 유혹에 빠지면 다시 되돌아오긴 어렵다. 과훈련의 유혹만은 절대로 빠지지 말라.

성장이 갑자기 멈출 때 무엇을 해야 하는가?

만약 근력(스트렝스) 훈련을 처음 하는 경우, 첫 몇 달간 큰 효과를 볼 것이다. 이는 거의 모든 사람에게서 보이는 현상으로, 신체 지방율이 꾸준히 떨어지는 동안 리프팅 중량이 꾸준히 오르는 것을 보게 되면 큰 동기부여가 될 것이다. 첫 2달 동안, 1주일 전에 했던 것보다 더 무거운 무게로 반복량을 갖게 하거나, 같은 무게로 반복수를 높이도록 해야 한다. 하지만 시간이 지나면서, 개인 기록을 달성하는 게 점점 더 어려워질 것이다. 운동 시 5파운드를 추가하거나 1회 반복을 추가하는 것은 더욱더 어려워질 수 있다.

이는 장기간 운동한 사람들도 마찬가지이다. 일단 숙련자 수준에 도달하면 자신이 상위 1%라는 생각에 얼마나, 어떻게 들어야 하는지는 개의치 않기 때문이다.

단순한 관점을 예로 들어보자. 매주 5파운드씩 중량을 늘릴 수 있다면, 매년 260파운드씩 중량을 증가시켜 들 수 있을 것이다. 이보다 적게 잡아 매달 5파운드씩 올리더라도 1년이면 60파운드이다. 물론 이러한 성장세가 매년 이루어지진 않는다. 이를 반복수에 적용하자면(무게는 같음) 매주 반복수를 높일 수 있을 것이다. 그렇다면 1년에 52회나 반복수를 높일 수 있다. 매달 한 번 반복했을지라도, 같은 중량으로 1년에 12번까지 반복량을 높일 수 있을 것이다. 그래서 만약 1회 반복당 135파운드짜리 스쿼트를 한다면, 1년에 그 같은 무게로 13번 더 스쿼트 하는 꼴이다. 하지만 훈련을 2년 이상 지속했다면 이와 같은 성장세가 항상 보이진 않을 것이다.

6개월 동안 훈련하면, 초보자가 얻을 수 있는 이득의 대부분을 획득할 것이다. 그 후에도 점진적인 향상을 얻으려면 압박해야만 할 것이다. 이러한 경우에도 크게 문제되진 않는다. 일부 경험이 있는 파워 리프터(powerlifter)들이 열심히 훈련한 후에도 근력이 일반적인 증가만 있는 것을 이해하는 것은 중요하다. 예컨대, 12개월 안에 벤치프레스에 15파운드를 더하고, 스쿼트와 데드리프트에 30파운드를 더하는 사람을 볼 수 있을 것이다. 그러므로 일반인이라면 스트렝스 향상에서 정체기가 오더라도 기죽지 않아야 한다. 임계값 근처까지 들어 올릴 수 있는 것만도 하나의 성취이다.

어느 정도 성취 단계에 한 번 오르면, 스트렝스 정체기에 다다를 뿐만 아니라, 몸무게도 서서히 줄어들 것이다. 좌절감을 피하기 위해, 근력 증가, 체중 감소, 신체 구성 개선은 시간에 비례하진 않는다는 점을 미리 이해하라. 스트렝스의 정체기에서도 다른 향상을 느낄 수 있을 것이다. 첫 5개월 동안 20파운드를 감량했지만, 나머지 11개월 동안 5파운드만 감량한(총 30파운드 감량) 많은 여성들을 봐왔다. 물론, 이러한 여성들은 프로그램을 따라 진행했을 때 지방이 거의 없는 몸무게로 바뀌었기 때문에 매우 건강한 것처럼 보였다. 체중계의 숫자를 올리거나 낮추거나 하는 것 대신에 신체의 구성비를 바꾸는 데 초점을 맞춰보자. 같은 위치, 조명, 카메라 위치에서 8개월 간 자신을 찍어보길 추천한다. 사진은 체중계의 숫자보다 달라진 모습을 더 진실되게 보여줄 것이기 때문이다.

> **켈리의 퀵 팁:** 만약 정체기가 너무 오래 지속되고 있다면, 식단을 점검하고, 칼로리가 충분한지, 올바른 칼로리를 유지하는지 확인해보라. 만약 식난이 문세라먼, 신체 에너지와 성과가 떨어질 것이다.

정체기가 발생했다면, 지속적인 향상을 위해 아래 사항을 따라라.

- 식단을 재정비하라(정확한 양과 정확한 음식을 먹어라). 스트렝스가 증가하지 않고 그대로라도, 신체는 올바른 방향으로 놓여질 것이다.
- 새로운 운동이나 높은 반복 범위 같은 새로운 근력 목적에 초점을 맞춰라. 예컨대, 135파운드로 20번 데드리

프트를 반복하거나 워킹 런지를 쉬지 않고 100회 해라.

- 1주일 동안 무게 하중을 낮춰라. 즉, 그 주를 쉽게 하거나 운동 강도를 의도적으로 줄여보라. 이는 또다른 효과를 제공하여, 스트렝스가 다시 재정비될 것이다. 강도의 50~80%까지만 운동을 실시하라. 정신적으로, 실패가 없는 세트를 멈추는 것은 쉽지 않다. 10번 반복을 85파운드로 할 수 있을 때, 85파운드로 벤치프레스를 5번 반복한다고 생각해보자. 하지만 매주 이러한 운동을 하는 것은 최적의 회복과 호르몬 수준을 만듦으로써 새로운 성과를 만들어낼 수 있다. 일부 여성들은 다른 사람이 잘 하지 못한 동안, 하중을 낮추곤 한다. 3~4세트보다 1~2세트를 실시하면서도 반복량을 줄이지만 강도를 높여 부하를 다양하게 조정할 수 있을 것이다. 중요한 점은 시도하는 것을 절대로 멈추지 말고, 포기하거나 좌절하지 않는 것이다.

신체적 요구에 맞춰서 운동을 바꿔라

만약 사람이 붐비는 체육관이나 적합한 장비가 없는 체육관에서 훈련했다면, 스트롱 커브스 프로그램을 정확하게 수행할 수 없을 것이다. 그렇다고 낙담하지 말라. 이 책은 충분한 보완 프로그램을 통해 집중과 보완할 수 있도록 구성하였다. 고중량을 다루는 범주(프로그램 중 첫 4개 운동) 중 최소 한 가지 이상은 대체 가능한 운동을 옆에 적어둬라. 그 결과, 만약 리프트를 들 수 없는 경우, 쉬운 방법을 택할 수 있다.

예컨대, 체육관에 도착해서, 스쿼트 랙에 사람들이 줄 서 있다면, 운동을 박스 스쿼트(box squat) 대신에 고블릿 스쿼트(goblet squat) 또는 불가리안 스플릿 스쿼트(Bulgarian split squat)으로 교체하라. 만약 45도 하이퍼 익스텐션을 위한 특정 장비가 없다면, 운동을 스위스볼 리버스 하이퍼 익스텐션으로 바꾼 뒤, 운동 난이도를 높이기 위해 30초 동안 멈추는 동안 락 아웃 부분을 쥐어짜야 한다. 만약 이렇게 대체하다 장비들을 갖춘 체육관을 다닌다면, 운동에 자신감이 붙을 것이다.

이러한 공식은 신체적으로 하기 힘든 운동들에도 적용된다. 만약 특정 운동을 수행하는 것을 막는 신체적인 제한을 지녔다면, 신체 수준과 능력에 맞춘 운동을 알아보기 위해 이 책의 운동 목록을 참고하라. 체육관으로 향하기 전에, 운동을 더 잘 이해하기 위해 운동 저널을 써보고 검색해보자. 의심이 드는 경우, 추가 정보를 위해 스트롱 커브스 책을 찾아보라. 준비가 더 잘 되어 있을수록, 성공할 확률이 높다.

임산부를 위한 스트롱 커브스

운동이란 임신 중 태아와 자신을 위해 할 수 있는 최선의 행동 중 하나이다. 하지만 임신으로 인해 문제가 될 수 있다면, 훈련 프로그램을 잘 계획해야 할 것이다. 어떤 운동을 해야 하는지 아는 것도 변화하는 몸과 자라나는 아이의 안전과 건강을 위해 중요하다. 스트롱 커브스는 임신 동안 일상생활에 추가할 수 있는 많은 운동을 제공한다. 물론, 의사와 상담하고, 훈련 프로그램에 참여하기 전에 의료 문제가 없도록 해야 한다. 문제가 없는 경우, 매주마다 3일의 저항 훈련을 일정에 추가시키는 것은 건강한 임신과 분만에 크게 기여할 것이다.

임신 동안 근력 훈련의 효과

많은 연구가 유산소 운동과 무산소 운동 사이의 경계선을 정하지 못하기 때문에 연구 해석이 약간 모호하지만, 근력 훈련을 임신 중 운동 일정에 추가하면 전체적인 건강을 증진시키고, 산후 회복을 도울 것이다. 아래 사항은 스트롱 커브스 수정 프로그램을 사용하여 얻을 수 있는 이점들이다.

- **몸무게 관리:** 여성들은 분만 동안 몸무게가 느는 경험을 한다(25세~34세). 하지만 임신 동안 일상적인 근력 훈련을 통해 필요 이상의 체중 증가를 제어할 수 있다. 연구진들은 임신 동안 정규 근력 훈련 프로그램을 유지하는 여성들은 그렇지 않은 여성보다 체중을 20% 감소한다고 말한다.
- **임신 합병증 및 장애 감소:** 임신 중 저항성 훈련을 통해, 등 통증(back pain), 임신성 당뇨병, 자간전증 및 우울증을 포함한 합병증 증세가 줄었다는 보고가 있다.
- **태아 발달:** 얼마 전까지만 해도, 태아 성장 발달을 저해한다는 이유로 여성들에게 임신 중 근력 훈련을 피하라고 충고했다. 이러한 속설은 거짓으로 드러났고, 오히려 운동이 아기의 발달 단계에 긍정적인 영향을 미치는 것으로 밝혀졌다.
- **분만 도움:** 임신 중 저항 훈련을 통해, 분만을 쉽게 만

드는 긍정적인 효과를 얻을 수 있었다. 연구에 따르면, 임신 중 저항 훈련을 받은 여성은 제왕절개의 가능성이 적고, 분만 시간이 줄어든다.

- **유산 가능성 감소:** 여성들은 근력 훈련이 임신 중 유산 가능성을 높일 수 있다고 두려워했다. 하지만 연구에 따르면, 근력 훈련을 받은 여성이 훈련을 받지 않은 여성보다 유산 가능성이 적었다.

임산부를 위한 스트롱 커브스 가이드라인

임신 중 운동 일정을 짜는 데 있어서, 언제나 중요한 문제는 안정성이다. 임신 중일 때, 운동량을 극대화하기보단 합리적인 수준을 유지하는 게 더 낫다. 건강을 유지하는 게 목표이지, (건강하지 않거나 새로운 훈련을 실시하지 않는 경우) 너무 무거운 장비를 들거나 기록을 달성하는 게 목표가 아니다. 출산을 하고 난 뒤, 의사로부터 체육관으로 돌아가도 괜찮다는 확인을 받은 뒤 무거운 중량을 들도록 한다. 하지만 임신 중에는 그렇게 할 이유가 없다.

이는 임신 동안 운동을 적극적으로 할 수 없다고 말하는 게 아니다. 언제나 무엇보다도 안전을 최우선으로 해야 한다는 것이다. 관절이 일반적인 상태보다 약하고, 첫 분기 후에 신체 균형도 틀어질 것이다. 임신 중일 때, 이러한 변화가 일어날 가능성이 높다.

임신 중 저항성 훈련을 실시하면, 코어(core)를 포함한 전체 신체를 보강하고, 운동 사이에 충분한 휴식을 시도하는 등 큰 이익을 줄 것이다. 각 치료 시기 사이에 휴식과 더불어 1주일에 3일 동안 훈련할 기회를 제공하도록, 스트롱 커브스 계획을 구조화해야 한다. 만약 근력 훈련을 새롭게 하는 경우, 첫 몇 번 정도는 한 운동당 1세트 정도의 훈련을 하길 권장한다. 만약 스트렝스 훈련에 익숙하고 능숙하다면 훈련 중 운동당 3세트까지 실시할 수 있다.

기존에 언급됐던 것처럼, 관절은 임신 중에 다소 느슨해진다. 그래서 세트별로 10회 이상 반복한다면 효과를 더 많이 볼 것이다. 최대 반복량의 70% 이하 강도를 사용했을 때, 최선의 결과를 달성할 수 있다. 특히, 임신 첫 3개월 동안, 설사, 구토, 피로, 두통, 어지러움을 포함한 증상을 경험할 수 있다. 이러한 증상을 유발하지 않도록, 피트니스 계획을 조정해야 한다.

7개월째에 들어서는, 신체 내 변화에 발맞추기 위해 제한을 실시해야 한다. 신체가 말하는 것에 귀 기울이고, 신체의 '바이오 피드백(biofeedback)'에 따라 조정하라. 만약 기분이 좋지 않다면 하고 있는 것을 멈춘다. 자궁으로 정맥 환류량을 막을 수도 있기 때문에, 등을 대고 누울 필요가 있는 운동을 피하라. 또한 고관절과 허리가 과도하게 앞으로 굽혀져야 하는 운동도 삭제하라. 이러한 운동을 하면, 허리 부위에 압력이 증가하여, 어지러움증이나 속쓰림이 발생할 수 있다. 하지만 운동 자체만을 보았을 때는 신체 활동이 임신 동안 긍정적인 효과를 보인다는 결과가 있기에 스모 스쿼트나 보디웨이트 힙 쓰러스트는 문제가 없을 것이라고 생각한다.

임신 중 스트롱 커브스 운동

첫 번째 임신 분기 동안, 스트롱 커브스 부티-풀(Booty-ful) 시작 프로그램을 수정하여 실시할 수 있다. 앞서 말했듯이, 만약 스트렝스 훈련이란 것을 처음 하는 사람이라면 운동당 세트수는 1회로 조정하라. 운동 A의 경우, 9~12주 동안 바벨 힙 쓰러스트로 보디웨이트 힙 쓰러스트를 바꿔라.

두 번째, 세 번째 임신 분기(각 3~6개월, 7~9, 10개월) 동안, 맨몸을 이용한 최고의 엉덩이 만들기 프로그램으로 바꾸거나 운동 목록을 사용하여 스트롱 커브스 입문자를 위한 부티-풀 시작 프로그램 안에 있는 운동으로 교체한다. 초보자 수준의 운동을 준수하고, 더 무거운 무게를 들거나 반복을 덜하는 운동이 아닌 반복 숫자를 높여서 운동하길 권장한다. 물론, 안 좋은 증상이 일어나거나 불쾌감이 느껴진다면, 즉시 운동을 멈춰라.

Chapter 7

여성들이여, 스트롱 커브스 프로그램을 접해보라!

이 책에는 개인별 피트니스 레벨에 따라 3가지 워크아웃을 실어놓았다. 게다가, 운동 목록에는 프로그램을 설정할 때 사용하거나 기존에 설정된 운동에 대한 대체제로 사용할 수 있는 여러 운동들을 수록했다. 초보자, 상급자, 보디웨이트 또는 둔근 훈련용으로 스트롱 커브스를 사용할 경우, 동일한 기본 템플릿을 따르라. 고객 및 체육 전문가와 함께 현장 조사, EMG 조사, 연구를 한 후에, 이 프로그램을 설계했다. 그 결과 대부분의 여성이 목적이 각각 다름에도 이 포맷을 따를 때, 최선의 결과를 달성할 수 있다는 점이 밝혀졌다. 이 템플릿에 따라 자신의 운동 프로그램을 디자인할 수 있을 것이다. 12주간 스트롱 커브스 프로그램을 1~2차례 실시했다면, 이 템플릿에 따라 운동을 설계해보자. 이는 추후에 실시할 모든 운동의 기반으로써 삶을 위해 사용할 수 있는 템플릿이다. 운동 목록에 스스로 프로그램을 설계할 수 있도록 빈 템플릿을 제공했다. 이미 프로그램 설계에 익숙한 사람이라도, 자신만의 운동을 만들어서 실시하기 전에 최소 프로그램 중 하나를 하도록 권장한다.

훈련 템플릿을 구성하기 앞서, 몇 가지 구조적 법칙을 설정하였다. 그렇기 때문에 이러한 법칙들이 왜, 그리고 어떻게 설정되었는지를 이해하는 것이 중요하다. 다시 말해서, 이 템플릿은 스트롱 커브스의 유일한 기반이다. 사용 방법에 따라 프로그램 성공의 성패가 달려 있다.

스트롱 커브스 프로그램은 언제, 또 얼마나 자주 해야 하는가

1주일에 4일 훈련이 이상적이다(운동 A는 1주일에 2회, 운동 B와 C는 1주일에 1회).

1일: 운동 A
2일: 운동 B
3일: 활동적 휴식(Active rest: 조깅, 수영 등 훈련 외의 활동을 통한 휴식)
4일: 운동 A
5일: 운동 C
6일: 활동적 휴식(Active rest: 조깅, 수영 등 훈련 외의 활동을 통한 휴식)
7일: 휴식(rest: 일반적인 완전 휴식)

하지만 1주일에 3일간 훈련했을 때 또는 심지어 1주일에 5일 훈련했을 때 성과가 제일 좋을 거라고 생각할 수 있다. 반대로, 일정상 1주일에 2번밖에 할 수 없을 수도 있다. 하지만 규칙상 이 프로그램은 1주일에 2~5회 훈련이 적당하다. 물론, 전혀 안 하는 것보단 1주일에 프로그램을 한 번이라도 하는 게 낫다고 본다. 그래도, 1주일에 1번 훈련하기 위해, 힘들게 번 돈을 이 책과 훈련 비용에 투자하는 것은 좋지 않다고 생각한다.

또한 결과가 더 나쁠 수도 있기 때문에, 나는 스트렝스 훈련을 1주일에 6~7회 하는 것은 반대한다. 만약 1주일에 2번만 근력 훈련을 계획했다면, 일정이 허락한다는 가정에 1주일에 다른 운동을 해도 된다. 이와 같은 계획을 실시하는 수많은 여성들을 봤다. 그 여성들은 운동을 만족스럽게 실시할 수 있는 계획성과 생활습관을 유지하여, 내가 제시한 계획을 따라서 많은 성과를 얻을 수 있었다. 그러므로 이 프로그램에 대한 동일한 접근을 하는 여러분은 이 계획을 충실히 따르고 바쁘다는 핑계로 운동을 거르면 안 된다. TV를 보고, 컴퓨터 게임을 하고, 소설을 읽고, 친구를 만나야 한다면, 운동할 시간을 따로 만들어야 한다. 물론, 인생을 운동에 쏟아붓자는 게 아니다. 하지만 우선권을 조금만이라도 운동에 배분해보자.

쉽고, 재미있게 운동하라

혹시 어느날 갑자기 원래 하는 일과는 다른 완전히 새로운 직업을 수행할 수 있을 거라고 생각하는가? 만약 오랫동안 약사였다가, 갑자기 유치원 교사가 돼서 해본 적 없는 수업을 하러 교실로 들어간다면 어떨까? 당황해서, 아이들이 통제가 불가능하게 되는 것은 이상한 일이 아닐 것이다. 기존에 해본 적 없는 완전히 다른 새 운동 프로그램을 하게 된다면 근육들도 그렇게 느낄 것이다.

현대인들은 풍족의 시대에 살고 있다. 물질적 풍족이건, 풍부한 음식이건, 고된 생활 습관이건 간에, 현대인들은 삶을 여러 방면에서 과하게 자극하고 있다. 운동의 경우, 충분한 준비가 부족하게 되면서, 고통, 좌절, 심지어는 부상으로 이어질 수 있다. 고객들이 전날 밤 한 운동 때문에 많이 아프다는 이야기를 들을 때마다 할 말을 잃곤 한다. 계단을 오를 수 없거나 앉을 수 없을 정도가 되면, 아프다고 말하라고 전한다. 더 이상 진행해선 안 되기 때문이다. 운동 때문에 못 움직일 정도가 되면, 다음 날 어떻게 최선의 노력을 기울일 수 있겠는가?

이 프로그램이 성공하길 바라며, 학생들도 성공적으로 삶 속에 녹여넣길 바란다. 그 덕분에, 빠르게 운동량을 늘려가더라도, 새로운 압박에 몸이 적응하게 될 것이다. 이 부분이 바로 점진적 과부하라는 개념과 함께 여러 프로그램을 설명하려는 내용이다.

완전히 처음 근력 훈련(strength training)을 하는 경우, 첫날에는 적당한 강도로 각 운동을 1세트씩만 하라. 모든 힘을 다하지 말고, 가볍게 하는 게 잘못된 게 아니다. 이는 신체를 새로운 운동에 적합하게 만들 것이다. 중요한 것은 시간이 흐름에 따라 근력이 더 높아지더라도, 운동 후에 과하게 아프지 않아야 된다는 점이다.

세 고객을 훈련시킬 때, 목표는 완벽한 폼을 통해 수개월 동안 강인하고 완전한 여성 운동가로 만드는 것이다. 이러한 방식을 통해, 크게 고통을 느끼지 않고도 근력을 향상시킨 많은 여성들을 봐왔다. 물론, 어느 정도의 고통은 운동의 특성상 어쩔 수 없는 것이다. 그러나 자주 훈련을 하게 되면, 고통이 크게 줄어들 것이다. 따라서 첫 주 훈련이 지나고 나면, 한층 나아졌다고 느낄 것이다. 하지만 그래도 많이 아프다면, 무리해서 운동을 할 필요가 없다.

운동 강도 조정을 마스터하자

지치고, 축 처지고, 심지어 아픈 날에는, 준비운동 후에 느끼는 몸의 상태를 판단하는 게 좋다. 종종, 준비운동을 통해 근육이 더 나아진다고 생각해서, 생산적인 훈련과 나아가서 새로운 기록을 달성할 수도 있다. 물론, 준비운동을 충분히 하고도 지친다고 느낄 수 있다. 만약 이럴 경우, 상황을 악화시키지 않도록 훈련을 조정해야 한다. "아픔이 없으면, 소득도 없다"라는 속담의 유혹에 빠지지 말라. 이러한 격언은 무장된 군인한테나 적용되는 말이지, 스트롱 커브스에는 적용되지 않는다.

근력이 높아질수록, 새로운 단계로 신체를 압박할 것이다. 2달 동안 매주 기록을 재설정하지만, 궁극적으로 신체는 쉴 필요가 있다. 따라서 매주 매년 운동한다고 해서 신체 근력이 비례하여 증가하지 않는다는 것을 명심해라. 근력 증가 속도는 바뀌므로 특정 시기에는 근력이 빠르게 올라갈 수도 있고 반대로 정체기가 올 수도 있다. 또한 전날의 운동 수준, 수면 패턴, 영양 상태, 스트레스 정도, 호르몬 및 면역 시스템 상태를 포함한 여러 요소들이 에너지 상태에 영향을 미치게 된다.

몸이 보내는 목소리에 귀 기울이고 적합하게 대처하라. 허리가 당겨지는 느낌이 든다면, 데드리프트를 피해야 할 것이다. 그렇지 않으면, 운동 후 다음 날 극심하게 아플 것이다. 차라리, 싱글레그 힙 쓰러스트, 워킹 런지, 고반복 백 익스텐션 또는 밴드 시티드 앱덕션으로 수정해보는 게 낫다. 반대로, 내전근이 아프고 당기는 느낌이 든다면, 싱글레그 운동 또는 딥 스쿼트을 그만두어라. 차라리, 바벨 글루트 브릿지, 하이 박스 스쿼트 랙 풀 또는 밴드 스탠딩 앱덕션으로 수정하는 게 낫다.

완전히 지친 느낌이 든다면, 그날의 훈련 강도를 줄여라. 자세를 엉망으로 하느니, 차라리 완전한 자세로 운동하는 데 집중하라. 그렇다면, 며칠 후에 근력 수준이 회복돼서, 더 무거운 무게도 들고, 근력 자체가 아예 개선될 수도 있다. 이 프로그램의 중요한 측면은 시간이 흐름에 따라 점진적으로 근력을 획득하는 것이다. 만약 부상이 끊임 없이 이어지고, 전반적으로 아프고, 지치고, 축 처진다면, 이 프로그램을 실시하지 않는 게 좋다. 영리하게 운동하고, 신체의 목소리에 귀 기울이자.

최대한 열심히 운동하자

몸을 만들기 위해 스플릿(부위별로 나누어 운동)하는 것을 반대하는 이야기를 하는 대신, 전신 훈련이 왜 좋은지에 대해 생각해보자.

- **각 근육별 훈련 빈도를 높인다:** 전신 운동을 하면, 매주 여러 번 주요 근육들을 자극하게 된다. 근육을 자주 자극할수록, 더 커질 것이다. 최적의 모양을 위해서라면, 둔근을 한 주에도 여러 차례 단련해야 한다. 스트롱 커브스 프로그램을 진행하려고 움직이는 매 순간, 둔근을 활성화시키고, 자극할 수밖에 없게 된다.
- **칼로리 소비를 높인다:** 전신운동은 훈련마다 배정된 근육양이 크기 때문에, 훈련 시 더 많은 칼로리를 소모시킨다. 즉, 지방을 덜 얻으면서도 근육을 만들 수 있고, 원하는 경우 심폐 훈련을 건너뛰고, 야채투성이의 다이어트 식단을 피해도 된다. 전신 운동을 하는 동안에, 더 많은 지방을 불태울 것이다.
- **호르몬 자극을 높인다:** 한 번에 많은 근육을 운동한다면, 단기간 동안 혈장 동화 호르몬 농도를 높일 수 있다. 이는 여성보다 남성에게서 더 높게 발생하며, 장기 근육 성장에 도움이 된다.

우선순위 원칙

우선, 둔근을 가장 크게 자극하는 운동을 실시해라. 즉 브릿징/쿼드러플(bridging/quadruped) 움직임 운동을 실시한다. 둔근 근력 개선에 제일 효과가 있으므로, 모든 관심사를 이 운동에 맞춰라. 실제로, 바벨 글루트 브릿지 동안, 둔근을 너무 강하게 누르고, 과하게 압박하면 쥐가 날 수도 있다. 사람의 둔근이 어느 정도인지 확신할 수 없기 때문에, 어느 정도까지 괜찮은지 알아둬야 한다. 그러므로 부상을 입을 수도 있기 때문에, 쥐가 나기 전에 멈추는 게 좋다. 운동을 할 때 언제 멈춰야 할지 생각하라. 멈출 때를 안다면 너무 많이 걱정할 필요는 없다.

다음과 같은 질문을 할 수도 있을 것이다. "하지만 브렛, 데드리프트와 스쿼트를 먼저 해야 하지 않습니까?" 물론 스쿼트나 데드리프트 전에 둔근을 사전에 운동시키는 것이 리프트 시 근력 수준에 부정적으로 영향을 미칠 수도 있지만, 이 프로그램이 파워리프팅(powerlifting)이 아니라, (신체 관련) 미적 목표에 기반했다는 점을 고려해보자. 스쿼트 또는 데드리프트 시, 훈련 받는 사람은 힙 쓰러스트 또는 글루트-브릿지 후에 약 10%가량 낮은 무게를 들어야만 했다. 물론, 브릿징을 많이 해도, 근력에 영향을 받지 않는 사람도 있다. 쓸데없는 데 힘을 빼지 말라. 최고의 엉덩이를 만들기 위해선, 가장 효율적으로 운동해야 한다. 따라서 브릿지를 먼저 하는 것은 가장 현명한 전략이 될 수 있다. 그럼에도, 만약 스쿼트 또는 데드리프트 근력이 어느 정도 수준에 이르렀다는 점을 보인다면, 운동 중에 먼저 그중 한 개를 실시하고 나서, PR(개인 기록)을 설정하라. 만약 헤비 브릿징 후에 스쿼트나 데드리프트 시 근력이 줄어든다면, 스쿼트와 데드리프트 무게를 약간 줄이는 게 낫다. 많은 사람들이 어떻게든 과도한 무게로 운동하는 경향이 있다(대개 여성들보다는 남성들이 그렇다).

그러므로 이제 도전해볼 때이다. 헤비 브릿징을 먼저 해라. 한번 하게 되면, 특히 둔근이 새로운 훈련 방식에 따라 아름답게 변해가는 모습을 본다면, 이런 순서로 운동하는 방식에 익숙해질 것이라고 확신한다.

자, 이 프로그램의 또 다른 중요 사항을 고려해보자. 지구상의 그 어떠한 여자가 1주일에 하루만 둔근을 운동하겠는가? 확실히, 지금까지 상대해온 고객들을 고려해보건대, 주마다 여러 번 둔근을 단련하는 사람이 1주일에 1번만 훈련하는 사람보다 훨씬 많았다. 둔근은 자주 자극해주는 게 근육 성장에 좋다. 이 프로그램을 사용한 후에, 기존 프로그램으로 되돌아가게 되면, 기존 둔근 훈련만으론 부족할 것이라고 깨달을 것이다.

이 프로그램은 기존 습관들이 다시 발현하는 것, 다시 말해서 기존의 습관에만 얽매여서 빠져 나오지 못하는 현상을 막기 위해 다양한 최적의 자극을 제공하고자 한다. 하지만 다양성을 위해서 다양성에만 운동의 초점을 맞추어선 안된다. 운동은 다양하되, 운동 패턴은 일정한 포맷을 따라야 한다. 운동별로 반복 회수를 높였다가 낮추고 단일 방향과 양 방향을 교대로 실시해야 한다. 예컨대, 하루는 저반복 스쿼트 및 데드리프트를 하고, 다음 날에는 고반복 런지 및 싱글레그 백 익스텐션을 실시한다. 다양한 범위의 움직임을 자극하는 비슷한 운동 패턴(스쿼트/런지 모션[lunge motion] 및 힙 힌지 모션[hip hinge motion])이 있다. 통합적이면서도 목표에 맞춰진 운동을 실시하여, 다양한 폭, 자세, 발바닥에 체중 분산 정도, 높낮이, 범위, 하중 위치, 장비를 사용하여 수정해나가도록 해보자. 그럼에도, 쓰러스트, 스쿼트, 런지, 풀(pull; 당기는 운동)을 해야 한다는 기본 포맷은 유지해야 한다. 상체의 경우, 수직 프레스를 며칠 하다가, 다음 며칠

간은 수평 프레스을 해보자. 반대로, 며칠 간은 수직 풀링을 하고, 다음 며칠 간은 수평 풀링을 해보자.

스트롱 커브스 전신 운동용 템플릿

각 훈련 때마다 실시해야 하는 템플릿은 아래와 같다.

1. 둔근 주력 운동
   5~20회 반복으로, 2~4세트(193쪽)
2. 수평 풀(당기기) 또는 수직 풀(당기기) 운동
   5~20회 반복으로, 2~4세트(264쪽 및 280쪽)
3. 대퇴 주력 운동
   5~20회 반복으로, 2~4세트(209쪽)
4. 수평 프레스(밀기) 또는 수직 프레스(밀기) 운동
   5~20회 반복으로, 2~4세트(272쪽 및 287쪽)
5. 고관절 주력, 스트레이트 레그 힙 주력 또는 햄스트링 주력 운동
   5~20회 반복으로, 2~4세트(231쪽, 248쪽, 259쪽)
6. 둔근 보조 운동
   10~30회 반복으로, 1~2세트(204쪽)
7. 라이너 코어 운동
   10~20회 반복으로, 30~60초 동안 1~2세트(292쪽)
8. 측면 또는 회전 코어 운동
   10~20회 반복으로, 30~60초 동안 1~2세트(300쪽)

스트롱 커브스 글루트용 운동을 위한 템플릿

이 템플릿은 완벽하므로, 많은 여성들이 상체 근육 질량을 늘리는 데 관심이 적기 때문에 전신 훈련을 위해 이 템플릿을 선택했다.

1. 둔근 주력 운동
   5~20회 반복으로, 2~4세트(193쪽)
2. 대퇴 주력 운동
   5~20회 반복으로, 2~4세트(209쪽)
3. 고관절 주력, 스트레이트 레그 힙 주력 또는 햄스트링 주력 운동
   5~20회 반복으로, 2~4세트(231쪽, 248쪽, 259쪽)
4. 둔근 보조 운동
   10~30회 반복으로, 1~2세트(204쪽)

둔근을 불태워라

자, 엉덩이를 짜내야 한다는 주제를 꺼낼 때가 왔다. 개인적으로 멋진 엉덩이를 조각하기 위해서 이 이야기를 염두에 둬야 한다고 생각한다. 전체 워크아웃을 통틀어 모든 하체 운동 시, 둔근 활성화를 최대한 이끌어내는 데 집중해보자. 프로그램을 처음 실시할 때, 너무 많이 둔근 훈련을 한다고 생각하지 않을 것이다. 훈련하는 동안 허리, 햄스트링 및 대퇴부 근력이 증가하는 것을 느낄 것이다. 하지만 너무 많이 하도록 두진 말라. 둔근에 집중하고, 각 활동에서 필요한 만큼만 훈련하도록 하자. 둔근을 쥐어짤수록, 신경계에서 근육 섬유질에 과하다고 경고할 것이다. 여러 훈련을 거치는 동안, 근육을 움직일 때 "아하!" 하는 움직임을 느낄 순간이 생길 것이다. 근육이 수축하는 힘이 강하게 느껴질 것이며, 다른 근육들이 약해진 엉덩이를 보완하기 위해 덜 작용할 것이다.

이 프로그램을 실시하고 2개월 동안, 스쿼트, 데드리프트, 백 익스텐션 런지, 굿 모닝 및 힙 쓰러스트를 포함한 모든 종류의 둔근 운동을 하는 동안 둔근이 불타오르는 것을 느낄 것이다. 백 익스텐션, 굿 모닝 및 데드리프트 동안 상체를 일으킬 때에도 둔근이 당겨지는 느낌을 느낄 것이다. 바벨 글루트 브릿지과 힙 쓰러스트 동안 둔근을 강렬하게 불태워보자. 그날 하는 다른 운동이나 훈련 중 매 시간 둔근을 염두에 두는 편이 좋다. 둔근을 운동할 때는 힘들다고 생각하겠지만, 결국 큰 차이를 곧 볼 것이다. 그리고 마침내, 둔근 훈련 없이 못 사는 자신을 발견할 것이다. 이는 자동적인 수순이다. 더 많이 압박할수록, 둔근은 더 예뻐질 것이며, 자신감이 더 생길 것이다.

장비

아래 목록은 이 책에서 사용하는 장비들이다. 이 중 대부분은 www.elitefts.com 또는 www.PerformBetter.com에서 구매 가능하다. 나의 스튜디오인 Lifts의 장비 위주가 아닌 실제로 필요한 장비들을 최대한 반영하고자 하였다. 만약 처음부터 여러 장비를 고려하는 훈련을 하고 싶다면 아래 목록의 장비들이 있는지 확인해보자.

1라운드

Matting

Olympic bar(Pendlay Bar)

Squat stand

Bumper plate

Airex pad 또는 Hampton thick bar pad(힙 쓰러스트 및 바벨 글루트 브릿지 패딩용)

(싱글레그 힙 쓰러스트 능력과 최적의 힙 쓰러스트 높이를 위한) Aerobics step 및 eight risers

Electric band

(스윙 용) Heavy kettlebell

TRX unit

기울기 조절 가능 벤치

짐 볼

Iron gym

쵸크…(탄마)

2라운드

Monkey chin bar, dip handle, step-up 부속품 및 box squat box를 동반한 Power rack/platform

랫 풀 다운을 동반한 Dual cable column 및 부속품. 로프 핸들, 싱글 핸들 및 d-핸들 포함.

Texas power bar

Plate

Dumbbell 및 Dumbbell rack

Cook bar

Trap bar

Ab wheel

Deadlift lever(플레이트를 더 쉽게 내려준다.)

3라운드

Competition bench press bench

Incline press bench

Seated military press bench

Glute/ham developer

45도 hyper

Reverse hyper

Landmine unit

만약 모든 장비를 다룰 수 있는 여건이 아니더라도, 당황하지 말라. 맨몸을 사용해서 가정에서 훈련하건, 잘 정비된 체육관에 가건 간에, 스트롱 커브스는 효과적일 것이다. 앞에 놓인 장비들을 최대한 준비하거나, 이 프로그램 내에서 가능한 경우의 수를 고려해서 우선순위를 결정하자.

일반 체육관에서 훈련을 오랫동안 해오면 어느 정도 지루함을 느낄 수도 있다. 만약 집에 여유 공간과 여유 자금이 충분하다면, 집에서 훈련할 수 있도록 고려하는 편이 좋다. 물론, 점진적으로 실시하자. 최적의 엉덩이 운동 장비를 얻고, 음악과 훈련을 원하는 대로 활용하고, 장비 사용 대기시간이 없다면, 최적의 운동 기회가 될 것이다.

나만의 독특한 열정을 표현해내는 방법

이 책에서 제공한 템플릿을 보면, 굉장히 간단해 보일 것이다. 하지만 이 프로그램을 짜는 데 굉장히 많은 시간과 노력이 들었다. 이 프로그램은 푸싱 및 풀링, 정면 및 후면 운동, 상체 및 하체 운동, 코어 및 주변부 운동, 수직 및 수평 운동 등 모든 유형의 운동에서 정확하고 알맞은 운동량을 설정하고 있다. 이러한 점들은 장기간에 걸쳐 생산적으로 훈련할 수 있는 좋은 자세와 통증 및 부상 예방에 있어 매우 중요하다.

이 템플릿은 무릎관절 주위의 근육 운동에 초점을 맞춰 대퇴 전면과 후면의 불균형을 초래하지 않도록 도울 것이다. 이러한 불균형은 하체 정면 부분의 근력이 하체 후면 부분의 근력보다 강해질 때 생긴다. 여성에게 흔히 일어나는 현상인데 이는 여성이 둔근보다는 다리를 사용하는 운동을 더 많이 하는 경향이 있기 때문이다. 여기에 해당하는 운동으로는 다리 근육 발달 운동 기기, 다리 프레스 운동 기기, 핵 스쿼트 운동 기기 등을 통한 운동으로 운동 시간 대부분 앉아서 하도록 만드는 기기들이다. 내가 선택한 운동은 둔근에 굉장히 좋으며 훨씬 큰 성과를 낼 것이다. 실제로 많은 둔근 운동량을 요구하는 힙 운동은 굉장히 중요하기 때문에 스트롱 커브스 프로그램은 힙 발달 운동(힙 쓰러스트, 루마니아 데드리프트)의 경우, 대퇴부 운동(스쿼트, 런지)에 비해 두 배 정도 되는 운동량을 요구한다.

상체 운동은 일주일 내내 수평 프레싱 및 풀링과 수직 프레싱 및 풀링의 균형을 지키는 것이 중요하다. 프로그램에 맞춰 일주일에 4일 운동할 경우, 수평 프레싱 및 풀링과 수직 프레싱 및 풀링 모두 일주일에 두 번씩 해야 한다. 하지만 일주일에 홀수의 횟수로 운동할 경우, 수평 운동에 더 치중한다. 예를 들면 일주일에 3일 운동할 경우, 수평 프레싱과 풀링을 일주일에 두 번 하고 수직 프레싱과 풀링은 일주일에 한 번 한다. 일주일에 5일 운동할 경우, 수평 프레싱과 풀링은 일주일에 세 번 하고 수직 프레싱과 풀링은 일주일에 두 번 한다. 이렇게 운동을 하면 균형 잡힌 어깨관절 근력과 안정성을 갖출 수 있다. 이러한 내용을 프로그램에 포함시켰기 때문에 이 책의 프로그램들을 몇 번 완료하고 자신에게 맞는 운동 방식을 만들 때, 이 프로그램을 참고하면 도움이 될 것이다.

이러한 이야기를 왜 하는지 이해를 못해서 아마 지금쯤 머리를 긁적이고 있을 것이다. 하지만 걱정하지 말라. 내 비법을 모두 공개하는 것이다. 이 책의 프로그램들을 다 수행하고 자신에게 맞는 훈련 방식을 성공적으로 만드는 데 도움을 주기 위해서이다. 지난 수년 동안 연구에 매진했던 이유는 단순히 나의 지식을 사적인 용도로 사용하기 위해서가 아니었다. 여러분이 자신만의 운동 방법을 설계하는 데 능숙해져 어떤 체육관을 가더라도 자신감을 가지고 운동에 임할 수 있도록 돕고 싶었다. 많은 트레이너들의 도움으로 운동 성과를 내기 위해 고객들이 자기주도적으로 운동하는 힘을 빼앗기고 있다고 생각한다. 여러분이 의지를 가지고 주도적으로 운동하여 근력을 향상시키길 바란다. 나는 이 과정에서 약간의 안내와 지도를 제공할 뿐이다.

어디론가 떠나고 싶은가?

휴가를 간다는 것이 꼭 운동의 중단으로 연결될 필요는 없다. 묵을 호텔에 체육관 시설이 있을 수 있고 등산을 즐길 수도 있다. 이외에도 바쁜 일상생활을 떠나 다양한 활동을 할 수 있다. 하지만 때때로 운동을 잠깐 쉬는 것도 분명 필요하다. 절대 문제될 것이 없으며 오히려 잠깐 쉬는 동안 힘을 얻을 수도 있다. 이렇게 훈련에서의 휴식을 준비하려면 '계획된 운동량 증가'를 시도해보라. 이를 위해서는 휴가 전까지 운동량(세트 수)과 운동 강도(얼마나 강도 있게 운동을 하는가에 대한 정도)를 늘려라. 처음에는 피로감을 느끼겠지만 휴가를 통해 며칠을 쉰다면 오히려 체력을 회복해 휴가 후에 운동을 다시 시작하는 데 큰 도움이 될 것이다. 딱 한 세트나 두 세트 정도를 추가하거나, 추가적인 운동을 해도 되고 평소보다 운동 강도를 높여도 된다. 그러고 나서는 휴가를 가서 휴식을 즐기면 된다. 둔근은 오히려 휴식을 통해 회복하고 발달하게 될 것이다.

만약 휴가를 가서도 훈련을 하고 싶다면 이 책을 가지고 가서 최고의 12주 힙 보디웨이트 프로그램 세션을 거쳐보라. 바로 첫째 주 세션부터 시작해도 되고 휴가를 가기 전에 했던 프로그램의 연장선상에서 훈련을 지속해도 된다. 예를 들면 5주차 훈련을 할 경우, 최고의 힙 보디웨이트 프로그램의 5주차 세션을 거치면 된다.

책의 내용에 충실하되, 훈련을 거치며 변화를 준다

시간이 지남에 따라 신체에 대해 더 많이 배우게 되면 템플릿에 변화를 줘라. 사람마다 생리학적, 해부학적인 측면에서 모두 성향이 다르기 때문에 사람에 따라 프로그램도 약간 달라야 한다. 이 책을 통해 소개하는 운동 방식은 운동을 하는 데 시작점이 되겠지만 본인이 어떻게, 얼마나 운동에 적응하고 수행하느냐에 따라 훈련 방식을 조정하라. 운동을 하다보면 특정 운동은 좀 더 많은 세트를 수행하거나 좀 더 적게 세트 수행을 해야겠다는 생각이 들 것이다. 운동 방식을 자신에 맞게 조정하면 오히려 효과가 좋을 것이다. 적어도 이 책의 프로그램 중 한 가지를 통해서라도 어떤 방식이 자신에게 맞는지 실험하는 것에 대해 두려움을 가지지 말라. 하지만 그렇다고 이 책의 오리지널 포맷을 지나치게 벗어나지는 말라. 이미 검증되었거나 맞는 운동 방식을 따르는 것 또한 중요하기 때문이다.

운동을 할 때는 훈련과 프로그램을 즐기는 것이 중요하다. 운동의 성과를 내는 데는 마음가짐과 심리적인 요소는 굉장히 중요한 역할을 한다. 특정 운동이 성과를 내는 데 최적임을 알고 있음에도 해당 운동을 정말 하기 싫을 경우에는 스스로 타협하는 방법을 배워야 한다. 만약 특정 운동이 싫을 경우, 기존의 개인 운동기록을 경신했을 때만 한 세트를 하는 것도 스스로 타협하는 하나의 방법이다. 예를 들면 만약 덤벨 워킹 런지가 버거울 경우, 지난주 세운 개인기록에서 횟수를 몇 번 추가해보라. 만약 성공할 경우 그날은 해당 운동을 멈추도록 하라. 단순히 운동 횟수를 채우는 것보다는 얼마나 정확한 방식으로 운동을 하고 얼마나 적당한 강도에서 운동을 하는지가 중요하다.

나는 높은 반복횟수의 스쿼트나 데드리프트를 견디지 못한다. 근육량을 증가시키는 방법으로는 최고의 운동일지 모르지만 단순히 이 운동을 하는 생각만으로도 진절머리가 난다. 나는 이 두 운동은 횟수를 줄이고 웨이트를 늘리는 방법을 고수하고 있다. 대신 힙 쓰러스트, 백 익스텐션, 그리고 하이스텝업 같이 내가 좋아하는 운동은 높은 횟수로 한다. 싱글레그 운동의 경우 여러 세트로 하는 것을 즐기지 않으며 만약 워킹 런지, 싱글레그 RDL, 또는 싱글레그 힙 쓰러스트와 같은 운동을 4세트나 하라고 시킨다면 정말 하기 싫어서 대충 했을 것이다. 마치 빨래하기 싫어 세탁물을 보이지 않는 곳에 처박아두는 것처럼 말이다. 싫기는 하지만 그래도 내 프로그램에 필수적이라는 것을 알기에 각 운동당 한 세트씩은 꼭 하고 있다. 아무래도 한 세트 정도만 하기 때문에 운동의 강도를 높여서 운동 횟수를 만회하려 한다.

일생 동안의 훈련: 이 책은 장기적인 비전을 염두에 두고 작성되었다. 단순히 한 달 정도 따라 하는 것이 아니라 일생 동안 지속적으로 훈련하는 방식에 대한 책이다. 현재 이 책은 여성에게 도움이 되는 방법들을 많이 제공하고 있다. 나는 지속적으로 연구하고 실험해 훈련 방법에 대해 더 많이 배우도록 하겠다. 그리고 이 책을 통해 배운 훈련 방법들에 대해 업데이트를 하도록 하겠다.

이 책에 상당한 난이도의 운동법들을 추가하였는데 지금은 이런 운동을 수행하기에 힘이 부족할지도 모르지만 템플릿을 고수하고 지속적으로 노력한다면 그만큼 근력을 향상시킬 수 있다. 근력 훈련과 관련된 대부분의 책들은 특수 장비들이 필요한 고난이도의 운동들을 생략한다. 왜냐하면 이런 운동들이 대부분의 독자들에게 적용이 되지 않기 때문이다. 평생 이용할 수 있는 프로그램을 주기 위해 나는 보디빌딩을 위한 최적의 방식을 제공하고 싶었다. 몇 년에 걸쳐 더 좋은 체육관을 찾아가거나 자신만의 체육관을 만들거나 또는 상상하지도 못했던 정도의 근력을 성취한 자신의 모습을 발견하게 될 것이다. 성공할 경우 꼭 내게 이메일을 보내라. 가상으로라도 하이파이브 한번 하게 말이다!

매일 향상되는 근력

지금 당장은 근력 운동에 있어 초보일 것이다. 싱글런지나 보디웨이트 스쿼트 같은 경우 한 번도 성공하지 못 했을 수 있지만 괜찮다. 그만큼 둔근은 더 성장할 수 있다는 의미이기 때문이다. 당신이 부러워하거나 존경하는 몸매나 체격을 가진 여성들도 모두 당신과 같은 위치에서 시작했다. 그들이 일궈낸 성과는 단순히 하룻밤 사이에 이루어진 것이 아니다. 단기간 내의 성과나 만족감 같은 것은 잊어버려라. 그런 것은 존재하지 않는다. 장기간 동안 이 프로그램에 전념해보라. 몸이 건강해지는 것을 느낄 수 있다. 단지 시간이 걸릴 뿐이다.

나의 많은 고객은 스쿼트, 런지, 글루트 브릿지, 45도 하이퍼 익스텐션 같은 웨이트 운동부터 시작한다. 몇 달 후면 이들이 바벨에 웨이트까지 추가해서 스쿼트와 힙 쓰러스트 같은 운동을 하고 런지나 백 익스텐션을 하는데 무거운 아령까지 들고 한다. 이뿐만이 아니라 더 어려운 운동까지 소화한다.

6개월마다 이전보다 힘이 훨씬 강해진 것을 느낄 수 있다. 앞서 말했지만 바로 효과를 볼 수는 없다. 첫 6개월 동안은 근력이 크게 늘어나는 것을 느낄 수 있으며 갈수록 느껴지는 향상의 폭이 줄어들 것이다. 예를 들면 힙 쓰러스트, 스쿼트, 또는 데드리프트 운동에서 10파운드 높이는 것이 버거운 시점에 있다고 가정해보자. 하지만 이와 반대로 초보자일 때 근력이 매주 10파운드씩은 늘어난다. 얼마나 근력 운동을 했느냐에 따라 근력이 크게는 매주, 적게는 매월 증가하는 정도가 보일 것이다. 여기서 말하는 근력 운동은 상당한 무게의 웨이트리프팅을 말하는 것이다. 만약 단순히 체육관에서 에어로빅만 하거나 웨이트리프팅을 했더라도 똑같이 10파운드 웨이트만 지난 십 년 동안 했을 경우, 이 프로그램을 통해서 노력만 한다면 근력이 엄청나게 향상되는 것을 느낄 수 있다.

페어 슈퍼세트를 통해 슈퍼 히어로가 되라

페어 슈퍼세트(paired superset) 중에, 고정된 시간 내에 운동량을 증가시키기 위해, 상체 및 하체 훈련 같은 비경쟁 운동(non-competing exercise)을 쌍으로(pairing up) 실시해야 한다. 또한 보다 많은 지방을 태우기 위해 신진 대사를 불태우도록 휴식시간을 줄여보자. 12주 프로그램 중에, A1과 A2 또는 B1과 B2로 페어 슈퍼세트를 훈련 기록지에 기록했다. 이는 운동 A1에서 한 세트를 실시하고, 직후에 A2에서 한 세트를 연달아서 실시하는 것을 의미한다. 한 번 두 세트를 실시했다면, 60~120초 동안 휴식하고, 모든 세트를 완료할 때까지 반복하라.

체육관이 붐빌 때, 장비를 2개 사용하는 것은 이기적일 수 있다. 그러므로 무조건 체육관에서 페어 슈퍼세트를 실시하는 것은 현실적이지 못하다. 이런 경우, 직선 세트(straight set)를 실시하고, 다음 운동 전에 각 운동 세트 전부를 해야 한다. 이를 위해 하체용 및 상체용 운동 세트를 같은 양으로 실시해야 한다는 것을 염두에 두어라. 이대로 운동하도록, 12주 프로그램 내에 이를 설계하고, 스트롱 커브스 운동을 고객이 실천하도록 유지했다. 운동은 휴식과 함께 운동하는 것이 근력 운동을 보완하므로, 둔근이 한 번에 프로그램의 최대 효과를 얻지 못하도록 실시해야 한다. 그렇다고 걱정하지 말라. 프로그램을 한 번 실시하면, 이렇게 말한 이유를 알 것이다.

세트 사이 휴식하기

스쿼트와 데드리프트 같은 여러 관절에 걸쳐진 큰 근육 그룹을 사용해야 하는 운동 세트 사이에는 2분까지 휴식해야 한다. 싱글 조인트 운동(single-joint movement) 또는 시티드 밴드 앱덕션 또는 보디웨이트 리버스 하이퍼처럼 에너지를 덜 소비하는 근육들을 위한 운동 세트 사이에 약 30초간 휴식을 실시해야 한다. 슈퍼세트를 실시할 때, 세트 사이에 1~2분 정도 휴식하라. 벽시계를 읽거나 손목시계를 차고 써도 좋다. 정확하게 휴식 시간을 지킬 필요는 없지만, 너무 많이 쉬지 않거나 회복 시간을 너무 많이 주지 말라.

엉덩이를 잘 관리하라

훈련 빈도를 절반으로 하는 것을 선호하는 여러 고객들을 봐왔다. 만약 필요한 훈련 프로그램이 있다면, 이 책에서 제안하는 엉덩이 훈련 프로그램을 실시하는 편이 좋다. 그래서 12주간 멈추지 않고 둔근 운동을 실시하는 하체 집중, 눈부시게 아름다운 엉덩이를 만드는 프로그램을 만들어냈다. 훈련이 서로서로 보완하고 근력에 영향을 미치기 때문에, 이러한 운동을 슈퍼세트로 연달아서 해서는 안된다. 이 프로그램을 선택하는 경우, 이 생각을 고수하고, 슈퍼세트를 실시하지 말라.

켈리의 퀵 팁: 엉덩이 집중 프로그램을 실시할 때조차, 근육 크기 증가 없이 복합 훈련 중에 상체 운동을 많이 실시하라. 이로써 스트롱 커브스 프로그램과 일치하도록 도울 것이다.

수많은 여성이 훈련했을 때, 대부분의 여성이 이 프로그램 계획에 적합할 것이라고 생각하진 않았다. 경험상 대부분의 여성은 상체 운동을 즐겨 했으며, 제대로 된 자세와 행동 범위로 턱걸이나 보디웨이트 푸시업을 완전히 해내면 여성들이 크게 성취감을 느꼈다.

하지만 이 사항이야말로 대부분의 여성에게 최적의 수단이라고 생각한다. 내 스튜디오에서, 여성고객에게 여러 아름다운 여성의 신체 사진 중 하나의 이상적인 몸매를 스스로 고르라고 요구한다. 대부분의 여성은《GQ》2007년 7월호에 수록된 제시카 비엘(Jessica Biel) 사진을 가리킨다(그들을 비난할 마음이 없다. 이 사진 속 모델은 너무 아름답다). 고객들은 "내가 그녀처럼 가능합니까? 정말로 내가 원하던 몸매에요."

여성의 지방이 빠질 때, 상체와 복부에 근육이 생기고 몸매가 탄력 있게 된다. 실제로 여성의 팔은 매우 작고, 신체 지방이 낮을 때에도 인상적일 수 있다. 그러므로 멋진 상체의 비밀은 식단과 훈련을 통해 지방을 빼는 것이라고 볼 수 있다. 또한 신체의 지방을 감소시키는 훈련 중 제일 좋은 방법을 단지 강도를 높여서 실시하면 된다.

반복 숫자를 높여서 바벨 힙 쓰러스트, 헤비 바벨 스쿼트, 데드리프트, 덤벨을 동반한 워킹 런지, 턱 아래에 덤벨을 대고 하는 백 익스텐션를 실시한다면, 이러한 운동들이 신진대사적으로 얼마나 어려운 일인지 그리고 심장박동을 얼마나 높이는지를 알게 될 것이다. 그러므로 둔근 운동은 완벽한 엉덩이를 만드는 비법일 뿐만 아니라, 상체와 코어를 아름답게 보이게 만들 것이다. 고중량을 다루는 훈련을 한다면, 신진대사가 어떠한 운동보다도 높아질 것이다.

물론, 모든 고객들이 제시카 비엘처럼 보이길 원하진 않을 것이다. 그러나 스트롱 커브스 프로그램을 따라 제시카 비엘의 2007년 사진에 가까워질수록, 아름다운 엉덩이 만들기 프로그램이 가장 효과적이게 될 것이다. 나는 제시카가 다리, 엉덩이, 등, 팔 및 어깨를 포함한 매우 멋진 몸을 가지고 있다고 생각한다. 이상적인 몸무게에 다다르는 동안 이 프로그램 내에 있는 둔근 훈련을 통해 근력을 높인다면, 전체 몸 모양이 멋지게 바뀔 것이다. 엉덩이가 더 아름답게 변할 것이고, 다리도 곧아질 것이며, 상체의 지방이 빠지고, 코어가 훨씬 개선될 것이다. 그럼에도, 대부분의 여성은 의

심할 필요 없이 상체와 코어 운동을 실시하고 싶어하며, 이는 좋은 현상이다.

'식스팩' 광풍을 멈춰라

복부 훈련은 우리의 운동 목록에서 제외해야 한다. 그리고 절대로 매주 여러 차례 체육관에서 실시하는 30분간의 복부 훈련에 참여할 필요도 없다. 복부에 지방이 없는 채로 복근에 힘이 들어가게 된 것처럼 복부를 훈련하고 싶더라도, 이러한 수업이 전혀 개선 효과가 없을 것이다. 근력 훈련이 근육을 개선시킬 뿐만 아니라 근육이 얼마나 성장하는 지에도 영향을 미친다는 점을 기억하라. 복부 근육을 더 훈련할수록, 근육은 더 커질 것이다.

이러한 운동이 복부 근육을 키운다면 허리 사이즈가 커질 뿐이지 지방을 타게 할 수는 없다. 섭취하는 것보다 칼로리를 더 불태우고, 칼로리 섭취가 줄어들 때, 비로소 복부 지방은 줄어든다. 신체는 근육 훈련을 시작할 때 일부 신체 부위에서 자동적으로 지방 연소 메커니즘을 야기하지 않는다. 지방 연소는 전반적인 신진대사 과정의 일부이며, 여성들의 경우, 하향식으로 시작하게 된다. 그래서 복부는 지방 연소를 위한 첫 번째 신체 부위가 될 것이다. 하지만 과하게 복부 운동을 실시한다고 해결될 문제가 아니다. '신체의 특정 부분 지방 감소'라는 거짓된 사실을 이 책에서 밝혀낼 것이다. 특정 신체 부위만 훈련할 수는 없다. 단지, 특정 부위 내 지방 연소를 가속화할 뿐이다.

스트롱 커브스에는 각 훈련별로 코어 운동이 포함됐다. 따라서 모든 훈련 마무리에서 코어 운동을 찾을 수 있을 것이다. 2번의 코어 운동을 실시할 것이며, 각각은 코어의 다른 신체 부위에 초점이 맞춰졌다. 이는 모두 멋지고, 굴곡진 허리를 만들기 위해 필요한 것이다. 이 이상의 운동을 하게 되면, 사이즈를 줄이는 게 아니라 늘리는 꼴이 될 것이다. 또한 코어는 고중량을 다루는 복합 움직임 운동을 통해 자극될 것이다. 그러므로 모든 복부 훈련을 무한정으로 과하게 할 필요는 없다. 정말로 복직근과 복사근 근육을 커지게 하고 싶가? 생각해보자.

켈리의 퀵 팁: 나는 매우 짧은 허리를 가지고 있다. 그래서 오랫동안 매일 복부 운동을 했다. 중고등학교 때, 1주일에 5일 동안 200~300개의 크런치를 실시했다. 오랜 시간에 걸쳐서, 나는 이것을 실제로 코베트 X-fram을 통해 그게 아니라는 것을 알아냈다. 그래서 1주일에 2회 이하로 복부 운동을 줄였다. 그러자 복부가 크게 달라졌다.

복부를 과하게 운동하는 것은 상체 길이와 관계없이 상자 모양의 남성 같은 몸을 만들 것이다. 첫 12주 프로그램 동안 제대로 기반을 닦아놓았다면, 복합 및 보디웨이트 운동을 통해 코어가 강하게 성장할 것이다. 코어 근력을 개선시킬 수 있는 다른 운동을 통해, 직접 복부 운동을 보완하자. 예컨대 밴드 힙 로테이션은 복사근을 훈련시키지만, 적절하게 하는 방법을 배운다면, 둔근도 매우 단련할 수 있다.

운동하는 기쁨을 알아가자.

나의 첫 번째 정기 여성 고객은 특정 운동할 때 몹시 당황해 했다. 추궁하면서, 그녀에게 좀 더 타이트하게 운동해야 한다고 조언했다. 어느 날 그녀는 용기를 가지고 운동하는 동안 오르가즘을 느껴서 당황한 거라고 고백했다. 그 당시에 그런 말을 들어본 적이 없었지만, 이해하고자 노력했다. 불쾌하고 부적절하다고 느꼈기 때문에, 그녀는 그러길 원치 않는다고 밝혔다.

최근 연구팀에 따르면, 여성 중 15%가 운동 중 오르가즘을 경험했다고 한다. 물론 그 숫자는 과대평가했다고 생각한다. 과학적 연구 명칭은 EIO(exercise-induced orgasm)이다. 하지만 피트니스 업계에서는 이를 두고, '코어가즘'이라고 부르고 있다. 이는 새로운 현상이 아니다. 실제로 성 연구가인 Albert Kinsley는 처음으로 이 현상을 1953년에 보고했다. 당시 연구에서 코어가즘의 약 51%는 하복부에서 발생했다. 예를 들어 리버스 크런치 또는 기타 복부 운동 동안 다리를 들 때 캡틴 체어(Captain Chair)를 사용하면 발생한다고 보고됐다. 또한 주로 15회 이상 반복하면 발생한다고 알려졌다.

이런 현상을 경험한 여성들은 운동 동안 성적인 생각을 하지 않는다고 밝혔다. 그리고 그들은 그것을 의식하고, 자주 당황서러워 했다. 하지만 앞으로는 운동 동안 이 감각을 겪더라도, 당황하지 말라. 이런 감정이 들기 전에 운동을 멈춰라. 집에서 '문제가 되는' 운동을 덜 할 수도 있다. 또한 다른 사람들은 눈치를 채지 못하기 때문에, 간단한 롤(roll) 운동을 실시해도 좋다.

운동 비법을 만들어보자

피트니스 업계에서, 도가 튼 많은 마케팅 전문가들을 만날 것이다. 이 중에 엄청난 비용을 감수하고서라도, '운동 비법'을 배울 만한 트레이너들이 있다. 둔근 운동을 고려한 더 나은 엉덩이를 위한 정보가 있을 것이다. 트레이너로 변장한 홍보 전문가들은 엉덩이를 힙업하게 만들어준다는 수많은 기적 같은 경험을 알려줄 것이다.

하지만 이러한 트레이너들은 둔근 비대 현상에 대한 정보가 없다. 또한 반론을 입증할 만한 증거도 없다. 이 업계에서 일을 하는 동안 이에 대해 들어본 적이 있다. 필라테스와 요가는 '길고 가는 근육을 만들어냈다.' 감사하게도 그렇진 않다. 근육을 크게 늘릴 수 있다면, 결국엔 관절을 안정화시킬 수 없을 것이다. 게다가 많은 형태의 운동은 점진적인 과부화를 허용하지 못했다. 심폐 능력을 위한 킥복싱과 스핀을 통해 둔근을 훈련할 수 있지만, 지구력 훈련 운동선수는 파워 출력을 우선시하는 선수가 지닌 둔근을 지니지 않는다. 따라서 이는 둔근 훈련에 이상적이지 못하다. 스프린팅 및 플라이오메트릭은 둔근에 적합한 운동 형태이다. 하지만 둔근을 최대로 활성시키진 않는다. 또한 비대를 위한 2개의 주요 메커니즘을 이용하지 말라. 케틀벨은 효과적인 둔근 운동을 제공하지만, 바벨은 둔근을 활성화시킨다는 점에서 케틀벨 운동보다 낫다. 목록에 따라 진행하라.

보디빌더는 근육 단련 전문가이자 지방을 낮게 유지하는 데 숙달한 사람이다. 무슨 운동을 하든 간에, 핵심을 꿰뚫을 수 있다. 모든 형태의 운동을 통해 앉은 사람의 둔근를 개선시킬 수 있고, 안 하는 것보다 나을 수 있지만, 평범하고 간단한 저항 운동보다 낫지 않다. 다양한 반복 범위를 통해 동심/원심 운동을 완전히 한 뒤에 보디웨이트, 덤벨, 바벨, 밴드, 케틀벨 운동을 실시하여 앞서 설명한 3개의 주요 비대 메커니즘(신진대사, 스트레스 및 물리적 긴장 상태)을 완전히 숙달하게 만든다.

그래서 완벽한 폼을 통해 둔근을 활성화시키면서 최고의 둔근 운동을 실시하여 근력을 높이도록 집중하자. 이렇게 하면 엉덩이 운동에 실패할 수가 없다.

둔근에 대한 재미있는 사실

간단한 보디웨이트 스쿼트는 일반적으로 사지의 MVC 중 60%와 여성의 둔근 MVC 중 10%를 활성화시킨다. 그 결과, 대부분의 여성은 대퇴부만 스쿼트하려고 한다.

지방 손실을 고려해본다면, 신체는 훈련 정도에 따라 일정한 결과를 만들어낼 수 있다. 대부분의 초심자가 운동 중에 5~10칼로리를 1분마다 소모할 수 있다는 점을 이해하는 게 중요하다. 일류 운동가들은 1분마다 15칼로리를 소모할 수 있으며, 심지어 더 빠른 시간 내에 20칼로리를 1분마다 태울 수 있다. 그러나 이러한 경우 운동 지속 시간이 중요하지 않다. 그래서 중간 수준의 운동가들은 일반적으로 1시간 운동하는 동안 600칼로리를 소모할 수 있다. 이는 인상적인 수치가 아니다. 그러므로 식단 관리를 통해 이를 보완할 수 있다.

고강도 인터벌 훈련을 통해 신체가 운동 후에도 지방을 연소시키도록 만드는 '애프터 번(after burn)' 효과를 만들어내보자(물론 웨이트 트레이닝을 통해서도 가능하다). 실제로 고중량의 강도로 하는 저항 훈련은 칼로리 소모라는 관점에서 인터벌 스프린팅(interval sprinting)보다 효율이 더 높다. 경험에 따르면, 많은 양의 심폐 운동을 매일 많이 실시하는 것보다 일일 칼로리를 제거하는 것이 낫다(실제로 런닝머신 위에서 하루 종일 있지 않아도 이점이 많다). 이렇게 일일 칼로리를 제거하는 것은 시간을 자유롭게 해주며, 근육에 회복 시간과 근력 성장 기회를 제공해준다. 더 나은 회복력과 강해진 근력은 매주 훈련 시 높아질 것이다. 저항 훈련은 최적의 신체 개선 효과를 위한 수단이 될 것이다.

셀룰라이트에 대한 사실

셀룰라이트는 사춘기가 지난 여성의 98%가 겪는 현상으로, 엉덩이와 허벅지에 주로 발견되고, BMI와 관계없이 모든 사람에게 영향을 미칠 수 있다. 이는 피부 내 움푹 들어간 곳에서 발견되는 구조적 장애이며, 섬유성결합조직 내 피하 지방의 헤르니아 형성에 의해 야기됐다. 현재 셀룰라이트 현상의 발생과 빈도에 대한 확실한 설명은 불가능하다.

특히, 남성보다 여성에게서 셀룰라이트의 유전적 요소가 많다. 서양 여성이 동양 여성보다 셀룰라이트가 많으며, 과하게 탄수화물이 많은 식단은 과인슐린혈증을 유발할 수 있으며, 지방 합성 현상을 야기할 수 있다. 앉아서 생활하는 생활 습관은 혈류를 막으므로 셀룰라이트가 발생하는 부위가 바뀔 수 있다. 임신은 종종 프로락틴 및 인슐린 분비를 증가시키므로 셀룰라이트를 악화시킨다. 이는 지방 합성과 체액저류를 야기한다.

여성의 98%가 셀룰라이트를 가졌기 때문에, 셀룰라이

트를 가졌더라도 이상하다고 생각할 필요는 없다. 스트롱 커브스 프로그램은 지방 세포를 줄이는 것을 돕고, 섹시한 몸을 만들 것이다. 따라서 멋진 엉덩이와 탄성을 자아내는 허벅지를 만들면, 셀룰라이트를 볼 수 없을 것이다. 적절한 운동, 영양소, 생활 습관 선택을 통해서 무엇을 얻을 수 있는가? 셀룰라이트가 남을 거라는 걱정은 하지 말라.

둔근 라이프를 살아가기 전에 주목해야 할 점

식단 조절과 운동을 하기 전에 언제나 고려해야 할 2가지가 있다.

1. 완벽한 몸매를 만들 시간이 필요하다.
2. 몸매 관리는 영원히 해야 하는 것이다.

즉각적으로 큰 결과를 가져다주는 식단은 많이 봐왔다. 하지만 이러한 식단들은 장기적으로 건강하게 유지하진 못했다. 많은 체육인이 시합 때문에 극단적인 식단에 돌입하곤 한다. 이러한 방식이 주류로 흘러들어서, 일반 여성들의 머릿속에 자리잡게 된 것이다. 확실히, 권투선수들이 무게 제한을 통과하기 위해 하룻밤 사이에 13파운드를 빼고, 보디빌더들이 무대에서 가능한 한 멋지게 보이기 위해 이틀 동안 물을 안 마시기도 한다. 하지만 이러한 방식이 정말 도움이 될까? 일반적으로는 그렇지 않다. 거기에다가 주의 깊게 감독하지 않는다면 신체에 심각한 무리가 발생할 수 있다. 이러한 방식은 지속적인 해결책을 제공하지도 못한다.

만약 건강과 신체 모양을 장기적으로 개선시키고 싶다면, 극단적인 조치를 피해라. '빠른 결과'를 얻고 싶다면, 이 책을 덮고, 매장에 환불하자. 스트롱 커브스 프로그램을 실시한다면, 결과를 보는 데 시간이 걸릴 것이다.

물론, 이 프로그램의 첫 주 동안엔 결과가 엄청 클 것이다. 하지만 대부분의 인기 있는 식단은 좋은 결과를 내지 못한다. 실제로 빠르게 최종 결과에 도달하고, 높은 근력과 마른 근육을 얻으려고 시도해도 이는 불가능하다. 따라서 다음 해에도 다시 결심하는 자신을 발견할 것이다. 훈련하지 않은 고객들에게서 날라오기도 하는 여러 간절한 편지들에 따르면, 이 프로그램을 2, 4, 6년이 지나서도 실시한다고 말한다. 독자들은 여전히 좋은 결과를 얻었고, 개인 기록을 새롭게 달성하고, 또래들보다 더 어려 보이게 됐다고 밝혔다.

나의 목표는 특히 둔근의 근력이 더 높아지게 만드는 것이다. 또한 올바른 영양소를 가지고 적절한 식단을 제공하고, 신체 구성을 개선하며, 근육을 적절하게 사용하는 방법을 배우길 원한다. 모든 목표는 즉시 한 번에 시작하라. 나머지 2개가 이뤄지지 않는다면, 하나도 성취를 얻을 수 없을 것이다. 만약 적절한 자세로 리프팅하거나 제대로 식사하지 않는다면, 신체가 바뀌지 않을 수 있다.

체중을 재는 것에 대하여

나는 체중 측정이야말로 속일 수 없는 일이라고 생각하기 때문에 고객들에게 권하는 사람이다. 고객들은 매주 체중계에 올라서, 솔직하게 숫자를 털어놔야 했다. 그러나 체중을 재는 일은 자율 재량에 맡겼다. 날짜별, 수분 상태, 최근 소비한 이산화탄소의 양, 월경 주기를 포함한 여러 요소들 때문에 몸무게는 바뀐다. 또 만약 (지방과 근육을 포함한) 조직을 얻거나 잃는다면, 변동될 수 있다.

가정에서는 한 주간의 몸무게를 재는 것이 목표를 점검하게 만들어준다. 만약 체중을 재고, 얼마나 옷이 잘 맞는지만 생각한다면, 실패할 수 있다. 예컨대, 청바지를 입을 때 허벅지가 너무 타이트하다면, 좋은 결과를 얻을 순 없다. 쓰레기통에 책을 버리지만 말라. 둔근과 허벅지에 근육이 늘어날 것이기 때문에 청바지는 타이트해질 것이다. 하지만 이 과정에서 몇 파운드만큼이라도 체중이 감량될 것이다. 체중계는 "자, 3파운드를 감량했어! 잘했어!"라고 말할 것이다. 그러니, 체중계의 힘을 무시하지 말라.

만약 체중계를 피하려 한다면, 칼로리를 계산하는 것이 훨씬 힘들어진다. 칼로리가 몸무게와 목표와 관련됐다는 점을 기억하라. 예를 들어서, 제시카 비엘은 키가 5.8피트이고, 몸무게가 약 115파운드이다. 만약 궁극적인 목표가 제시카처럼 몸매를 만들고 싶은 것이라면, 어떻게 몸무게가 제시카의 몸무게와 비슷한지를 알 필요가 있다. 이 점에 있어서 이상적인 신체를 얻기 위해서라면 체중 감량은 목표가 될 수 있다. 한 번 이상적인 몸무게에 도달한다면 궁극적인 목표는 신체 구성을 바꾸면서(지방을 줄이고 근육을 늘림) 식이 유지가 될 수 있다. 만약 신체 몸무게를 모른다면, 유지가 어떤 의미인지 어떻게 알 수 있을까? 주의하면서 체중계를 사용하라. 그렇다고 매일 먹을 때마다 체중을 과하게 잴 필요는 없다. 단지, 매주 끝날 때마다 시작될 때 체중을 재면 된다. 게다가, 이 프로그램 직후에는 체중이 늘 수 있지만, 정확히 프로그램을 수행했다면 지방이 없는 체중 증가일 것이다.

신체 구성에 대해서 알아보자. 이상적인 체중에 도달하는 데 걸리는 시간은 목표와 얼마나 떨어져 있는지가 중요하다. 하지만 5 대 5의 싸움일 것이다. 목표에 도달하는 데 성공한 50%는 근력 운동의 재미를 느낄 것이다. 즐거운 신체 운동으로 바꾸고, 성공하는 것은 어렵다. 그래서 많은 사람들은 최종 목표를 달성할 배짱도, 결심도 없다. 그 결과, 성공한 사람들은 인상적이고, 존경을 받는 것이다.

중점은 유지하는 것이다. 지방보다 근육이 20% 이하의 부피를 차지한다는 것은 당연한 것이다. 그래서 같은 몸무게를 유지하더라도 근육이 많다면 크기가 줄어들 것이다. 스튜디오에 방문하는 모든 고객들에게 이런 기적이 일어날 수 있도록 도와주고 있다. 여성 고객들이 체중은 그대로인데 기존의 옷이 더 이상 맞지 않기 때문에 쇼핑할 때 자신감을 얻고 있다.

체중이 모든 것을 말해주는 것은 아니다. 최소 한 달마다 변화되는 것을 알아보기 위해, 허리, 엉덩이, 허벅지의 치수를 재자. 몸무게 변화가 없을지라도, 치수는 크게 변화할 수 있다.

끝으로, 다양한 피드백을 통해, 어떻게 진행되는지 알 수 있다. 신체 몸무게, 치수, 옷 사이즈, 거울 속에 비춰지는 모습, 근력, 그로 인해 느끼는 감정에 주의를 기울여보자.

Chapter 8

최고의 운동 추적자 되기

훈련일지는 체육관에서 가끔씩 눈에 띄는 사람들과는 달리 능숙한 리프터가 되는 한 가지 방법이다. 당신의 운동을 따라가 보는 것은(추적해 가보는 것은) 이 프로그램을 통해 적절한 발전을 만들어갈 수 있다는 걸 보장한다. 이것은 또한 지속적으로 자극을 받고 더 큰 목표를 향해 노력하도록 해줄 것이다. 스트롱 커브스 프로그램은 4주 동안의 과정이 지났을 때 운동에 있어서 무게나 반복운동의 횟수를 증가시키는 점진적인 과부하의 원칙에 초점을 맞추고 있다. 당신은 정말 좋은 기억력을 가지고 있겠지만 지난 운동에서 기억하는 무언가를 그냥 지나치기보다는 모든 것들을 적어보는 것이 더 낫다고 생각한다.

이 책에서 제공하는 매 12주 프로그램의 끝에 빈 운동 양식을 발견할 텐데 이것은 운동하는 기간 동안의 정보들을 기록할 수 있도록 해줄 것이다. 이것들을 복사해서 체육관에 가져가서 기록하거나 또는 운동한 것을 노트에 적어도 된다. 멋들어진 운동일지에 많은 돈을 낭비할 필요는 없고 단순한 노트면 충분하다. 식단과 운동량을 함께 기록한다면 더욱 성공적일 것이다. 그러니 노트를 마련해라.

운동일지에 날짜와 최근 몸무게(매일 같은 저울을 사용하라)를 기록해라. 날짜 아래에 당신이 한 운동의 이름과 반복운동을 한 횟수와 강도(무게)를 써라. 만약 이 페이지를 복사하기로 선택했다면 이것이 운동의 시작이다.

당신이 새로운 운동에 있어 한 주를 시작할 때 특정 운동에 대해서는 이전 기록을 확실히 돌아봐라. 만약 지난 운동에서 16회의 보디웨이트 백 익스텐션을 했다면 다음엔 18회를 목표로 세워라. 매주 강도가 올라갈 수는 없겠지만 특정 운동은 좀 더 무거운 것을 사용하거나 반복운동의 횟수를 늘림으로써 지속적인 이득을 얻을 수 있다. 운동을 할 때 너무 무겁거나 너무 가볍게 했는지 또는 다음 운동을 위한 기술 같은 기억나는 것들을 적도록 권장한다.

입문자 워크아웃 A: 5~8주 훈련 기록

날짜: 2011. 11. 15 중량: 135

운동	1세트	2세트	3세트
A1: 보디웨이트 힙 쓰러스트 3세트, 10~20회	중량 보디웨이트 반복수 13	중량 보디웨이트 반복수 12	중량 보디웨이트 반복수 10
A2: 시티드 로우 3세트, 8~12회	중량 40lbs 반복수 10	중량 40lbs 반복수 9	중량 40lbs 반복수 8
B1: 가블릿 스쿼트 3세트, 10~20회	중량 20lbs too light 반복수 20	중량 25lbs 반복수 18	중량 25lbs 반복수 16
B2: 바벨 벤치프레스 3세트, 8~12회	중량 Bar(45lbs) 반복수 8	중량 Bar(45lbs) 반복수 8	중량 Bar(45lbs) 반복수 8
바벨 루마니안 데드리프트 3세트, 10~20회	중량 70lbs 반복수 15	중량 70lbs 반복수 15	중량 70lbs back rounded 반복수 15
옆으로 누워 회전 1세트, 15~30회(좌우 각각)	왼쪽 반복수 20 오른쪽 반복수 20		
RKC 플랭크 1세트, 20~60초간	시간(초) 35		
사이드 플랭크 1세트, 20~60초간(좌우 각각)	시간(초) 좌측 30 시간(초) 우측 30		
Note:	이번 주 많이 강해졌다고 느꼈다.	운동 3시간 전에 먹었다.	데드리프트 자세를 연습할 필요가 있다.

개인별 강도(힘) 목표 세우기

힘은 신체 형태(somatotype), 신체 부분들의 비율(anthropometry), 힘줄이 붙은 위치, 근섬유 형태 구성 같은 타고나거나 유전적인 요소에 의해 매우 강하게 결정된다. 다른 사람들보다 더 좋을 수도 있지만 다른 사람들이 하는 것을 보고 위축될 수도 있다.

다른 사람들이 한 무언가를 보면서 영감을 받되 당신만의 강도 목표를 세울 때는 균형 잡인 시각을 유지해라. 도움 없이 턱걸이를 할 때 강도를 올릴 수 없다고 실패자로 규정짓거나 양쪽 5회의 보디웨이트 런지를 못했다고 수건을 집어던지는 그런 행동은 하지 말라. 당신은 이것들을 할 수 있는데 단지 거기에 도달하는 데 시간이 걸릴 뿐이다. 언젠가는 시작을 해야 하고 많은 파워풀한 여성들이 얼마 전에 서 있었던 바로 그 시작점에 당신이 있다.

2003~2006년 사이의 CDC 보고서는 미국의 20대 이상의 여성 64%가 25 이상의 체질량지수를 가지고 있고 이들이 과체중이나 비만으로 여겨진다는 것을 보여준다. 이 숫자는 충분한 양의 근육을 가지고 있는 사람들에겐 왜곡되어질 수 있지만 이 통계수치 안에 있는 대다수가 그렇지는 않을 거라고 결론 내렸다. 정상 체중을 가진 나머지 36%의 여성들도 이 중에 3분의 1 정도만 적절한 지속적인 운동을 하고 있다. 이것은 여성의 10분의 1 정도만 힘(strength)을 위해 당신과 경쟁을 하고 있다는 것을 의미한다. 턱걸이를 할 수 있다면 여성들 중 상체의 풀링(당기기) 강도에 있어 당신은 상위 95번째에 있다고 감히 추측한다. 다시 말해 만약 무작위 100명을 선발했다면 이 중 5명도 도움 없이 처음부터 정지 자세에서 턱걸이를 하거나 완전 가동범위로 운동을 할 수 있는 사람이 없다는 걸 의미한다. 당신은 아직 그곳에 있는 건 아니지만 그 목표를 향해 운동을 한다면 대다수의 여성들보다 훨씬 높은 레벨로 만들 수 있다는 것을 알아둬라.

어떤 여성들은 힘의 강도를 그들이 체육관에서 보는 상급자들이 하는 운동 정도에 기준을 둔다. 만약 그런 식으로 생각한다면 다음에 오는 표에서 실제 생활의 실패를 되돌아보라고 말하고 싶다. 몇 년 전에 30명 이상의 고객이 있었는데 매주 나 혼자서 그들을 트레이닝시켜야 했다. 나의 강한 여자 동료들은 이 표가(아래의 운동 강도표) 약간 '쉬운' 것이라고 생각할지도 모르겠지만 전체 여성의 지속적인 운동인구를 고려한다면 이것이 정확하다고 나는 믿는다.

이전에 언급했던 것처럼, 인체측정학은 스트렝스를 보

스트렝스 차트(여성)

운동	초급자	중급자	상급자	엘리트(최상급자)
백 스쿼트	보디웨이트×10	45×10	95~135×10	135~225×10
덤벨 워킹 런지	보디웨이트×10	20×10	30~40×10	40~60×10
푸시업	0	1~8회 반복	8~20회 반복	20~40회 반복
벤치프레스	0	45×10	65~85×10	85~135×10
덤벨 벤치프레스	20×10	20×10	25~35×10	35~50×10
인클라인 프레스	0	45×10	65~85×10	85~115×10
덤벨 인클라인 프레스	15×10	20×10	25~35×10	35~50×10
밀리터리 프레스	0	45×5	45~65×10	65~95×10
덤벨 밀리터리 프레스	10×10	15×10	20~25×10	25~35×10
데드리프트	45×10	65×10	95~185×10	185~275×10
힙 쓰러스트	보디웨이트×20	45~95×10	95~185×10	185~275×10
덤벨 45도 하이퍼	보디웨이트×20	10~20×10	20~50×10	50~100×10
친업	0	신장성 횟수 1~3회	1~8회 반복	8~15회 반복
원암 로우	20×10	25×10	30~40×10	40~60×10

여주는 데 있어서 큰 역할을 한다. 키가 크고 긴 대퇴골을 가진 여성들이 단지 바벨을 들고 프론트 스쿼트를 하거나 135파운드를 데드리프트 자세로 잘 들어 올리는 일은 흔하지 않다. 또한 대부분의 여성은 스쿼트를 하는 것보다 힙 쓰러스트를 더 할 수 있고 그들은 힙 쓰러스트할 수 있는 것보다 데드리프트를 더 할 수 있다. 다른 예로 굉장히 날씬한 상체와 가는 다리를 가진 여자는 기대는 방식과 강한 힘을 갖고 있는 것과 상관없이 절대 턱걸이를 할 수 없을 것이다. 맨몸 리버스 하이퍼익스텐션은 굉장히 어려운 운동이지만 상체와 하체의 무게 비율에 있어서 그녀를 위한 훌륭한 운동이다. 반대로 이러한 보디 타입을 가지고 있는 여성은 45도 하이퍼익스텐션 운동은 매우 쉽게 수행할 수 있다. 그리고 그것을 좀 더 도전적으로 하기 위해 덤벨을 잡고 견뎌내며 운동을 한다. 하지만 진짜 근력을 위한 다른 큰 요소는 완전한 가동범위를 가지고 운동을 하는 것인지이다. 완전한 가동범위의 힘을 측정하는 것만이 타당하다. 어떤 여자들은 부분(1/4) 스쿼트를 95파운드로 10회의 반복을 할 수 있지만 똑같은 무게를 가지고 하프 스쿼트나 딥 스쿼트는 수행할 수 없다. 같은 면에서, 어떤 여자들은 부분(1/4) 턱걸이를 3회 반복할 수 있지만 팔을 다 폈다가 흉골까지 당기는 동작의 턱걸이는 1회도 수행할 수 없다. 나는 굉장히 무거운 무게로 덤벨 밀리터리 프레스를 할 수 있다고 주장한 여자를 보았다. 하지만 이 동작을 어깨에서 시작하여 완전한 가동범위로 수행하고, 강한 척추를 가지고 허리의 아치가 생기는 것 없이 완벽히 동작을 수행하는 것은 완전히 다른 이야기이다. 전형적으로 여자들은 바벨 풀 스쿼트를 하는 능력을 헬스장에서 과시하지 않았다. 초급자라면 적절한 가동성과 안정성, 운동 조절을 확실하게 하고 무게를 들기 전 맨몸 운동으로 시작해라. 그리고 기초 점진 과정(프로그래션)을 사용해라. 적절한 유연성과 둔근의 활성화 그리고 코어를 안정화시키는 방법을 배워서 단단한 기초를 만들어라. 추가적으로 견갑골 근육들을 만들어라. 그래야 적절한 자세로 운동을 수행할 수 있을 것이다. 좀 더 무거운 무게를 들어 올리기 전에 먼저, 완벽한 자세와 완전한 범위로 동작을 수행할 수 있는지 확인하고 반복횟수와 운동 강도 그리고 운동의 다양성에 변화를 주어 점차적으로 다음 단계로 진행해라. 예를 들어 맨몸 스쿼트와 바벨 스쿼트 사이의 차이를 연결해주는 좋은 중간 단계의 운동인 가블릿 스쿼트를 수행해라. 또한 바벨 힙 쓰러스트 전에 바벨 둔근 브릿지를 하고 데드리프트 전에 렉 풀을 해라. 상체를 위한 덤벨 운동들은 맨몸과 바벨 운동의 차이를 연결해주기 위해 종종 필수적으로 사용된다. 또한 턱걸이를 보조해주는 밴드를 사용하는 것과 인버티드 로우와 푸시업 할 때 좀 더 쉽게 하기 위해 각도를 올리는 것들은 12주 스트롱 커브스 프로그램을 위한 시작점이 된다. 하지만 나는 12주를 넘어 더 점진(프로그레스)할 때 이 정보를 꼭 기억하기를 바란다.

켈리의 노트: 만약 어떤 운동에 있어서 어드밴스나 엘리트 단계에 있다면 당당하게 능력을 뽐내라. 왜냐하면 위에 언급했던 운동들을 힘들고 어렵게 반복해서 이뤘기 때문이다. 하지만 아까 언급한 표에서 엘리트 수준에 있다는 것은 매우 폭넓은 이야기이다. 만약 엘리트 수준에 있다면 좀 더 높은 운동을 목표로 세워라. 또한 이 차트가 힘을 적절하게 유지하는 데 도움이 되길 바란다. 나는 꾸준한 하체 훈련으로 인해 매우 강해져 있다. 하지만 나의 상체 운동들은 엘리트보다는 어드밴스에 속하게 한다. 단지 더 큰 효과를 얻기 위해 노력하고 있을 뿐이다.

한 것만큼 발전이 있다

만약 초급자로서 12주 동안 부티-풀 초급자 프로그램을 시작했다면 다음 12주 동안에는 상급자 프로그램인 엉덩이 여신 프로그램으로 옮겨도 좋다. 현재 근력 상태를 넘어서 도전이 되는 리프트를 찾을지도 모른다. 만약 그렇다면 나는 운동 목록(당신의 레벨보다 훨씬 더 어려운 것을 하는 사람들이 하는 운동들)에서 보충이 되는 운동을 찾으라고 말해주고 싶다. 미래 목표에 도달할 수 없다면 이것들을 계속 유지해라. 이 책은 점진 과정을 따라가는 데 도움을 주는 차트를 제공한다. 각 활동에(낮은 반복횟수에서 최고 기록, 중간 반복횟수에서의 최고 기록, 높은 반복횟수에서의 최고 기록 시) 리프트를 적는 빈칸이 제공되어 있다.

그리고 첫 번째 항목에서 1회 반복하는 동안 얼마만큼 들어 올렸는지 기록해라(두 번째 드는 것을 실패했을 때). 두 번째 항목에서는 10회 반복하는 동안 얼마나 들어 올렸는지 기록해라(11번째 실패했을 때). 마지막 항목에서는 맨몸으로 드는 것을 시도하고 얼마나 많이 반복했는지 봐라. 또한 스트롱 커브스 워크아웃에 익숙해졌다면 아주 작은 개선이라도 운동일지에 기록하는 것이 좋다. 그리고 개인기록을 측정하기 전에 약간의 준비 기간을 주는 것을 추천한다. 이러한 기록들을 얼마나 좋아졌는지 측정하는 데 사용해라. 그리고 좀 더 힘든 것을 할 수 있도록 북돋우는 연료로 사용해라. 그러면 처음 시도했던 때부터 2달 정도 지난 후에 좋아진 정도에 놀라게 될 것이다.

어떤 운동들은 프로그램에 적혀 있지 않다. 운동을 매번 꾸준히 하지 않는 이상 정확한 효과를 얻을 수 없기 때문에 이 종이를 운동 계획에 그 운동들을 적용할 때 쓸 수 있다. 예를 보면 알 수 있듯이 어떤 운동들은 적은 반복으로도 효과가 나지 않기 때문에 모든 칸이 채워지지 않아도 된다. 또한 다양한 반복횟수 범위에 따른 자신의 운동 기록을 알고 있는 것은 개인의 기록을 남기고 점진적으로 부하를 향상시키는 데 일조한다.

상급자용 차트

운동	저반복 기록 (예: 1회)	중간 반복 기록 (예: 10회)	고반복 기록 (예: 보디웨이트 최대 반복 횟수)
덤벨 스쿼트(다리를 각각 벤치에 올리고)			
가블릿 스쿼트			
바벨 프론트 스쿼트			
바벨 풀 스쿼트			
바벨 저처 스쿼트			
바벨 로우 박스 스쿼트(10인치)			
바벨 미들 박스 스쿼트(12인치)			
바벨 컨벤셔널 데드리프트			
바벨 스모 데드리프트			
바벨 아메리칸 데드리프트			
바벨 굿모닝			
바벨 힙 브릿지			
바벨 힙 쓰러스트			
덤벨 백 익스텐션			
덤벨 45도 하이퍼			
바벨 불가리안 스플리트 스쿼트			
덤벨 불가리안 스플리트 스쿼트			
바벨 워킹 런지			
덤벨 워킹 런지			
덤벨 하이 스텝 업 (30인치)			
보디웨이트 피스톨 스쿼트			
덤벨 싱글레그 루마니안 데드리프트			
보디웨이트 싱글레그 힙 쓰러스트			
보디웨이트 프리서널 싱글레그 백 익스텐션			

예시

운동	저반복 기록 (예: 1회)	중간 반복 기록 (예: 10회)	고반복 기록 (예: 보디웨이트 최대 반복 횟수)
덤벨 스쿼트(다리를 각각 벤치에 올리고)		70×10	
가블릿 스쿼트			50×20
바벨 프론트 스쿼트	135×1	95×10	65×30
바벨 풀 스쿼트	155×1	115×10	95×20
바벨 저쳐 스쿼트	155×1	115×10	
바벨 로우 박스 스쿼트 (10인치)	115×1	95×10	
바벨 미들 박스 스쿼트 (12인치)	155×1	115×10	
바벨 컨벤셔널 데드리프트	255×1	205×5	135×30
바벨 스모 데드리프트	275×1	225×5	135×40
바벨 아메리칸 데드리프트			95×25
바벨 굿모닝		95×10	65×30
바벨 힙 브릿지		225×10	135×40
바벨 힙 쓰러스트	185×5	135×20	95×40
덤벨 백 익스텐션		60×10	보디웨이트×200
덤벨 45도 하이퍼		70×10	보디웨이트×200
바벨 불가리안 스플리트 스쿼트		45×10	보디웨이트×70
덤벨 불가리안 스플리트 스쿼트		25×10	
바벨 워킹 런지		65×10	보디웨이트×100
덤벨 워킹 런지		30×15	
덤벨 하이 스텝 업(30인치)		10×8	보디웨이트×15
보디웨이트 피스톨 스쿼트	보디웨이트×3		
덤벨 싱글레그 루마니안 데드리프트		30×10	
보디웨이트 싱글레그 힙 쓰러스트			보디웨이트×25
보디웨이트 프리서널 싱글레그 백 익스텐션			보디웨이트×25

초급자용 차트

운동	최대 반복 횟수
보디웨이트 로우 박스 스쿼트(13인치)	
보디웨이트 힙 쓰러스트	
바벨 루마니안 데드리프트(45파운드 바)	
보디웨이트 로우 스텝 업 (13인치)	
보디웨이트 45도 하이퍼	
보디웨이트 워킹 런지	
보디웨이트 싱글레그 힙 브릿지	

예시

운동	최대 반복 횟수
보디웨이트 로우 박스 스쿼트(13인치)	보디웨이트×16
보디웨이트 힙 쓰러스트	보디웨이트×18
바벨 루마니안 데드리프트(45파운드 바)	45×20
보디웨이트 로우 스텝 업(13인치)	보디웨이트×12
보디웨이트 45도 하이퍼	보디웨이트×20
보디웨이트 워킹 런지	보디웨이트×10
보디웨이트 싱글레그 힙 브릿지	보디웨이트×8

Chapter 9

스트롱 커브스 준비운동

나는 준비운동이 사람 각각에게 다른 의미가 있다고 배웠다. 일반적으로 여성은 남성에 비해 훨씬 유연하기 때문에, 그들에게 준비운동을 위한 스트레칭은 필수라고 할 수는 없다(덧붙이자면 스트렝스 훈련은 스트레칭만큼이나 유연성 개선에 효과적이다). 더 나은 조건을 가진 사람들은 리프팅 전에 준비운동이 필요없을 수 있지만, 전력 질주를 해야 하거나 스포츠 활동을 할 때는 더 긴 시간의 준비운동을 필요로 할 수 있다. 고중량을 다루기 위해선 상당한 준비운동이 필요하다.

각각의 운동에 맞춰 준비운동을 설계하였기 때문에 매우 편안함을 느낄 수 있을 것이다. 근력 운동 혹은 이러한 유형의 운동이 처음이라면, 이러한 준비운동 과정을 지속하는 것을 추천한다. 당신만의 준비운동 방법이 있다면, 이 책에서 제공된 것으로 대신하여 사용하게 될 것이다. 그러나 스트롱 커브스 프로그램에서의 첫 4주간의 과정을 이용한 준비운동은 앞으로 과부하를 주게 될 근육을 적절하게 준비하여 지킬 수 있도록 도와줄 것이다. 그것은 아마도 그동안 해왔던 그 어떠한 것과도 매우 다른 방식일 것이며, 내가 원하는 마지막 요소는 스트롱 커브스를 하는 동안 고통을 참아내는 것이다.

대부분의 운동 프로그램은 이와 같은 기본적인 준비운동을 따른다. 적당한 속도로 고정된 자전거에서 10분간, 정지된 스트레칭으로 5분, 첫 번째 운동을 위한 특정한 준비운동 같은 것들 말이다. 이러한 준비운동의 가장 큰 문제는 운동하기 전 필요한 모든 것들을 다룰 수는 없다. 준비운동은 조직운동의 상승, 신경계의 준비 그리고 혈류의 공급과 같은 여러 목적을 가지고 있다.

하지만 스트롱 커브스 웜업은 이러한 기본적인 것들을 넘어서 우리의 직업과 삶의 방식을 통해 생기는 일반적인 문제들을 대변함으로써 확장된다. 하루 종일 책상에 앉아 있으면 어떤 일이 생길까? 행동의 가장 넓은 반경을 통해 관절이 움직이는 것을 방치하며, 그것들이 움직여야 될 필요가 없다고 생각하기 때문에 근육은 스스로 비활성화하기로 결정하게 된다. 그리고 몇몇 근육은 짧아진다.

스트롱 커브스 프로그램을 할 때, 역동적인 준비운동을 하기를 바란다. 그것은 신경계와 관절을 위한 준비운동 동안, 사전 요구사항들을 해결해줄 수 있기 때문이다(온도 상승과 피의 흐름의 증가). 각 워크아웃에서 최초의 운동을 시작하기 전에, 아래와 같이 10~15분 준비운동을 할 것이다.

워크아웃 A와 C를 위한 준비운동

폼롤러/메디신볼

척추기립근, 장경인대, 사두근, 햄스트링, 내전근, 둔근, 비복근, 광배근

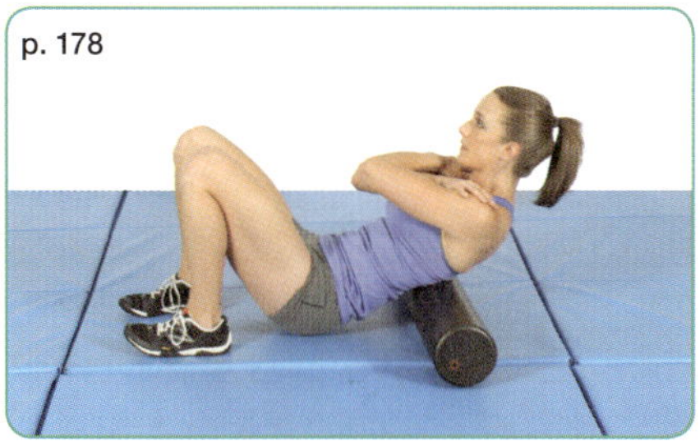
p. 178
척추기립근

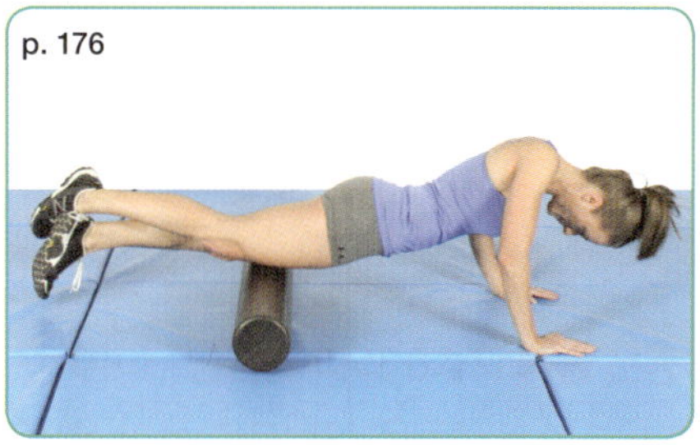
p. 176
사두근

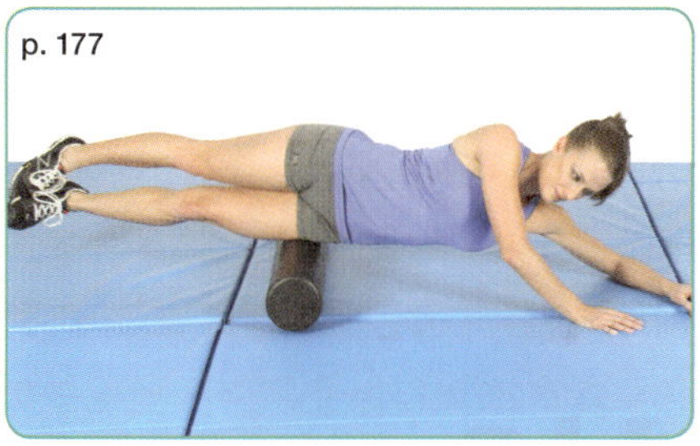
p. 177
장경인대

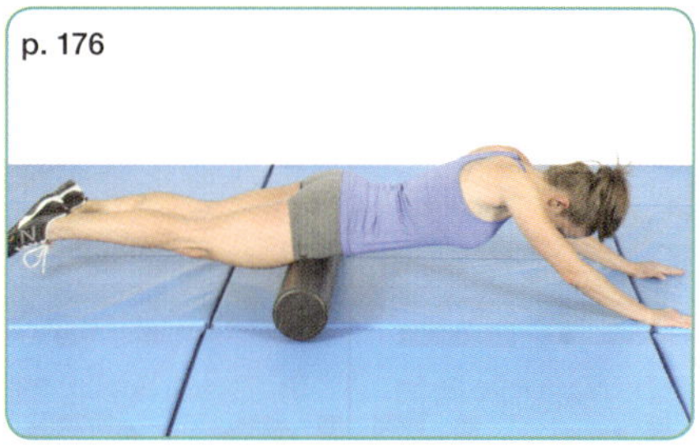
p. 176
고관절 굴곡근

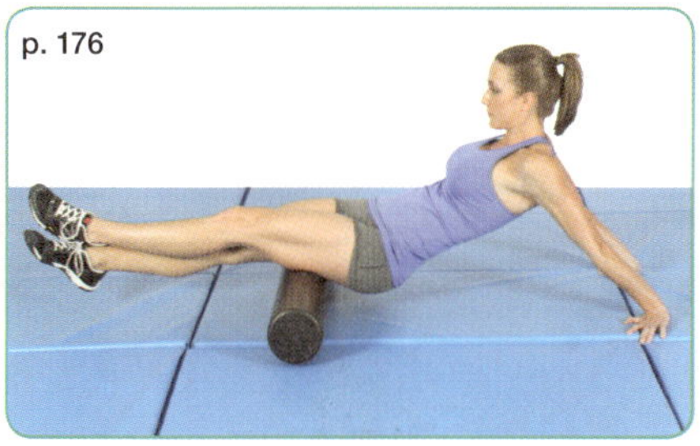
p. 176
햄스트링

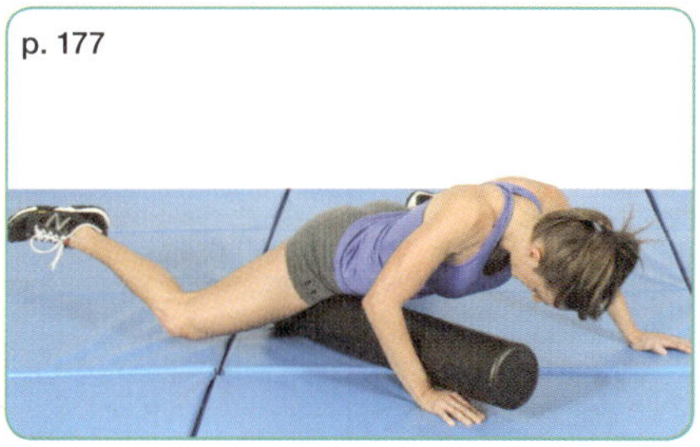
p. 177
내전근

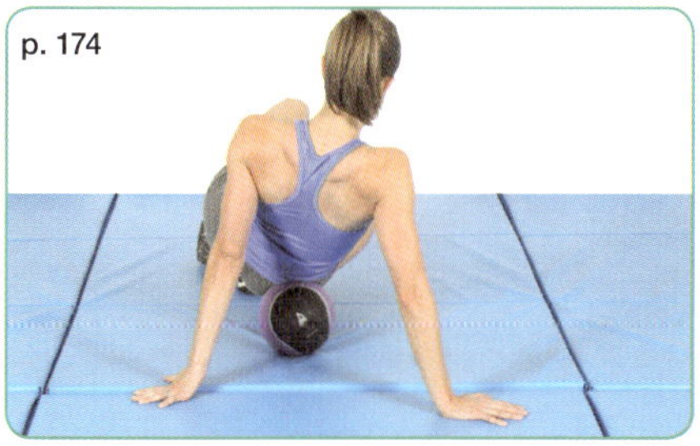
p. 174
둔근

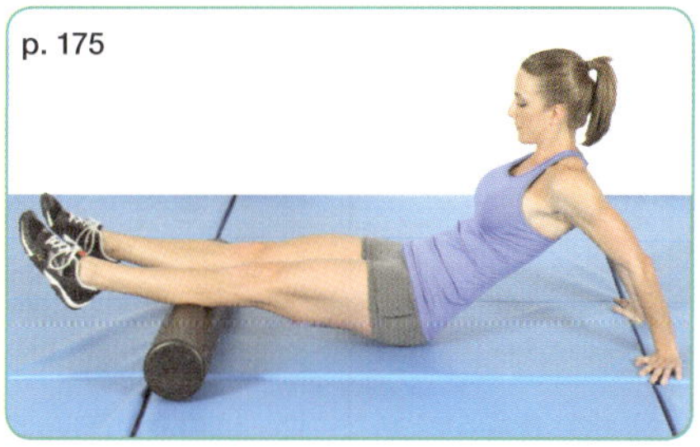
p. 175
비복근

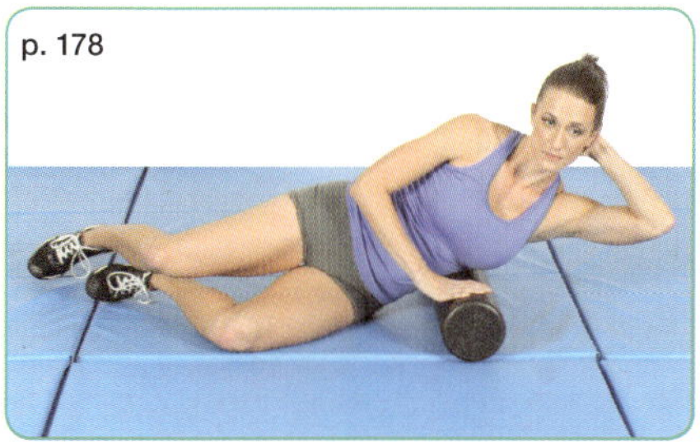
p. 178
광배근

정적 스트레치

다리 올리고 햄스트링, 요근, 내전근

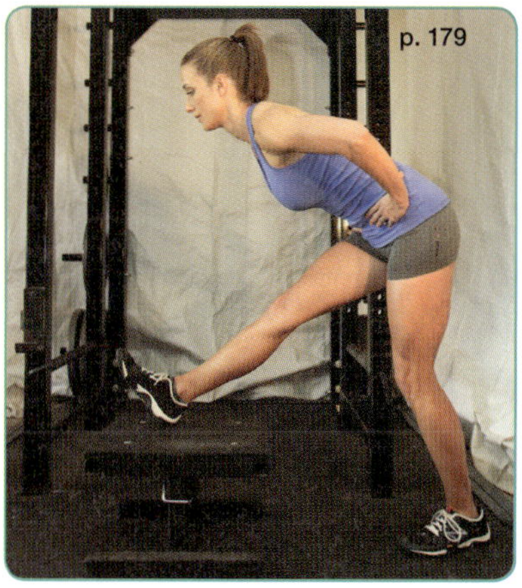
p. 179
다리 올리고 햄스트링

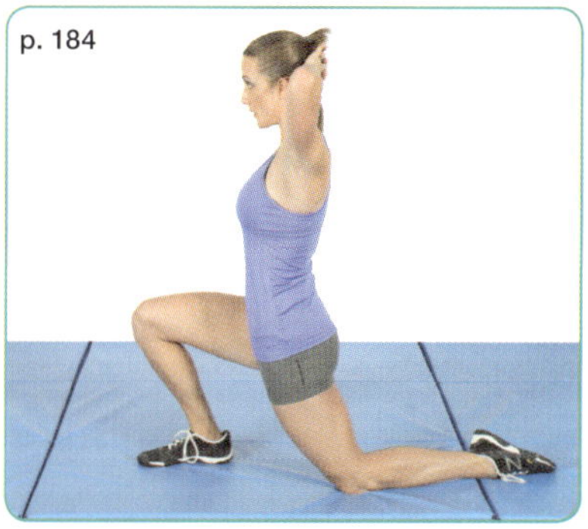
p. 184
요근

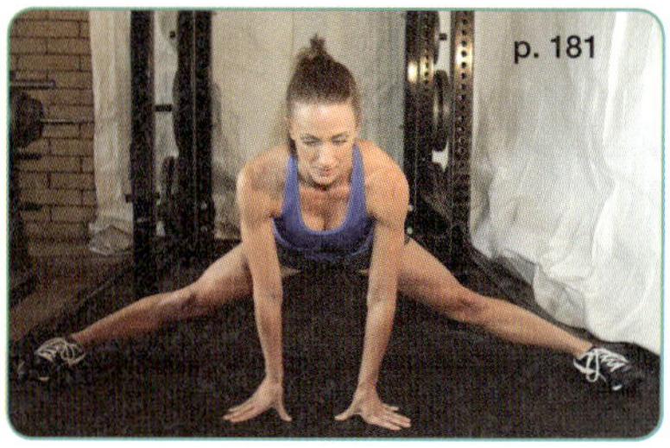
p. 181
내전근

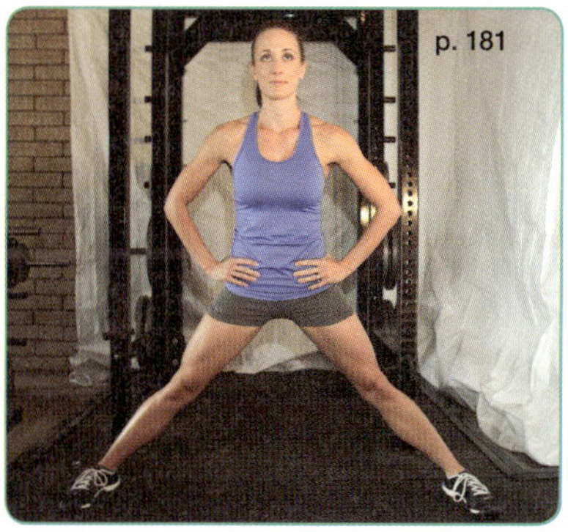
p. 181
내전근

활성화

p. 191

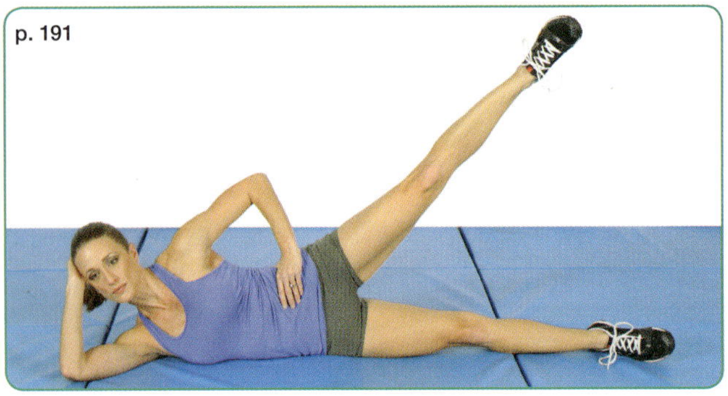

옆으로 누워 고관절 외전

p. 189

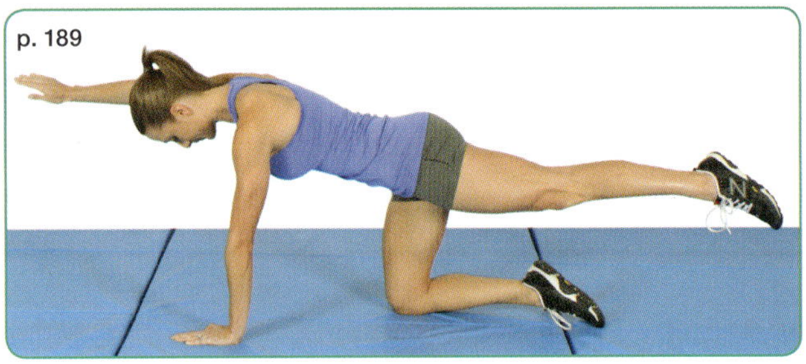

버드 도그

p. 294

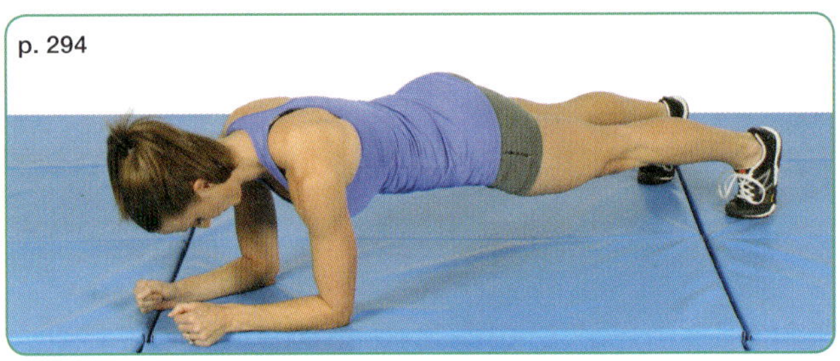

프론트 플랭크

p. 185

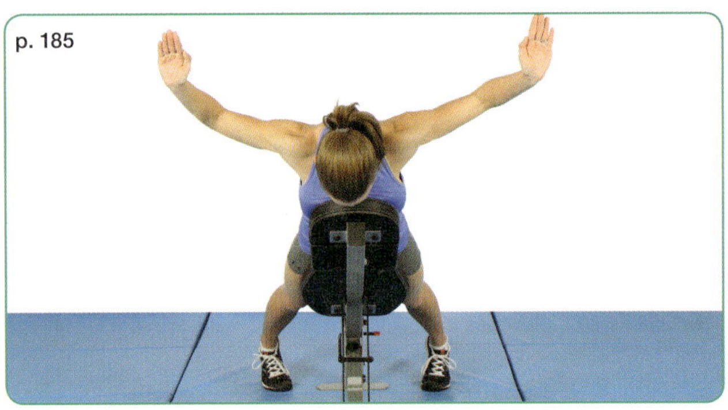

YTWL

모빌리티

p. 222

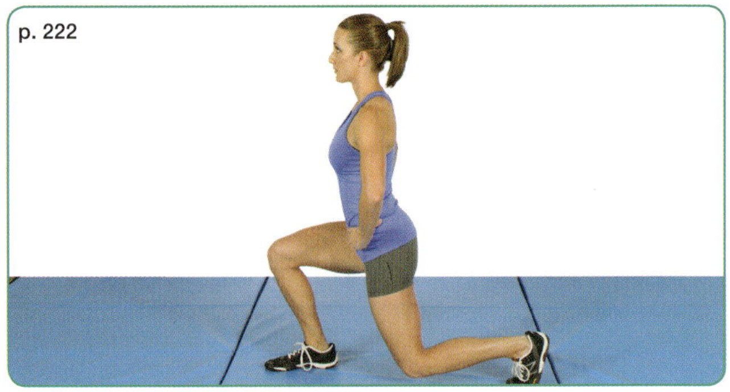

워킹 런지

p. 187

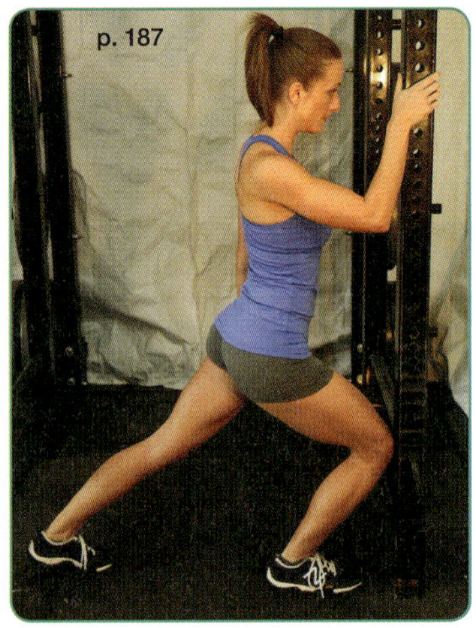

벽 발목 모빌리티

p. 186

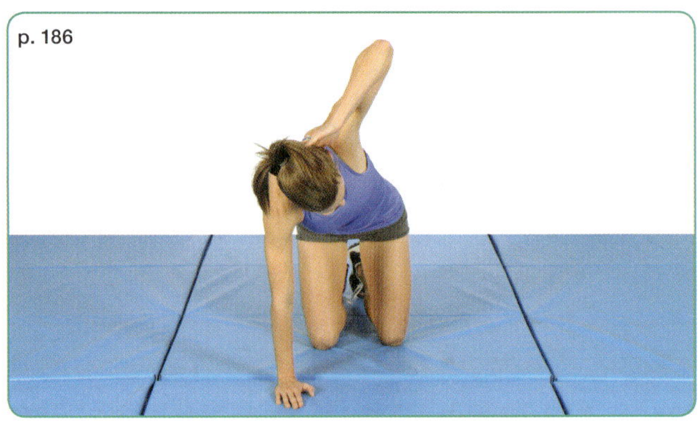

네발기기 흉추 신전/회전

p. 182

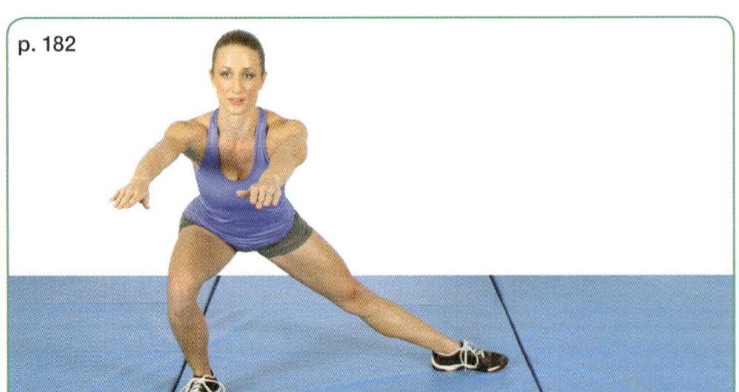

로테이션(회전) 스쿼트

워크아웃 B를 위한 준비운동

스틱 또는 트리걸 테일

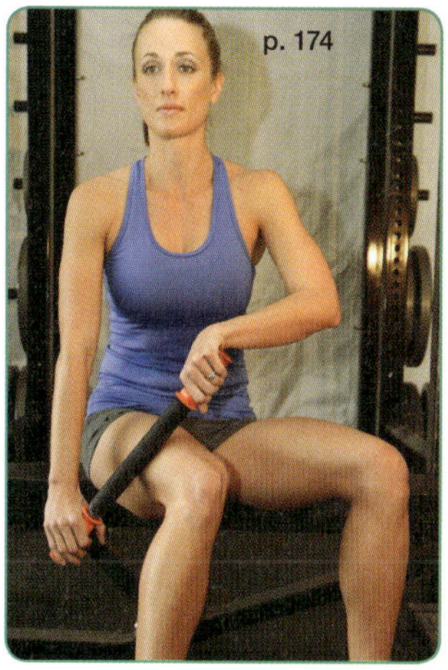
p. 174
장경인대

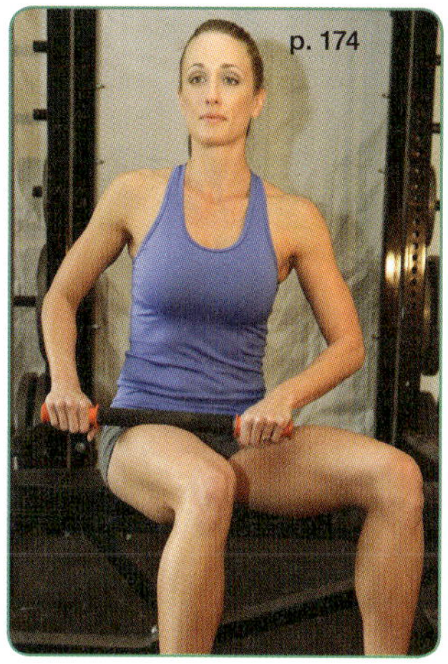
p. 174
사두근

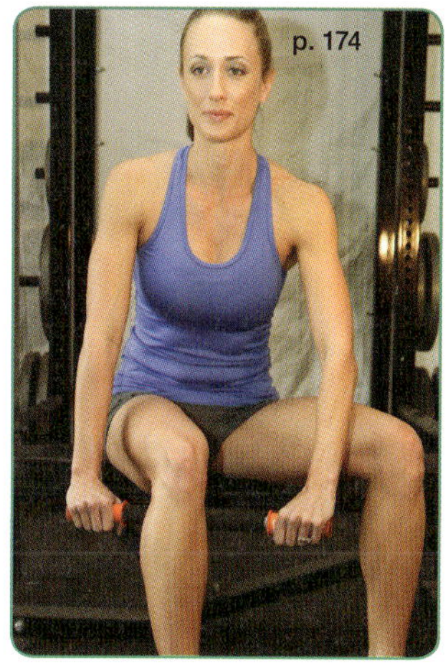
p. 174
비복근

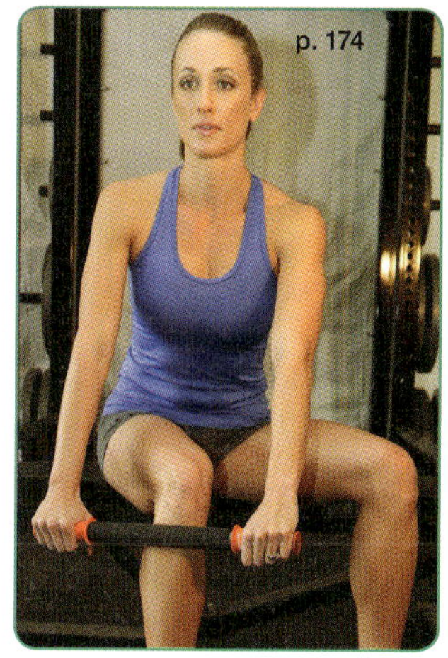
p. 174
전경골근

메디신볼과 테니스볼을 이용한 자가이완법

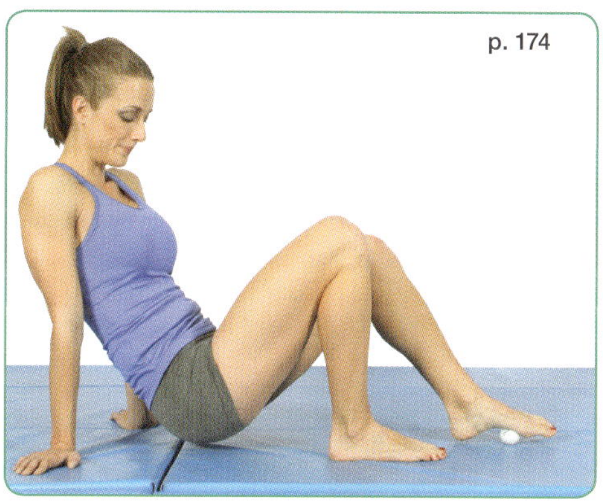
p. 174
족저근막

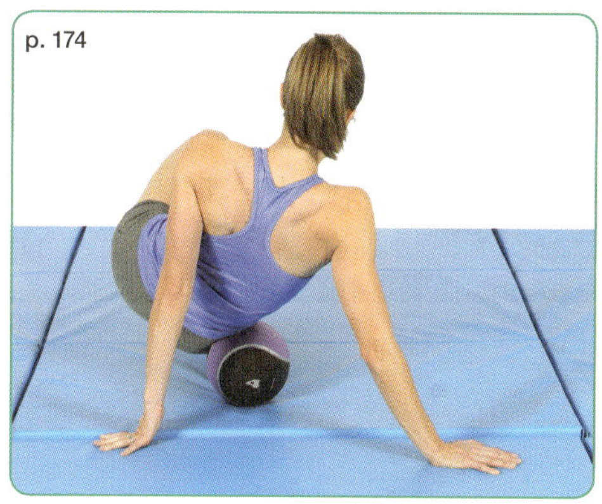
p. 174
상부 둔근

정적 스트레치

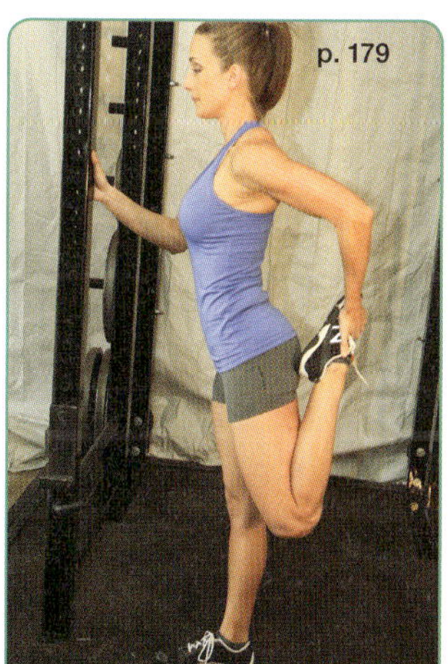
p. 179
대퇴직근

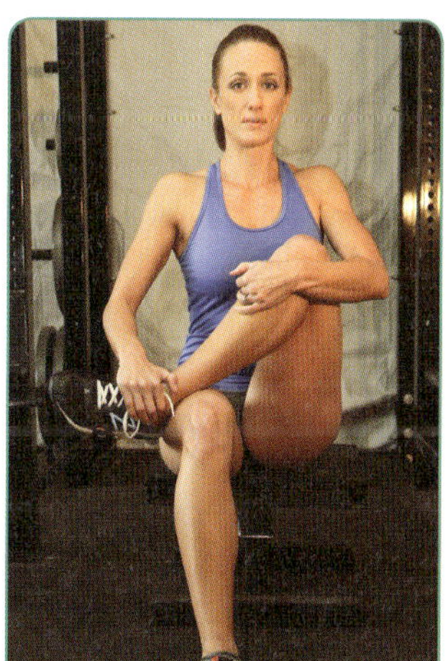
고관절 외회전근

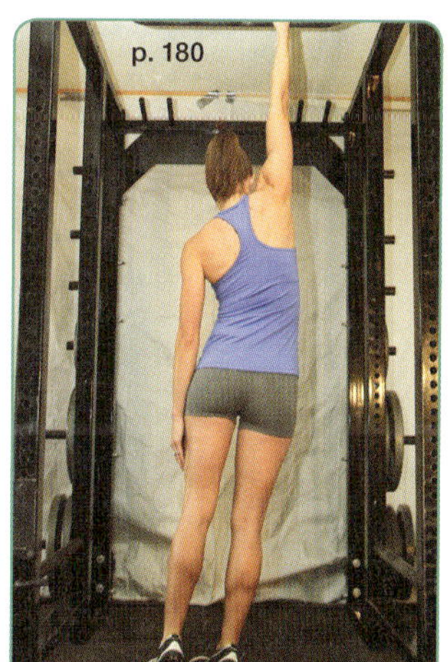
p. 180
광배근

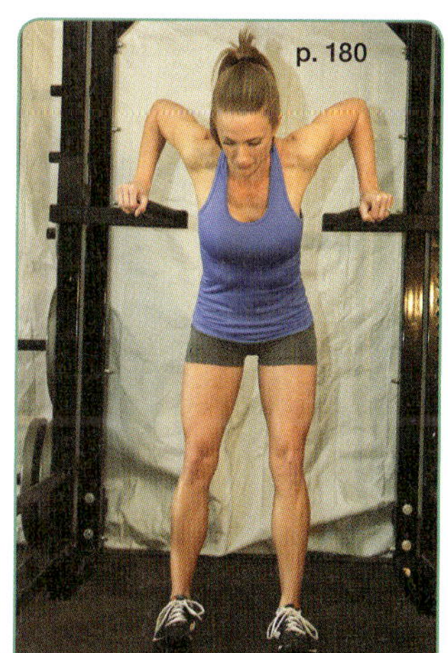
p. 180
흉근

활성화

p. 191

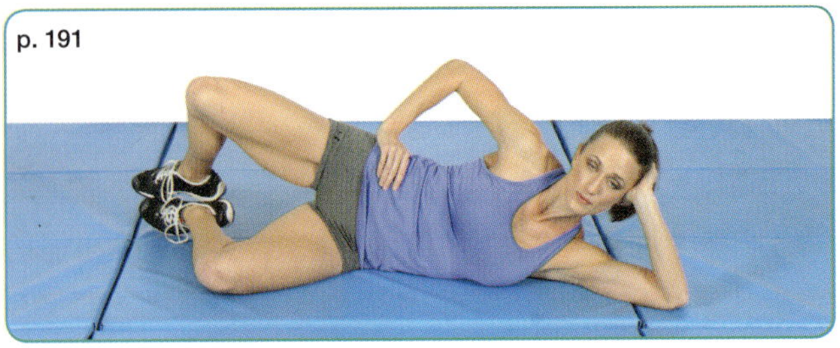

옆으로 누워 조개운동

p. 192

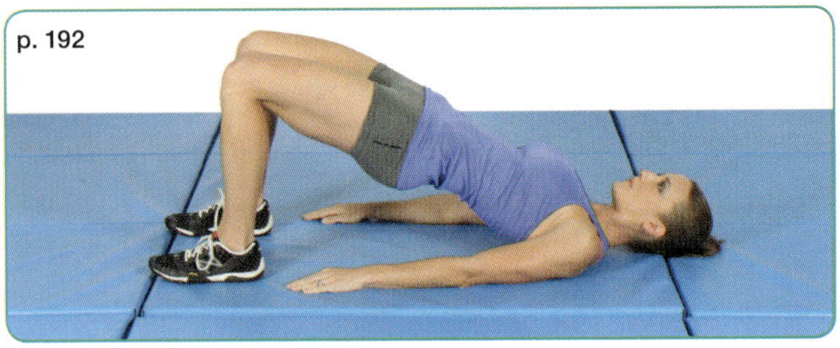

힙 브릿지

p. 303

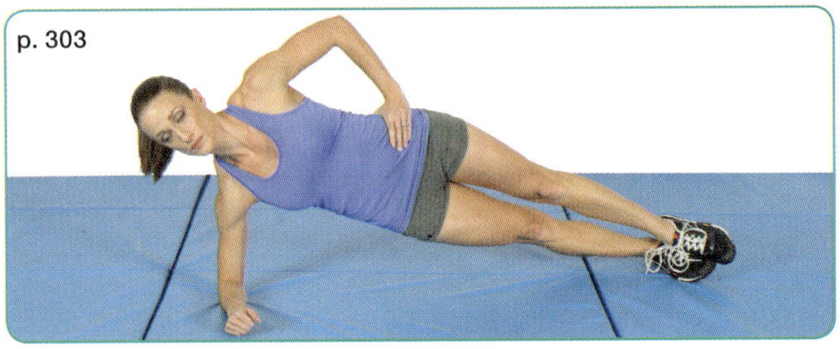

사이드 플랭크

p. 190

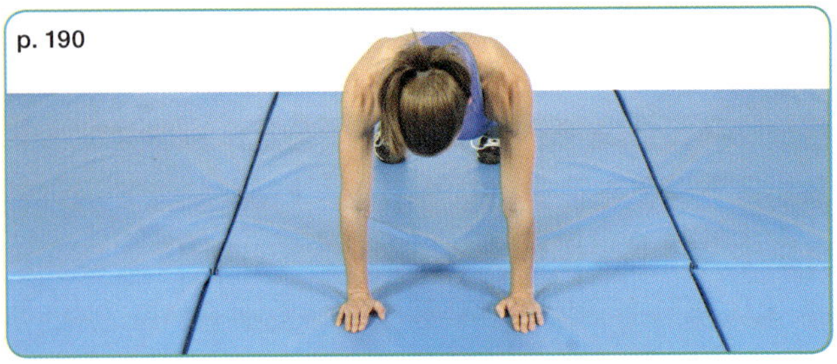

푸시업 플러스

p. 182

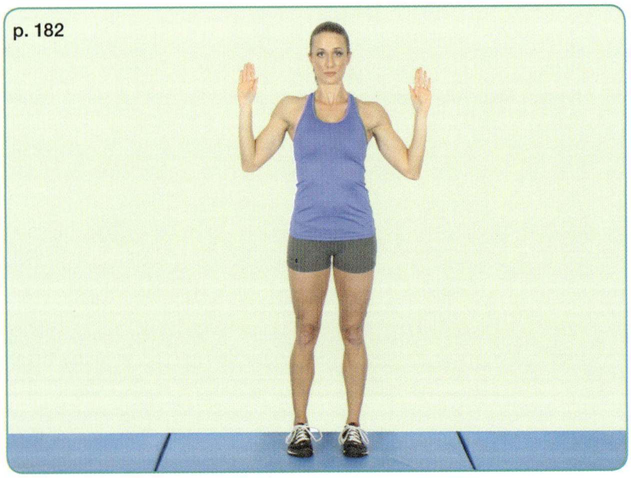

월 슬라이드

모빌리티

p. 184

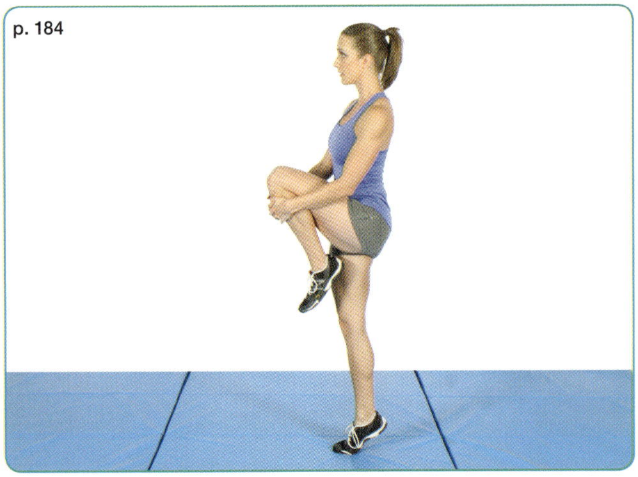

워킹 무릎 허그

p. 191

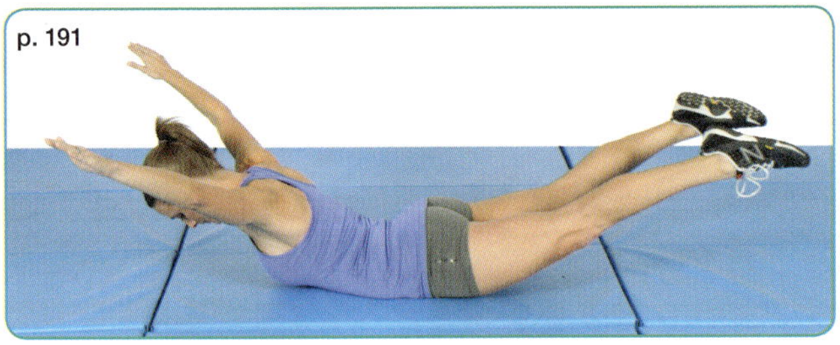

슈퍼맨

p. 183

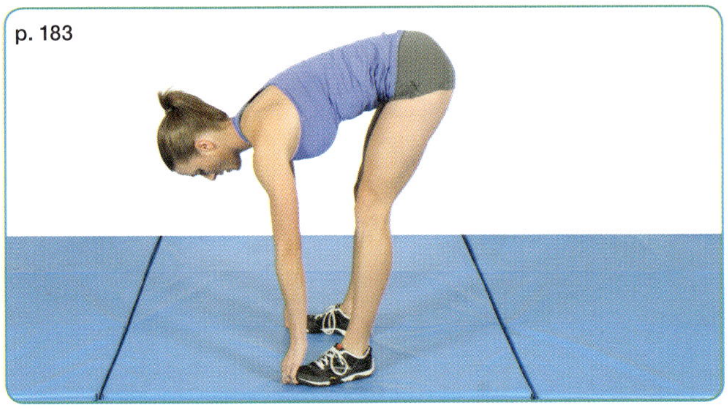

스쿼트 투 스탠드

p. 188

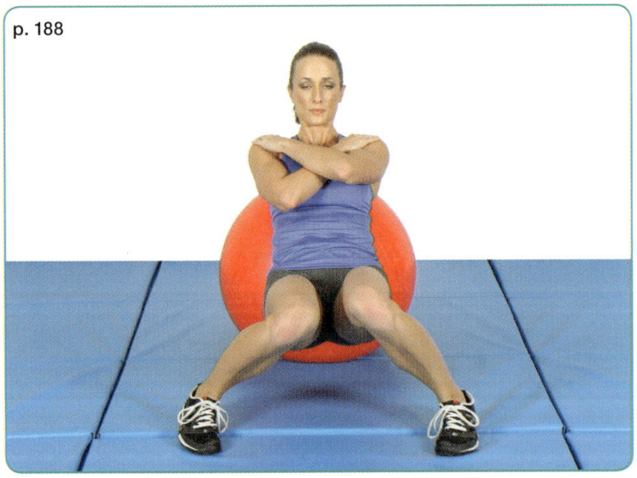

스위스볼을 이용한 고관절 내회전 슬라이드

심폐 훈련을 동반할 경우

심폐 훈련은 근력 운동을 하지 않는 날 수행하는 것이 이상적이다.

이상적인 스케줄 :
월요일: 워크아웃 A
화요일: 워크아웃 B
수요일: 심폐강화 훈련 또는 고강도 인터벌 훈련(HIIT) 세션 A
목요일: 워크아웃 C
금요일: 워크아웃 A
토요일: 심폐강화 훈련 또는 고강도 인터벌 훈련(HIIT) 세션 B
일요일: 휴식

혹은 한 주에 4번 근력 운동을 하는 것보다 3번 하는 것을 선호할 수 있다.

권장하는 스케줄 :
월요일: 워크아웃 A
화요일: 심폐강화 훈련 또는 고강도 인터벌 훈련(HIIT) 세션 A
수요일: 워크아웃 B
목요일: 심폐강화 훈련 또는 고강도 인터벌 훈련(HIIT) 세션 B
금요일: 워크아웃 C
토요일: 심폐강화 훈련 또는 고강도 인터벌 훈련(HIIT) 세션 C
일요일: 휴식

위의 것을 보고 동의했거나 곁눈질을 했다면, "맞아요, 브렛. 나는 이렇게 할 거에요"라고 말할 것이다. 하지만 운동하기 이상적인 스케줄을 짤 수 없더라도, 당황하지 말라. 이 프로그램은 라이프스타일에 맞춰 설계했으며, 계속해서 일주일에 6일 운동하는 것을 방해하는 다른 일들이 있다는 것을 알고 있다. 이 프로그램에서 가장 중요한 부분은 근력 트레이닝 훈련이다. 그러나 일주일에 한두 번의 좋은 심폐 강화 운동은 지방을 빠르게 태우는 것을 향상시킬 수 있다.

이 프로그램에서 심폐 강화 운동을 절대 근력 운동을 하기 전에 하면 안 된다. 하려면 근력 운동 후에 해라. 심폐 강화 운동은 준비운동 중 하나가 아니다. 이 프로그램에서의 최대 효과를 거두기 위한 근력 운동을 위해 힘을 축적해 놓을 필요가 있다. 만약 밤에 운동을 한다면, 심폐 강화 운동은 다음 날 아침에 해라. 만약, 아침에 운동을 한다면, 심장강화 운동은 저녁이나 다음 날에 해라. 예외는 낮은 강도의 심폐 강화 운동이다. 근력 운동을 하는 아침이나 혹은 그것을 하기 전 저녁에 상쾌한 산책을 할 수 있다.

높은 강도의 심폐 강화 운동을 하려는 경우 근력 운동을 하는 동안 매주 2회까지 추천한다. 이것은 언덕 스프린트, HIIT, 타바타, 킥복싱 혹은 심장박동을 올리고 내리게 하는 어떠한 형태의 운동도 가능하다. 나는 이것이 건강과 자신감에 있어서 효과적이라고 믿는다. 다만 무리만 하지 말라.

이러한 운동이 고강도 저항 운동과 같이 엉덩이 근육을 형성하진 않는다. 더 나은 저항 운동을 하는 것은 엉덩이를 보기 좋게 만들 것이다. 더 잘 먹고 더 잘 근력 운동을 하는 것은 단지 HIIT를 하는 것보다 더 나을 것이다. 그러므로 심폐 강화 운동이나 HIIT 운동을 무리하게 해야 한다고 느끼지 말라. 다시 말해서 그것을 즐기고 있거나 기분을 더 나아지게 해주었다면, 심폐 강화 운동이나 HIIT 운동을 피하지 말라. 즐거운 프로그램이 훨씬 나은 결과를 가져다줄 것이다.

Chapter 10

입문자를 위한 부티-풀(Booty-ful) 시작 프로그램

한동안 운동을 안 했거나, 근력 운동을 완전히 처음 시작하는 단계라면, 혹은 최근에 해왔던 운동 계획에서 진전이 멈추었다고 느낀다면, 당신을 위한 적절한 운동 방법이 여기 있다. 사실 이 책에 나와 있는 운동의 대부분을 상당 시간 할애하여 시도해보지 않았더라도, 여기서부터라도 시작하길 추천한다.

일단 '스트롱 커브스 12주 입문자를 위한 부티-풀 시작 프로그램'을 시작하기만 한다면, '숙련된 리프터를 위한 엉덩이 여신 만들기 12주 프로그램'을 할 수 있는 준비가 되어 있는지 아닌지를 가늠할 수 있다. 아마 '스트롱 커브스 입문자 프로그램'의 강도에 놀랄 것이라고 생각한다. 이 프로그램에 이용된 상당수의 운동은 처음 또는 새로운 방식으로 제공될 것이다. 이 책을 읽는 입문자들은 일주일에 1회 정도의 근육 운동을 하거나, 혹은 사전에 둔근을 목적으로 운동 계획을 정해두지 않았을 거다. 만약 어디서 시작해야 할지 확신이 없다면, 이 프로그램을 일주일 간 시도해보고 느낌을 평가해라. 마치 공원을 경쾌하게 걷는 듯한 기분으로 걷게 된다면, 심화 과정에 도전해라. 그러나 숨이 차거나 아프다면, 11주 동안 이 프로그램을 유지해라. 이 프로그램은 적절한 형식과 기술을 가르쳐주기 때문에 이 운동을 통해 엄청난 효과를 보게 될 것이다.

이 12주 프로그램의 가장 큰 도전 중 하나는 '양질의 움직임 패턴 마스터하기'이다. 4장에서 언급했던 것처럼, 이것은 단순히 움직이는 것이 아니라 어떻게 움직였느냐가 중요하다. 누구나 상당한 무게를 던지고 들 수는 있지만, 근육 발전과 근력 진전의 완전한 상태는 적합한 운동을 숙달시키는 것에 의해 결정된다. 이것은 정확한 자세로 리프트를 수행하는 것을 의미한다. 나는 이 책 속의 프로그램을 통해 운동하는 동안 한 가지 약속을 하길 바란다. 만약 자세가 잘못되었다고 느끼거나, 첫 반복 운동 사이에 당신이 했던 만큼 잘 움직일 수 없다면 무게를 낮추고 휴식할 것을 약속해라.

이것은 당신의 발전에 얼마나 중요한지 아무리 강조해도 지나치지 않는다. 일단 자세가 무너지기 시작하면, 종종 움직임 범위를 감소시키고, 상승 작용으로 인해 움직임 대신 한 그룹의 근육군을 지나치게 활성화할 것이며, 에너지가 과소비되고, 여러 관절들이 무너지며, 부상의 위험에 노출된다. 집중적인 운동 중일 때 근육을 압박해라. 신장성 수축 패턴의 움직임 중에는 근육들을 늘려 들고 내리는 모든 과정에서 근육으로부터 긴장감을 느껴야 한다.

또한 모든 운동에서 둔근을 활성화하는 것에 초점을 맞추길 바란다. 처음에는 이것이 불가능한 것처럼 보인다. 하지만 이를 유지했을 때 둔근이 운동되는 것을 느끼게 될 것이다. 모든 목표는 움직이는 모든 시간 동안 둔근을 활성화시키는 것이다. 복합적인 하체 운동을 하는 시간 동안, 둔근은 활성화되어야만 한다. 켈리와 수많은 숙련된 리프터들이 그녀의 둔근이 운동 시 자동적으로 활성화되는 것을 알고 있다. 심지어 그녀는 벤치프레스, 풀업, 밀리터리 프레스, 바벨 컬, 로프 트라이셉스 익스텐션 그리고 앉아 있지 않은 장소에서 하는 어떠한 운동을 하는 동안에도 엉덩이를 활성화한다. 또한 나는 이것을 수행하기를 바란다. 이 운동을 시작할 때 이것은 시간이 들고, 적응하는 데에 많은 비용이 발생한다.

12주 프로그램에서, 목표를 달성하기 위해서 얼마나 많은 운동을 반복해야 하는지 가이드라인을 제시해왔다. 이것은 리프팅을 하는 동안 명심하기 위한 목표에 불과하다. 단지 초반 몇 회만 좋은 자세로 20회의 어설픈 반복운동을 하느니 차라리 정확한 자세로 다섯 개의 높은 퀄리티의 반복운동을 하는 것이 낫다. 또한 만약 표정 변화가 없을 정도로 가볍게 20회 운동이 가능했다면, 사용하고 있는 중량을 늘릴 필요가 있다는 것을 명심해라. 원하는 몸매를 만드는 유일한 방법은 매시간 훈련하고 지속적으로 매달 기록을 세우며 스스로 도전하는 것뿐이다. 많은 여성고객들이 이전에

10회밖에 못하던 것을 30회 반복이 가능하도록 말할 수 없을 만큼 많이 훈련시켜왔다. 동기를 부여하고 스스로 할 수 있는 최대한의 운동을 하도록 격려함으로써 이것들을 달성했다(물론 좋은 자세를 유지하면서).

시작하기 전에 각 세트당 최대 10회를 할 수 있는 무게가 얼마인지를 알아야 한다. 완벽한 자세로 10회를 들 수 있는 무게를 선정해라. 이것은 11회를 했을 때 자세가 무너질 만큼의 무게를 의미한다. 5회만 반복운동을 할 정도라면, 너무 무거운 것이다. 10회 이후에도 완벽한 자세를 유지한다면, 너무 가벼운 것이다. 일단 이와 같이 하게 되면, 그 무게를 적어놓고 운동을 해라. 이러한 습관은 기존 운동 습관과 달라지게 될 것이다. 예를 들어 이 프로그램에서의 능동적인 운동은 쉬고 있는 근육들을 활성화시키는 것이 목표이기 때문에 그것들을 모든 움직임에서 통합시킬 수 있다. 나를 믿어라. 이 방법은 당신의 근육에 멋진 도전을 제공하고, 신진대사의 시스템을 활성화시킬 것이다. 그러므로 이 운동을 위해 무게를 늘려야 된다고 생각하지 말라. 그저 둔근을 적절하게 키우고, 즉각적으로 태우는 느낌을 받을 것이다. 사실, 나는 각 세트 후에 마치 얼음 위를 걷듯 조심스럽게 움직여야만 하는 느낌을 느끼길 바란다. 이러한 세션들의 목표는 훌륭한 움직임의 패턴을 습득하는 것이다. 반복횟수가 아니라 질적인 운동을 우선시해라. 그것은 5회만으로도 20회보다 더 나은 결과를 가져올 것이다. 당신은 자동적으로 움직임 패턴을 만들어가는 중이다. 그러므로 정확한 자세를 얻을 수 있는 이 중요한 기간을 잘 이용해야 하는 것을 확인해야 한다. 제안받은 반복 횟수를 따라가려고 하지 말라. 오직 완벽한 6회 반복을 할 수 있다면, 거기서 멈춰라. 더 이상 완벽한 자세를 유지할 수 없다면 끝난 것이다. 만약 자세가 완벽하다면, 그리고 운동을 더 할 수 있다면 더해도 상관없다. 팔과 다리 운동을 할 때, 약한 팔다리 부분부터 시작해야 하며, 강한 팔다리 부분과 같은 횟수로 운동해야 한다. 오랜 시간이 지나서 힘이 하나로 모이게 될 것이며, 불균형이 사라질 것이다.

12주 입문자를 위한 부티-풀 시작 프로그램

- 이러한 세션들의 목표는 훌륭한 움직임의 패턴을 습득하는 것이다. 횟수가 아니라 질적인 운동을 우선시하라. 그것은 5회만으로도 20회보다 더 나은 결과를 가져온다.
- 궁극적으로 자동화된 움직임 패턴을 만들어가는 중이다. 그러므로 정확한 자세를 얻을 수 있는 이 중요한 기간을 잘 이용해야 하는 것을 확인해야 한다.
- 제안받은 반복 횟수를 따라가려고 하지 말라. 오직 완벽한 6회 운동만 할 수 있다면, 거기서 멈춰라. 더 이상 완벽한 자세를 유지할 수 없다면 그 세트는 끝난 것이다. 만약 자세가 완벽하다면, 그리고 운동을 더 할 수 있다면 더 해도 상관없다.
- 한 팔 또는 한 다리 운동을 할 때, 약한 팔다리 부분부터 시작해야 하며, 강한 팔다리 부분과 같은 횟수로 운동해야 한다. 오랜 시간이 지나서 힘이 하나로 모이게 될 것이며, 불균형이 사라질 것이다.

1~4주: 워크아웃 A(1일차 운동)

날짜: ____________　　　　중량: ____________

4주 동안 필요한 장비:

- 운동 매트
- 플랫 벤치
- 덤벨
- 운동 박스(박스가 없을 경우 플랫 벤치 또는 에어로빅 스텝스를 이용할 수 있다.)
- 케이플 렛풀 다운 머신
- 45도 백 익스텐션

p. 192

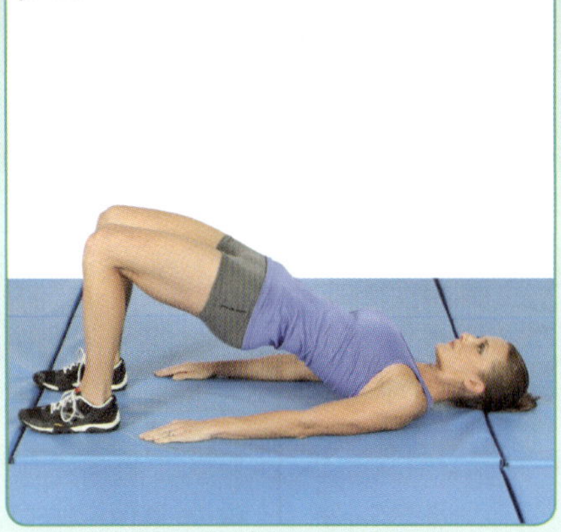

A1: 보디웨이트 힙 브릿지
— 10~20회 반복, 3세트

p. 264

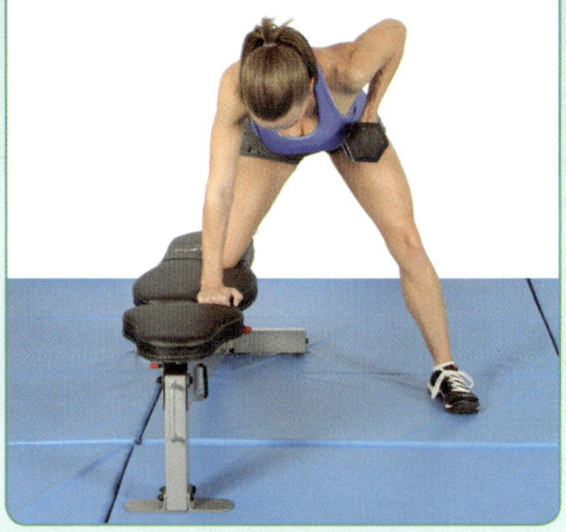

A2: 원암 로우
— 8~12회 반복(좌우 각각), 3세트

p. 210

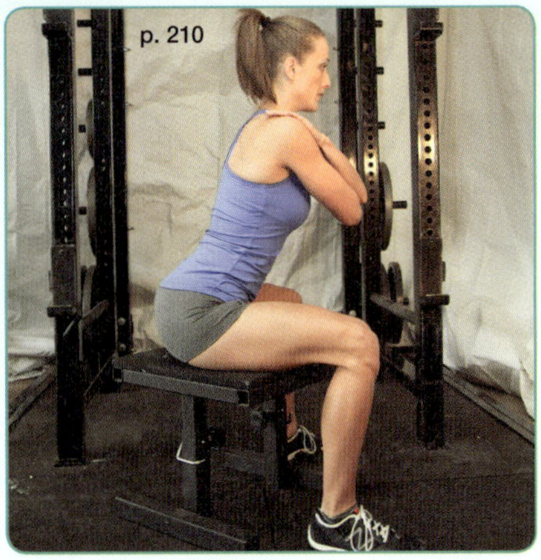

B1: 보디웨이트 박스 스쿼트
— 10~20회 반복, 3세트

p. 276

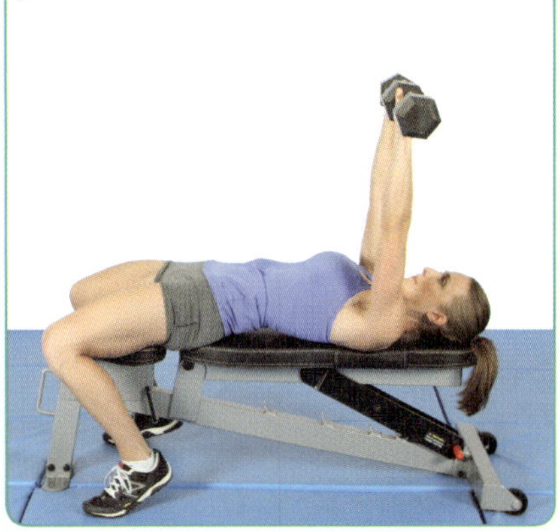

B2: 덤벨 벤치프레스
— 8~12회 반복, 3세트

p. 233

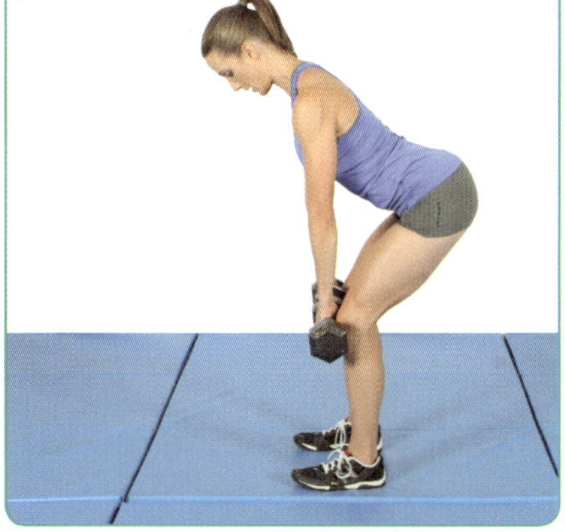

덤벨 루마니안 데드리프트
— 10~20회 반복, 3세트

p. 191

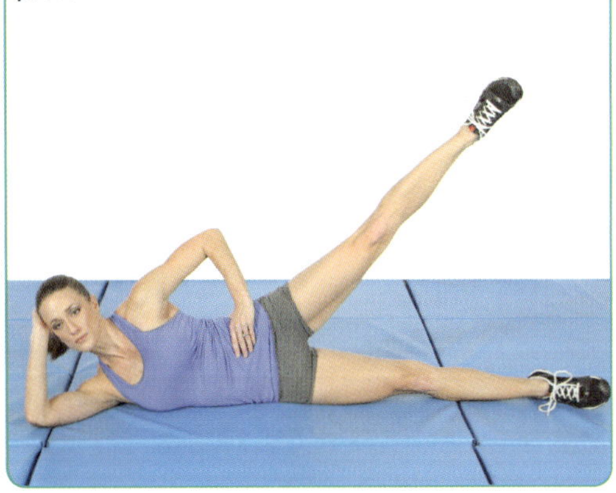

사이드 라잉 힙 외전
— 15~30회 반복(좌우 각각), 1세트

p. 294

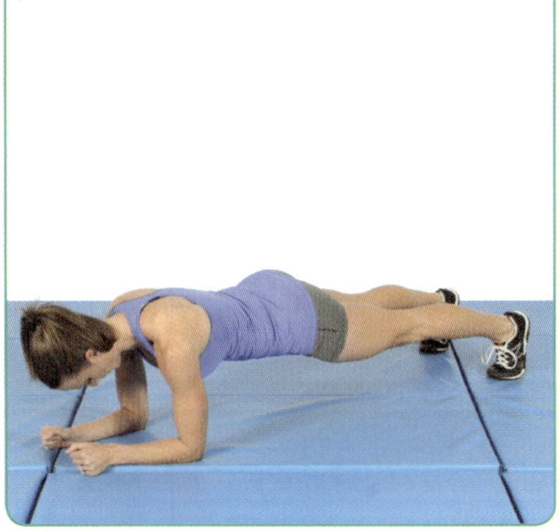

프론트 플랭크
— 20~120초, 1세트

p. 302

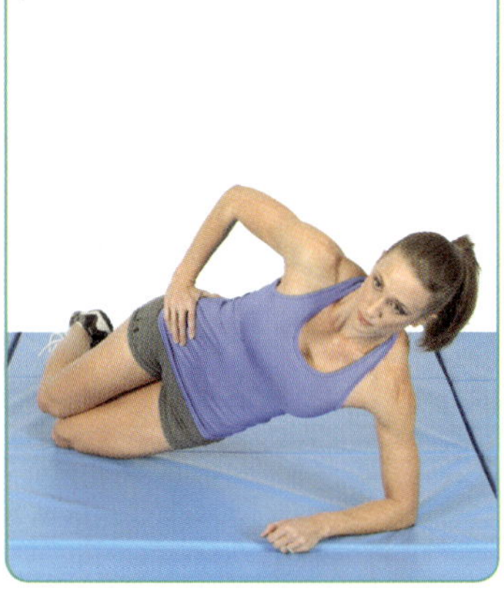

사이드 플랭크(무릎 대고)
— 20~60초(좌우 각각), 1세트

1~4주: 워크아웃 B(3일차 운동)

날짜: ____________ 중량: ____________

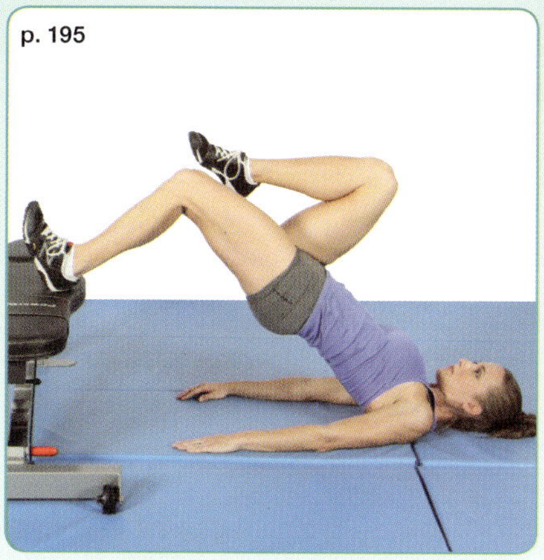
p. 195

A1: 보디웨이트 풋 엘리베이티드
— 10~20회 반복(좌우 각각), 3세트

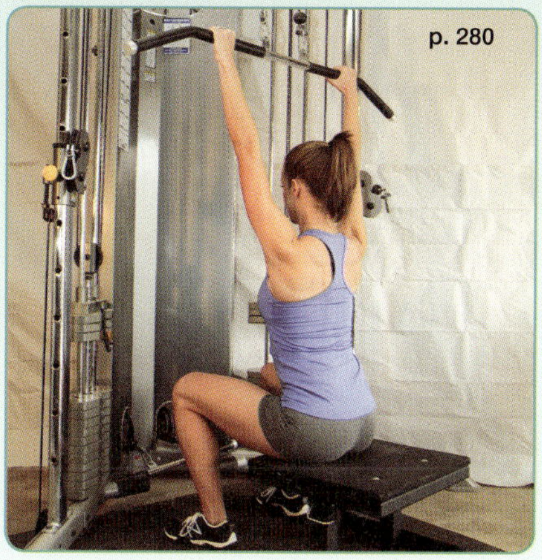
p. 280

A2: 프론트 렛 풀다운
— 8~12회 반복, 3세트

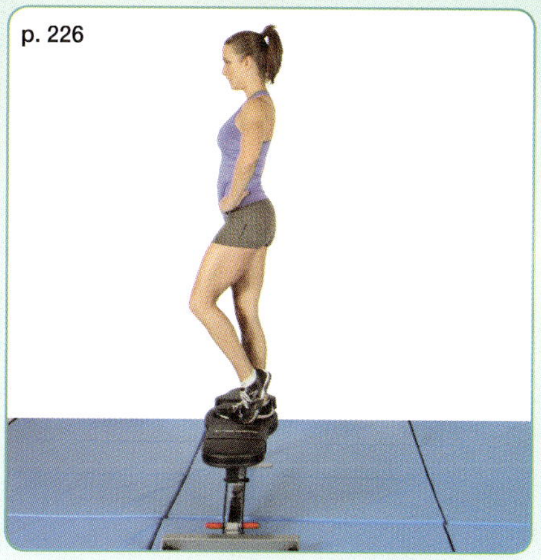
p. 226

B1: 보디웨이트 스텝 업
— 10~20회 반복(좌우 각각), 3세트

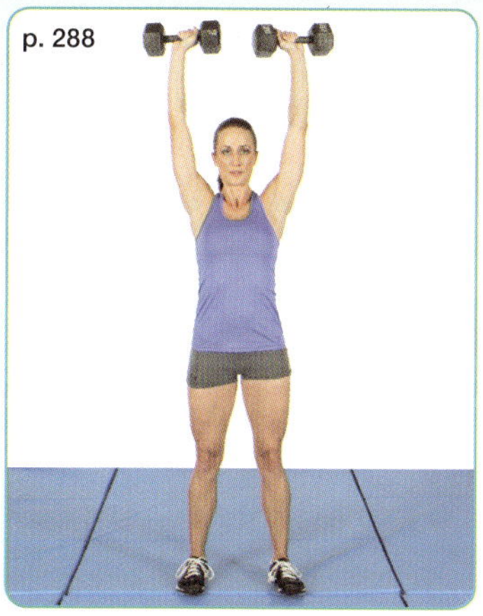
p. 288

B2: 덤벨 스탠딩 오버헤드 프레스
— 8~12회 반복, 3세트

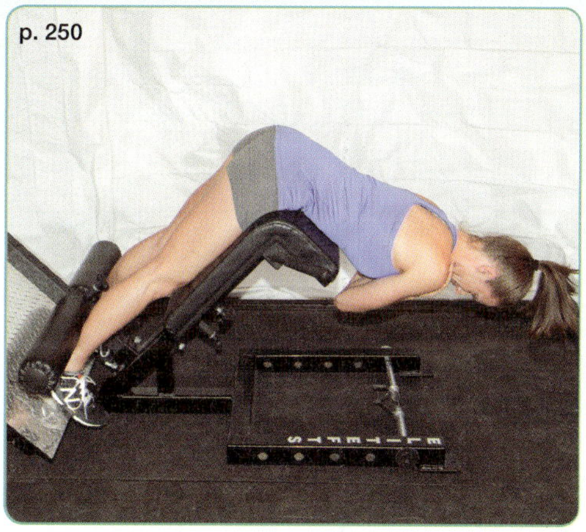
p. 250

보디웨이트 45도 하이퍼 익스텐션
— 10~20회 반복, 3세트

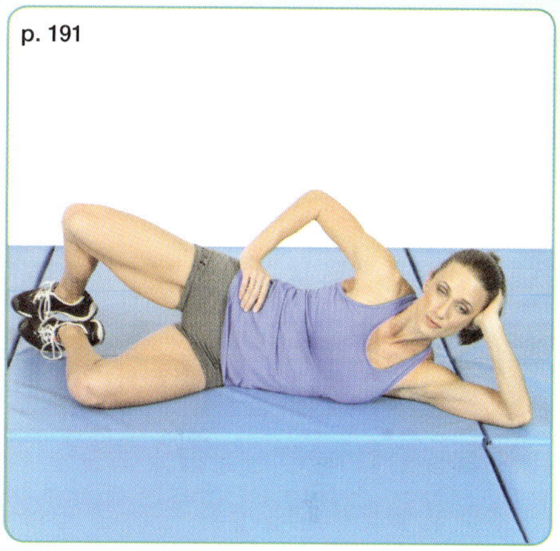
p. 191

사이드 라잉 크렘(조개운동)
— 15~30회 반복(좌우 각각), 1세트

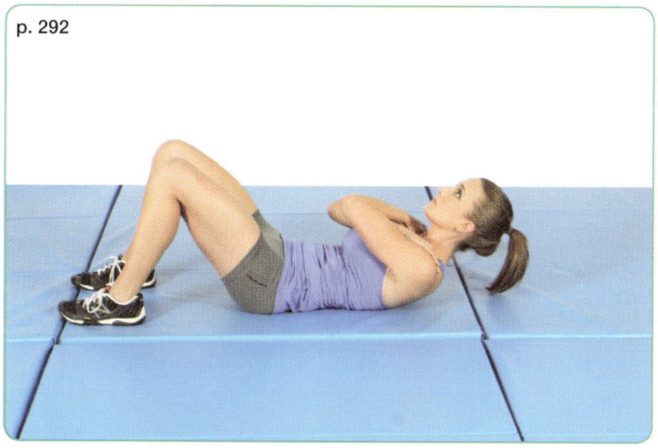
p. 292

크런치
— 15~30회 반복, 3세트

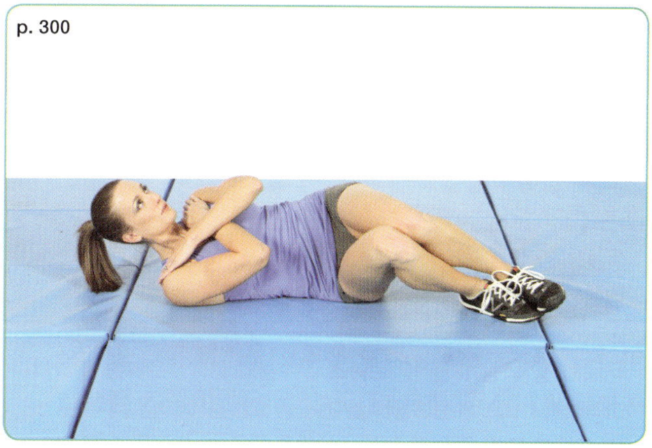
p. 300

사이드 크런치
— 15~30회 반복(좌우 각각), 1세트

1~4주: 워크아웃 C(5일차 운동)

날짜: ____________ 중량: ____________

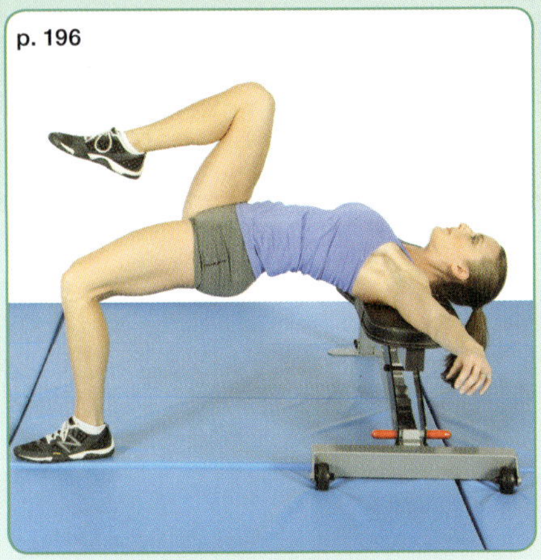

A1: 숄더 엘리베이티드 힙 마치
— 60초(다리를 번갈아가면서), 3세트

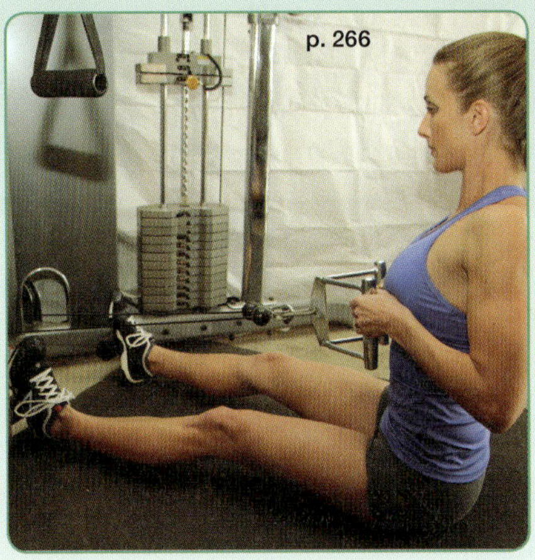

A2: 케이블 로우
— 8~12회 반복, 3세트

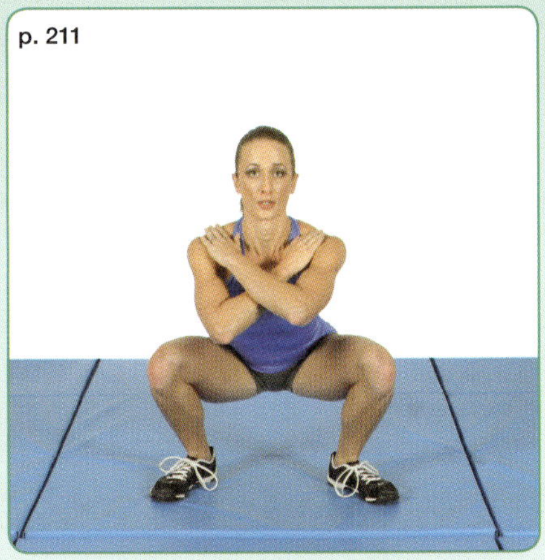

B1: 보디웨이트 스쿼트
— 10~20회 반복, 3세트

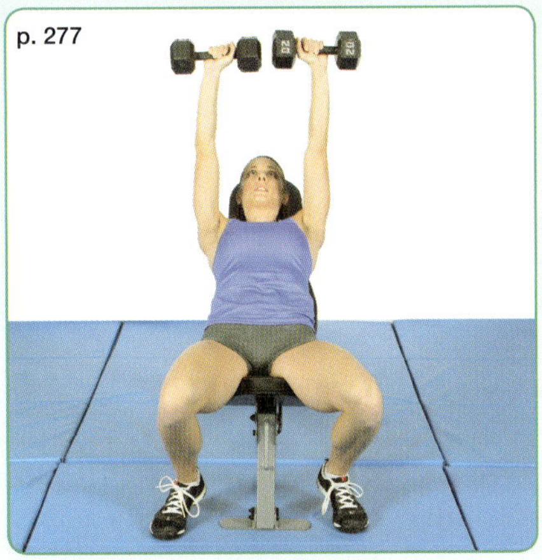

B2: 덤벨 인클라인 프레스
— 8~12회 반복, 3세트

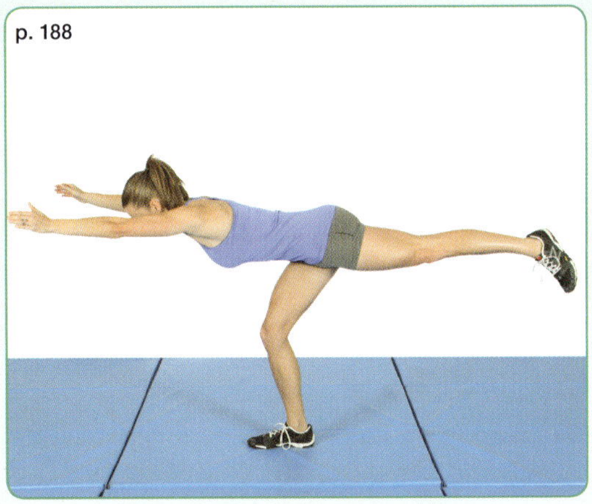

리칭 싱글레그 루마니안 데드리프트
— 10~20회 반복(좌우 각각), 3세트

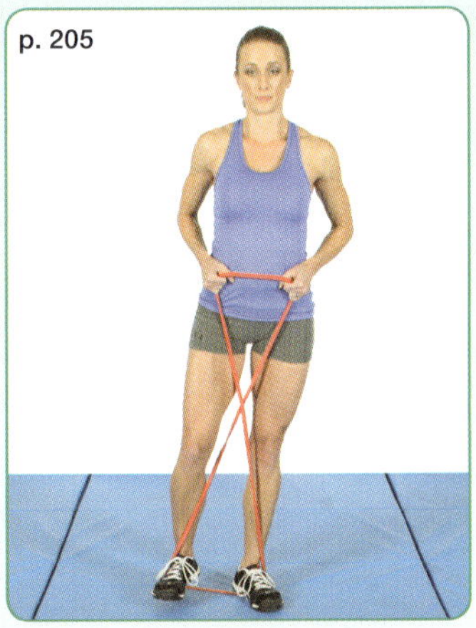

엑스 밴드 워크(가벼운 텐션)
— 10~20회 반복(좌우 각각), 1세트

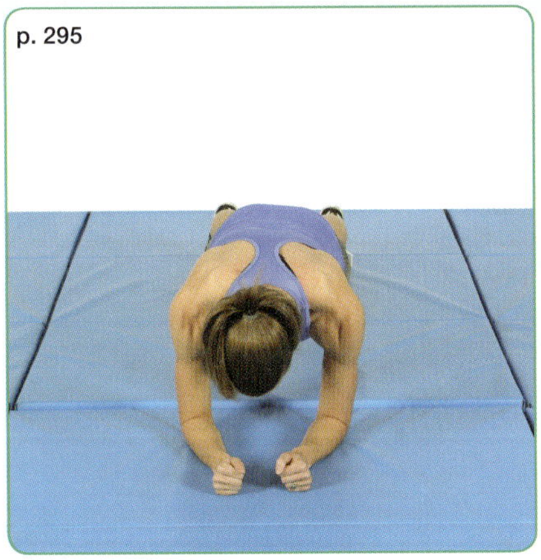

RKC 플랭크
— 10~30초, 3세트

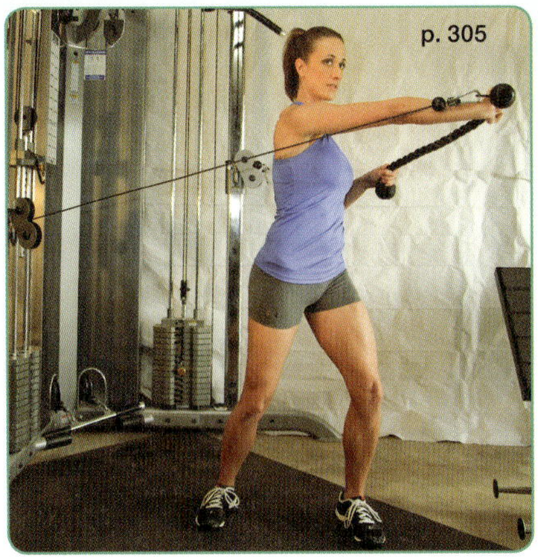

로프 수평 찹
— 10회 반복(좌우 각각), 1세트

5~8주: 워크아웃 A(일주일에 적어도 2번 수행)

날짜: ____________ 중량: ____________

5~8주 동안 필요한 장비:

- 운동 매트
- 시티드 케이블 로우 머신
- 친업 바
- 운동박스(박스가 없을 경우 플랫 벤치 또는 에어로빅 스텝스를 이용할 수 있다.)
- 플렛 바벨 벤치
- 바벨(무게 플레이트 필요)
- 덤벨
- 리버스 하이퍼 익스텐션을 위한 테이블
- 스위스볼
- 케틀벨

p. 194

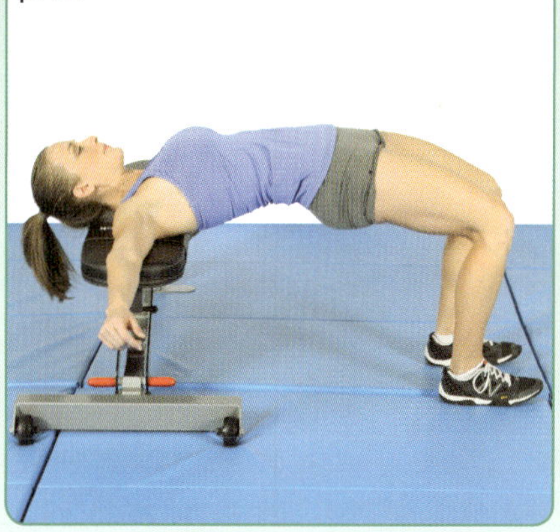

A1: 보디웨이트 힙 쓰러스트
— 10~20회 반복, 3세트

p. 265

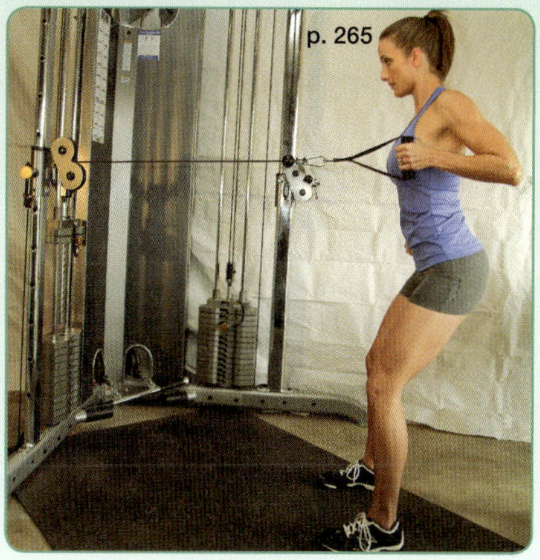

A2: 스탠딩 싱글 암 케이블 로우
— 8~12회 반복, 3세트

p. 227

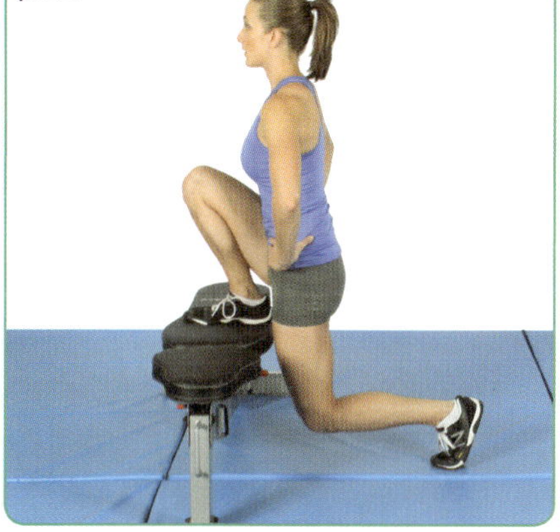

B1: 바이웨이트 스탭 업/리버스 런지 콤보
— 10~20회 반복, 3세트

p. 278

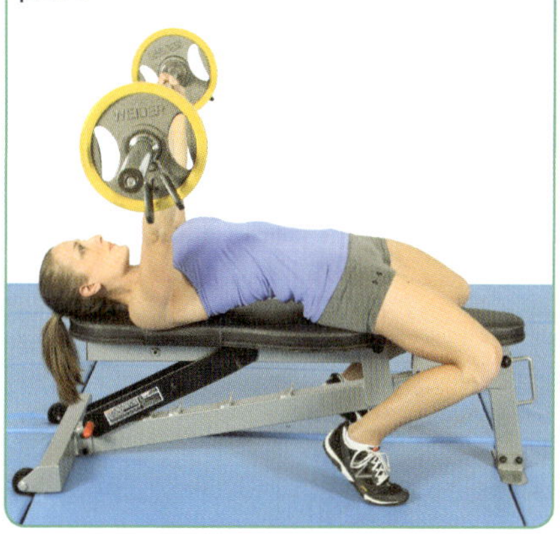

B2: 바벨 벤치프레스
— 8~12회 반복, 3세트

p. 233

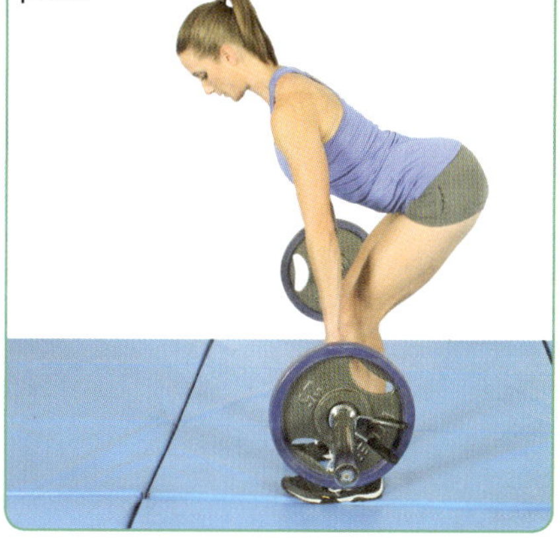

바벨 루마니안 데드리프트
— 10~20회 반복, 3세트

p. 191

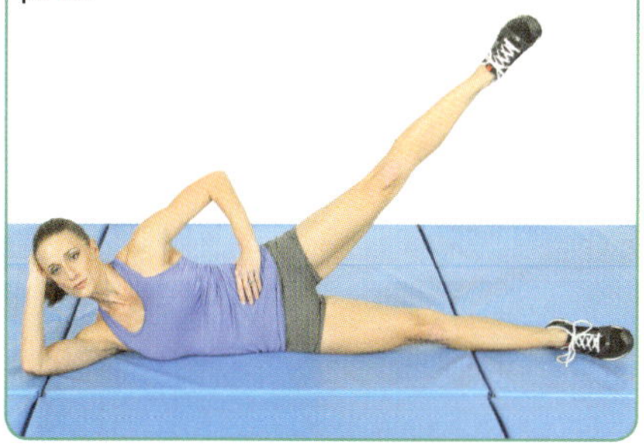

사이드 라잉 힙 외전
— 15~30회 반복(좌우 각각), 1세트

p. 296

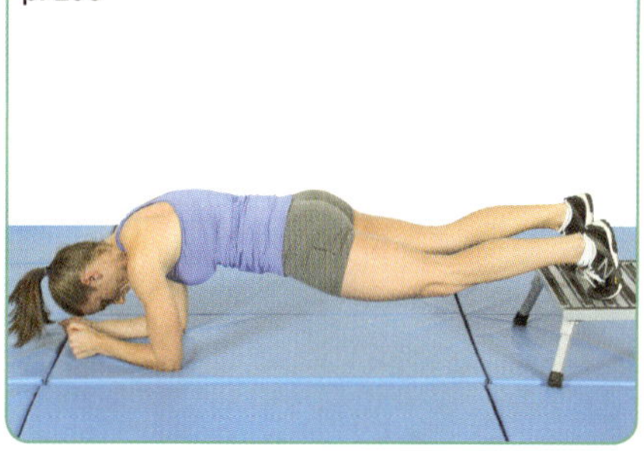

양발 올리고 RKC 플랭크
— 20~60초, 1세트

p. 303

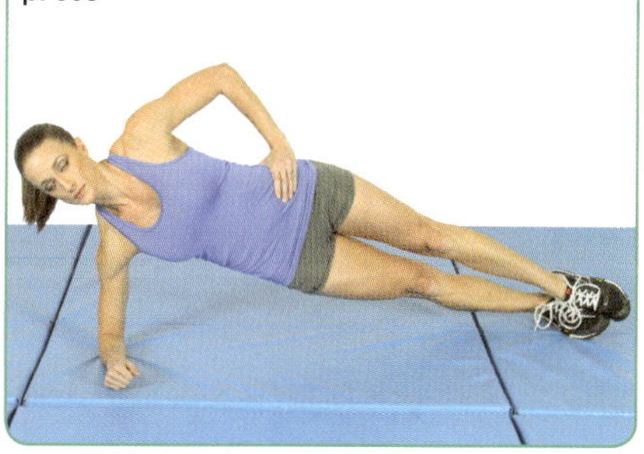

5~8주: 워크아웃 B(일주일에 적어도 1번 수행)

날짜: ____________　　　　중량: ____________

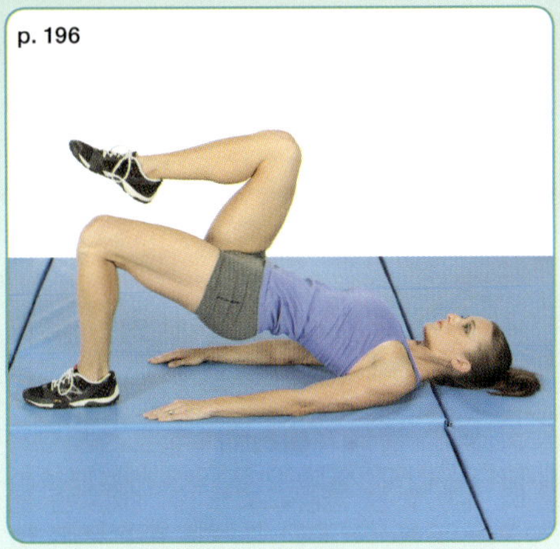

A1: 보디웨이트 싱글레그 둔근 브릿지
— 10~20회 반복, 3세트

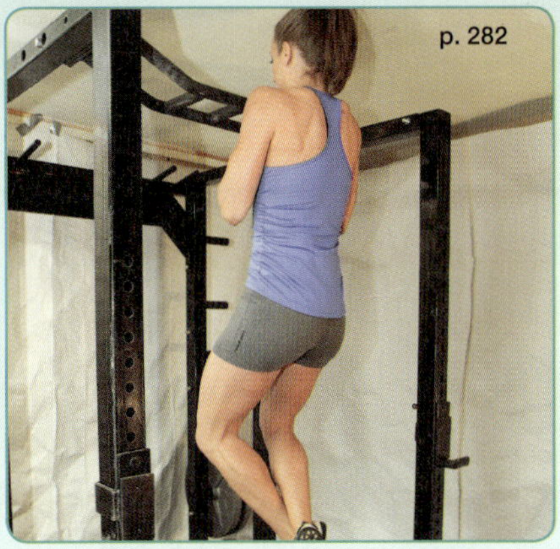

A2: 네가티브 친업(언더핸드 그립 풀다운)
— 3회 반복, 3세트

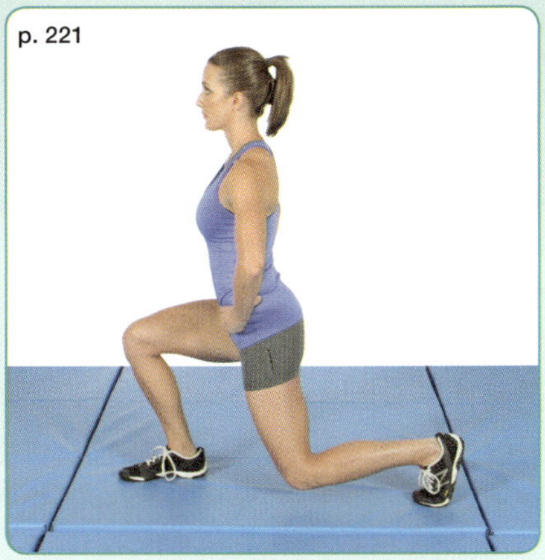

B1: 보디웨이트 워킹 런지
— 10~20회 반복(총 횟수 20~40스텝),
3세트

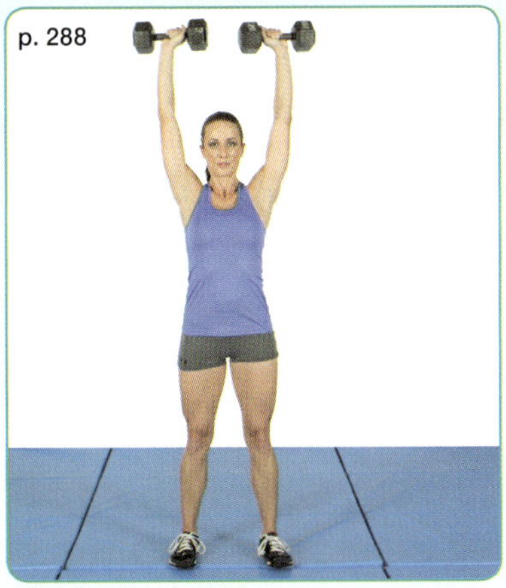

B2: 덤벨 스탠딩 오버헤드 프레스
— 8~12회 반복, 3세트

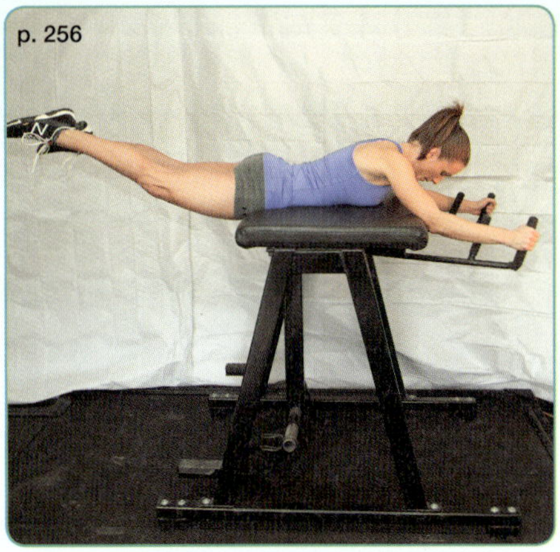

보디웨이트 리버스 하이퍼
— 10~20회 반복, 3세트

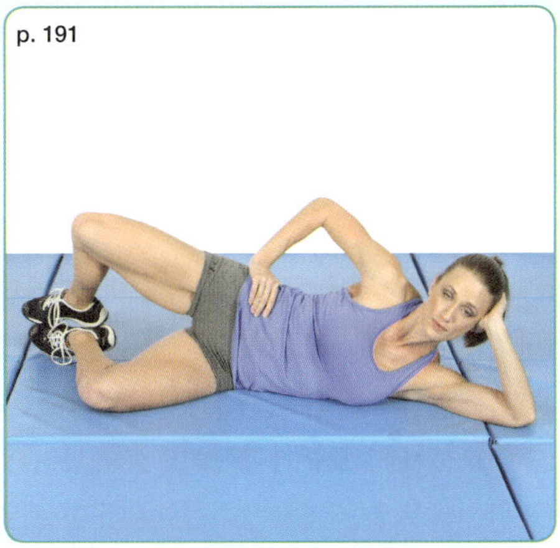

사이드 라잉 크램(조개운동)
— 15~30회 반복(좌우 각각), 1세트

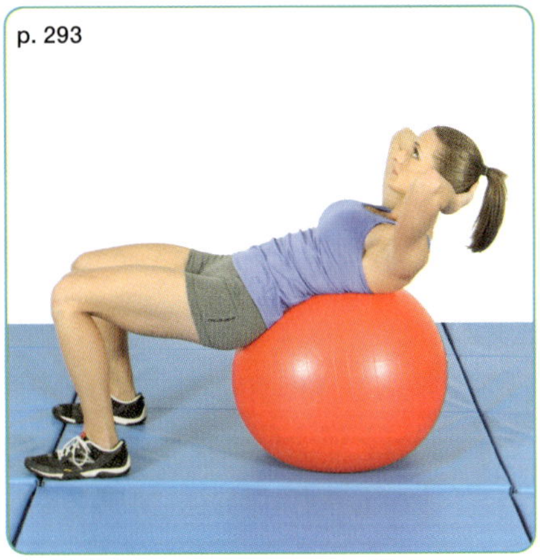

스위스볼 크런치
— 15~30회 반복, 1세트

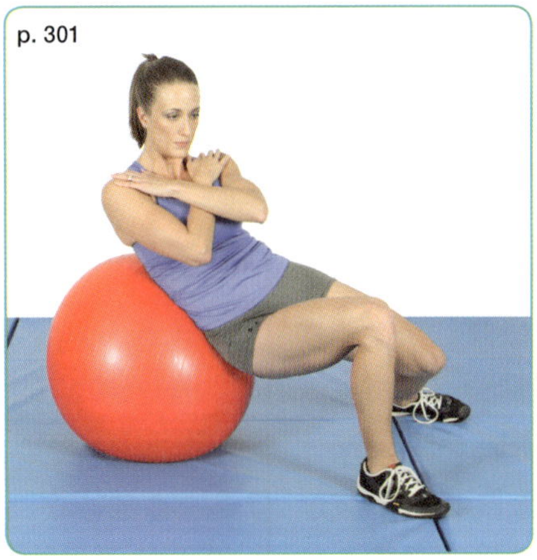

스위스볼 사이드 크런치
— 15~30회 반복, 1세트

5~8주: 워크아웃 C(일주일에 적어도 1번 수행)

날짜: ____________ 중량: ____________

p. 194

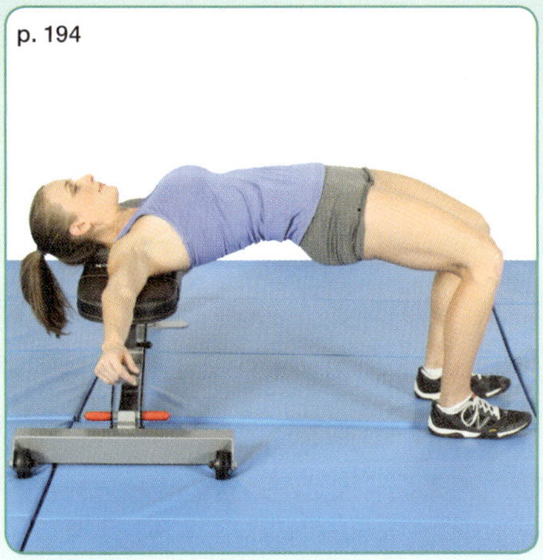

A1: 보디웨이트 힙 쓰러스트(휴식 정지 기법)
— 10~30회 반복(정점에서 3초 멈추기), 3세트

p. 268

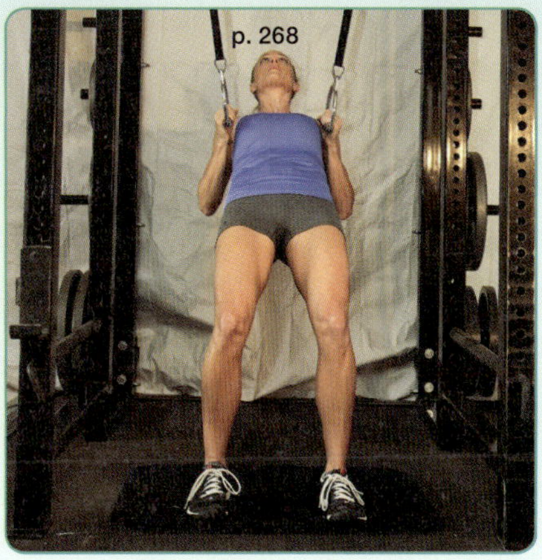

A2: 수정된 인버티드 로우
— 8~12회 반복, 3세트

p. 212

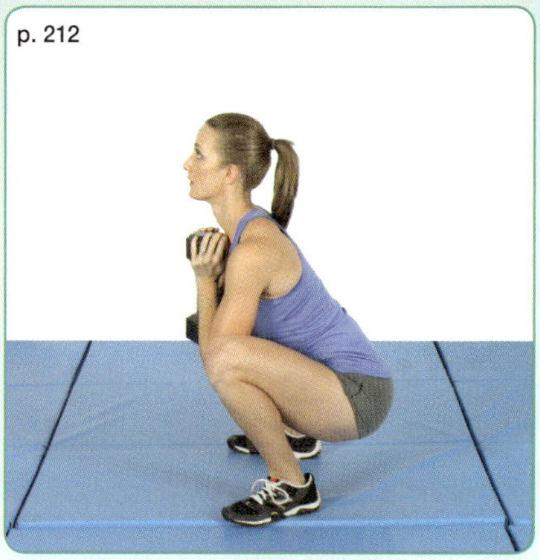

B1: 가블릿 스쿼트
— 10~20회 반복, 3세트

p. 279

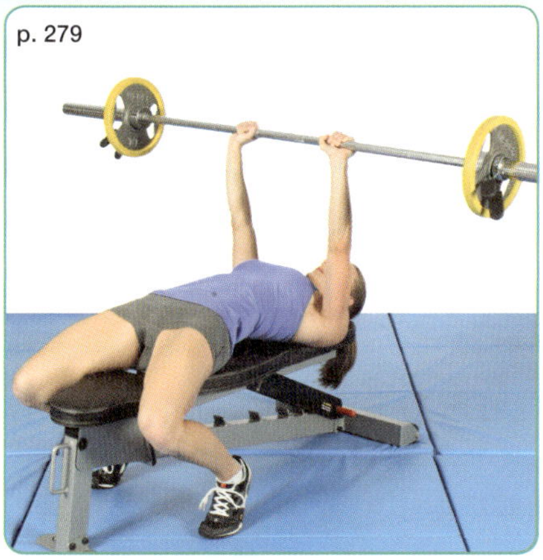

B2: 바벨 클로스 그립 벤치프레스
— 8~12회 반복, 3세트

p. 246

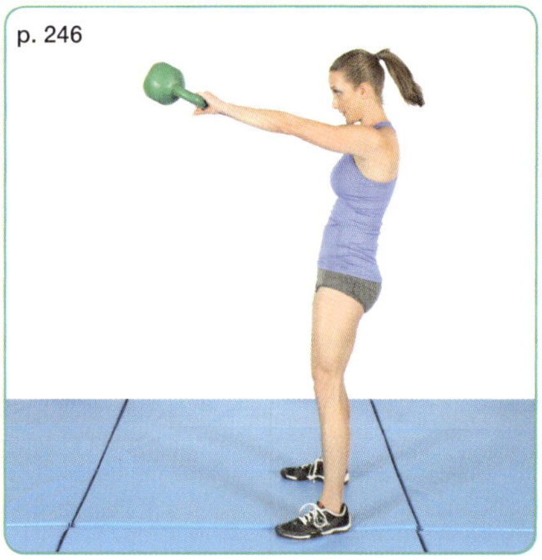

러시안 케틀벨 스윙
— 10~20회 반복, 3세트

p. 205

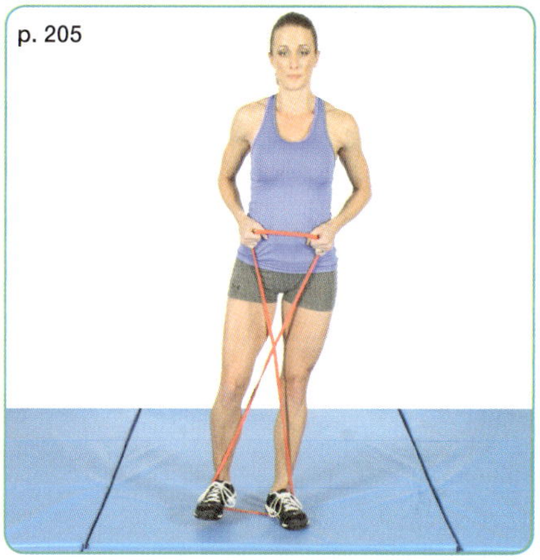

엑스 밴드 워크(중간 텐션)
— 15~30스텝(좌우 각각), 1세트

p. 294

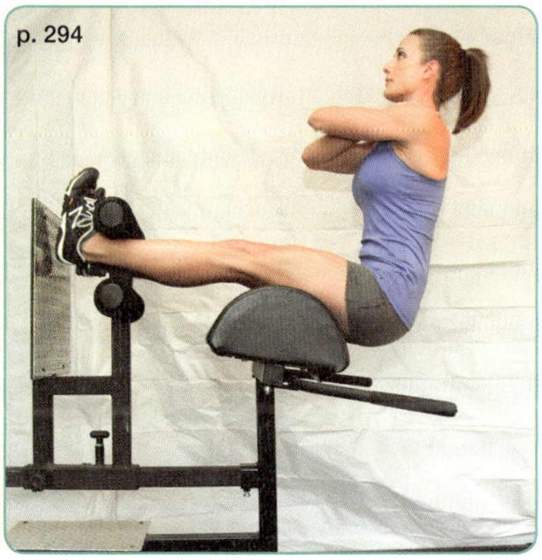

스트레이트 레스 싯업
— 15~30회 반복, 1세트

p. 304

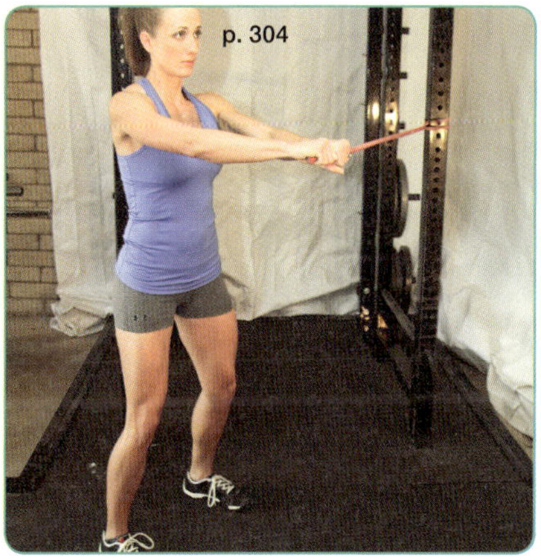

밴드 안티 로테이션 홀드
— 10~20초(좌우 각각), 1세트

9~12주: 워크아웃 A(일주일에 적어도 2번 수행)

날짜: ____________　　　　　　　　　　중량: ____________

9~12주 동안 필요한 장비:

- 운동 매트
- 바벨
- 무게 플레이트
- 바벨 클립
- 두꺼운 바 패드
- 덤벨
- 운동박스(박스가 없을 경우 플랫 벤치 또는 에어로빅 스텝스를 이용할 수 있다.)
- 스위스볼
- 케이블 콜룸
- 친업 바
- 스쿼트 렉
- 플렛 벤치
- 밴드

p. 199

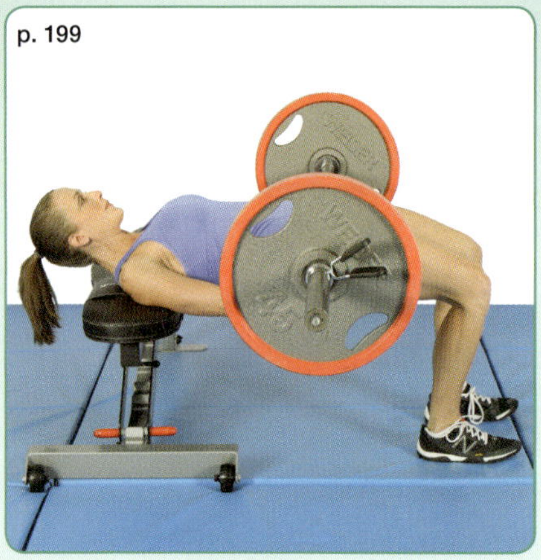

A1: 바벨 힙 쓰러스트

— 10~20회 반복, 3세트

p. 270

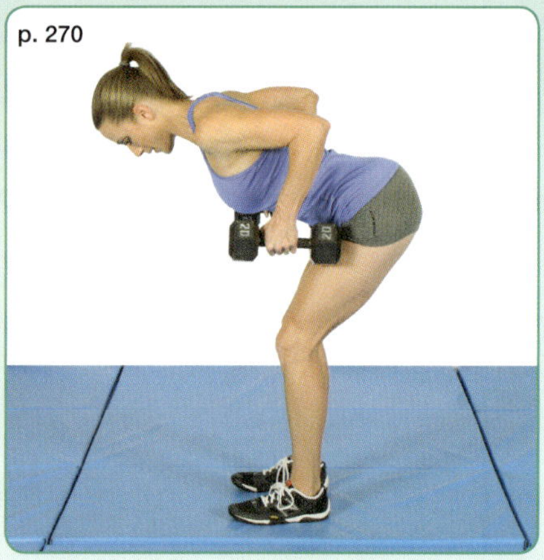

A2: 덤벨 벤트 오버 로우

— 8~12회 반복, 3세트

p. 214

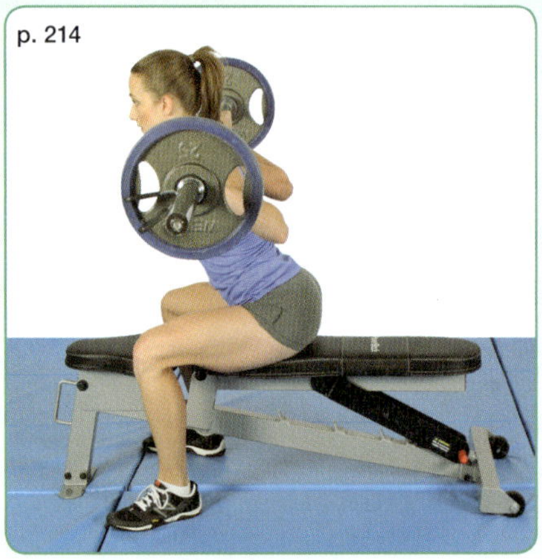

B1: 바벨 박스 스쿼트

— 10~20회 반복, 3세트

p. 274

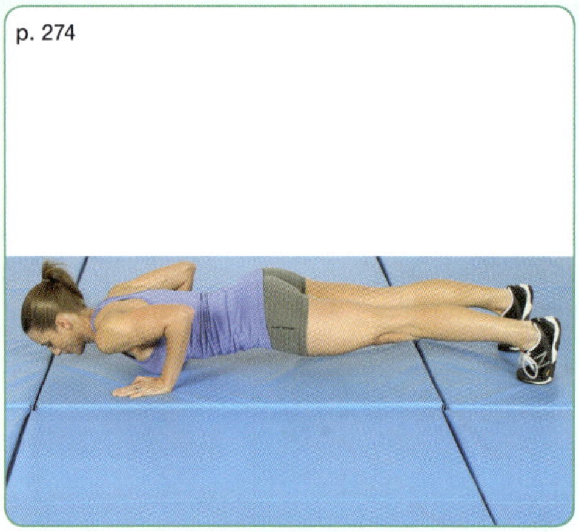

B2: 푸시업

— 3~10회 반복, 3세트

p. 237

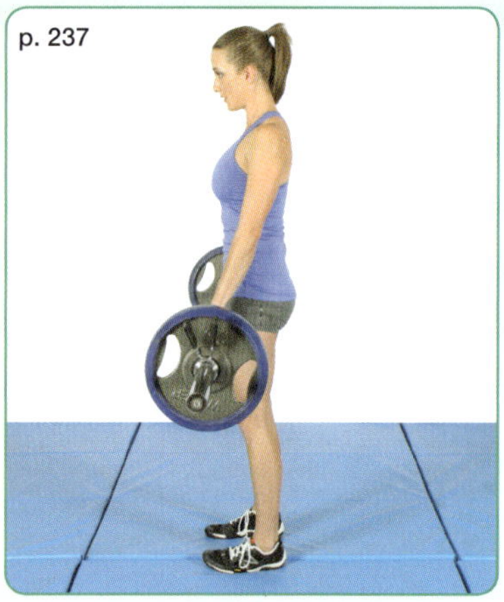

바벨 아메리칸 데드리프트

— 10~20회 반복, 3세트

p. 191

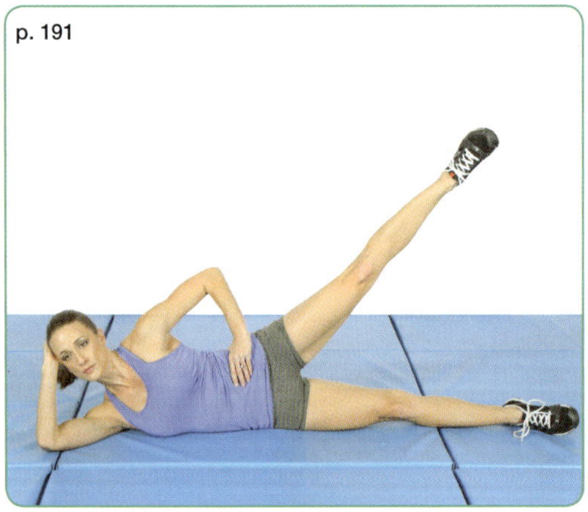

사이드 라잉 힙 외전

— 15~30회 반복(좌우 각각), 1세트

p. 293

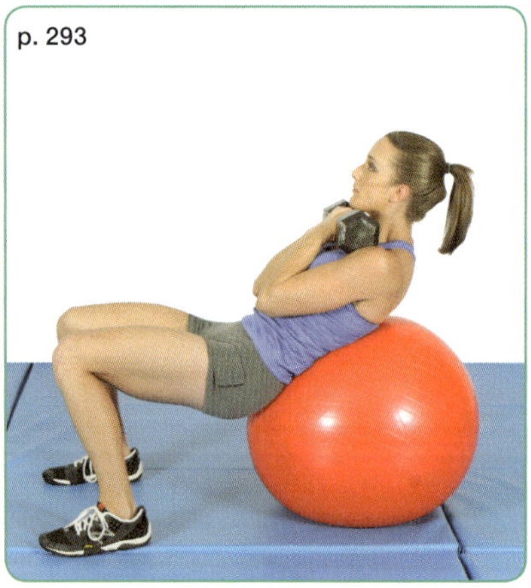

덤벨 스위스볼 크런치

— 15~30회 반복(좌우 각각), 1세트

p. 307

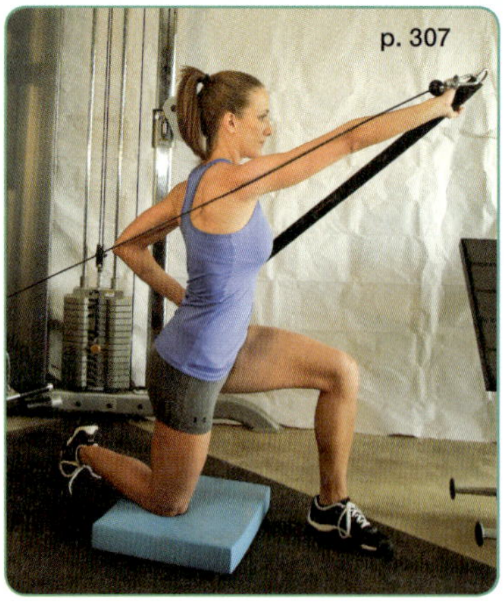

하프닐링 호리즌 찹

— 10~15회 반복(좌우 각각), 1세트

9~12주: 워크아웃 B(일주일에 적어도 1번 수행)

날짜: ____________　　　　　　　　　　　　중량: ____________

p. 197

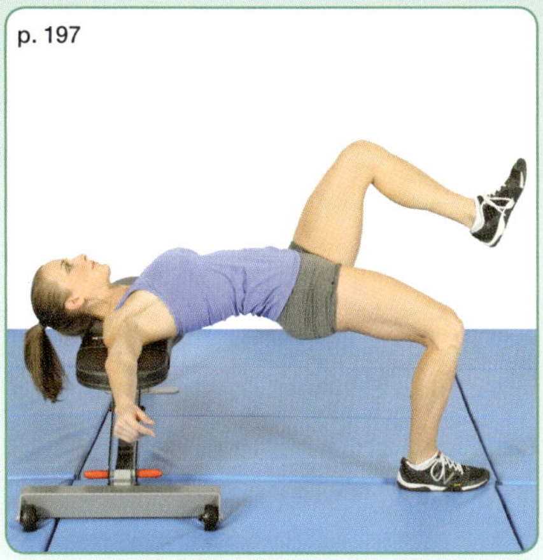

A1: 숄더 엘리베이티드 싱글레그 힙 쓰러스트
— 10~20회 반복(좌우 각각), 3세트

p. 282

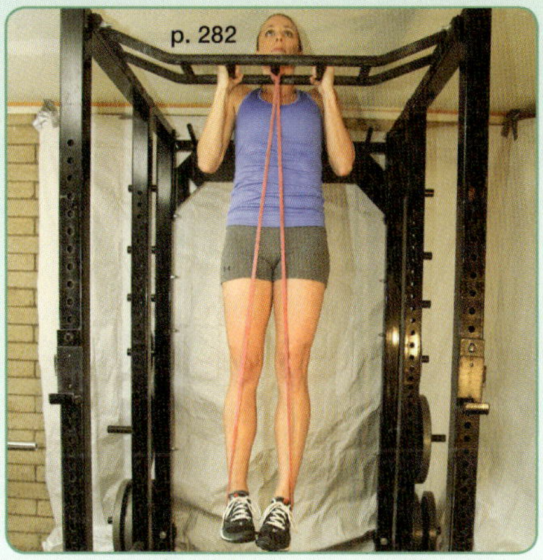

A2: 패러럴 그립 풀업(밴드 보조)
— 1~5회 반복, 3세트

p. 223

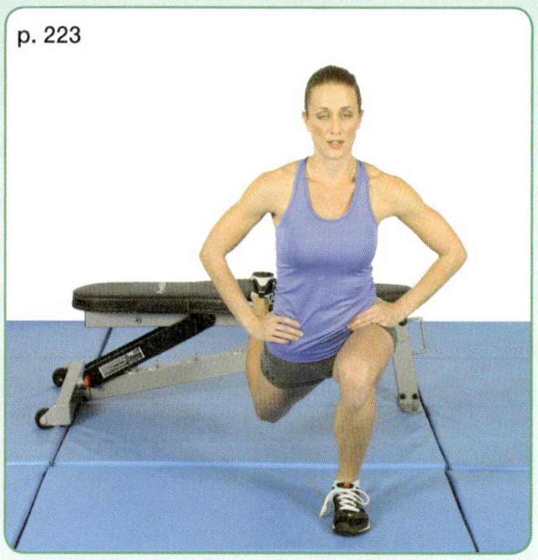

B1: 보디웨이트 불가리안 스플리트 스쿼트
— 10~20회 반복, 3세트

p. 289

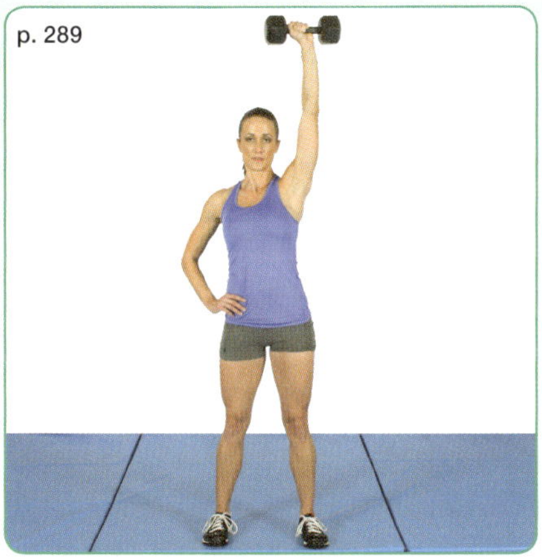

B2: 덤벨 원암 숄더 프레스
— 8~12회 반복, 3세트

p. 245

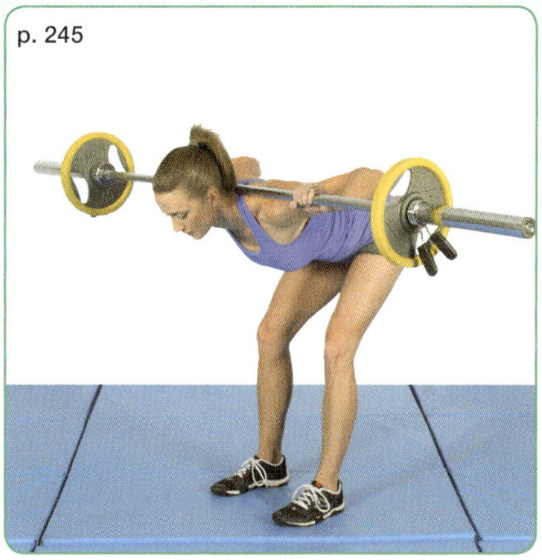

바벨 굿 모닝
— 10~20회 반복, 3세트

p. 205

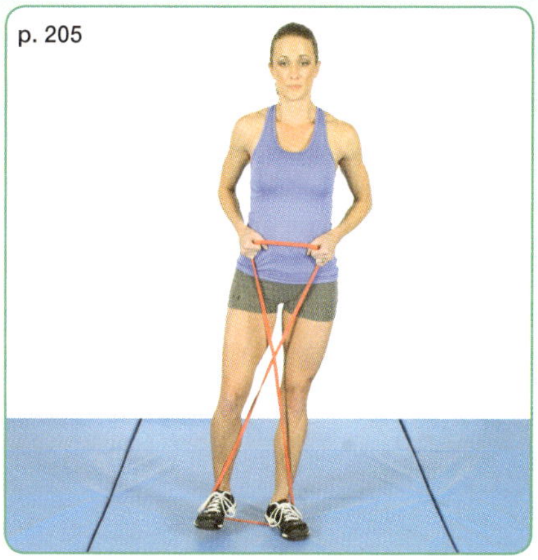

엑스 밴드 워크(중간 강도)
— 15~30회 반복(좌우 각각), 1세트

p. 296

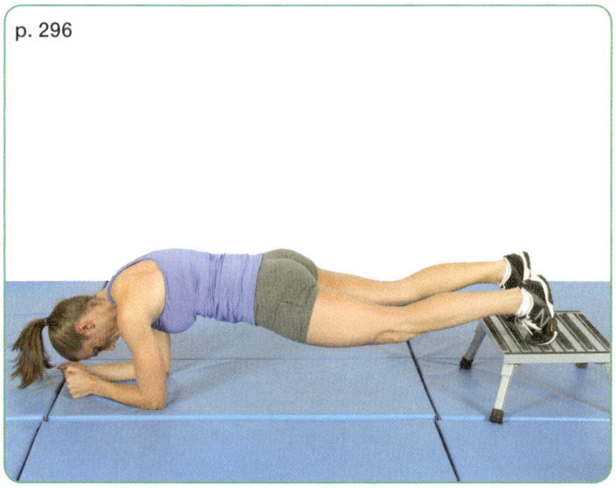

양발 올리고 RKC 플랭크
— 60~120초, 1세트

p. 301

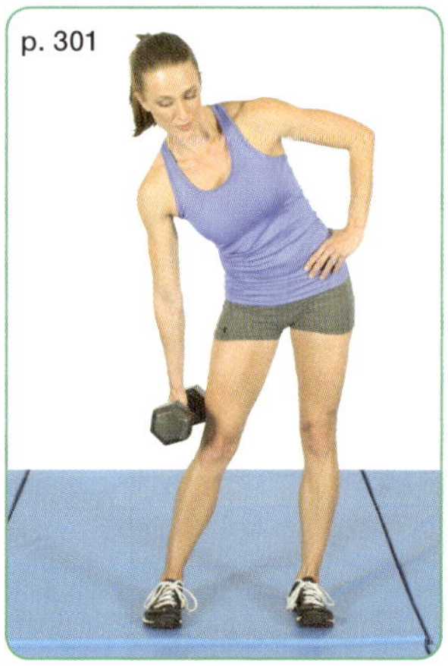

덤벨 사이드 밴드
— 15~30회 반복(좌우 각각),
1세트

9~12주: 워크아웃 C(일주일에 적어도 1번 수행)

날짜: ____________　　　　　　　　　　　　　　중량: ____________

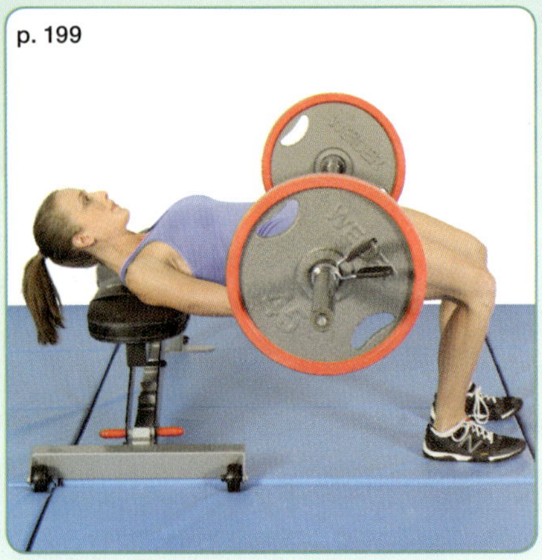
p. 199

A1: 바벨 힙 쓰러스트(정지 기법))
— 10~20회 반복(좌우 각각),
3세트(정점에서 3초 멈추기)

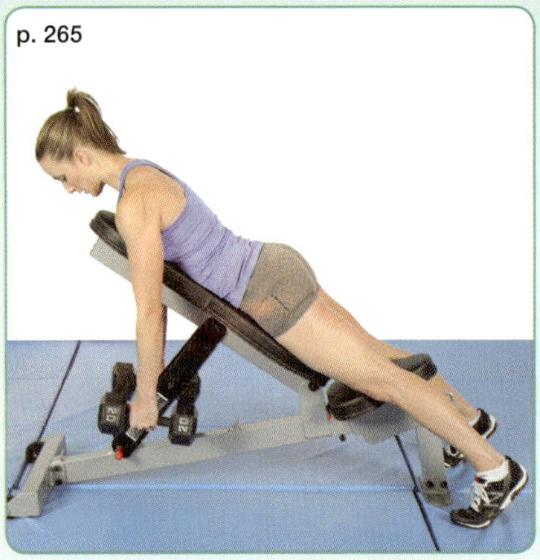
p. 265

A2: 덤벨 체스트 서포티드 로우
— 8~10회 반복, 3세트

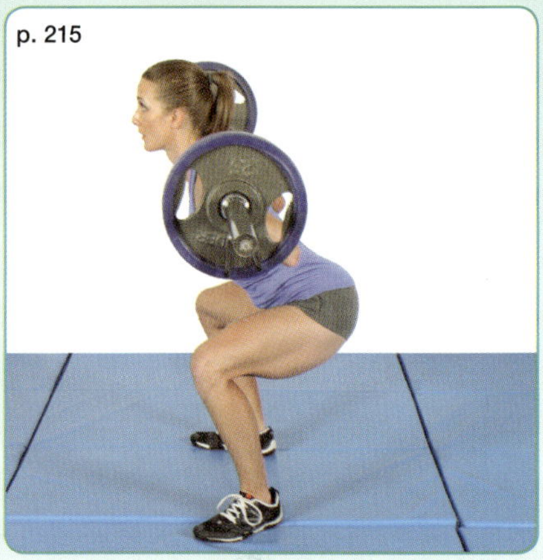
p. 215

B1: 바벨 패러럴(평행) 스쿼트
— 10~20회 반복, 3세트

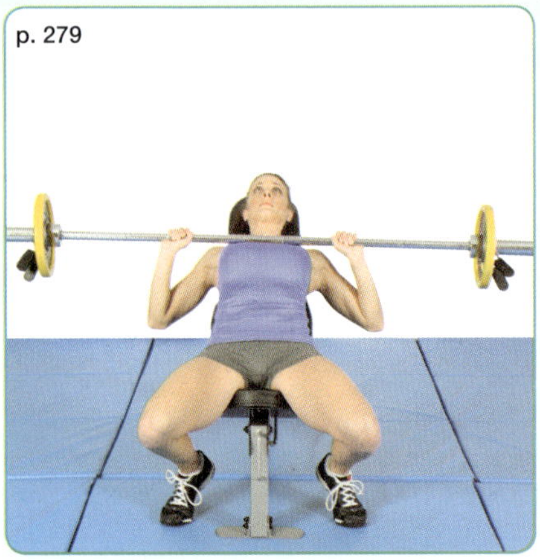
p. 279

B2: 바벨 인클라인 프레스
— 3~10회 반복, 3세트

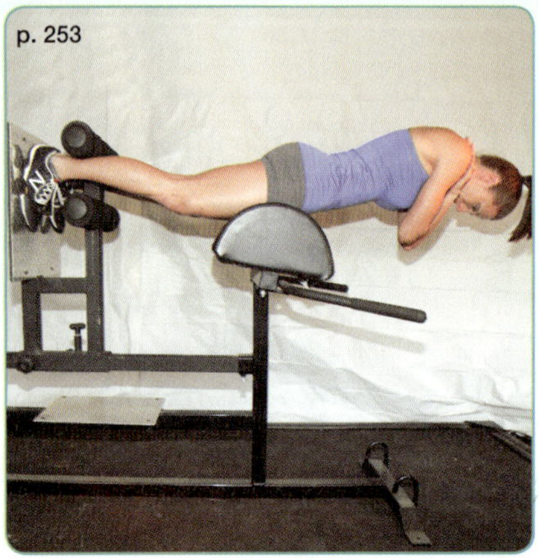
p. 253

보디웨이트 백 익스텐션
— 10~30회 반복, 3세트

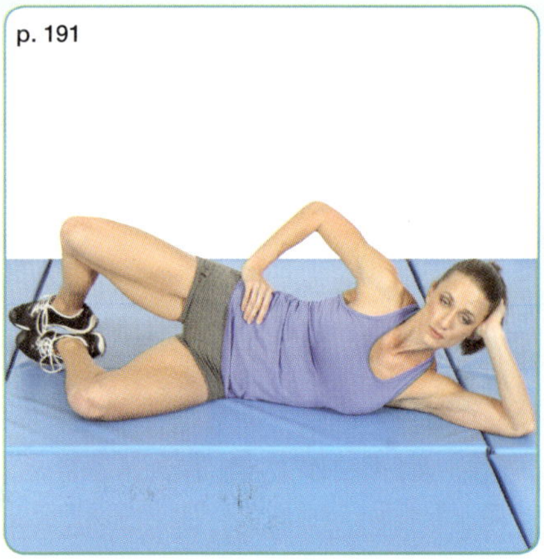
p. 191

사이드 라잉 크램(조개운동)
— 15~30회 반복(좌우 각각), 1세트

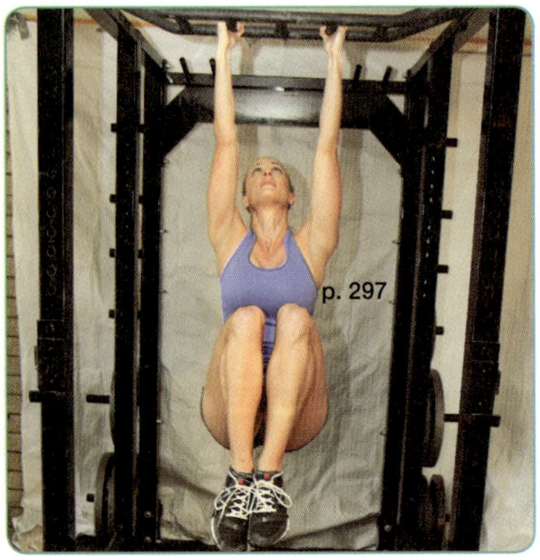
p. 297

행잉 레그 레이즈
— 10~20회 반복, 1세트

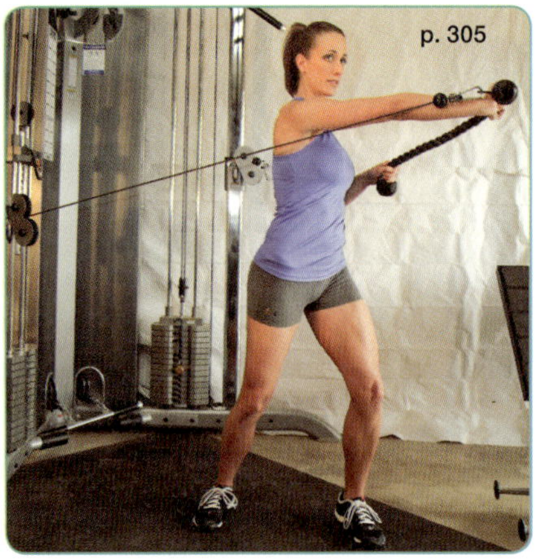
p. 305

로프 수평 찹
— 10~15회 반복(좌우 각각), 1세트

부티-풀 입문자 워크아웃 A: 1~4주 훈련 기록

이름: ______________ 날짜: ______________ 중량: ______________

운동	1세트	2세트	3세트
A1: 보디웨이트 힙 브릿지 10~20회 반복 3세트	중량 반복수	중량 반복수	중량 반복수
A2: 원암 덤벨 로우 8~12회 반복 3세트(좌우 각각)	중량 반복수	중량 반복수	중량 반복수
B1: 보디웨이트 박스 스쿼트 10~20회 반복 3세트	중량 반복수	중량 반복수	중량 반복수
B2: 덤벨 벤치프레스 8~12회 반복 3세트	중량 반복수	중량 반복수	중량 반복수
덤벨 루마니안 데드리프트 10~20회 반복 3세트	중량 반복수	중량 반복수	중량 반복수
옆으로 누워 회전 15~30회 1세트(좌우 각각)	중량 반복수		
프론트 플랭크 20~120초간 1세트	시간(초)		
사이드 플랭크(무릎 대고) 20~60초간 1세트	시간(초)		
Note:			

Note: A1 운동을 1세트 하고, 즉시 A2 운동 1세트를 한다. 30~90초간 휴식하고 모든 세트를 마칠 때까지 이를 반복한다. B1과 B2도 이와 같이 한다.

부티-풀 입문자 워크아웃 B: 1~4주 훈련 기록

이름: ______________________ 날짜: ______________ 중량: ______________

운동	1세트	2세트	3세트
A1: 보디웨이트 풋 엘리베이티드 싱글레그 힙 브릿지 10~20회	중량 반복수	중량 반복수	중량 반복수
A2: 프론트 렛 풀다운 3세트, 8~12회(좌우 각각)	중량 반복수	중량 반복수	중량 반복수
B1: 보디웨이트 스텝 업 3세트, 10~20회(좌우 각각)	중량 반복수	중량 반복수	중량 반복수
B2: 덤벨 밀리터리 프레스 3세트, 8~12회	중량 반복수	중량 반복수	중량 반복수
보디웨이트 45도 백 익스텐션 3세트, 10~20회	중량 반복수	중량 반복수	중량 반복수
사이드라잉 클램 1세트, 15~30회(좌우 각각)	왼쪽 반복수 오른쪽 반복수		
크런치 1세트, 15~30회	반복수		
사이드 크런치 1세트, 15~30(좌우 각각)	왼쪽 반복수 오른쪽 반복수		
Note:			

Note: A1 운동을 1세트 하고, 즉시 A2 운동 1세트를 한다. 30~90초간 휴식하고 모든 세트를 마칠 때까지 이를 반복한다. B1과 B2도 이와 같이 한다.

부티-풀 입문자 워크아웃 C: 1~4주 훈련 기록

이름: ______________________ 날짜: ______________ 중량: ______________

운동	1세트	2세트	3세트
A1: 힙 마치 3세트, 60초	중량 반복수	중량 반복수	중량 반복수
A2: 시티드 로우 3세트, 8~12회	중량 반복수	중량 반복수	중량 반복수
B1: 보디웨이트 페러럴 스쿼트 3세트, 10~20회	중량 반복수	중량 반복수	중량 반복수
B2: 덤벨 인클라인 프레스 3세트, 8~12회	중량 반복수	중량 반복수	중량 반복수
보디웨이트 싱글레그 루마니안 데드리프트 3세트, 10~20회(좌우 각각)	중량 반복수	중량 반복수	중량 반복수
엑스 밴드 워크(가벼운 텐션) 1세트, 10~20스텝(좌우 각각)	왼쪽 반복수 오른쪽 반복수		
RKC 플랭크 1세트, 10~30초	반복수		
로프 호리즌탈 찹 1세트, 10회(좌우 각각)	왼쪽 반복수 오른쪽 반복수		
Note:			

Note: A1 운동을 1세트 하고, 즉시 A2 운동 1세트를 한다. 30~90초간 휴식하고 모든 세트를 마칠 때까지 이를 반복한다. B1과 B2도 이와 같이 한다.

부티-풀 입문자 워크아웃 A: 5~8주 훈련 기록

이름: ______________________ 날짜: ______________ 중량: ______________

운동	1세트	2세트	3세트
A1: 보디웨이트 힙 쓰러스트 10~20회 반복, 3세트	중량 반복수	중량 반복수	중량 반복수
A2: 스탠딩 싱글 암 케이블 로우 8~12회 반복, 3세트	중량 반복수	중량 반복수	중량 반복수
B1: 가블릿 스쿼트 10~20회 반복, 3세트	중량 반복수	중량 반복수	중량 반복수
B2: 바벨 벤치프레스 8~12회 반복, 3세트	중량 반복수	중량 반복수	중량 반복수
바벨 루마니안 데드리프트 10~20회 반복, 3세트	중량 반복수	중량 반복수	중량 반복수
옆으로 누워 회전 15~30회, 1세트(좌우 각각)	왼쪽 반복수 오른쪽 반복수		
양발 올리고 플랭크 20~60초간, 1세트	시간(초)		
사이드 플랭크 20~60초간, 1세트(좌우 각각)	시간(초) 좌측 시간(초) 우측		
Note:			

Note: A1 운동을 1세트 하고, 즉시 A2 운동 1세트를 한다. 30~90초간 휴식하고 모든 세트를 마칠 때까지 이를 반복한다. B1과 B2도 이와 같이 한다.

부티-풀 입문자 워크아웃 B: 5~8주 훈련 기록

이름: ______________________ 날짜: ______________ 중량: ______________

운동	1세트	2세트	3세트
A1: 보디웨이트 싱글레그 힙 브릿지 10~20회 반복, 3세트(좌우 각각)	중량 반복수	중량 반복수	중량 반복수
A2: 네거티브 친업 3회 반복, 3세트	중량 반복수	중량 반복수	중량 반복수
B1: 보디웨이트 워킹 런지 3세트, 총 스텝 20~40회	중량 반복수	중량 반복수	중량 반복수
B2: 덤벨 밀리터리 프레스 8~12회 반복, 3세트	중량 반복수	중량 반복수	중량 반복수
보디웨이트 리버스 하이퍼 익스텐션 10~20회 반복, 3세트	중량 반복수	중량 반복수	중량 반복수
사이드라잉 클램 15~30회, 1세트(좌우 각각)	왼쪽 반복수 오른쪽 반복수		
스위스볼 크런치 15~30회, 1세트	반복수		
스위스볼 사이드 크런치 15~30회, 1세트(좌우 각각)	왼쪽 반복수 오른쪽 반복수		
Note:			

Note: A1 운동을 1세트 하고, 즉시 A2 운동 1세트를 한다. 30~90초간 휴식하고 모든 세트를 마칠 때까지 이를 반복한다. B1과 B2도 이와 같이 한다.

부티-풀 입문자 워크아웃 C: 5~8주 훈련 기록

이름: ______________________ 날짜: ______________ 중량: ______________

운동	1세트	2세트	3세트
A1: 보디웨이트 힙 쓰러스트(정지 기법) 10~20회 반복, 3세트(정점에서 3초 멈추기)	중량 반복수	중량 반복수	중량 반복수
A2: 수정된 인버티드 로우 8~12회 반복, 3세트	중량 반복수	중량 반복수	중량 반복수
B1: 가블릿 스쿼트 10~20회 반복, 3세트	중량 반복수	중량 반복수	중량 반복수
B2: 클로즈 그립 바벨 벤치프레스 8~12회 반복, 3세트	중량 반복수	중량 반복수	중량 반복수
러시안 케틀벨 스윙 10~20회 반복, 3세트	중량 반복수	중량 반복수	중량 반복수
엑스 밴드 워크(중간 텐션) 15~30회, 1세트(좌우 각각)	왼쪽 반복수 오른쪽 반복수		
스트레이트 레그 싯업 15~30회, 1세트	시간(초)		
밴드 회전 유지 10~20초간, 1세트(좌우 각각)	시간(초) 좌측 시간(초) 우측		
Note:			

Note: A1 운동을 1세트 하고, 즉시 A2 운동 1세트를 한다. 30~90초간 휴식하고 모든 세트를 마칠 때까지 이를 반복한다. B1과 B2도 이와 같이 한다.

부티-풀 입문자 워크아웃 A: 9~12주 훈련 기록

이름: ______________________ 날짜: ______________ 중량: ______________

운동	1세트	2세트	3세트
A1: 바벨 힙 쓰러스트 10~20회 반복, 3세트	중량 반복수	중량 반복수	중량 반복수
A2: 덤벨 벤트 오버 로우 8~12회 반복, 3세트	중량 반복수	중량 반복수	중량 반복수
B1: 바벨 박스 스쿼트 10~20회 반복, 3세트	중량 반복수	중량 반복수	중량 반복수
B2: 푸시업 3~10회 반복, 3세트	중량 반복수	중량 반복수	중량 반복수
바벨 아메리칸 데드리프트 10~20회 반복, 3세트	중량 반복수	중량 반복수	중량 반복수
옆으로 누워 회전 15~30회, 1세트(좌우 각각)	왼쪽 반복수 오른쪽 반복수		
덤벨 스위스볼 크런치 15~30회, 1세트	반복수		
하프닐링 케이블 안티 로테이션 프레스 10~15회, 1세트(좌우 각각)	왼쪽 반복수 오른쪽 반복수		
Note:			

Note: A1 운동을 1세트 하고, 즉시 A2 운동 1세트를 한다. 30~90초간 휴식하고 모든 세트를 마칠 때까지 이를 반복한다. B1과 B2도 이와 같이 한다.

부티-풀 입문자 워크아웃 B: 9~12주 훈련 기록

이름: ______________ 날짜: ______________ 중량: ______________

운동	1세트	2세트	3세트
A1: 보디웨이트 싱글레그 힙 쓰러스트 10~20회 반복, 3세트(좌우 각각)	중량 반복수	중량 반복수	중량 반복수
A2: 친업(밴드 보조) 1~5회 반복, 3세트	중량 반복수	중량 반복수	중량 반복수
B1: 보디웨이트 불가리안 스플리트 스쿼트 10~20회 반복, 3세트(좌우 각각)	중량 반복수	중량 반복수	중량 반복수
B2: 바벨 밀리터리 프레스 8~12회 반복, 3세트	중량 반복수	중량 반복수	중량 반복수
굿모닝 10~20회 반복, 3세트	중량 반복수	중량 반복수	중량 반복수
엑스 밴드 워크 15~30회, 1세트(좌우 각각)	왼쪽 반복수 오른쪽 반복수		
발을 높인 플랭크 1세트, 60~120초	반복수		
덤벨 사이드 벤드 15~30회, 1세트(좌우 각각)	왼쪽 반복수 오른쪽 반복수		
Note:			

Note: A1 운동을 1세트 하고, 즉시 A2 운동 1세트를 한다. 30~90초간 휴식하고 모든 세트를 마칠 때까지 이를 반복한다. B1과 B2도 이와 같이 한다.

부티-풀 입문자 워크아웃 C: 9~12주 훈련 기록

이름: ______________ 날짜: ______________ 중량: ______________

운동	1세트	2세트	3세트
A1: 바벨 힙 쓰러스트(정지 기법) 8~15회 반복, 3세트(정점에서 3초 멈추기)	중량 반복수	중량 반복수	중량 반복수
A2: 덤벨 체스트 서포티드 로우 8~12회 반복, 3세트	중량 반복수	중량 반복수	중량 반복수
B1: 바벨 페러럴 스쿼트 10~20회 반복, 3세트	중량 반복수	중량 반복수	중량 반복수
B2: 바벨 인클라인 프레스 8~12회 반복, 3세트	중량 반복수	중량 반복수	중량 반복수
보디웨이트 백 익스텐션 10~30회 반복, 3세트	중량 반복수	중량 반복수	중량 반복수
사이드라잉 클램 15~30회, 1세트(좌우 각각)	왼쪽 반복수 오른쪽 반복수		
행잉 레그 레이즈 10~20회, 1세트	반복수		
로프 호리즌탈 찹 10~15회, 1세트(좌우 각각)	왼쪽 반복수 오른쪽 반복수		
Note:			

Note: A1 운동을 1세트 하고, 즉시 A2 운동 1세트를 한다. 30~90초간 휴식하고 모든 세트를 마칠 때까지 이를 반복한다. B1과 B2도 이와 같이 한다.

Chapter 11

숙련된 리프터를 위한 엉덩이 여신 만들기 12주 프로그램

고급자를 위한 엉덩이 여신 만들기 12주 프로그램에 들어가기 전에 먼저 알아둬야 할 스트렝스의 기본과 스트렝스 훈련에 대한 내용이 있다.

이 프로그램은 다음과 같은 사항을 대부분 수행할 수 있는 여성에게 추천한다.

1. 멈추지 않고 보디웨이트 힙 쓰러스트 50회
2. 데드 행(철봉에 매달린 상태)에서 보디웨이트로 1번 친업
3. 완전 가동범위로 푸시업 5회(고관절이 흔들리지 않고)
4. 멈추지 않고 보디웨이트 불가리안 스플릿 스쿼트 20회
5. 멈추지 않고 보디웨이트 백 익스텐션 30회
6. 135파운드(약 60kg) 데드리프트 10회

'점진적인 과부하' 원칙이란 일정 시간에 걸쳐 훈련 강도를 점차적으로 높여나가는 것을 의미한다. 이는 매주 몸이 집중할 수 있는 범위에서 훈련을 진행하기 때문에 스트렝스와 질 좋은 근육을 만들고 지구력을 키우는 최선의 방법이다. 부하를 점진적으로 늘려나간다는 것은 매주 근육에 가하는 저항을 높이고, 몸이 이에 적응하는 것을 의미한다. 점진적으로 변화한다는 것이 중요하다. 이러한 변화들이 올바르게 일어나길 원할 것이다. 하지만 이러한 변화들이 항상 만족스럽게만 일어나진 않는다. 훈련 강도의 변화 정도가 너무 미미하다면 근육들은 적절한 반응을 보이지 못할 것이다. 당신의 워크아웃이 지금과 1년 후가 같다면, 근육은 그 어떠한 멋진 변화를 보이지 못할 것이며 외향도 크게 달라지지 않을 것이다(지방이 극적으로 빠지지 않는 한). 한편 훈련 강도가 너무 지나치다면, 몸이 견뎌내지 못하며 그 끝은 아름답지 못할 것이다. 매주 극심한 통증에 시달리게 되며 결국엔 부상자 명단에 이름을 올릴 것이다.

자, 텐션이야말로 근육의 모양을 가다듬은 핵심 요소라는 사실을 명심하라. 이를 위해 수많은 시간을 공들여야 하며 근육들에 더 많은 텐션들을 불어넣어야 한다. 보디웨이트로 엉덩이 브릿지를 하는 것과 125파운드 힙 쓰러스트 중, 엉덩이에 더 많은 텐션을 가할 수 있는 것은 어느 쪽이겠는가? 이게 바로 멋진 엉덩이를 만드는 핵심이다!

신경근계(neuromuscular system)에 부하를 가하는 최고의 방법은 매주 드는 무게를 올리는 것이다. 운동 세션 중 메이저 리프팅 중 최소 하나 이상에 이러한 방법을 적용해 보길 권한다. 모든 운동들에 대해 중량을 높여나가는 것이 이상적이긴 하나, 해당 훈련에 능숙해지고 또 강해짐에 따라, 변화의 폭은 줄어들게 될 것이다. 엘리트 여성 선수들은 때때로 스쿼트, 데드리프트, 그리고 벤치프레스와 같은 큰 리프팅의 경우 일 년에 겨우 20파운드 정도 증량하는 것을 목표로 훈련 스케줄을 짠다. 만약 더 이상 중량을 늘려나갈 수 없을 경우엔, 세트당 반복 횟수를 늘리거나 또는 세트 사이의 휴식 시간을 줄이도록 하라.

점진적인 과부화 원칙을 요약하자면 다음과 같다.

- 같은 반복 횟수로 훈련 중량을 매주 5~10파운드 증량시킨다.
- 같은 중량으로 매주 1~2회 반복 횟수를 늘려나간다.
  또는
- 같은 중량과 반복 횟수를 사용하되, 세트 사이의 휴식 시간을 30초 정도로 줄여 휴식 양을 줄인다.

첫 번째 옵션이 최선의 선택이긴 하나, 이 방법으로는 매주 진행해나가기 어려울 것이다. 몸이 말하는 이야기에 주의 깊게 귀 기울이고 가장 적절한 선택을 취하라. 허나 기록에만 몰두하여 바르게 운동하는 것을 망치진 말라. 오늘만 날이 아니다. 개인 기록은 언제든 충분한 여유를 가지고 측정하도록 하라. 뭔가 컨디션이 안 좋게 느껴지는 기간은 몇 주간이나 이어질 수도 있다. 그리고 개인 기록은 모든 세

트, 모든 운동에서 측정하는 것이 아니다. 한 주에 걸쳐 개인 기록을 측정할 기회는 언제든지 있다. 처음에는 이렇게 하는 것이 매우 편리할 것이다.

점진적 과부하의 원칙에 집중하고 Ⅰ, Ⅱ, 그리고 Ⅲ 단계를 진행하는 마지막 3주간 기록들을 세팅하도록 한다. Ⅲ 단계의 마지막 주에서는 부하는 낮춰 근육들이 휴식을 취할 수 있는 준비가 되도록 하길 권한다. 부하를 낮출 때, 단순히 Ⅰ단계 첫째 주 훈련으로 돌아가 해당 주와 같은 무게의 중량을 사용하거나, 또는 책 앞쪽에서 권한 조언을 따라 20~25% 정도 강도를 줄여도 된다(또는 운동 동작당 한 세트만 운동한다). 부하를 줄이기 위해선, Ⅰ단계 첫 주로 돌아가거나, 앞서 내가 권했던 방식 혹은 강도를 20~50%까지 감소시키도록 한다(아니면 운동당 1세트만 하도록 한다). 부하를 감소시키는 방법은 여러 가지가 있으나, 최적의 회복과 다음에 올 힘든 트레이닝을 준비할 수 있도록 최소한의 자극은 유지해야 하는 것에 유의해야 한다.

이 장의 마지막 부분에서는 체육관에서 응용할 수 있는 훈련 예제 표를 제공할 것이다. 여기에는 박스 스쿼트 운동에 대한 한 달짜리 프로그레션에 대해 설명하고자 한다. 첫째 주 동안에는 박스 스쿼트를 65파운드 바벨로 5회씩 3세트 한다. 다음 주에는, 같은 무게로 6회씩 3세트 하는 것을 목표로 할 수 있을 것이다. 또는 첫 세트는 8회, 그리고 두 번째, 세 번째 세트는 5회 한다. 마지막으로, 무게를 5파운드 늘려, 70파운드 바벨을 이용하여, 다시 5회씩 3세트 훈련한다. 이러한 70파운드를 가지고 이러한 루트로 진행하지만, 첫 번째와 두 번째 세트만 5번 반복 가능하여, 세 번째 세트는 3번 반복만 하는 경우도 있을 것이다. 세 번째 주를 훈련하는 동안 중량을 70파운드로 유지하고 5회 반복 3세트를 완수하는 것을 목표로 둘 수도 있다. 네 번째 주에는 중량을 60파운드, 5회 반복 3세트로 강도를 낮추고 완벽한 자세를 추구하는 것을 목표로 둘 수도 있다. 이렇게 긴 기간 동안 작은 변화를 주는 것으로 장기적으로 큰 변화를 만들 수 있다.

여기서 유의해야 하는 것은, 훈련의 강도와 정도를 기억에 의존하지 않고 기록해야 한다는 것이다. 그렇지 않으면 훈련의 정확성을 유지할 수 없다. 이제 훈련 원리에 대해서는 많은 것을 배웠으니, 이 장에서 제공하는 훈련 표를 활용하여 워크아웃을 관리하도록 하라.

숙련된 리프터를 위한 12주 엉덩이 여신 되기 프로그램

- 이 세션의 목표는 자세의 무너짐 없이 중량 또는 훈련 반복수를 늘리는 것이다.
- 먼저 목표한 횟수까지 반복수를 증가시켜나가고, 그 뒤에 중량을 늘리는 방식을 취한다. 예를 들어 12회 반복을 할 수 있을 때까지 65파운드 중량을 고수하는 것이다. 그리고 나서 70, 또는 75파운드로 중량을 증가시킨다. 그리고 이 무게로 12회 반복을 할 수 있을 때까지 훈련을 진행한다.

1~4주: 워크아웃 A(1일차 운동)

날짜: ____________ 중량: ____________

워크아웃 1~4주에 필요한 장비

- 운동 매트
- 바벨과 플레이트, 랙
- 햄프톤 패드
- 플랫 벤치
- 덤벨 세트(같은 중량의 한 쌍)
- 밴드
- 친업 바
- 덤벨(개별 덤벨)
- 백 익스텐션 머신(만약 구비되어 있지 않다면, 운동 목록을 참고하여 대체할 수 있는 운동으로 한다.)
- 밴드
- 케이블 머신과 발목 커프
- 가벼운 케틀벨

p. 198
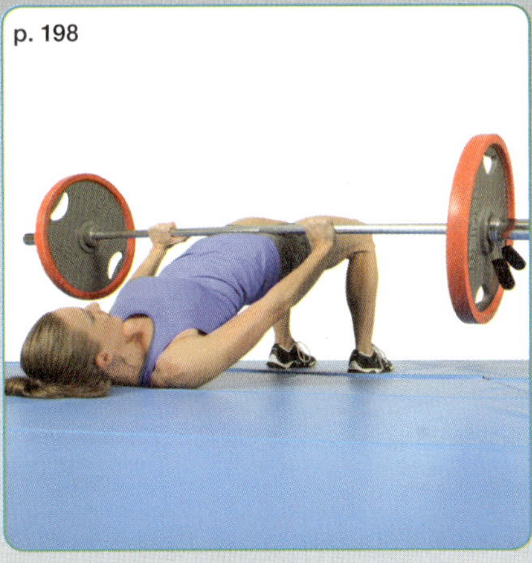

A1: 바벨 둔근 브릿지
— 20회 반복 3세트

p. 264
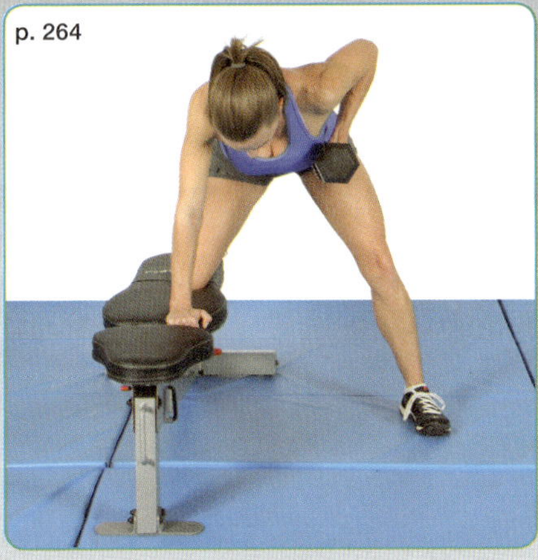

A2: 원암 로우
— 8회 반복 3세트(좌우 각각)

p. 214
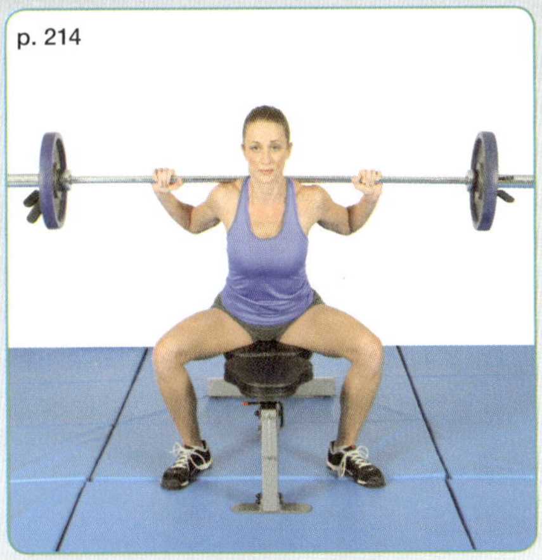

B1: 바벨 박스 스쿼트
— 5회 반복 3세트

p. 277
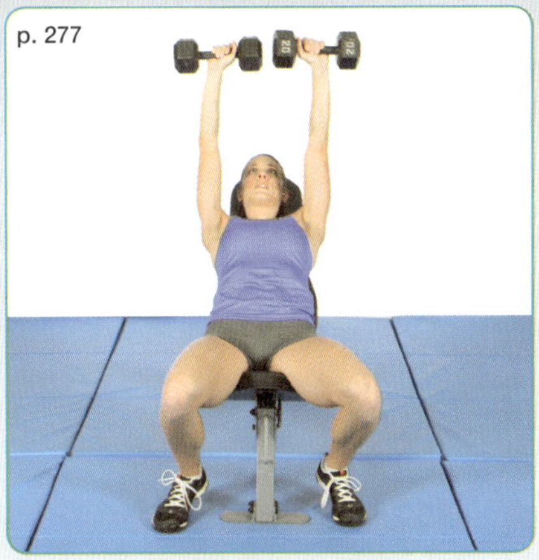

B2: 덤벨 인클라인 프레스
— 8회 반복, 3세트

p. 237
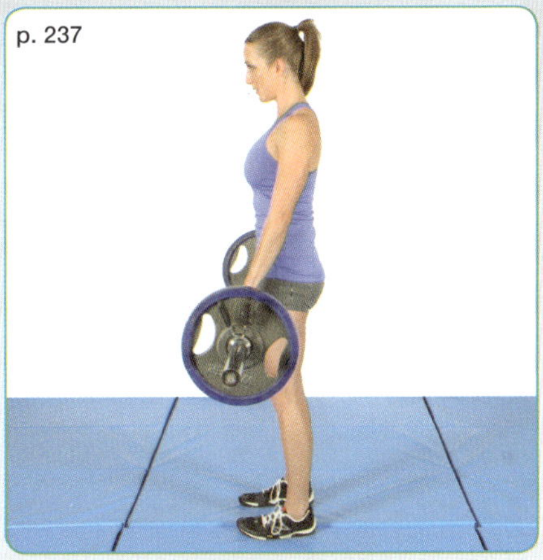

바벨 아메리칸 데드리프트
— 5회 반복, 3세트

p. 205
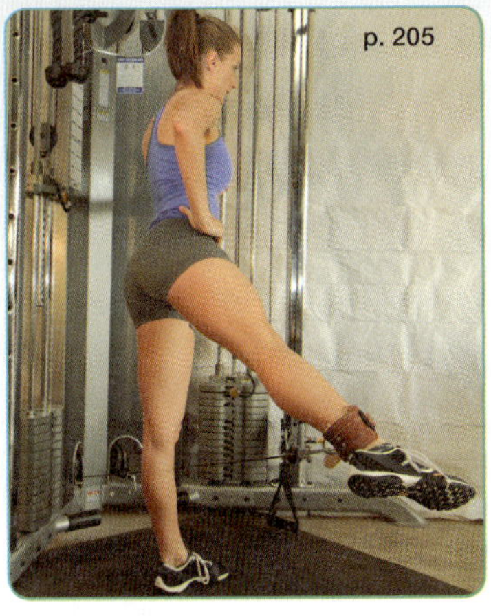

케이블 스탠딩 애브덕션
— 20회 반복 1세트(좌우 각각)

p. 295
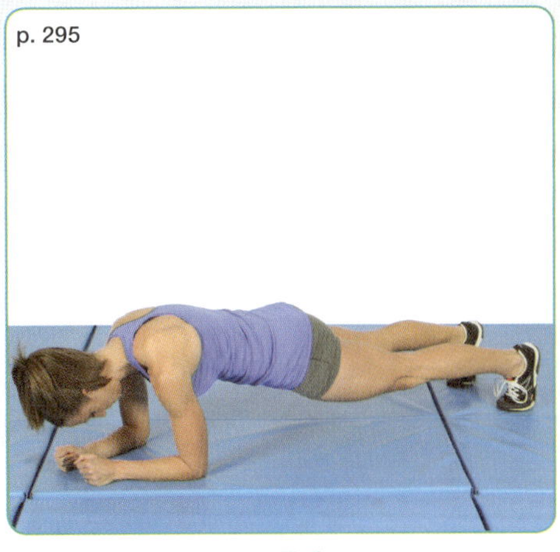

RKC플랭크
— 60초간 1세트

p. 303
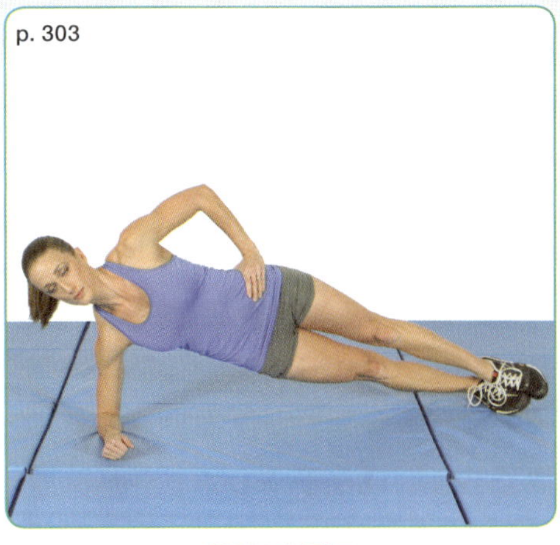

사이드 플랭크
— 60초간 1세트(좌우)

1~4주: 워크아웃 B(3일차 운동)

날짜: ____________ 중량: ____________

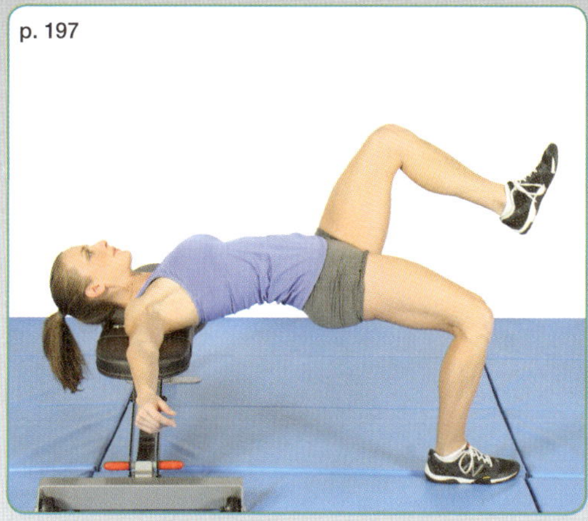
p. 197

A1: 보디웨이트 싱글레그 힙 쓰러스트(어깨 위치 높임)
— 8~20회 반복, 3세트(좌우 각각)

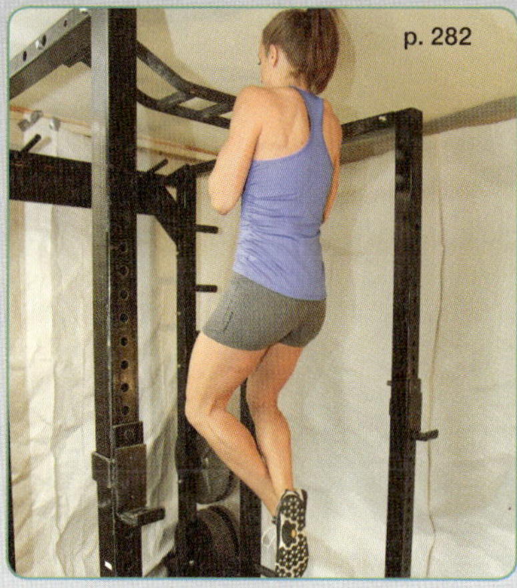
p. 282

A2: 친업
— 5회 반복, 3세트

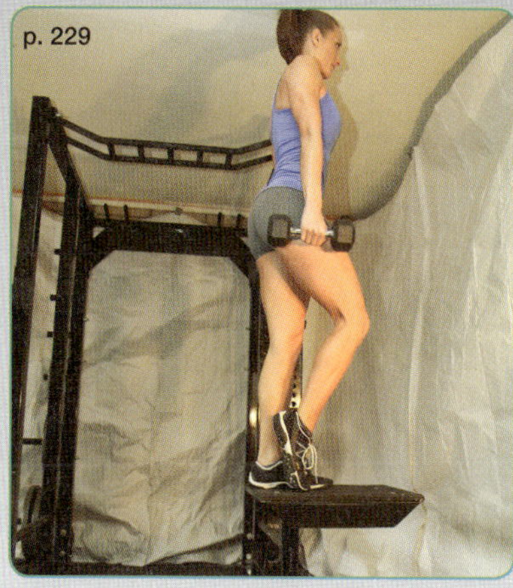
p. 229

B1: 덤벨 하이 스텝업
— 10회 반복, 3세트(좌우 각각)

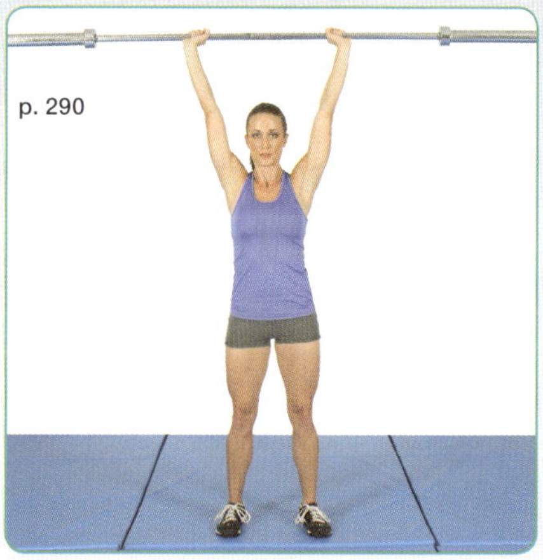
p. 290

B2: 바벨 밀리터리 프레스
— 8회 반복, 3세트

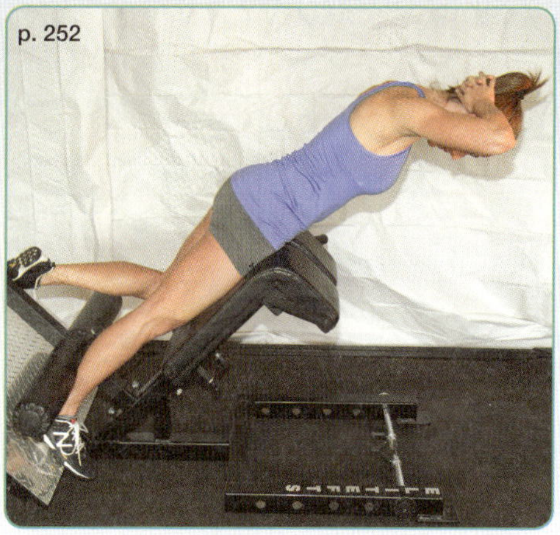
p. 252

프리즈너 싱글레그 45도 하이퍼 익스텐션
— 12회 반복, 2세트

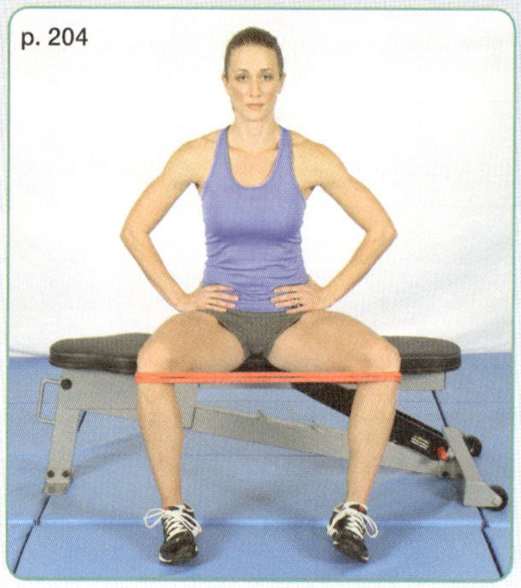
p. 204

밴드 시티드 애브덕션
— 20회 반복, 1세트

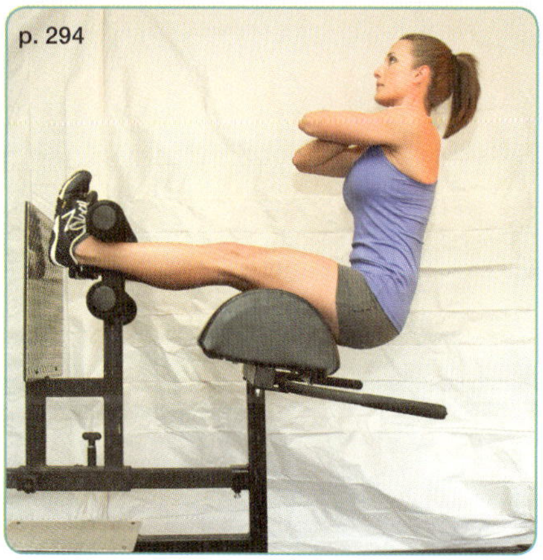
p. 294

스트레이트 레그 싯업
— 20회 반복, 1세트

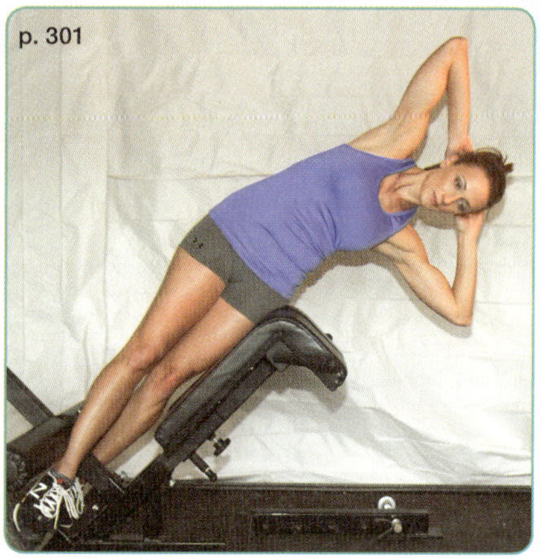
p. 301

45도 사이드 밴드
— 20회 반복, 1세트

1~4주: 워크아웃 C(5일차 운동)

날짜: ____________　　　　　　　　　　중량: ____________

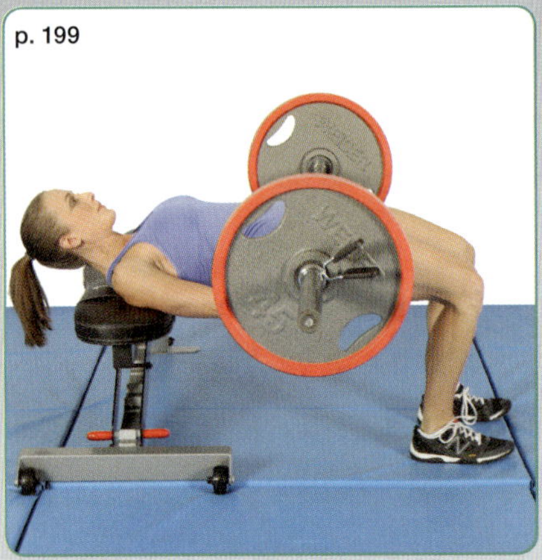

A1: 바벨 힙 쓰러스트
— 20회 반복, 3세트

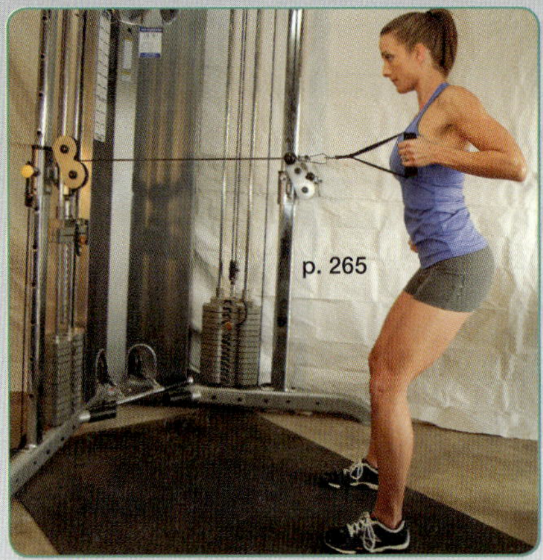

A2: 스탠딩 싱글 암 케이블 로우
— 8회 반복, 3세트(좌우 각각)

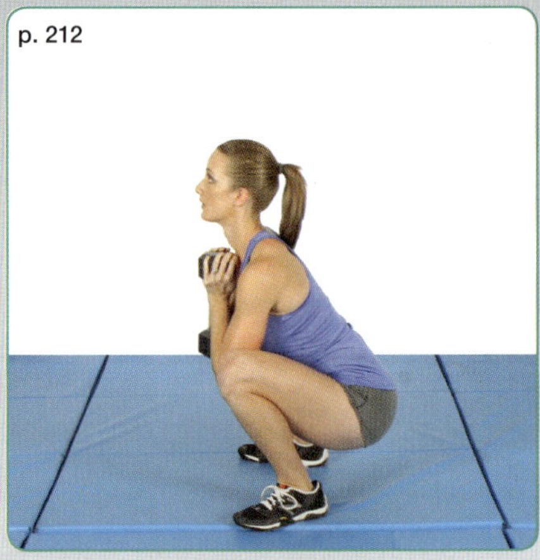

B1: 덤벨 가블릿 스쿼트
— 5회 반복, 3세트

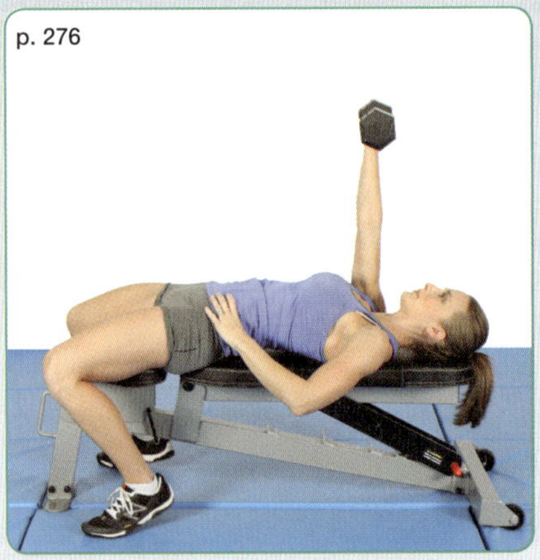

B2: 덤벨 원 암 벤치프레스
— 8회 반복, 3세트

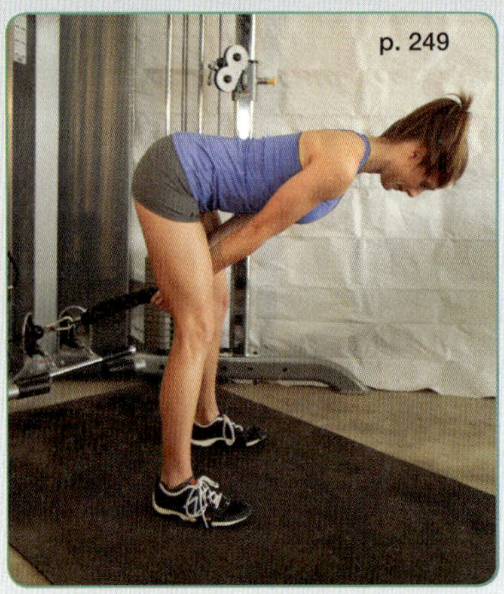

케이블 스트레이트 레그 풀 쓰루
— 8~12회 반복, 3세트

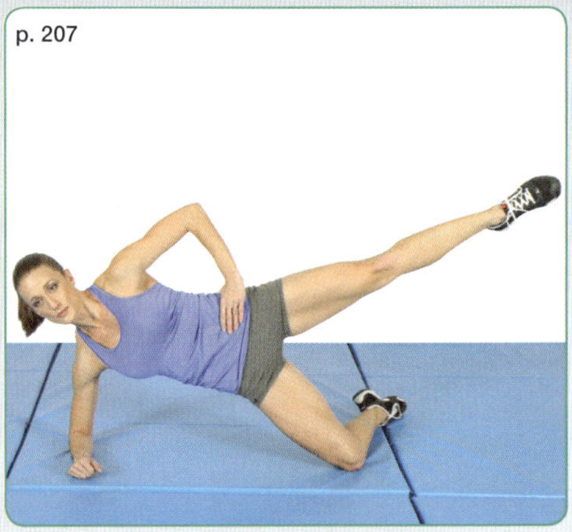

사이드 라잉 힙 레이즈
— 10회 반복, 1세트(좌우 각각)

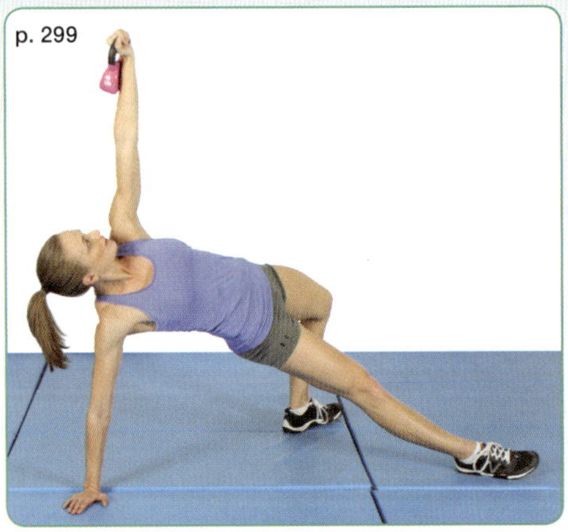

터키쉬 겟업
— 5회 반복, 1세트(좌우 각각)

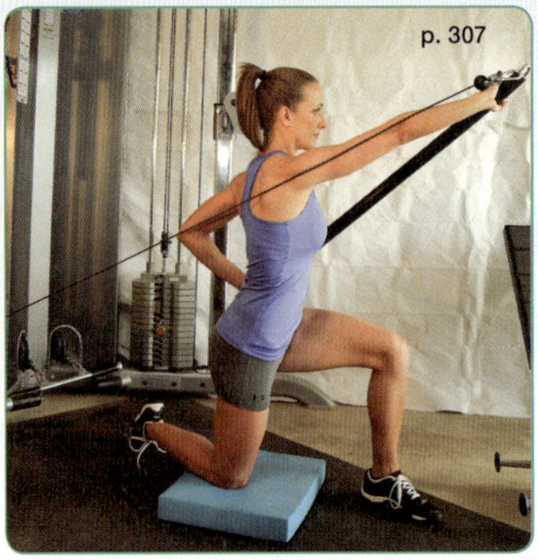

바 하프닐링 호리즌탈 찹
— 8~12회 반복, 1세트(좌우 각각)

5~8주: 워크아웃 A(1일차 운동)

날짜: ____________　　　　　　　　　　　　　　중량: ____________

워크아웃 5~8주에 필요한 장비

- 운동 매트
- 바벨과 플레이트
- 햄프톤 패드
- 플랫 벤치
- 바벨과 랙
- 덤벨
- ab 휠
- 플랫 벤치 2개 또는 플랫 벤치 하나와 박스(발을 올려놓는 용도)
- 친업 바
- 백 익스텐션 머신(만약 구비되어 있지 않다면, 운동 목록을 참고하여 대체할 수 있는 운동으로 한다.)
- 밴드
- 케이블 머신

p. 199

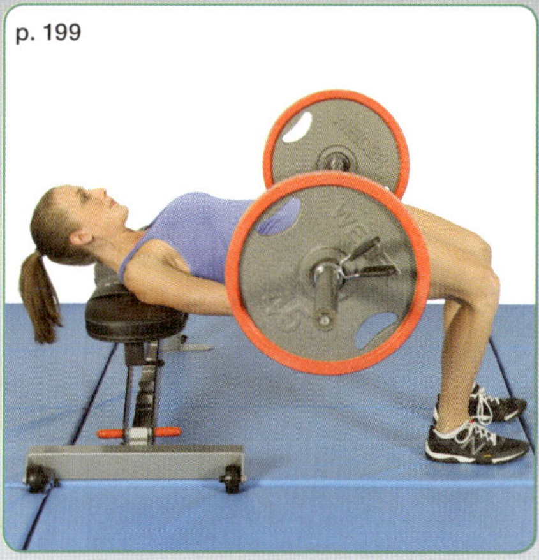

A1: 바벨 힙 쓰러스트
— 3~8회 반복, 3세트

p. 266

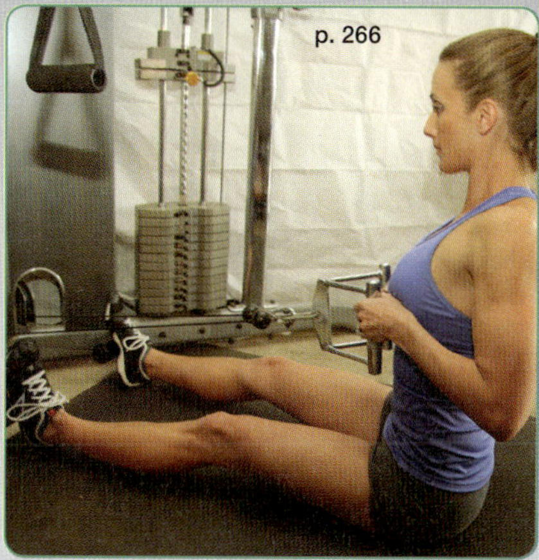

A2: 시티드 케이블 로우
— 8회 반복, 3세트

p. 217

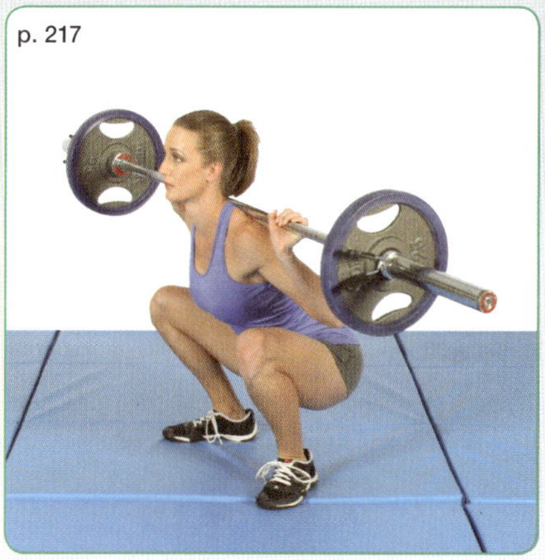

B1: 바벨 풀 스쿼트
— 5회 반복, 3세트

p. 278

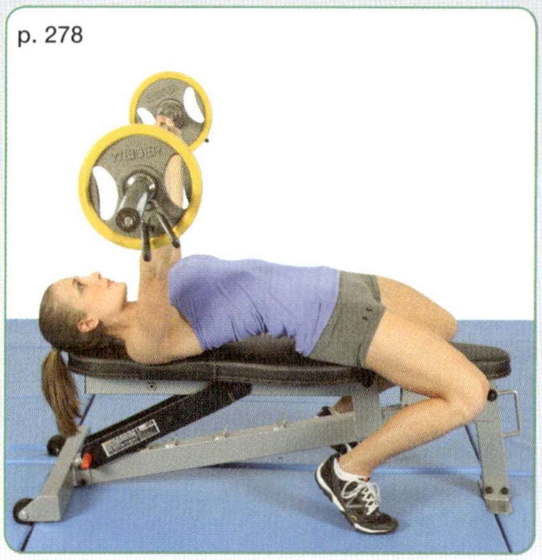

B2: 바벨 벤치프레스
— 3~8회 반복, 3세트

p. 245

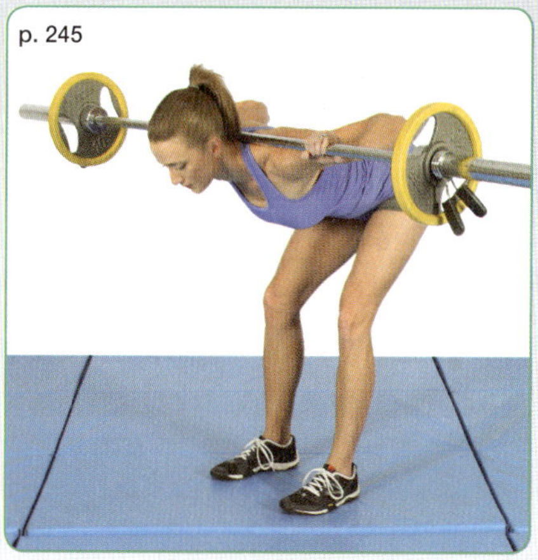

바벨 굿 모닝
— 8~12회 반복, 3세트

p. 207

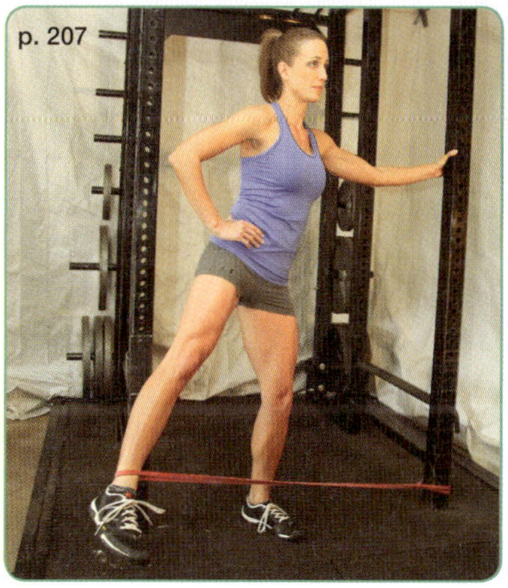

밴드 스탠딩 애브덕션
— 10~30회 반복, 1세트(좌우 각각)

p. 297

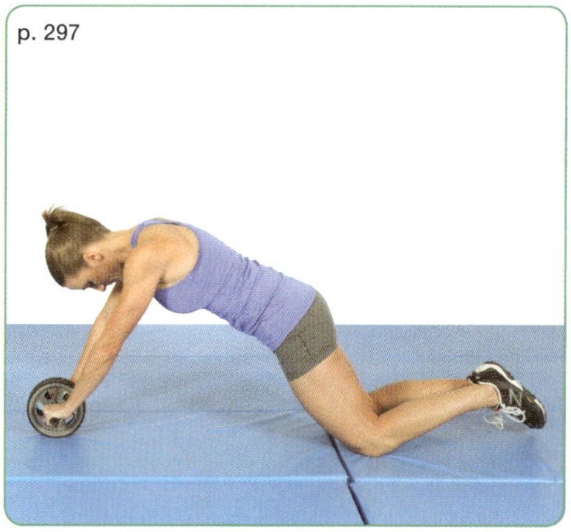

ab 휠 롤아웃 프럼 니
— 8~20회 반복, 1세트

p. 301

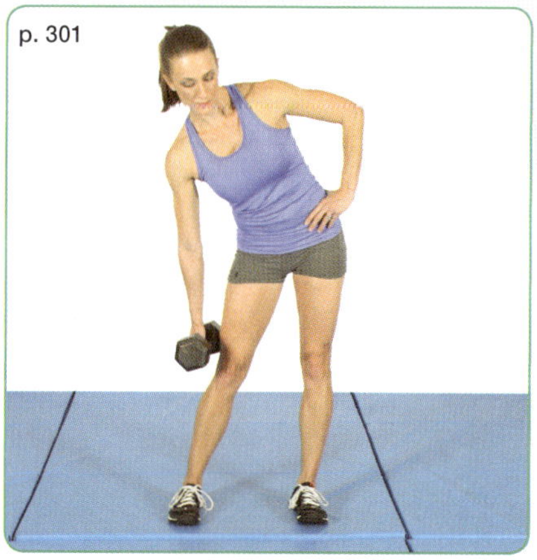

덤벨 사이드 밴드
— 10~20회 반복, 1세트(좌우 각각)

5~8주: 워크아웃 B(3일차 운동)

날짜: ____________ 중량: ____________

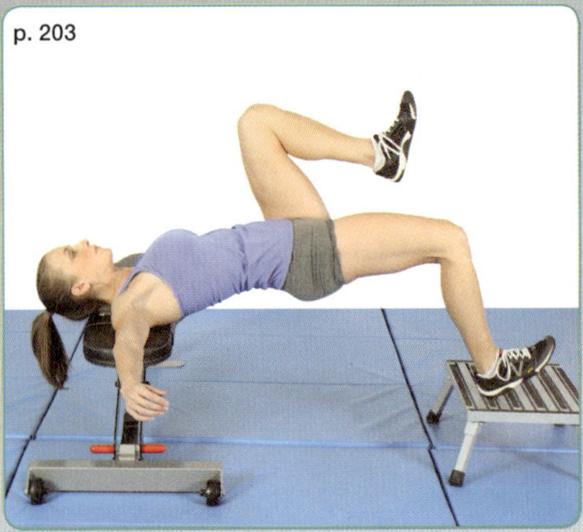

A1: 보디웨이트 싱글레그 힙 쓰러스트 (어깨와 발을 높이고)
— 8~20회 반복, 3세트

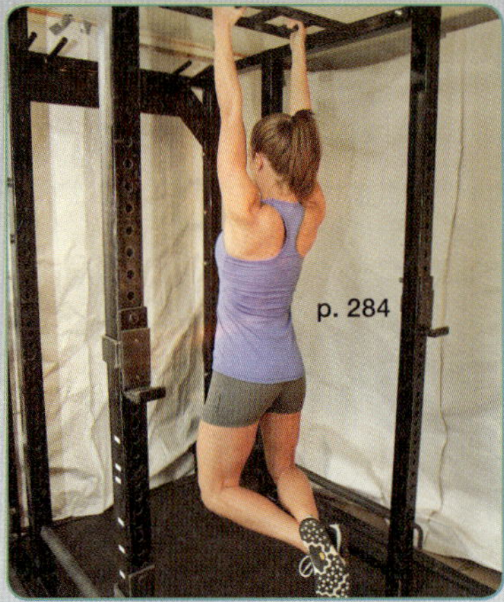

A2: 보디웨이트 패래럴 그립 풀업
— 3~8회 반복, 3세트

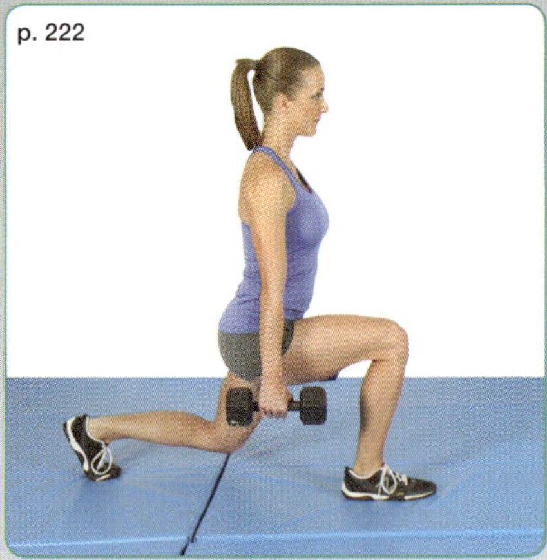

B1: 덤벨 워킹 런지
— 10회 반복, 3세트(총 20 걸음)

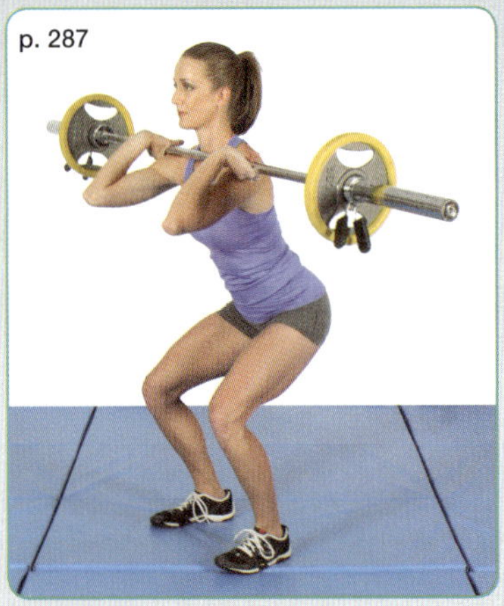

B2: 바벨 푸시 프레스
— 6회 반복, 3세트

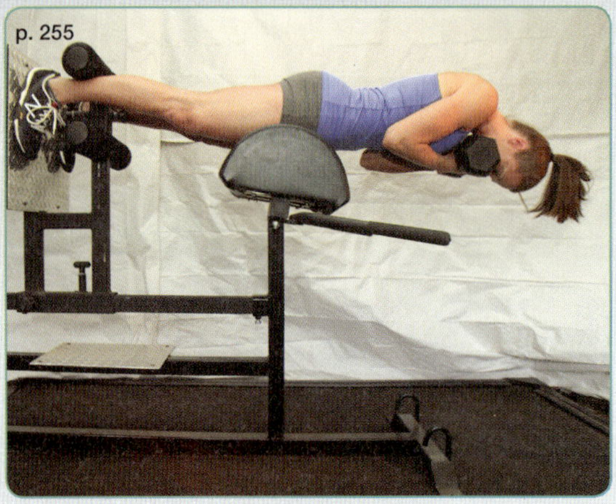

덤벨 백 익스텐션
— 20회 반복, 2세트

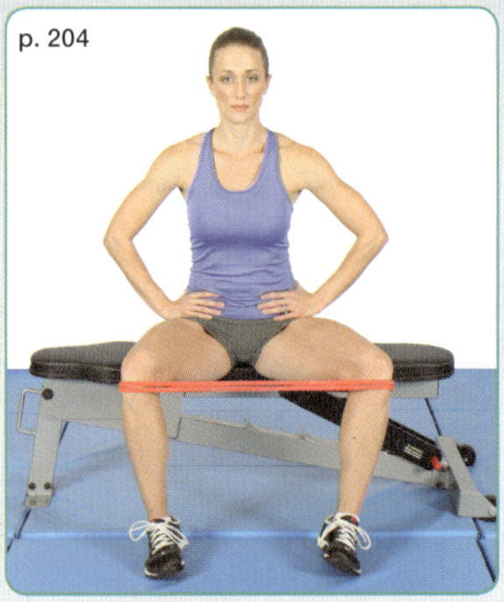

밴드 시티드 애브덕션
— 10~30회 반복, 1세트

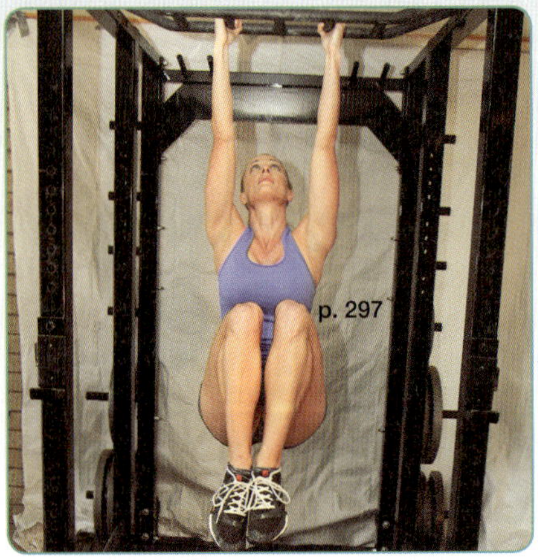

행잉 레그레이즈
— 8~20회 반복, 1세트

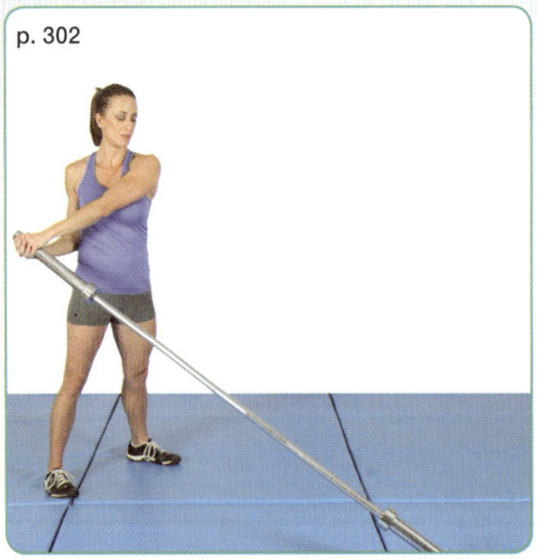

랜드마인
— 8~12회 반복, 1세트(좌우 각각)

5~8주: 워크아웃 C(5일차 운동)

날짜: ____________　　　　　　　　　　　　　　　　　　　　　　　　중량: ____________

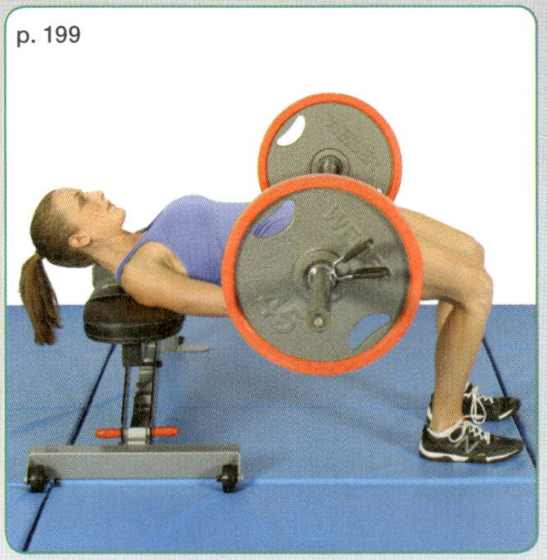
p. 199

A1: 바벨 힙 쓰러스트
(아이소홀드 기법)
— 30~60초간, 3세트

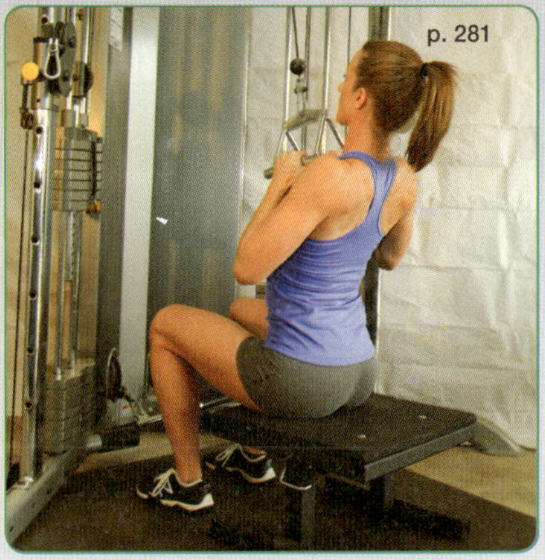
p. 281

A2: D-핸들 랫 풀 다운
— 8회 반복, 3세트

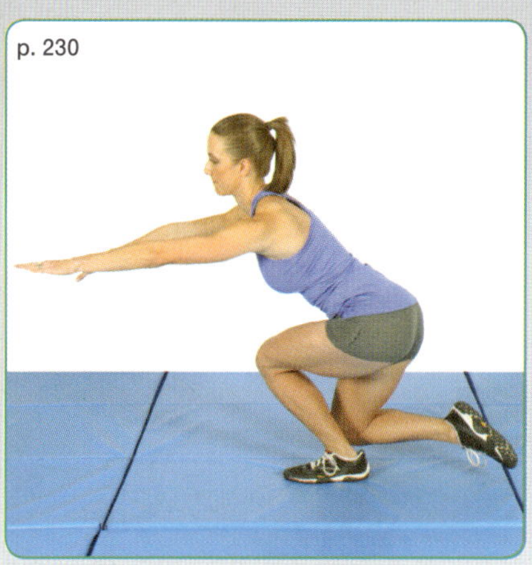
p. 230

B1: 스케이터 스쿼트
— 8회 반복, 3세트

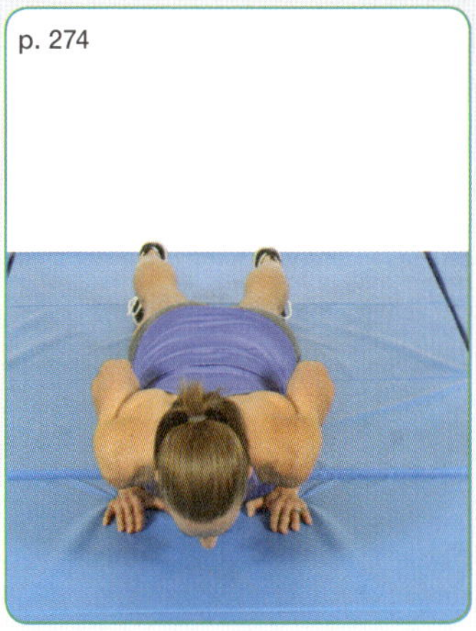
p. 274

B2: 클로즈 와이드 푸시업
— 5~15회 반복, 3세트

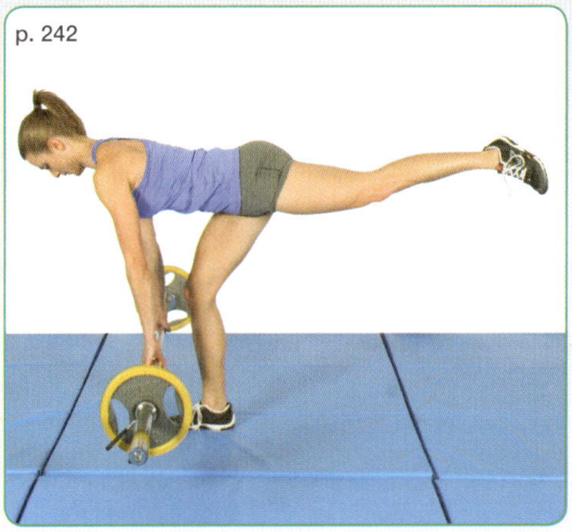
p. 242

바벨 싱글레그 루마니안 데드리프트
— 8~12회 반복, 3세트

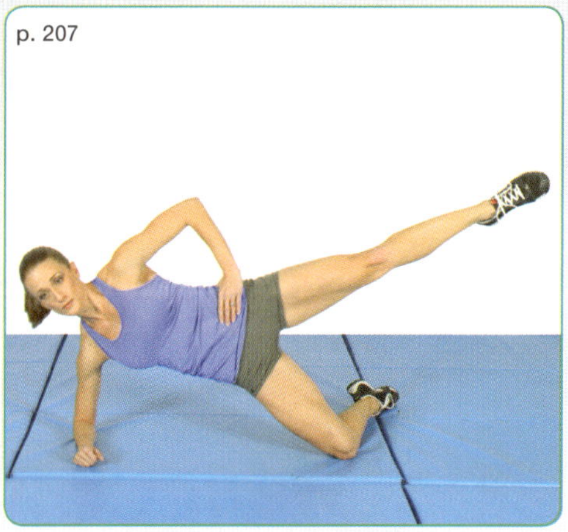
p. 207

사이드 라잉 힙 레이즈
— 10~30회 반복, 1세트

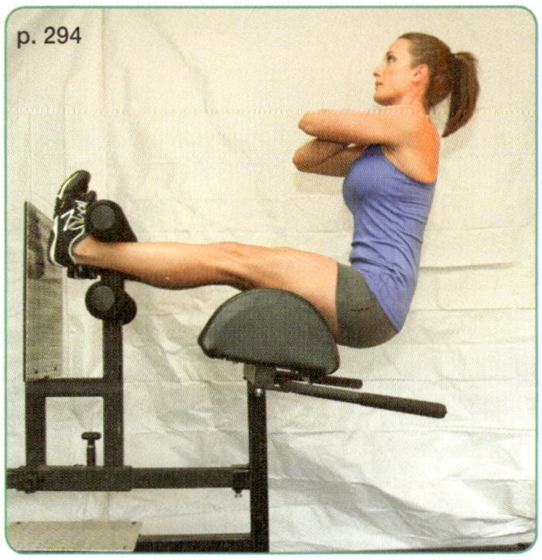
p. 294

스트레이트 레그 싯업
— 10~20회 반복, 1세트

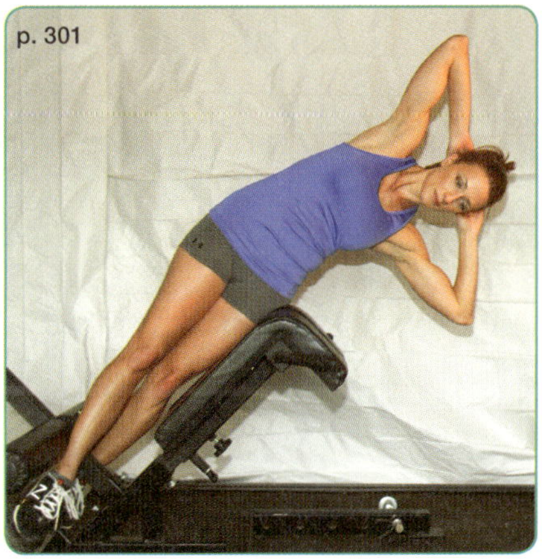
p. 301

45도 사이드 밴드
— 10~20회 반복, 1세트(좌우 각각)

9~12주: 워크아웃 B(1일차 운동)

날짜: ______________　　　　　　　　중량: ______________

워크아웃 9~12주에 필요한 장비

- 바벨과 플레이트
- 햄프톤 바 패트
- 밴드
- 덤벨
- 스위스볼
- 친업 바
- 인클라인 벤치 랙
- 스미스 머신 또는 바벨을 랙에 고정시킴
- 플랫 벤치
- 발슬라이드(Valslide) 또는 글리더스(Gliders). 미끄러운 바닥에 수건 두 장을 깔아 활용하여도 된다.
- 케이블 머신
- 에어렉스 패드 또는 운동 매트
- 풀업 바
- 백 익스텐션 기구

p. 199

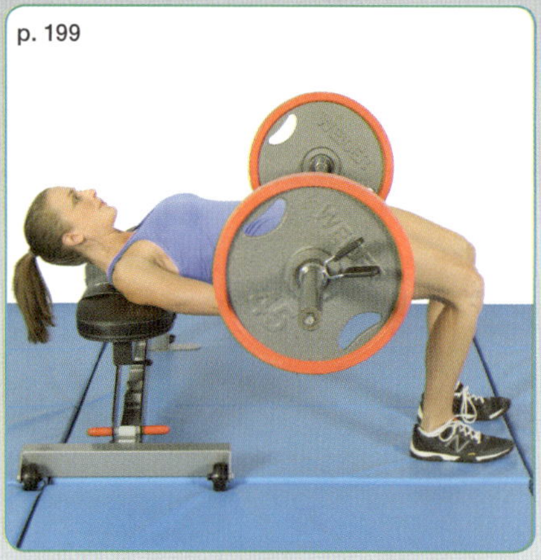

A1: 바벨 힙 쓰러스트(휴식 정지 기법)
— 10회 반복, 3세트(6회는 연속으로, 그 뒤 1회, 1회씩 멈췄다 반복)

p. 268

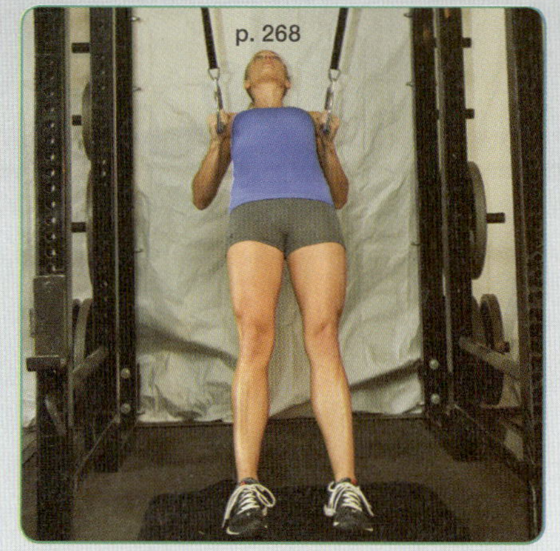

A2: 보디웨이트 인버티드 로우
— 6~12회 반복, 3세트

p. 219

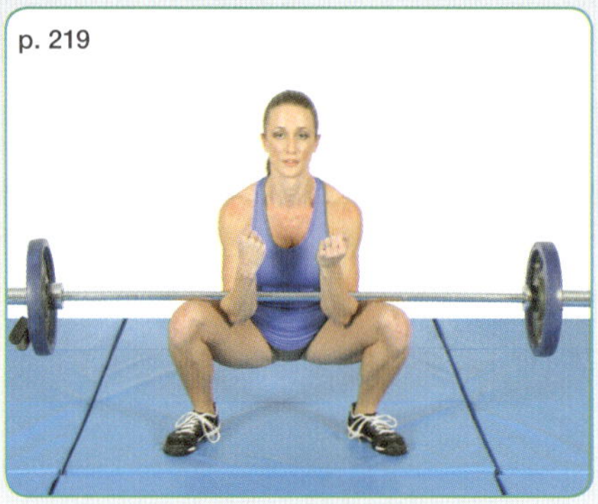

B1: 바벨 저쳐(Zercher) 스쿼트
— 5~10회 반복, 3세트

p. 275

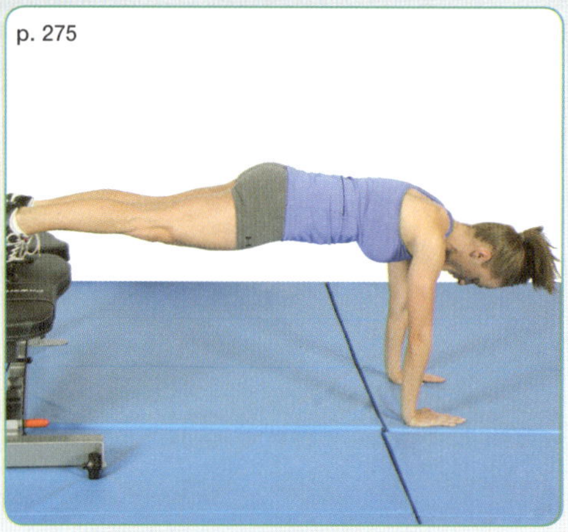

B2: 발의 높이를 높인 푸시업
— 5~20회 반복, 3세트

p. 239

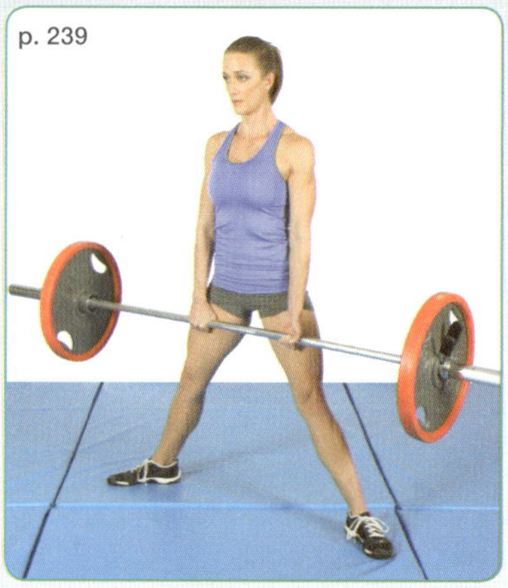

바벨 스모 데드리프트
— 6~12회 반복, 3세트

p. 205

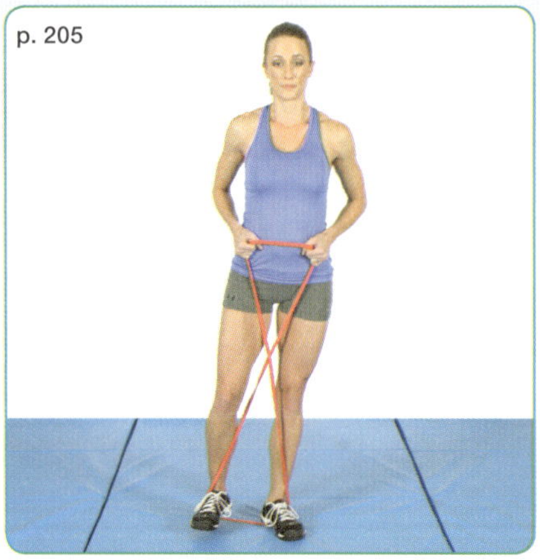

X-밴드 워크
— 20회 반복, 1세트(우측으로 20회 , 좌측으로 20회)

p. 293

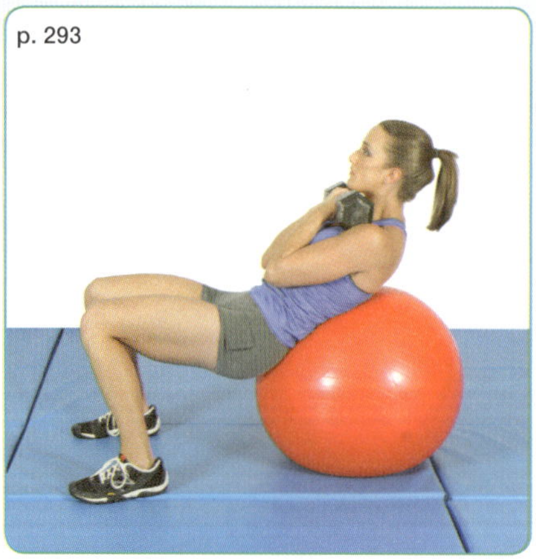

덤벨 스위스볼 크런치
— 20회 반복, 1세트

p. 304

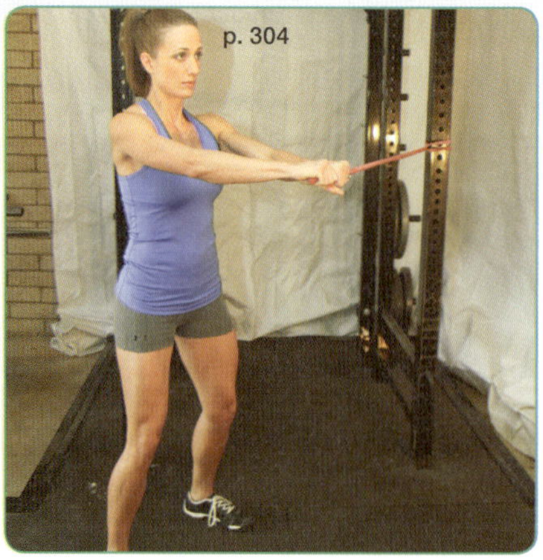

밴드 안티 로테이션 홀드
— 15초간 1세트(좌우 각각)

9~12주: 워크아웃 B(3일차 운동)

날짜: ______________ 중량: ______________

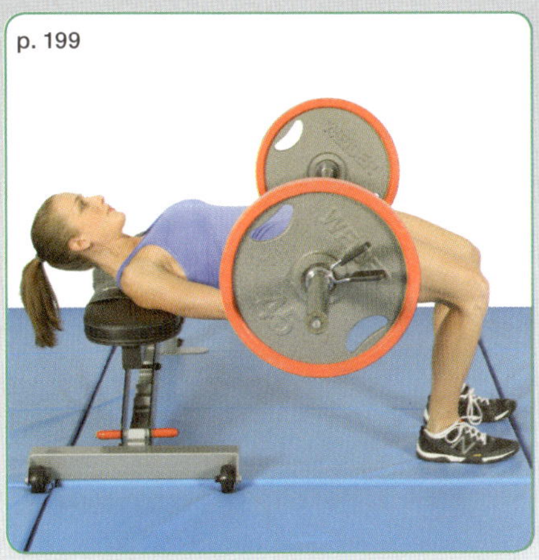
p. 199

A1: 바벨 힙 쓰러스트(텐션은 계속 유지하는 방법)
— 20~30회 반복, 3세트(멈추지 않는다.)

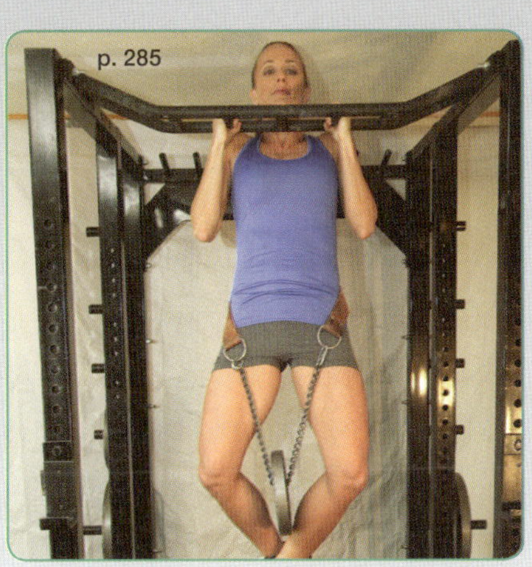
p. 285

A2: 웨이티드 패러랠 풀업
— 1~3회 반복, 3세트

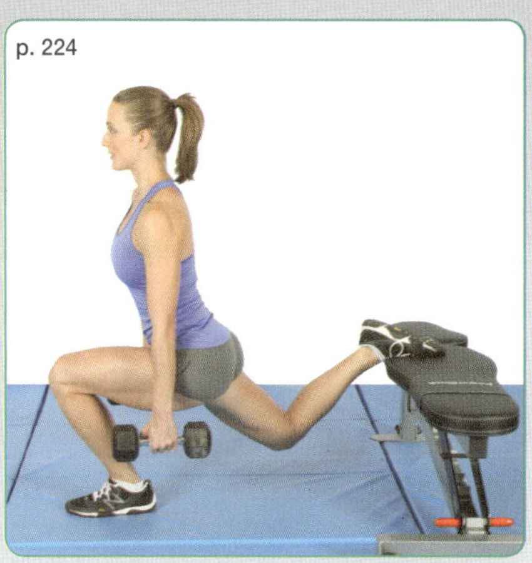
p. 224

B1: 덤벨 불가리안 스플릿 스쿼트
— 10회 반복, 3세트(좌우 각각)

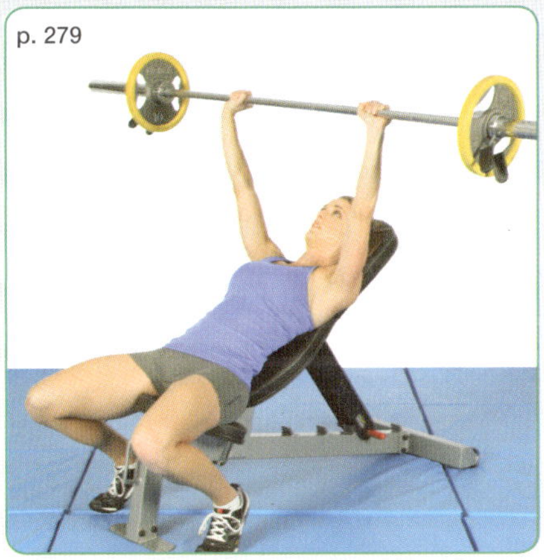
p. 279

B2: 바벨 인클라인 프레스
— 6~10회 반복, 3세트

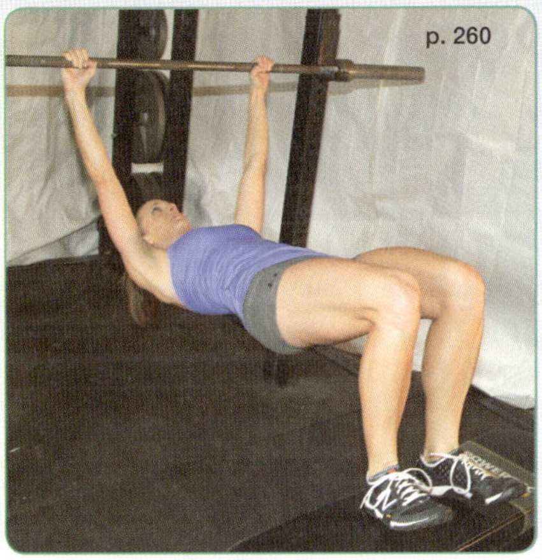
p. 260

글라이딩 레그컬
— 6~15회 반복, 2세트

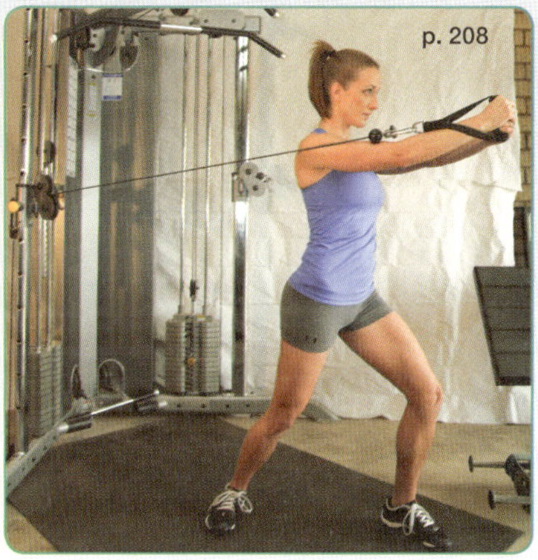
p. 208

케이블 힙 로테이션
— 8~15회 반복, 1세트

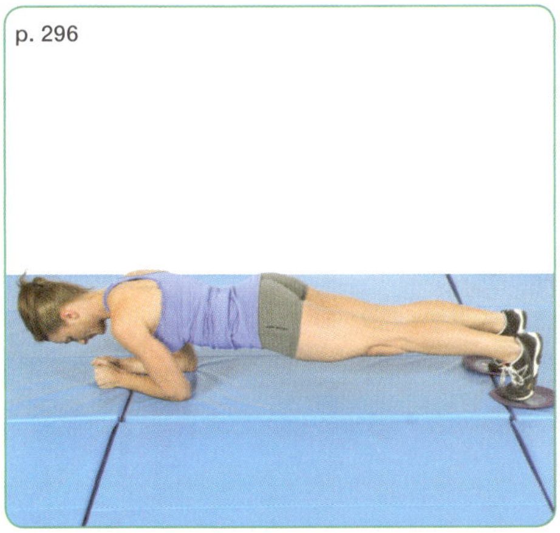
p. 296

보디 쏘우(saw)
— 8~15회 반복, 1세트

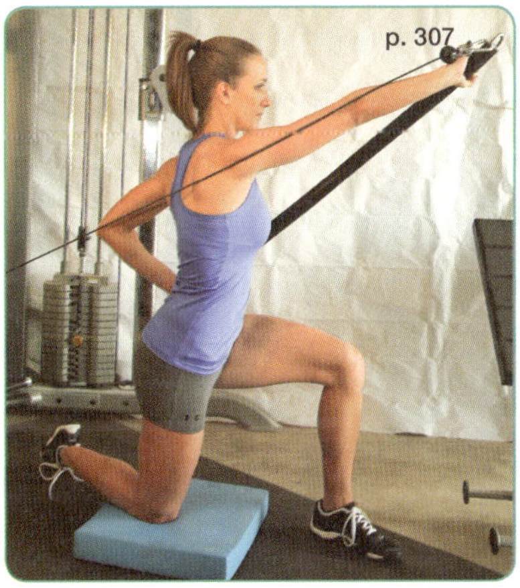
p. 307

바 하프닐링 호리존탈 찹
— 8~12회 반복, 1세트(좌우 각각)

9~12주: 워크아웃 C(5일차 운동)

날짜: ____________　　　　　　　　　　　　　　　　　　　　중량: ____________

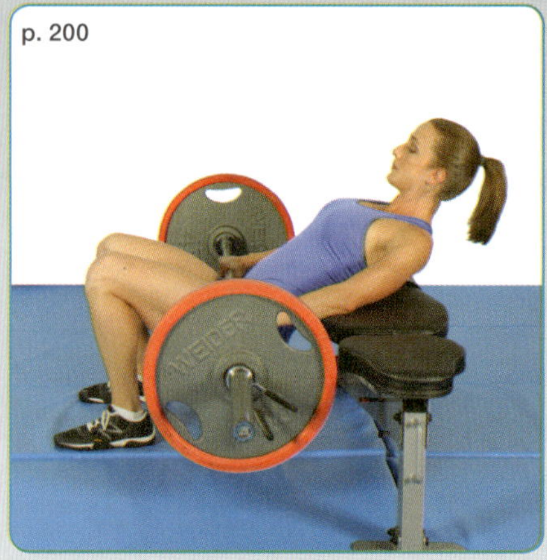
p. 200

A1: 아메리칸 힙 쓰러스트
— 고중량 5회 반복, 3세트

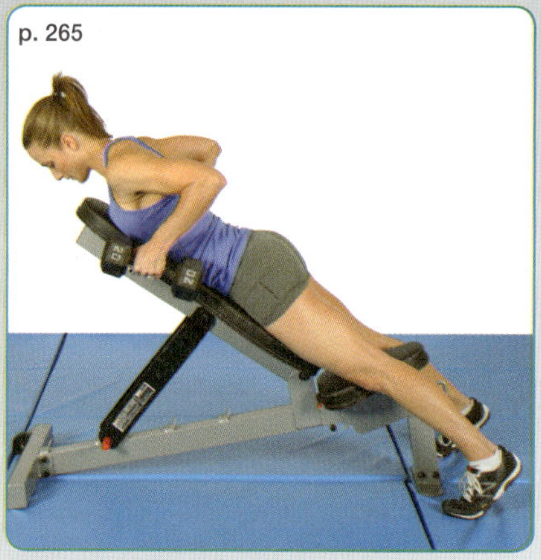
p. 265

A2: 덤벨 체스트 서포티드 로우
— 6~12회 반복, 3세트

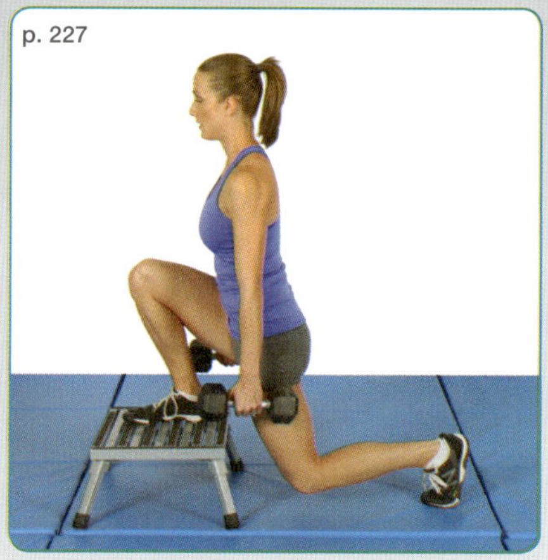
p. 227

B1: 덤벨 스텝업/리버스 런지 콤보
— 8~15회 반복, 3세트(좌우 각각)

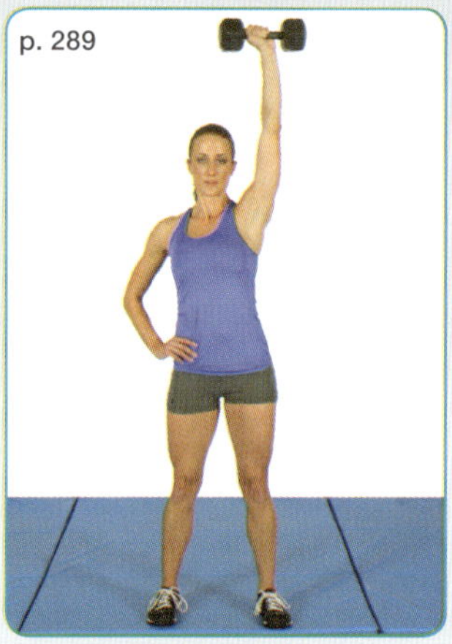
p. 289

B2: 원암 숄더 프레스
— 8~15회 반복, 3세트

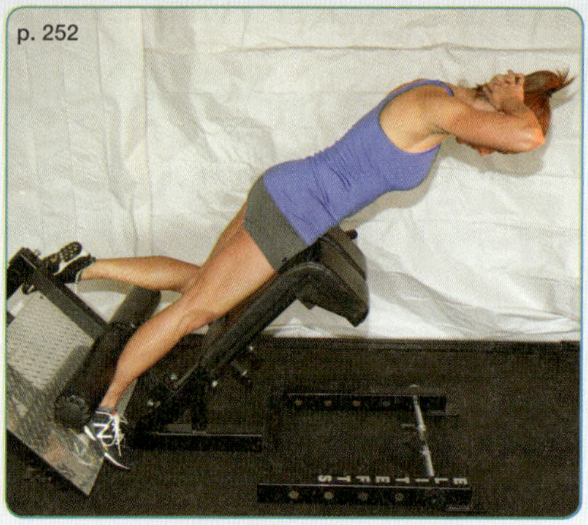
p. 252

프리즈너 싱글레그 백 익스텐션
— 8~15회 반복, 3세트(좌우 각각)

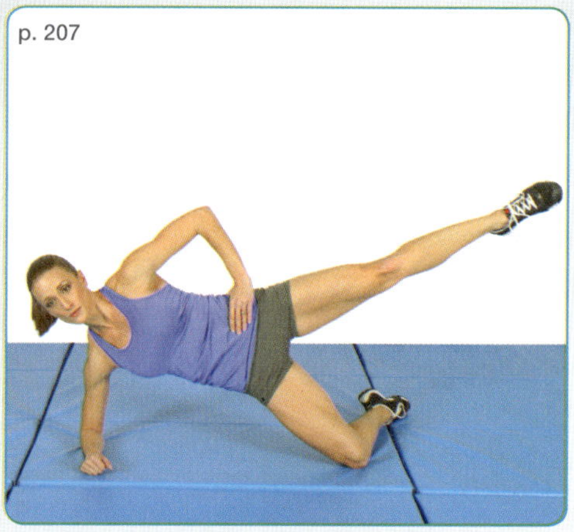
p. 207

사이드 라잉 힙 레이즈
— 10~30회 반복, 1세트(양쪽)

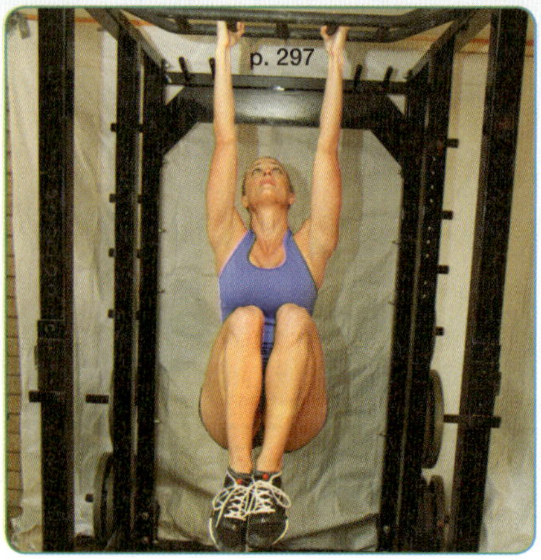
p. 297

행잉 레그레이즈
— 8~20회 반복, 1세트

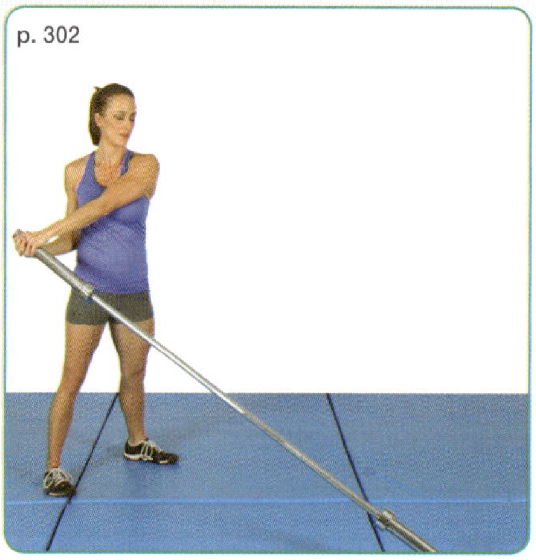
p. 302

랜드마인
— 8~12회 반복, 1세트(좌우 각각)

숙련된 리프터를 위한 엉덩이 여신 워크아웃 A: 1~4주 훈련 기록

이름: ______ 날짜: ______ 중량: ______

운동	1세트	2세트	3세트
A1: **바벨 둔근 브릿지** 20회 반복 3세트	중량 반복수	중량 반복수	중량 반복수
A2: **원암 로우** 8회 반복 3세트(좌우 각각)	중량 반복수	중량 반복수	중량 반복수
B1: **바벨 박스 스쿼트** 5회 반복 3세트	중량 반복수	중량 반복수	중량 반복수
B2: **덤벨 인클라인 프레스** 8회 반복, 3세트	중량 반복수	중량 반복수	중량 반복수
바벨 아메리칸 데드리프트 5회 반복, 3세트	중량 반복수	중량 반복수	중량 반복수
케이블 스탠딩 애브덕션 20회 반복 1세트(좌우 각각)	중량 반복수	중량 반복수	중량 반복수
RKC플랭크 60초간 1세트	시간(초)		
사이드 플랭크 60초간 1세트(좌우)	시간(초)		
Note:			

Note: A1 운동을 1세트 하고, 즉시 A2 운동 1세트를 한다. 30~90초간 휴식을 하고 모든 세트를 마칠 때까지 이를 반복한다. B1과 B2도 이와 같이 한다.

숙련된 리프터를 위한 엉덩이 여신 워크아웃 B: 1~4주 훈련 기록

이름: ______________________ 날짜: ______________ 중량: ______________

운동	1세트	2세트	3세트
A1: 보디웨이트 싱글레그 힙 쓰러스트(어깨 위치 높임) 8~20회 반복, 3세트(좌우 각각)	중량 반복수	중량 반복수	중량 반복수
A2: 친업 5회 반복, 3세트	중량 반복수	중량 반복수	중량 반복수
B1: 덤벨 하이 스텝업 10회 반복, 3세트(좌우 각각)	중량 반복수	중량 반복수	중량 반복수
B2: 바벨 밀리터리 프레스 8회 반복, 3세트	중량 반복수	중량 반복수	중량 반복수
프리즈너 싱글레그 45도 하이퍼 익스텐션 12회 반복, 2세트	중량 반복수	중량 반복수	
밴드 시티드 애브덕션 20회 반복, 1세트	왼쪽 반복수 오른쪽 반복수		
스트레이트 레그 싯업 20회 반복, 1세트	반복수		
45도 사이드 밴드 20회 반복, 1세트	반복수		
Note:			

Note: A1 운동을 1세트 하고, 즉시 A2 운동 1세트를 한다. 30~90초간 휴식을 하고 모든 세트를 마칠 때까지 이를 반복한다. B1과 B2도 이와 같이 한다.

숙련된 리프터를 위한 엉덩이 여신 워크아웃 C: 1~4주 훈련 기록

이름: ______________________ 날짜: ______________ 중량: ______________

운동	1세트	2세트	3세트
A1: 바벨 힙 쓰러스트 20회 반복, 3세트	중량 반복수	중량 반복수	중량 반복수
A2: 스탠딩 싱글 암 케이블 로우 8회 반복, 3세트(좌우 각각)	중량 반복수	중량 반복수	중량 반복수
B1: 가블릿 스쿼트 5회 반복, 3세트	중량 반복수	중량 반복수	중량 반복수
B2: 덤벨 원 암 벤치프레스 8회 반복, 3세트	중량 반복수	중량 반복수	중량 반복수
케이블 스트레이트 레그 풀 쓰루 8~12회 반복, 3세트	중량 반복수	중량 반복수	중량 반복수
사이드 라잉 힙 레이즈 10회 반복, 1세트(좌우 각각)	중량 반복수		
터키쉬 겟업 5회 반복, 1세트(좌우 각각)	반복수		
하프닐링 케이블 안티 로테이션 프레스 8~12회 반복, 1세트(좌우 각각)	반복수		
Note:			

Note: A1 운동을 1세트 하고, 즉시 A2 운동 1세트를 한다. 30~90초간 휴식을 하고 모든 세트를 마칠 때까지 이를 반복한다. B1과 B2도 이와 같이 한다.

숙련된 리프터를 위한 엉덩이 여신 워크아웃 A: 5~8주 훈련 기록

이름: ______________________ 날짜: ______________ 중량: ______________

운동	1세트	2세트	3세트
A1: 바벨 힙 쓰러스트 3~8회 반복, 3세트	중량 반복수	중량 반복수	중량 반복수
A2: 시티드 로우 8회 반복, 3세트	중량 반복수	중량 반복수	중량 반복수
B1: 바벨 풀 스쿼트 5회 반복, 3세트	중량 반복수	중량 반복수	중량 반복수
B2: 바벨 벤치프레스 3~8회 반복, 3세트	중량 반복수	중량 반복수	중량 반복수
바벨 굿 모닝 8~12회 반복, 3세트	중량 반복수	중량 반복수	중량 반복수
밴드 스탠딩 애브덕션 10~30회 반복, 1세트(좌우 각각)	중량 반복수		
ab 휠 롤아웃 프럼 니 8~20회 반복, 1세트	반복수		
덤벨 사이드 밴드 10~20회 반복, 1세트(좌우 각각)	반복수		
Note:			

Note: A1 운동을 1세트 하고, 즉시 A2 운동 1세트를 한다. 30~90초간 휴식을 하고 모든 세트를 마칠 때까지 이를 반복한다. B1과 B2도 이와 같이 한다.

숙련된 리프터를 위한 엉덩이 여신 워크아웃 B: 5~8주 훈련 기록

이름: ______________________ 날짜: ______________ 중량: ______________

운동	1세트	2세트	3세트
A1: 보디웨이트 싱글레그 힙 쓰러스트(어깨와 발을 높이고) 8~20회 반복, 3세트	중량 반복수	중량 반복수	중량 반복수
A2: 보디웨이트 뉴트럴 그립 풀업 3~8회 반복, 3세트	중량 반복수	중량 반복수	중량 반복수
B1: 덤벨 워킹 런지 10회 반복, 3세트(총 20 걸음)	중량 반복수	중량 반복수	중량 반복수
B2: 바벨 푸시 프레스 6회 반복, 3세트	중량 반복수	중량 반복수	중량 반복수
덤벨 백 익스텐션 20회 반복, 2세트	중량 반복수	중량 반복수	
밴드 시티드 애브덕션 10~30회 반복, 1세트	중량 반복수		
행잉 레그레이즈 8~20회 반복, 1세트	반복수		
랜드마인 8~12회 반복, 1세트(좌우 각각)	반복수		
Note:			

Note: A1 운동을 1세트 하고, 즉시 A2 운동 1세트를 한다. 30~90초간 휴식을 하고 모든 세트를 마칠 때까지 이를 반복한다. B1과 B2도 이와 같이 한다.

숙련된 리프터를 위한 엉덩이 여신 워크아웃 C: 5~8주 훈련 기록

이름: ______________________ 날짜: ______________ 중량: ______________

운동	1세트	2세트	3세트
A1: 바벨 힙 쓰러스트(아이소홀드 기법) 30~60초간, 3세트	중량 반복수	중량 반복수	중량 반복수
A2: D-핸들 랫 풀 다운 8회 반복, 3세트	중량 반복수	중량 반복수	중량 반복수
B1: 스케이터 스쿼트 8회 반복, 3세트	중량 반복수	중량 반복수	중량 반복수
B2: 내로우 베이스 푸시업 5~15회 반복, 3세트	중량 반복수	중량 반복수	중량 반복수
바벨 싱글레그 루마니안 데드리프트 8~12회 반복, 3세트	중량 반복수	중량 반복수	중량 반복수
사이드 라잉 힙 레이즈 10~30회 반복, 1세트	중량 반복수		
스트레이트 레그 싯업 10~20회 반복, 1세트	반복수		
45도 사이드 밴드 10~20회 반복, 1세트(좌우 각각)	반복수		
Note:			

Note: A1 운동을 1세트 하고, 즉시 A2 운동 1세트를 한다. 30~90초간 휴식을 하고 모든 세트를 마칠 때까지 이를 반복한다. B1과 B2도 이와 같이 한다.

숙련된 리프터를 위한 엉덩이 여신 워크아웃 A: 9~12주 훈련 기록

이름: ______________________ 날짜: ______________ 중량: ______________

운동	1세트	2세트	3세트
A1: 바벨 힙 쓰러스트(휴식 정지 기법) 3세트, 6회 반복 1회, 1회, 1회	중량 반복수	중량 반복수	중량 반복수
A2: 보디웨이트 인버티드 로우 6~12회 반복, 3세트	중량 반복수	중량 반복수	중량 반복수
B1: 바벨 저쳐(Zercher) 스쿼트 5~10회 반복, 3세트	중량 반복수	중량 반복수	중량 반복수
B2: 발의 높이를 높인 푸시업 5~20회 반복, 3세트	중량 반복수	중량 반복수	중량 반복수
바벨 스모 데드리프트 6~12회 반복, 3세트	중량 반복수	중량 반복수	중량 반복수
X-밴드 워크 20회 반복, 1세트(우측으로 20회 , 좌측으로 20회)	중량 반복수		
덤벨 스위스볼 크런치 20회 반복, 1세트	반복수		
밴드 안티 로테이션 홀드 15초간 1세트(좌우 각각)	시간(초)		
Note:			

Note: A1 운동을 1세트 하고, 즉시 A2 운동 1세트를 한다. 30~90초간 휴식을 하고 모든 세트를 마칠 때까지 이를 반복한다. B1과 B2도 이와 같이 한다.

숙련된 리프터를 위한 엉덩이 여신 워크아웃 B: 9~12주 훈련 기록

이름: ______________________ 날짜: ______________ 중량: ______________

운동	1세트	2세트	3세트
A1: **바벨 힙 쓰러스트(텐션은 계속 유지하는 방법)** 20~30회 반복, 3세트(멈추지 않는다.)	중량 반복수	중량 반복수	중량 반복수
A2: **웨이티드 패러랠 풀업** 1~3회 반복, 3세트	중량 반복수	중량 반복수	중량 반복수
B1: **덤벨 불가리안 스플릿 스쿼트** 10회 반복, 3세트(좌우 각각)	중량 반복수	중량 반복수	중량 반복수
B2: **바벨 인클라인 프레스** 6~10회 반복, 3세트	중량 반복수	중량 반복수	중량 반복수
글라이딩 레그컬 6~15회 반복, 2세트	중량 반복수	중량 반복수	중량 반복수
밴디드 힙 로테이션 8~15회 반복, 1세트	중량 반복수		
보디 쏘우(saw) 8~15회 반복, 1세트	반복수		
하프닐링 케이블 안티 로테이션 프레스 8~12회 반복, 1세트(좌우 각각)	반복수		
Note:			

Note: A1 운동을 1세트 하고, 즉시 A2 운동 1세트를 한다. 30~90초간 휴식을 하고 모든 세트를 마칠 때까지 이를 반복한다. B1과 B2도 이와 같이 한다.

숙련된 리프터를 위한 엉덩이 여신 워크아웃 C: 9~12주 훈련 기록

이름: ______________________ 날짜: ____________ 중량: ____________

운동	1세트	2세트	3세트
A1: **아메리칸 힙 쓰러스트** 고중량 5회 반복, 3세트	중량 반복수	중량 반복수	중량 반복수
A2: **덤벨 체스트 서포티드 로우** 6~12회 반복, 3세트	중량 반복수	중량 반복수	중량 반복수
B1: **덤벨 스텝업/리버스 런지 콤보** 8~15회 반복, 3세트(좌우 각각)	중량 반복수	중량 반복수	중량 반복수
B2: **싱글 암 덤벨 밀리터리 프레스** 8~15회 반복, 3세트(좌우 각각)	중량 반복수	중량 반복수	중량 반복수
프리즈너 싱글레그 백 익스텐션 8~15회 반복, 3세트(좌우 각각)	중량 반복수	중량 반복수	중량 반복수
사이드 라잉 힙 레이즈 10~30회 반복, 1세트(양쪽)	중량 반복수		
행잉 레그레이즈 8~20회 반복, 1세트	반복수		
랜드마인 8~12회 반복, 1세트(좌우 각각)	반복수		
Note:			

Note: A1 운동을 1세트 하고, 즉시 A2 운동 1세트를 한다. 30~90초간 휴식을 하고 모든 세트를 마칠 때까지 이를 반복한다. B1과 B2도 이와 같이 한다.

Chapter 12

(집에서도 할 수 있는) 맨몸을 이용한 최고의 엉덩이 만들기 12주 프로그램

체육관을 가지 못하는 환경이거나, 그럴 시간이 없을 경우도 있을 것이다. 이 장에 소개하는 '맨몸을 이용한 최고의 엉덩이 만들기 12주 프로그램'은 집에서 운동하는 것을 선호하는 사람이나, 또는 체육관에서 훈련하기 힘든 초심자들에게 적절한 프로그램이다. 만약 이 책에서 소개하는 다른 프로그램을 하고 있는 중이라면, 체육관에 가지 못하는 날 이 훈련으로 대체하여도 될 것이다. 그저 같은 단계의 같은 날짜에 해당하는 운동 프로그램을 선택하여 대체하도록 하자.

12주간 실행하도록 계획된 이 프로그램을 수행하기 위해선, 몇 가지 도구를 미리 준비해야 한다. 이 도구들은 장롱 안에 보관할 수 있을 만큼 부피가 그리 크진 않은 것들이다. 특별한 홈트레이닝용 장비 없이도, 몸과 몇 가지 도구만을 가지고도 훌륭한 운동들을 할 수 있다.

이 워크아웃에 포함된 운동을 하기 위해 구비해야 할 도구들은 다음과 같다.

- 운동 매트
- 스위스볼
- 발 슬라이드. (미끄러운 바닥에 수건 두 장을 활용하여 대체하여도 된다.)
- 친업 바(문에 걸고 사용할 수 있는 친업 바)
- PVC 파이프나 봉(밀대 걸레의 막대로 사용 가능)

그리고 높이 조절을 위한 여러 장치들이 필요하다. 커피 테이블, 의자, 침대, 벽 등 창의력을 발휘하여 자세 높이 조절을 할 수 있는 모든 것을 활용하도록 하자. 한 가지 더 추천하는 장비로는 Life정글 짐 XT(Jungle Gym XT)를 추천한다. 이 도구는 이 책에서 보여주는 여러 운동들을 할 수 있게끔 도와주는 장비이다. 맨몸을 이용한 12주 프로그램은 인버티드 로우를 사용하는 워크아웃이 여러 개 포함되어 있다. 다른 방법들로도 이 동작들을 할 수 있긴 하지만, 정글 짐 XT가 이 운동을 하는 데 가장 좋은 선택일 것이다.

12주 부티-풀 시작 프로그램에서 언급했던 것과 같이 이 프로그램에서 가장 강조하는 바는 어떻게 움직이느냐이기 때문에, 양질의 움직임 패턴에 집중해야 한다. 단순히 반복수를 채우는 것은 어려운 일이 아니다. 그러나 부정확하거나 잘못된 움직임 패턴으로 운동을 한다면 합당한 결과를 얻기 힘들 것이다. 첫 반복과 마지막 반복의 동작 모습은 완전히 같아야 한다. 만약 동작이 무너지려 한다면 멈추고 휴식하도록 하라. 또한 운동의 타깃이 되는 근육에 집중할 수 없다면, 바른 느낌이 들 때까지 강도를 낮춰야 한다.

이 책의 운동 목록에 유명한 운동들에서 보이는 몇 가지 실수들과 이를 교정하는 부분을 실어놓았지만, 교정을 하는 데는 어느 정도 시간이 든다는 것을 기억하라. 하룻밤 사이에 이런 운동을 제대로 하는 법을 습득할 수는 없기에, 이 프로그램에 특별하게 프로그레션 패턴을 도입하였다.

이 책의 프로그램들을 수행할 때 지켜야 할 또 다른 약속이 있다. 근육의 느낌에 집중을 하라. 이는 모든 운동에 적용되는 약속이다. 만약 아무 느낌이 나지 않는다면 그것은 운동을 제대로 하고 있지 않다는 뜻이다. 맨몸을 이용한 운동들은 그 가치가 매우 저평가되어 있다. 초심자들은 체육관에서 여러 기구를 사용하는 것보단 맨몸을 이용한 워크아웃을 하는 게 훨씬 도움이 될 것이다. 많은 맨몸 운동들은 부하를 가하기 위해 체중을 다루는 확률이 높다. 사실, 초심자들은 바벨이나 덤벨보단 자신의 체중이 근육에 부하를 더 잘 싣는다. 예를 들어 초심자는 인클라인 프레스, 원 암 로우, 또는 루마니안 데드리프트를 할 때 매우 가벼운 덤벨들을 사용할 것이다. 맨몸을 이용하여 여러 종류의 푸시업, 인버티드 로우, 그리고 힙 쓰러스트를 하는 것이 덤벨을 사용하는 것보다 흉근, 광배근, 견갑골 후인근, 그리고 고관절 신전근들을 더욱 잘 동원할 것이다. 12주 동안 다음 프로그램으로 정말로 열심히 운동한다면 덤벨이나 다른 기구의 도움을 하나도 받지 않고도 놀라울 만한 몸을 만들 수 있을 것이다.

1~4주: 워크아웃 A(1일차 운동)

날짜: ____________　　　　중량: ____________

(집에서도 할 수 있는) 맨몸을 이용한 최고의 엉덩이 만들기 12주 프로그램

- 우선해야 하는 목표는 움직임 패턴을 마스터하는 것이다.
- 목표하는 근육들이 반응하고 제대로 동원되고 있다고 느껴지면, 반복수를 늘리고 그 움직임이 더욱 활용되는 법을 익히도록 한다.

워크아웃 1~4주에 필요한 장비

- 운동 매트
- 정글 짐 XT 또는 의자 2개
- 테이블 또는 다른 높이가 있는 물건
- 스위스볼
- 친업 바

p. 192
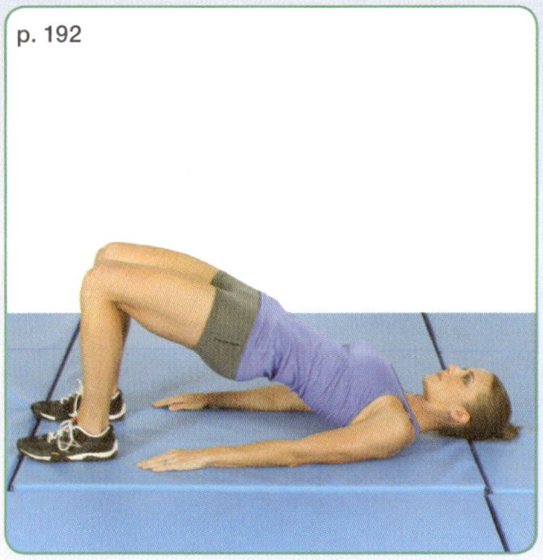

A1: 보디웨이트 둔근 브릿지
— 10~20회 반복, 3세트

p. 268
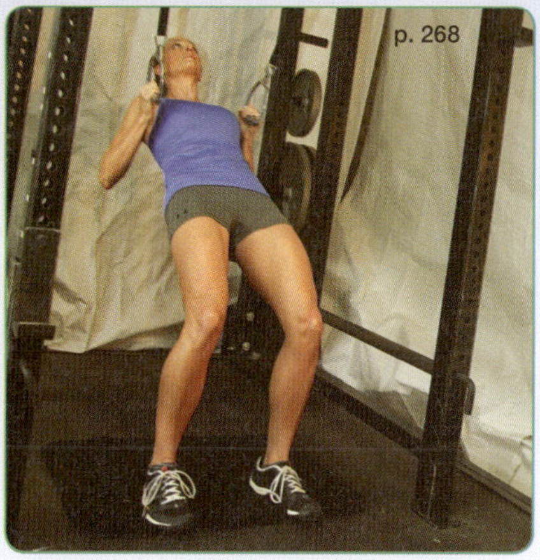

A2: 보디웨이트 인버티드 로우
— 8~12회 반복, 3세트

p. 210
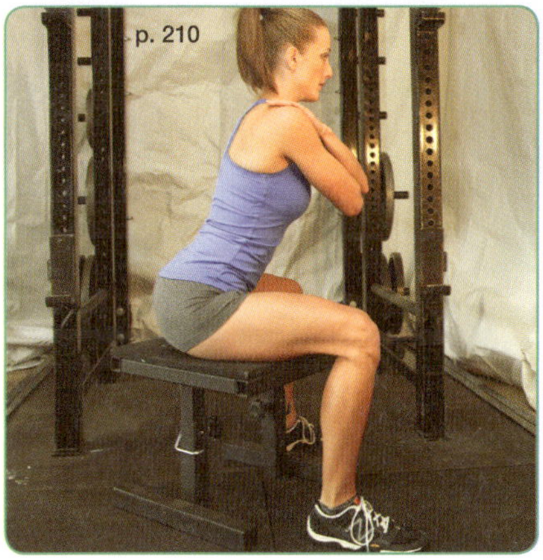

B1: 보디웨이트 박스 스쿼트
— 10~20회 반복, 3세트

p. 272
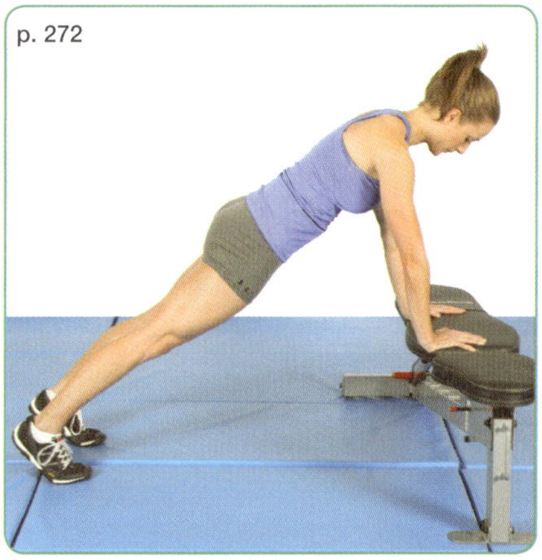

B2: 상체를 높인 푸시업
— 8~12회 반복, 3세트

p. 185
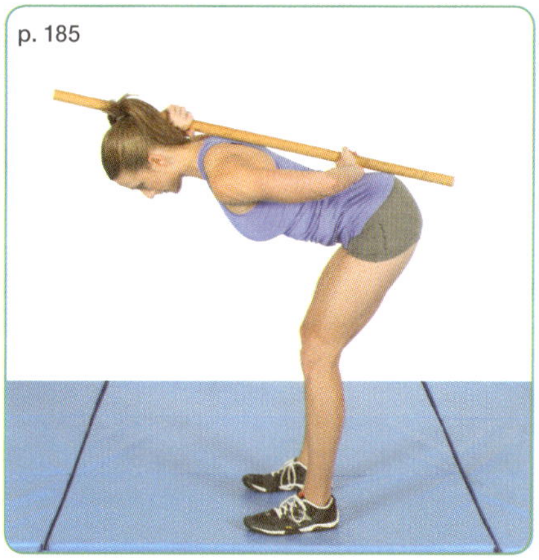

막대를 사용한 보디웨이트 힙 힌지
— 10~20회 반복, 3세트

p. 191
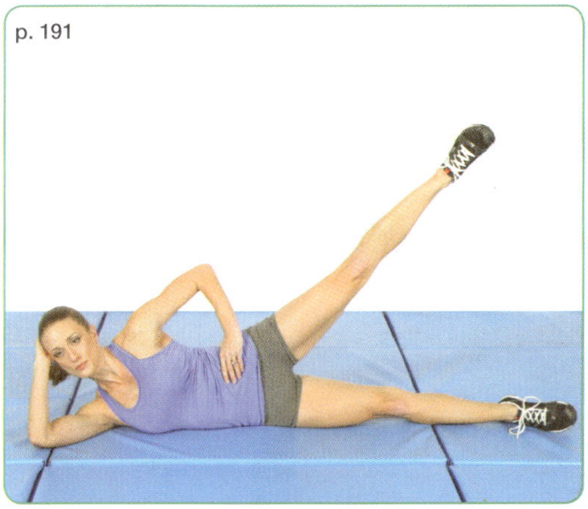

사이드 라잉 앱덕션
— 10~30회 반복, 1세트(좌우 각각)

p. 294
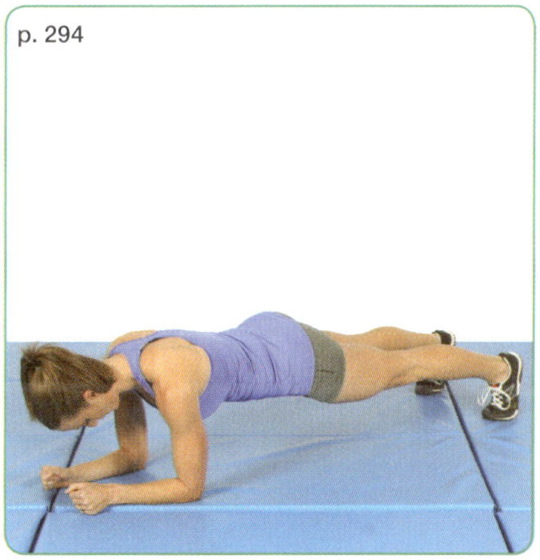

프런트 플랭크
— 30~120초, 1세트

p. 302
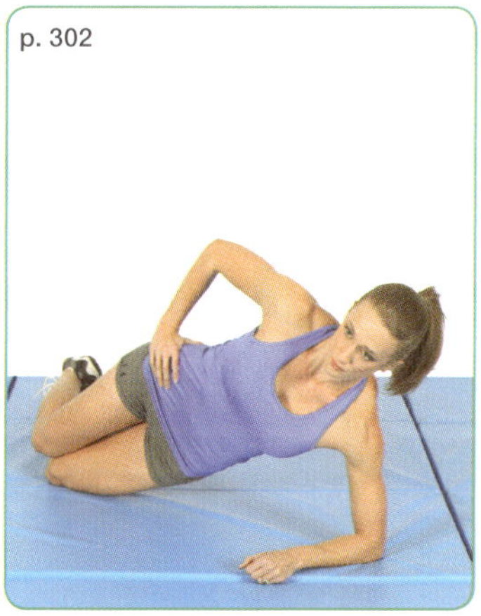

닐링 사이드 플랭크
— 20~60초, 1세트(좌우 각각)

1~4주: 워크아웃 B(3일차 운동)

날짜: ____________　　　　　　　　　　　　　　　　　　중량: ____________

p. 195

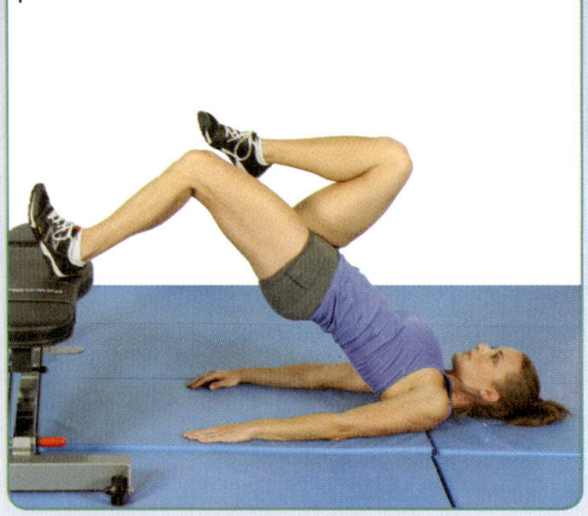

A1: 발을 높인 보디웨이트 싱글레그 둔근 브릿지
— 10~20회 반복, 3세트(좌우 각각)

p. 282

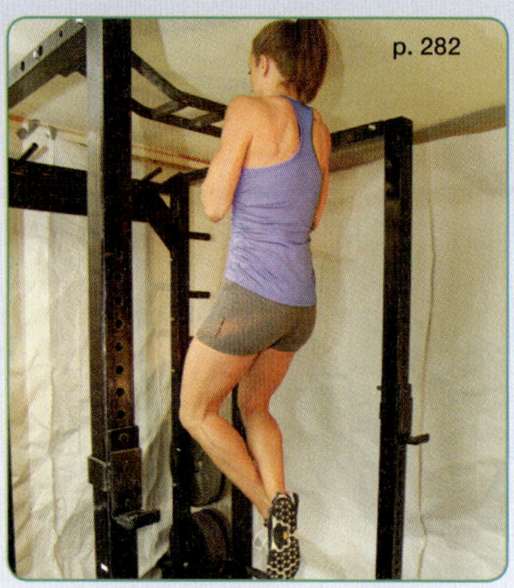

A2: 보디웨이트 친업(네거티브)
— 1~3회 반복, 3세트

p. 226

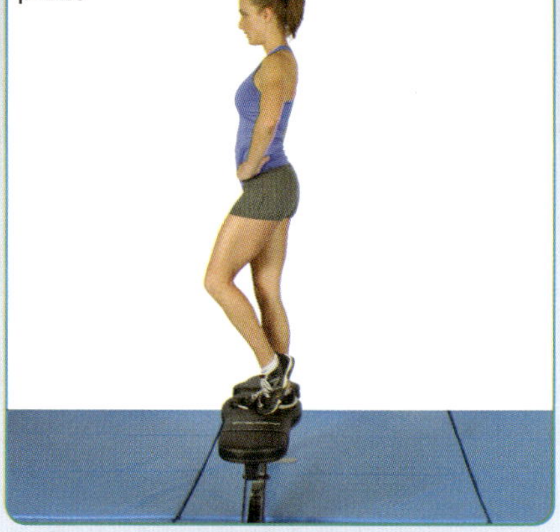

B1: 보디웨이트 스텝업
— 10~20회 반복, 3세트(좌우 각각)

p. 273

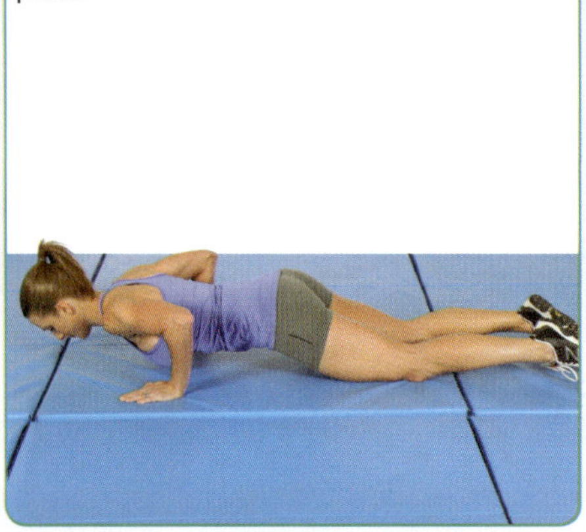

B2: 보디웨이트 니 푸시업
— 5~15회 반복, 3세트

p. 249

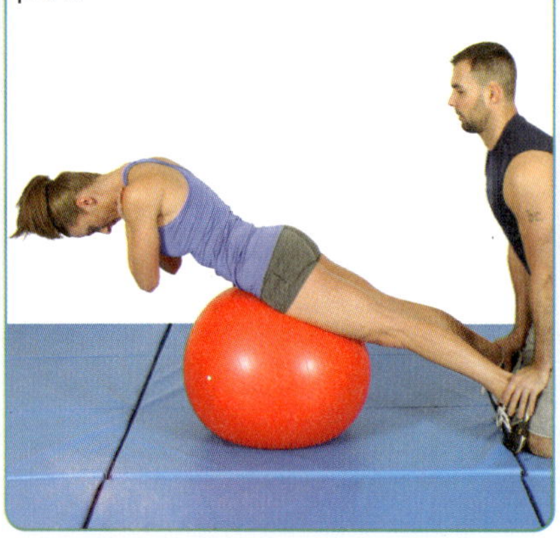

보디웨이트 스위스볼 45도 백 익스텐션
— 10~20회 반복, 3세트

p. 191

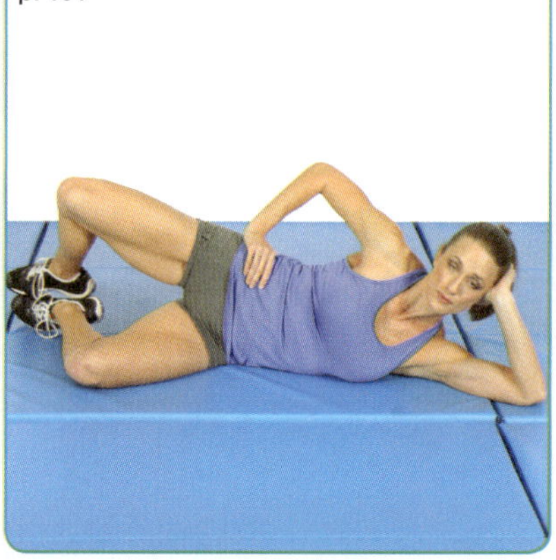

사이드 라잉 클램
— 20~30회 반복, 1세트(좌우 각각)

p. 292

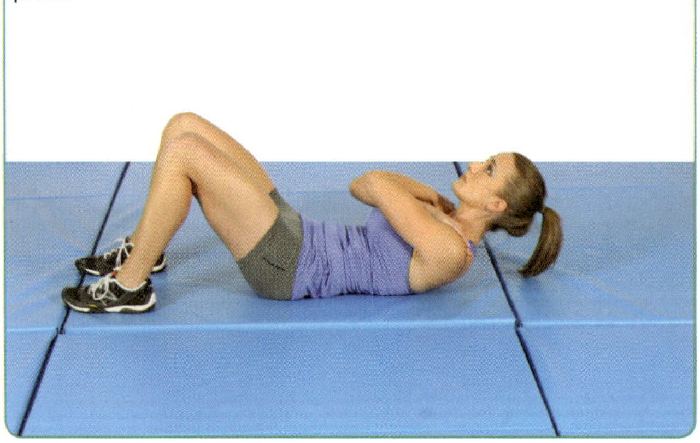

크런치
— 20~30회 반복, 1세트

p. 300

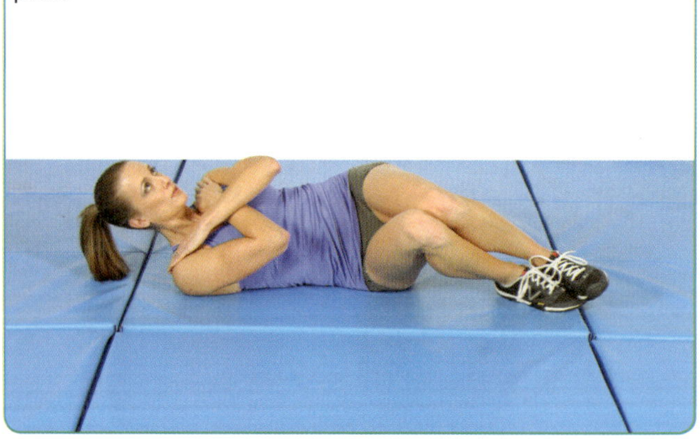

사이드 크런치
— 20~30회 반복, 1세트(좌우 각각)

1~4주: 워크아웃 C(5일차 운동)

날짜: ______________ 중량: ______________

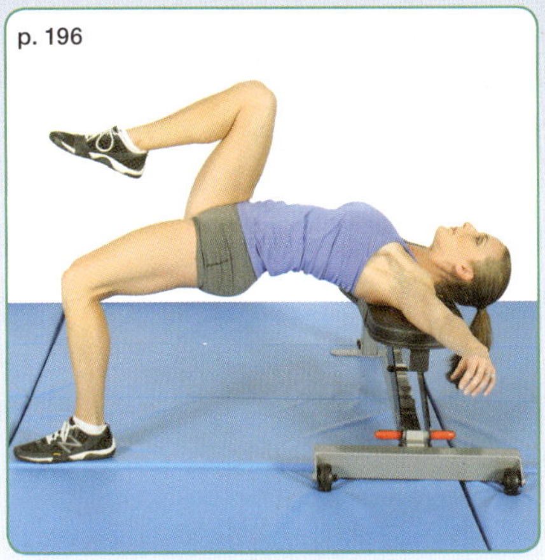

A1: 어깨를 높인 마치(march)
— 30~60초, 3세트(행진을 하듯 다리를 좌우 교대로 들어 올린다.)

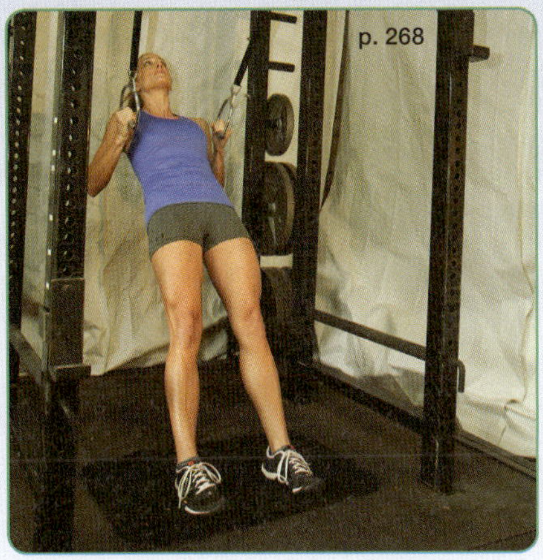

A2: 보디웨이트 인버티드 로우
— 8~12회 반복, 3세트

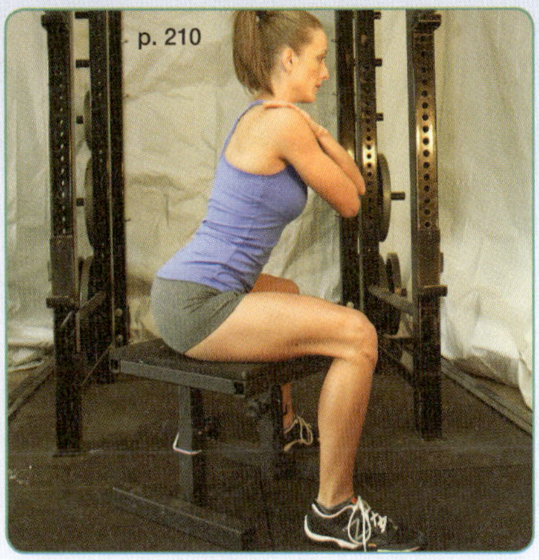

B1: 보디웨이트 박스 스쿼트
— 10~20회 반복, 3세트(좌우 각각)

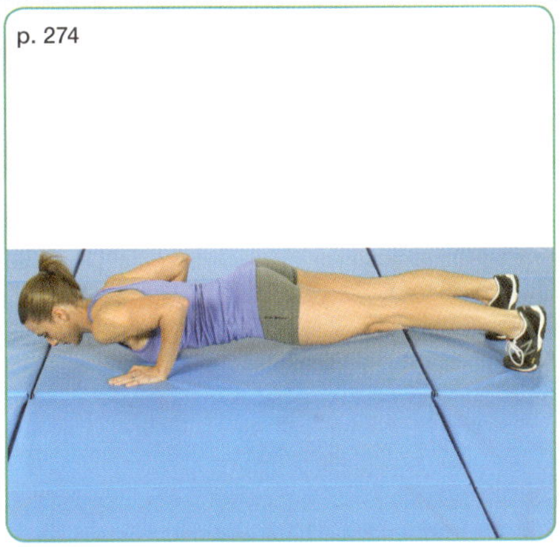

B2: 보디웨이트 네거티브 푸시업
— 3~5회 반복, 3세트

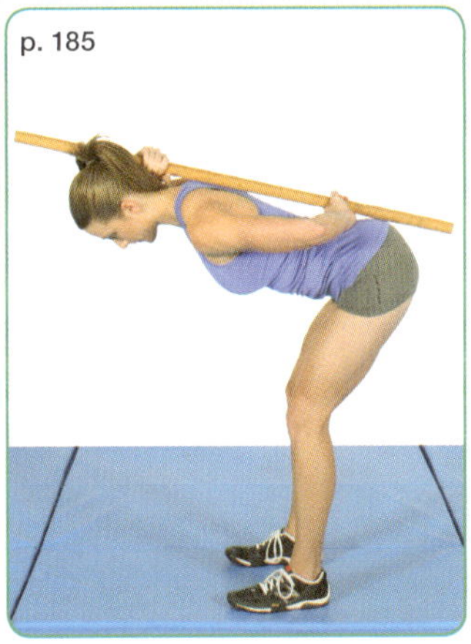

막대를 사용한 보디웨이트 힙 힌지
— 10~20회 반복, 3세트

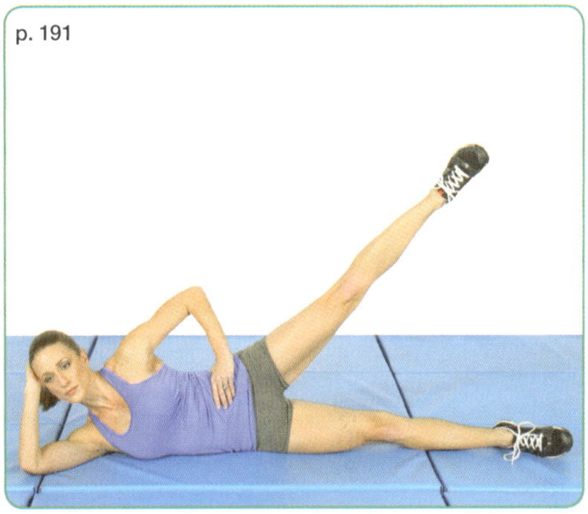

사이드 라잉 앱덕션
— 10~30회 반복, 1세트(좌우 각각)

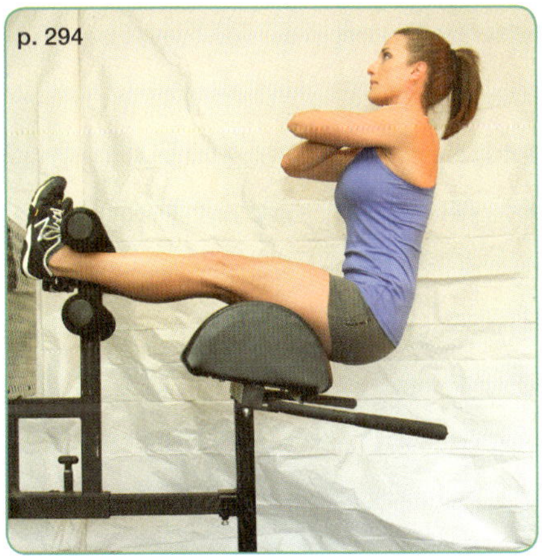

스트레이트 레그 싯업
— 15~30회 반복, 1세트

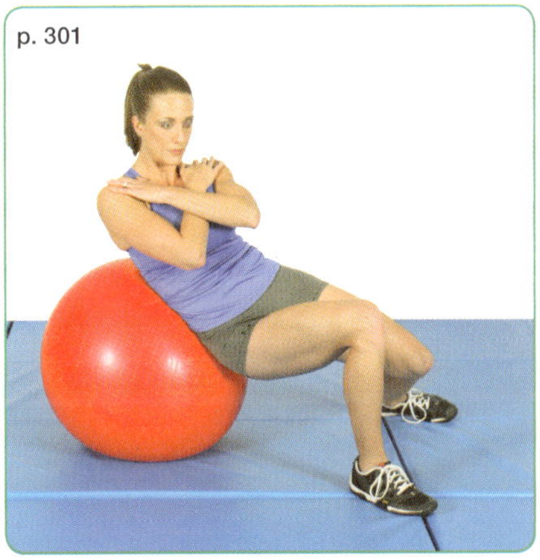

스위스볼 사이드 크런치
— 15~30회 반복, 1세트(좌우, 각각)

p. 196 p. 268 p. 210 p. 274 p. 185 p. 191 p. 294 p. 301

5~8주: 워크아웃 A(1일차 운동)

날짜: ____________ 중량: ____________

워크아웃 5~8주에 필요한 장비:

- 운동 매트
- 정글 짐 XT 또는 의자 2개
- 테이블 또는 다른 높이가 있는 물건
- 스위스볼
- 친업 바

p. 194

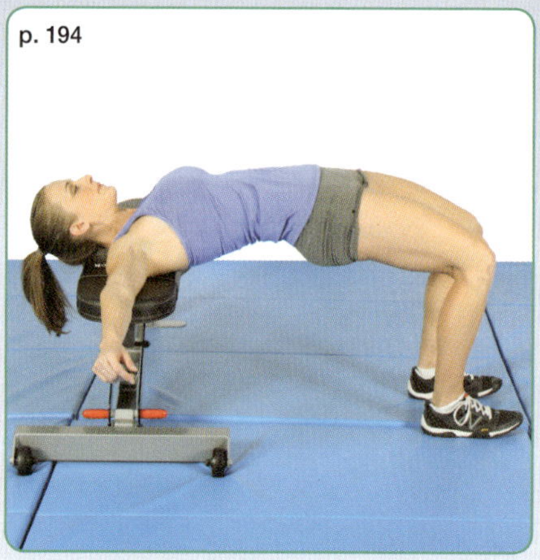

A1: 보디웨이트 힙 쓰러스트
— 10~30회 반복, 3세트

p. 268

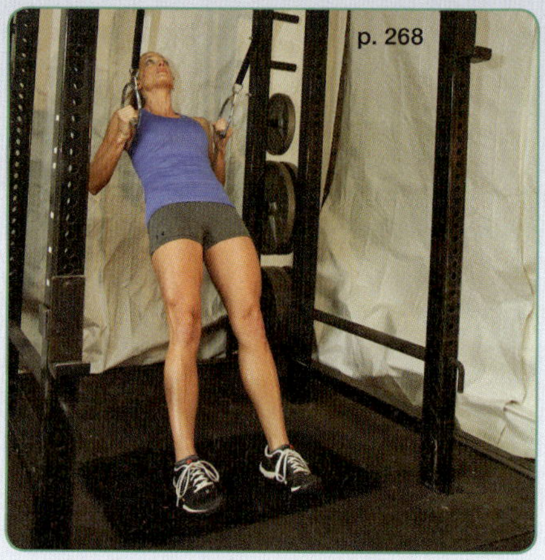

A2: 보디웨이트 인버티드 로우(지난 달보다 더 욱 작은 각도로 난이도 높여)
— 8~12회 반복, 3세트

p. 211

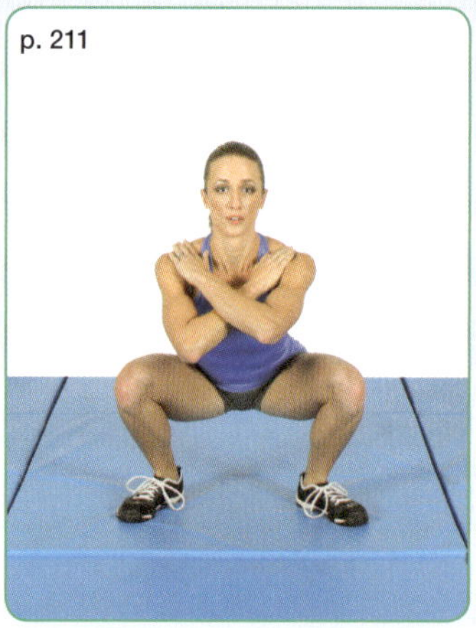

B1: 보디웨이트 스쿼트
— 10~30회 반복, 3세트

p. 274

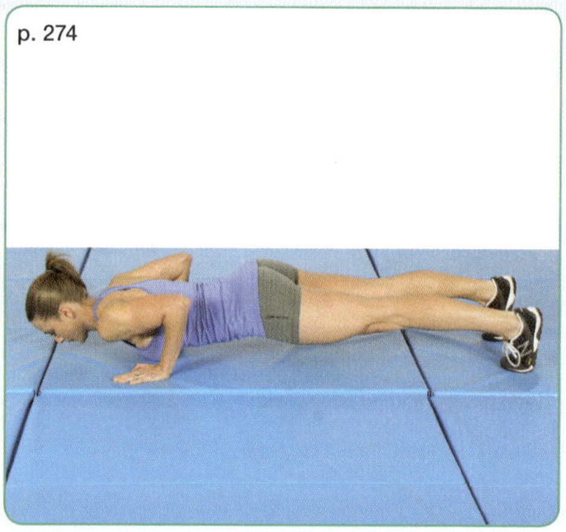

B2: 보디웨이트 푸시업(바닥과 평행인 각도로)
— 1회 3세트

p. 188

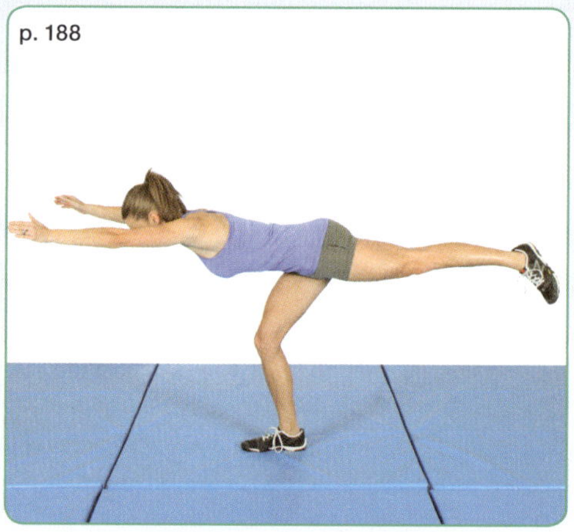

리칭 싱글레그 데드리프트
— 10~20회 반복, 3세트(좌우 각각)

p. 191

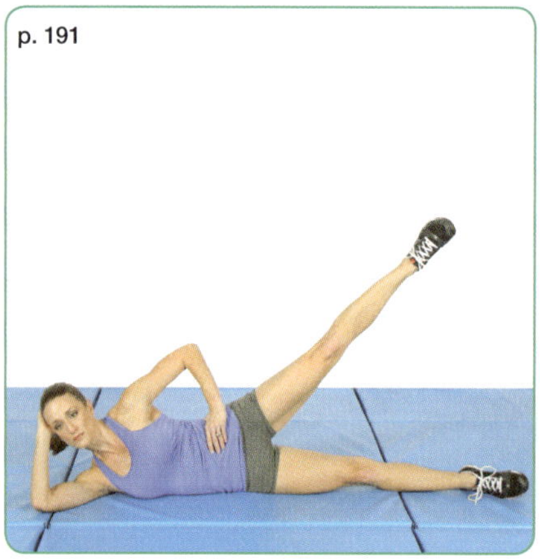

사이드 라잉 앱덕션
— 20~30회 반복, 1세트(좌우 각각)

p. 295

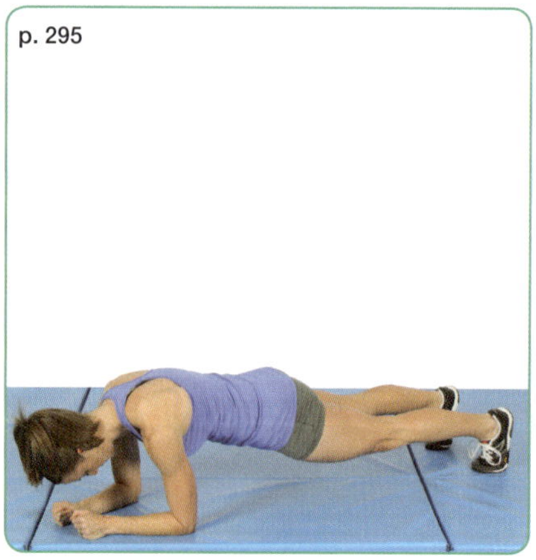

RKC플랭크
— 20~60초간 1세트

p. 303

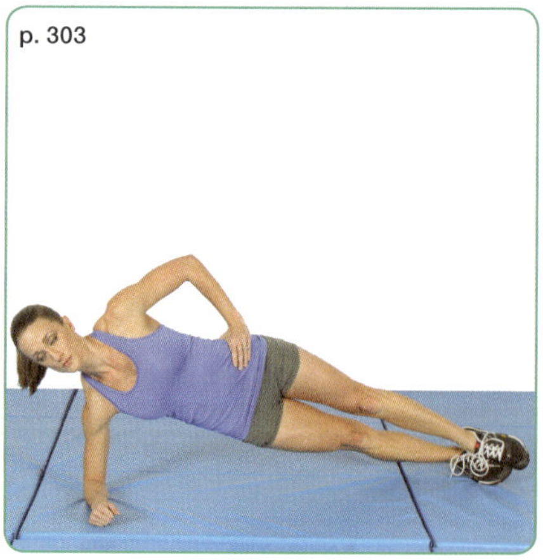

사이드 플랭크
— 20~60초간 1세트(좌우 각각)

5~8주: 워크아웃 B(3일차 운동)

날짜: ____________　　　　중량: ____________

p. 196
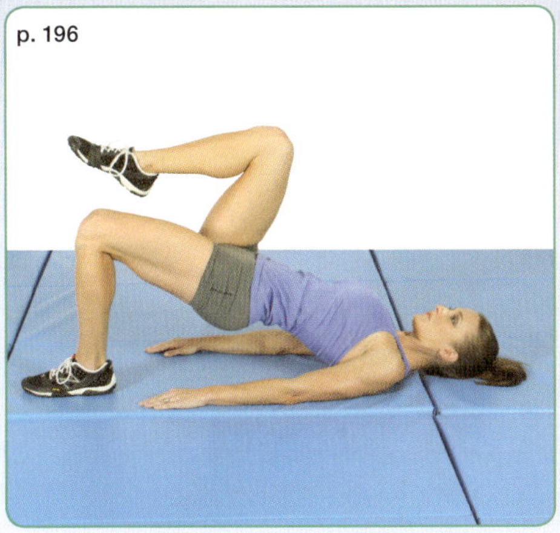

A1: 보디웨이트 싱글레그 둔근 브릿지
— 10~20회 반복, 3세트(좌우 각각)

p. 282
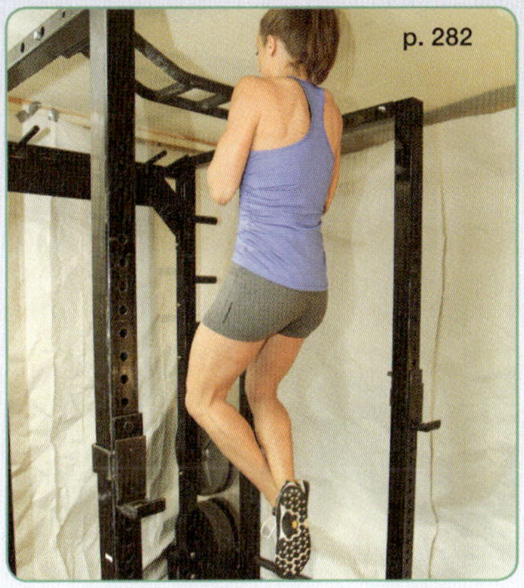

A2: 보디웨이트 친업(단일 반복)
— 1회 반복, 3세트

p. 222
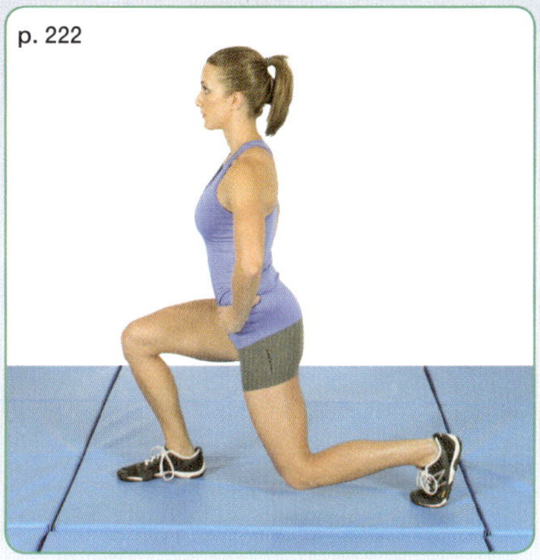

B1: 보디웨이트 워킹 런지
— 10~20회 반복, 3세트(총 20~40 걸음)

p. 273
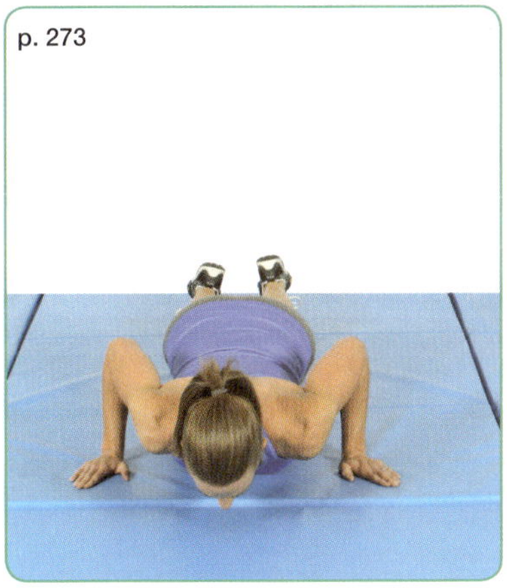

B2: 좁게 팔 벌린 니 푸시업
— 6~20회 반복, 3세트

p. 256
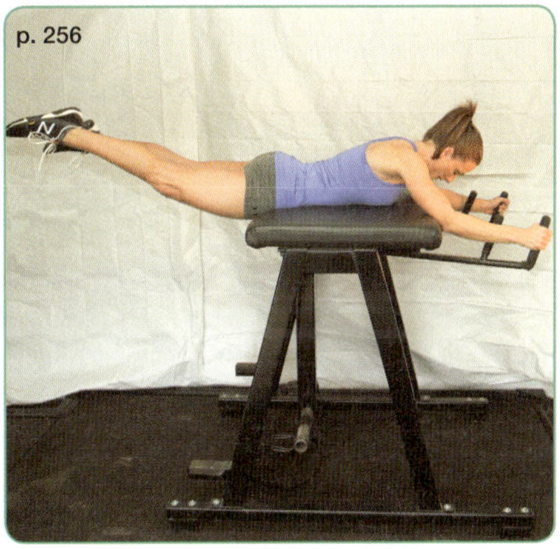

보디웨이트 리버스 하이퍼
— 10~30회 반복, 3세트

p. 191
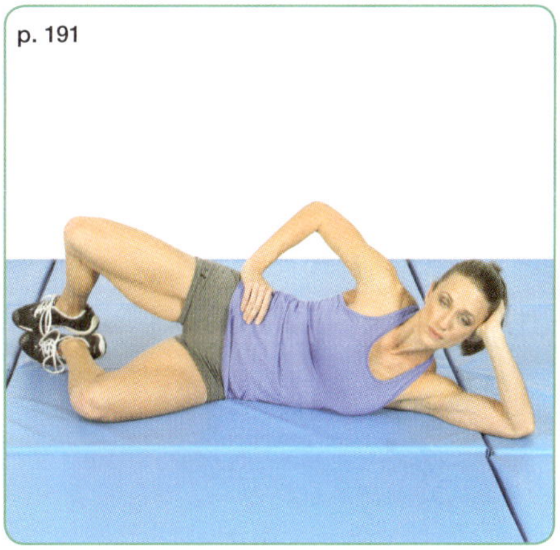

사이드 라잉 크램
— 10~30회 반복, 1세트(좌우 각각)

p. 293
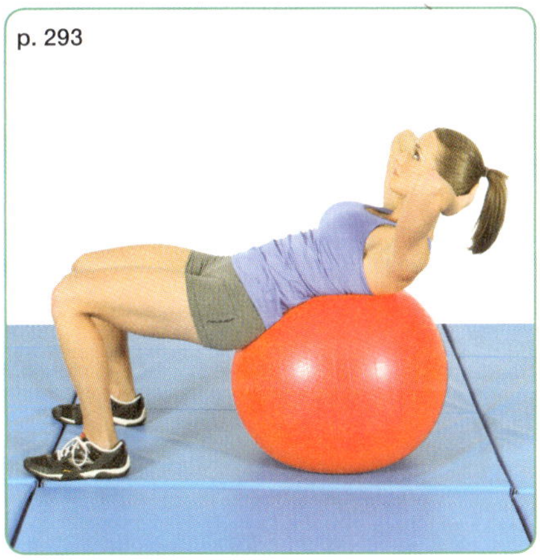

스위스볼 크런치
— 10~30회 반복, 1세트

p. 301
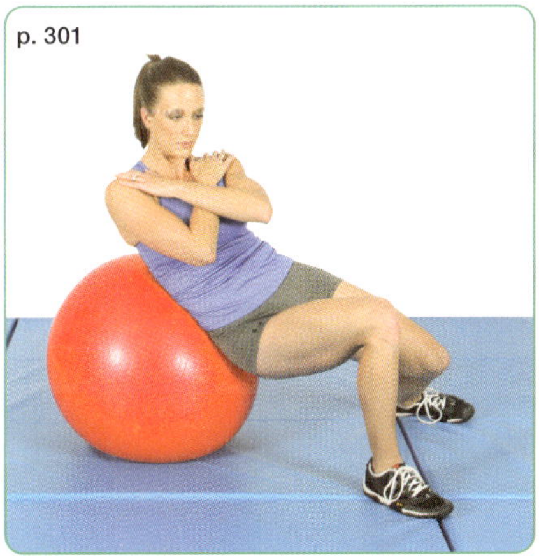

스위스볼 사이드 크런치
— 10~30회 반복, 1세트(좌우 각각)

5~8주: 워크아웃 C(5일차 운동)

날짜: ____________　　　　　　　　　　중량: ____________

p. 194

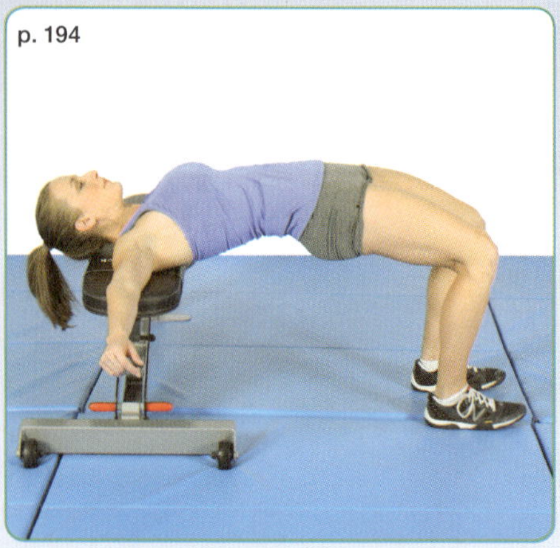

A1: 보디웨이트 힙 쓰러스트
— 10~30회 반복, 3세트

p. 268

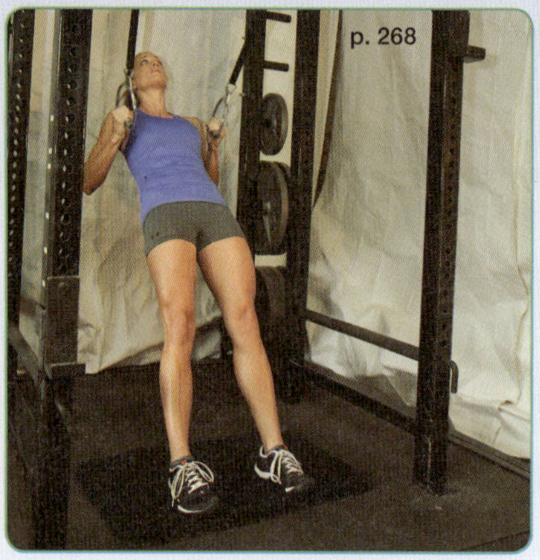

A2: 보디웨이트 인버티드 로우 (좀 더 각도를 높여서)
— 8~12회 반복, 3세트

p. 227

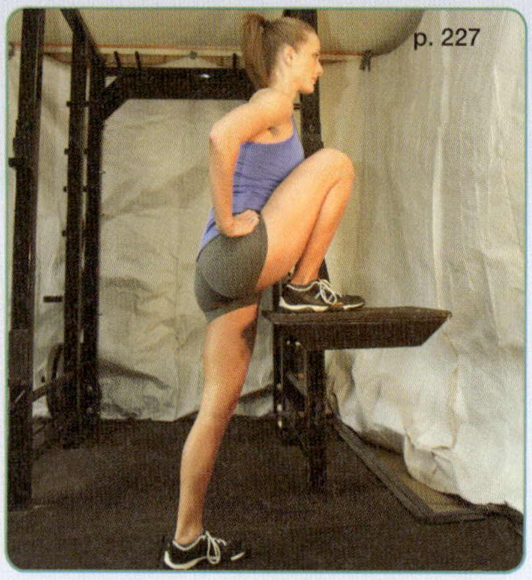

B1: 보디웨이트 하이 스텝업
— 10~20회 반복, 3세트(좌우 각각)

p. 272

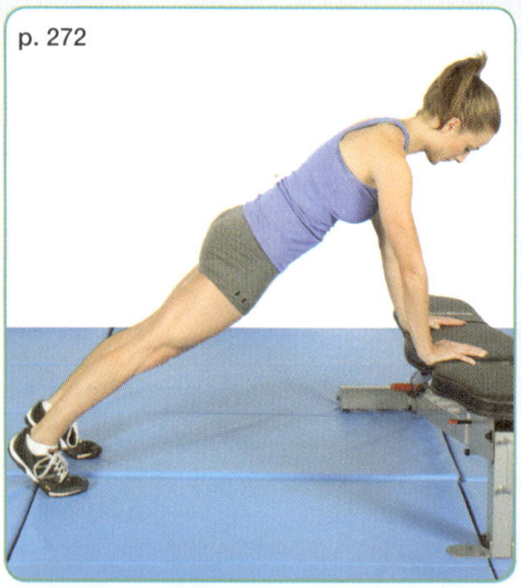

B2: 상체를 높인 보디웨이트 푸시업
— 8~12회 반복, 3세트

p. 253

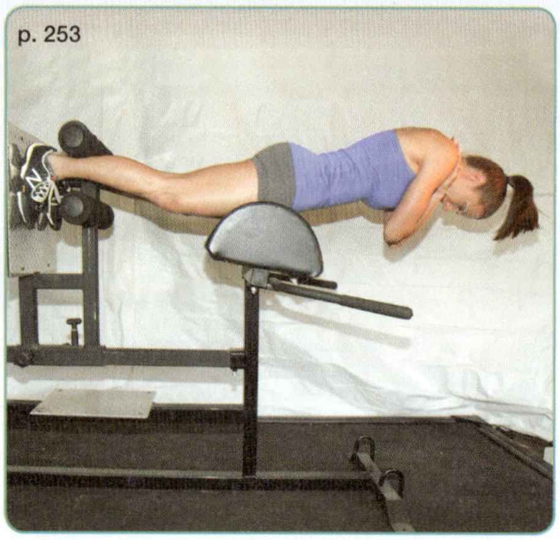

보디웨이트 백 익스텐션
— 20~30회 반복, 3세트

p. 207

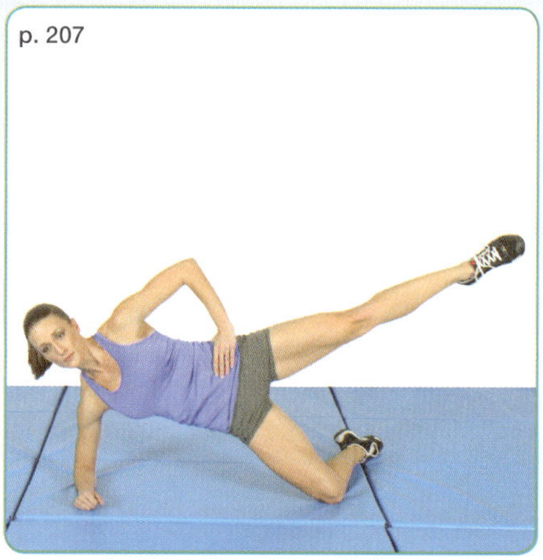

사이드 라잉 힙 레이즈
— 10~20회 반복, 1세트(좌우 각각)

p. 296

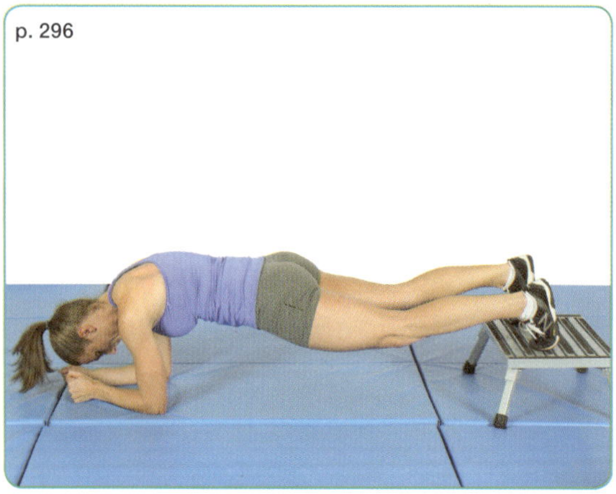

발을 높인 RKC플랭크
— 60~120초, 1세트

p. 301

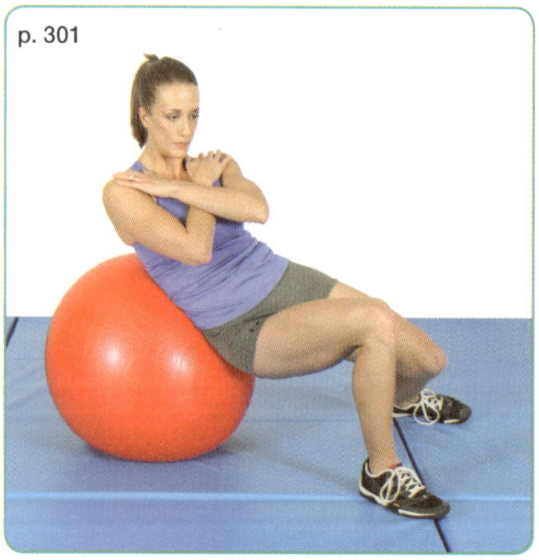

스위스볼 사이드 크런치
— 10~20회 반복, 1세트(좌우 각각)

9~12주: 워크아웃 A(1일차 운동)

날짜: ____________　　　　　　　　　　중량: ____________

워크아웃 9~12주에 필요한 장비

- 운동 매트
- 정글 짐 XT 또는 의자 2개
- 테이블 또는 다른 높이가 있는 물건
- 스위스볼
- 친업 바
- 발슬라이드, 글라이더 또는 미끄러운 바닥에 수건 2장을 활용

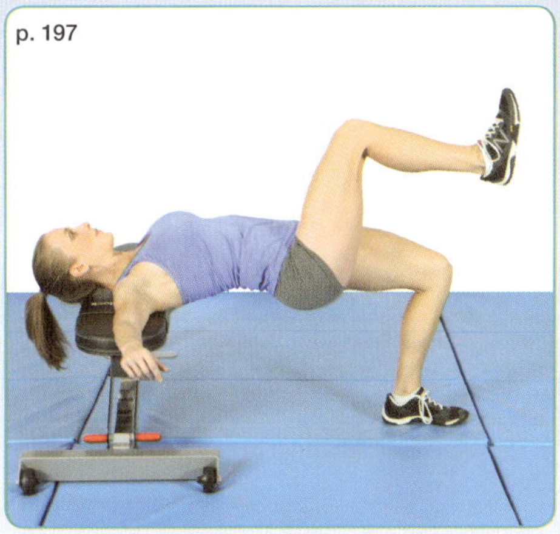
p. 197

A1: 보디웨이트 싱글레그 힙 쓰러스트, 어깨를 높임
— 8~20회 반복, 3세트(좌우 각각)

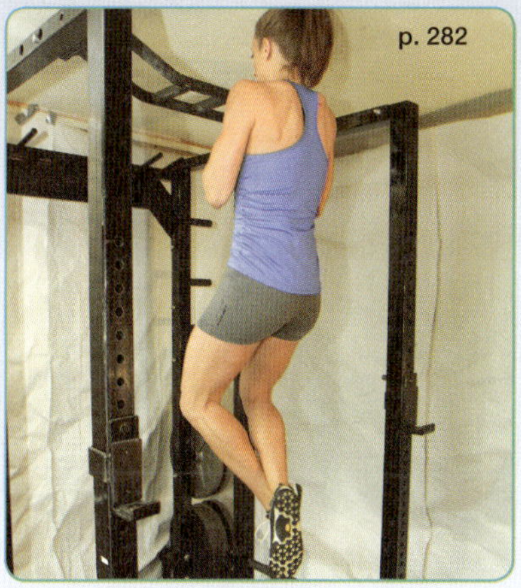
p. 282

p282
A2: 보디웨이트 친업
— 3~10회 반복, 3세트

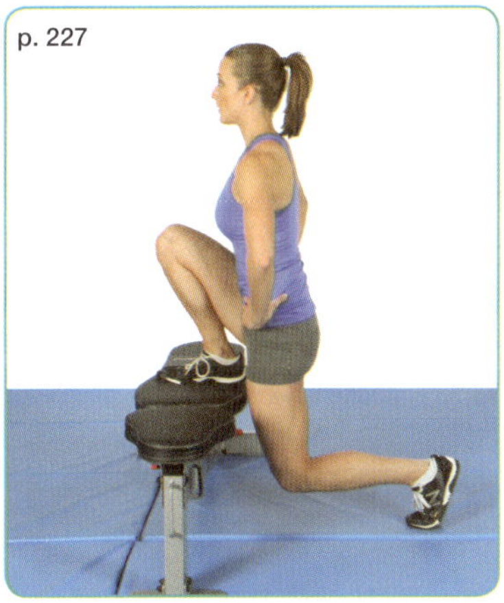
p. 227

B1: 보디웨이트 스텝업/리버스 런지 콤보
— 10~15회 반복, 3세트(좌우 각각)

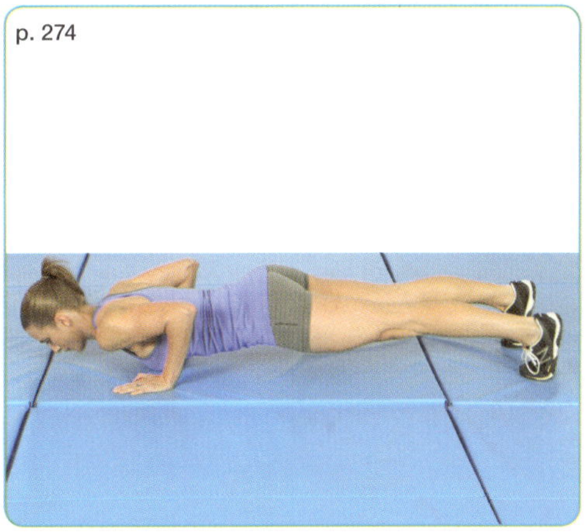
p. 274

B2: 푸시업
— 5~10회 반복, 3세트

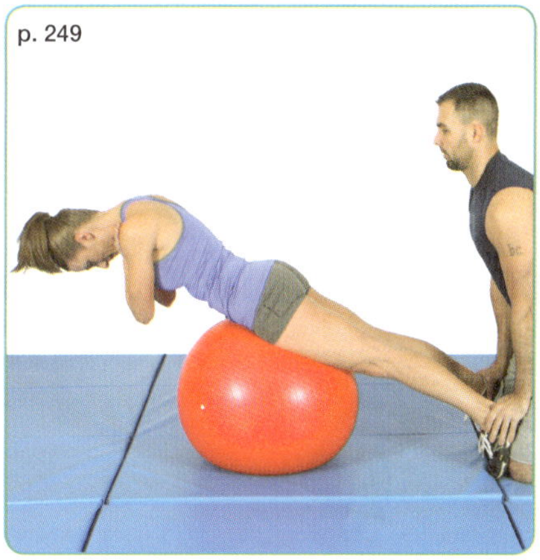
p. 249

보디웨이트 스위스볼 백 익스텐션
— 8~20회 반복, 3세트(좌우 각각)

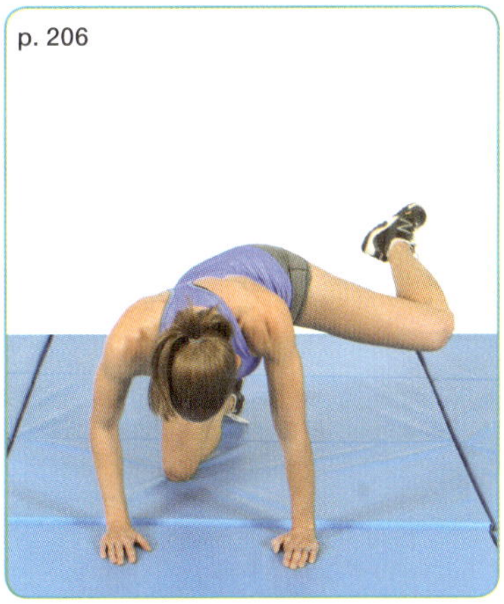
p. 206

더블 쿼드럽 힙 앱덕션
— 6회 반복, 1세트(좌우 각각/천천히 동작에 집중하여)

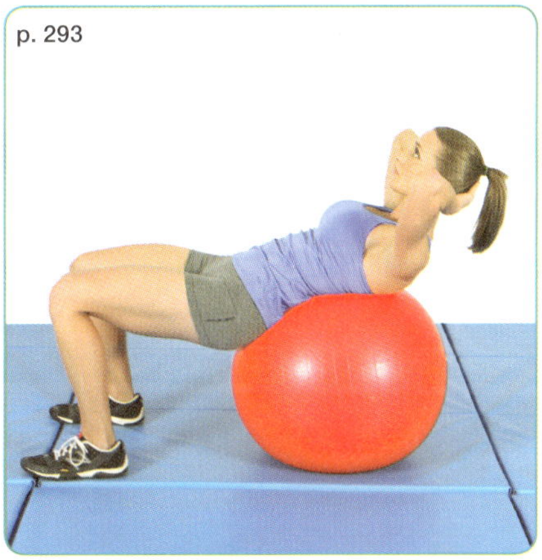
p. 293

스위스볼 크런치
— 10~30회 반복, 1세트

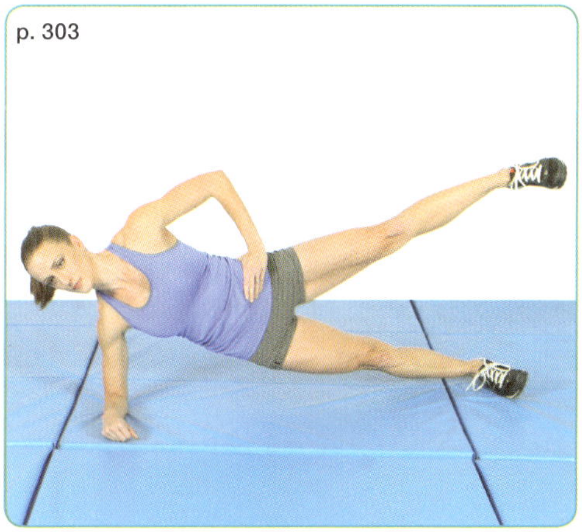
p. 303

사이드 플랭크에서 앱덕션
— 20~60초, 1세트(좌우 각각)

9~12주: 워크아웃 B(3일차 운동)

날짜: ______________ 중량: ______________

p. 203

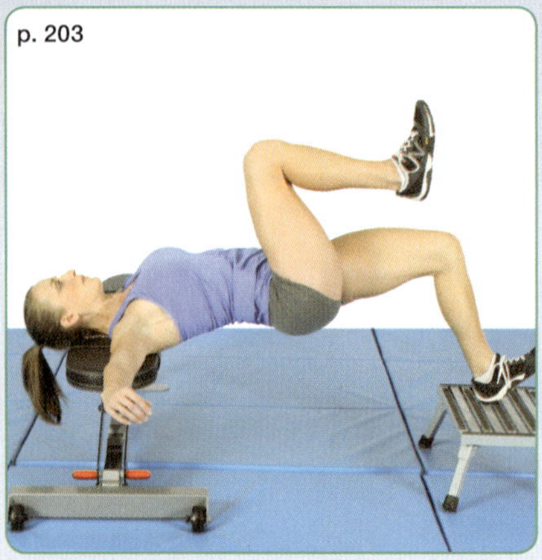

A1: 어깨와 발을 높인 상태에서 보디웨이트 싱글레그 힙 쓰러스트
— 6~20회 반복, 3세트(좌우 각각)

p. 269

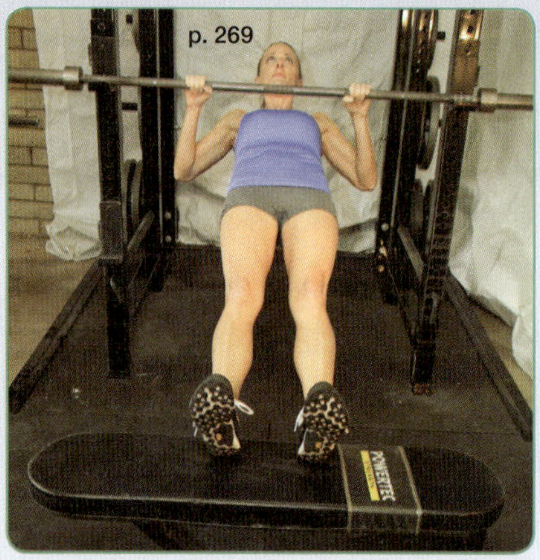

A2: 발은 높인 상태에서 보디웨이트 인버티드 로우
— 6~12회 반복, 3세트

p. 223

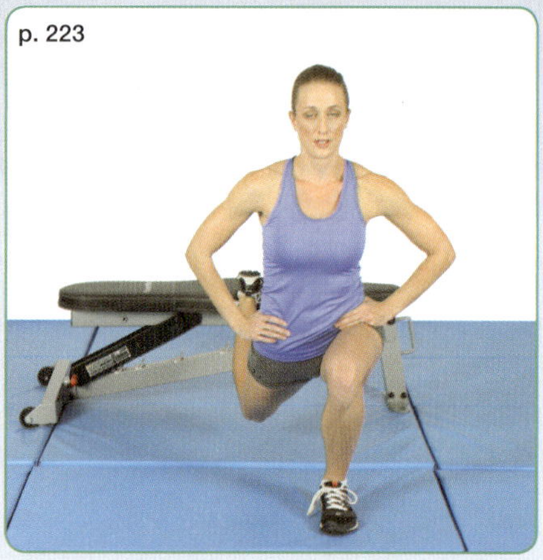

B1: 보디웨이트 불가리안 스플릿 스쿼트
— 5~30회 반복, 3세트(좌우 각각)

p. 291

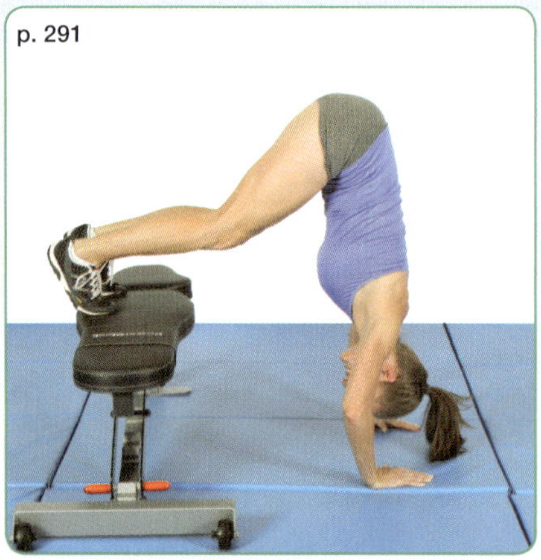

B2: 발쪽을 높인 상태에서 보디웨이트 파이크 푸시업
— 6~20회 반복, 3세트

p. 260

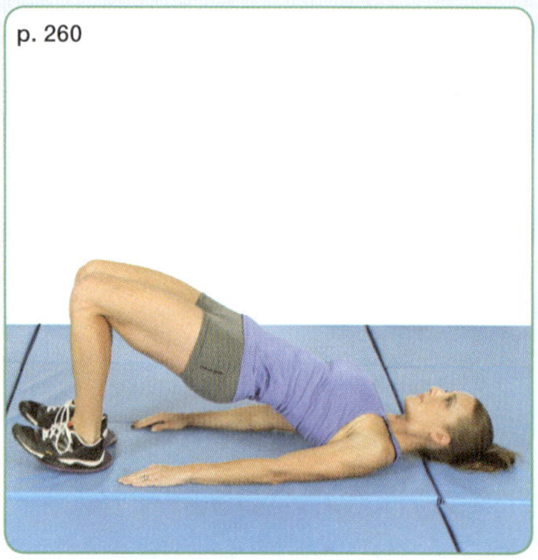

보디웨이트 슬라이딩 레그컬
— 10~20회 반복, 2세트

p. 206

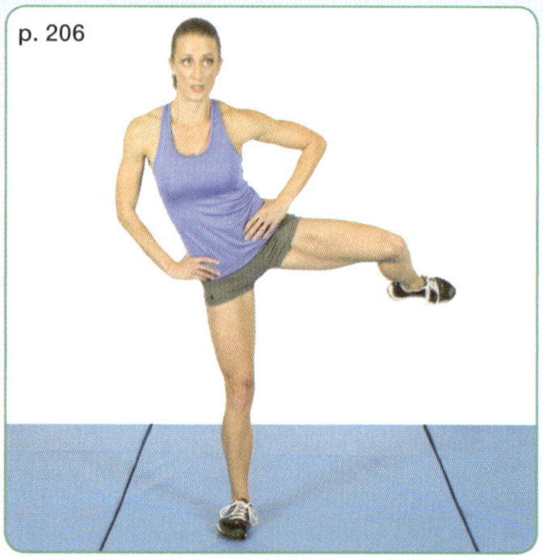

더블 스탠딩 힙 앱덕션
— 6회 반복, 1세트(좌우 각각/ 천천히 동작에 집중하여)

p. 295

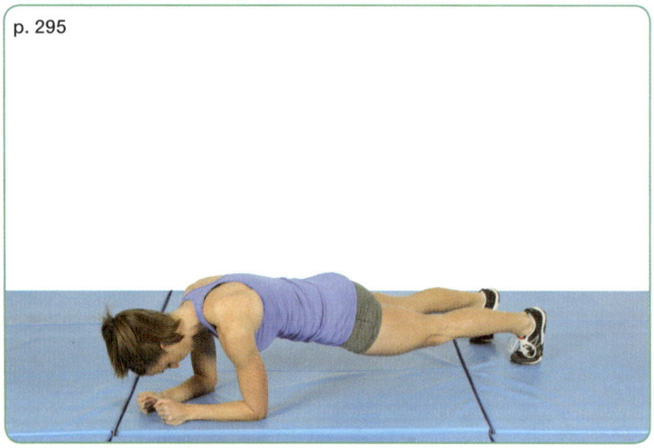

RKC 플랭크
— 30~60초 1세트

p. 303

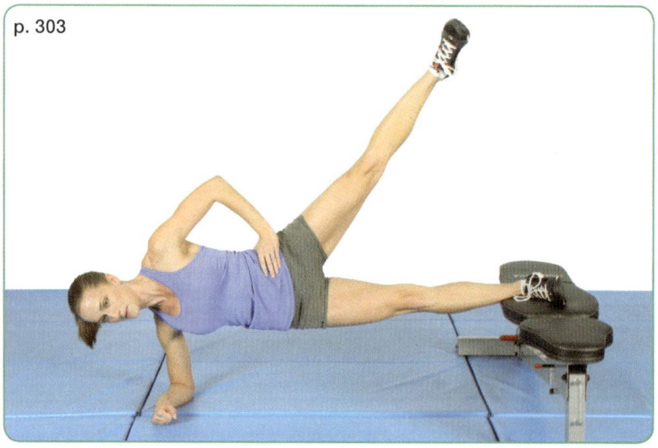

발 높이를 높인 상태에서 사이드 플랭크, 앱덕션
— 20~60초, 1세트

9~12주: 워크아웃 C(5일차 운동)

날짜: ______________　　　　　　　　　　　　　　　　　　중량: ______________

p. 197

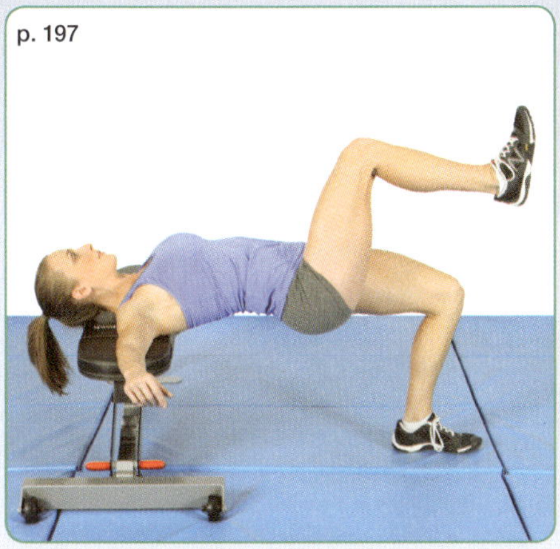

A1: 어깨 높이를 높인 보디웨이트 싱글레그 힙 쓰러스트(멈춤 반복)
— 5~15회 반복, 3세트(맨위 자세에서 3초간 멈춤. 좌우 각각)

p. 283

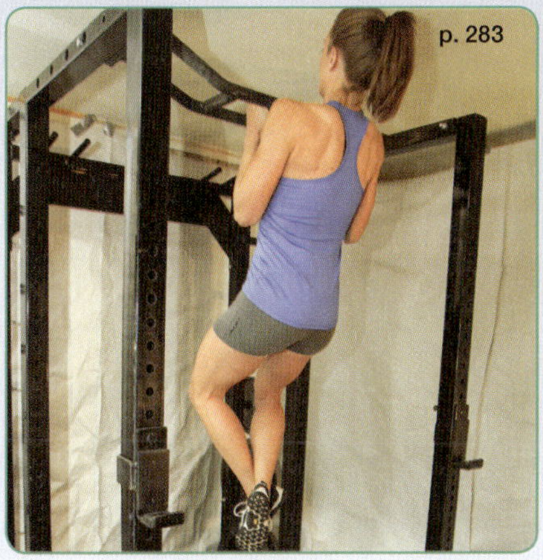

A2: 보디웨이트 풀업
— 3~10회 반복, 3세트

p. 227

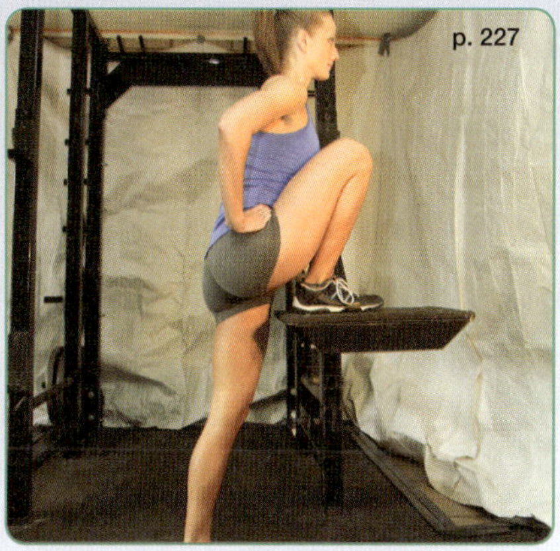

B1: 보디웨이트 하이 스텝업
— 10~15회 반복, 3세트(좌우 각각)

p. 274

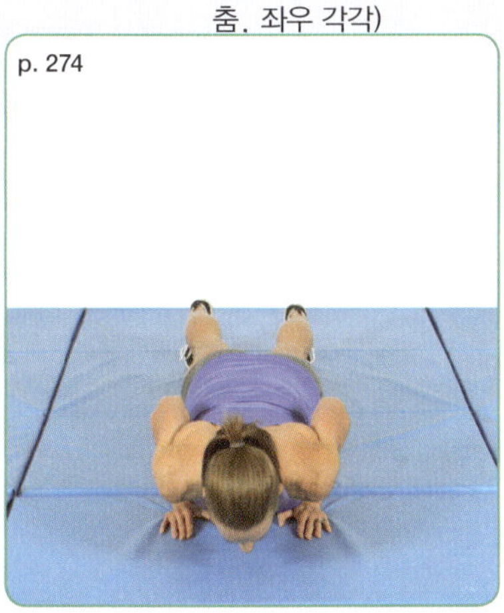

B2: 좁은 넓이 푸시업
— 3~8회 반복, 3세트

p. 261

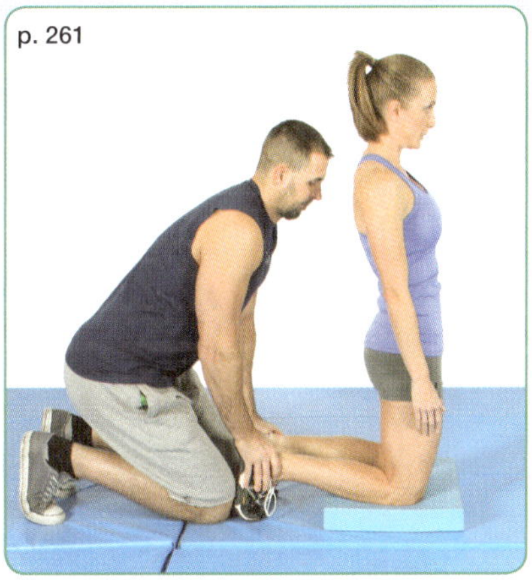

러시안 레그컬
— 3~5회 반복, 3세트

p. 207

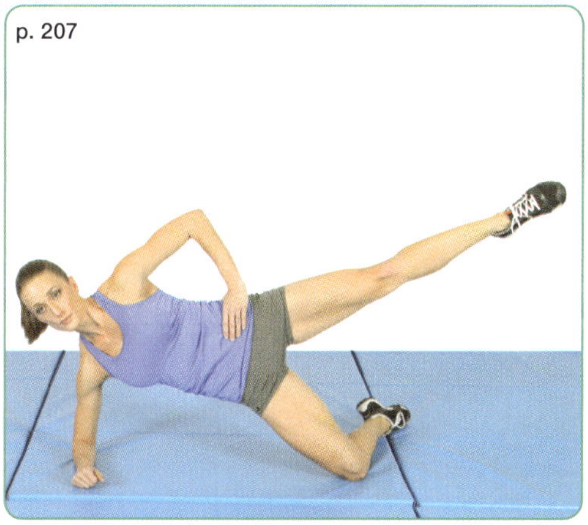

사이드 라잉 힙 레이즈
— 10~20회 반복, 1세트(좌우 각각)

p. 296

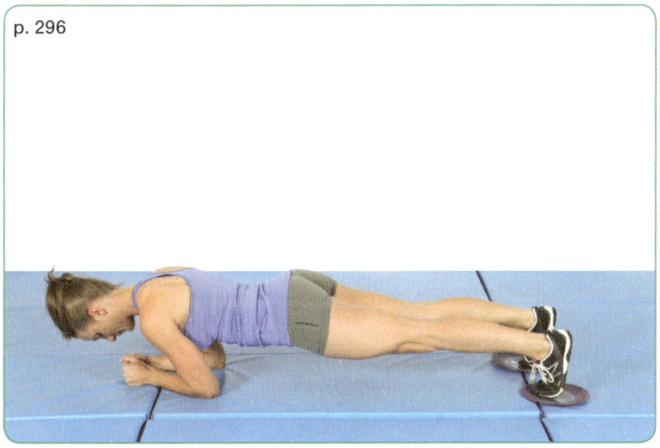

보디 쏘우
— 10~15회 반복, 1세트

p. 303

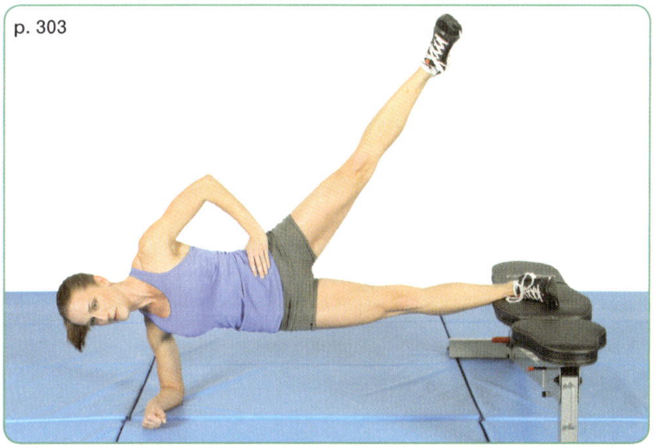

발을 높인 사이드 플랭크, 앱덕션
— 20~60초 반복, 1세트(좌우 각각)

(집에서도 할 수 있는) 맨몸을 이용한 최고의 엉덩이 만들기 12주 프로그램 A: 1~4주

이름: ____________________ 날짜: ____________ 중량: ____________

운동	1세트	2세트	3세트
A1: 보디웨이트 둔근 브릿지 10~20회 반복, 3세트	중량 반복수	중량 반복수	중량 반복수
A2: 보디웨이트 인버티드 로우 8~12회 반복, 3세트	중량 반복수	중량 반복수	중량 반복수
B1: 보디웨이트 박스 스쿼트 10~20회 반복, 3세트	중량 반복수	중량 반복수	중량 반복수
B2: 상체를 높인 푸시업 8~12회 반복, 3세트	중량 반복수	중량 반복수	중량 반복수
막대를 사용한 보디웨이트 힙 힌지 10~20회 반복, 3세트	중량 반복수	중량 반복수	중량 반복수
사이드 라잉 앱덕션 10~30회 반복, 1세트(좌우 각각)	중량 반복수		
프런트 플랭크 30~120초, 1세트	시간(초)		
닐링 사이드 플랭크 20~60초, 1세트(좌우 각각)	시간(초) 좌측 시간(초) 우측		
Note:			

Note: A1 운동을 1세트 하고, 즉시 A2 운동 1세트를 한다. 30~90초간 휴식을 하고 모든 세트를 마칠 때까지 이를 반복한다. B1과 B2도 이와 같이 한다.

(집에서도 할 수 있는) 맨몸을 이용한 최고의 엉덩이 만들기 12주 프로그램 B: 1~4주

이름: ________________ 날짜: ________________ 중량: ________________

운동	1세트	2세트	3세트
A1: 발을 높인 보디웨이트 싱글레그 둔근 브릿지 10~20회 반복, 3세트(좌우 각각)	중량 반복수	중량 반복수	중량 반복수
A2: 보디웨이트 친업(네거티브) 1~3회 반복, 3세트	중량 반복수	중량 반복수	중량 반복수
B1: 보디웨이트 스텝업 10~20회 반복, 3세트(좌우 각각)	중량 반복수	중량 반복수	중량 반복수
B2: 보디웨이트 니 푸시업 5~15회 반복, 3세트	중량 반복수	중량 반복수	중량 반복수
보디웨이트 스위스볼 45도 백 익스텐션 10~20회 반복, 3세트	중량 반복수	중량 반복수	중량 반복수
사이드 라잉 클램 20~30회 반복, 1세트(좌우 각각)	좌측 반복수 우측 반복수		
크런치 20~30회 반복, 1세트	반복수		
사이드 크런치 20~30회 반복, 1세트(좌우 각각)	좌측 반복수 우측 반복수		
Note:			

Note: A1 운동을 1세트 하고, 즉시 A2 운동 1세트를 한다. 30~90초간 휴식을 하고 모든 세트를 마칠 때까지 이를 반복한다. B1과 B2도 이와 같이 한다.

(집에서도 할 수 있는) 맨몸을 이용한 최고의 엉덩이 만들기 12주 프로그램 C: 1~4주

이름: ______________ 날짜: ______________ 중량: ______________

운동	1세트	2세트	3세트
A1: 어깨를 높인 마치(march) 30~60초, 3세트(행진을 하듯 다리를 좌우 교대로 들어 올린다.)	중량 반복수	중량 반복수	중량 반복수
A2: 보디웨이트 인버티드 로우 8~12회 반복, 3세트	중량 반복수	중량 반복수	중량 반복수
B1: 보디웨이트 박스 스쿼트 10~20회 반복, 3세트(좌우 각각)	중량 반복수	중량 반복수	중량 반복수
B2: 보디웨이트 네거티브 푸시업 3~5회 반복, 3세트	중량 반복수	중량 반복수	중량 반복수
막대를 사용한 보디웨이트 힙 힌지 10~20회 반복, 3세트	중량 반복수	중량 반복수	중량 반복수
사이드 라잉 앱덕션 10~30회 반복, 1세트(좌우 각각)	좌측 반복수 우측 반복수		
스트레이트 레그 싯업 15~30회 반복, 1세트	반복수		
스위스볼 사이드 크런치 15~30회 반복, 1세트(좌우, 각각)	좌측 반복수 우측 반복수		
Note:			

Note: A1 운동을 1세트 하고, 즉시 A2 운동 1세트를 한다. 30~90초간 휴식을 하고 모든 세트를 마칠 때까지 이를 반복한다. B1과 B2도 이와 같이 한다.

(집에서도 할 수 있는) 맨몸을 이용한 최고의 엉덩이 만들기 12주 프로그램 A: 5~8주

이름: ______________ 날짜: ______________ 중량: ______________

운동	1세트	2세트	3세트
A1: 보디웨이트 힙 쓰러스트 10~30회 반복, 3세트	중량 반복수	중량 반복수	중량 반복수
A2: 보디웨이트 인버티드 로우(지난 달보다 더 욱 작은 각도로 난이도 높여) 8~12회 반복, 3세트	중량 반복수	중량 반복수	중량 반복수
B1: 보디웨이트 스쿼트 10~30회 반복, 3세트	중량 반복수	중량 반복수	중량 반복수
B2: 보디웨이트 푸시업(바닥과 평행인 각도로) 1회 3세트	중량 반복수	중량 반복수	중량 반복수
리칭 싱글레그 데드리프트 10~20회 반복, 3세트(좌우 각각)	중량 반복수	중량 반복수	중량 반복수
사이드 라잉 앱덕션 20~30회 반복, 1세트(좌우 각각)	좌측 반복수 우측 반복수		
RKC플랭크 20~60초간 1세트	시간		
사이드 플랭크 20~60초간 1세트(좌우 각각)	좌측 시간 우측 시간		
Note:			

Note: A1 운동을 1세트 하고, 즉시 A2 운동 1세트를 한다. 30~90초간 휴식을 하고 모든 세트를 마칠 때까지 이를 반복한다. B1과 B2도 이와 같이 한다.

(집에서도 할 수 있는) 맨몸을 이용한 최고의 엉덩이 만들기 12주 프로그램 B: 5~8주

이름: ______________________ 날짜: ____________ 중량: ____________

운동	1세트	2세트	3세트
A1: 보디웨이트 싱글레그 둔근 브릿지 10~20회 반복, 3세트(좌우 각각)	중량 반복수	중량 반복수	중량 반복수
A2: 보디웨이트 친업(단일 반복) 1회 반복, 3세트	중량 반복수	중량 반복수	중량 반복수
B1: 보디웨이트 워킹 런지 10~20회 반복, 3세트(총 20~40 걸음)	중량 반복수	중량 반복수	중량 반복수
B2: 좁게 팔 벌린 니 푸시업 6~20회 반복, 3세트	중량 반복수	중량 반복수	중량 반복수
보디웨이트 리버스 하이퍼 10~30회 반복, 3세트	중량 반복수	중량 반복수	중량 반복수
사이드 라잉 크램 10~30회 반복, 1세트(좌우 각각)	좌측 반복수 우측 반복수		
스위스볼 크런치 10~30회 반복, 1세트	반복수		
스위스볼 사이드 크런치 10~30회 반복, 1세트(좌우 각각)	좌측 반복수 우측 반복수		
Note:			

Note: A1 운동을 1세트 하고, 즉시 A2 운동 1세트를 한다. 30~90초간 휴식을 하고 모든 세트를 마칠 때까지 이를 반복한다. B1과 B2도 이와 같이 한다.

(집에서도 할 수 있는) 맨몸을 이용한 최고의 엉덩이 만들기 12주 프로그램 C: 5~8주

이름: ______________________ 날짜: ______________ 중량: ______________

운동	1세트	2세트	3세트
A1: 보디웨이트 힙 쓰러스트 10~30회 반복, 3세트	중량 반복수	중량 반복수	중량 반복수
A2: 보디웨이트 인버티드 로우(좀 더 각도를 높여서) 8~12회 반복, 3세트	중량 반복수	중량 반복수	중량 반복수
B1: 보디웨이트 하이 스텝업 10~20회 반복, 3세트(좌우 각각)	중량 반복수	중량 반복수	중량 반복수
B2: 상체를 높인 보디웨이트 푸시업 8~12회 반복, 3세트	중량 반복수	중량 반복수	중량 반복수
보디웨이트 백 익스텐션 20~30회 반복, 3세트	중량 반복수	중량 반복수	중량 반복수
사이드 라잉 힙 레이즈 10~20회 반복, 1세트(좌우 각각)	좌측 반복수 우측 반복수		
발을 높인 RKC플랭크 60~120초, 1세트	반복수		
스위스볼 사이드 크런치 10~30회 반복, 1세트(좌우 각각)	좌측 반복수 우측 반복수		
Note:			

Note: A1 운동을 1세트 하고, 즉시 A2 운동 1세트를 한다. 30~90초간 휴식을 하고 모든 세트를 마칠 때까지 이를 반복한다. B1과 B2도 이와 같이 한다.

(집에서도 할 수 있는) 맨몸을 이용한 최고의 엉덩이 만들기 12주 프로그램 A: 9~12주

이름: ______________________ 날짜: ______________ 중량: ______________

운동	1세트	2세트	3세트
A1: 보디웨이트 싱글레그 힙 쓰러스트, 어깨를 높임 8~20회 반복, 3세트(좌우 각각)	중량 반복수	중량 반복수	중량 반복수
A2: 보디웨이트 친업 3~10회 반복, 3세트	중량 반복수	중량 반복수	중량 반복수
B1: 보디웨이트 스텝업/리버스 런지 콤보 10~15회 반복, 3세트(좌우 각각)	중량 반복수	중량 반복수	중량 반복수
B2: 푸시업 5~10회 반복, 3세트	중량 반복수	중량 반복수	중량 반복수
보디웨이트 스위스볼 백 익스텐션 8~20회 반복, 3세트(좌우 각각)	중량 반복수	중량 반복수	중량 반복수
더블 쿼드럽 힙 앱덕션 6회 반복, 1세트(좌우 각각/천천히 동작에 집중하여)	좌측 반복수 우측 반복수		
스위스볼 크런치 10~30회 반복, 1세트	반복수		
사이드 플랭크에서 앱덕션 20~60초, 1세트(좌우 각각)	좌측 시간 우측 시간		
Note:			

Note: A1 운동을 1세트 하고, 즉시 A2 운동 1세트를 한다. 30~90초간 휴식을 하고 모든 세트를 마칠 때까지 이를 반복한다. B1과 B2도 이와 같이 한다.

(집에서도 할 수 있는) 맨몸을 이용한 최고의 엉덩이 만들기 12주 프로그램 B: 9~12주

이름: ____________________ 날짜: __________ 중량: __________

운동	1세트	2세트	3세트
A1: 어깨와 발을 높인 상태에서 보디웨이트 싱글레그 힙 쓰러스트 6~20회 반복, 3세트(좌우 각각)	중량 반복수	중량 반복수	중량 반복수
A2: 발은 높인 상태에서 보디웨이트 인버티드 로우 6~12회 반복, 3세트	중량 반복수	중량 반복수	중량 반복수
B1: 보디웨이트 불가리안 스플릿 스쿼트 5~30회 반복, 3세트(좌우 각각)	중량 반복수	중량 반복수	중량 반복수
B2: 발 쪽을 높인 상태에서 보디웨이트 파이크 푸시업 6~20회 반복, 3세트	중량 반복수	중량 반복수	중량 반복수
보디웨이트 슬라이딩 레그컬 10~20회 반복, 2세트	중량 반복수	중량 반복수	중량 반복수
더블 스탠딩 힙 앱덕션 6회 반복, 1세트(좌우 각각/ 천천히 동작에 집중하여)	좌측 반복수 우측 반복수		
RKC 플랭크 30~60초 1세트	반복수		
발 높이를 높인 상태에서 사이드 플랭크, 앱덕션 20~60초, 1세트	좌측 시간 우측 시간		
Note:			

Note: A1 운동을 1세트 하고, 즉시 A2 운동 1세트를 한다. 30~90초간 휴식을 하고 모든 세트를 마칠 때까지 이를 반복한다. B1과 B2도 이와 같이 한다.

(집에서도 할 수 있는) 맨몸을 이용한 최고의 엉덩이 만들기 12주 프로그램 C: 9~12주

이름: ______________________ 날짜: ______________ 중량: ______________

운동	1세트	2세트	3세트
A1: 어깨 높이를 높인 보디웨이트 싱글레그 힙 쓰러스트(멈춤 반복) 5~15회 반복, 3세트(맨위 자세에서 3초간 멈춤, 좌우 각각)	중량 반복수	중량 반복수	중량 반복수
A2: 보디웨이트 풀업 3~10회 반복, 3세트	중량 반복수	중량 반복수	중량 반복수
B1: 보디웨이트 하이 스텝업 10~15회 반복, 3세트(좌우 각각)	중량 반복수	중량 반복수	중량 반복수
B2: 좁은 넓이 푸시업 3~8회 반복, 3세트	중량 반복수	중량 반복수	중량 반복수
러시안 레그컬 3~5회 반복, 3세트	중량 반복수	중량 반복수	중량 반복수
사이드 라잉 힙 레이즈 10~20회 반복, 1세트(좌우 각각)	좌측 반복수 우측 반복수		
보디 쏘우 10~15회 반복, 1세트	반복수		
발을 높인 사이드 플랭크, 앱덕션 20~60초 반복, 1세트(좌우 각각)	좌측 시간 우측 시간		
Note:			

Note: A1 운동을 1세트 하고, 즉시 A2 운동 1세트를 한다. 30~90초간 휴식을 하고 모든 세트를 마칠 때까지 이를 반복한다. B1과 B2도 이와 같이 한다.

Chapter 13

눈부시게 아름다운 엉덩이를 만드는 12주 프로그램(하체 집중)

나는 엉덩이를 멋지고 아름답게 만들고 싶어 하는 수많은 고객들과 작업을 해왔다. 그들은 다른 신체 부분들에 대해선 완벽히 만족스러워했지만, 엉덩이에 있어서만큼은 내가 마법을 발휘해주길 원했다. 만약 이러한 마음이 있다면, 눈부시게 아름다운 엉덩이를 만드는 12주 프로그램이 딱일 것이다.

이 프로그램은 비교적 단순한 구성을 가지고 있다. 그러나 엉덩이 근육을 동원하는 법을 익히고 나면, 이 눈부시게 아름다운 엉덩이를 만드는 프로그램이 매우 힘든 프로그램이란 것을 깨닫게 될 것이다. 각 워크아웃은 엉덩이를 자극하는 4가지 운동과 다양한 반복수, 강도로 구성되어 있다. 이 책의 다른 프로그램과는 달리, 이 프로그램에는 슈퍼세트가 포함되어 있지 않다. 연이은 운동들로 엉덩이를 매우 강력히 자극하기 위해 세트 사이에 휴식을 취하는 것이 매우 중요한 포인트이다.

이 프로그램은 몸에서 가장 큰 근육들을 사용하므로, 워크아웃을 진행하는 동안 멋진 뒤태를 조각할 뿐만 아니라 당신의 몸을 지방을 불태우는 소각로로 변모시킬 것이다. 엉덩이가 아름답게 성장하고 멋진 형태로 다듬어지면서, 전신의 체지방 역시 줄어들고 있다는 것을 체감할 수 있을 것이다. 비록 나는 전신을 사용하는 워크아웃을 선호하긴 하지만, 이 프로그램은 여성을 위한 워크아웃 중 단연코 가장 좋아하는 프로그램이다. 왜냐하면 짧은 시간 대비 엄청난 결과를 보일 수 있기 때문이다. 이 프로그램이 제대로 된 결과를 낳기 위해선 식단에도 특별히 신경을 써야 함을 잊지 않도록 하라.

움직임 역시 이 프로그램에서 중요하게 여기는 부분이다. 둔근 활성화와 움직임 패턴에 대한 부분을 다시 읽고 훈련에 임하도록 하라. 운동 목록표에서는 흔히 일어나는 실수와 그 교정법에 대해 소개하고 있다. 이 부분 역시 읽어보고 움직임 패턴에서 문제가 되는 부분을 교정하도록 하라. 더 잘 움직이고 활성화를 잘할수록, 이 프로그램을 통해 더 뛰어난 결과를 얻게 될 것이다.

눈부시게 아름다운 엉덩이를 만드는 12주 프로그램(하체 집중)

- 우선해야 하는 목표는 움직임 패턴을 마스터하는 것이다.
- 목표하는 근육들이 반응하고 제대로 동원되고 있다고 느껴지면, 반복수를 늘리고 그 움직임이 더욱 활용되는 법을 익히도록 한다.

워크아웃 1~4주에 필요한 장비

- 운동 매트
- 백 익스텐션 또는 스위스볼
- 덤벨
- 바벨
- 햄프턴 틱 바 패드

1~4주: 워크아웃 A
(1일차 운동)

날짜: ______________ 중량: ______________

p. 194

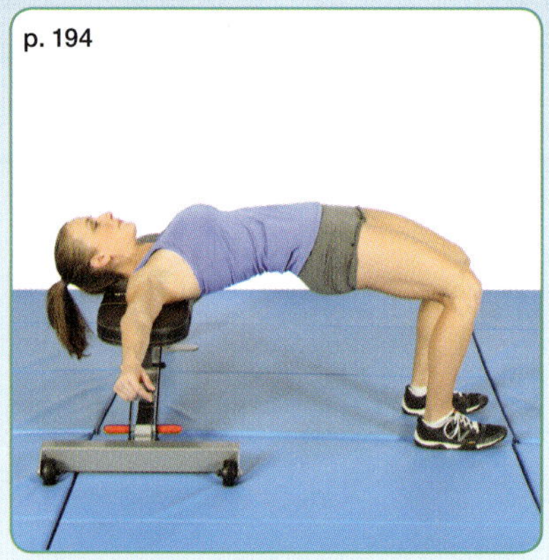

보디웨이트 힙 쓰러스트
— 20회 반복, 3세트

p. 211

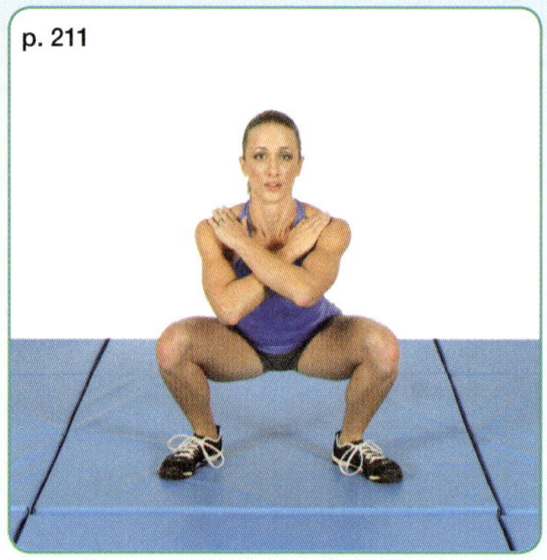

보디웨이트 풀 스쿼트
— 20회 반복 3세트

p. 253

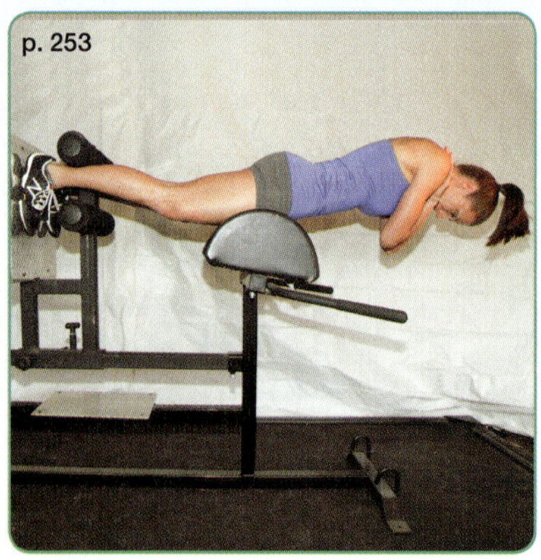

보디웨이트 백 익스텐션
20회 반복, 3세트

p. 191

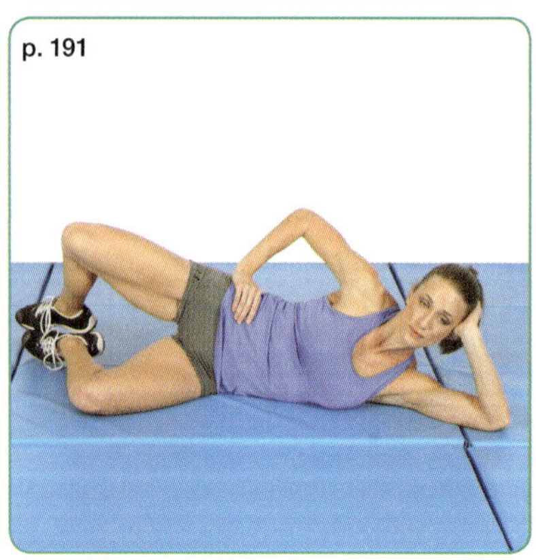

사이드 라잉 클램
— 30회 반복 1세트
(좌우 각각)

1~4주: 워크아웃 B
(3일차 운동)

날짜: ______________ 중량: ______________

보디웨이트 싱글레그 둔근 브릿지
— 20회 반복, 3세트
(좌우 각각)

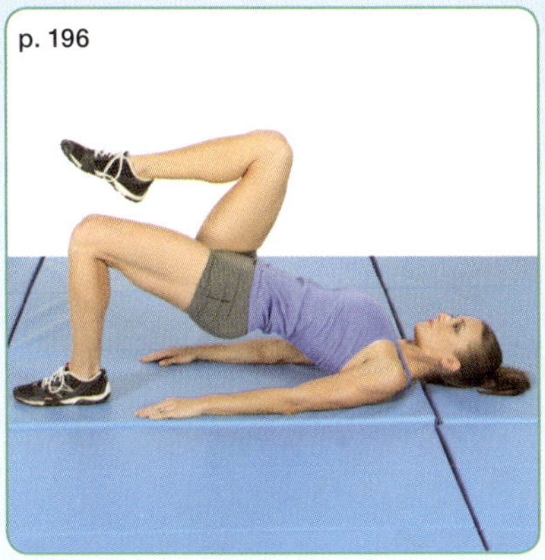
p. 196

보디웨이트 워킹 런지
— 10~20회 반복, 3세트
(좌우 각각)

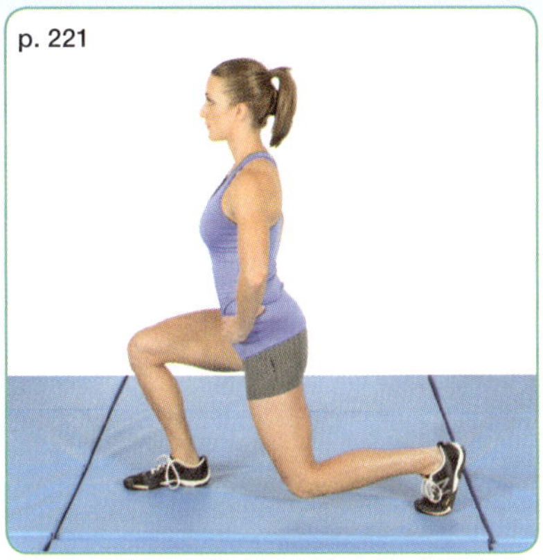
p. 221

보디웨이트 리버스 하이퍼
— 20회 반복, 3세트

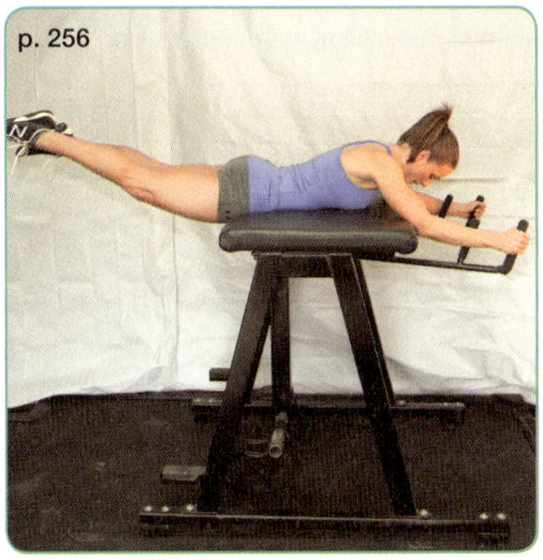
p. 256

사이드 라잉 앱덕션
— 30회 반복, 1세트
(좌우 각각)

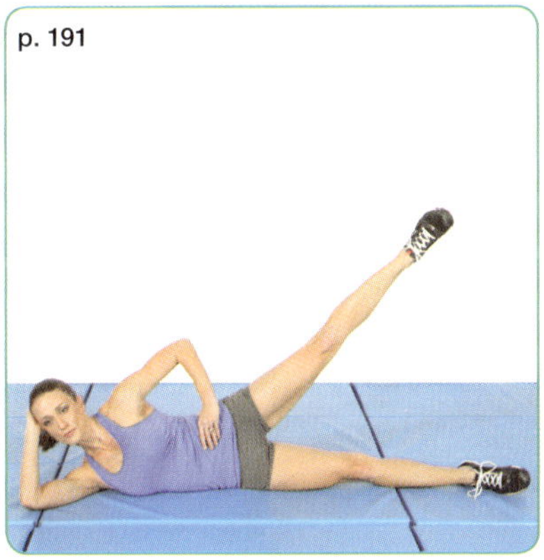
p. 191

1~4주: 워크아웃 C
(5일차 운동)

날짜: ______________ 중량: ______________

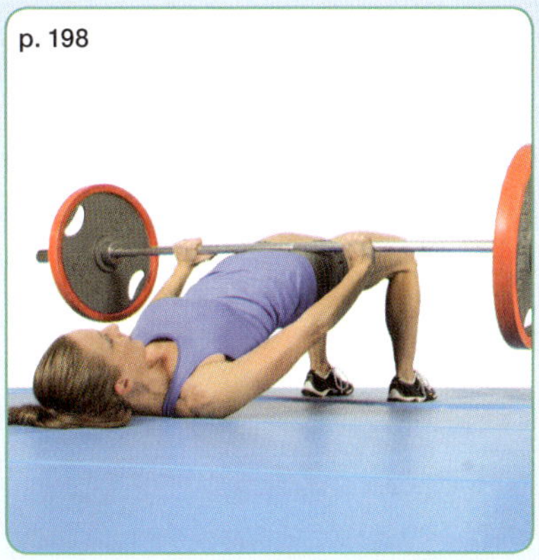
p. 198

바벨 둔근 브릿지
— 10회 반복, 3세트

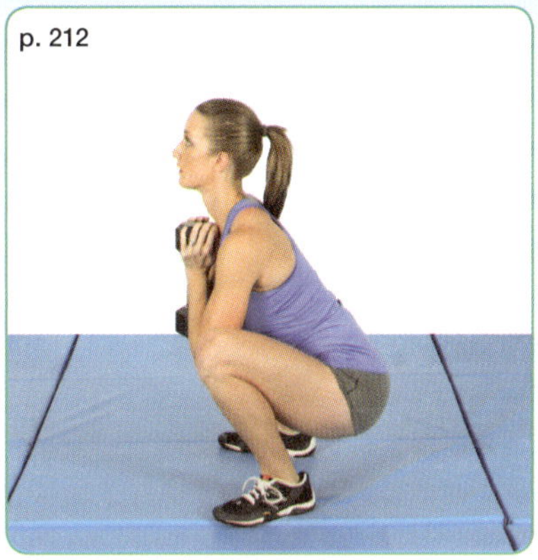
p. 212

가블릿 풀 스쿼트
— 10회 반복, 3세트

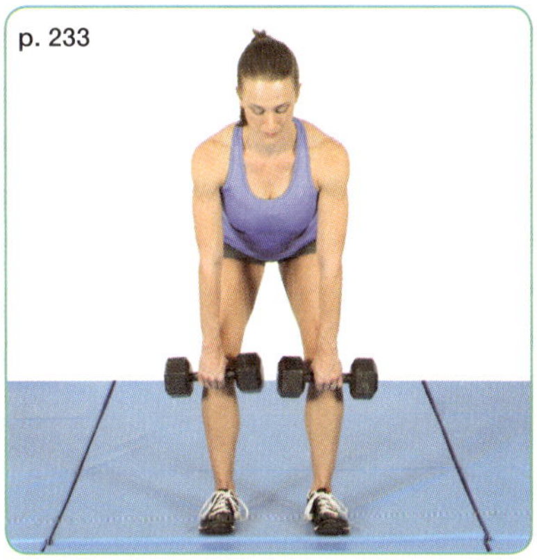
p. 233

덤벨 루마니안 데드리프트
— 10회 반복, 3세트

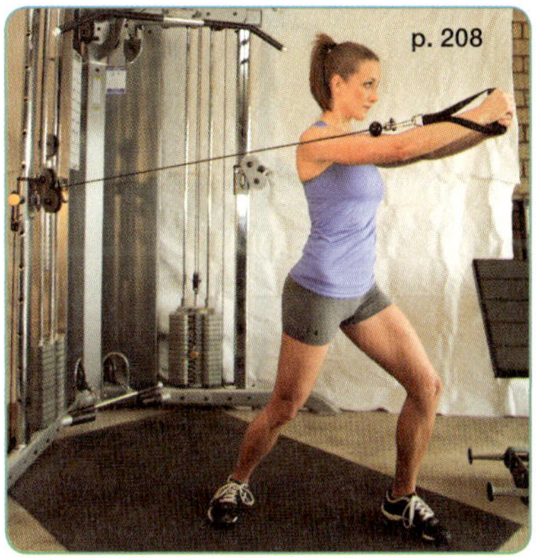
p. 208

케이블 힙 로테이션
— 10회 반복, 1세트
(좌우 각각)

5~8주: 워크아웃 A

(1일차 운동)

날짜: ______________ 중량: ______________

워크아웃 5~8주에 필요한 장비

- 운동 매트
- 백 익스텐션 또는 스위스볼
- 덤벨
- 케이블, 앵클 커프
- 밴드

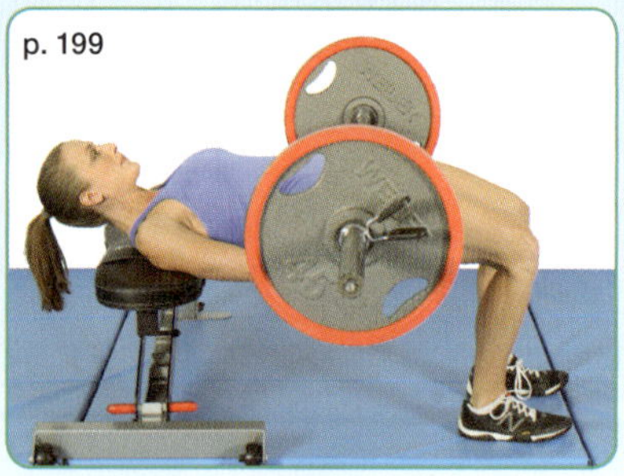
p. 199

바벨 힙 쓰러스트
— 8~12회 반복, 3세트

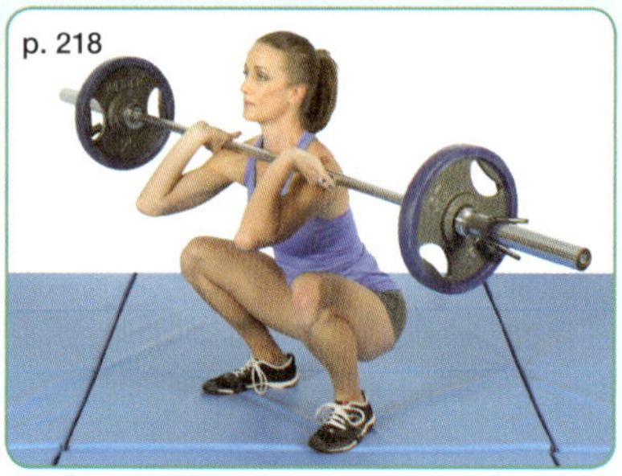
p. 218

바벨 프런트 스쿼트
— 8~12회 반복, 3세트

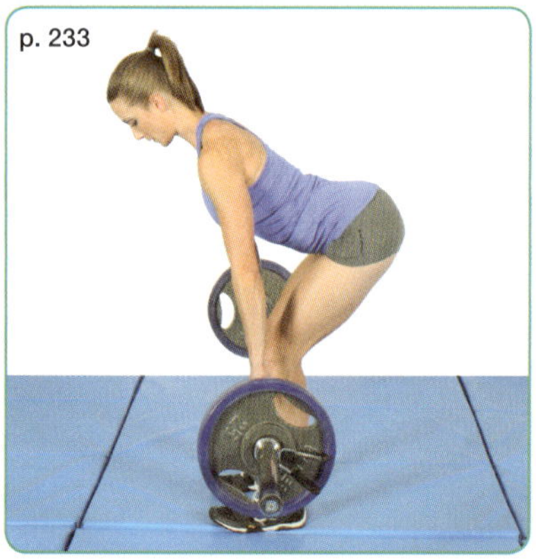
p. 233

바벨 루마니안 데드리프트
— 8~12회 반복, 3세트

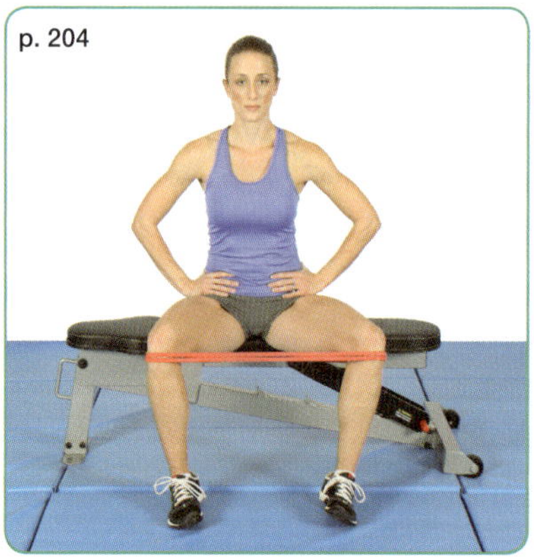
p. 204

밴드 시티드 앱덕션
— 30회 반복, 1세트

5~8주: 워크아웃 B

(3일차 운동)

날짜: ______________ 중량: ______________

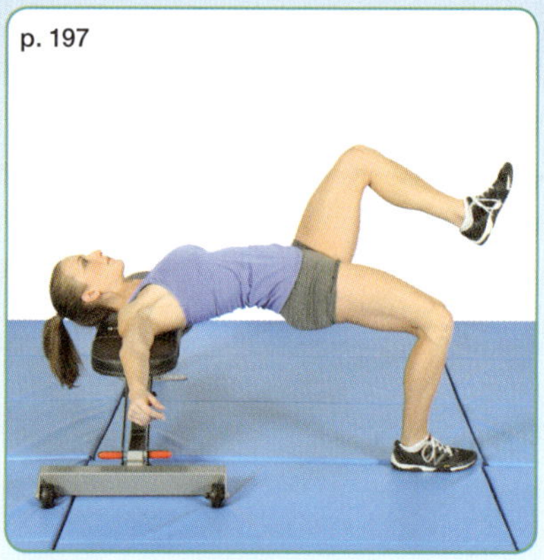
p. 197

어깨를 높인 싱글레그 힙 쓰러스트
— 8~12회 반복, 3세트
(좌우 각각)

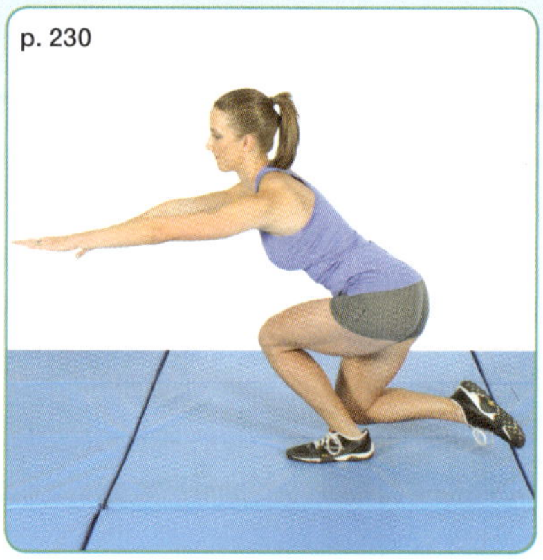
p. 230

보디웨이트 스케이터 스쿼트
— 8~12회 반복, 3세트
(좌우 각각)

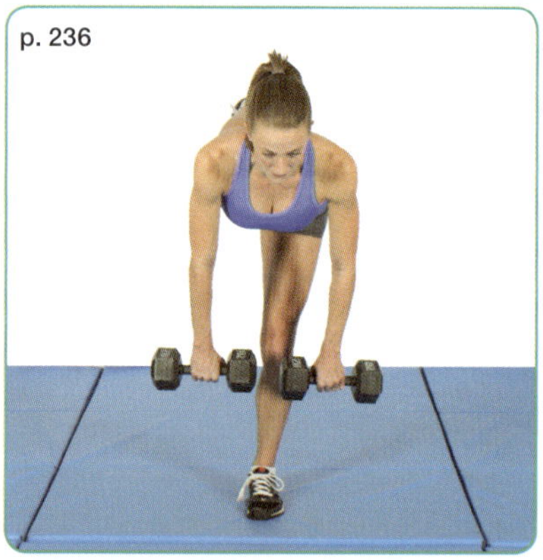
p. 236

덤벨 싱글레그 루마니안 데드리프트
— 8~12회 반복, 3세트
(좌우 각각)

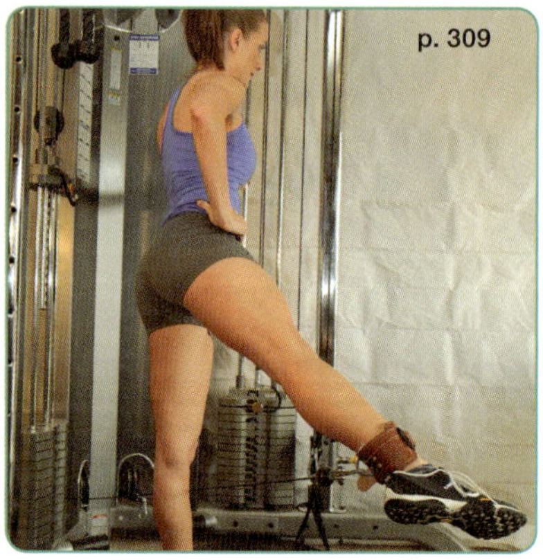
p. 309

케이블 스탠딩 앱덕션
— 30회 반복, 1세트
(좌우 각각)

5~8주: 워크아웃 C
(5일차 운동)

날짜: ____________ 중량: ____________

p. 198

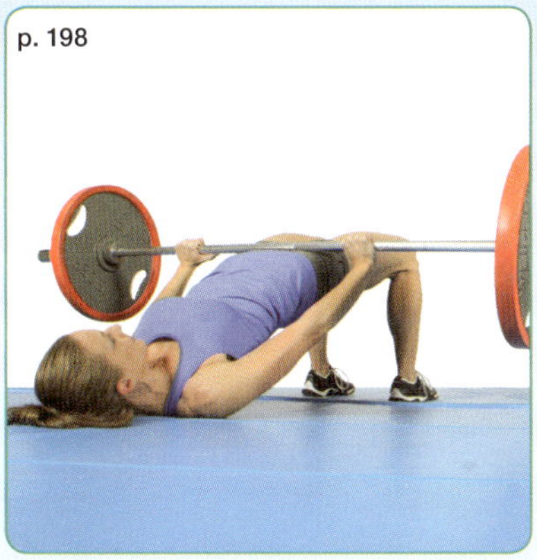

바벨 둔근 브릿지
— 10회 반복, 3세트

p. 219

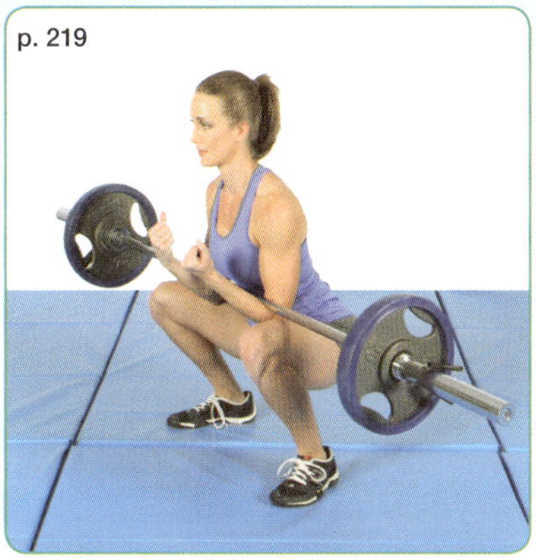

바벨 저처 스쿼트
— 10회 반복, 3세트

p. 255

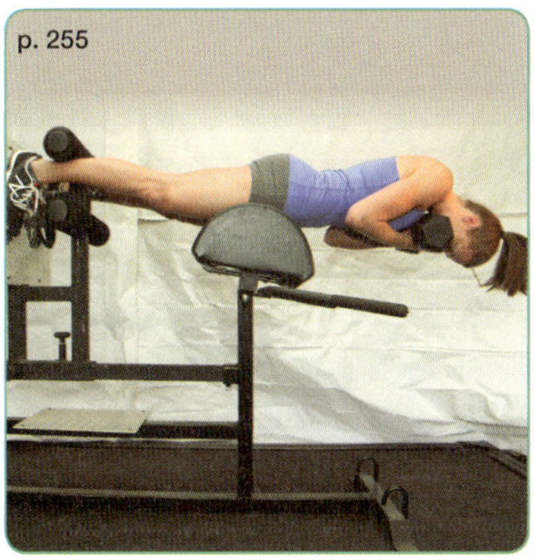

덤벨 백 익스텐션
— 10회 반복, 3세트

p. 207

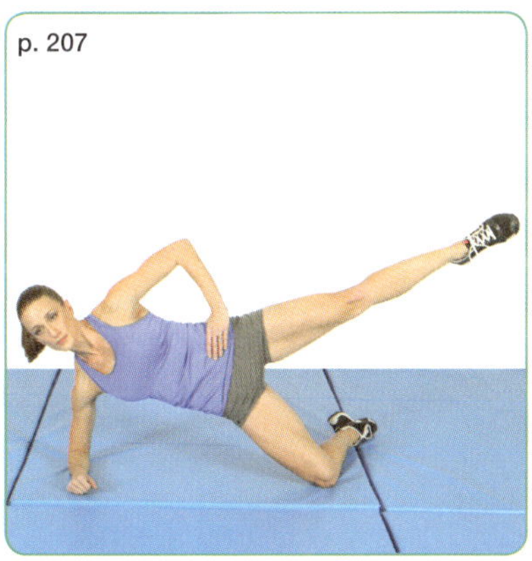

사이드 라잉 힙 레이즈
— 12회 반복, 1세트

9~12주: 워크아웃 A
(1일차 운동)

날짜: ____________ 중량: ____________

워크아웃 9~12주에 필요한 장비

- 운동 매트
- 덤벨
- 벤치와 플라이오메트릭 박스, 또는 작은 플랫폼
- 바벨
- 케이블과 쿡 바
- 하이 플라이오메트릭 박스
- 백 익스텐션
- 밴드
- 케틀벨

p. 200

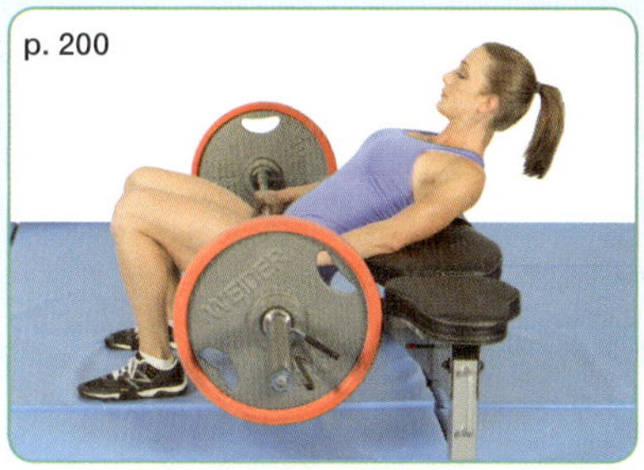

바벨 아메리칸 힙 쓰러스트(텐션을 계속 가하는 방식)
— 20회 반복, 3세트
(쉬지 않고)

p. 224

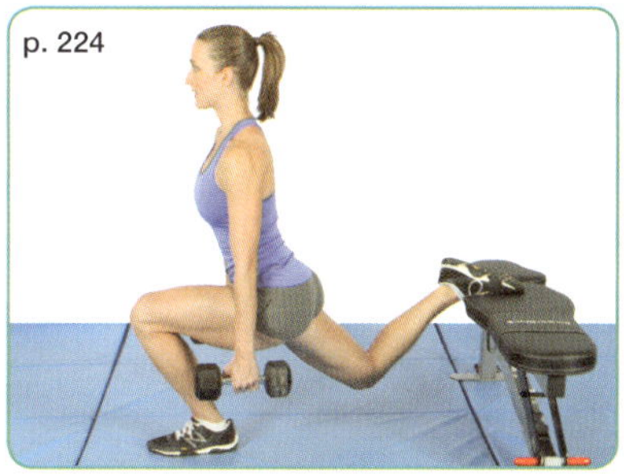

덤벨 데피싯 불가리안 스플릿 스쿼트
— 12회 반복, 3세트
(좌우 각각)

p. 237

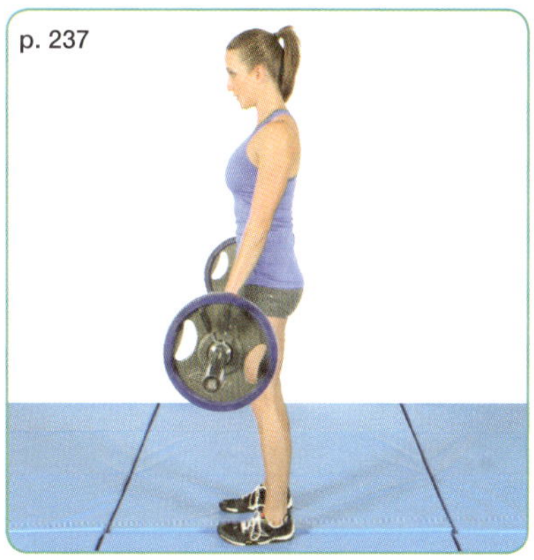

바벨 아메리칸 데드리프트
— 8회 반복, 3세트

p. 307

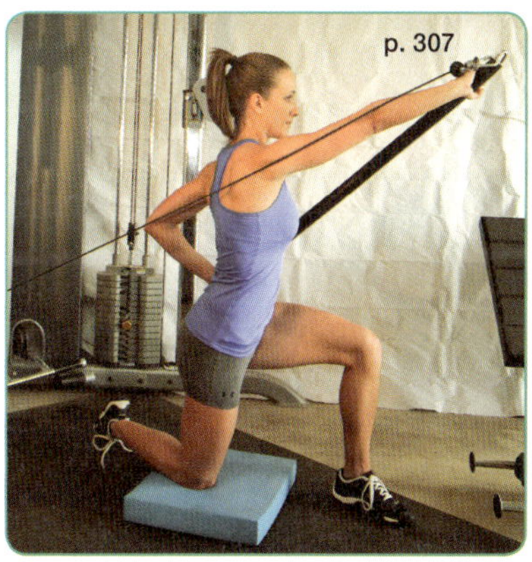

바 하프닐링 호리존탈 찹
— 15회 반복, 1세트
(좌우 각각)

9~12주: 워크아웃 B
(3일차 운동)

날짜: ____________ 중량: ____________

p. 203

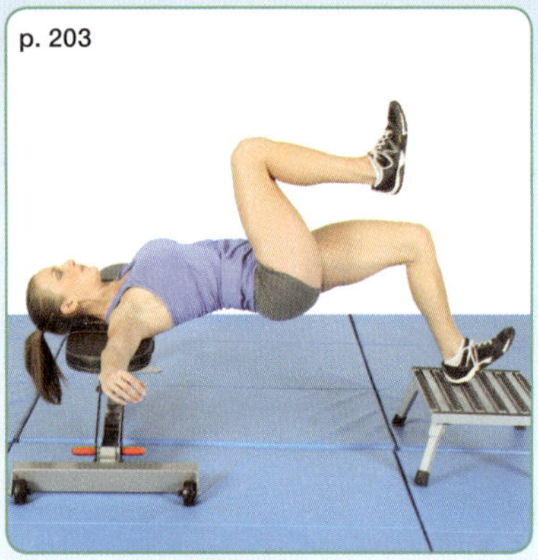

어깨와 발을 높인 보디웨이트 싱글레그 힙 쓰러스트 (정지 기법)
— 6회 반복, 3세트
(끝 동작에서 3초간 멈춤, 좌우 각각)

p. 214

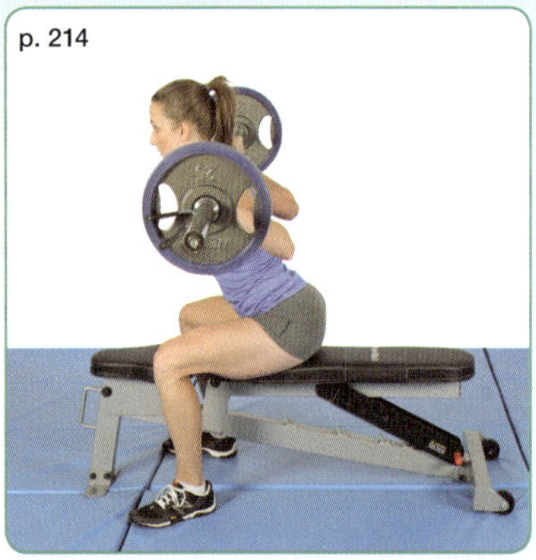

바벨 하이 박스 스쿼트
— 6회 반복, 3세트

p. 251

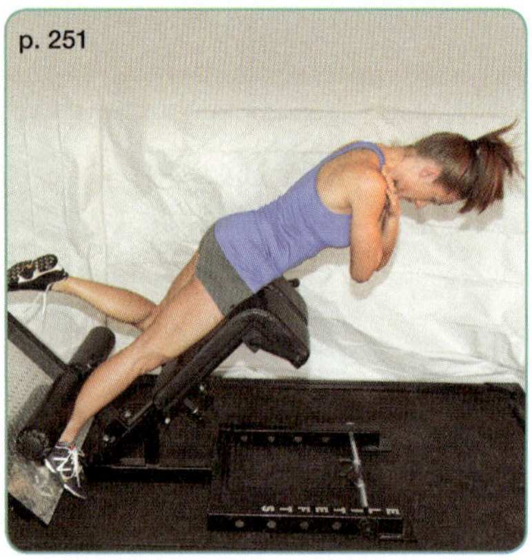

싱글레그 45도 하이퍼 익스텐션
— 12회 반복, 3세트
(좌우 각각)

p. 208

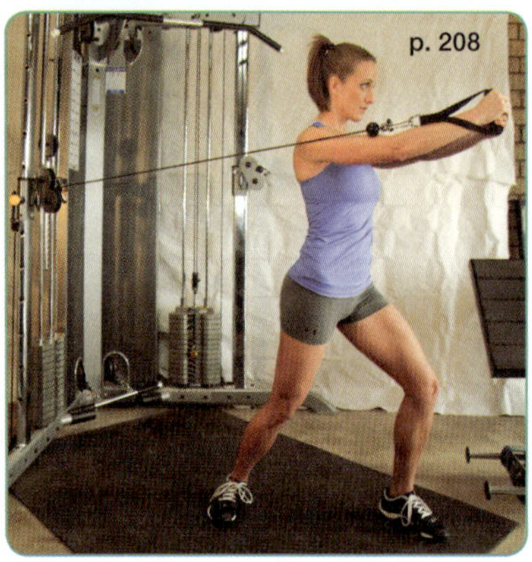

케이블 힙 로테이션
— 15회 반복, 1세트

9~12주: 워크아웃 C
(5일차 운동)

날짜: ____________ 중량: ____________

p. 199

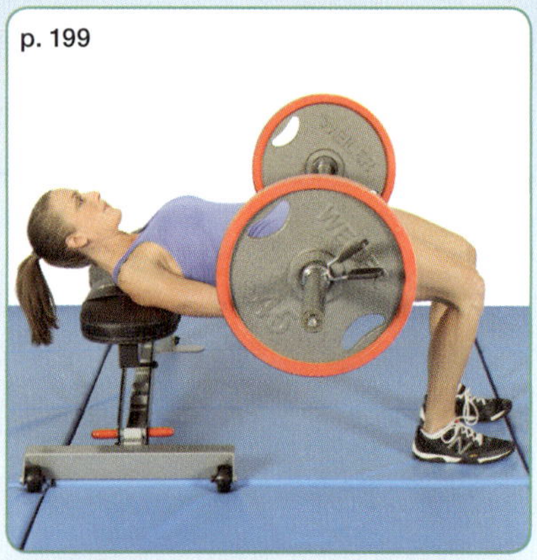

바벨 힙 쓰러스트 (휴식 정지 기법)
— 10회 반복, 3세트
(6회를 하고 1회씩)

p. 229

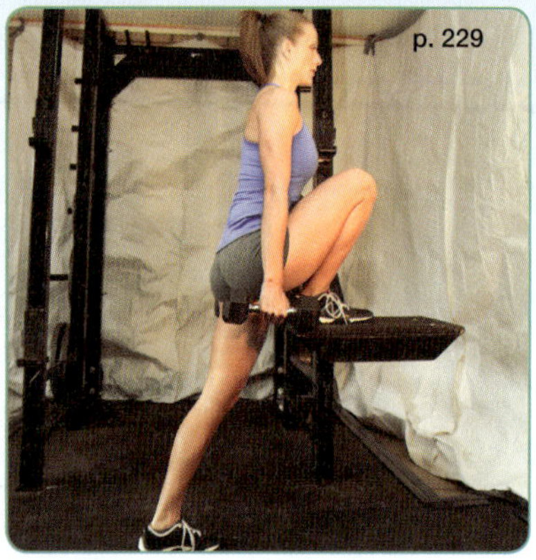

덤벨 하이 스텝업
— 8회 반복, 3세트
(좌우 각각)

p. 246

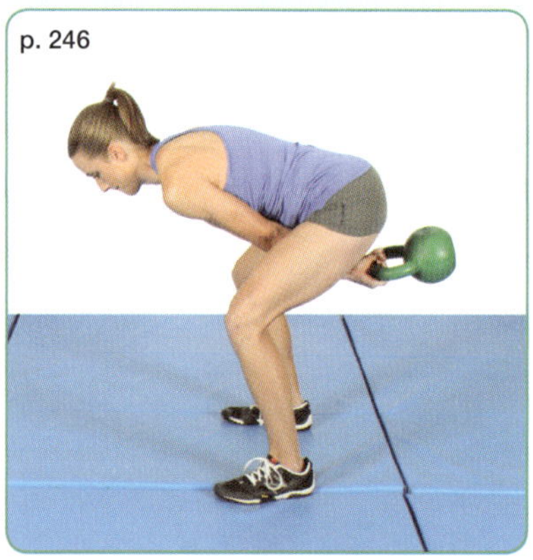

러시안식 케틀벨 스윙
— 20회 반복 3세트

p. 207

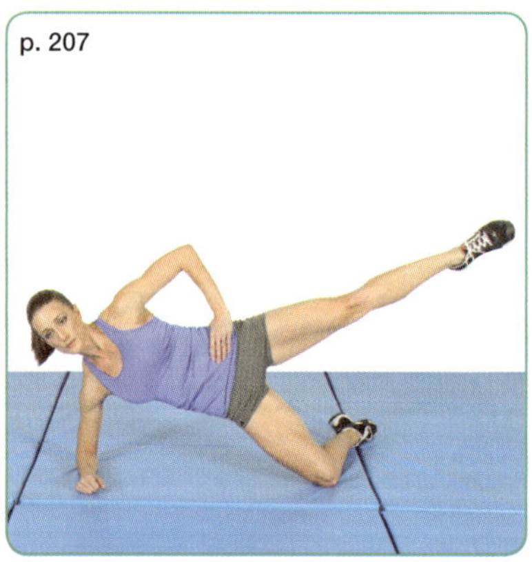

사이드 라잉 힙 레이즈
— 15회 반복, 1세트
(좌우 각각)

눈부시게 아름다운 엉덩이를 만드는 12주 프로그램(하체 집중) A: 1~4주 트레이닝 기록

이름: ____________ 날짜: ____________ 중량: ____________

운동	1세트	2세트	3세트
보디웨이트 힙 쓰러스트 20회 반복, 3세트	중량 반복수	중량 반복수	중량 반복수
보디웨이트 풀 스쿼트 20회 반복 3세트	중량 반복수	중량 반복수	중량 반복수
보디웨이트 백 익스텐션 20회 반복, 3세트	중량 반복수	중량 반복수	중량 반복수
사이드 라잉 클램 30회 반복 1세트(좌우 각각)	중량 반복수		
Note:			

눈부시게 아름다운 엉덩이를 만드는 12주 프로그램(하체 집중) B: 1~4주 트레이닝 기록

이름: ____________________ 날짜: ____________ 중량: ____________

운동	1세트	2세트	3세트
보디웨이트 싱글레그 둔근 브릿지 20회 반복, 3세트(좌우 각각)	중량 반복수	중량 반복수	중량 반복수
보디웨이트 워킹 런지 10~20회 반복, 3세트(좌우 각각)	중량 반복수	중량 반복수	중량 반복수
보디웨이트 리버스 하이퍼 20회 반복, 3세트	중량 반복수	중량 반복수	중량 반복수
사이드 라잉 앱덕션 30회 반복, 1세트(좌우 각각)	중량 반복수		
Note:			

눈부시게 아름다운 엉덩이를 만드는 12주 프로그램(하체 집중) C: 1~4주 트레이닝 기록

이름: ____________________ 날짜: ____________ 중량: ____________

운동	1세트	2세트	3세트
바벨 둔근 브릿지 10회 반복, 3세트	중량 반복수	중량 반복수	중량 반복수
가블릿 풀 스쿼트 10회 반복, 3세트	중량 반복수	중량 반복수	중량 반복수
덤벨 루마니안 데드리프트 10회 반복, 3세트	중량 반복수	중량 반복수	중량 반복수
케이블 힙 로테이션 10회 반복, 1세트(좌우 각각)	중량 반복수		
Note:			

눈부시게 아름다운 엉덩이를 만드는 12주 프로그램(하체 집중) A: 5~8주 트레이닝 기록

이름: ______________ 날짜: ______________ 중량: ______________

운동	1세트	2세트	3세트
바벨 힙 쓰러스트 8~12회 반복, 3세트	중량 반복수	중량 반복수	중량 반복수
바벨 프런트 스쿼트 8~12회 반복, 3세트	중량 반복수	중량 반복수	중량 반복수
바벨 루마니안 데드리프트 8~12회 반복, 3세트	중량 반복수	중량 반복수	중량 반복수
밴드 시티드 앱덕션 30회 반복, 1세트	중량 반복수		
Note:			

눈부시게 아름다운 엉덩이를 만드는 12주 프로그램(하체 집중) B: 5~8주 트레이닝 기록

이름: ______________________ 날짜: ______________ 중량: ______________

운동	1세트	2세트	3세트
어깨를 높인 싱글레그 힙 쓰러스트 8~12회 반복, 3세트(좌우 각각)	중량 반복수	중량 반복수	중량 반복수
보디웨이트 스케이터 스쿼트 8~12회 반복, 3세트(좌우 각각)	중량 반복수	중량 반복수	중량 반복수
덤벨 싱글레그 루마니안 데드리프트 8~12회 반복, 3세트(좌우 각각)	중량 반복수	중량 반복수	중량 반복수
케이블 스탠딩 앱덕션 30회 반복, 1세트(좌우 각각)	중량 반복수		
Note:			

눈부시게 아름다운 엉덩이를 만드는 12주 프로그램(하체 집중) C: 5~8주 트레이닝 기록

이름: ____________ 날짜: ____________ 중량: ____________

운동	1세트	2세트	3세트
바벨 둔근 브릿지 10회 반복, 3세트	중량 반복수	중량 반복수	중량 반복수
바벨 저쳐 스쿼트 10회 반복, 3세트	중량 반복수	중량 반복수	중량 반복수
덤벨 백 익스텐션 10회 반복, 3세트	중량 반복수	중량 반복수	중량 반복수
사이드 라잉 힙 레이즈 12회 반복, 1세트	중량 반복수		
Note:			

눈부시게 아름다운 엉덩이를 만드는 12주 프로그램(하체 집중) A: 9~12주 트레이닝 기록

이름: ______________________ 날짜: ____________ 중량: ____________

운동	1세트	2세트	3세트
바벨 아메리칸 힙 쓰러스트(텐션을 계속 가하는 방식) 20회 반복, 3세트(쉬지 않고)	중량 반복수	중량 반복수	중량 반복수
덤벨 데피싯 불가리안 스플릿 스쿼트 12회 반복, 3세트(좌우 각각)	중량 반복수	중량 반복수	중량 반복수
바벨 아메리칸 데드리프트 8회 반복, 3세트	중량 반복수	중량 반복수	중량 반복수
바 하프닐링 호리즌탈 찹 15회 반복, 1세트(좌우 각각)	중량 반복수		
Note:			

눈부시게 아름다운 엉덩이를 만드는 12주 프로그램(하체 집중) B: 9~12주 트레이닝 기록

이름: ______________ 날짜: ______________ 중량: ______________

운동	1세트	2세트	3세트
어깨와 발을 높인 보디웨이트 싱글레그 힙 쓰러스트(정지 기법) 6회 반복, 3세트(끝 동작에서 3초간 멈춤, 좌우 각각)	중량 반복수	중량 반복수	중량 반복수
바벨 하이 박스 스쿼트 6회 반복, 3세트	중량 반복수	중량 반복수	중량 반복수
싱글레그 45도 하이퍼 익스텐션 12회 반복, 3세트(좌우 각각)	중량 반복수	중량 반복수	중량 반복수
케이블 힙 로테이션 15회 반복, 1세트	중량 반복수		
Note:			

눈부시게 아름다운 엉덩이를 만드는 12주 프로그램(하체 집중) C: 9~12주 트레이닝 기록

이름: ______________________ 날짜: ______________ 중량: ______________

운동	1세트	2세트	3세트
바벨 힙 쓰러스트(휴식 정지 기법) 10회 반복, 3세트(6회를 하고 1회씩)	중량 반복수	중량 반복수	중량 반복수
덤벨 하이 스텝업 8회 반복, 3세트(좌우 각각)	중량 반복수	중량 반복수	중량 반복수
러시안식 케틀벨 스윙 20회 반복 3세트	중량 반복수	중량 반복수	중량 반복수
사이드 라잉 힙 레이즈 15회 반복, 1세트(좌우 각각)	중량 반복수		
Note:			

Chapter 14

스트롱 커브한 삶을 살아간다는 의미

스트롱 커브를 가꾸는 길을 잘 따라왔으리라 생각한다. 이제는 운동들을 삶에 녹여내는 법을 배울 시간이다. 성과가 후퇴하는 가장 큰 문제 중 하나는 새로운 워크아웃 프로그램을 할 시간을 만드는 것이다. 스트롱 커브스의 가장 큰 장점 중 하나는 바쁜 스케줄에 차질을 빚지 않게 한다는 것이다. 사실, 일주일에 3시간 정도의 시간으로도 놀라운 결과를 얻을 수 있을 것이다. 한 주에 헛되게 보내는 시간이 어느 정도인지 계산해본다면 3시간 정도는 무리 없게 투자할 수 있으리라.

물론, 헛되게 보내는 시간이 넘치지는 않을 것이다. 사실상 한 주가 숨도 쉴 새 없이 돌아간다고 느낄 것이다. 정신없이 빡빡하게 돌아간 하루의 끝자락에서, 당신이 하고 싶은 것은 그저 자리에 편히 앉아 좋은 책을 읽거나 좋아하는 TV 프로그램을 보는 것일 것이다. 어쩌면 수영이나 피아노 레슨, 야구 연습, 혹은 학부모 모임이나 가족과의 시간을 보내야 하기에 그런 시간마저도 없을 수 있다.

하지만 얼마나 바쁘게 시간을 보내는가와는 관계없이, 운동을 위한 시간을 따로 할애해놓아야 한다. 만약 이런 가치 있는 시간을 미리 빼놓지 않는다면 피곤함이라는 핑계에 빠져 변화의 기회는 영원히 오지 않을 것이다. 피곤해서 에너지가 부족하다고 느끼는 것은 사실 운동을 하지 않아서이다. 사람들이 쉽게 빠지는 이 순환고리를 빠져나오는 유일한 방법은 당장 움직이는 것이다.

어쩌면 스케줄에 운동 시간을 넣는 것에 대해 죄책감을 느낄지도 모르겠다. 운동을 하려면 아이들을 집 또는 보육원에 맡겨야 할 수도 있기 때문이다. 운동 하는 시간 때문에 빨래와 설거지 거리가 쌓일 수도 있다. 어쩌면 밤 운동 때문에, 갓 지은 밥이 아니라 냉장고에 남은 음식으로 식사를 하게 될 수도 있다. 하지만 내가 장담하건대 이는 당신만 느끼는 죄책감이지 남들은 그리 생각지 않을 것이다. 체육관에 가는 것은 이기적인 행동이 아니다. 운동을 하는 여분의 시간은 몸을 개선하고 삶의 질을 향상시킬 것이다. 운동 강박과 건강한 운동에는 큰 차이가 있다. 주당 3시간 정도의 운동은 강박적이지 않다. 건강을 위해서 주당 적어도 3시간은 운동해야 한다. 내 여성 고객들은 에너지 향상, 식욕 조절, 감정 상태 향상, 성생활의 개선, 자신이 사랑하는 이들과의 관계 개선, 그리고 놀라울 만한 자존감 증진 등의 성과들에 대한 무궁무진한 이야기를 보고해주었다. 사실, 자존감, 자신감, 기분 상태, 사고방식의 개선은 육체적 상태, 스트렝스, 그리고 건강의 개선에 필적할 만큼 중요한 성과이다.

이는 당신을 아는 사람이라면 누구나 축하해줄 만한 상황일 것이다. 부모님은 더욱 활기차지고 편안한 삶을 누리게 된 것에 감사할 것이다. 아이들은 당신이 더 많은 에너지를 가지게 되어 더 놀아주고 더욱 즐거운 삶을 누리게 된 것에 감사할 것이다. 상사는 당신이 더 업무에 잘 집중하고 효율적으로 일하게 된 것에 감사할 것이다. 친구들은 당신이 자신들에게 귀감이 되고 영감을 불어 넣어주는 것에 감사할 것이다. 당신이 건강한 라이프스타일을 가지게 되면 모든 이들이 무언가를 얻게 되며, 이에 대한 가장 큰 수혜자는 그 누구도 아니고 바로 당신일 것이다.

훌륭한 향상을 보기 위해선 주당 3시간 정도의 노력이 필요하다고 이야기했다. 나는 고객에게 일반적으로 목적에 따라 주당 3시간에서 6시간 정도 운동할 것을 권한다. 내가 관리하는 선수들의 경우에는 더 자주 훈련하지만, 외적 변화를 추구하는 일반 고객들의 경우엔 3시간 정도면 될 것이라 본다. 만약 변화를 만들기에 이 정도의 시간은 너무 부족하지 않나라고 생각한다면, 그것은 몸을 변화시키려면 무조건 많은 시간을 운동해야 한다고 생각하는 운동 중독자의 잘못된 충고 때문일 것이다. 하지만 이렇게 운동을 하면 역효과만 낳는다. 나를 믿어라. 너무 많은 시간 운동을 하면 에너지는 고갈되고, 호르몬 균형은 무너지며, 그리고 시간이 지날수록 당신의 의도와는 다르게 될 것이다.

스트롱 커브스의 프로그램은 요구에 맞게 유연하게 응

용할 수 있다. 만약 일주일에 2차례 정도밖에 운동할 시간이 없다면 그렇게 하라. 만약 30분씩 5번에 나눠서 훈련할 수밖에 없다면, 그렇게 하라. 스트롱 커브스는 특정한 날에 특정한 시간만큼 하라고 고정하지 않는다. 이 프로그램의 가장 중요한 면은 엉덩이를 위한 최고의 운동들을 훈련하는 동시에 스트렝스 역시 강하게 한다는 것이다. 그리고 이 프로그램에 집중을 하면 자연스레 최선의 노력을 하고 있는 자신을 발견하게 될 것이다.

이 프로그램을 실패하는 유일한 경우는 스스로 한계점을 설정하는 것이다. 많은 여성들이 처음에 주당 한 차례 또는 두 차례 정도 훈련하다가, 몇 달이 지나고 점차 주당 3~4회로 운동하는 빈도를 높이는 모습을 봐왔다. 그 뒤엔, 경기에 참가하거나, 모델 대회를 준비하기도 하고 혹은 파워리프팅 대회에 관심을 보이기도 했다. 그들은 더욱 강해지고 더욱 멋져졌다. 왜냐면 개인 기록을 갱신할 때 마다 스스로의 기준이 높아졌기 때문이다. 스트렝스 훈련은 힘을 북돋아준다. 스쿼트, 힙 쓰러스트, 그리고 데드리프트를 하면서 매주 기록이 갱신되는 모습을 확인한다면 결국 자신에게 내재된 엄청난 잠재력을 확인하게 될 것이다. 물론 아름다운 몸의 곡선들을 얻는 것은 보너스이다.

켈리의 퀵 팁: 두 번째 피트니스 모델 대회를 치르고 난 뒤, 나는 자기 반성의 시간을 가졌다. 나는 옳다고 생각하는 방법대로 훈련했으나, 그 방법이 잘못되었다는 것을 깨달았다. 오버 트레이닝 했고, 너무 적게 먹었다. 음식 섭취에 일종의 강박이 있었다. '이상적으로 설정한 자신의 모습'이 나의 실제 모습을 방해하지 않았으면 했고, 마침내 정말로 추구해야 하는 목표, 즉 건강과 웰니스의 길을 따라야 한다는 것을 알게 되었다. 즉, 나를 지배하고 있던 기존의 라이프스타일에서 벗어나야 한다는 점을 깨달은 것이다.

다음은 요즘 내가 지켜야 한다고 생각하는 철학이다.

- 나의 몸(건강)은 내가 열심히 노력한 것에 대한 포상이다. 나는 강철의 몸을 만들기 위해 힘들게 노력하진 않을 것이다.
- 나는 나의 몸을 사랑한다. 내 몸에 좋은 영양을 공급하기 위해 먹고, 조직을 생성하고 수리하기 위해 먹으며, 내장 기관들의 기능을 개선하기 위해 먹을 것이다. 내 일상을 위해 필요한 에너지를 제공하기 위해 먹을 것이며, 수명을 연장하기 위해 먹을 것이다. 나는 무언가 결손되거나, 영양 상태를 나쁘게 하거나 또는 몸에 손상을 입히는 식사를 하지 않을 것이다.
- 훈련은 습관이다. 훈련은 내 자신의 일부이다. 체육관을 가는 것은 일상의 한 부분이며 운동 스케줄에 관한 부분을 다른 것으로 대체하지 않을 것이다.

내가 외적으로 어떻게 보이느냐보다, 건강과 웰빙의 수준으로 관심과 집중을 옮기자, 모든 것들이 바뀌기 시작했다. 에너지 상태는 향상되었다. 왜냐하면 건강을 위해 식사를 하기 시작했기 때문이다. 스트렝스 역시 증가되었다. 왜냐하면 나는 더욱 향상되기 위해 식사를 하기 때문이다. 스트렝스와 식단이 더 개선되었으므로 외형이 바뀌게 되었다.

나는 최상의 결과를 달성하기 위해 이 프로그램과 관련한 모든 사항들의 관계들을 발달시켜야만 한다. 물론, 완벽한 엉덩이, 슬림한 몸매, 그리고 날씬하고 탄력적인 허리를 원할 것이다. 그러나 단지 이러한 것들만이 집중하는 것이라면, 결국 강박에 빠질 것이다. 옳은 것에 집중하라. 건강한 면역체계, 호르몬들의 균형, 자신감의 향상, 질병에 시달리지 않는 건강함, 그리고 제대로 이루어져야 하는 모든 것들에 우선 가치를 두어라.

가족과 당신의 운동 라이프스타일

가족을 위해 할 수 있는 가장 가치 있는 것 중 하나는 운동 라이프스타일에 참여하게끔 하는 것이다. 하지만 이 말이 곧 모든 이가 스트롱 커브스 플랜을 따라야 한다는 의미는 아니다(물론 그렇게 한다면 더할 나위 없이 좋겠지만!). 일상적인 피트니스와 영양 실천을 가족들이 동참하게 된다면 엄청난 변화를 보일 것이다. 한편 이는 생각보다 어려운 일일 것이다. 인간은 습관의 동물이며 가족들에게 변화를 유도하는 것은 무척이나 힘들 것이다. 그러므로 시작을 도울 몇 가지 팁을 알려주고자 한다.

영양

가족들이 사랑하는 것을 빼앗으려 하지 말고, 대신 새로운 것을 접하게 만들어보자. 만약 남편이나 연인이 스포츠 경기를 보면서 맥주와 피자를 먹는 것을 즐긴다면, 이를 레몬 워터와 치킨 샐러드로 바꾸려고 하지 말라. 한 번에 완전한 건강식으로 바꾸려고 하기보다는 당신이 배운 것과 변화된 모습에 대해 설명할 시간을 가져라. 만약 당신의 의견이 자신의 생각보다 합당하다면 그는 기꺼이 바꾸려고 할 것이다. 아, 그리고 그가 드디어 삼겹살과 튀김을 먹기보다 연어와 브로콜리를 먹기로 결정했다고 하면 결코 이렇게 이야기하지 말라. "거봐, 내가 당신한테 그렇게 하자고 했었지?" 그저 스스로 생각과 행동이 변화하는 것을 지켜보라.

재미있는 방식으로 아이들의 참여를 유도하라. 아이들이 만약 식탁에서 초록색 콩과 양념 없는 고기만 있는 접시를 본다면 그 즉시 입을 다물고 한 입도 먹으려 하지 않을 것이다. 하지만 만약 요리를 준비하고 만드는 과정부터 즐겁게 참여를 했다면 이런 음식을 먹는 데 좀 더 즐거움을 느낄 것이다. 아이들을 데리고 마트에 가고 식료품을 함께고르라. 어떤 음식을 만들지 함께 의논하라. 집에 도착하면 장본 것들을 정리하고 식사 준비를 돕게 하라. 또 다른 훌륭한 방법은 아이들과 요리책을 함께 보고 아이들을 위한 요리 도구를 선물해주는 것이다. 만약 아이들이 샐러드를 만들고, 밥과 국을 휘저어보고, 고기에 양념을 더해본다면 아이들은 자신이 참여한 요리의 채소와 과일들을 기꺼운 마음으로 먹을 것이다.

먼저 주문하라. 그러면 친구들이 이를 따를 것이다. 친구들과 저녁을 먹으려고 식사를 주문할 때, 먼저 주문을 제안하면 이를 따르는 것을 경험해본 적이 있을 것이다. 다른 이들이 주문하기 전에 건강한 메뉴를 먼저 주문하라. 당신의 선택을 들은 친구들은 치즈버거보단 연어 샐러드를 주문할 가능성이 높을 것이다.

피트니스

함께 할 수 있는 활동을 찾아라. 만약 배우자가 체육관에서 운동하는 것을 좋아하지 않는다면, 당신과 배우자 모두가 좋아하는 활동을 찾아라. 산악자전거, 조깅, 카약, 또는 다른 아웃도어 활동들 역시 건강을 향상시킬 수 있는 훌륭한 방법이다. 만약 체육관에서 웨이트 트레이닝과 에어로빅 수업 외 다른 프로그램을 제공하고 배우자가 관심을 보인다면 그러한 수업을 함께 듣는 것도 좋다. 큰 체육시설의 경우, 농구, 수영, 테니스 코트 등을 보유하고 있다. 그가 당신의 변화를 한 번이라도 보게 된다면, 스트롱 커브스에 대해 관심을 가지게 될 것이다. 나는 아내나 여자 친구가 자신의 체중으로 스쿼트나 데드리프트를 능숙하게 하는 것을 본 그녀의 남편과 남자 친구가 함께 운동을 하러 온 것을 자주 목격했다.

아이들과 함께 밖으로 나가 놀아라: 아이들이 놀 때 그저 벤치에 앉아 구경만 하는 엄마는 되지 말라. 자리에서 일어나 아이들과 함께 뛰놀아라! 술래잡기, 줄넘기, 또는 놀이터 기구들 사이를 누벼라. 이는 훌륭한 운동일 뿐만 아니라, 내면에 있는 동심을 키워줄 것이다. 아이들처럼 행동하는 것은 스트레스 수준을 낮춰줄 뿐만 아니라, 아이들과의 유대관계를 더욱 공고히 만들어줄 것이다. 만약 자녀들이 십 대라면 놀이터가 아니라 체육관에 함께 다니는 것은 어떤가? 켈리와 나는 15살 때부터 체육관을 다녔고 지금도 계속하고 있다.

친구들과 함께 하라: 친구와의 약속을 체육관에서 잡아라. 만약 그들이 스트렝스 훈련에 관심이 없다면, 다른 수업을 등록해보자. 심지어 해변이나 공원을 거니는 것 역시 친구에게는 건강을 향상시키는 훌륭한 방법이 될 수 있다. 또한 친구에게 스트롱 커브스를 선물해주는 것으로 그들이 스트렝스 훈련에 흥미를 느끼는 계기가 될 것이다. 이 프로그램으로 당신이 성공한 모습을 본다면, 그들은 성공의 비결을 알려달라고 부탁할 것이다.

건강한 여성들을 위한 커뮤니티를 만들라: 여성 피트니스 세계에서 일어나는 최근의 현상들은 정말 놀랍다고 할 수 있다. 이 세계 곳곳의 여성들은 스트렝스와 웰니스에 대한 메시지를 서로서로 공유하고 있다. 이러한 흐름에 동참하는 것은 어떤가? 소셜 미디어와 포럼을 통한 온라인 커뮤니티는 건강한 마음을 지닌 친구들을 사귀기에 훌륭한 방안이 될 수 있다.

나쁜 버릇이 되살아나려고 할 때

스트롱 커브스 프로그램은 편안함을 추구하는 상태에서 벗어나게끔 이끌어낸다. 프로그램을 몇 주간 진행하고 나면, 이로부터 긍정적인 변화가 삶에서 일어나게 되었다는 것을 깨닫게 될 것이다. 나쁜 버릇을 없애고 그곳에 건강한 버릇을 채울 것이다. 그러나 나쁜 버릇들은 방심하는 순간 다시 찾아올 것이다. 옛 버릇을 다시 가져오는 스트레스 상황이 예전의(잘못된) 안락함으로 다시 이끌 수도 있다. 운동을 빼먹고 집에서 쉬는 선택을 할 수도 있다. 스트레스가 발생했을 때 당근보다는 생크림을 찾을 수도 있다. 이런 일들이 때때로 일어날 수도 있지만, 잘못된 버릇이 언제 다시 일어나는지 사전에 깨닫는 능력이 그 버릇들을 감옥에 가둬놓을 수 있을 것이다.

기억해야 할 가장 중요한 것은 내일은 항상 새로운 날이라는 것이다. 만약 식단 계획에서 무언가를 빼먹었거나, 운동을 쉬었거나, 혹은 하루 운동 강도를 계획보다 낮게 하였다 할지라도 너무 자책하지 말라. 그렇게 하면 버릇이 된다. 우리는 때로 한숨 돌릴 때도 필요하다. 작은 실수들이 큰 그림을 부숴버리진 않는다. 어떨 때는 그런 실수들이 도움이 될 수도 있다. 그러나 만약 이러한 실수들이 가끔이 아니라, 일상의 부분이 된다면, 자리에 앉아 마음을 다잡아야 한다. 스스로에게 다음과 같이 물어야 한다. "이봐, 활기찬 삶을 살고 싶지 않아? 강한 엉덩이를 가지고 싶지 않아?" 물론이다! "이봐, 놀라울 만큼 에너지 충만한 삶과 생기 넘치는 기분을 만끽하고 싶지 않아?" 이 역시 물론이다. 작은 실수들이 하루, 한 주 전체, 혹은 이보다 길게 지속되려 한다면, 이를 가만 두지 말라. 자리에 일어나 툭툭 털고, 마음을 다잡았던 그 위치로 돌아가라.

스스로가 가장 훌륭한 조언을 하고 활력 있는 코치가 됨으로써 스스로의 동기를 부여하라. 만약 무언가 너무 망쳐지고 있다면, 운동 파트너나 켈리, 또는 내게 연락을 하여 옳은 방향으로 다시 길을 잡도록 하라. 하지만 당신보다 당신에게 맞는 바른 계획을 잘 알고 있는 이는 없을 것이다.

비판적인 마음 다스리기

대부분의 사람들은 건강으로 향하는 노력을 지지할 것이지만, 가끔 부정적인 마음을 가진 사람들이 당신을 끌어내리려 할 것이다. 사무실에서 괴롭히는 동료부터 체육관에서 핑크색 귀여운 덤벨을 쥐어주는 운동 중독자에 이르기까지, 이러한 사람들은 각계각층에서 가장 힘든 시기에 당신을 방해한다. 좋은 상태를 망치는 데 무례한 말만 한 것이 없다. 만약 이러한 일들이 벌어진다면, 스스로에게 묻도록 하라. 그런 사람들의 의견이 당신의 성공보다 더 값어치 있는지. 물론 개인적인 감정에 치우치진 않도록 하라. 보통, 어떤 이의 비판적인 태도는 당신에게 적용되기보단 그들 스스로에 관한 내용이다.

다음은 지난 몇 년간 내 여성 동료들이 흔히 들어왔던 이야기들이다.

"쿠키 하나 정도는 먹어도 괜찮아."
"왜 그렇게 심각하게 해?"
"네가 대회 준비하듯 식단 관리하고 운동하는 걸 이해할 수 없어."
"네 몸매는 정말 타고난 것 같아."
"너는 정말 엄격하고 성실한 거 같아, 나는 어떻게 그럴 수 있는지 모르겠어."
"좀 더 느슨해도 되잖아?"
"너 너무 마른 거 아니야?"
"너 그렇게 계속 운동하면 남자 보디빌더처럼 된다."
"너 언제까지 그렇게 다이어트 하고 살래?"
"왜 그렇게 먹어? 맛있는 음식 먹고 싶지 않아?"
"항상 그렇게만 먹는 건 건강에 이롭지 않아."
"너 운동 멈추면 그 근육들 모두 지방으로 바뀐다."
"지방을 그렇게 먹으면 혈관에 기름 껴."
"비타민 그렇게 챙겨 먹으면 내장 기관들 다 망가져."
"그렇게 몸무게가 줄면 가슴도 빠진다."
"너무 걱정돼. 좀 더 먹어."
"인생을 좀 더 즐겨. 왜 그렇게 심각하게 살아?"
"일반적인 여자들처럼 뛰면 안 돼? 왜 그렇게 선수처럼 뛰어?"
"너무 운동 강박 아니야?"
"하루 운동 안 한다고 죽는 거 아니잖아?"

여기서 어떤 말들이 긍정적이며 도움이 되는가? 전혀 없다. 그러나 이런 사람들이 우리 생각을 지배하게 놔둔다면 발전이란 결코 없을 것이다. 비판적인 의견은 오로지 목표를 성취하기 위해 자신을 강하게 만드는 연료로만 사용되어야 한다. 다른 사람들의 편견을 기준으로 삼지 말라. 자신만의 기준을 만들고, 성취를 방해하고 기운을 떨어뜨리는 다른 이들의 의견은 내다버려라.

그리고 지금 또는 나중에라도 조금은 '풀어질 수' 있다는 점을 기억하라. 파티를 주최할 수 있고, 친구들과 야구 경기를 보거나, 보고 싶은 영화를 보러 갈 수도 있다. 이때 매일 할당한 칼로리와 영양소들의 범위 내라면 약간의 디저트, 핫도그, 또는 팝콘은 먹어도 괜찮다. 칼로리, 지방, 탄수화물의 양이 지나치지만 않으면 된다. 이러한 것들은 일주일에 1번 혹은 2~3번 정도 '풀어질 수' 있는 여유를 줄 것이다. 그러나 오직 이런 음식들이 너무 먹고 싶을 때만 먹어야 한다. 즉 다른 것들까지 계획으로 쉽게 들어오게끔 하는 방심의 이유가 되어서는 안 된다.

새로 변화한 자신을 사랑하라

스트롱 커브스 프로그램은 외면과 내면에 놀라운 변화를 가져다줄 것이다. 많은 사람들이 여성은 가질 수 없다고 여기는 스트렝스의 발전을 경험하게 될 것이다. 지방을 몸에서 떼어낼 뿐만 아니라 동시에 탄력 있는 근육이 몸에 붙게 될 것이다. 남들이 부러워하는 아름다운 곡선들이 머리부터 발끝까지 필요한 부분 부분들에 생길 것이다. 에너지는 넘쳐흐르고, 기분이 더할 나위 없이 좋아지면, 더욱 잘 자고, 성생활에 활력이 돌며, 사랑하는 이와의 관계 역시 향상될 것이다. 변화는 더욱 심오한 부분들에서도 나타날 것이다.

스트롱 커브스 스트렝스 훈련 프로그램을 일상의 라이프스타일에 추가하면 내면에서 일어나는 것은 단편적인 것만 있는 것이 아니다. 항상 쑤시고 아팠던 증상들이 사라지고 있음을 느끼게 될 것이다. 심장은 건강해지고, 뇌는 활발히 기능하며, 신진대사 능력은 향상될 것이다. 몇 년이나 어리게 보이고 그런 기분이 들 것이며 한때 힘들게 느껴졌던 일들도 한결 더 쉽게 완수할 수 있게 될 것이다(예를 들어 예전에는 무거워 못 들었던 것들을 들 수 있을 것이다).

스트롱 커브스 프로그램은 자존감과 감정적 웰빙 상태를 향상시켜준다. 종종, 우리의 외형이 스스로 자신을 어떻게 느끼느냐에 따라 달라진다는 사실을 잊곤 한다. 그러나 강해질수록, 느끼는 자부심 역시 더욱 강해질 것이다. 왜냐하면 스트렝스가 증가할수록, 몸도 우리가 항상 바라왔던 그 모습으로 변화하기 때문이다. 나는 내 여성 고객들한테 다음과 같은 이야기를 수도 없이 들어왔다. “선생님, 저 이제 장을 보고 올 때 그 많은 봉투들을 한 번에 들고 계단을 오를 수 있을 만큼 강해졌어요.” 또는 “등산할 때 허리 통증 없이 한 번에 오를 수 있게 되었어요.” 또는 “브렛 선생님, 운동할 때 제 옆에 남자보다 데드리프트를 더 들어요.”

스트롱 커브스의 장점은 이외에도 그 한계를 찾기 어려울 것이다. 멋진 몸을 가지기 위해 이 프로그램을 시작하겠지만 곧 드레스 사이즈를 줄이는 것 이상의 것을 스스로가 원하고 있었다는 것을 깨달을 것이다. 그러므로 결코 강해지고 바른 부위에 근육이 붙는 것을 멈추지 말라. 왜냐면 스트렝스 훈련과 피트니스의 세계는 끝도 없기 때문이다. 우상으로 삼고 있는 피트니스 세계의 여성들은 오늘날 당신이 있는 그 자리부터 시작하였다. 사실, 그들 대부분은 체중 감량 문제, 건강하지 못한 식습관, 그리고 자신들이 자리를 잡게 만든 그 운동들을 찾기 위해 노력해왔다. 무엇이든 가능하다고 믿는다면, 피트니스 잡지의 표지 모델인 그 여성들과 마찬가지로, 당신 역시 삶을 긍정인 모습으로 바꿀 수 있다.

한 가지 스스로에게 약속해야 하는 다짐은 결코 건강 향상에 대한 발전을 멈추지 않아야 한다는 것이다. 처음 스트롱 커브스와 여정을 시작하였을 때, 사실 표면적인 이유로 시작했을 것이다(하지만 우리 역시 그랬다). 그저 체중을 줄이고, 드레스 사이즈를 두 단계 정도 낮추고, 또는 종국에는 멋진 엉덩이를 가지고 싶어 시작했을 것이다. 그런 의도도 충분히 괜찮다. 더 멋진 몸을 바라는 것은 결코 잘못된 것이 아니다. 켈리와 나 역시 그런 목적으로 운동을 시작했고 현재는 스트렝스 향상이 목적이지만 동시에 아름다움을 위해서도 노력하고 있다. 그저 목표를 구체적으로 잡고 확실히 정의하도록 하라.

단지 체중을 뺀다는 목표는 충분치 않다. 그렇다면 얼마나 빼고 싶은가? 계획 기간은 어느 정도인가? 이처럼 작은 계획을 세우는 것부터 시작하라. 일단 작은 목표를 달성하고 나면, 계속 정진하라. 원하는 몸을 만들고 나면, 운동 능력 자체에 좀 더 욕심을 내야 한다. 많은 여성들이 좀 더 멋진 몸을 만들기 위해 운동을 시작했으나, 그들 대부분은 이제 멋진 몸은 다른 목표로 나아가는 데 부가적인 보상으로 여기게 되었다. 나의 친구인 니아 생크스는 피트니스 모델이자 파워리프트 선수인데, 현재 그녀는 데드리프트로 체중 3배를 도달하려고 노력 중이다(그녀는 아마 이 책이 나올 때쯤이면 그 기록을 달성했을 것이다). 이는 쉬운 일이 아니다. 대부분의 남성들도 이 근처에도 도달하지 못한다. 그녀는 지방 없이 탄력적이며 강력한 힘을 출력하는 근육들을 가지고 있다. 그러나 그녀가 이런 몸을 유지하는 것은 마른 몸을 위해서가 아니라, 보다 근육을 붙이고, 운동 능력을 향상하는 것을 끊임 없이 추구하기 때문이다. 스트렝스 훈련과 풍부한 홀 푸드 식단을 유지하면서 그녀의 몸은 제 2의 본성을 가지게 되었다.

켈리의 마지막 조언: 브렛과 나는 당신을 스트롱 커브스 프로그램으로 초대한 것을 영광으로 생각한다. 우리는 당신이 이 책에서 제공하는 내용들을 진심으로 따른다면 곧 성공할 것이라고 믿는다.

우리가 『스트롱 커브스』를 쓰는 동안 한 것처럼, 당신은 더욱 섹시해지고, 더욱 활기차지면서 많은 시도들과 승리를 맛보게 될 것이다. 어려운 시련들(정크 푸드를 멀리하고, 자신의 몸을 사랑하고, 체육관에 처음 발을 들이는 등)을 마주할 때 미래에 달성할 기쁨을 떠올려라.

여성으로서 우리는 얼마나 나아갈 것인지 그리고 자만하지 않도록 하는 데 충분한 공을 들여야 한다. 우리는 단지 몇 킬로그램이 빠졌고 몇 킬로그램을 더 스쿼트할 수 있는지보다, 자신의 변화와 우리 스스로가 얼마나 대견한 존재인지에 대해 기뻐해야 한다. 이러한 마음가짐이 얼마나 대단한 것인지 이해하고, 이를 더욱더 위대한 결과로 이끄는 연료로 사용해야 한다. 브렛과 내가 스스로를 축하해주지 않았다면 지금과 같은 모습을 가지지 못했을 것이다. 우리는 당신 역시 그러길 바란다. 강하고, 아름다움을 지켜나가라. 그리고 진정한 자신을 지켜나가길 바란다.

용어

여기서 소개하는 용어 및 개념은 반드시 알고 있어야 하는 내용들이다. 이러한 정의와 방법을 이해함으로써 더 나은 프로그램을 만들고, 더 바른 자세로 동작하며 더 나은 결과를 달성할 수 있을 것이다.

활성화(Activation): 근육의 활성화는 EMG(EMG 용어 설명 참고)에 의해 확인된다. 어떤 근육들은 다른 근육들보다 쉽게 발화되며, 현대인들의 둔근은 좌식 생활로 인해 잘 기능하지 못하는 경향이 있다. 이러한 이유 때문에 움직임을 하는 동안 둔근들이 바르게 동원되도록, 둔근들을 '재교육'되게끔 낮은 저항으로 운동시키는 이른바 '근육 활성화 운동'을 포함하는 것이 좋을 것이다.

활성 비효율성(Active Insufficiency): 이관절 근육(두 관절 근육: bi-atricular muscle)에서 한쪽 끝부분이 짧아져 있을 때, 근육이 적절한 길이 상태를 유지하고 있지 않기 때문에 그 근육이 만들어내는 총긴장력은 떨어지게 된다. 이러한 현상은 힙 쓰러스트에서도 나타난다. 힙 쓰러스트를 할 때, 무릎을 구부린 자세 때문에 움직임이 일어나는 동안 햄스트링은 짧은 상태이다. 이 때문에 햄스트링은 힙 쓰러스트를 하는 동안 완전한 힘을 출력할 수 없어서, 대둔근이 이를 보충하기 위해 추가적인 힘을 생산하게 된다.

적응된 단축화(Adaptive Shortening): 어떤 근육이 짧아진 자세에서 상당한 시간이 지나면 그 짧아진 길이에 적응하게 된다. 만성적인 앉는 자세는 고관절 굴곡근이 짧아진 상태로 처하게 하는데, 시간이 지날수록 근육의 길이는 짧은 상태로 고착화된다. 타이트한 고관절 굴곡근은 대둔근이 최대 기능을 발휘하는 것을 막는다.

골반 전방 경사(Anterior Pelvic Tilt): 많은 사람들의 골반은 전방으로 경사되어 있다. 이 말은 골반이 앞쪽으로 기울어져 있다는 의미이다. 달리 표현하면 골반의 윗부분이 앞으로 가고 골반의 맨 아래 부분이 뒤쪽으로 움직여 있다. 이러한 상태는 둔근이 적절한 기능을 발휘하는 것을 방해한다. 운동 동작(예를 들면 데드리프트의 시작 자세)의 어떤 구간에서는 골반이 아주 살짝 전방으로 경사되어 수행되어야만 한다. 운동 자세를 조절하는 것은 쉽지 않지만, 적절한 스트렝스 훈련은 좋은 폼을 굳힐 수만 있다면, 자세 개선에 훌륭한 자극이 될 수 있다.

자동 조절(Auto-Regulation): 기분이 너무 좋고, 활기차고, 스스로 힘이 넘쳐나는 것을 느끼는 날이 있을 것이다. 또 어떤 날은 진이 빠지고 무기력함이 느껴지기도 할 것이다. 우리는 '자동 조절', 즉 우리 몸이 말하는 소리를 듣고 '바이오피드백(biofeedback)' 기전에 따라 워크아웃을 조절할 필요가 있다. 우리는 항상 계획을 세우고 이에 따라 운동을 해야 하지만, 계획이 절대적으로 불변하는 십계명이 될 필요는 없다. 왜냐하면 그날의 컨디션에 따라 계획보다 조금 더 밀어붙이기도 혹은 조금 더 쉽게 가야 할 수도 있기 때문이다. 컨디션 저하로 집중력이 떨어진 자세로 훈련을 밀어붙이지 말라. 운동 계획대로 할 기분이 아닌데도 무작정 밀어붙인다면 그에 대한 대가를 치러야 할 것이다.

바이오피드백(Biofeedback): 몸은 현재 어떤 상태인지에 대한 신호를 보낸다. 정신 상태, 스트레스는 얼마나 받고 있는가, 수면은 충분히 취하고 있는가, 식사 상태는 어떤가, 그리고 이전 워크아웃으로부터의 피로도는 어느 정도인가 등을 취합하여 '준비 상태'를 알려준다. 어느 날은 준비가 되어 있다고 말하고, 어느 날은 매우 준비되어 있다고 말한다. 어떤 날은 훈련에서 놀라운 결과를 내기엔 준비되지 않았다는 신호를 보낸다.

보상(Compensation): 동작 중 스트렝스, 안정성, 또는 가동성이 손상되어 있을 때 인체는 그 동작에 필요한 관절이나 근육이 아닌 다른 관절이나 근육을 사용한 보상 작용을 통해 그 움직임 패턴을 완수하려 한다. 생존의 관점에서 볼 때 이러한 보상 작용은 좋은 전략이다(예: 무거운 물체에 깔려버린 상황에서 벗어날 때). 건강과 안전의 관점에서 보자면, 이는 나쁜 전략이다. 햄스트링에 유연성이 부족하다고 가정해보자(그리고 이에 따라 고관절 신전 모빌리티가 떨어진다). 그리고 이러한 상태에서 지금 고중량 데드리프트를 시도하려 한다. 당신의 몸은 예상하다시피 햄스트링의 부족한 유연성을 '보상'하기 위해 요추를 말려고 할 것이다. 이렇게 해야만 바벨과 몸의 거리를 줄일 수 있기 때문이다. 하지만 이러한 자세는 허리에 무지막지한 스트레스를 가하게 된다. 그러므로 이상적인 수준의 가동성, 안정성, 그리고 모터 컨트롤을 가진 상태에서 최상의 자세로 움직이는 것이 무엇보다 중요한 것이다.

구심성 수축(Concentric Contraction): 구심성 활성화를 위해선 근육을 짧게 만들기 위한 충분한 힘으로 근육이 수축되어야 한다. 예를 들어 스쿼트 바닥 자세에서 일어나려고 할 때 둔근과 대퇴사두근이 늘어난 상태에서 정상 길이 범위로 돌아가기 위해선 스쿼트 움직임에서 구심성 수축 단계가 일어나야 한다.

지속적인 텐션 부하 방법(Constant Tension Method): 지속적인 텐션 부하 방법은 바벨 힙 쓰러스트 운동에서 그 가치를 발휘한다. 그 방법은 다음과 같다. 먼저, 반드시 작은 무게의 플레이트를 사용해야 한다. 25파운드짜리 플레이트가 적당하다. 이러한 무게로 동작 사이사이 텐션이 가해지는 시간에 멈추는 틈이 없어야 한다. 이제 운동을 시작해보자. 각 반복은 피스톤처럼 빠른 속도와 꾸준한 페이스로 끊임없이 올라갔다 내려갔다 한다. 이때 최대 움직임 가동범위로 움직인다. 이 방법을 사용할 때는 평소보다 많은 반복수, 예를 들면 20회를 적용해야 한다. 15회 반복했을 때 근육이 불타오르는 듯한 느낌을 받겠지만, 남은 5회 반복을 짜내어 한 세트가 끝나는 동안 둔근에 가해지는 텐션이 소실되어서는 안 된다.

밀도(Density): 훈련 구성에서 휴식을 최소한으로 하고 운동으로 가득 차 있다면, 그 훈련 세션은 '밀도가 높다'고 할 수 있다. 나의 경험에 비추어볼 때, 여성의 경우 남성보다 밀도 높은 훈련을 더 잘 견디는 경향이 있다. 여성들은 한 세트를 강하게 밀어붙이고 나서 휴식 없이 바로 다음 운동으로 진행하거나 다음 세트로 나아가는 경향을 보인다. 밀도 높은 훈련을 하는 것이 중요하긴 하지만, 저항성 훈련은 논스톱 써킷 훈련처럼 해서는 안 된다. 스트렝스와 몸의 굴곡을 최대화하는 결과를 얻고 싶다면 세트와 세트 사이에 휴식기를 두어 회복을 꾀해야 한다.

동적인(Dynamic): '동적이다'는 것은 '움직인다'는 의미이다. 동적인 운동과 반대에 있는 정적인 운동은 움직임 없이 멈추고 유지하는 운동이다. 예를 들어 싯업은 동적인 코어 운동인 반면, 플랭크는 정적인 코어 운동이다. 어떤 운동들은 동적, 정적 근육 활성 모두를 요구한다. 예를 들어 푸시업 또는 친업은 어깨와 견갑대의 동적인 움직임과 허리와 골반의 정적인 움직임을 필요로 한다.

원심성 수축(Eccentric Contraction): 원심성 활성은 근육이 신장되는 동안 수축이 일어나는 현상이다. 예를 들어 스쿼트 시 몸을 아래로 내릴 때, 둔근과 대퇴근은 비록 늘어나고 있지만 원심성 수축을 한다.

근전도 검사(Electromyography): 근전도 검사(EMG)는 근육이 받는 신경적 활성 수준을 검사하는 것이다. 나는 둔근의 각 부위들을 가장 잘 활성화시킬 수 있는 운동들을 알아보기 위해 수많은 EMG를 시행하여 도움을 얻었다. 일반적으로 활성도가 크면 클수록 근육의 긴장 활성도 크다.

지구력(Endurance): '밀도' 있는 워크아웃에 높은 반복수의 훈련을 하는 것은 근지구력과 스태미나를 키운다.

에너지 누수(Energy Leaks): 운동 중 적절한 자세를 유지할 수 없다면, 특정 근육들이 관절을 유지하는 기능을 실패하여 '원심성 수축'으로 버텨서 동작을 하거나, 또는 스트렝스의 부족으로 능동적-신장성 활성화 상태로 동작을 완수하는 것일 가능성이 있다. 스쿼트를 할 때 무릎이 안쪽으로 무너지거나(상부 둔근이 안정화 기능을 수행 못하고 원심성 수축으로 동작을 겨우 완수), 또는 데드리프트 시 허리가 말리는 상황(척추 기립근이 안정화 기능을 수행 못하고 원심성으로 작용)이 이에 해당한다고 볼 수 있다.

운동 프로그레션(Exercise Progressions): 어떤 움직임

이 이제 너무 쉬워졌다면, 근육에 연속적인 부하와 도전을 가하기 위해 조금 더 난이도를 높여야 할 차례이다. 난이도를 높이는 방법에는 흔히 다루는 중량을 높이거나 반복수를 높이는 방법을 취하는데, 또 다른 방법은 동작 자체를 조금 더 어렵게 만드는 것이다. 예를 들어 스텝 박스 등을 이용하여 데드리프트나 리버스 런지의 움직임 범위를 증가시킬 수 있고, 또는 백 익스텐션 시 팔의 위치를 머리 위로 들어 지렛대의 원리를 이용할 수도 있다. 앱 휠 롤아웃 도구를 사용할 때 무릎이 아니라 발끝으로 몸을 지지하는 것 역시 지렛대의 원리를 이용하는 것이다.

운동 리그레션(Exercise Regressions): 어떤 운동을 하기 너무 힘들거나 제대로 된 자세로 하지 못할 때, 그 동작을 완벽하게 하기 위해 혹은 좋은 움직임 패턴으로 모터 러닝(motor learning)을 하기 위해 난이도를 낮출 필요가 있다. 바벨을 어깨 위에 올리기 전에 먼저 반드시 맨몸 스쿼트 움직임에 익숙해져야 한다. 데드리프트를 하기 전에는 반드시 힙 힌지 움직임이 제대로 나와야 한다. 바벨 힙 쓰러스트를 하기 전에는 반드시 맨몸 힙 쓰러스트 움직임이 좋아야 한다. 움직임 범위를 조금씩, 부하를 조금씩, 그리고 지렛대를 조금씩 변화시켜 운동의 강도를 낮출 수 있을 것이다.

유연성(Flexibility): 유연성이란 근육의 유연성을 말하는데 즉 근육들이 얼마나 늘어날 수 있는가를 의미한다. 예를 들어 데드리프트를 제대로 하기 위해선, 햄스트링이 충분히 늘어날 수 있어야 한다.

빈도(Frequency): 훈련 빈도는 주당 훈련 일수, 또는 특정 움직임이나 근육을 몇 차례 자극하느냐에 관한 내용이다. 둔근은 대부분의 사람들이 생각하는 것보다 훨씬 자주 훈련하여도 괜찮다. 나의 경험에 따르면, 둔근은 일주일에 3~5회 정도 훈련하는 것이 이상적이며, 주당 4회 정도가 최적의 선택이라 생각한다.

엉덩이 기억 상실증(Gluteal amnesia): 기술문명의 발전으로 우리는 하루의 대부분을 앉아서 보낸다. 여러 가지 원인에 의해 우리의 둔근은 그 기능이 꺼져 있고, 대부분의 사람들은 제대로 활성화하지 못하는 얇고 빈약한 엉덩이 근육을 가지고 있다. 이러한 상태를 '엉덩이 기억 상실증'이라고 부른다. 현대 사회가 우리로 하여금 엉덩이를 어떻게 사용하는지 잊게 만드는 것이다.

고관절 외전, 힙 앱덕션(Hip Abduction): 대둔근은 여러 가지 역할을 하는데, 그중 하나는 고관절 외전 움직임을 만드는 것이다. 이는 대퇴부를 외측으로 이동시키는 것을 의미한다. 힙 앱덕션은 대둔근의 상부 섬유의 활성화가 필요한 움직임이다(중둔근 역시 이 작용과 굉장히 밀접하게 연관되어 있다). 힙 앱덕션 운동들을 하는 동안, 대둔근의 중부와 하부는 많은 활성화가 일어나지는 않는다. 힙 앱덕션의 예로는 사이드 라잉 앱덥션과 스탠딩 케이블 힙 앱덕션을 들 수 있다. 심지어 사이드 플랭크 시에도 고관절 외전을 유지하기 위해 둔근 상부의 등척성 수축이 필요하다(신장성 고관절 외전을 미연에 방지하기 위해서라도 더욱 필요하다). 이와 같은 작용은 보행 시 엉덩이가 반대편으로 이동되는 것을 막기 위해서도 필요하다.

고관절 신전, 힙 익스텐션(Hip Extension): 대둔근의 역할 중 가장 널리 알려진 것은 바로 고관절 신전이다. 고관절을 중심으로 보면 대퇴부를 뒤로 움직이고, 대퇴를 중심으로 보면 고관절이 앞으로 움직이게 하는 움직임이다. 가장 유명한 둔근 운동들은 모두 고관절 신전 움직임이 나오는데, 이러한 운동으로는 스쿼트, 런지, 데드리프트, 그리고 힙 쓰러스트가 있다. 이 운동들은 모두 고관절 신전과 관련이 있다. 스프린트와 점프 역시 마찬가지이다. 고관절 굴곡이 깊게 나온 상태(예를 들면 스쿼트 바닥 자세: bottom of a squat)에서는 내전근들이 강하게 관련되어 있고 대둔근 역시 활성화가 되는 상태(능동적 활성)이며 늘어난 정도도 상당하여(수동적 활성) 이 구간에서는 힘이 강력하게 발생한다. 그러나 사실 대둔근은 고관절 신전 마지막 가동범위에서 지렛대를 훨씬 더 잘 발휘할 수 있으며(예: 힙 쓰러스트의 마지막 동작) 이 구간 역시 대둔근의 최대 활성이 발휘될 수 있는 구간이다. 이러한 이유들 때문에, 둔근의 능력을 최대화하기 위해선 다양한 고관절 신전 운동들이 필요하다.

고관절 외회전(Hip External Rotation): 고관절 외회전은 대둔근의 역할 중 쉽게 저평가되는 기능이다. 이는 대퇴부를 바깥 방향으로 회전시킨다(외측으로 회전한다고 하기도 한다). 대둔근은 외회전에서 강하게 활성화되고, 케이블 힙 로테이션의 움직임 패턴(던지기, 스윙하기, 또는 막대로 공을 받아치기와 같은 스포츠 동작도 마찬가지)이 제대로 나오려면 둔근의 기능이 훌륭해야 한다. 대둔근은 고관절 외회전을 위한 최적의 지렛대가 될 수 있는 위치에 있다. 불행히도 많은 리프터들이 자신들의 프로그램에 고관절 회전 운동을 포함하고 있지 않고 있다. 사이드 라잉 클램은 고관절 외회전 움직임을 처음 시작하는 초심자들에게 기본이 되는 운동이다.

고관절 과신전(Hip Hyperextension): 고관절이 중립 위치에서 좀 더 신전되면 고관절 과신전으로 정의할 수 있다. 이 움직임은 보행 중 자연스럽게 나타나는 움직임이다. 안타깝게도 많은 현대인들에게서 충분한 고관절 과신전 가동성이 나오고 있지 않은데, 이는 좌식 생활로 인해 고관절 굴곡근이 짧아져 있기 때문이다. 이 때문에 고관절 신전 움직임의 제한을 막기 위해 웜업 시 고관절 굴곡근 스트레칭과 모빌리티 드릴들을 해야 하는 것이다. 대둔근은 고관절 신전을 위한 뛰어난 지렛대 역할을 하고 고관절 신전 시 강하게 활성화되는 근육이기 때문에, 둔근 브릿지, 힙 쓰러스트, 그리고 백 익스텐션 시 충분히 엉덩이를 조여주어야 한다.

고관절 횡단면상 앱덕션, 외전(Hip Transverse Abduction): 고관절 횡단면상 앱덕션은 흥미로운 관절 움직임이다. 이 움직임은 고관절이 전방으로 굴곡되었을 때(스쿼트 자세를 떠올려라) 일어나고 대퇴부가 고관절에서부터 바깥으로 벌어지는 움직임이다. 밴드 시티드 힙 앱덕션 운동은 이러한 동작의 동적인 운동인 반면, 스쿼트에서는 이러한 움직임이 정적으로 나타난다. 고관절이 신전하는 동안, 둔근들과 깊은 고관절 외회전근은 무릎을 바깥으로 벌리게 하고 무릎이 안쪽으로 무너지지 않도록 힘을 쓴다.

근비대(Hypertrophy): 근비대는 근육의 성장과 같은 의미라고 할 수 있다. 근비대에 대해서는 많은 과학적 연구가 있고 이 책의 앞부분에서 그 내용을 자세히 다루었다. 근비대에는 몇 가지 타입이 있다. 근절, 혹은 근원섬유 비대(Sarcomeric, or myofibrillar hypertrophy)는 힘을 생산하는 근절, 근원섬유라는 수축 단위의 성장과 관련있다. 근형질 비대(Sarcoplasmic hypertrophy)는 근육에서 수축과 관련 없는 부분인 근형질(sarcoplasm)과 세포기관(organelles)이 성장하는 것으로 이들은 움직임이 일어나는 동안 수축 성분들에 영양을 공급하는 기능을 한다. 몸의 곡선과 형태를 최대화하기 위해서는 두 타입의 근비대가 적절히 일어나야 한다. 일반적으로, 근비대를 최대화하기 위해선, 특별한 접근법과 성장을 위한 이상적인 수준의 근육 손상, 펌핑, 그리고 다양한 운동과 반복 범위, 그리고 다양한 방식을 통해 많은 양의 텐션을 근육에 가해야 한다.

강도(Intensity): 강도에는 두 가지 종류가 있다. 부하 강도와 노력 강도이다. 부하 강도는 최대 스트렝스와 관련한 중량의 총량을 의미한다. 만약 당신의 1회 반복 최대 중량, 즉 1RM이 135파운드인데 125파운드로 운동을 한다면, 훈련의 '부하 강도'는 제법 높은 수준일 것이다. 노력 강도는 운동 세트나 세션에서 얼마나 자신을 밀어붙이냐에 관한 것이다. 만약 어떤 운동 세트에서 설정한 목표를 완수하지 못하고 실패한다면, 그 운동의 '노력 강도'가 지나치게 높은 것이라 할 수 있다.

등척성-정지 기법, 아이소-홀드 기법(Iso-Hold Method): 등척성-정지 기법은 바벨 힙 쓰러스트 운동을 할 때 빛을 발한다. 고관절을 완전 신전하여 바벨을 밀어 올린다. 그리고 탑 자세에서 정해진 시간만큼 멈춘다(예를 들면 30초 간). 이때 허리와 골반의 자세가 중립을 유지하고 둔근이 고관절을 위로 향하게끔 힘을 주며 운동을 하는 동안 골반이 뒤쪽으로 기울어지지 않게 노력해야 한다. 한 가지 더, 두 발은 바닥에 단단히 고정되어야 한다.

등척성 수축(Isometric Contraction): 등척성 활성은 근육이 같은 길이를 유지할 수 있는 충분한 힘으로 근육이 수축하는 것을 의미한다. 때로는 등척성이란 '정적 정지(static holds)'를 의미하기도 한다. 왜냐하면 이러한 상태에서는 관절의 움직임이 일어나지 않기 때문이다. 등척성 수축의 예로는 위에서 설명한 '등척성-정지 방법'이 있다.

요추 굴곡(Lumbar Flexion): 허리가 둥글게 말릴 때, 요추 굴곡이 일어난다. 이를 요추 신전과 헷갈려서는 안 된다. 요추 신전과는 정반대의 움직임이다. 둔근과 관련한 거의 모든 움직임들에서, 척추들은 잠그고 움직임은 대부분 고관절에서 나와야 한다. 골반이 조금 움직일 수도 있지만, 저항운동 중 척추에서의 움직임은 최소화하여야 척추가 손상받지 않을 것이다. 허리에 부하가 가해지는 동안 요추가 굴곡을 하면 추간판이 손상될 위험성이 높아진다. 예를 들면 고중량 데드리프트 중 허리의 아치를 유지하지 못한다면 매우 위험할 것이다.

요추 과신전(Lumbar Hyperextension): 허리의 아치가 정상 범위 이상으로 과도하게 커진다면, 요추 과신전이 일어난 것이다. 요추 신전은 요추 굴곡과는 반대되는 상태이다. 그러나 요추 과신전은 요추가 중립적인 위치에서 벗어난 것이다. 이는 척추의 부상 위험이 높아지는 상태이다. 하체의 움직임 중 고관절에서의 과신전이 일어나는 것은 괜찮지만, 여기에 요추 과신전이 동반되어서는 안 된다는 점을 명심해야 한다. 왜냐하면 요추가 과신전하면 척추의 후면 부위들이 위험에 노출되기 때문이다. 예를 들어 백 익스텐션 중 반복적으로 척추에서 과신전이 발생한다면 손상이 계속하여 쌓여나가는 것이다. 이 때문에 신전 움직임은 허리의 신전이 아닌, 항상 고관절에서 신전 움직임이 일어나야 하는 것이다.

요추골반-고관절 복합체(Lumbopelvic-Hip Complex): 요추골반-고관절 복합체 또는 LPH는 요추, 골반, 그리고 고관절이 연계되어 있는 구조이다. LPH는 협응적인 움직임을 만들어내기 위해 통합적으로 작동하는 구조이며, 이를 위해선 안전성뿐만 아니라 둔근의 수행력을 향상하기 위해 다양한 운동 전략들이 필요하다. 예를 들어 데드리프트를 할 때에는 바닥 자세(bottom position)에서 아주 작은 정도의 요추 신전과 아주 작은 정도의 골반 전방 경사가 이루어진다. 반면 탑 자세(Top position)에서는 요추 굴곡과 골반 후방 경사가 아주 미세하게 이루어진다. 이 부분은 많은 논쟁이 있을 수 있는 부분이지만, 이 방법으로 하면 둔근을 더욱 강하게 작용시킬 수 있고 척추를 보호할 수 있다. 일반적으로 요추와 골반의 연계를 보면, 골반 전방 경사와 요추 신전은 서로 연관되어 있으며, 골반 후방 경사와 요추 굴곡이 연관되어 있는 움직임이다.

기계적 긴장(Mechanical Tension): 근비대에 있어(즉 엉덩이 근육을 만드는 데 있어) 가장 중요한 측면은 바로 기계적 긴장이다. 더 많은 긴장을 근육에 가할 수 있으면 더욱 좋다. 능동적인 긴장(active tension)은 근육이 수축하는 동안 만들어지고, 수동적인 긴장(passive tension)은 스트레치되는 동안 발생한다. 동적인 운동(Dynamic exercise) 시에는 두 가지 형태의 긴장이 발생하여 근비대가 최대로 일어난다. 최적의 결과를 낳기 위해선, 근육에 최대의 긴장을 가할 수 있어야 하며 상당한 양의 '긴장 아래 놓이는 시간(time under tension; TUT)'이 근육에 가해져야 한다. 근육이 능동적으로 활성화하는 것을 최대화하는 운동이 있고, 스트레치가 최대화하는 데 특화된 운동들이 있다. 이 때문에 다양한 움직임이 처방되어야 하는 것이다.

대사적 스트레스(Metabolic Stress): 근육을 훈련할 대, 근육은 대사적 스트레스를 발생한다. 사실 우리가 중량을 들 때 근육에서는 다양한 대사적 메커니즘이 발생한다. 칼슘, 젖산, IGF-1, 그리고 여러 종류의 사이토카인과 같은 화학물질들이 근육 속에서 증가하고 이러한 근육들은 부풀기 시작하며 산소 부족 상태가 발생한다. 이러한 기전들은 모두 근비대화로 이어진다. 이러한 점이 바로 근비대에 있어서 단지 파워리프팅 방식으로만 훈련하는 것보다 보디빌딩 타입의 방식 역시 훈련해야 하는 이유이다. 보디빌딩 타입의 방법의 예로는 고반복수, 훈련 사이 휴식 시간 줄이기, 그리고 지속적인 긴장 가하기와 휴식-정지 기법과 같은 발전된 기술을 꼽을 수 있다.

마인드-머슬 커넥션(Mind-Muscle Connection): 훈련의 결과는 강력한 마인드-머슬 커넥션을 만들 수 있는 능력과 굉장히 밀접하게 연결되어 있다. 만약 엉덩이를 키워 몸의 곡선을 아름답게 가꾸고 싶다면, 필요한 엉덩이 근육들을 최대한 활성화하는 법과 모든 형태의 움직임들을 익힐 필요가 있다. 당신이 모든 운동들을 바르게 수행할 수 있다고 하더라도 대둔근을 확실히 활성화하는 법을 모른다면, 몸매의 변화를 꾀할 수 없을 것이다. 모든 운동들에는 둔근을 활성화하고 텐션을 가할 수 있는 적절한 전략들이 존재한다.

가동성(Mobility): 근육에만 적용되는 유연성(flexibility)과는 달리, 가동성이란 동적인 움직임이 일어나는 동안 보여야 하는 가동범위라고 정의할 수 있다. 가동성은 근육의 수축 작용과 관련 있고 종종 여러 관절들 간 상호작용이 관여한다. 예를 들면 고관절의 수동적 굴곡 움직임 범위를 확인하기 위해선 등을 바닥에 대고 누워 다리의 무릎을 편 상태로 들어 올리고(이 방법은 햄스트링의 유연성을 확인할 수 있는 방법이다), 고관절의 능동적인 굴곡 가동성을 확인할 때에는 루마니안 데드리프트(고관절 굴곡 가동성을 평가하는 방법) 움직임을 확인한다. 적절한 가동성 수준을 빌딩시키기 위해선 전신의 협응력과 관절의 안정성이 필요하다. 이 때문에 선수 트레이닝의 훈련 기법을 사용하고 또 완전 가동범위를 쓰는 동안 운동 자세를 잘 컨트롤해야 하는 것이다.

모터 컨트롤(Motor Control): 인체를 움직이는 방식은 매우 복합적이며, 우리의 움직임 패턴들은 습관, 유연성, 가동성, 안정성, 협응성, 그리고 효율성에 의존한다. 예를 들면 많은 사람들은 바닥에서 물건을 집어 들 때 발목, 무릎, 고관절, 그리고 척추를 구부린다. 그러나 웨이트 트레이닝을 하는 동안에는 가장 안전하고 효과적인 움직임 전략에 집중해야 한다. 이러한 이유에서 우리는 사람들이 고중량 데드리프트를 할 때 척추를 상대적으로 중립 자세를 취하게 하고 움직임의 대부분을 고관절에서 나오게끔 지도하는 것이다. 이러한 동작은 둔근과 햄스트링의 스트렝스 증가를 필요로 하고 요추과 골반에서의 안정성 증가가 추가적으로 요구된다. 한편 이러한 기전에서는 에너지의 효율성이 떨어지는데 이는 더욱 많은 에너지가 사용되어야 하기 때문이다(허리를 둥글게 말아서 데드리프트를 하게 되면 척추의 인대가 수동적인 힘을 발휘하여 무게를 지탱하므로 근육에서 힘과 에너지를 덜 사용한다). 이러한 기전에선 근육에서 소모하는 에너지가 높긴 하지만 더 안전하고 근육 생성의 관점에서는 더욱 효과적이다. 당신이 유연성, 가동성, 스트렝스, 그리고 안정성을 높이게 된다면, 이러한 요소들을 통합 협응하여 당신의 모터 프로그래밍에 입력해야 할 것이다. 그리고 이것이 바로 운동할 때 항상 최고의 자세에 집중해야 하는 이유이다.

근육 손상(Muscle Damage): 저항성 훈련은 근섬유에 미세 손상을 발생시킨다. 그리고 이러한 손상들은 다양한 기전들에 의해 근육을 더 강하고 크게 만든다. 훈련의 목적은 근육을 완전히 망가뜨리거나 근육통을 최대화하는 것이 아니다. 어느 정도 근육통은 나쁜 신호가 아닌데, 이는 운동을 적절하게 하고 있고, 근섬유를 적절히 스트레칭시키고 있으며, 계획한 훈련 프로그램이 충분히 다양한 효과를 발휘하고 있다는 신호일 수 있다. 지나친 근육통은 회복을 망가뜨리고, 개인 기록 달성을 방해하며, 근육에 점진적인 부하를 가하는 과정을 저해한다.

신경 발화(뉴랄 드라이브, Neural Drive): 훈련의 성과는 근육 성장에만 있는 것이 아니다. 신경근계는 두 부분, 신경계와 근육계로 이루어져 있다. 훈련을 하면 근육은 강해지고 모양새를 갖추겠지만, 계속해서 훈련을 하다보면, 근육을 활성화시킬 수 있는 능력 역시 극적으로 향상될 것이다. 시간이 지남에 따라, 당신은 엉덩이 근육을 자신이 원하는 대로 최대한 강하게 조이고 싶어 할 것이다. 많은 사람들이 어떤 한 자세에서는 둔근 활성화를 잘 시키지만, 다른 자세들이나 움직임이 일어나는 동안에는 둔근 활성화를 잘 일으키지는 못한다. 멋진 모양의 엉덩이가 잘 기능하기 위해서는 둔근을 활용하는 모든 움직임 패턴에서 둔근을 잘 활성화할 수 있어야 한다. 이러한 이유에서 목표하는 근육을 활성화하는 연습과 운동의 모든 반복에서 좋은 기술을 나오게 하도록 집중해야 하는 것이다.

척추 중립위(Neutral Spine): '척추 중립위'란 다소 모호한 개념이다. 척추는 여러 분절들이 쌓여 있는 구조이고, 사람들은 고유한 해부학적 구조, 이전 부상 경력, 스트렝스 수준, 그리고 모터 컨트롤에 따라 다양한 정도의 척추 자세를 보이기 때문이다. 많은 사람들은 요추가 신전되거나 또는 굴곡되어 있는데, 이는 최적의 자세가 아니다. 이상적으로는 허리는 상대적으로 중립적인 위치여야 하고(신전도 굴곡도 아닌 상태) 저항성 훈련을 할 때에 항상 안전한 자세를 유지하여야 한다. 코어의 근육이 수축하면 이 근육들은 척추에 상당한 크기의 압축력을 발휘한다. 만약 척추가 상대적으로 중립적인 자세를 취하고 있다면, 이러한 힘들을 비교적 쉽게 견디는 것이다. 그러나 만약 척추가 앞으로 구부러져 있거나 뒤로 신전되어 있다면 이러한 압축력은 허리를 망가뜨릴 것이며 척추를 더 앞이나 뒤로 접을 것이고 이는 부상의 위험성을 높이는 결과를 초래한다. 이러한 이유에서 여러 둔근 운동을 하는 동안에 척추는 안정화시키고 고관절에서 움직임이 나와야 하는 것이다.

정지 기법(Pause Method): 정지 기법은 바벨 힙 쓰러스트에만 적용되는 방법은 아니다. 이 기법은 백 익스텐션, 풀스쿼트, 또는 데피싯 리버스 런지와 같은 다른 운동들에도 적용된다. 운동 중 가장 힘든 구간에서 정해진 시간(예를 들면 3초 또는 5초) 동안 멈추는 것이다. 힙 쓰러스트와 백 익스텐션에서는 탑 포지션에서 멈추는 것이고, 풀 스쿼트와 런지에서는 바텀 포지션에서 동작을 멈추는 것이다.

골반 후방 경사(Posterior Pelvic Tilt): 종종 간과되기도 하는 대둔근이 가진 최후의 역할은 골반을 뒤쪽으로 기울이는 것이다. 때때로, 우리는 운동 중 의식적으로 골반을 뒤로 기울이기도 한다. RKC플랭크와 아메리칸 데드리프트와 같은 운동에서. 혹은 골반에서 '에너지 누수'가 나오지 않게 막거나 골반이 원심성으로 전방 경사되는 것을 막기 위해서 골반 후방 경사를 만들기도 한다. 예를 들어 힙 쓰러스트 또는 백 익스텐션의 탑 자세에서. 한편, 골반의 전방 경사만큼이나 후방 경사를 피해야 하는 경우도 있다. 그러한 예로는 풀 스쿼트의 바텀 위치이다. 즉 이러한 위치에서 골반이 뒤쪽으로 기울게 되는데 이는 요추의 굴곡이 동반된다. 스쿼트와 데드리프트의 바텀 위치에서 이러한 일이 일어나는 것은 매우 위험하다. 어떤 사람들은 요추가 굴곡되어 있는 자세 때문에 골반 후방 경사의 자세(Posterior Pelvic Tilt, PPT)를 가진다(PPT와 요추 굴곡은 관련되어 있다). 골반 후방 경사는 골반의 위쪽은 뒤쪽으로 그리고 골반의 바닥은 앞쪽으로 당겨져 있고 허리가 편평해 보인다. 이러한 자세를 개선하는 것은 어렵지만, 적절한 스트렝스 훈련을 통해 어느 정도 개선할 수는 있다. 때문에 좋은 자세를 배우고 활용하는 것이 중요하다.

파워(Power): 파워는 힘(force)과 속도(velocity)의 곱, 또는 일(work)를 시간으로 나눈 것이다. 즉 같은 속도에서라면 힘을 높여 파워를 향상시킬 수 있고, 또 같은 힘에서 라면 속도를 높이면 파워를 높일 수 있다는 뜻이다. 같은 시간에서라면 일의 양을 늘리고, 같은 일의 양에서라면 시간을 줄이면 파워가 높아질 것이다. 파워는 일종의 '폭발시키는' 능력이다. 저항성 훈련은 힘을 발생시키는 속도(rate of force development, RFD)를 높여 파워를 향상시키거나, 신경 출력(신경학적 기전을 방해하는 요소를 줄이고 신경학적 기전을 향상시킴)을 향상시켜 파워를 높일 수 있다.

점진적 과부하(Progressive Overload): 만약 스트렝스 훈련에서 만족할 만한 결과를 얻고 싶다면, 시간을 들여 지속적인 노력을 해야 한다. 즉 '점진적인 과부하'를 적용해야 하는데 여기에는 시간의 흐름이라는 전제에 여러 가지 방식이 있다. 어떤 방식은 시간이 지남에 따라 점진적으로 다루는 중량을 늘린다(반복 횟수는 같게). 어떤 방식은 시간이 지남에 따라 반복 횟수를 늘린다(같은 중량으로). 운동하는 자세에 변화를 주거나, 운동 수행 속도를 높이거나, 또는 세트와 세트 사이 휴식 시간을 짧게 만들기도 하고(하지만 일의 양, 즉 반복수와 중량, 움직임 속도는 같음) 움직임 가동범위를 늘리기도 한다(같은 중량과 반복수). 여기서 간과해서는 안 되는 점은 자세가 무너진 상태에서는 그 어떠한 '진일보'도 획득할 수 없다는 것이다. 좋은 프로그램 디자인은 장기간에 걸쳐 점진적으로 부하를 높일 수 있는 프로그램이다.

상호 억제(Reciprocal Inhibition): 근육이 짧거나 타이트하면, 신경학적 현상이 발생하여 반대쪽(길항근)을 억제한다. 어떤 근육 그룹들은 상호억제적인 관계를 취한다(예를 들면 둔근과 고관절 굴곡근). 오래 앉아 있는 자세는 둔근에 좋지 않은 영향을 미치는데 이 자세가 고관절 굴곡근을 짧게 하고, 이에 따라 둔근의 활성을 저해하고 고관절이 효율적으로 신전하는 것을 막기 때문이다. 이 때문에 고관절에 스트레칭과 모빌리티 드릴을 가하고 완전 가동범위로 스트렝스를 키우는 운동을 해야 하는 것이다.

휴식 정지 기법(Rest Pause Method): 휴식 정지 기법은 바벨 힙 쓰러스트에 적용하는 최상위의 기법이면서 데드리프에 적용하여도 훌륭한 방법이다. 휴식 정지 기법에서는 단순하게 고중량을 선택하면 된다. 가능한 많은 반복수를 시행하고(예를 들면 6회 반복), 정해진 시간만큼 휴식하고(10초), 그리고 두어 번 더 들고(2회 반복 더), 그리고 정해진 시간만큼 휴식한다(20초). 그리고 다시 두어 번 더 반복한다(2회 반복 더). 이러한 방식으로 세트 수를 늘려갈 수 있고 세트의 효과도 높일 수 있다.

안정성(Stability): 유연성이 훌륭하더라도, 적절한 관절 안정성을 보유하고 있지 못하다면, 가동성(mobility)이 제기능을 하기 힘들다. 즉, 우리 몸은 관절의 불안정성에 연관된 위험들을 인지하여 근육이 충분히 늘어나지 않게 막을 수도 있다. 이는 자연스럽게 일어나는 보호 메커니즘으로, 우리의 신경계는 부상을 피하고 싶어하기 때문이다. 그러므로 가동성의 제한이 항상 유연성 부족만으로 발생하는 것은 아니다. 관절 안정성의 부족으로도 가동성은 제한될 수 있다. 예를 들어 햄스트링의 수동적 유연성이 충분하더라도 요추골반 부위의 안정성이 손상되어 있으면 데드리프를 완전 가동범위로 시행할 수 없을 수도 있다. 부족한 코어 안정성이 충분한 깊이로 움직이지 못하게 막는다. 최적의 움직임은 충분한 근육 유연성, 관절 안정성을 필요로 한다. 그렇기 때문에 코어 안정성 운동을 해야 하고 올바른 스트렝스 훈련 테크닉을 연습해야 하는 것이다. 덧붙이자면 안정성에도 전신의 균형 능력, 전신의 고유수용성 감각, 그리고 동적 관절 안정성과 같이 여러 종류가 있다.

정적(Static): '정적'이라는 의미는 '등척성'과 같고 움직임 없는 자세를 유지하는 것과 관련이 있다. 플랭크는 정적인 운동의 예라고 할 수 있는데 운동을 하는 동안 그 어떤 관절 움직임도 나오지 않기 때문이다. 어떤 움직임들을 보면, 어떤 근육들은 정적인 상태이고 어떤 근육들은 동적인 상태를 보인다. 예를 들면 푸시업을 하는 동안 적절한 견갑-상완 리듬을 만들기 위해 상부 승모와 하부 승모근, 그리고 전거근이 견갑골 회전의 안정화를 돕는 모습을 꼽을 수 있다. 보다시피, 신경근골격계(neuromusculoskeletal system)와 인간의 움직임은 다소 복잡하다.

스트렝스(Strength): 스트렝스는 힘(force)을 만들어내는 능력이다. 일반적으로 힘은 질량(mass)과 가속도의 곱이다. 그러므로 만약 근육 활성으로 무거운 물건을 가속시킬 수 있다면, 스트렝스를 가지고 있다고 볼 수 있다. 그리고 스트렝스는 외형을 다듬는다. 만약 멋진 뒤태를 만들고 싶다면, 점진적 과부하 원칙에 따라 둔근 등을 훈련시키고 스트렝스 기록을 갱신해나가야 할 것이다.

협력근 우세 현상(Synergistic Dominance): 어떤 근육이 충분한 스트렝스를 발휘하지 못하면, 여러 모터 패턴(motor patterns)에서 그 근육을 돕던 협력근이 그 역할을 맡고 움직임 패턴을 수행하기 위해 필요한 일을 하게 된다. 만약 '엉덩이 기억 상실증'이 있는 상태에 데드리프트나 스프린트를 시도하면, 둔근이 충분한 힘을 만들어내지 못하기에 햄스트링이 두 배는 더 힘들게 일해야 하는 것이다. 이 때문에 둔근이 약하면 고관절 신전 시 협력근들(햄스트링과 사타구니 쪽 근육)이 당겨지고 찢어짐이 유발된다. 종종 리프터들은 브릿지 움직임에서 햄스트링이 둔근에 비해 우세한 현상을 보이려 할 때, 반드시 둔근 활성에 집중해야만 한다(그렇지 않으면 햄스트링에 쥐가 날 것이다). 강한 둔근은 햄스트링, 내전근, 고관절 외회전근, 그리고 많은 다른 근육들에서 협력근 우세 현상이 나타나는 것을 방지한다.

용불용설(Use/Disuse Theory): "사용하지 않으면 잃게 될 것이다"라는 말을 들어본 적이 있을 것이다. 이는 인간의 움직임에도 적용되는 말이다. 많은 현대인들은 둔근을 충분히 활성화시키지 못한 채 살아가고 있다. 그들은 침대에서 일어나, 아주 조금 걷고, 하루의 대부분은 앉아서 지내다가, 다시 아주 조금 걷는다. 둔근이 가진 능력의 30퍼센트도 발휘하고 있지 못하고 있다. 둔근은 기능을 꺼버리고 위축(쪼그라듦)된다. 만약 10년간 둔근을 잃으며 살아왔다면 1주일 만에 회복할 수는 없다. 스트롱 커브를 만들기 위해서는 고집스러워야 하고 인내심이 필요하다.

외반 변형(Valgus Collapse): 무릎 외반, 또는 외반 변형은 오늘날 굉장히 흔히 볼 수 있는 모습이다. 점프, 스쿼트, 착지, 그리고 심지어 걸을 때에도 무릎이 안쪽으로 무너지는 모습을 보인다. 외반 변형은 보통 둔근의 약화로 인해 발생한다. 외반 변형을 내버려두면 슬개대퇴(무릎) 통증을 유발하므로, 운동을 할 때 무릎이 가운데 발가락 위 선상에서 움직이는 것이 중요하다.

볼륨(Volume): 볼륨은 세트와 반복수로 정해진다. 고볼륨 루틴은 다양한 운동에서 고반복과 많은 세트로 이루어진다. 훈련은 길게 하거나 또는 강하게 할 수도 있지만 길고 강하게 해서는 안 된다. 거시적인 관점에서 볼륨과 강도는 적절하게 균형을 이루어야 하기 때문이다.

관절 움직임:

외전, 앱덕션(Abduction): 몸의 중심선에서 외측으로 멀어지는 움직임. 예: 고관절 신전 상태에서 대퇴를 바깥으로 벌리는 움직임

내전, 애드덕션(Adduction): 몸의 중심선으로 가까워지는 움직임. 예: 고관절 신전 상태에서 대퇴를 안쪽으로 모으는 움직임

신전(Extension): 관절을 펴서 관절각을 증가시키는 움직임. 예: 대퇴가 전방으로 굴곡되어 있을 때 뒤쪽으로 보내는 움직임

굴곡(Flexion): 관절을 구부려 관절각을 감소시키는 움직임. 예: 아래 다리를 대퇴부 뒤쪽으로 당기는 움직임

내회전(Internal Rotation, Medial Rotation): 뼈의 종축(longitudinal axis)을 중심으로 몸 중심 방향으로의 회전. 예: 상완을 안쪽으로 회전

외회전(External Rotation, Lateral Rotation): 뼈의 종축(longitudinal axis)을 중심으로 몸 중심에서 멀어지는 방향으로의 회전. 예: 상완을 바깥으로 회전

횡단면 외전(Transverse Abduction, Transverse Extension): 몸의 중심선에서 멀어지는 움직임. 예: 고관절 굴곡 상태에서 대퇴를 바깥으로 벌림

횡단면 내전(Transverse Adduction, Transverse Flexion): 몸의 중심선으로 향하는 움직임. 예: 팔이 가슴 앞을 가로질러 가깝게 당겨지는 움직임

자가근막이완

목표: 폼롤러는 어릴 때 형제들과 가지고 놀던 장난감처럼 생겼지만 이를 이용한 자가근막이완기법(연조직운동)은 운동 프로그램에서 빠르게 주된 요소로 자리잡았다. 이와 같은 자가근막이완법은 폼롤러에만 국한되어 있지 않다. 테니스볼과 골프공, 막대, 라크로스볼 그리고 PVC파이프조차도 근 조직의 질을 향상시키기 위해 사용할 수 있다.

여러 장비를 이용한 폼롤러 운동이나 연조직 운동을 초보자나 비숙련자를 위한 마사지라 생각할 수 있다. 일상의 생활 방식은 하루 종일 앉아 있거나 잠을 자고 있더라도 근육을 손상시킨다. 근육은 좋은 운동 이후 빡빡해지고 부어오른 느낌을 받거나 하루 종일 책상에서 일을 하면 긴장감이 생기고 아픈 느낌을 받는다. 가끔씩 그냥 자고 일어났을 뿐인데도 목을 거의 앞뒤로 움직이지 못할 때가 있다.

자가근막이완(SMR, Self-Myofascial Release)은 매일 짧은 시간만을 투자함에도 위에서 언급한 여러 현상들을 완화시켜준다. 운 좋게 이러한 근육 문제를 충분히 해결해줄 전문 마사지 치료사가 있지 않다면, 위에서 언급한 SMR 장비 전부가 아니더라도 적어도 하나의 장비를 가지고 있는 것이 좋다.

처음으로 갖게 될 질문은 아마도, "왜 이걸 다시 하고 있지?"일 것이다. 어떤 이론에서는 근력 훈련으로 인한 근육의 유착과 상처 난 조직을 개선하는데 SMR이 유착과 섬유증의 조직을 제거하는 데 도움이 된다고 한다. 당신은 아마도 근력 훈련으로 인해 뭉치고 약해진 어떤 부위를 알고 있을 것이다. 게다가 근육에서 지나치게 활성화되고 빡빡한 부위여서 작은 경련을 발생시키기도 하는 '트리거 포인트'라 불리는 이곳은 몸 안에서 그 주변 부위를 엉망으로 만든다. 예를 들어 위쪽 엉덩이 트리거 포인트는 통증을 유발하거나 움직임을 변형시키는데 이런 변화는 결코 좋은 변화가 아니다. SMR은 트리거 포인트를 완화시키고 자연스러운 근육의 기능을 회복시킬 수 있다.

또다른 이론에 따르면 SMR을 할 때 근육에 가해진 장력은 근육과 건 사이에 위치한 역학적인 수신 장치가 억제 신호를 보내게 하여 이완을 쉽게 하고 근육과 건이 더 늘어날 수 있게 해준다고 한다.

비록 위에 언급한 이론들의 과학적 근거가 부족함에도 불구하고, 우리는 SMR이 자신에게 도움을 준다고 확신하는 리프터들이 셀 수 없이 많다는 사실을 무시할 수 없다. 폼롤러 운동은 근육의 상태와 질을 향상시키는 엄청난 방법이다. 저항운동이 근육을 성장시키는 것처럼, SMR은 근육을 유연하고 부드럽게 유지시키는 데 도움을 준다. 이완된 근육은 구슬가방처럼 빽빽한 것이 아닌, 물과 같은 느낌이어야 한다. 이 책에서 제공하는 폼롤러 운동과 다른 SMR 기술들은 마사지 치료처럼 받기 어렵지도 않으면서도 매일, 그리고 좀더 쉽고 간편하게 활용할 수 있다.

메디신볼을 이용한 가슴과 어깨 전면 자가근막이완

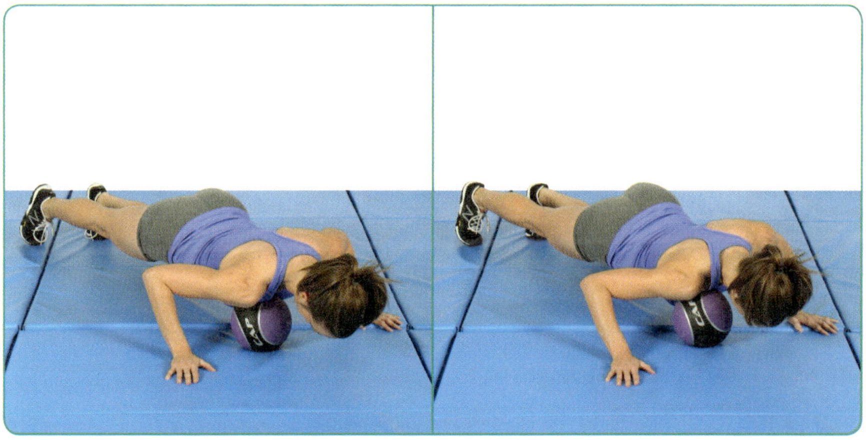

1. 얼굴을 비닥으로 향해 엎드려 눕거나 벽을 바라보고 선다. 메디신볼 또는 테니스볼, 라크로스볼을 가슴의 가장 위쪽에 위치시킨다.
2. 팔과 하체로 체중을 지지하며 가슴을 공으로 밀착시킨다.
3. 공에서 몸을 원을 그리며 움직여 위쪽 중앙부터 어깨 앞쪽으로 움직인다.
4. 만약 문제 부위를 찾았다면, 그곳에 공을 멈추고 몇 초간 더 이완시킨다.

메디신볼을 이용한 위쪽 엉덩이 자가근막이완

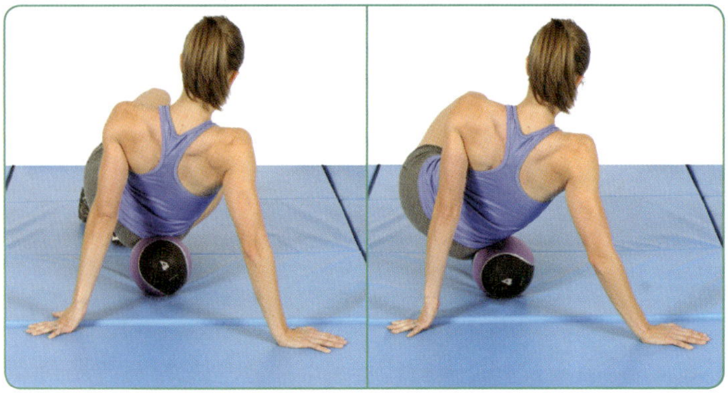

1. 바닥에 앉은 자세에서 메디신볼이나 테니스볼 또는 라크로스볼을 엉덩이 밑에 둔다.
2. 손을 몸 뒤쪽에 바닥에 놓고 체중 대부분을 지지하며 발은 바닥에 밀착시킨다.
3. 엉덩이 위쪽 부분 위에서 앞과 뒤로 공을 굴려 다양한 각도로 엉덩이 위와 위쪽 바깥 부분을 이완시킨다.
4. 이 부위는 여성의 경우 많은 트리거 포인트가 분포하고 있어 아주 아픈 경향이 있다. 만약 아픈 부위를 찾았다면 공을 그 부위에 정지시키고 몇 초 더 유지한다.

골프공을 이용한 발 자가근막이완(발바닥 근막)

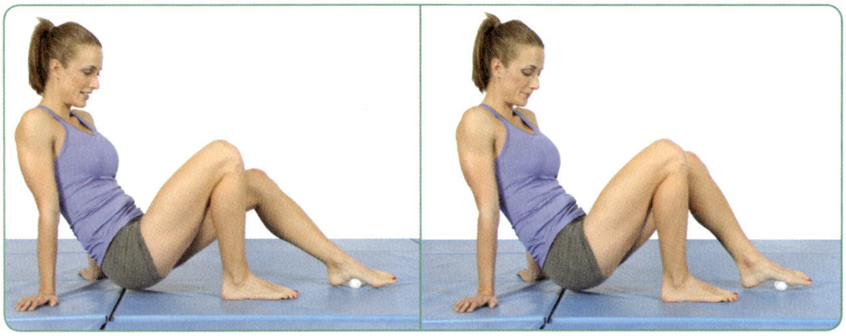

1. 앉은 자세 또는 선 자세에서 골프공이나 테니스볼 또는 라크로스볼을 맨발 옆 바닥에 둔다.
2. 체중을 다른 곳에 지지하면서 한 발을 공 위에 위치시킨다.
3. 발 전체를 따라 앞과 뒤로 공을 굴리며 압력을 증가시키기 위해 발바닥을 공으로 눌러댄다.

스틱 자가근막이완술(전경골근, 종아리, 대퇴사두근, 대퇴근막장근)

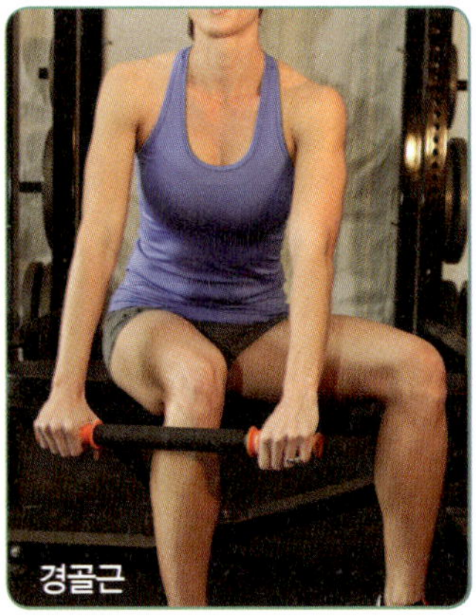
경골근

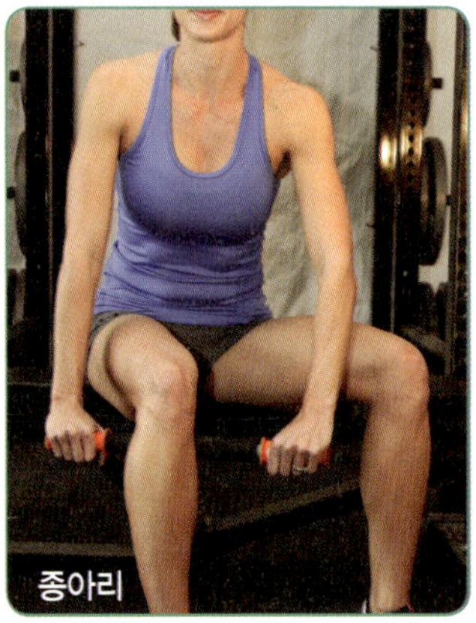
종아리

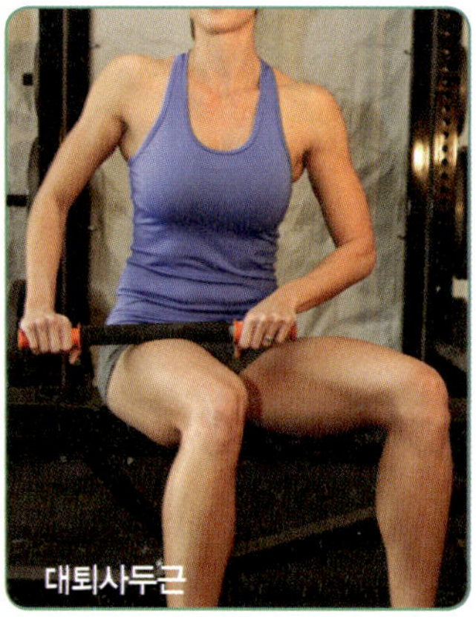
대퇴사두근

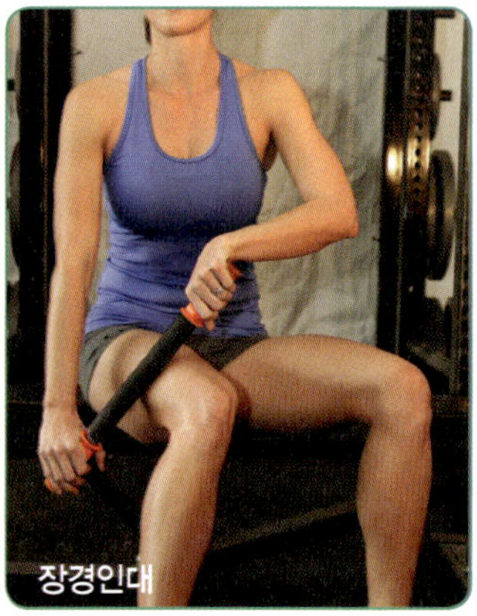
장경인대

뒷마당에 달려나가 나뭇가지를 부러뜨리기 전에 근육 마사지 막대(The Stick Muscle Massager)나 타이거 테일 롤링 머슬 마사지 막대(a Tiger Tail Rolling Muscle Massager)를 구입하러 가라. 그러면 반창고를 사용하지 않아도 될 것이다. 나는 이 동작들을 함께 수행하는 것을 추천하는데, 왜냐하면 여러 다른 근육을 이완하는 각각의 자가근막이완 방법들을 비슷한 동작으로 할 수 있기 때문이다.

1. 의자에 앉고 손바닥이 몸 쪽을 향하게 스틱을 잡아 정강이 바깥쪽에 위치시킨다.
2. 정강이 바깥쪽에 있는 근육을 따라 스틱을 위아래로 굴린다.
3. 같은 방법으로 종아리 근육과 허벅지 앞쪽의 가장 위쪽 그리고 허벅지의 바깥쪽과 안쪽을 이완시킨다.
4. 스틱으로 근육의 전체 길이를 굴린다. 예를 들어 만약 허벅지 바깥쪽을 이완하고 있다면 골반에서 시작을 해서 무릎관절까지 내려가며 이완시키는 것이다.

폼롤러 자기 근막 이완 운동

폼롤러는 가지고 있으면 다양하게 활용할 수 있는 도구이다. 폼롤러는 체육관이나 사무실에 가지고 다니기 쉽다. 당신의 책상이나 운동 가방에 어떤 자가근막이완 장비든 가지고 있길 추천한다. 공과 스틱은 작은 공간만 차지하기 때문에 그런 환경에 최적일 것이며 작은 폼롤러도 마찬가지다.

폼롤러는 경험과 인내력에 따라 다양한 강도로 사용할 수 있다. 딱딱하지 않고 부드러운 폼롤러는 초보자나 근육이 민감한 사람들에게 좋다. 딱딱한 폼롤러는 자가근막이완을 한동안 해왔고 강도를 올릴 필요가 있는 사람들에게 효과적이다.

꼭 기억할 것은 자가근막이완 운동을 하는 동안 참기 어려울 정도로 고통스러울 필요가 없다는 것이다. 약간의 통증은 괜찮으나 너무 심하면 안 된다. 폼롤러는 혼자 하기 아주 좋은 운동이다. 왜냐하면 전신을 이용해 폼롤러를 사용하기 때문이다. 매주 자신의 수준에 따라 천천히 압력과 강도를 증가시켜라. 하루 종일 폼롤러 운동을 할 필요는 없다. 한 근육에 5번에서 10번 정도 굴리는 것만으로도 충분하다.

폼롤러 자가근막이완 운동 종아리

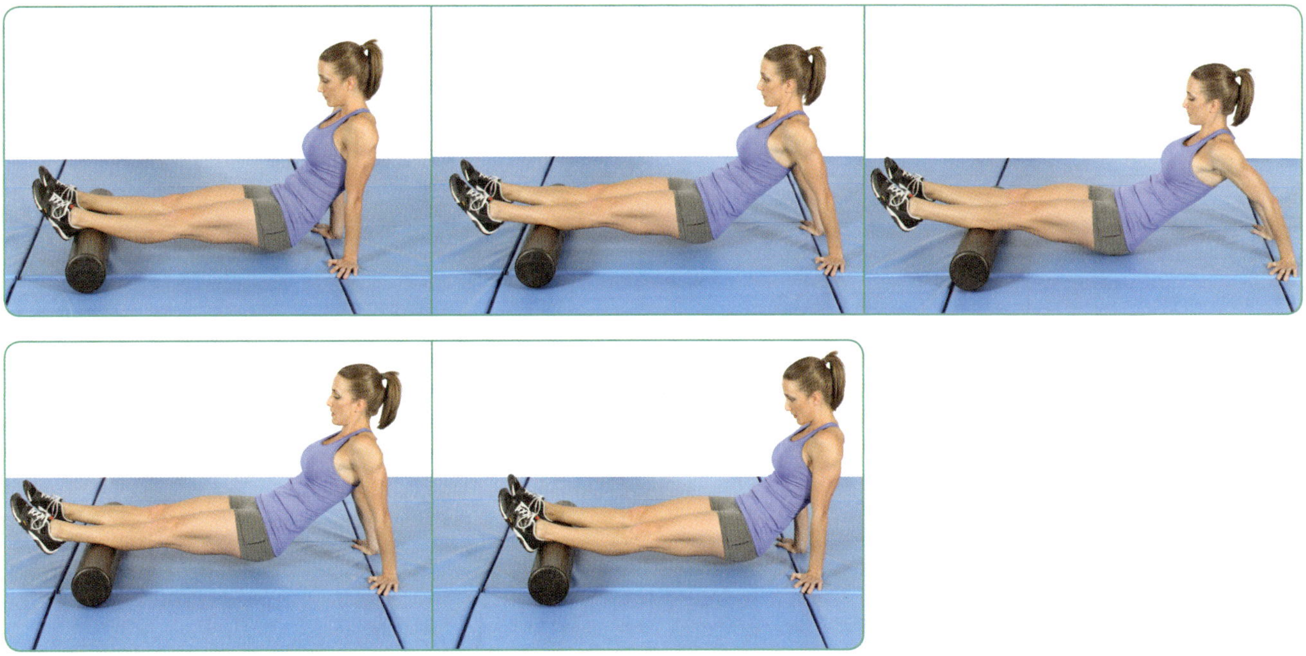

1. 바닥에 다리를 펴고 앉아 종아리 아랫부분을 폼롤러 위에 걸쳐놓는다.
2. 팔로 몸을 지탱하면서 엉덩이를 바닥에서 들어 올린다.
3. 무릎을 바라보고 발목부터 무릎관절까지 종아리 전체를 앞뒤로 굴린다.
4. 종아리 전체를 이완하기 위해 발을 안과 밖으로 돌려 종아리의 중앙, 안쪽, 바깥쪽 부분에 압력을 가한다.
5. 압력을 높이기 위해 한 다리를 다른 다리 위에 꼬아 올려 아래 다리 하나만 굴린다. 그리고 반대 다리를 똑같이 반복한다.

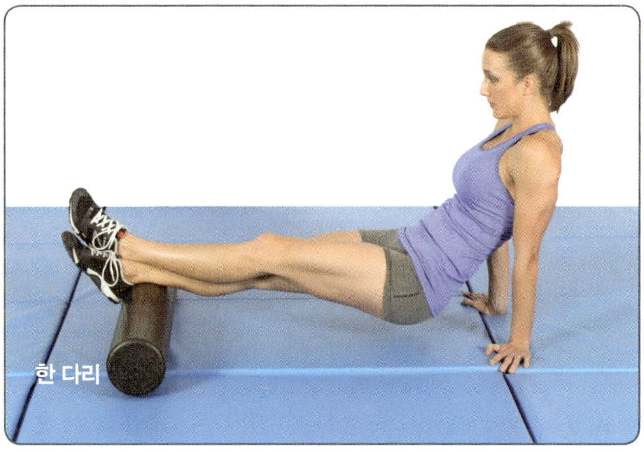

폼롤러 자가근막이완 운동
햄스트링

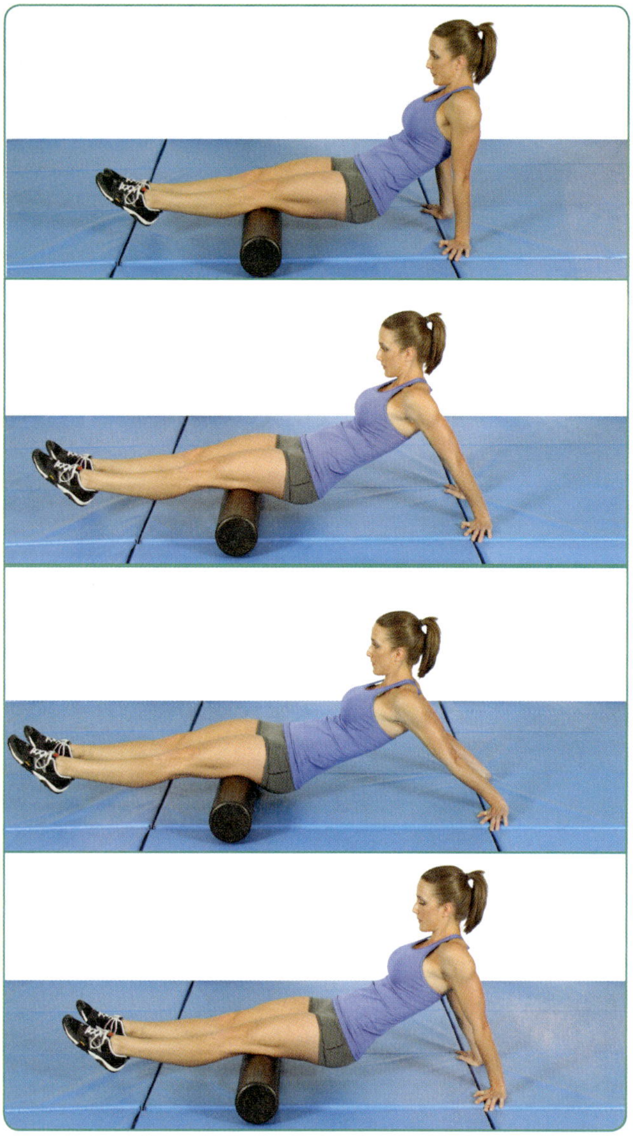

1. 손을 몸 뒤쪽 바닥에 놓고 발을 앞쪽에 위치시킨 상태로 폼롤러 위에 앉는다.
2. 무릎관절에 도달할 때까지 엉덩이가 바닥에 닿지 않도록 하며 몸을 뒤로 굴린다.
3. 압력을 높이기 위해 한 다리를 다른 다리 위에 꼬아 올려 아래 다리 하나만 굴린다. 그리고 반대 다리를 똑같이 반복한다.

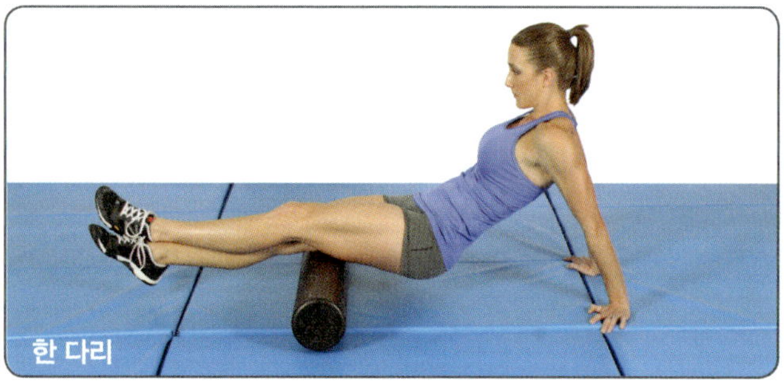

한 다리

폼롤러 자가근막이완 운동
허벅지(대퇴사두근)

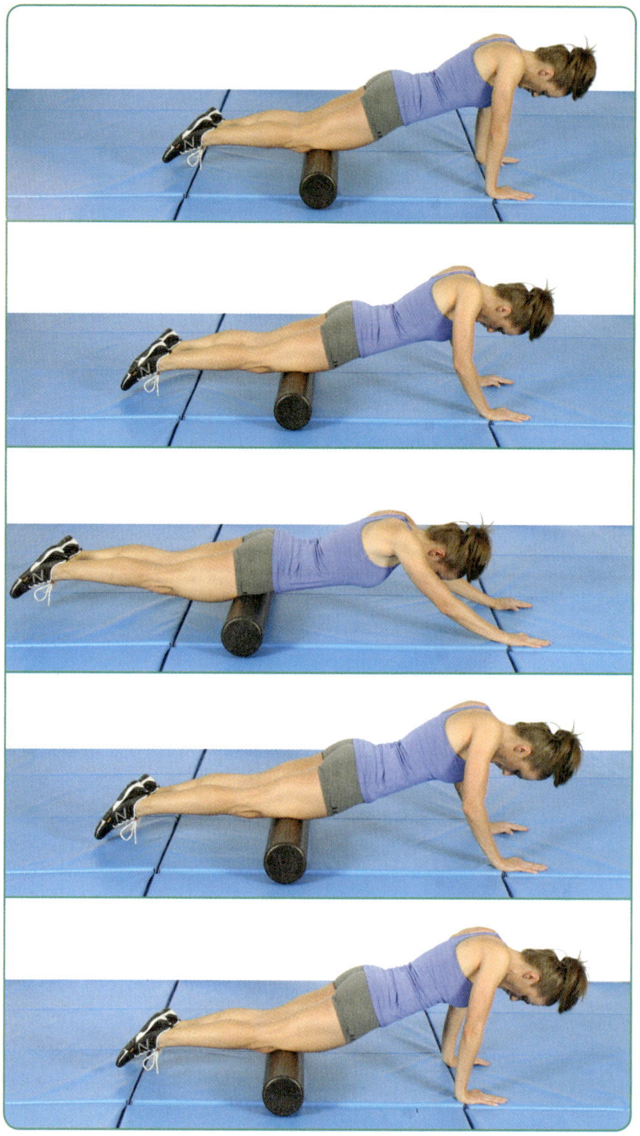

1. 폼롤러를 골반 아래에 두고 얼굴이 바닥을 향하게 엎드려 눕는다.
2. 손을 바닥에 두어 체중을 지지하고 발이 바닥에서 떨어진 상태를 유지한다.
3. 몸을 앞으로 굴려 허벅지 가장 위쪽부터 무릎까지 폼롤러를 움직인다.
4. 압력을 높이기 위해 한 다리를 다른 다리 위에 꼬아 올려 아래 다리 하나만 굴린다. 반대 다리를 똑같이 반복한다.

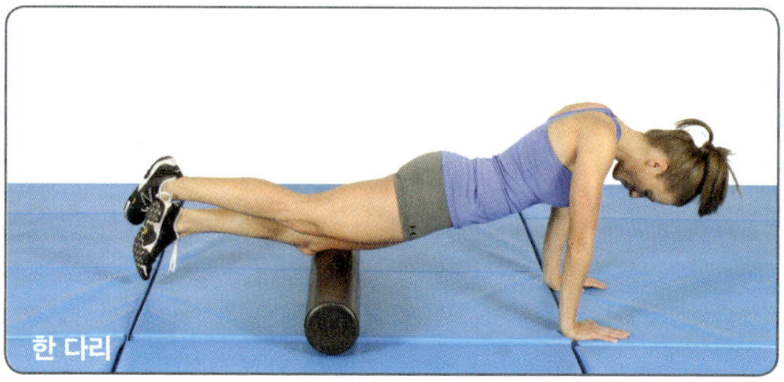

한 다리

폼롤러 자가근막이완 운동
허벅지 바깥(장경인대)

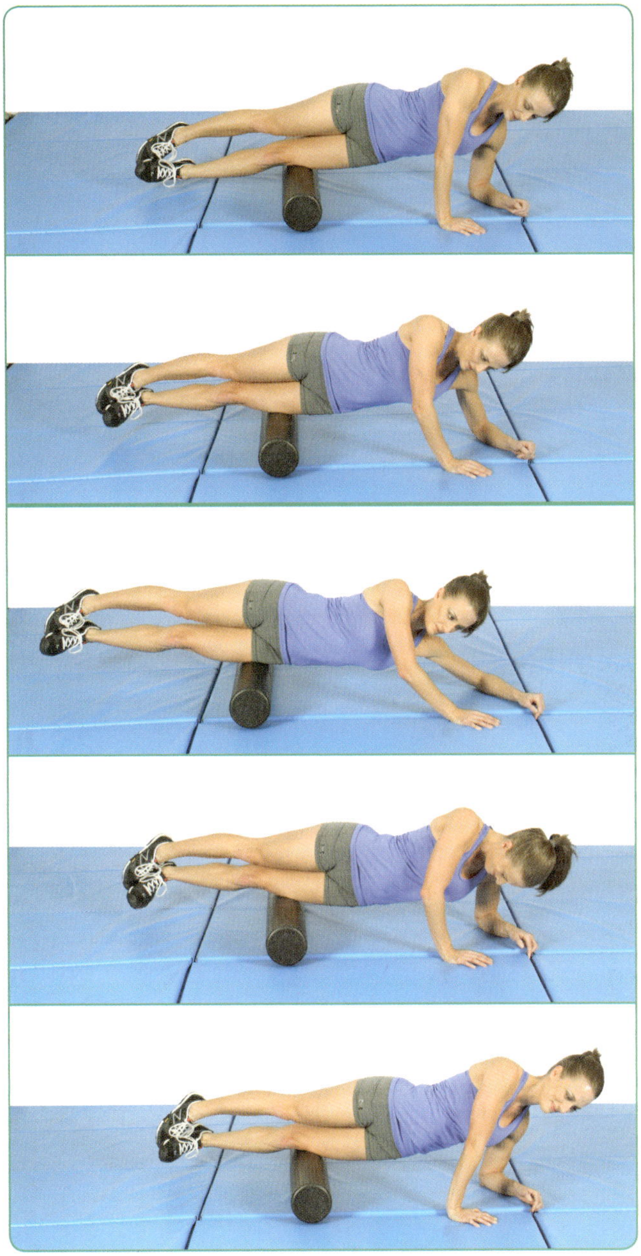

1. 허벅지 바깥 부분의 아래에 폼롤러를 두고 옆으로 눕는다.
2. 아래쪽 팔꿈치로 체중을 지지하고 위쪽 손과 발을 이용해 체중 지지를 돕는다.
3. 몸을 눌러 올려 허벅지 바깥쪽에 폼롤러를 굴린다.
4. 가장 정점에서 자세를 고쳐 잡으며 중앙으로 돌아오고 다시 중앙에서 아래쪽으로 움직인다.
5. 장경인대 근처 조직은 자주 뭉치고 롤러를 할 때 아프다. 이곳에서 천천히 움직여 시간에 상관없이 편하게 운동을 한다.

폼롤러 자가근막이완 운동
허벅지 안쪽(내전근)

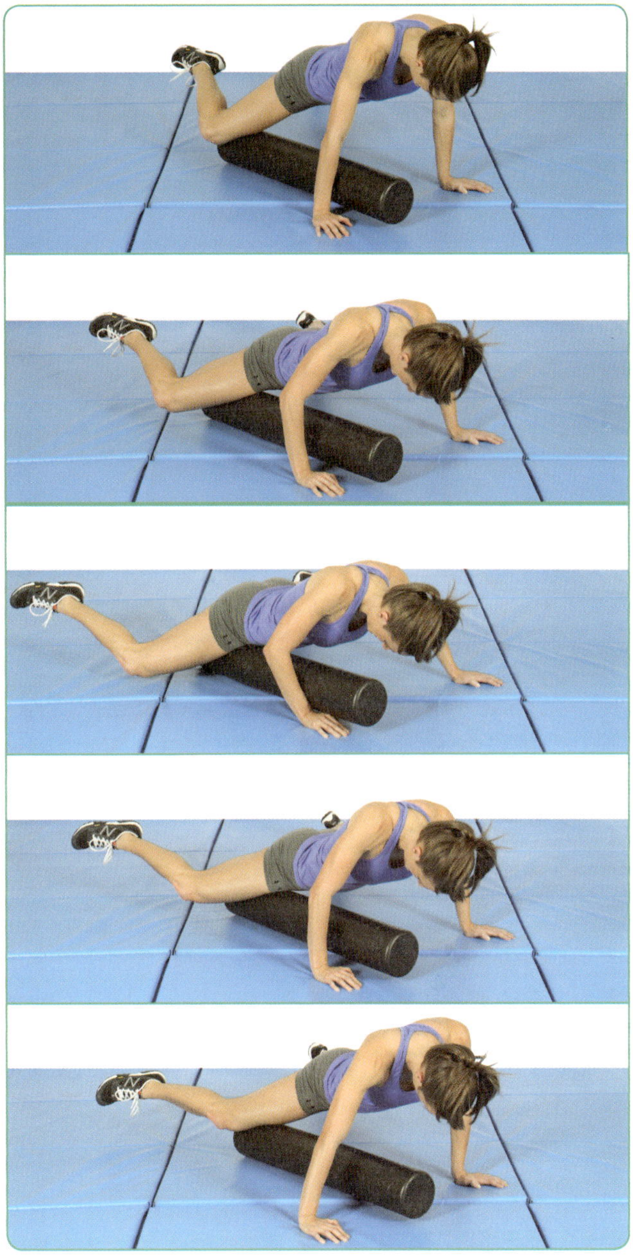

1. 폼롤러를 몸 옆에 평행하게 두고 얼굴을 바닥을 향해 엎드린다.
2. 폼롤러 위에 한 다리를 올려 허벅지 안쪽의 위쪽 부위에 위치시켜 엎드린다.
3. 손을 바닥에 밀착해놓아 상체를 지지한다.
4. 허벅지 안쪽 부위에 폼롤러를 밀어내며 앞뒤로 굴린다.

폼롤러 자가근막이완 운동
등(척추기립근)

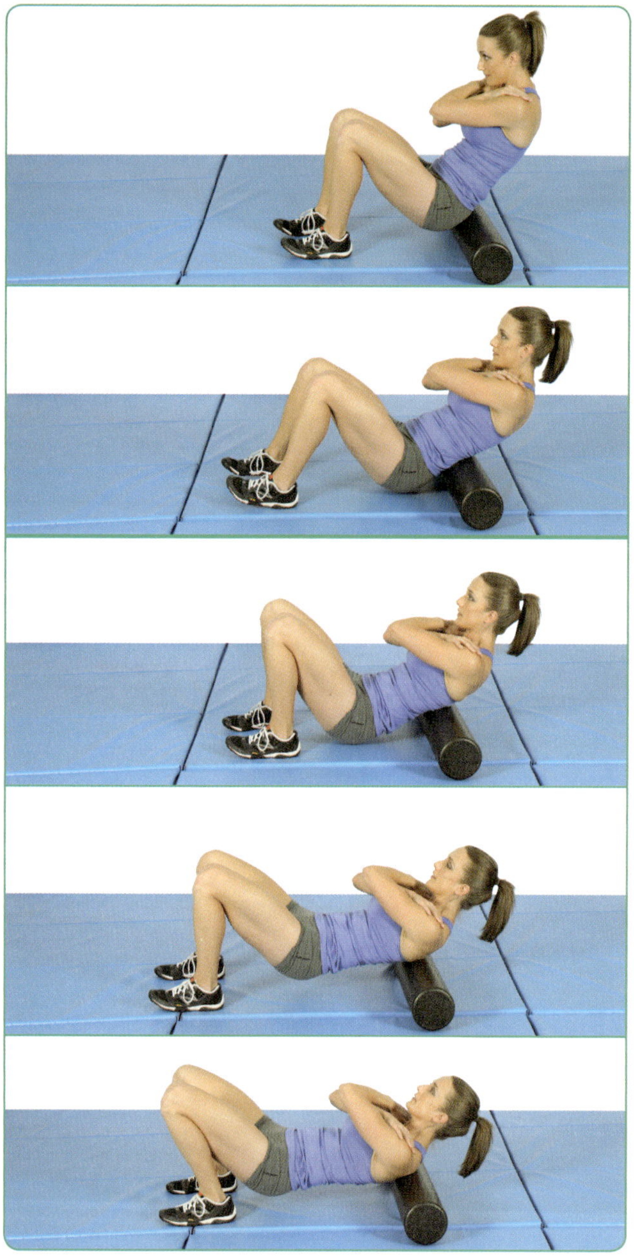

1. 발을 바닥에 밀착하고 손을 머리 뒤에 또는 팔을 가슴 앞에 교차한 상태에서 폼롤러 위에 앉는다.
2. 발을 걸어 내려가며 폼롤러를 굴린다.
3. 폼롤러는 허리에서 등 중앙을 지나 견갑골을 거쳐 윗등으로 움직여야 한다.
4. 한쪽으로 몸을 기울이면 몸을 굴리는 압력이 증가한다.

폼롤러 자가근막이완 운동
옆구리(광배근)

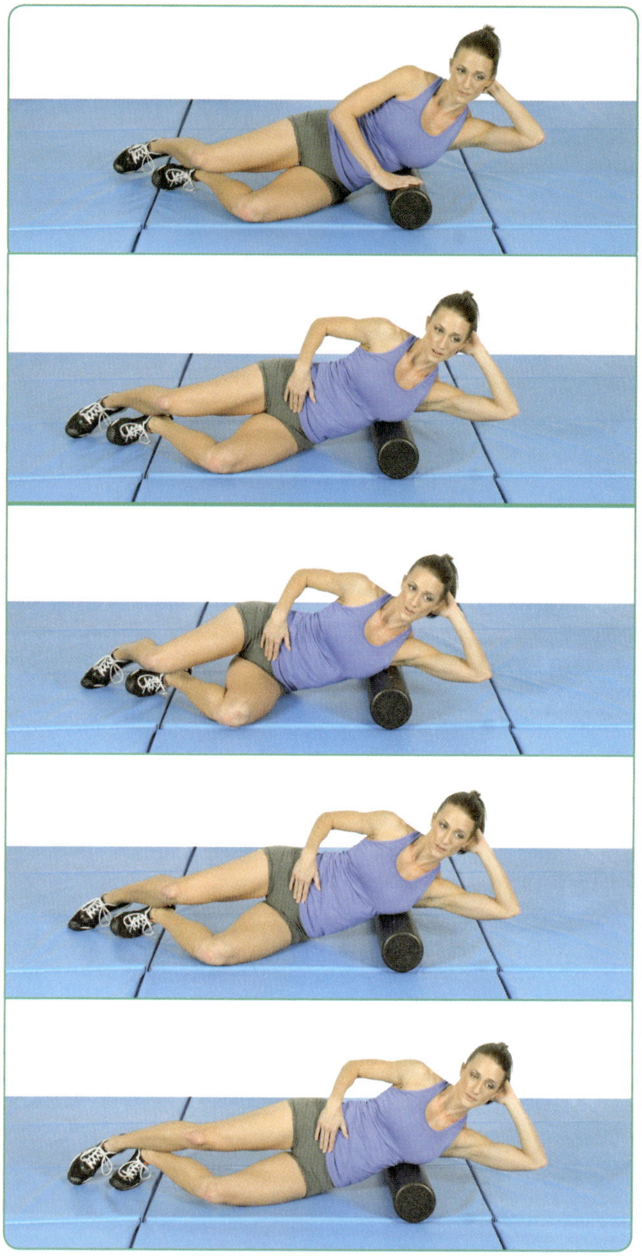

1. 폼롤러 위에 겨드랑이 아래쪽을 대고 옆으로 눕는다. 아래쪽 팔은 머리 위로 곧게 펴놓는다.
2. 두 발을 바닥에 유지하고 위쪽 손을 이용해 체중 지지를 돕는다.
3. 윗등의 바깥쪽에서 폼롤러를 위아래로 움직인다.
4. 팔을 위로 뻗어 등 바깥쪽 근육의 이완을 돕는다.

정적 스트레칭

만약 자가근막이완이 근조직의 상태와 조직을 증진시켰다면, 정적 스트레칭은 근육 이완의 내성을 증진시켜준다. 우리는 모두 어렸을 때 체육수업에서 목청껏 숫자를 세며 정적 스트레칭을 배웠다. 때문에 스트롱 커브스 웜업 프로그램에 있는 스트레칭에 익숙했을 것이다.

한 다리 햄스트링 스트레칭

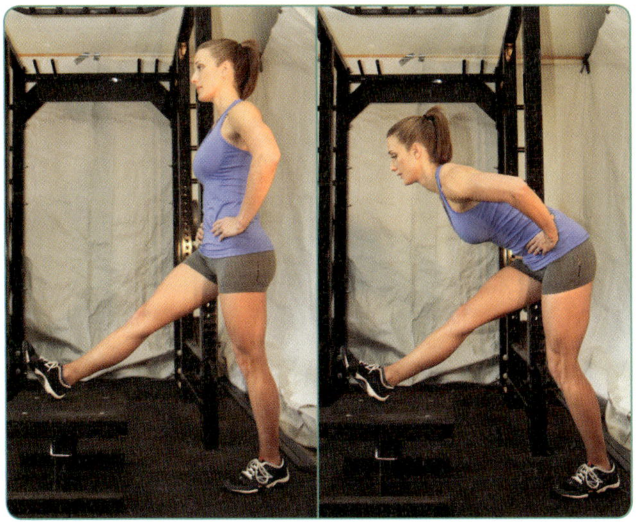

1. 한 발을 벤치나 의자 위에 올리고 올려놓은 다리를 곧게 편다.
2. 손을 골반에 두고 척추의 중립 자세를 유지하며 올리고 있는 다리 햄스트링에 긴장감이 느껴질 때까지 상체를 앞으로 기울인다.

양다리 햄스트링 스트레칭

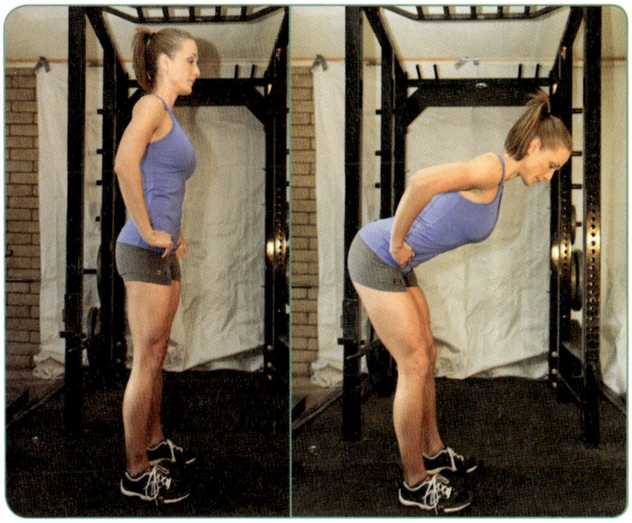

1. 허리의 아치 상태를 유지하며 엉덩이를 뒤로 이동시키며 상체를 숙인다.
2. 햄스트링의 유연성 정점까지 내려가서 한동안 자세를 유지한다.

허벅지 스트레칭(대퇴사두근)

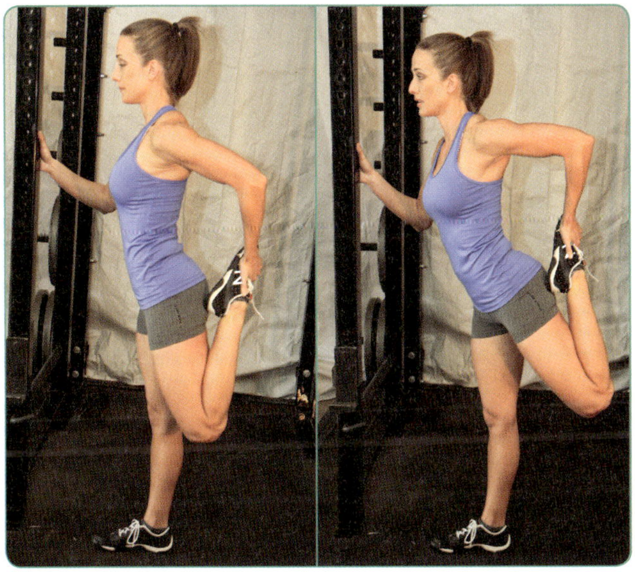

1. 기둥 또는 지지할 수 있는 물체 옆에 한 다리로 선 후 한 손은 물체를 잡아 중심을 잡는다.
2. 올린 다리를 접고 지지하는 물체를 잡지 않은 손으로 발을 잡는다.
3. 엉덩이에 힘을 주어 똑바로 상체를 세운 상태를 유지하며 발을 엉덩이로 당긴다.
4. 거의 대부분 대퇴직근(허벅지 중앙)이 이완되는 것을 느껴야 한다.

한 팔 가슴 스트레칭
(가슴 근육)

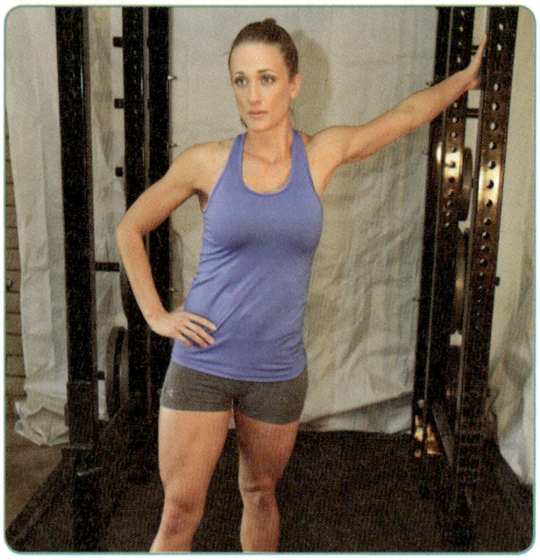

1. 몸을 지지할 물체를 등지고 선다.
2. 한 팔을 뒤로 뻗어 지지할 물체를 머리 위쪽 높이에서 잡는다.
3. 가슴에 충분히 스트레칭이 되는 느낌이 올 때까지 당긴다.

한 팔 등 스트레칭
(광배근)

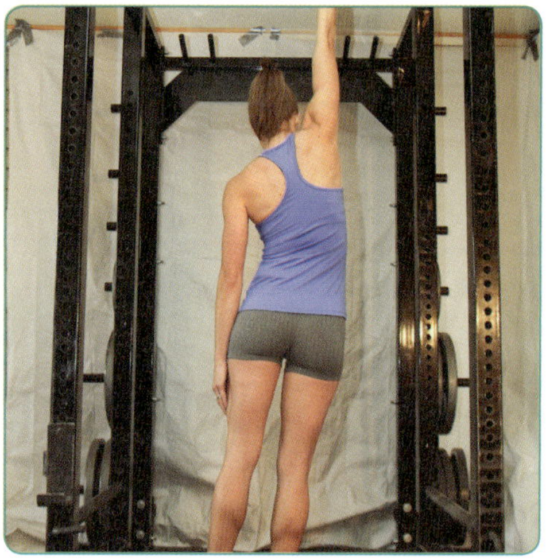

1. 한 팔을 머리 위로 뻗어 철봉을 잡는다.
2. 두 발은 바닥에 유지한 상태에서 잡고 있는 팔 쪽으로 몸을 기울이며 앉아 스트레칭 한다.
3. 광배근이 이완되는 느낌을 받아야 한다.

양팔 등 스트레칭

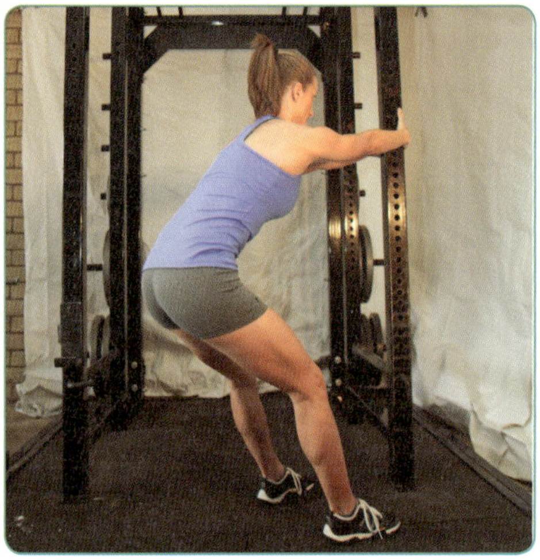

1. 앞에 있는 기둥 또는 지지할 물체를 잡는다.
2. 날개뼈를 서로 떨어지도록 상체를 기울여 등 위쪽 근육, 즉 중부 승모근과 능형근을 이완시킨다.

한 다리 종아리 스트레칭

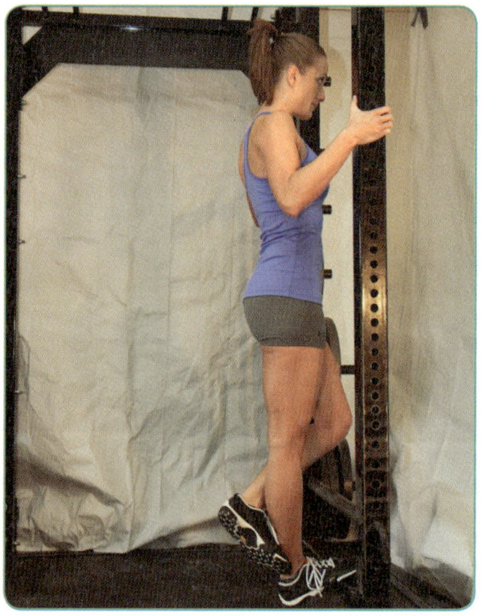

1. 한 발의 발끝을 올려 기둥을 잡고 선 후 반대 발을 서 있는 발의 발목 위에 위치시킨다.
2. 한쪽 종아리를 스트레칭 하는 동안 몸을 아래로 내려 좋은 스트레칭 자세를 만든다.

선 자세 허벅지 안쪽 스트레칭 (내전근)

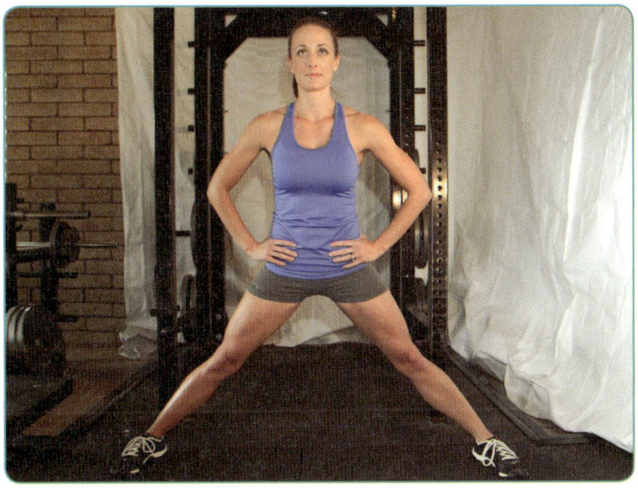

1. 발끝을 앞쪽으로 향하게 두고 다리를 벌려 선다.
2. 상체를 곧게 세우고 손을 골반에 놓은 자세를 유지하며 내전근에 긴장감이 느껴질 때까지 천천히 다리를 좌우로 점점 더 벌리며 미끄러져 내려간다.

숙인 자세 허벅지 안쪽 스트레칭 (내전근)

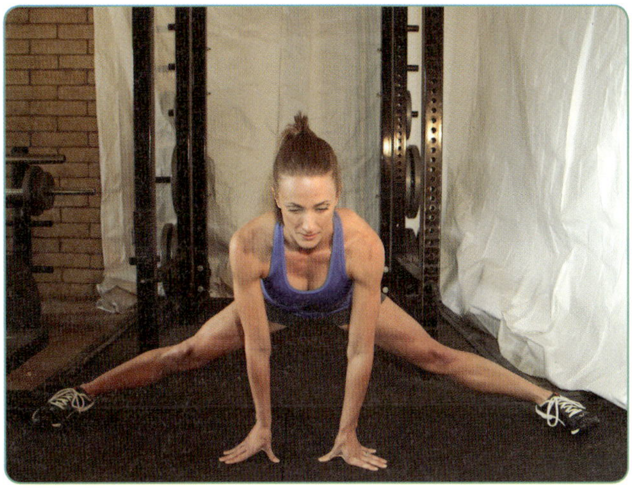

1. 발끝을 앞쪽으로 향하게 두고 다리를 벌려 선다.
2. 상체를 바닥과 평행하게 하여 상체를 숙이고 팔을 이용해 상체를 지탱한다.
3. 내전근에 긴장감이 느껴질 때까지 다리를 좌우로 점점 더 벌리며 미끄러져 내려간다.

어린이 자세

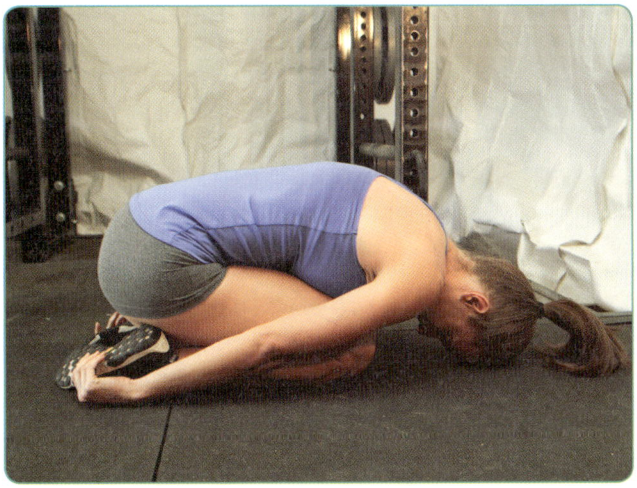

1. 무릎을 골반너비로 벌려 매트 위에 무릎을 꿇는다.
2. 이마를 바닥에 올려놓을 때까지 상체를 허벅지 위로 숙인다.
3. 팔을 몸 옆에 붙여 뒤쪽에 뻗어놓는다. 허리 근육이 이완되는 느낌이 온다.

코브라

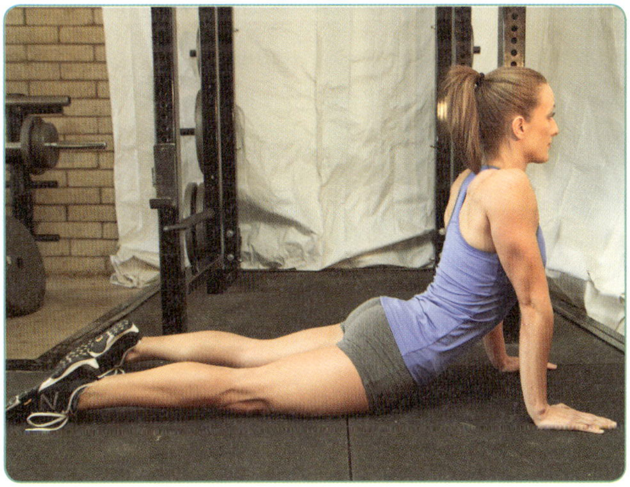

1. 손과 어깨를 팔굽혀펴기 바닥 자세로 만들어 얼굴을 바닥으로 하고 엎드려 눕는다.
2. 골반이 바닥에 닿은 상태를 유지하며 발등을 펴고 편안한 느낌으로 가능한 멀리 상체를 천천히 들어 올린다.
3. 복근이 이완되는 느낌을 받아야 한다.

가동성

성장하면서 가동성을 당연히 할 수 있는 것으로 생각했을 것이다. 모든 행동들이 편안했을 것이다. 장난감을 줍기 위해 스쿼트로 앉거나 울타리 밑으로 기어 통과할 수 있었다. 또 숨바꼭질을 하기 위해 좁은 공간에 어려움 없이 몸을 구겨 넣기도 했다. 하지만 지금은 아마도 떨어진 장난감을 발가락으로 집어 올리고 아이들과 놀아주기 위한 가장 쉬운 방법을 생각해내는 자신을 발견했을 것이다.

가동성은 관절에 연관된 움직임이고 이 책의 가동성 훈련은 발목과 고관절 그리고 흉추 범위의 움직임을 향상시켜준다. 가동성에 대해서는 이 책의 4장에서 심도 있게 다뤘다. 가동성의 중요성에 대해 더 자세히 알고 싶다면 자유롭게 다시 살펴보길 바란다.

대퇴직근 락킹

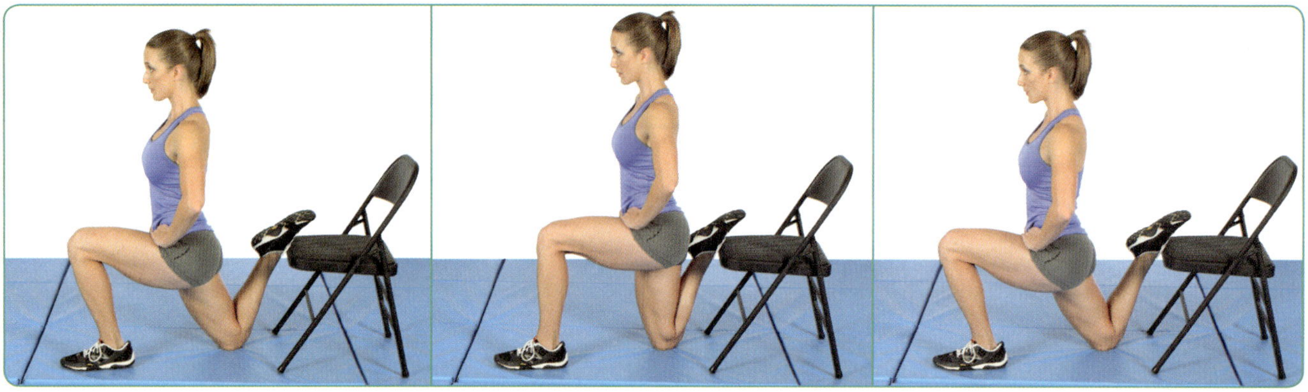

1. 반무릎 자세에서 뒷발을 의자 또는 벤치에 올린다.
2. 엉덩이에 힘을 꽉 주어 상체를 곧게 편 상태를 유지하며 엉덩이를 뒤꿈치에 닿게 하기 위해 몸을 뒤로 기댄다.
3. 엉덩이를 뒤꿈치와 멀어지게 하고 무릎을 앞쪽 발목 너머로 이동시키며 처음 자세로 돌아온다.

회전 스쿼트

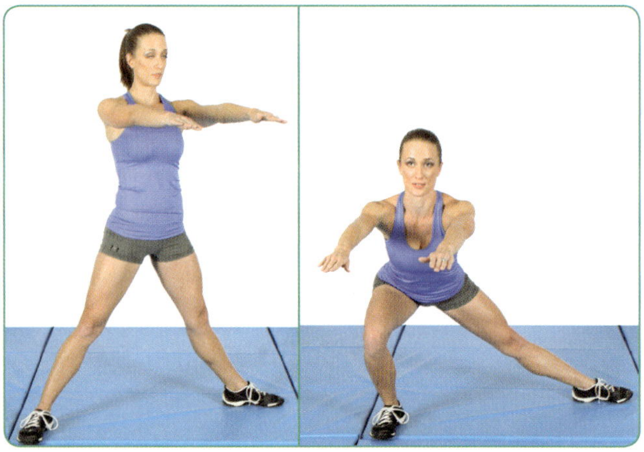

1. 발끝을 바깥으로 돌리고 팔을 앞으로 뻗은 상태에서 다리를 넓게 벌리고 선다.
2. 몸을 옆으로 이동시키기보다는 사이드 런지 자세로 몸을 돌리고 골반을 무게중심이 있는 쪽 안으로 회전시키며 내려 스트레칭 한다.
3. 시작 자세로 돌아와 반대쪽을 똑같이 스트레칭 한다.

견갑골 월 슬라이드

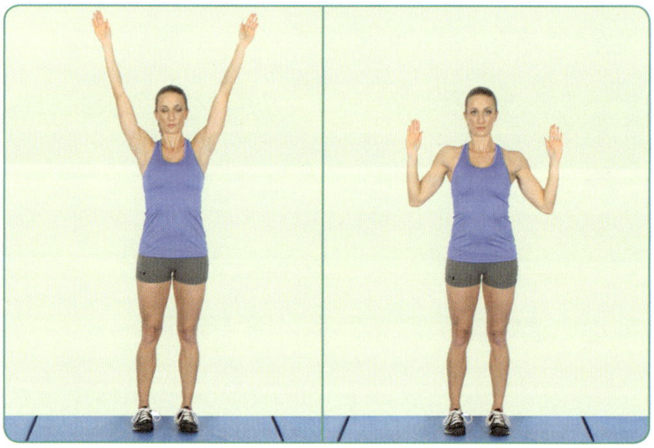

1. 벽을 등지고 바르게 선다.
2. 손등을 벽에 붙이고 팔을 머리 위로 올려 Y자 형태를 만든다.
3. 손목을 구부리지 않으면서 벽에 팔을 바짝 붙인 상태를 유지하고 팔을 W 자세로 가능한 깊게 똑바로 내린다. 이때 벽에서 팔이 떨어지면 안된다.

이 훈련은 어깨의 가동성을 향상시킨다.

회전 딥 런지

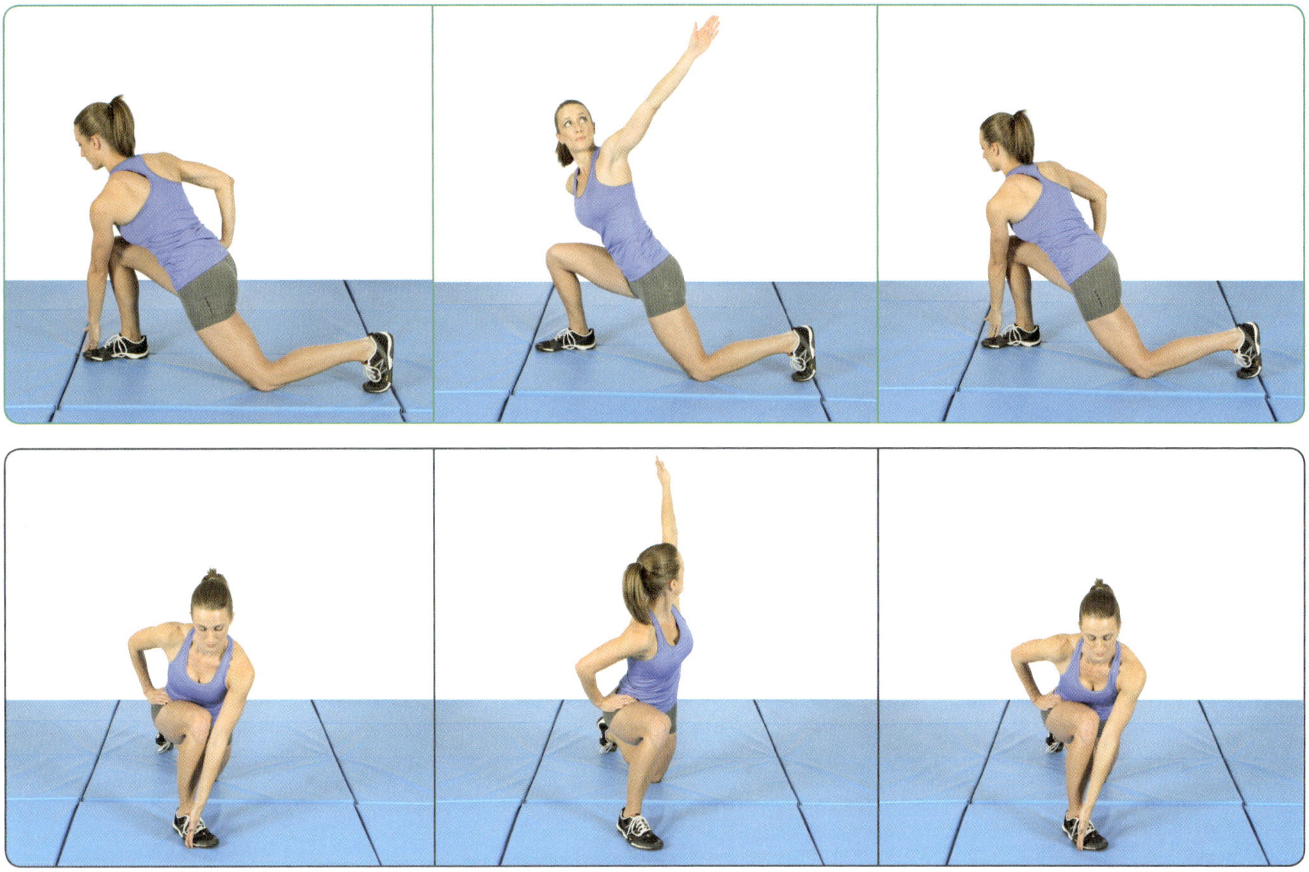

1. 오른 무릎과 발목이 같은 선상에 있게 하며 반무릎 자세에서 깊게 내려간다.
2. 왼손 손바닥을 안으로 향하게 한 후 오른발 쪽으로 가져가며 전방 안쪽으로 몸을 회전한다.
3. 상방 바깥쪽으로 몸을 회전하면서 팔을 뻗으며 가슴을 편다.

스쿼트 투 스탠드

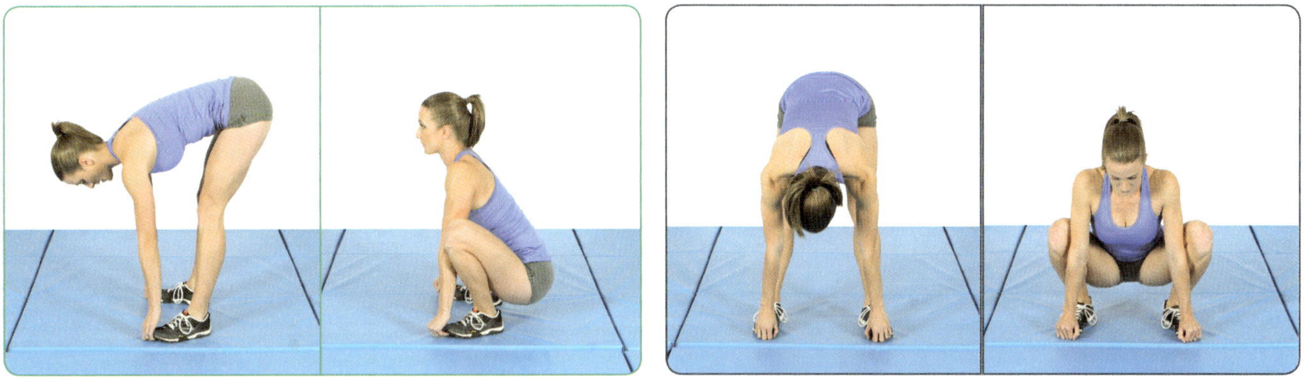

1. 골반너비로 발을 벌려 선다. 허리를 가능한 평평하게 편 상태를 유지하며 상체를 숙여 발끝을 잡는다.
2. 가슴을 곧게 편 상태에서 무릎을 밖으로 벌리고 가능한 깊게 스쿼트로 주저앉는다.
3. 햄스트링에 스트레칭 되는 느낌이 올 때까지 가능한 발끝을 잡은 상태로 그대로 일어난다.

워킹 니 허그

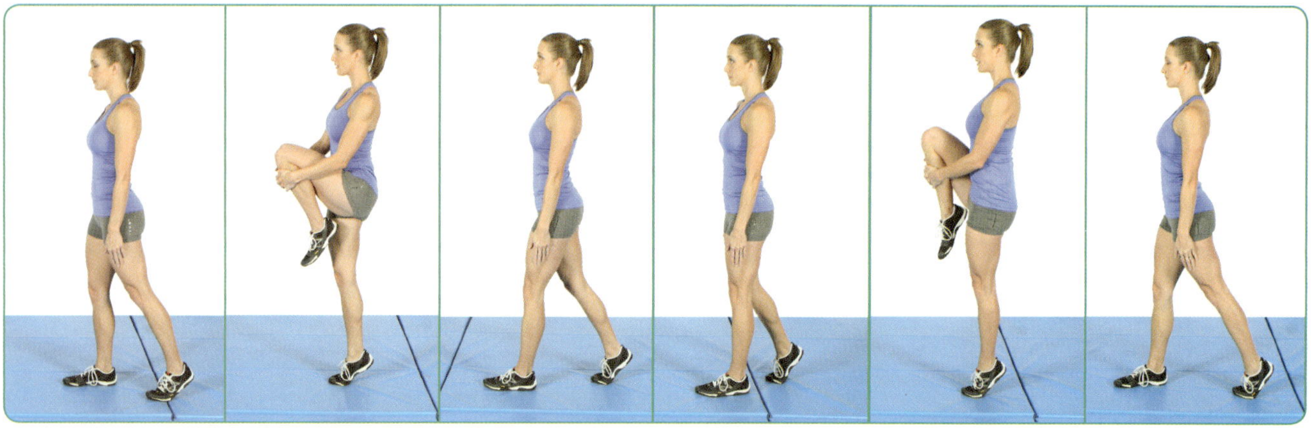

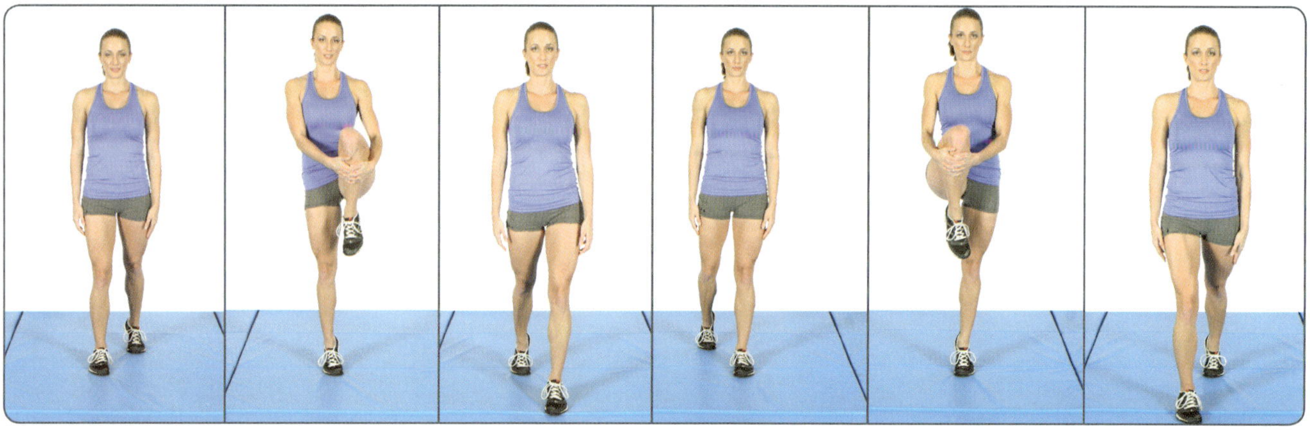

1. 오른발을 한 발 앞으로 내딛는다.
2. 오른발의 발끝을 까치발로 들어 올리며 왼 무릎을 가슴 쪽으로 당겨 올린다.
3. 똑바로 선 상태에서 왼 무릎을 손으로 감싸 잡고 가슴 쪽으로 당긴다. 그와 동시에 엉덩이에 힘을 준다.
4. 계속 앞으로 걸어가며 반대쪽 무릎도 똑같이 반복한다.

이 동작은 고관절 굴곡근의 유연성과 고관절 굴곡의 가동성을 증진시킬 것이다.

장요근 락킹

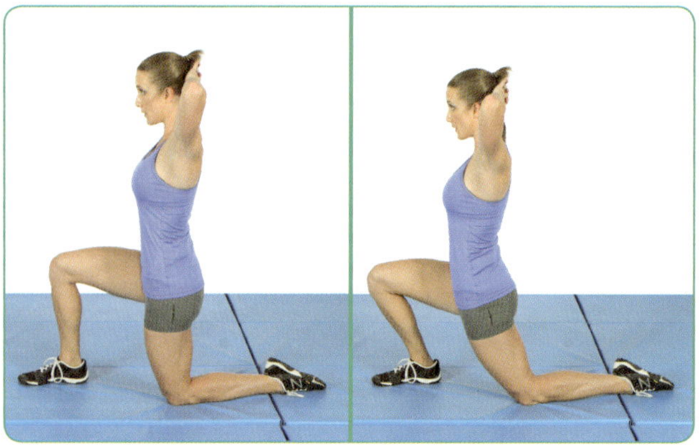

1. 손을 머리 뒤에 올려놓고 반무릎 자세로 앉는다.
2. 뒤에 있는 다리의 골반 앞쪽에 스트레칭이 되는 느낌이 올 때까지 무릎을 앞으로 움직여 발목을 지나게 한다.
3. 엉덩이에 힘을 주고 전체 동작 동안 곧게 세운 상체를 유지한다.

이 동작은 고관절 굴곡근의 유연성과 고관절 굴곡의 가동성을 증진시킨다.

막대를 이용한 힙 힌지

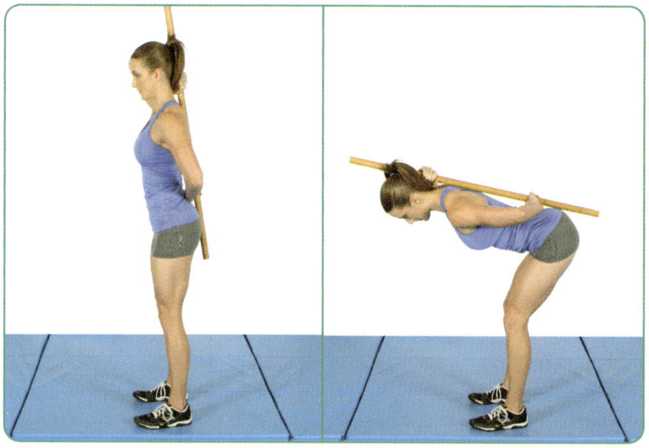

1. 발을 어깨너비로 벌리고 선다.
2. 막대를 한 손은 목뒤에 다른 손은 허리 뒤에서 잡아 척추와 같은 선상에 둔다.
3. 무릎을 살짝 구부리며 골반을 접는다
4. 척추가 아닌 엉덩이를 뒤쪽으로 이동시킨다.
5. 동작을 진행하는 동안 막대에서 머리와 등, 엉덩이가 떨어지지 않게 유지한다.
6. 세트 사이에 손을 바꿔준다.

이 훈련은 척추를 안정적으로 유지하면서 어떻게 고관절을 움직이고 중심을 뒤로 보내는지를 가르쳐준다.

YTWL

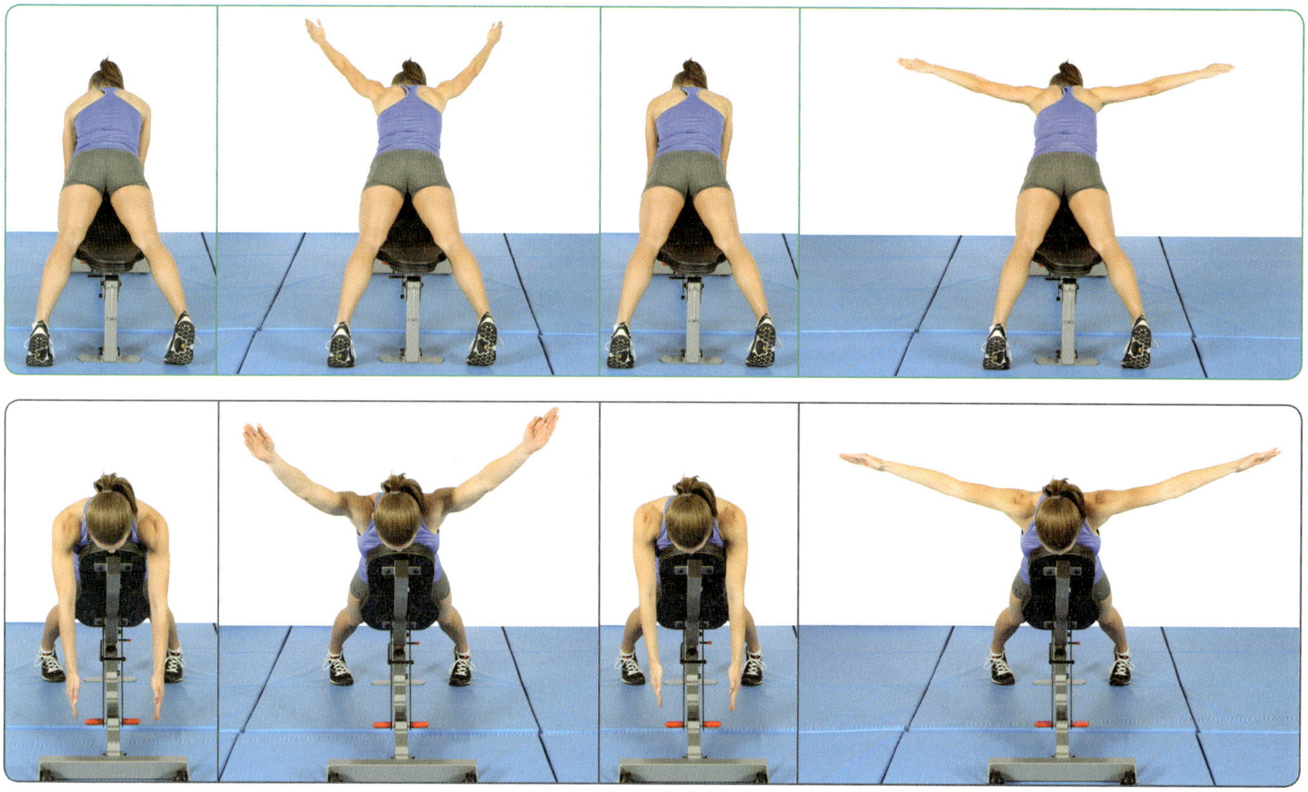

1. 다리를 곧게 펴서 체중을 지지한 상태에서 얼굴을 바닥으로 향하게 벤치에 엎드려 눕는다.
2. 손바닥을 안으로 향하게 한 상태로 팔을 펴서 내린다.
3. 엄지손가락이 천장을 향하고 손바닥을 안으로 한 상태를 유지하며 팔을 머리 위로 들어 올려 Y자를 만든다. 팔을 올리고 내리기를 10번 반복한다.
4. 처음 자세로 돌아온다. 손바닥을 바닥으로 향하게 하며 팔을 옆으로 들어 올려 T자를 만든다. 팔을 올리고 내리기를 10번 반복한다.

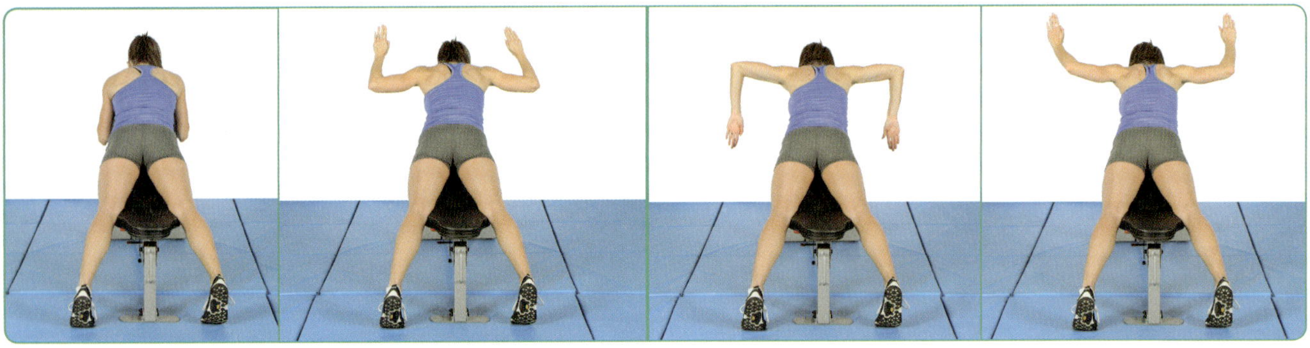

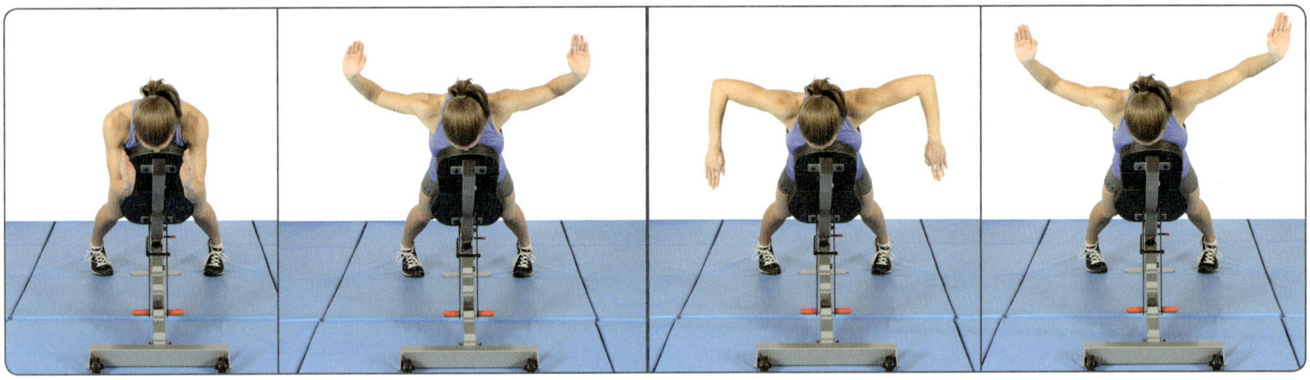

5. 시작 자세에서 팔꿈치를 접어 손이 벤치의 끝에 가깝게 오도록 한다. 팔을 이 자세로 유지하며 날개뼈를 서로 가깝게 모아 팔을 들어 올린다. 10번 반복한다.

6. 팔꿈치를 밖으로 들어 올린 5번 자세에서 팔꿈치를 천장으로, 손을 바닥으로 보내 상완이 상체와 같은 선상에 있게 한다. 10번 반복한다.

이 훈련은 중부와 하부 승모근과 후면 삼각근 그리고 어깨 외회전 근육들을 활성화시켜줄 것이다.

네발자세 흉추 신전 회전

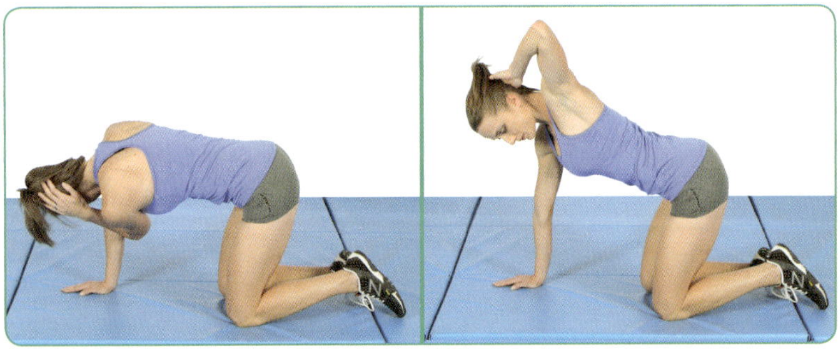

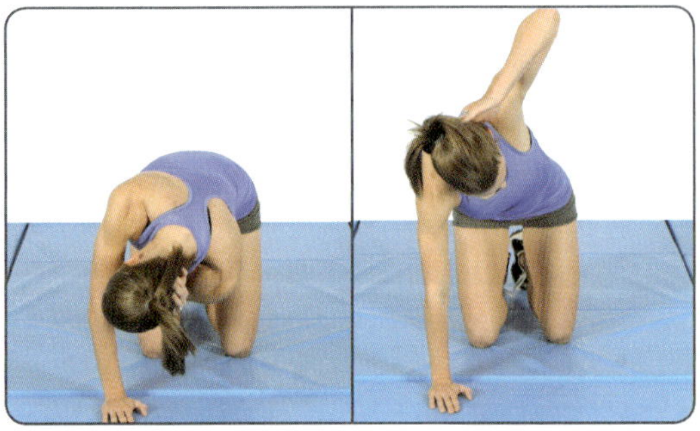

1. 손은 어깨 밑에 무릎은 골반너비로 하여 엎드리고 허리는 곧게 편다.
2. 오른손을 목뒤에 올려놓고 팔꿈치를 안으로 보내며 몸을 회전시킨다.
3. 팔꿈치를 몸의 밖으로 보내며 등을 펴며 회전한다.
4. 6회 반복한 후 반대쪽도 똑같이 반복한다.

막대 발목 가동성 훈련

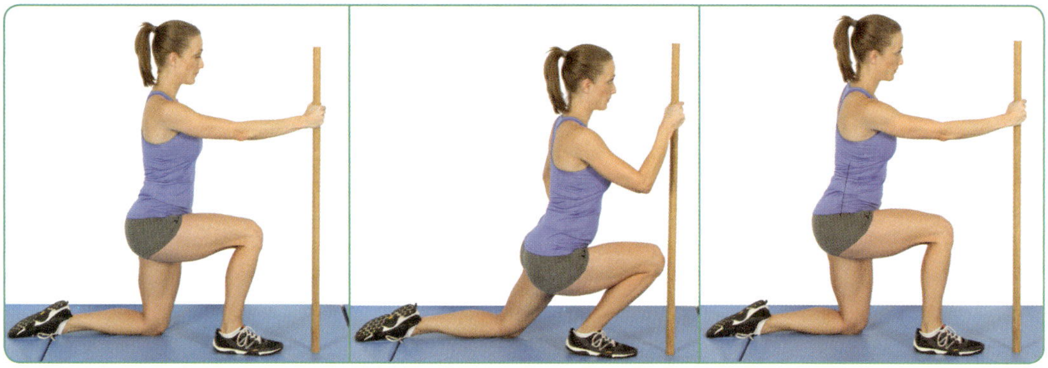

1. 막대를 발끝 앞에 수직으로 세워 잡은 상태에서 오른쪽 무릎을 세워 반무릎 자세를 만든다.
2. 무릎을 막대 쪽으로 움직여 정강이를 기울인다.
3. 양쪽을 반복한다.

벽 루마니안 데드리프트

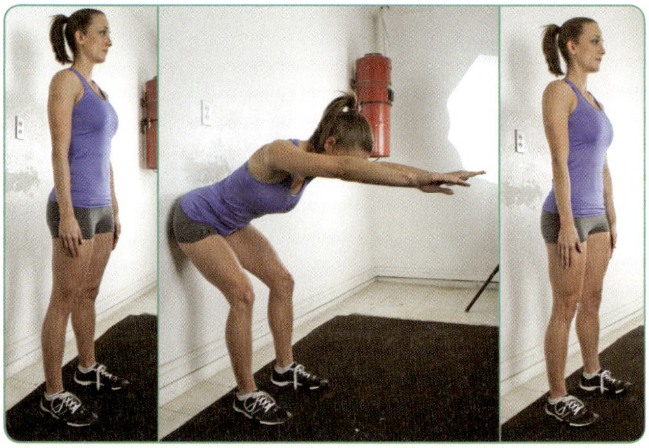

1. 발 두 개 정도 거리로 벽에서 떨어져 발을 골반너비로 벌려 선다.
2. 손은 골반에 올려놓고 엉덩이를 뒤로 보내 골반을 접어 햄스트링을 스트레칭 한다.
3. 시작 자세로 돌아와 6~8회 반복한다.

렉에서 벽 루마니안 데드리프트

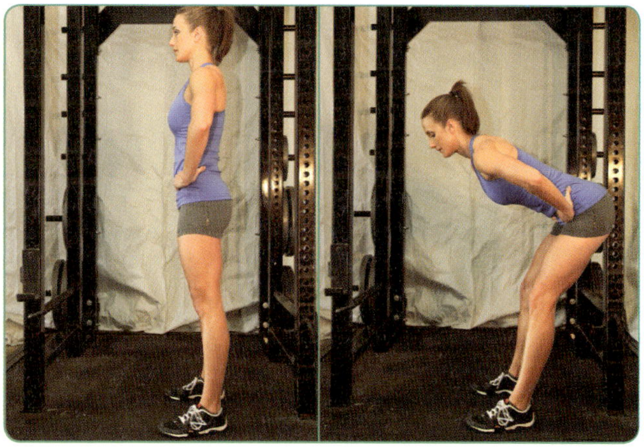

1. 발 두 개 정도 거리로 렉에서 떨어져 발을 골반너비로 벌려 선다.
2. 손은 골반에 올려놓고 엉덩이를 뒤로 보내 엉덩이가 렉에 닿을 때까지 골반을 접는다.
3. 무릎을 살짝 접어 편하게 하되 대부분의 움직임은 골반에서 나오도록 한다.
4. 시작 자세로 돌아와 6~8회 반복한다.

고관절 내회전

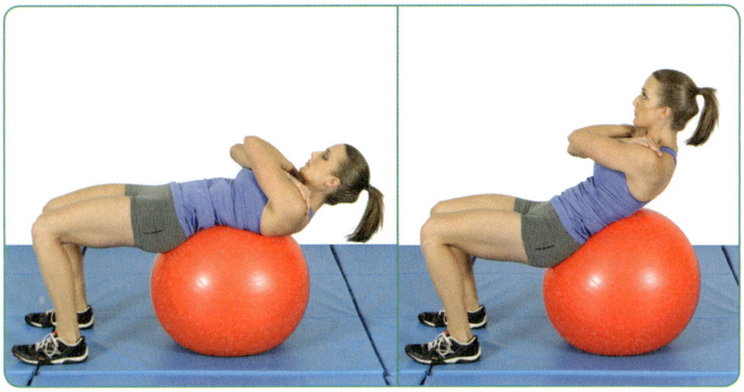

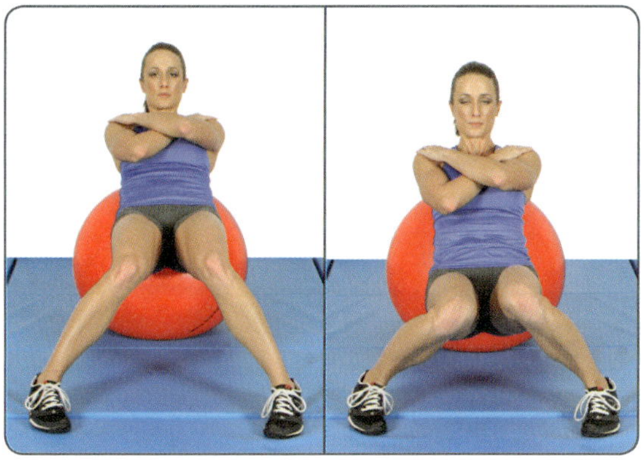

1. 발을 바닥에 밀착해놓고 팔을 가슴 앞에서 엇갈려 놓은 상태로 짐볼에 눕는다.
2. 무릎을 앞쪽을 향하게 유지하며 발을 양옆으로 벌리며 걸어간다.
3. 스쿼트에서 취하는 무릎의 자세와 반대로 무릎은 안으로 말려 들어간다.
4. 앞으로 짐볼을 굴려 내려간다.
5. 처음 자세로 다시 되돌아가며 이 동작을 6~8회 반복한다.

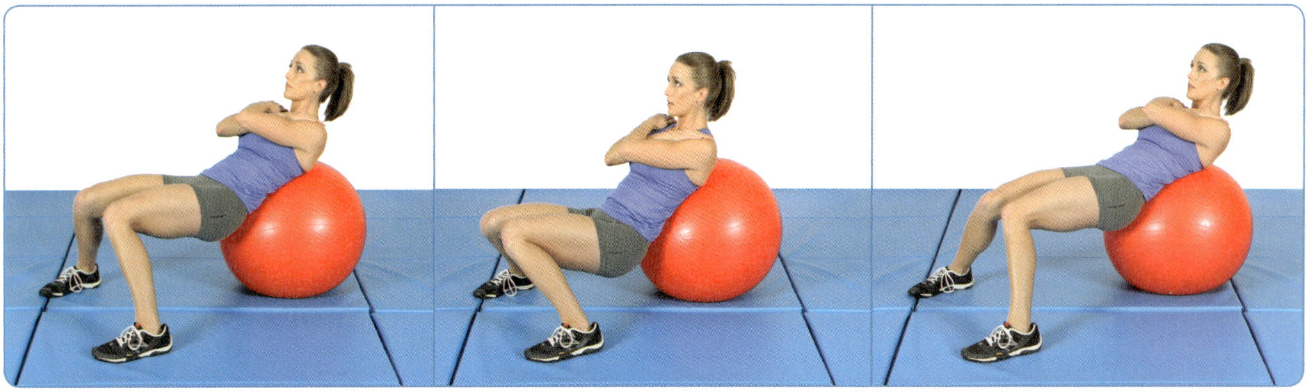

한 다리 루마니안 데드리프트 리칭

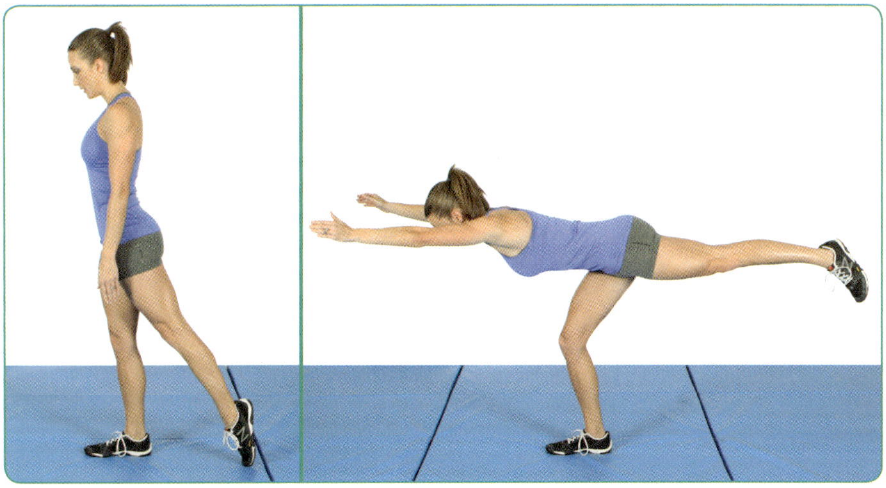

1. 오른 무릎을 살짝 구부려 오른 다리 하나로만 선다.
2. 고관절을 접어 엉덩이를 뒤로 이동시키며 상체를 숙인다.
3. 상체를 숙였을 때 팔을 앞으로 뻗고 왼 다리를 뒤로 뻗어 손끝부터 왼 발끝까지 일직선이 되도록 한다.
4. 6~8회 숙였다 일어났다 반복을 한 후 반대쪽 다리를 똑같이 실시한다.

활성화

근육 활성화 훈련은 주요 근육이 감당해야 할 운동량을 해낼 수 있게 도와준다. 오븐을 미리 데우지 않고 케이크를 굽는다고 생각해보자. 케이크를 굽는 시간은 더 오래 걸릴 것이고 제대로 구어지지도 않을 것이다. 활성화 훈련은 케이크를 굽기 전에 오븐을 미리 데우는 것과 같은 방법으로 우리의 몸을 준비시킨다.

활성화 훈련은 왜곡된 신경 자극 또는 신경 자극이 없어서 작동을 하지 않은, 즉 억제되기 쉬운 근육을 타깃으로 삼는다. 우리 신체에는 수많은 근육이 있는데 어떤 근육은 삶 전반에 걸쳐 엄청나게 잘 작동하는 반면 다른 어떤 근육은 작동을 안 하고 약해져 시종일관 비활성화되는 경향을 보인다. 매일 우리의 삶은 우리의 대퇴사두근과 종아리 근육을 활성화시키지만 대둔근과 같은 근육들은 하루 종일 비활성화되어 있을 때가 많다. 이러한 활성화 훈련을 규칙적으로 하는 것은 대둔근과 같은 근육들이 비활성화되는 것을 막아주고 우리의 하루 일과 동안 최적으로 작동되도록 도와준다.

활성화 훈련을 할 때는 훈련의 양보다는 질에 초점을 맞춰야 한다. 강한 여성은 힙브릿지 운동을 맨몸으로 쉬지 않고 100회를 할 수 있을 것이지만 활성화 훈련을 할 때는 엉덩이를 최대한 활성화하고 동작 중 척추기립근과 햄스트링의 개입을 최소화하는 목적을 갖고 10회만 할 것이다.

버드독

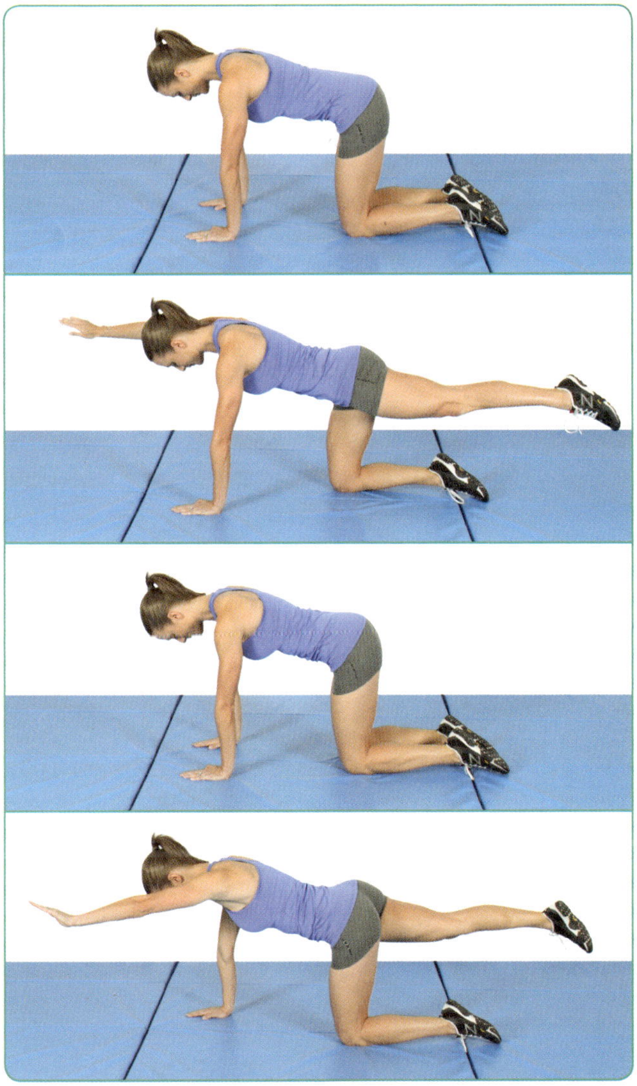

1. 팔을 어깨 밑에 곧게 펴놓고 무릎은 골반너비로 벌려 등을 평평하게 펴서 손과 무릎을 전부 바닥에 대고 엎드린다.
2. 오른팔과 왼 다리를 들어 올린다.
3. 옆으로 몸이 기울어지거나 중심이 한쪽으로 치우치지 않게 한다.
4. 어깨와 골반만 움직이는 동안 코어를 안정화시킨다.
5. 오른팔과 왼 다리를 내린 후 왼팔과 오른 다리를 들어 올린다.
6. 한쪽당 6~8회를 반복한다.

이 훈련은 대둔근을 활성화시킨다.

파이어 하이드런트

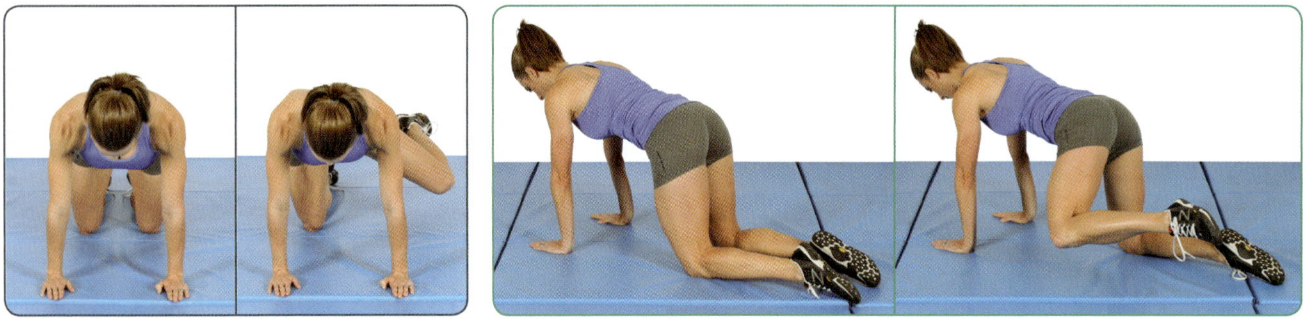

1. 팔을 어깨 밑에 곧게 펴놓고 무릎은 골반너비로 벌려 등을 평평하게 펴서 손과 무릎을 전부 바닥에 대고 엎드린다.
2. 무릎을 구부린 상태를 유지하며 오른 다리를 바깥으로 높게 들어 올린다. 이때 어깨와 골반이 바닥과 평행하도록 유지한다.
3. 시작 자세로 돌아오며 6~8회 반복을 한 후 반대쪽 다리로 반복한다.

이 훈련은 고관절 외회전근과 위쪽 둔근을 활성화한다.

네발자세 힙 익스텐션

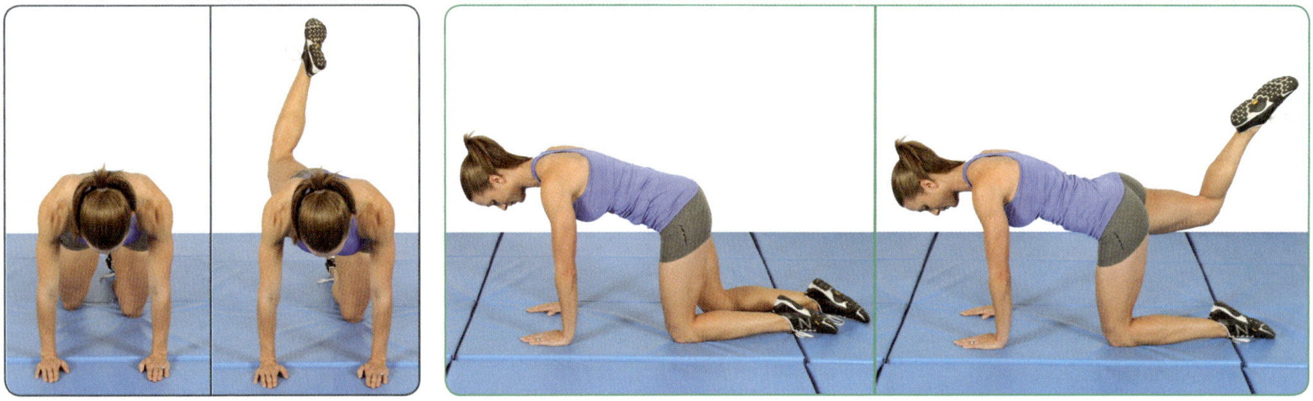

1. 팔을 어깨 밑에 곧게 펴놓고 무릎은 골반너비로 벌려 등을 평평하게 펴서 손과 무릎을 전부 바닥에 대고 엎드린다.
2. 무릎을 구부린 상태를 유지하며 오른 다리를 천장을 향해 뒤로 들어 올린다.
3. 허리가 꺾이지 않게 척추 정렬을 유지하며 다리를 높게 들어 올린다.
4. 시작 자세로 돌아오며 6~8회 반복을 한 후 반대쪽 다리로 반복한다.

이 훈련은 대둔근을 활성화시킨다.

푸시업 플러스

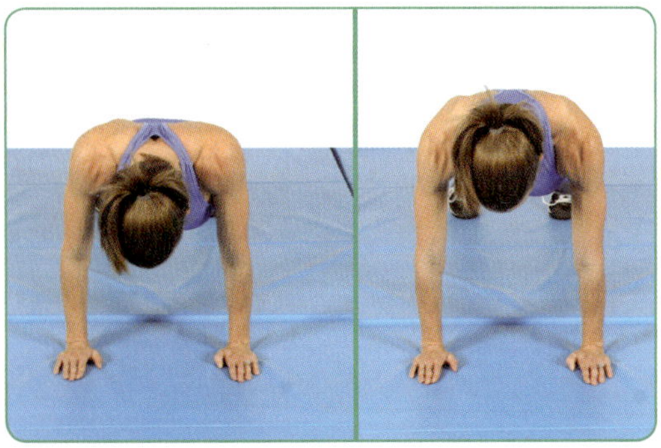

1. 손을 어깨너비로 벌려 푸시업 자세를 만든다.
2. 코어와 엉덩이 근육을 개입시켜 머리부터 발목까지 일자로 곧은 자세를 만든다.
3. 팔을 곧게 편 상태를 유지하고 날개뼈를 서로 가까워지게 모으면서 가슴을 내린다.
4. 이 자세에서 날개뼈를 서로 떨어지도록 벌리며 다시 등을 천장 쪽으로 밀어낸다.
5. 시작 자세로 돌아오며 6~8회 반복한다.

이 훈련은 전거근을 활성화한다.

사이드 라잉 고관절 앱덕션

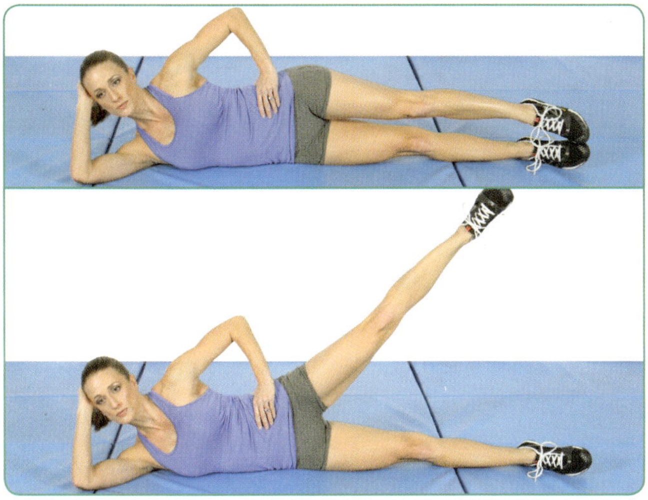

1. 다리를 펴고 발을 중립 자세로 포개놓은 상태로 옆으로 눕는다.
2. 바닥에 있는 팔 위에 머리를 편하게 두고 반대쪽 팔은 몸 옆에 편하게 둔다.
3. 위에 포개놓은 다리를 엉덩이의 옆쪽에 힘이 잘 들어갈 때까지 들어 올리고, 이때 무릎이 구부러지지 않고 고관절이 중립에 있게 유지한다. 골반이 앞이나 뒤로 기울어지지 않도록 한다.
4. 시작 자세로 돌아오고 충분히 반복한 후 반대 다리를 똑같이 실시한다.

이 훈련은 엉덩이 위쪽을 활성화한다.

사이드 라잉 클램

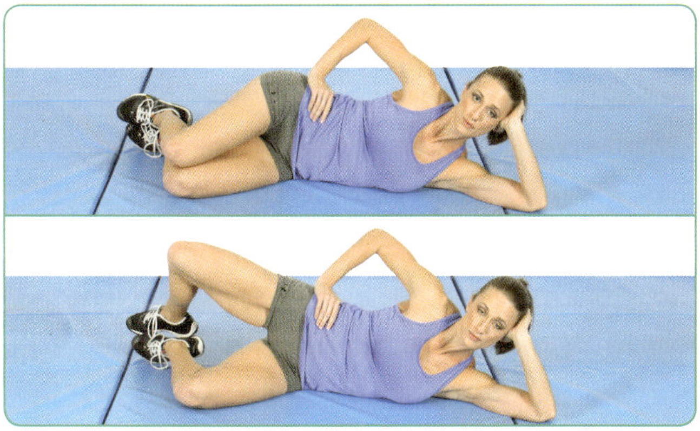

1. 옆으로 누어 양 무릎은 90도로 구부리고 골반은 135도로 접는다.
2. 바닥에 있는 팔 위에 머리를 편하게 두고 반대쪽 팔은 몸 옆에 편하게 둔다
3. 양 발뒤꿈치를 붙인 상태를 유지하며 고관절을 회전시켜 무릎을 벌린다.
4. 허리가 움직이거나 비틀어지지 않게 한다.
5. 시작 자세로 돌아오며 6~8회 반복을 한 후 반대쪽 다리로 반복한다.

이 훈련은 고관절 외회전 근육과 엉덩이 위쪽을 활성화시킨다.

슈퍼맨

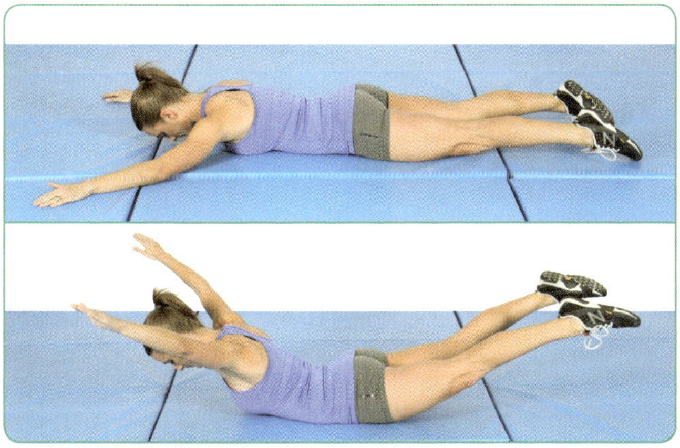

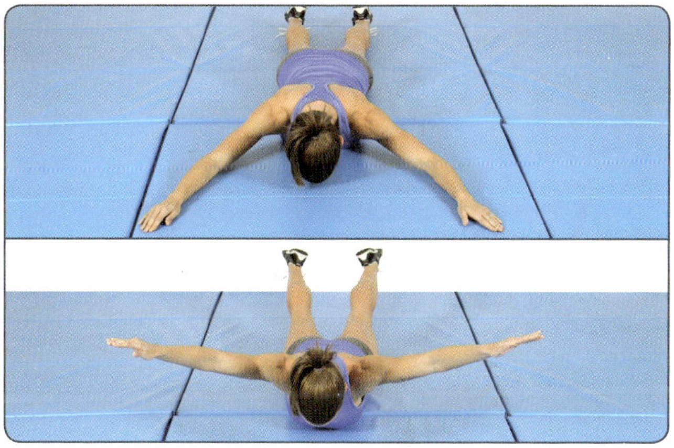

1. 몸을 곧게 펴고 바닥을 바라보고 엎드려 눕는다.
2. 손바닥이 바닥을 향하게 놓고 팔을 앞쪽으로 완전히 편다.
3. 팔과 다리 그리고 가슴을 동시에 바닥에서 들어 올리고 근수축을 지속시켜 완전히 올린 상태를 유지한다.
4. 다리를 바닥에서 떨어뜨리기 위해 엉덩이에 힘을 세게 준다.
5. 6~8회 반복한다.

이 훈련은 대둔근과 척추기립근을 활성화한다.

바로 누운 자세에서 골반 뒤로 기울이기

1. 벤치나 박스 위에 어깨를 올려두고 발은 엉덩이 근처 바닥에 놓으며 무릎은 90도 각도를 만들어 테이블 자세를 만든다.
2. 어깨를 벤치 위에 유지하고 등을 아치 자세로 유지하고 골반을 앞으로 기울인 상태에서 엉덩이를 바닥으로 내린다.
3. 둔근을 조여 골반을 후방 경사시켜 엉덩이와 골반을 시작 자세로 들어 올린다. 반드시 골반의 움직임에 집중하여 실시한다.
4. 8~12회 반복한다.

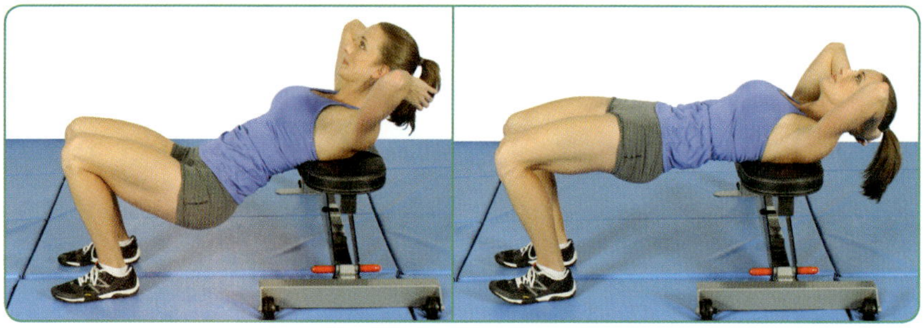

이 훈련은 대둔근을 활성화한다. 대둔근은 골반을 뒤쪽으로 기울이는 가장 중요한 기능을 함에도 대부분의 사람들이 익숙하지 않고 발달이 충분히 되어 있지 않다.

맨몸 힙브릿지

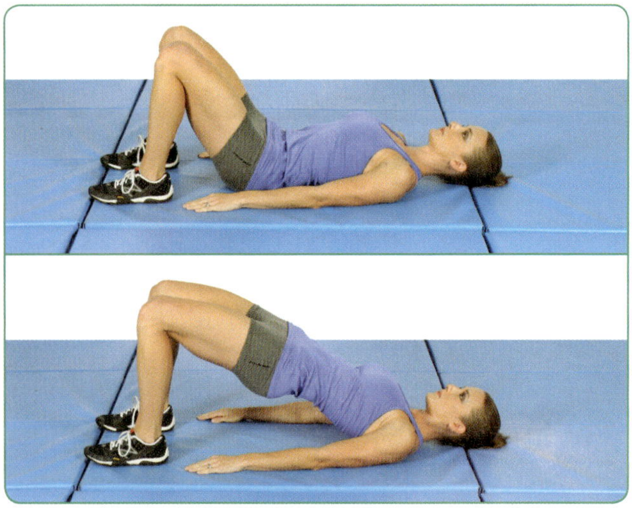

1. 등을 바닥에 대고 누어 팔을 몸 옆에 놓고 발을 바닥에 밀착한 상태를 만든다.
2. 바닥 자세에서 무릎은 90도 정도이고 골반은 135도 정도이다.
3. 뒤꿈치로 바닥을 밀어내 엉덩이를 가능한 높게 들어 올린다. 이때 허리가 꺾이지 않아야 하며 대부분 엉덩이 근육으로 힘을 쓰는 느낌이 들어야 한다.
4. 가장 높은 자세에서 골반의 위치는 어깨, 무릎과 같은 높이에 있을 것이다.
5. 8~12회 반복한다.

이 훈련은 대둔근을 활성화한다.

둔근 주력 운동

만약 기막히게 멋진 엉덩이를 가지고 싶다면 둔근 주력 운동들이 중요하다. 만약 무릎을 접고 있고 햄스트링이 느슨하면 그 때문에 고관절 신전 동안 무릎과 햄스트링이 만들어야 하는 힘의 양이 제한된다. 그럼 이때 어떤 근육이 작용해 이 상황을 해결할 수 있을까? 바로 대둔근이다! 이 주제에 대한 더 많은 정보를 원한다면 용어 설명 장에서 '활성 비효율성'이란 용어를 찾아보라.

둔근 주력 운동들은 무릎을 구부린 상태에서의 고관절 신전 움직임과 관련이 있다. 고관절이 굴곡되어 있을 때 주로 둔근에 개입이 낮은 대퇴사두근 주력 운동과 다르게 둔근 주력 운동들은 둔근을 전체 가동범위에 걸쳐 강화시키며 특히 고관절이 완전히 펴져 있을 때 더욱 강화된다. 다시 말해서, 이 운동들은 '둔근 전체를 광범위하게 강화'시켜준다.

고관절의 완전한 신전에서 둔근의 긴장감을 최대화시켜주는 이 사실 덕분에, 이 운동들은 둔부에 가장 높은 중립의 힘을 끌어내는 부분에서 둔근을 최대로 활성화시킨다. 또한 그 부분에서 둔근은 허벅지를 뒤로 움직이기(고관절 신전) 위한 최적의 지렛대 역할을 한다. 이러한 이유로 여성들은 이 장의 운동들을 좋아하는 경향이 있다. 왜냐하면 그들은 가동범위 전반에 걸쳐 근육이 사용되는 느낌을 받는 것을 좋아하기 때문이다. 또한 이 사실은 왜 힙 쓰러스트 같은 운동들이 과학자들에게 세포의 팽창으로 알려진 펌핑을 만들 수 있고 근육을 더 크게 만드는 것을 도와줄 수 있는지 설명한다.

둔근 주력 운동을 하는 다른 이점은 다양한 양측(양다리) 운동이 무거운 무게를 들어 올리기 위해 더 큰 근수축을 사용할 수 있게 할 만큼 엄청나게 안정적이라는 것이다. 다양한 편측(한 다리) 운동의 장점은 어디서든 할 수 있고 또한 정확하게 운동을 하려면 꽤나 노력이 필요하다는 것이다. 혼자 하는 맨몸 운동의 저항은 위에서 언급한 모든 움직임을 익히게 하는 엄청난 둔근 운동을 제공한다.

둔근 주력 운동은 다른 무수한 진보된 기술들에 잘 적용된다. 더 많은 정보를 위해 용어 설명 장에서 지속적인 긴장 방법과 휴식-정지 기법, 정지 기법 그리고 아이소홀드 기법을 찾아보라.

나는 바벨 둔근 브릿지와 바벨 힙 쓰러스트 운동 중 어느 것이 둔근 발달에 더 좋은지에 대해 종종 질문을 받는다. 힙 쓰러스트는 고관절에 가동범위를 증가시키기 위한 최고의 운동이지만 바벨 둔근 브릿지는 더 무거운 무게를 들 수 있게 하기 때문에 둔근을 최대로 활성화할 수 있다. 이러한 이유 때문에 운동 프로그램에 이 두 가지 운동을 추천하는 것이다. 힙 쓰러스트를 더 자주 하되 매번 할 때마다 한 번쯤은 바닥부터 시작을 하고 둔근의 최대 활성화를 위해 가능한 무겁게 브릿지를 하길 바란다. 좋은 프로그램은 이 두 운동을 합쳐 아름답고 강한 뒤태를 만드는 것을 돕는다.

스트롱 커브스의 모토인 더 강한 엉덩이, 더 좋은 엉덩이를 기억하자. 더 강한 힙 쓰러스트와 바벨 둔근 힙브릿지는 엉덩이를 더 좋게 보이게 할 것이다. 스쿼트와 데드리프트가 항상 더 좋은 엉덩이를 만들어준다고 말할 수는 없다. 왜냐하면 특정한 목표에 따라 스쿼트를 하면 대퇴사두근을 발달시킬 수도 있으며 데드리프트를 하면 등을 너무 많이 발달시킬 수도 있다. 이것은 스쿼트 또는 데드리프트를 멀리하라고 겁주는 것이 아니다. 여성이 근육을 과도하게 발달시킬 수 있는 경우는 거의 드물며, 특히 체중을 관리하고 있는 상태에선 더 어렵다. 그러나 이따금씩 이런 현상들이 발생하거나 할 수도 있다. 고강도 운동 세계에서 1년 이상 있으면서 매일 그들의 근력 능력을 발달시키는 여성들을 보았다. 그들은 풀 스쿼트로 83kg 중량을 들어 올리고 124kg 중량을 데드리프트로 들어 올리지만 그들의 몸매는 눈에 띄게 아름답다. 그러나 그녀들은 몸이 과체중이 되거나 지방이 축적되도록 두지 않았다. 장기적인 운동을 위한 가장 좋은 목표는 힙 쓰러스트로 100kg의 무게를 10번 들어 올리는 것이다.

또한 둔근 주력 운동은 요통으로 고생하는 사람들에게 기적을 가져다줄 수 있다. 둔근 주력 운동들은 고관절을 신전시킬 때 몸이 허리나 햄스트링이 아닌 둔근을 사용하도록 가르친다. 척추를 바르게 유지하며 고관절을 움직이는 것은 요통을 방지하는 데 결정적인 요소이다.

또한 둔근 주력 운동들은 스포츠에서도 매우 중요하다. 잘 발달된 근육은 힘 발달을 위한 더 많은 잠재력을 갖고 있다. 힘은 근육의 크기와 관련 있기 때문이다. 파워는 힘에 속도가 곱해진 것이기 때문에 강한 둔근은 힘 생산을 증가시켜 파워를 향상시킬 수 있다(속도가 동일하다고 가정할 때). 둔근 주력 운동은 또한 고관절 신전의 마지막 가동범위를 강화시킨다. 예를 들어 단거리 달리기를 할 때 발이 바닥에 닿았을 때 대퇴는 고관절 신전의 끝 범위에 위치하게 되는데 이 구간은 힘을 생성하고 몸을 앞으로 추진시키는 데 중요한 구간이다. 스피드와 가속은 대부분의 스포츠에서 매우 중요하기 때문에 둔근 주력 운동들은 그 운동에 중추적인 역할을 하는 둔근에 초점이 맞춰져 있으며 스포츠 활동에 있어 가장 중요한 구간을 강화시킨다.

발 올린 상태에서 힙 쓰러스트

발 올린 상태에서 힙 쓰러스트는 둔근과 더불어 햄스트링 부위를 목표로 한 운동이다. 이 운동은 가동범위를 늘려주지만 최정점 자세에서 몸의 각도 때문에 체중의 일부만 사용을 하게 된다. 이 운동은 대퇴사두근을 많이 사용하는 사람들이 둔근을 활성화하는 방법을 배우는 데 아주 효과적인 방법이다. 만약 힙 쓰러스트를 하는 동안 대퇴사두근이 사용되는 느낌을 받는다면 이 운동을 30회씩 2세트 일주일에 두 번 하길 바란다.

자극을 받는 부위: 둔근, 햄스트링

팁

- 발끝을 천장으로 향한 상태를 유지하며 뒤꿈치를 이용해 벤치를 밀어낸다.
- 허리가 아닌 엉덩이를 이용하여 체중을 위로 밀어낸다.
- 무릎이 90도보다 약간 넓어지게 하기 위해 벤치에서부터 누어라.
- 허리가 과하게 뒤로 젖혀지거나 안으로 구부러지지 않게 하여 강한 등을 유지한다.

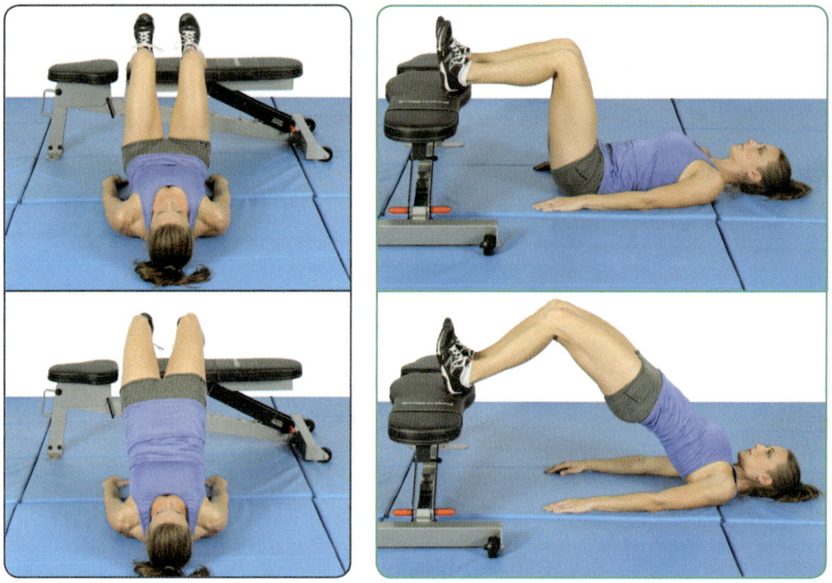

운동 방법

1. 발을 바닥에 둔 상태에서 벤치 앞에 눕는다.
2. 발끝을 천장으로 향하게 한 상태로 양 발뒤꿈치 모두 벤치 위에 올린다.
3. 무릎을 90도보다 약간 넓게 하기 위해 뒤로 약간 이동한다.
4. 등의 중간부터 무릎까지 일직선이 될 때까지 뒤꿈치로 벤치를 눌러내려 엉덩이를 천장을 향해 들어 올린다.
5. 시작 자세로 되돌아온다.

맨몸 힙 쓰러스트

이 힙 쓰러스트는 어깨를 발보다 높여놓는 자세이다. 바닥에서 누어서 하는 힙 쓰러스트와 비교하면 이 자세가 시작부터 끝 자세까지 고관절에 보다 큰 가동범위를 활용한다. 이러한 가동범위 증가는 둔근을 더 강하게 하고 대퇴사두근이 안정화 근육으로 활성화되도록 만들어준다.

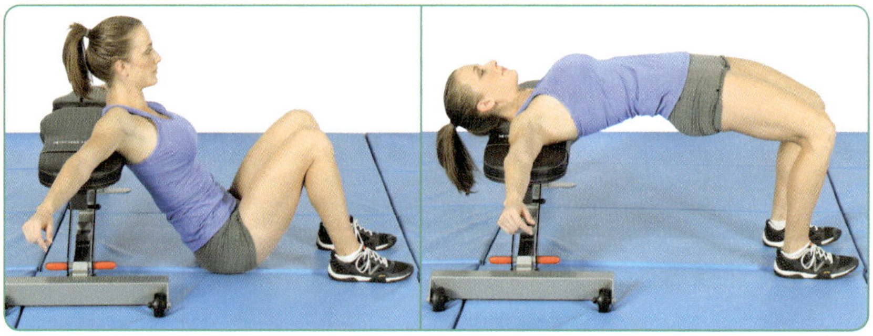

자극을 받는 부위: 둔근, 대퇴사두근

팁

- 발을 완전히 바닥에 붙이고 무릎이 발끝과 같은 선상에 있도록 유지하며 뒤꿈치를 이용하여 밀어낸다.
- 허리나 햄스트링이 아닌 엉덩이를 이용하여 몸을 밀어 올린다. 허리 근육과 햄스트링이 넓게 사용되는 느낌을 받겠지만 이 근육들이 둔근을 대신하여 과도하게 사용되면 안 된다.
- 위와 아래로 부드럽게 움직여야 한다.
- 허리가 과하게 뒤로 젖혀지거나 안으로 구부러지지 않게 하여 강한 등을 유지한다.
- 동작의 최정점에서 몸통은 바닥과 수평이다.

운동 방법

1. 벤치에 기대어 앉고 발을 바닥에 밀착한다.
2. 뒤꿈치로 바닥을 밀어내고 어깨를 벤치 위로 올린다. 골반이 어깨와 같은 선상에 있고 무릎이 90도 각도가 될 때까지 엉덩이의 힘으로 골반을 들어 올린다.
3. 시작 자세로 돌아온다.

발과 어깨를 올린 상태에서 힙 쓰러스트

이 운동은 어깨와 발을 올려 운동 강도와 가동범위를 증가시킨다. 이 운동은 둔근의 근력을 강화하고 햄스트링을 고관절을 펴고 무릎을 안정화하도록 활성화시킨다.

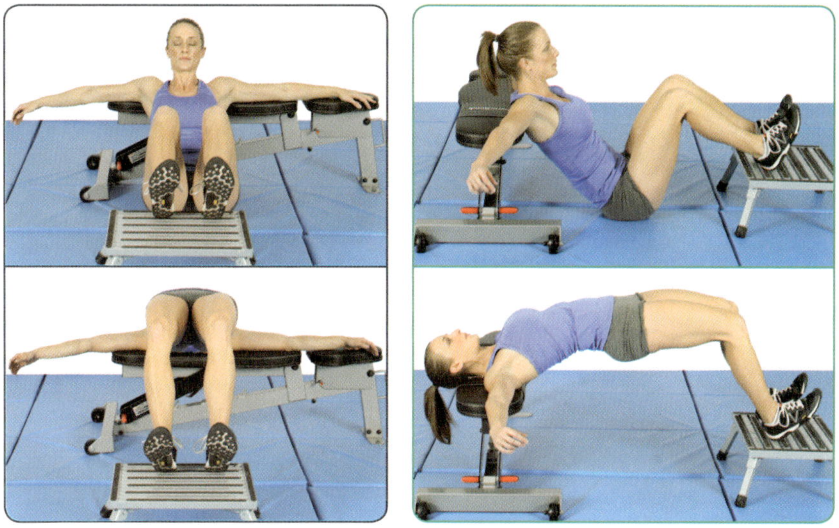

자극을 받는 부위: 햄스트링

팁

- 발을 완전히 바닥에 붙이고 무릎이 발끝과 같은 선상에 있도록 유지하며 뒤꿈치를 이용하여 밀어낸다.
- 허리나 햄스트링이 아닌 엉덩이를 이용하여 몸을 밀어 올린다. 허리 근육과 햄스트링이 넓게 사용되는 느낌을 받겠지만 이 근육들이 둔근을 대신하여 과도하게 사용되면 안 된다.
- 위와 아래로 부드럽게 움직여야 한다.
- 허리가 과하게 뒤로 젖혀지거나 안으로 구부러지지 않게 하여 강한 등을 유지한다.
- 동작의 최정점에서 몸통은 바닥과 수평이다.

운동 방법

1. 벤치에 기대어 앉고 발을 바닥에 밀착한다.
2. 엉덩이에서 40cm 떨어진 벤치 위에 양 발뒤꿈치를 위치시킨다.
3. 뒤꿈치로 바닥을 밀어내고 어깨를 벤치 위로 올린다. 골반이 어깨와 일직선에 있고 무릎이 90도 각도가 될 때까지 엉덩이의 힘으로 골반을 들어 올린다.
4. 시작 자세로 돌아온다.

발 올린 상태에서 싱글레그 힙 쓰러스트

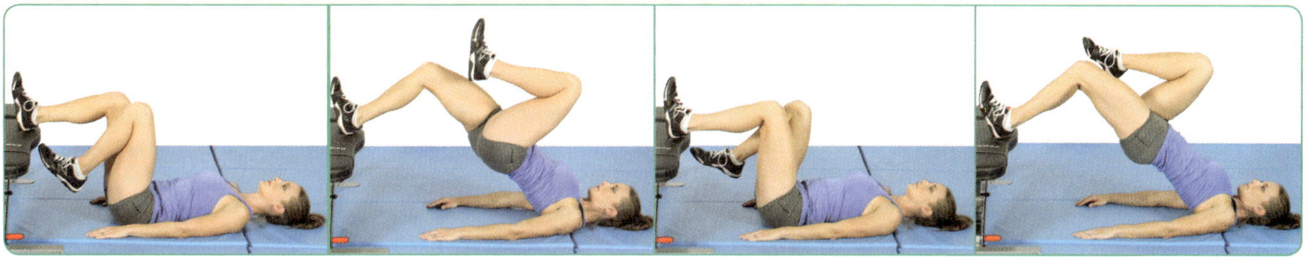

발 올린 상태에서 싱글레그 힙 쓰러스트는 한 다리 브릿지 동작 중 가장 쉬운 운동이다. 그러나 고관절 전반에 넓은 가동범위를 활용하며 햄스트링이 더 많이 활용되게 하기 때문에 확실히 효과가 있다.

자극을 받는 부위: 둔근, 햄스트링

팁

- 발끝을 천장으로 향한 상태를 유지하며 뒤꿈치를 이용해 벤치를 밀어낸다.
- 허리가 아닌 엉덩이를 이용하여 체중을 위로 밀어낸다.
- 무릎이 90도보다 약간 넓어지게 하기 위해 벤치에서부터 누어라.
- 허리가 과하게 뒤로 젖혀지거나 안으로 구부러지지 않게 하여 강한 등을 유지한다.

운동 방법

1. 발을 바닥에 둔 상태에서 벤치 앞에 눕는다.
2. 왼발은 바닥에 유지한 상태에서 오른발 발끝을 천장으로 향하게 한 상태로 오른발 뒤꿈치를 벤치 위에 올린다.
3. 올려놓은 오른쪽 무릎을 90도보다 약간 넓게 하기 위해 뒤로 약간 이동한다.
4. 왼 다리를 가슴 쪽으로 당겨놓기 위해 바닥에 있는 왼발을 바닥에서 들어 올린다.
5. 등의 중간부터 오른 무릎까지 일직선이 될 때까지 오른발 뒤꿈치로 벤치를 눌러내려 엉덩이를 천장을 향해 들어 올린다.
6. 시작 자세로 내려가고 원하는 만큼 반복한 후 다리를 바꾼다.

한 다리 둔근 브릿지

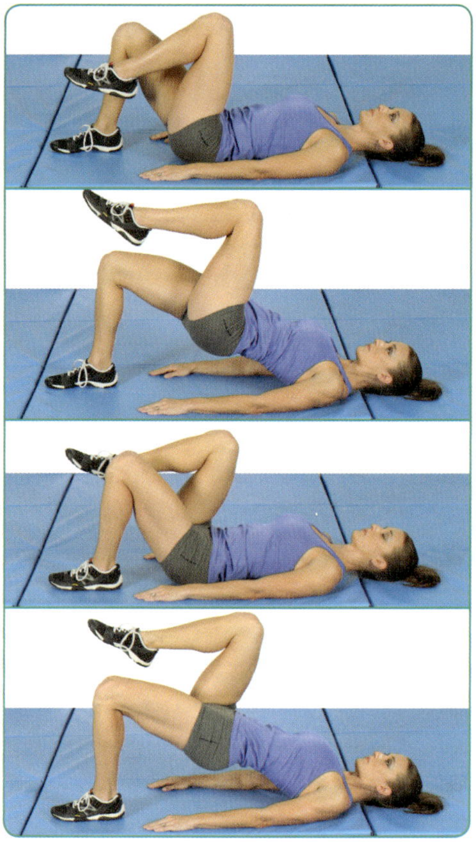

이 운동은 장비를 사용하지 않고 둔근의 활성화 정도를 향상시키는 데 아주 좋은 운동이다. 많은 사람들이 이 동작의 난이도를 얕보는 실수를 한다. 이 동작을 정확히 수행하면 놀랍게도 어렵다는 것을 알 수 있다. 그러나 이 동작은 어디서든 할 수 있다. 나는 아직도 가끔씩 나의 둔근에 자극을 주기 위해 20회씩 2세트를 하고 있다.

자극을 받는 부위: 둔근

팁

- 발끝에 체중이 실리지 않게 유지하며 뒤꿈치로 밀어낸다.
- 등 근육에 운동 자극이 느껴지도록 허리를 젖히지 않는다.
- 햄스트링이 아닌 둔근에 운동 자극이 느껴져야 한다. 몇 차례 반복적으로 해야만 어떤 운동인지 느낄 수도 있기 때문에 지속적으로 하도록 한다.
- 한쪽으로 치우치는 것을 방지하기 위해 골반과 어깨를 일직선으로 유지한다.
- 동작 최정점에서 짧게 정지한다.

운동 방법

1. 발을 바닥에 밀착하고 팔을 몸 옆에 둔 상태로 눕는다.
2. 무릎을 구부린 상태를 유지하며 왼쪽 무릎을 가슴 쪽으로 당겨 왼 다리를 들어 올린다.
3. 오른발 뒤꿈치를 이용하여 바닥을 밀어 엉덩이를 위로 들어 올려 브릿지 자세를 만든다.
4. 원하는 만큼 반복한 후 시작 자세로 돌아가 다리를 바꾼다.

어깨를 올린 상태에서 둔근 행진

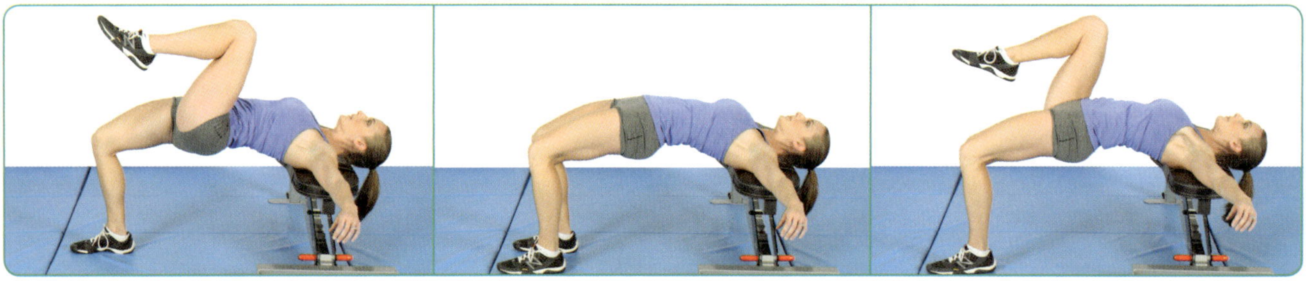

둔근 행진은 어깨를 발보다 높게 들어 올리고 행진을 하듯 발을 번갈아 가며 들어 올려 한 다리씩 운동을 한다. 이 운동은 중요한 고관절 가동범위 끝 부위 근력과 안정성을 발달시킨다.

자극을 받는 부위: 둔근, 대퇴사두근

팁

- 무릎과 발끝을 일직선상에 유지하고 뒤꿈치를 이용해 바닥을 밀어낸다.
- 허리나 햄스트링이 아닌 엉덩이를 이용하여 몸을 밀어 올린다. 허리 근육과 햄스트링이 넓게 사용되는 느낌을 받겠지만 이 근육들이 둔근을 대신하여 과도하게 사용되면 안 된다.
- 허리가 과하게 뒤로 젖혀지거나 안으로 구부러지지 않게 하여 강한 등을 유지한다.
- 동작의 최정점에서 몸통은 바닥과 수평이다.

운동 방법

1. 발을 바닥에 밀착하고 벤치에 등을 기대어 앉는다.
2. 뒤꿈치로 바닥을 밀어내고 어깨를 벤치 위로 올린다. 골반이 어깨와 일직선에 있고 무릎이 90도 각도가 될 때까지 골반을 들어 올린다.
3. 엉덩이를 최고로 높게 들어 올린 자세를 유지하며 왼 다리를 바닥에서 들어 올려 왼 무릎을 가슴 쪽으로 가져온 후 그 자세로 2초간 정지한다.
4. 시작 자세로 돌아온 후 오른 다리를 들어 올려 그 자세로 2초간 정지한다.
5. 원하는 만큼 반복한다.

어깨를 올린 상태에서 싱글레그 힙 쓰러스트

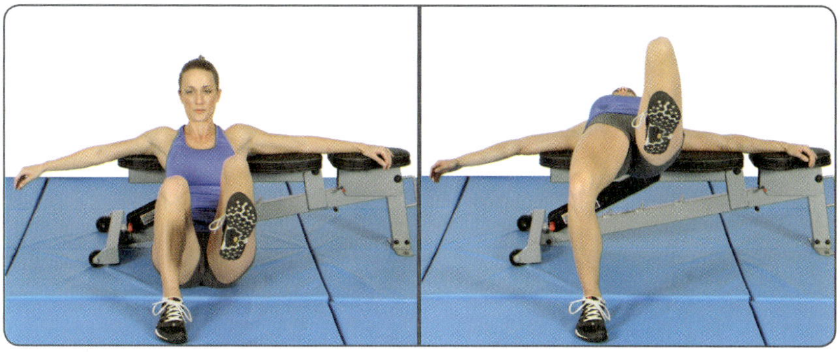

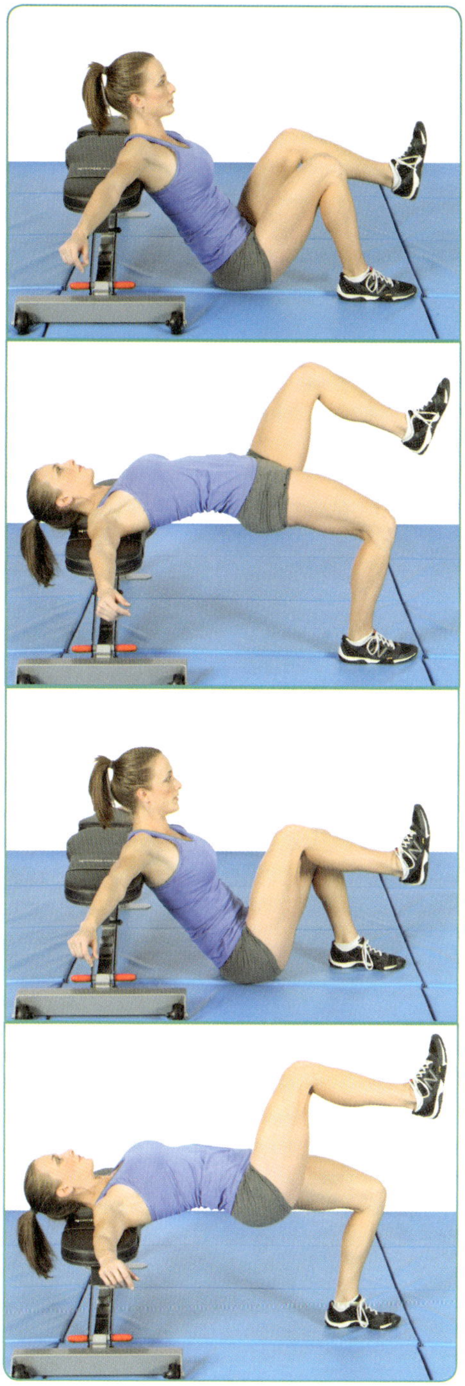

어깨를 올린 상태에서 싱글레그 힙 쓰러스트는 어깨를 발보다 높게 들어 올리고 따로따로 한 다리에 저항을 더 걸어 운동을 한다. 이 운동은 시작부터 끝 자세까지 고관절을 움직여 가동범위를 늘려주고 둔근을 더 강하게 하고 대퇴사두근이 안정화 근육으로 활성화되도록 만들어준다.

자극을 받는 부위: 둔근, 햄스트링

팁

- 무릎과 발끝을 일직선상에 유지하고 뒤꿈치를 이용해 바닥을 밀어낸다.
- 허리가 아닌 엉덩이를 이용하여 체중을 위로 밀어낸다.
- 무릎이 90도보다 약간 넓어지게 하기 위해 벤치에서부터 누어라.
- 허리가 과하게 뒤로 젖혀지거나 안으로 구부러지지 않게 하여 강한 등을 유지한다.
- 동작의 최정점에서 몸통은 바닥과 수평이다.

운동 방법

1. 발을 바닥에 밀착하고 벤치에 등을 기대어 앉는다.
2. 왼 다리를 가슴을 향해 당겨오기 위해 왼쪽 무릎을 들어 올린다.
3. 오른발 뒤꿈치를 이용해 밀어 올려 어깨가 벤치 위에 올라오게 한다. 골반이 어깨와 일직선상에 올 때까지 그리고 무릎이 90도가 될 때까지 둔근을 이용해 골반을 위로 들어 올린다.
4. 시작 자세로 돌아간다.
5. 원하는 만큼 반복한 후 다리를 바꾼다.

바벨 둔근 브릿지

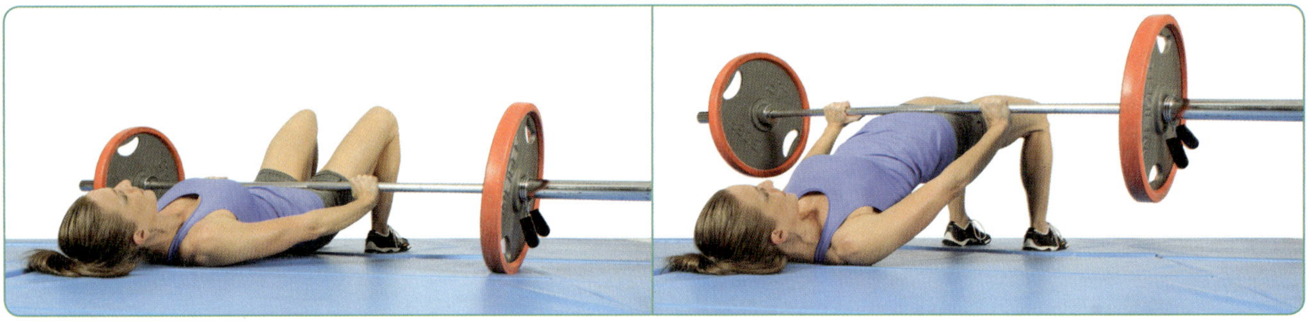

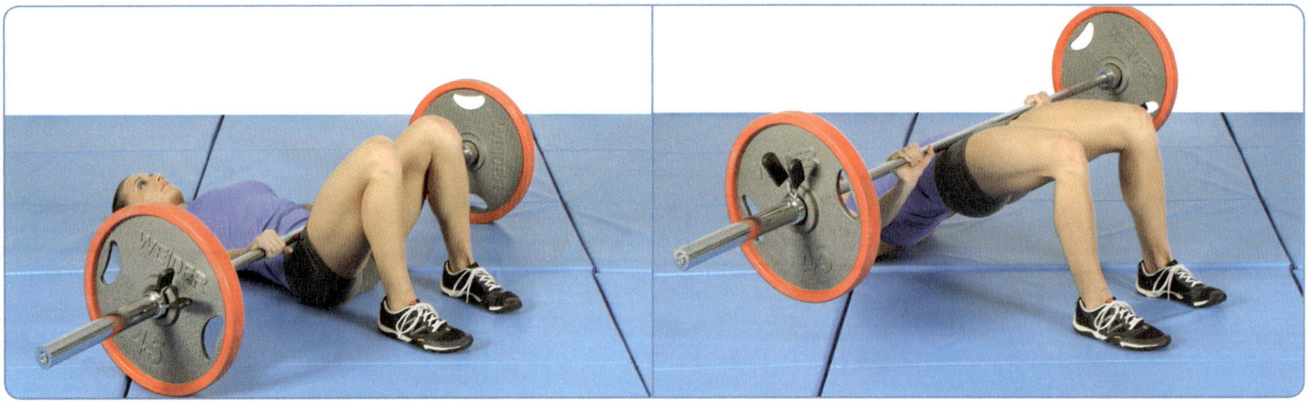

바벨 둔근 브릿지는 맨몸 둔근 브릿지(활성화 장에서 찾아볼 수 있다.)의 발전된 단계이다. 이 운동에 무게를 추가하는 것은 작은 가동범위를 사용하여 둔근을 강하게 발달시키는 것을 도와준다. 이 운동은 안정적인 자세에서 엄청나게 무거운 무게를 사용할 수 있도록 해준다. 바벨 힙 쓰러스트를 하기 전에 이 운동을 숙달하면 많은 개별적 이익을 얻을 수 있다. 왜냐하면 이 동작은 더 작은 가동범위를 활용한 간단한 동작이며 둔근을 더 쉽게 활성화시킨다.

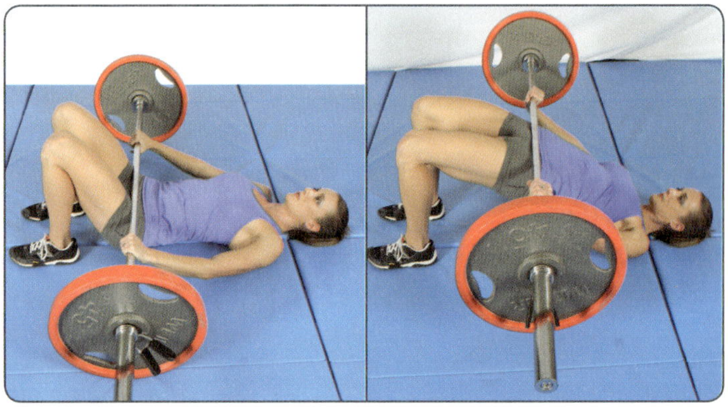

자극을 받는 부위: 둔근

팁

- 발뒤꿈치를 활용해 바닥을 밀어낸다. 아마 발끝을 들어 올린 상태로 뒤꿈치를 사용해 바닥을 밀어내는 것이 더 쉽다는 것을 발견할 것이다.
- 허리나 햄스트링이 아닌 엉덩이를 이용하여 몸을 밀어 올린다. 허리 근육과 햄스트링이 넓게 사용되는 느낌을 받겠지만 이 근육들이 둔근을 대신하여 과도하게 사용되면 안 된다.
- 허리가 과하게 젖혀지거나 안으로 구부러지지 않게 하여 안정적인 코어를 유지한다.
- 최정점에 도달하면 잠시 정지해 있는다.

운동 방법

1. 무게가 있는 바벨을 자신 앞에 두고 다리를 편 상태로 운동 매트 위에 앉는다.
2. 바벨을 다리를 지나 골반 위에 올 때까지 굴린다.
3. 등을 바닥에 대고 눕고 무릎을 세워 엉덩이에 가깝게 가져오며 발을 바닥에 밀착한다.
4. 뒤꿈치를 활용해 바닥을 밀어내어 엉덩이를 바닥에서 들어 올린다. 이때 윗등부터 무릎까지 일직선상에 있게 된다.
5. 시작 자세로 돌아온다.

바벨 힙 쓰러스트

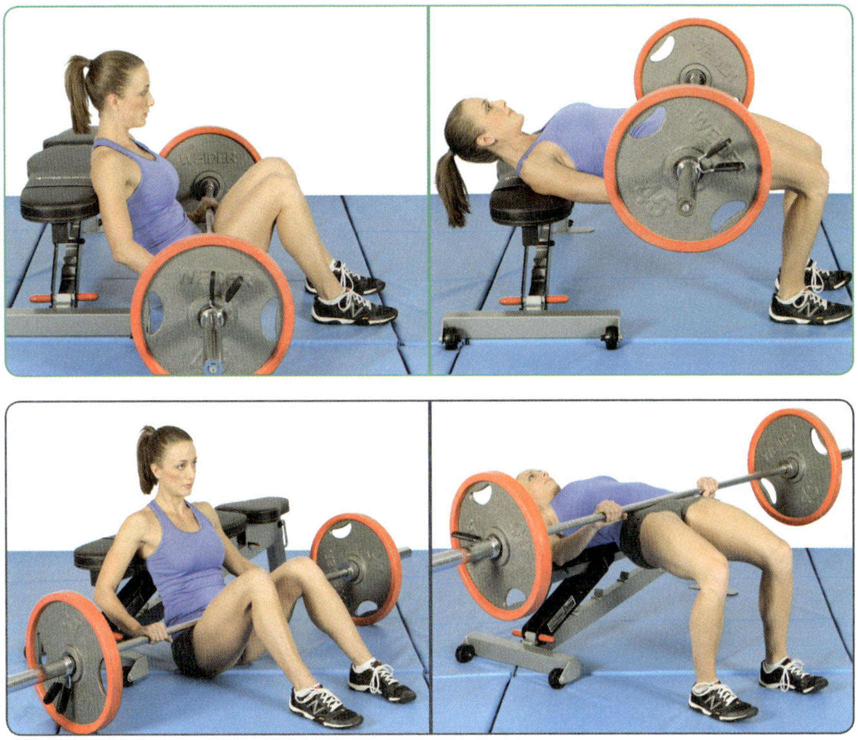

자극을 받는 부위: 둔근, 대퇴사두근

팁

- 발끝은 바닥에서 떨어지지 않게 하며 무릎과 발끝을 일직선상에 유지하고 뒤꿈치를 이용해 바닥을 밀어낸다.
- 허리나 햄스트링이 아닌 엉덩이를 이용하여 몸을 밀어 올린다. 허리 근육과 햄스트링이 넓게 사용되는 느낌을 받겠지만 이 근육들이 둔근을 대신하여 과도하게 사용되면 안 된다.
- 위와 아래로 부드럽게 움직여야 한다.
- 허리가 과하게 젖혀지거나 안으로 구부러지지 않게 하여 안정적인 코어를 유지한다.
- 동작의 최정점에서 몸통은 바닥과 수평이다.
- 최정점에 도달하면 잠시 정지해 있는다.

힙 쓰러스트는 최고의 둔근 발달 운동이다. 햄스트링을 억제하고 둔근이 더 많이 작용하도록 하기 위해 무릎은 구부러진 상태를 유지한다. 지속적인 긴장감은 둔근을 강하게 사용하게 하며 얼마나 많이 엉덩이를 사용하고 있는지 알게 해준다. 가동범위의 끝에서 대둔근 신경이 최대 활성화가 되는데 이 동작에서 둔근을 가동범위 끝까지 사용하게 되어 근육 활성화가 최고점에 도달한다.

고관절이 좋은 가동범위를 지나 움직이고 이 운동을 할 때 발생하는 고유의 안정성 때문에 둔근은 엄청난 힘을 생성한다. 코어(후면 근력)는 다른 동작에서와 마찬가지로 한계가 없는 요소이기 때문에, 힙 쓰러스트는 대둔근에게 "대둔근의 일을 해"라고 하며 대둔근이 최대 근력을 내도록 만든다.

둔근의 근력과 엉덩이 근육을 증가시키는 것은 미적인 요소를 향상시키고 둔근이 운동 중 만들어내는 파워와 지렛대 효과를 향상시키며 몸을 움직이는 방식과 힘을 전신에 전달하는 방법에 긍정적인 영향을 준다.

운동 방법

1. 바닥에 앉은 자세에서 윗등을 벤치에 올려놓는다(날개뼈 밑부분 근처에 닿아야 한다). 벤치가 안전하고 미끄러지지 않는지 확인해야 한다.
2. 바벨을 골반에 걸쳐 놓는다(두덩뼈 위에 있게 해야 한다). 그리고 바벨을 잡아 동작 전반에 걸쳐 같은 위치에 있도록 유지시킨다. 햄프톤 비 페드(Hamplon bar pad) 또는 에어렉스 벨런스 패드(Airex Balance pad)를 사용해 복부에 가해지는 압력을 줄일 수 있다.
3. 만약 충분한 무게를 사용한다면(예: 60kg), 큰 중량 원판을 바벨에 껴서 쉽게 바벨을 다리를 지나 고관절 쪽으로 굴려올 수 있다.
4. 발을 엉덩이에 가깝게 두기 위하여 고관절과 무릎을 접고 발바닥을 바닥에 밀착한다.
5. 벤치에서 뒤로 골반이 확실히 접히도록 한다. 동작 동안 앞뒤로 미끄러지지 않게 하며 바벨 역시 동작 중에 앞뒤로 미끄러지지 않도록 한다.
6. 깊이 숨을 들이마시고 엉덩이를 들어 올린다. 뒤꿈치를 이용해 바닥을 확실히 밀도록 하며 무릎이 발끝 중앙을 향하도록 한다.
7. 엉덩이가 들어 올려질 때, 허리는 과신전(과도한 젖혀짐)되려 하고 골반은 전방(앞)으로 기울어지려 하므로 이러한 상황이 발생하지 않도록 한다.
8. 척추가 아닌 고관절에서 동작을 수행하기위해 둔근을 이용해 골반을 들어 올려야 한다. 또한 둔근은 골반이 앞으로 기울어지는 것을 방지한다.
9. 척추 중립 자세 상태에서 골반을 가능한 높게 들어 올린다.
10. 옆에서 보았을 때 동작이 끝난 것으로 보여지면, 골반은 완전히 신전되어 있어야 하며(또는 약간 과신전), 무릎은 적절한 각도 또는 90도 각도여야 하고 발을 바닥에 밀착되어 있어야 한다.무게를 버티며 내려와 시작 자세로 돌아온다.

아메리칸 힙 쓰러스트

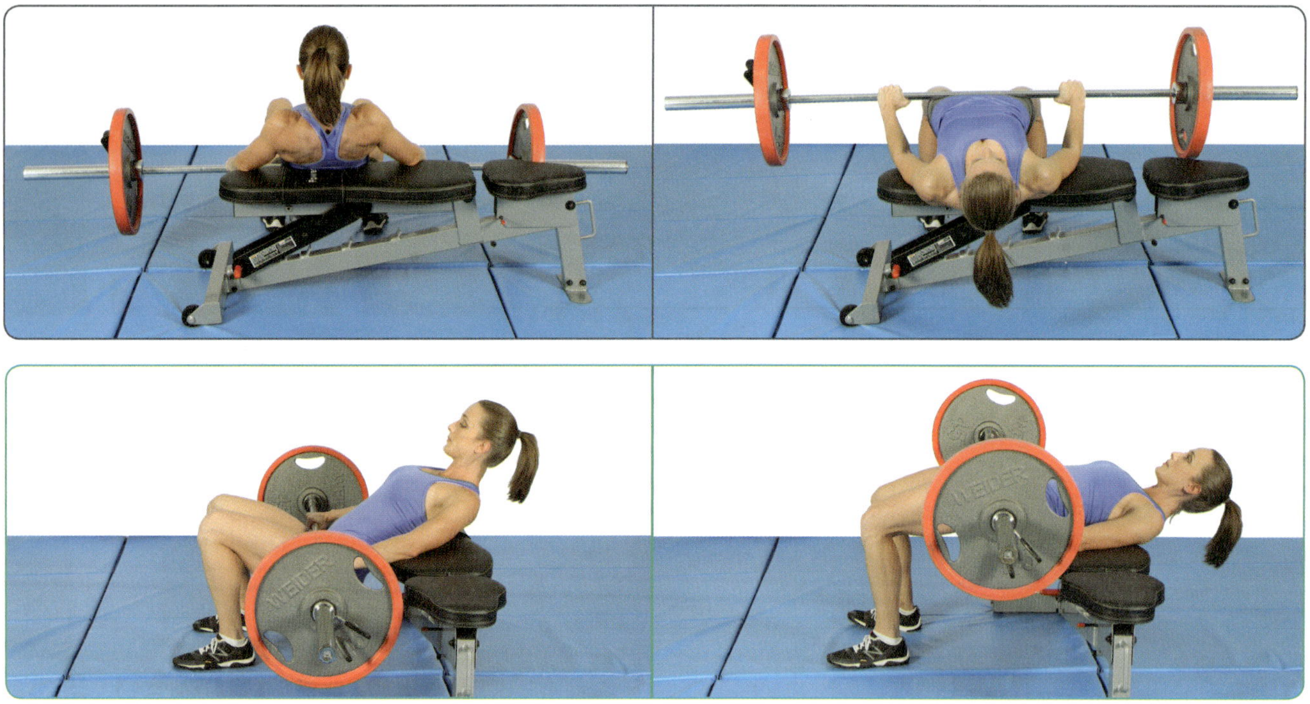

이 운동은 바벨 힙 쓰러스트의 변형 자세로 더 무거운 무게를 사용하고 등에 가해지는 바벨의 압력을 낮추기 위해 지지점을 옮겨 둔근에 더 많은 부하를 줄 수 있는 자세이다. 이 운동은 고관절 신전에 더하여 골반의 후방 기울어짐을 자연스럽게 만들어내어 둔근이 다양한 작용을 하게 되기 때문에 둔근이 더 많이 활성화된다. 아메리칸 힙 쓰러스트는 아마도 최고의 둔근 활성화 운동일 수 있지만 기본적인 힙 쓰러스트가 더 표준화하기 쉽기 때문에 나는 본래 힙 쓰러스트를 하는 것을 더 선호한다. 왜냐하면 윗등이 각각의 반복마다 벤치 위에 같은 곳에 위치하기 때문이다. 그러나 아메리칸 힙 쓰러스트는 훌륭한 운동이기 때문에 이 운동을 분명히 규칙적으로 해야 할 것이다.

자극을 받는 부위: 둔근, 대퇴사두근

팁

- 발끝이 바닥에서 떨어지지 않게 하며 무릎과 발끝을 일직선상에 유지하고 뒤꿈치를 이용해 바닥을 밀어낸다.
- 허리나 햄스트링이 아닌 엉덩이를 이용하여 몸을 밀어 올린다. 허리 근육과 햄스트링이 넓게 사용되는 느낌을 받겠지만 이 근육들이 둔근을 대신하여 과도하게 사용되면 안 된다.
- 위와 아래로 부드럽게 움직여야 한다.
- 허리가 과하게 뒤로 젖혀지거나 안으로 구부러지지 않게 하여 강한 등을 유지한다. 사실은 최정점 자세에서 골반을 후방으로 기울여 둔근이 더 작용되도록 해야 한다.
- 동작의 최정점에서 몸통은 바닥과 수평이다.

운동 방법

1. 다리를 뻗고 정강이 위에 바벨을 두고 벤치에 기대어 앉는다.
2. 바벨을 골반으로 굴려 올리고 무릎을 편안한 각도로 구부려 발을 몸쪽으로 가져와 바닥에 밀착한다.
3. 골반이 위로 들어 올려질 때도 바벨이 움직이지 않도록 바벨을 잡는다.
4. 등의 중간이 벤치 위에 올라오도록 등을 미끄러져 올라오고 바벨을 잡고 있으면서 팔꿈치는 벤치 위에 올려둔다.
5. 뒤꿈치를 이용해 바닥을 밀어내며 엉덩이에 힘을 주어 골반을 올린다.
6. 최정점 자세에서 골반은 어깨와 같은 선상에 있으며 무릎은 90도 각도이다.
7. 바닥에 바벨이 닿지 않게 주의하며 엉덩이를 내린다. 원하는 만큼 반복한다.

힙 쓰러스트에서 실수들과 교정 방법

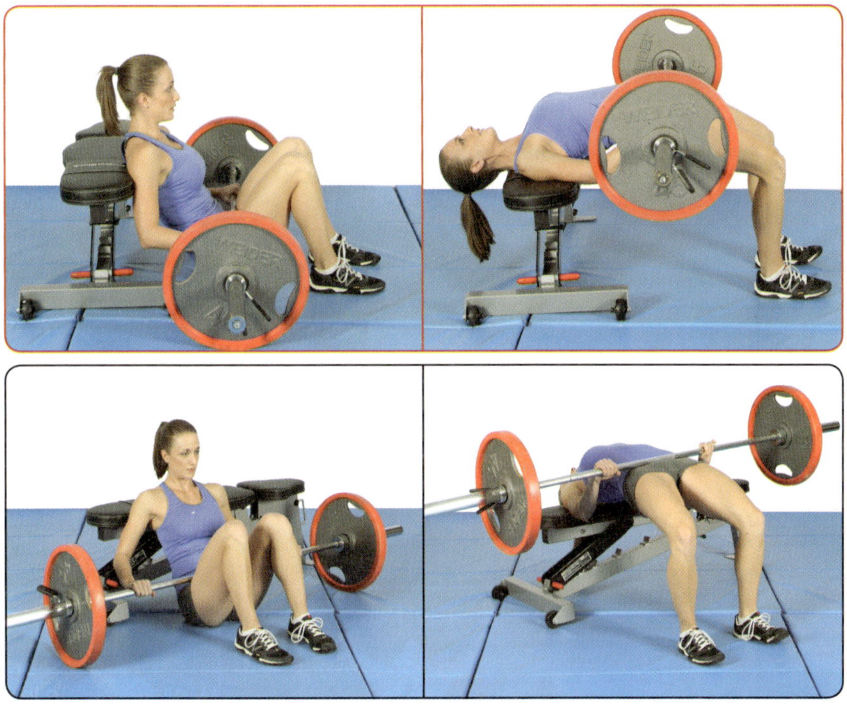

허리의 과도한 젖혀짐. 사진에서 켈리가 허리의 과도한 젖혀짐(허리의 과신전이라고도 말할 수 있다)을 보여주고 있다. 이 자세는 골반의 앞쪽이 아래로 내려가고 뒤쪽이 올라가는 골반의 전방 기울어짐을 동반한다. 켈리의 허리가 과하게 신전되어 가슴 부위가 중립에 있지 않고 너무 많이 젖혀져 있기 때문에 자세 잡는 것을 도와줄 수 있다. 이러한 오류는 둔근이 약하고 고관절의 움직임을 허리골반에서 대신할 때 발생된다. 해결책은 바벨의 무게를 줄이고 고관절을 사용하는 동안 척추 중립 자세 안정화 상태를 유지하는 것을 익히며 둔근을 사용해 골반을 위로 밀어내고 골반이 앞으로 기울어지지 않도록 하는 것이다.

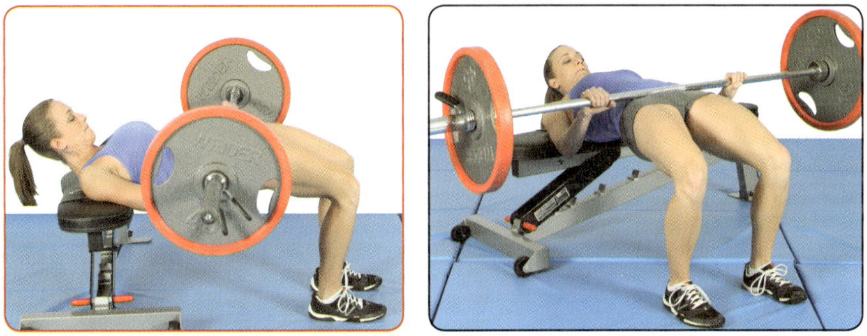

부적절한 목의 정렬. 사진에서 보는 것과 같이 켈리는 적절한 목 정렬을 유지하는 데 실패하고 있으며 목 척추를 구부리고 있다. 목은 힙 쓰러스트 동작 전반에 걸쳐 척추와 같은 선상에 있어야 한다.

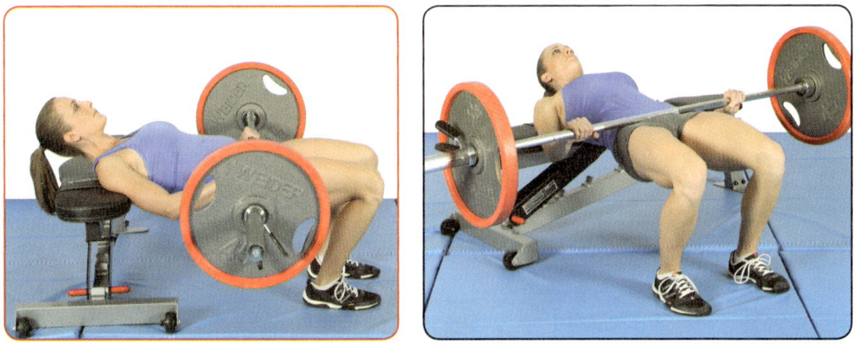

불충분한 고관절 신전. 이 사진에서 켈리는 고관절을 완전히 펴지 못했다. 이러한 현상은 너무 무거운 무게를 사용하여 고관절을 완전한 가동범위로 펴낼 수 없을 때 발생한다. 가동범위 끝까지 고관절을 펴내는 것은 둔근을 최고로 활성화하기 때문에 각 동작의 반복마다 고관절을 완전히 신전시키는 것이 매우 중요하다. 해결책은 무게를 낮추고 둔근으로 고관절을 앞을 향해 가동범위 끝으로 밀어내는 것을 느끼는 것이다.

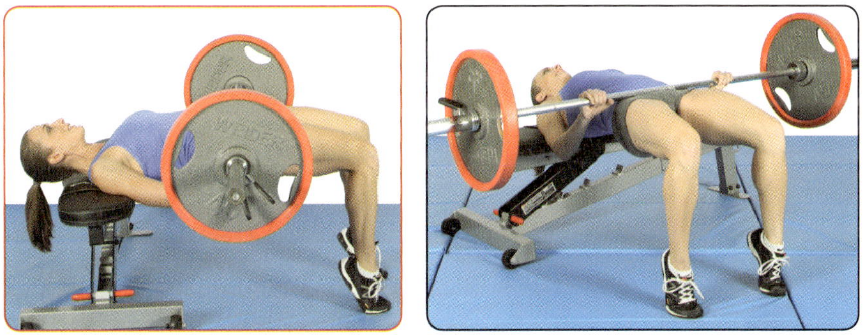

발끝으로 밀어 올리는 것. 사진에 켈리를 보면 힙 쓰러스트를 발끝으로 밀어 올리고 있다. 이 오류는 일반적으로 대퇴사두근이 활성화된 움직임을 보이는 사람에게 나타난다. 발끝을 바닥에 유지하고 뒤꿈치를 사용해 밀어내야 한다. 그러면 마침내 힙 쓰러스트가 자연스러워질 것이다.

펜듈럼 네발자세 고관절 신전

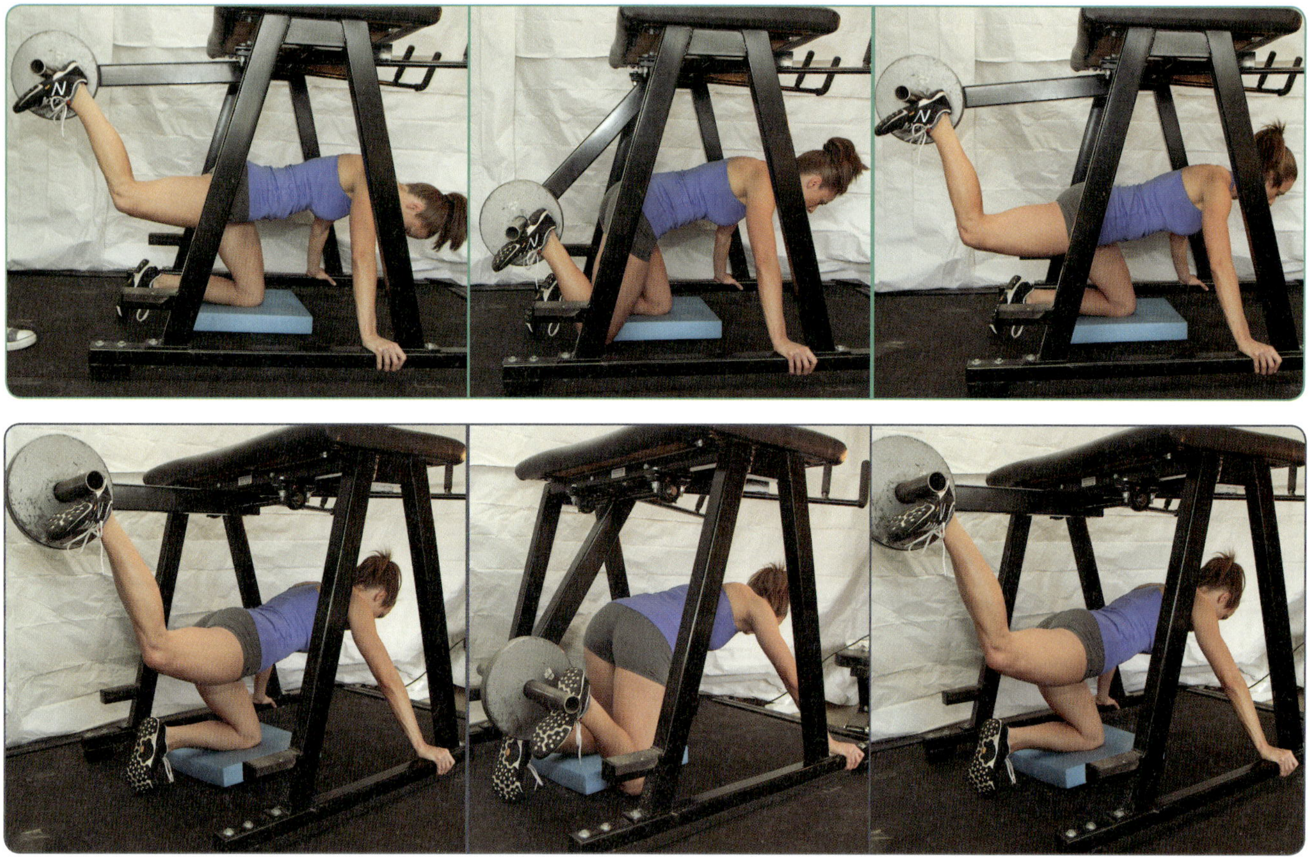

이 운동은 일정한 긴장감을 둔근에 유지하며 중심 이동 또는 비틀어짐으로부터 몸이 변하는 것을 막아줄 상당한 코어 안정성이 요구된다. 나는 체육관을 운영할 때 펜듈럼 네발자세 운동을 회원들에게 자주 하도록 했고 이 운동은 많은 여성 회원들이 선호하였다. 리버스 하이퍼 머신을 보유하고 있는 체육관은 흔하지 않으나 만약 이 운동기구를 사용할 수 있는 곳에 있다면, 꼭 이 운동을 하길 바란다. 왜냐하면 이 운동은 둔근에 매우 효율적이기 때문이다.

자극을 받는 부위: 둔근, 햄스트링, 코어

팁

- 몸통이 좌우로 이동하거나 비틀어짐 없이 정렬을 유지한다.
- 발의 중간을 이용하여 밀어낸다.
- 운동기구의 사이드 레일을 잡아 자세 잡는 데 도움을 받는다.
- 코어에 힘을 주어 코어를 조절한다.

운동 방법

1. 리버스 하이퍼 머신 밑에서 손과 무릎을 바닥에 대고 엎드린다.
2. 펜듈럼에 오른발 중간을 올려놓는다.
3. 몸통과 다리가 같은 선상에 올 때까지 중량을 밀어 올리며 무릎은 항상 구부려져 있도록 한다.
4. 다리 최정점 자세에서 엉덩이에 힘을 준다.
5. 시작 자세로 돌아가고 반복한다. 그리고 다리를 바꾼다.

발과 어깨를 올린 상태에서 싱글레그 힙 쓰러스트

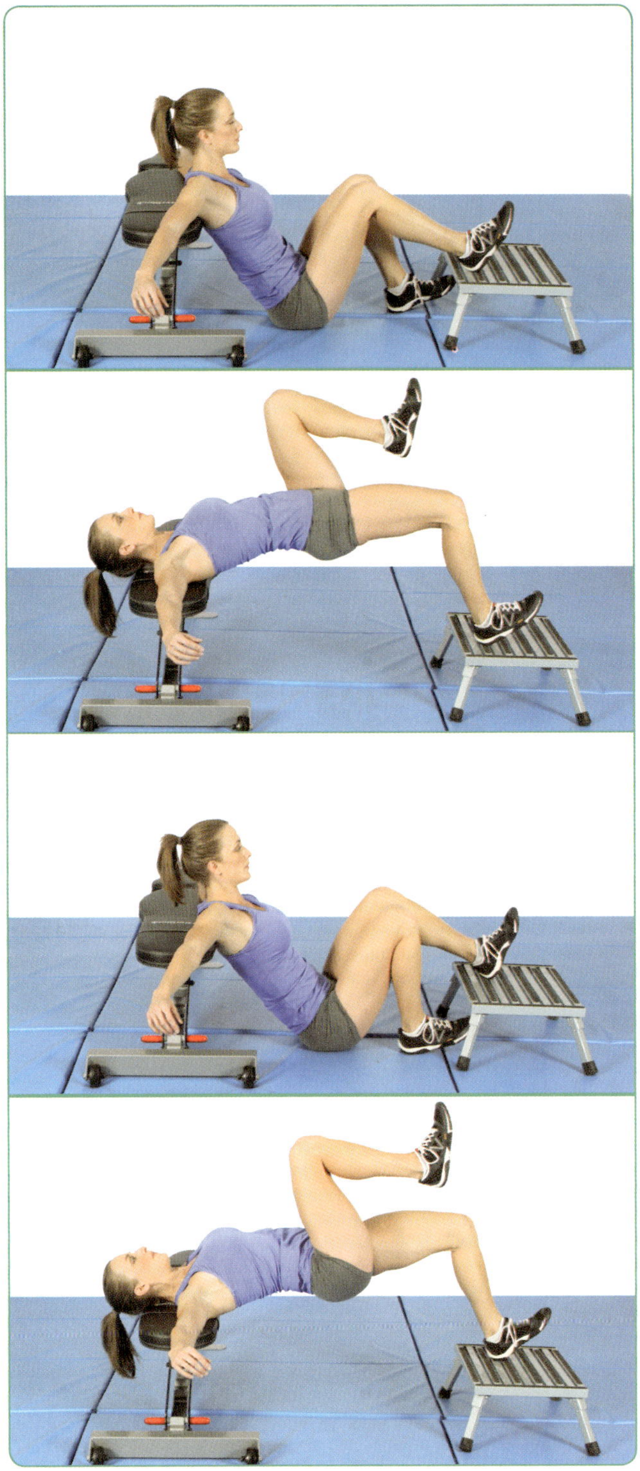

이 운동은 어깨와 한 발을 올려 한 다리로 운동을 할 때 강도와 가동범위를 높인다. 이 운동은 고관절에 회전 안정성을 발달시키며 둔근이 효과적으로 운동되도록 한다. 고관절을 펴내고 무릎을 안정화하는 이 두 가지 동작을 이 운동에서 하면 강제로 햄스트링이 강력하게 사용되도록 한다. 이 운동이 힙 쓰러스트 동작들 중에서 가장 어려운 운동이며 운동 숙련자라면 체육관에 있을 때 소파와 의자를 사용하여 어디에서든 할 수 있다. 동작 도중 소파와 의자가 미끄러져 멀어지지 않도록 주의한다.

자극을 받는 부위: 둔근, 햄스트링

팁

- 발끝이 바닥에 떨어지지 않게 하며 무릎과 발끝을 일직선상에 유지하고 뒤꿈치를 이용해 바닥을 밀어낸다.
- 허리나 햄스트링이 아닌 엉덩이를 이용하여 몸을 밀어 올린다. 허리 근육과 햄스트링이 넓게 사용되는 느낌을 받겠지만 이 근육들이 둔근을 대신하여 과도하게 사용되면 안 된다.
- 위와 아래로 부드럽게 움직여야 한다.
- 허리가 과하게 뒤로 젖혀지거나 안으로 구부러지지 않게 하여 강한 등을 유지한다.
- 동작의 최정점에서 몸통은 바닥과 수평이다.

운동 방법

1. 벤치에 기대어 앉고 발은 바닥에 밀착한다.
2. 오른발 뒤꿈치를 엉덩이에서 40cm 떨어진 벤치 위에 올려둔다.
3. 다리를 가슴 쪽으로 당기기 위해 왼 다리를 살짝 들어 올린다.
4. 오른발 뒤꿈치를 이용해 밀어 올려 어깨가 벤치 위에 올라오게 한다. 골반이 어깨와 일직선상에 오고 무릎이 90도가 될 때까지 둔근을 이용해 골반을 위로 들어 올린다.
5. 시작 자세로 돌아온다.
6. 다리를 바꾸기 전에 모든 횟수를 끝낸다.

둔근 보조 운동

둔근 보조 운동 카테고리는 중요하지만 종종 둔근 발달을 위한 운동들로써는 간과되어왔다. 많은 프로그램은 대퇴사두근 주력 운동이나 고관절 주력 운동 또는 둔근 주력 운동에서 보는 것과 같이 오로지 고관절 신전에만 초점을 맞추고 있다. 한편으로는 고관절 신전 운동들에 초점을 맞추는 것은 확실이 현명하다 할 수 있다. 특히 그러한 운동은 둔근에 저항을 걸어준다. 그러나 둔근 보조 운동들을 프로그램에서 완전히 빼는 것은 현명하지 않다.

둔근 보조 운동은 고관절 외전, 수평 외전 그리고 외회전 움직임을 포함한다(용어 설명 참조). 고관절 외전 움직임이 둔근의 위쪽에 초점이 맞춰져 있는 반면, 고관절 외회전 움직임은 둔근 전체를 활성화시킨다. 사실 대둔근은 고관절 외회전에 의해 고도로 활성화 되지만 많은 운동 프로그램에서 이를 놓치고 있다. 대둔근은 고관절을 밖으로 회전시키는 데 훌륭한 지렛대 역할을 한다. 이 사실은 밴드를 이용한 고관절 회전 운동 동작처럼 어떻게 둔근이 운동 중에 고관절 회전에 사용되는지를 배울 수 있기 때문에 중요하다.

또한 이 장에 소개된 각각의 운동들은 고관절 외회전 근육군과 중둔근, 소둔근 같은 중요한 고관절 근육을 강화시켜준다. 이 근육들은 기능적인 동작을 하는 동안 적절한 허리골반의 고관절 움직임을 위해 중요하다.

달리기를 할 때마다 서 있는 단계에서는 고관절 외전근(또는 내전에 반하는 근육들)이 작용한다. 한 다리로 서 있을 때, 몸은 자연스럽게 안쪽으로 구부러지려고 하지만 중둔근과 대둔근 상부가 그 작용을 막아준다. 더욱이 방향을 전환하거나 좌우로 왔다 갔다 할 때, 어떤 물체를 휘두르거나 던질 때 이러한 바깥쪽과 회전하는 동작들은 고관절과 관련이 있다. 마지막으로 고관절의 외전근과 외회전근은 걷고 스쿼트를 하고 계단을 오르고 점프와 착지를 하는 동안 무릎이 안으로 말리지 않도록 보호하기 위해 적절한 힘으로 활성화된다. 이러한 이유 때문에 둔근 보조 카테고리는 작은 부분이지만 운동 프로그램에 이 운동들을 넣는 것은 중요하다.

밴드 시티드 앱덕션

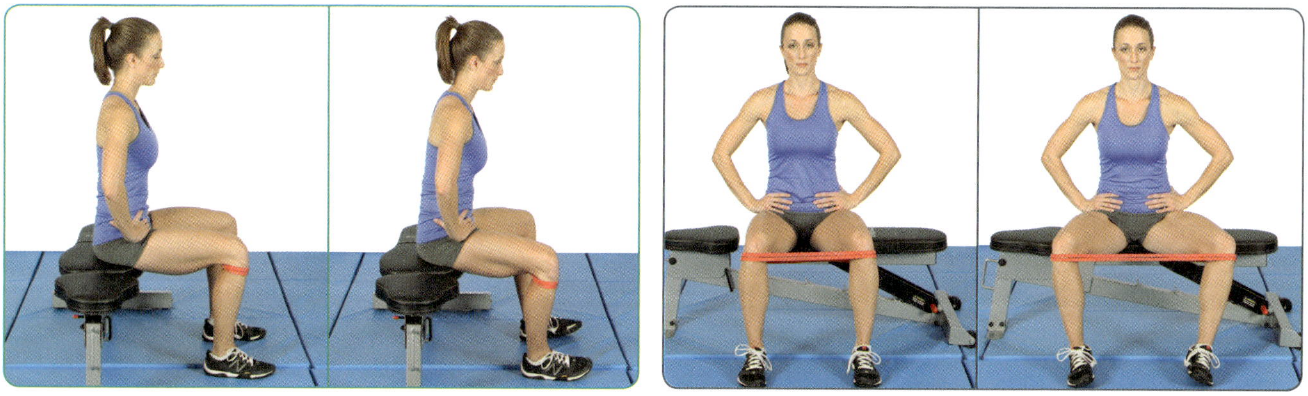

밴드 시티드 외전은 상부 둔근을 고관절이 굴곡된 앉은 자세에서 운동을 한다. 이 운동은 스쿼트 자세 동안 무릎을 밖으로 밀어내는 데 필요한 고관절의 힘을 발달시켜준다. 이 운동은 아주 쉽게 실행할 수 있으며 제대로 수행한다면 둔근 운동이 아주 잘될 것이다.

자극을 받는 부위: 상부 둔근

팁

- 발을 무릎이 안짱다리 자세 간격보다 넓게 놓고 시작한 후 무릎을 발과 같은 선상에 둔다.
- 번갈아가며 발을 무릎과 같은 선상에 두고 무릎을 발보다 밖으로 밀어낸다.
- 둔근에 힘이 들어가면 잠시 멈췄다가 시작 자세로 돌아온다.

운동 방법

1. 벤치 또는 의자에 앉아 밴드를 무릎 바로 아래 위치하도록 다리에 감는다. 만약 긴 밴드가 있다면, 다리에 두 번 감는다.
2. 무릎이 안으로 말리도록 놔둔 상태에서 발을 넓게 벌린다.
3. 허리를 곧게 펴 앉은 상태에서 밴드에 저항하여 무릎을 밖으로 밀어내 상부 둔근에 힘을 준다.
4. 시작 자세로 돌아와 동작을 반복한다.

X-밴드 워크

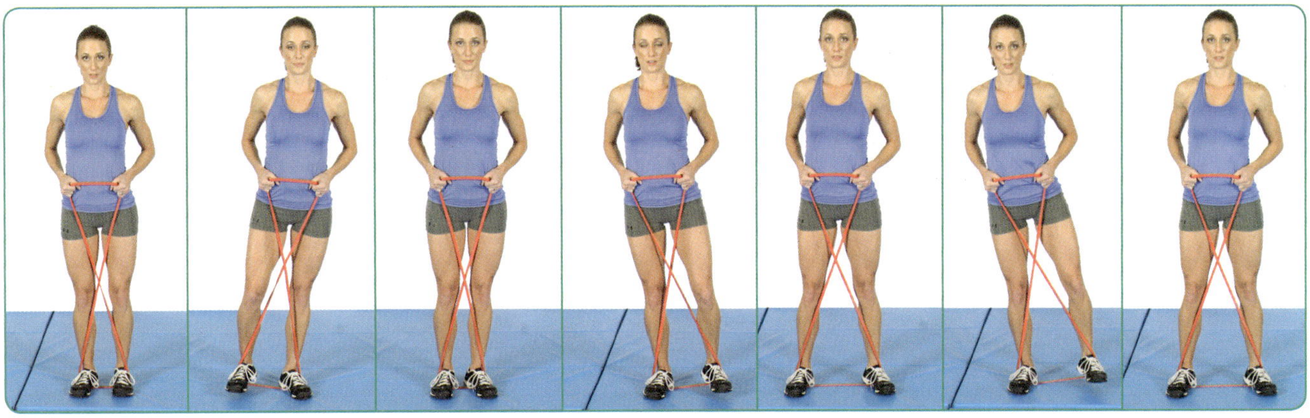

X-밴드 워크는 일반적으로 스포츠에서 선수들이 취하는 서 있는 자세에서 상부 둔근을 강화한다. 이 운동은 많은 회원들이 선호하는 둔근 활성화 운동이다.

자극을 받는 부위: 상부 둔근

팁

- 양쪽 둔근이 동시에 자극을 받는 것을 느낄 것이다.
- 똑바로 선다.
- 스텝을 짧고 바닥을 향해 낮게 유지한다.
- 바닥에 떠 있는 다리를 움직이는 것보다 바닥에 있는 다리로 바닥을 밀어내는 것에 집중하라.

운동 방법

1. 밴드의 아랫부분을 바닥에 닿게 한 후 양발을 각각 밴드 위에 위치시켜 발의 중간으로 밴드를 밟고 선다.
2. 밴드를 무릎 앞에서 'X'자가 되도록 교차한다.
3. 밴드를 골반 높이까지 당겨 올리고 팔꿈치를 고정시킨다.
4. 바른 자세로 똑바로 선다.
5. 무릎을 편 상태를 유지하고 오른쪽으로 보폭을 짧게 하여 몇 발자국 이동한다.
6. 같은 방법으로 왼쪽으로 반복한다.

스탠딩 케이블 외전

스탠딩 케이블 외전은 상부 둔근이 목표 부위이며 양쪽 고관절 외전근을 동시에 발달시킨다. 바닥을 지지하고 있는 다리는 움직이고 있는 다리가 역동적으로 전체 가동범위로 운동을 할 때 근육의 길이는 변하지 않는 고정된 운동을 하게 된다. 이 운동은 도전적인 운동이며 이 운동의 효과를 결코 가볍게 봐서는 안될 것이다.

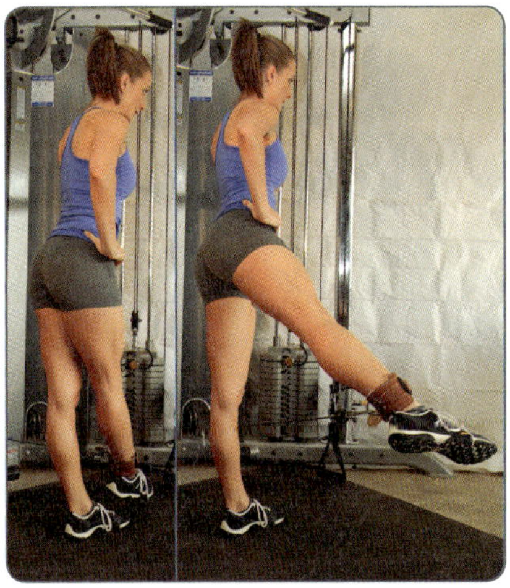

자극을 받는 부위: 상부 둔근

팁

- 다리를 들어 올리기 위해 몸을 옆으로 접지 않는다.
- 좋은 자세를 유지하고 오직 다리만 둔근에 힘을 충분히 줄 정도로 높게 들어 올린다.
- 바닥을 지지하고 있는 다리는 분명히 운동하는 느낌을 받을 것이며 쉽게 지칠 수도 있다. 무릎을 살짝 구부려 다리에 가해지는 압력을 줄일 수 있다.

운동 방법

1. 케이블 머신 옆에 기대어 왼 다리로 선다. 오른 발목에 앵클 케이블 커프를 착용한다. 무게를 적당하게 조절한다.
2. 가까이 있는 핸들이나 케이블 머신 기둥을 잡아 자세를 잡는데 도움을 받으며 오른 다리를 왼 다리 앞으로 움직인다.
3. 몸통을 바르게 유지하며 상부 둔근이 수축되는 느낌이 올 때까지 오른 다리를 위로 그리고 약간 뒤쪽으로 들어 올린다.
4. 시작 자세로 돌아가 몇 차례 반복 후 다리를 바꾼다.

더블-네발자세 고관절 외전

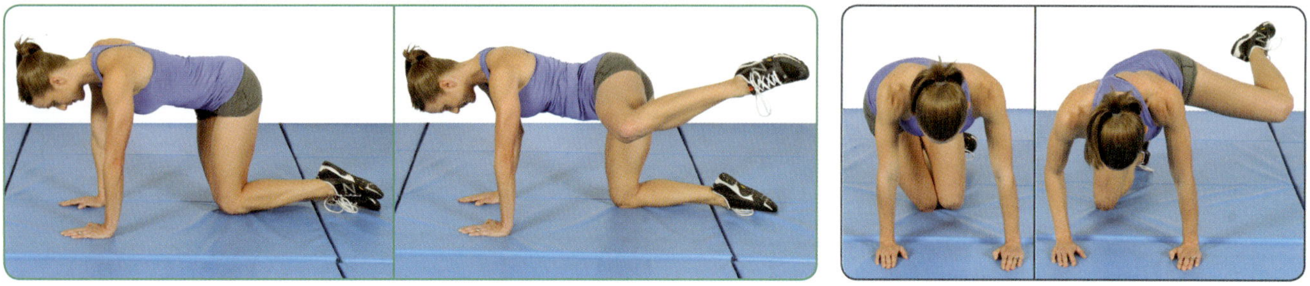

더블-네발자세 고관절 외전은 스쿼트와 같은 동작을 위해 중요한 고관절이 접혀 있는 자세에서 상부 둔근을 강화하는 훌륭한 둔부 운동이다. 이 운동을 제대로 하려면 어느 정도 연습이 필요하지만, 충분한 가동범위를 사용하지 않는 일반적인 네발자세 고관절 외전 운동(Standard fire hydrant exercise)보다 이 동작을 분명히 더 좋아할 것이다.

자극을 받는 부위: 상부 둔근, 햄스트링, 코어

팁

- 고관절을 가능한 많이 바깥으로 들어 올리는 것에 집중하라.
- 전체 운동 순서를 하나의 자연스러운 동작으로 하라.

운동 방법

1. 무릎을 고관절 아래 놓고 팔을 어깨 아래에 위치시켜 손과 무릎으로 자세를 취한다.
2. 상체가 비틀어짐 없이 무게중심을 왼쪽으로 이동시킨다. 왼쪽으로 무게중심이 이동하면 오른 다리는 바닥에서 떠오르게 된다.
3. 고관절을 양쪽 다 밖으로 밀어낸다. 체중을 오른쪽으로 이동시키고 오른 다리를 측면 위로 들어 올리면서 상부 둔근의 수축을 느낀다.
4. 왼쪽으로 다시 무게중심을 이동한다.
5. 몇 차례 반복 후 반대쪽을 실시한다.

더블-선자세 고관절 외전

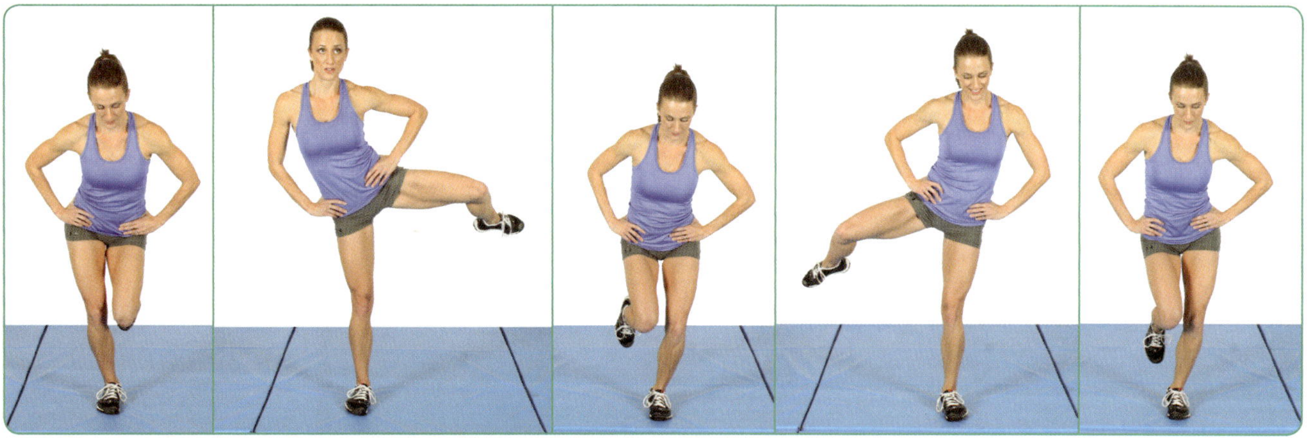

더블-선자세 고관절 외전은 상부 둔근을 강화하고 균형감각과 협응력을 증진시키는 또 다른 훌륭한 고관절 운동이다. 이 운동은 보기와 다르게 어렵다. 이 운동 초기부터 균형을 잡을 때까지는 균형을 유지하기 위해 어떤 물체를 잡는 것도 좋은 방법이다. 그 후에 어떤 물체도 잡지 않고 운동을 할 수 있다.

자극을 받는 부위: 둔근, 햄스트링, 코어

팁

- 끝 자세에서 멈춰 둔근에 잠시 힘을 준다.
- 전체 동작 순서를 하나의 자연스러운 동작으로 해라.
- 만약 균형을 잃는다면, 시작 자세에서 스스로 자세를 바로잡은 뒤 다시 동작을 반복하라.

운동 방법

1. 오른 다리로 서서 고관절 부위를 살짝 굽힌다.
2. 오른 무릎을 살짝 구부린 상태를 유지하며 왼 다리 무릎을 구부려 바닥에서 띄운다.
3. 쿼터 스쿼트 자세(살짝 앉은 자세)에서 체중을 오른쪽 고관절 쪽으로 보내어 내려간다. 이때 골반이 안쪽으로 살짝 무너지는 것은 괜찮다.
4. 동작을 반대로 진행하여 왼 다리를 골반 높이까지 옆으로 들어 올리며 체중을 왼쪽으로 이동한다.
5. 왼 다리를 다시 내리고 몇 차례 반복 후 다리를 바꾼다.

사이드 라잉 힙 레이즈

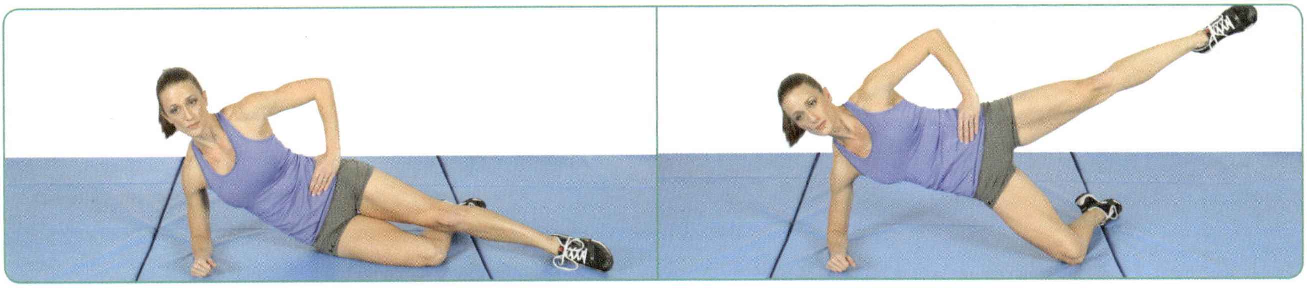

사이드 라잉 힙 레이즈는 옆으로 누운 자세에서 상부 둔근 운동을 한다. 이 운동을 하기 전 사이드 라잉 힙 외전과 사이드 플랜크를 숙달해야 한다. 왜냐하면 이 운동은 생각보다 어렵기 때문이다.

자극을 받는 부위: 상부 둔근

팁

- 앞이나 뒤로 기울어짐 없이 척추를 곧게 유지해야 한다.
- 운동을 하는 동안 동작이 매끄럽게 이어져야 한다.
- 양쪽 둔근이 동시에 운동이 된다.

운동 방법

1. 오른쪽 옆으로 누어 팔을 어깨 밑에 두어 팔꿈치로 몸을 지탱한다.
2. 왼 다리는 오른 다리 위에 올려둔 상태에서 오른 무릎을 접어 발이 몸 뒤에 위치하게 한다.
3. 척추를 곧게 유지해 허리가 젖혀지거나 안으로 구부러지지 않게 한다.
4. 왼 다리를 들어 올려 천장을 향해 움직인다. 왼 무릎은 접고 있어도 되고 편 상태를 유지해도 된다.
5. 왼 다리를 들어 올리는 동안 내내 오른쪽 골반을 들어 올린 상태를 유지한다.
6. 바닥으로 내려온 뒤 몇 차례 반복 후 다리를 바꾼다.

밴드 스탠딩 외전

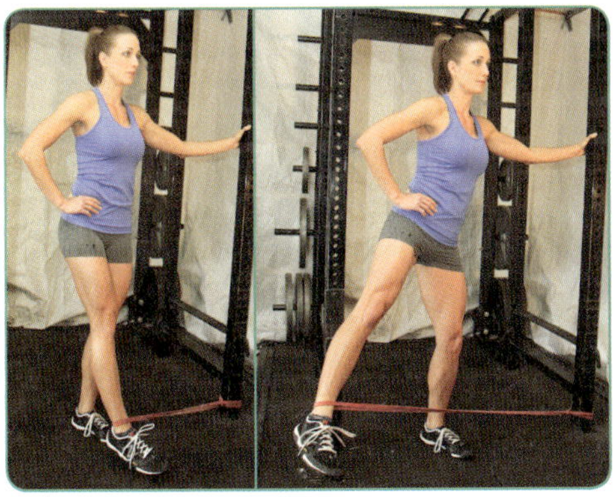

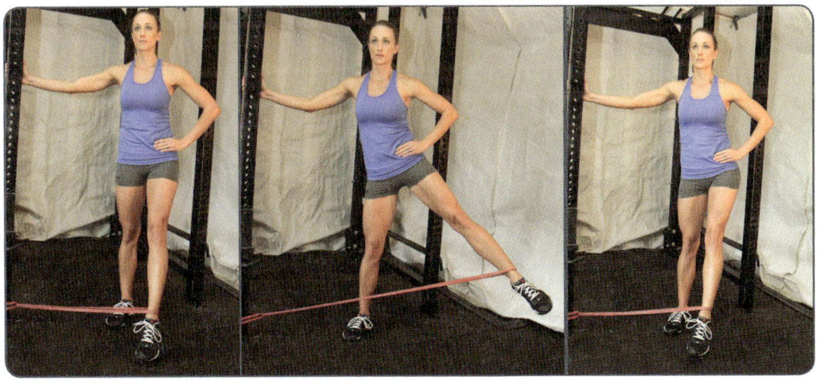

밴드 스탠딩 외전은 상부 둔근을 운동 부위로 하여 양쪽 고관절 외전근을 동시에 강화시킨다. 바닥을 지탱하고 있는 다리는 들어 올린 다리가 역동적으로 전체 가동범위를 움직일 동안 고정된 운동을 하게 된다. 밴드로 하는 운동들은 대부분 실행하기 까다롭기 때문에 이 운동을 하기 전에 케이블 운동을 숙달하고 하길 바란다.

자극을 받는 부위: 상부 둔근

팁

- 수건을 발목에 감아 밴드의 쿠션으로 사용하면 밴드가 미끄러져 올라가는 것을 방지할 수 있다.
- 다리를 들어 올리기 위해 몸을 옆으로 구부리지 않는다.
- 좋은 자세를 유지하여 오직 다리만 들어 올려 둔근에 힘을 충분히 주도록 한다.
- 바닥을 지탱하고 있는 다리가 분명히 운동이 되는 것을 느낄 것이며 쉽게 지칠 수도 있다. 무릎을 살짝 구부려 다리에 가해지는 압력을 줄여준다.

운동 방법

1. 기둥을 몸 왼쪽에 두고 선다.
2. 밴드를 기둥에 걸어 단단히 묶는다.
3. 오른 발목을 밴드 안에 넣는다.
4. 보조를 받기 위해 기둥을 잡는다.
5. 오른 다리를 왼 다리 뒤로 이동시키고 한 걸음 기둥에서 걸어 나와 밴드에 장력을 만든다.
6. 몸통을 곧게 유지하고 상부 둔근에 힘이 들어갈 때까지 오른 다리를 살짝 뒤쪽으로 들어 올린다.
7. 시작 자세로 돌아와 몇 차례 반복 후 다리를 바꾼다.

케이블 힙 로테이션

케이블 힙 로테이션은 몸을 비트는 동작을 할 때 필요한 둔근을 강화하고 발달시키는 것을 도와준다. 특히 대둔근을 발달시키는데 왜냐하면 이 동작의 패턴이 대둔근 사용을 위한 최고의 지렛대 작용을 하기 때문이다. 이 운동은 엄청나게 도전적이며 제대로 수행하기 매우 어렵다. 이 운동을 정확히 하게 된다면, 둔근을 엄청나게 활성화시킬 것이며 회전 동작에서 힘 있고 강한 느낌을 받을 것이다.

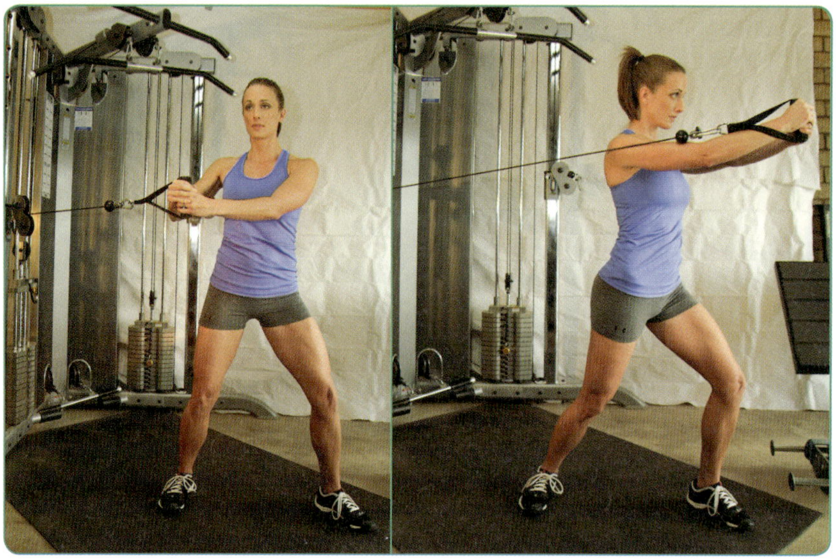

자극을 받는 부위: 둔근, 복사근

팁

- 몸을 회전할 때 뒤쪽 골반이 밖으로 향하는 동안 앞쪽 골반은 안으로 돌아갈 것이다.
- 전체 동작 동안 팔을 몸 앞에 유지하여 좋은 팔 자세를 만들도록 한다. 팔 자세 유지가 안 되면 케이블이 몸과 너무 가까워지거나 케이블 저항이 줄어들게 된다.
- 코어를 중립으로 유지하며 골반을 회전한다.
- 둔근을 이용해 회전을 하며 동작의 끝 자세에서 둔근에 강하게 힘을 주고 시작 자세로 돌아온다.

운동 방법

1. 어깨너비로 서 있는 상태에서 팔을 완전히 펴고 양손으로 케이블 손잡이를 잡는다.
2. 케이블을 대각선으로 돌리며 케이블 머신에서 한 발짝 걸어 나와 케이블에 저항을 만든다.
3. 팔을 편 상태를 유지하고 골반을 이용하여 몸을 회전시켜 동작 마지막에 케이블이 몸에서 가장 멀어지도록 한다.
4. 제자리로 돌아온 후 원하는 만큼 반복한 뒤 반대쪽을 실시한다.

대퇴근 주력 운동

대퇴근 주력 운동은 모두 한 다리 또는 양다리로 하는 스쿼트 동작과 비슷하다. 무릎관절이 상당한 가동범위로 움직이고 고관절도 보통 꽤 많이 굴곡되며 둔근이 스트레칭 된다. 무릎이 구부려져 있을 때 햄스트링은 느슨한 상태가 되어 고관절이 더 큰 가동범위로 구부려질 수 있게 한다. 이러한 이유로, 대퇴근 주력 운동들은 고중량을 다룰 때 둔근을 늘려주는 최고의 운동이어서 둔근을 훈련하는 운동 중 근육통증이 가장 많이 유발되는 운동이다. 만약 완전히 앉는 스쿼트 운동 또는 무게를 들고 워킹 런지를 해보았다면, 그 운동들이 얼마나 둔근에 자극을 주는지 알 것이다. 워킹 런지는 아마도 다른 운동들보다 더 많이 둔근에 근육통을 유발할 것이다. 특히, 근육이 늘어나면서 수축하는 운동들(자세를 낮추는 운동)은 근육통을 많이 유발하기 때문에 대퇴 주력 운동을 할 때 둔근에 저항을 높이면서 고관절을 낮게 내려가는 것이 중요하다.

이 특이한 유형의 근력 운동을 처음 접하는 많은 사람들은 대퇴근 주력 동작을 할 때 둔근을 사용하는 것을 피하려 한다. 그들은 스쿼트를 할 때 무게중심을 뒤로 두고 앉아 고관절 쪽으로 저항을 보내려 하지 않고 체중을 앞으로 이동시키고 무릎관절만을 접으려 한다. 런지를 할 때엔 발끝을 들어 올리고 깊이 앉는 것을 피한다. 이렇게 운동을 하면 몸에 좋지 않은 여러 가지 보상작용들이 생겨나고 결국엔 그러한 보상작용들로 인한 문제들을 피하려 노력하게 된다. 이러한 운동들을 할 때는 뒤꿈치를 이용해 바닥을 밀어내고 둔근이 파워를 만들어내는 것을 느껴야 한다.

대퇴근 주력 운동들은 또한 대퇴근을 활성화하는 측면과 가동범위 측면에서 둘 다 최고의 대퇴 운동이며 내전근 또한 강하게 사용한다. 탄탄한 허벅지는 종종 남들에게 자랑하고 싶은 것들 중 하나로 뽑히며 이 운동들은 사람들이 열망하는 몸매를 얻는 데 도움을 준다.

대퇴근 주력 운동에서 근력 수준은 타고난 인체의 형태에 따라 매우 영향을 받는다. 예를 들어 스쿼트와 런지를 자연스럽게 잘할 수 있지만 다른 어떤 운동은 수행하기 매우 어렵다면 근력 수준이 다르게 나타난다. 스쿼트 자세가 좋지 않더라도 실망하지 말아라. 어떤 사람들은 스쿼트를 하는 것조차 간단하지 않을 수 있다. 대퇴근 주력 운동이 어렵다 하더라도 이 운동들을 열심히 해야 한다.

근육통이 근육의 성장을 위한 목표이라고 생각하는 실수를 범하지 말라. 운동과 연관 있는 어느 정도의 근육통이 근육을 만드는 데 수반되는 것은 맞지만 너무 심한 근육통은 근육의 성장을 방해한다. 운동의 목표는 근육을 파괴시키는 것이 아니라 시간을 들여 차근차근 운동을 하는 것이다. 만약 둔근과 다른 근육들을 다양한 운동들로 자주 자극을 준다면, 최적의 성장 가능성을 갖게 된다.

둔근 주력 운동들처럼 대퇴근 주력 운동들은 여러 스포츠에 매우 도움이 된다. 대퇴근은 달리기와 점프 그리고 좌우로 방향전환 등 많은 스포츠 동작을 위해 매우 중요하다. 대퇴근 주력 운동은 낮은 자세에서 발휘되는 둔근 근력을 만들어주며 이러한 둔근의 근력은 점프 후 착지 시 충격을 흡수할 때 중요하다. 스쿼트는 명백히 하체 운동을 위한 동작들 중에 최고 위치에 있는 운동이다. 스쿼트를 할 때 후면 근육 사용과 훌륭한 대퇴근 근력, 낮은 자세에서 훌륭히 발휘되는 둔근의 근력 그리고 하체 관절 가동성을 위해 좋은 코어 안정성이 요구된다. 그러나 런지와 같은 다른 대퇴근 주력 운동들과 마찬가지로 스쿼트는 데드리프트 또는 힙 쓰러스트 같은 다른 운동들만큼 둔근을 활성화시키지는 못한다. 이 사실을 통해 최적의 결과를 위해 다양한 둔근 운동을 하는 것이 왜 중요한지를 이해할 수 있다.

맨몸 높은 박스 스쿼트

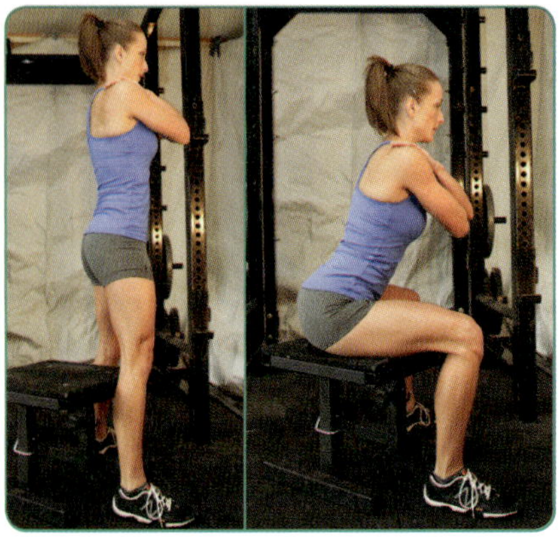

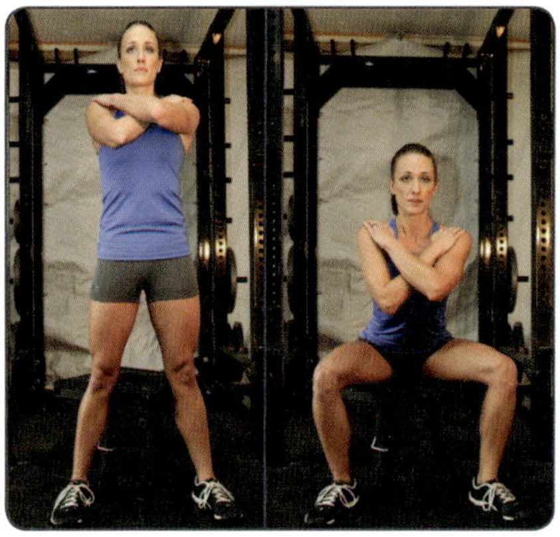

박스 스쿼트는 무게중심을 뒤로 보내면서 앉는 것과 스쿼트를 하는 동안 고관절을 더 많이 사용하는 방법을 알려주는 데 훌륭한 운동이다. 또한 무릎에 문제가 있는 사람들에게는 좋은 해결책이며 전통적인 스쿼트의 문제점을 발견하는 데 도움이 된다. 높은 박스를 사용하면 더 쉽게 박스 스쿼트를 할 수 있다. 그러므로 낮은 박스 운동들을 시도하기 이전에 반드시 높은 박스를 숙달해야 한다.

자극을 받는 부위: 대퇴사두근, 둔근

팁

- 가슴을 들어 올린 자세와 허리의 좋은 아치를 유지한다.
- 무릎을 바깥으로 밀어내어 무릎을 발끝 방향을 향하도록 한다.
- 체중을 뒤꿈치에 유지한다.
- 이 운동에서는 무게중심을 뒤쪽으로 더 많이 이동시키고 정강이를 수직으로 유지하여 무릎이 앞으로 밀려나지 않도록 한다.
- 둔근을 꽉 조여 골반을 펴낸다.

운동 방법

1. 무릎 높이 정도 되는 벤치 또는 박스 앞에 다리를 어깨너비보다 넓게 벌리고 선다. 대부분의 사람들은 발끝을 30~45도 바깥으로 벌리지만 이 각도는 사람에 따라 다르다.
2. 팔을 가슴 앞에 엇갈려 올려놓는다.
3. 숨을 깊이 들이마시고 둔근이 늘어나도록 무게중심을 뒤쪽으로 이동시키며 스쿼트를 과장되게 하며 앉는다. 정강이가 바닥과 거의 수직이 되도록 유지하여 무릎이 앞으로 이동하지 않도록 한다. 이때 상체가 상당히 앞으로 기울어져야 동작을 수행할 수 있다.
4. 무릎을 바깥으로 밀어내며 벤치를 향해 스쿼트를 한다. 그리고 박스 위에서 척추의 중립 자세를 유지하며 잠시 멈춰 있는다.
5. 일어나며 둔근을 꽉 조여 골반이 완전히 펴지도록 하며 시작 자세로 돌아온다.

맨몸 박스 스쿼트

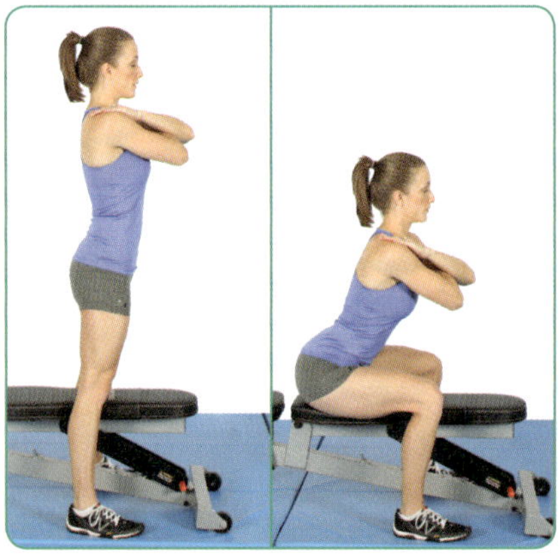

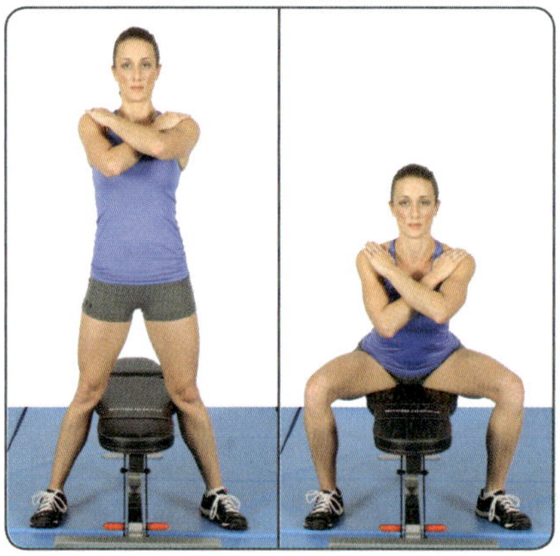

박스 스쿼트는 무게중심을 뒤로 보내면서 앉는 것과 스쿼트를 하는 동안 고관절을 더 많이 사용하는 방법을 익힐 수 있도록 도와주는 훌륭한 운동이다. 또한 무릎에 문제가 있는 사람들을 위해 좋은 해결책이며 전통적인 스쿼트의 문제점을 발견하는 데 도움이 된다.

자극을 받는 부위: 대퇴사두근, 둔근

팁

- 가슴을 들어 올린 자세와 허리의 좋은 아치를 유지한다.
- 무릎을 바깥으로 밀어내어 무릎을 발끝 방향을 향하도록 한다.
- 체중을 뒤꿈치에 유지한다.
- 이 운동에서는 무게중심을 뒤쪽으로 더 많이 이동시키고 정강이를 수직으로 유지하여 무릎이 앞으로 밀려나지 않도록 한다.
- 둔근을 꽉 조여 골반을 펴낸다.

운동 방법

1. 무릎 높이 정도 되는 벤치 또는 박스 앞에 다리를 어깨너비보다 넓게 벌리고 선다. 대부분의 사람들은 발끝을 30~45도 바깥으로 벌리지만 이 각도는 사람에 따라 다르다.
2. 팔을 가슴 앞에 엇갈려 올려놓는다.
3. 숨을 깊이 들이마시고 둔근이 늘어나도록 무게중심을 뒤쪽으로 이동시키며 스쿼트를 과장되게 하며 앉는다. 정강이가 바닥과 거의 수직이 되도록 유지하여 무릎이 앞으로 이동하지 않도록 한다. 이때 상체가 상당히 앞으로 기울어져야 동작을 수행할 수 있다.
4. 무릎을 바깥으로 밀어내며 벤치를 향해 스쿼트를 한다. 그리고 박스 위에서 척추의 중립 자세를 유지하며 잠시 멈춰 있는다.
5. 일어나며 둔근을 꽉 조여 골반이 완전히 펴지도록 한다.
6. 시작 자세로 돌아온다.

맨몸 낮은 박스 스쿼트

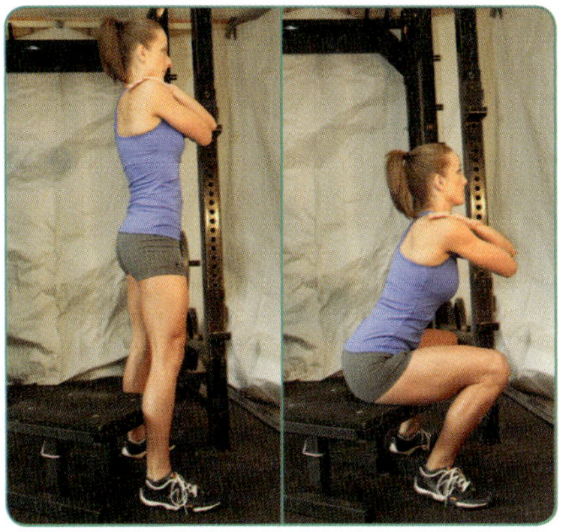

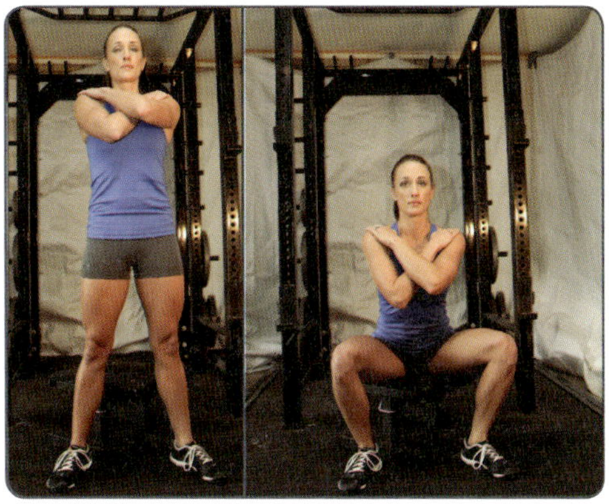

낮은 박스 스쿼트는 운동하는 사람이 확실하게 적절한 깊이로 스쿼트를 하게 만드는 훌륭한 방법이다. 또한 낮은 위치에서 자세를 개선하고 근력을 발달시켜준다. 높은 박스 스쿼트에서 무게중심을 뒤로 보내며 앉을 때 무릎이 앞으로 이동하지 못했지만 낮은 박스 스쿼트에서는 무릎이 앞으로 약간 이동해도 되며 체중부하를 골반과 무릎에서 동일하게 나누어 갖는다. 또한 높은 박스 스쿼트에서 발을 넓게 벌려서 했지만 이 운동에서는 발너비는 어깨너비로 한다.

자극을 받는 부위: 대퇴사두근, 둔근

팁

- 가슴을 들어 올린 자세와 허리의 좋은 아치를 유지한다.
- 무릎을 바깥으로 밀어내어 무릎이 발끝 방향을 향하도록 한다.
- 체중을 뒤꿈치에 유지한다.
- 이 운동에서는 무게중심을 뒷쪽으로 더 많이 이동시키고 정강이를 수직으로 유지하여 무릎이 앞으로 밀려나지 않도록 한다.
- 둔근을 꽉 조여 골반을 펴낸다.

운동 방법

1. 무릎보다 낮은 벤치 또는 박스 앞에 다리를 어깨너비로 벌리고 선다. 대부분의 사람들은 발끝을 30~45도 바깥으로 벌리지만 이 각도는 사람에 따라 다르다.
2. 팔을 가슴 앞에 엇갈려 올려놓는다.
3. 숨을 깊이 들이마시고 둔근이 늘어나도록 무게중심을 뒤쪽으로 이동시키며 앉는다. 정강이가 바닥과 거의 수직이 되도록 유지하여 무릎이 앞으로 이동하지 않도록 한다. 이때 상체가 상당히 앞으로 기울어져야 동작을 수행할 수 있다.
4. 무릎을 바깥으로 밀어내며 벤치를 향해 스쿼트를 한다. 그리고 박스 위에서 척추의 중립 자세를 유지하며 잠시 멈춰 있는다.
5. 일어나며 둔근을 꽉 조여 골반이 완전히 펴지도록 한다.
6. 시작 자세로 돌아온다.

맨몸 스쿼트

맨몸 스쿼트는 인간 움직임에서 기본적인 동작이며 중량을 올리기 전에 반드시 숙달해야 하는 동작이다. 맨몸 스쿼트를 할 때 최적의 동작을 구현하게끔 하고 관절이 오래도록 건강하게 유지하기 위해선 저항을 고관절과 무릎에 나누는 방법을 필수적으로 익혀야 한다.

자극을 받는 부위: 대퇴사두근, 둔근

팁

- 가슴을 들어 올린 자세와 턱을 가슴 쪽으로 당겨 목이 나머지 척추와 같은 선상에 있도록 한다.
- 골반을 양 무릎 사이에 수직으로 내려 보내고 이때 무릎을 바깥으로 밀어내 무릎이 발끝 방향을 따라 이동하도록 한다. 절대 무릎이 안쪽으로 말려 들어가지 않도록 한다.
- 몸통을 거의 수직으로 유지한다. 스쿼트를 앉기 시작하면 몸통은 앞으로 기울어지지만 너무 많이 기울어지거나 등이 굽지 않게 유지한다.
- 아래로 내려갈 때 허리의 아치를 유지한다. 엉덩이가 바닥 쪽으로 말려 들어가지 않도록 한다.
- 뒤꿈치를 이용해 바닥을 밀어내며 발끝이 바닥에서 뜨지 않도록 한다.

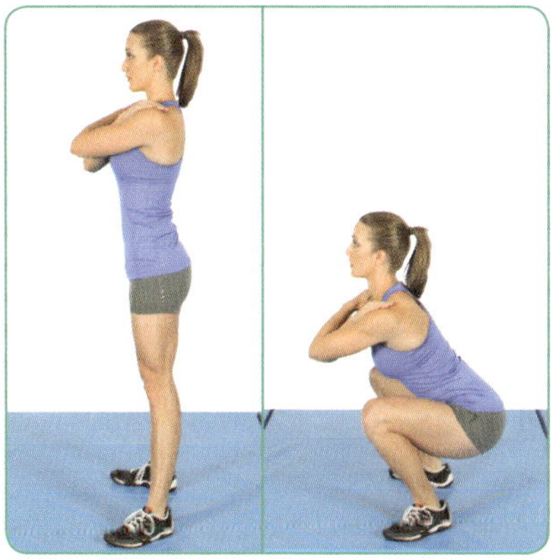

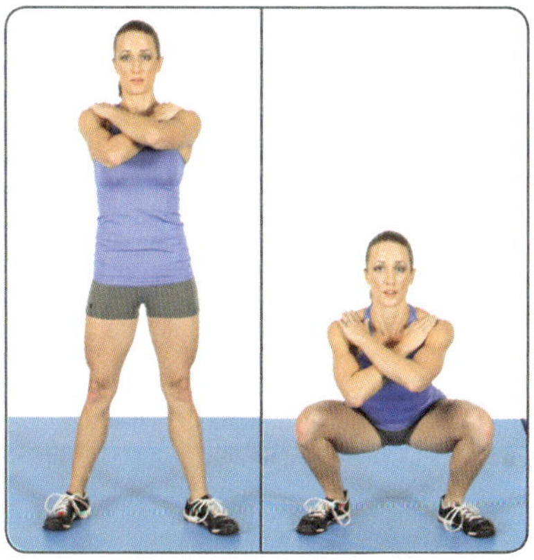

운동 방법

1. 다리를 어깨너비로 벌리고 선다. 발끝을 벌리는 각도는 가장 편안함을 느끼는 정도로 벌린다. 발끝을 정면을 향해두거나 아주 약간만 바깥으로 돌려놓아도 된다. 발을 벌리는 각도는 30도가 일반적이다.
2. 똑바로 서고 팔을 가슴 앞에 엇갈려 올려놓는다.
3. 무게중심을 뒤쪽으로 이동시키며 고관절을 접어 앉는다.
4. 고관절을 움직여 스쿼트 동작을 시작하며 그다음엔 무릎이 움직인다.
5. 허리의 아치 자세를 유지하며 가능한 깊게 앉는다. 앉는 깊이는 사람마다 다르지만 적어도 골반이 무릎보다 아래까지 내려갈 수 있도록 노력하라.
6. 전체 동작을 하는 동안 무릎을 바깥으로 계속 밀어내며 몸통이 앞으로 너무 많이 기울어지지 않도록 한다.
7. 시작 자세로 돌아온다.

덤벨 고블렛 스쿼트

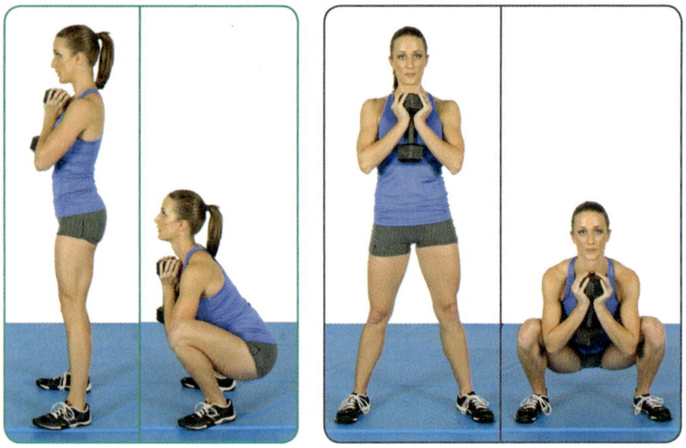

고블렛 스쿼트는 초보자와 중급자에게 매우 중요한 운동이다. 고블렛 자세(호리병 자세)에서 덤벨 또는 다른 중량 기구를 가슴 부근에 두는 것은 맨몸 스쿼트부터 초기에 중량을 올리는 최고의 방법이다.

자극을 받는 부위: 대퇴사두근, 둔근

팁

- 가슴을 들어 올린 자세와 턱을 가슴 쪽으로 당겨 목이 나머지 척추와 같은 선상에 있도록 한다.
- 스쿼트로 앉을 때 팔을 몸과 가깝게 유지한다.
- 무릎을 발끝을 넘어 바깥으로 밀어내며 바닥으로 바로 떨어지듯 내려간다.
- 아래로 내려갈 때 허리의 아치를 유지한다. 엉덩이가 바닥 쪽으로 말려 들어가지 않도록 한다.
- 일어날 땐 둔근을 사용한다.

운동 방법

1. 다리를 어깨너비로 벌리고 선다. 발끝을 벌리는 각도는 가장 편안함을 느끼는 정도로 한다. 발끝을 정면을 향해 두거나 아주 약간만 바깥으로 돌려놓아도 된다.
2. 똑바로 서고 덤벨의 한쪽 끝부분을 양손으로 잡는다.
3. 상체가 앞으로 너무 기울어지지 않도록 몸통을 거의 수직으로 세운 상태를 유지하며 바닥으로 그대로 내려앉는다. 가슴을 똑바로 세운 상태를 유지한다.
4. 고관절이 무릎보다 아래에 위치할 때까지 스쿼트를 내려가며 전체 동작을 하는 동안 무릎을 바깥으로 밀어낸다.
5. 뒤꿈치로 바닥을 밀어내며 일어나며 무릎이 안쪽으로 말리지 않도록 무릎을 계속 바깥으로 밀어낸다.
6. 시작 자세로 돌아온다.

케틀벨 고블렛 스쿼트

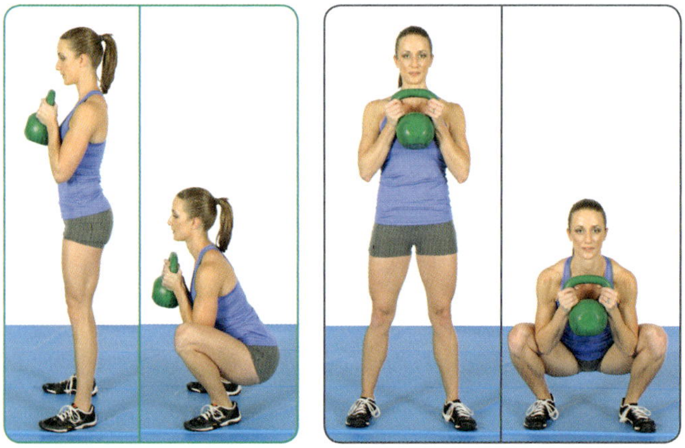

고블렛 스쿼트는 초보자와 중급자에게 매우 중요한 운동이다. 고블렛 자세에서 케틀벨 또는 다른 중량 기구를 가슴 부근에 두는 것은 맨몸 스쿼트부터 초기에 중량을 올리는 최고의 방법이다.

자극을 받는 부위: 대퇴사두근, 둔근

팁

- 가슴을 들어 올린 자세와 턱을 가슴 쪽으로 당겨 목이 나머지 척추와 같은 선상에 있도록 한다.
- 스쿼트로 앉을 때 팔을 몸과 가깝게 유지한다.
- 무릎을 발끝을 넘어 바깥으로 밀어내며 바닥으로 바로 떨어지듯 내려간다.
- 아래로 내려갈 때 허리의 아치를 유지한다. 엉덩이가 바닥 쪽으로 말려 들어가지 않도록 한다.
- 일어날 땐 둔근을 사용한다.

운동 방법

1. 다리를 어깨너비로 벌리고 선다. 발끝을 벌리는 각도는 가장 편안함을 느끼는 정도로 한다. 발끝을 정면을 향해 두거나 아주 약간만 바깥으로 돌려놓아도 된다.
2. 똑바로 서고 덤벨의 한쪽 끝부분을 양손으로 잡는다.
3. 상체가 앞으로 너무 기울어지지 않도록 몸통을 거의 수직으로 세운 상태를 유지하며 바닥으로 그대로 내려앉는다. 가슴을 똑바로 세운 상태를 유지한다.
4. 고관절이 무릎보다 아래에 위치할 때까지 스쿼트를 내려가며 전체 동작을 하는 동안 무릎을 바깥으로 밀어낸다.
5. 뒤꿈치로 바닥을 밀어내며 일어나며 무릎이 안쪽으로 말리지 않도록 무릎을 계속 바깥으로 밀어낸다.
6. 시작 자세로 돌아온다.

벤치 사이에서 덤벨 스쿼트

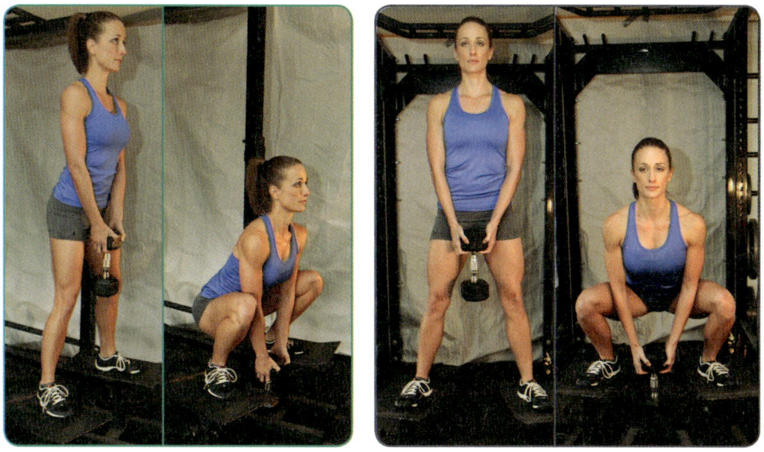

이 운동은 내가 여성 회원을 가르칠 때 항상 프로그램에 넣는 운동이다. 넓은 가동범위에서 엉덩이를 움직일 수 있는 훌륭한 스쿼트 운동이며 둔근이 스트레칭 된 자세에서 잘 사용되도록 한다. 또한 이 운동은 초보자나 중급자가 중량을 높이는 것을 배우는 데 좋다.

자극을 받는 부위: 대퇴사두근, 둔근

팁

- 가슴을 들어 올린 자세와 턱을 가슴 쪽으로 당겨 목이 나머지 척추와 같은 선상에 있도록 한다.
- 스쿼트로 앉을 때 팔을 몸과 가깝게 유지한다.
- 무릎을 발끝을 넘어 바깥으로 밀어내며 바닥으로 바로 떨어지듯 내려간다.
- 아래로 내려갈 때 허리의 아치를 유지한다. 엉덩이가 바닥 쪽으로 말려 들어가지 않도록 한다.
- 일어날 땐 둔근을 사용한다.

운동 방법

1. 다리를 어깨너비로 벌리고 선다. 발끝을 벌리는 각도는 가장 편안함을 느끼는 정도로 한다. 발끝을 정면을 향해 두거나 아주 약간만 바깥으로 돌려놓아도 된다.
2. 똑바로 서고 덤벨 또는 케틀벨 가장 위쪽의 아랫부분을 잡는다.
3. 상체가 앞으로 너무 기울어지지 않도록 몸통을 거의 수직으로 세운 상태를 유지하며 바닥으로 그대로 내려앉는다. 가슴을 똑바로 세운 상태를 유지한다.
4. 고관절이 무릎보다 아래에 위치할 때까지 스쿼트를 내려가며 전체 동작을 하는 동안 무릎을 바깥으로 밀어낸다.
5. 뒤꿈치로 바닥을 밀어내며 일어나며 무릎이 안쪽으로 말리지 않도록 무릎을 계속 바깥으로 밀어낸다.
6. 시작 자세로 돌아온다.

덤벨 풀 스쿼트

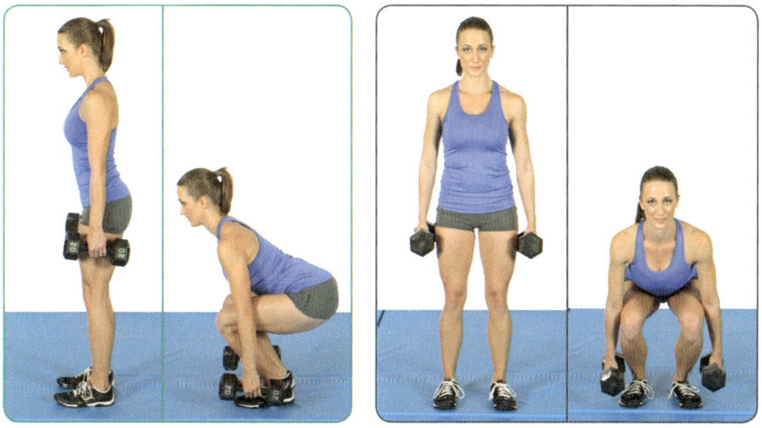

요즘 많은 사람들이 이 동작을 하는 데 어려움을 겪지만,이 동작을 제대로 한다면 효과적인 스쿼트 운동인 것을 알 수 있을 것이다.

자극을 받는 부위: 대퇴사두근, 둔근

팁

- 이 운동은 데드리프트가 아닌 스쿼트라는 것을 기억하라. 무릎이 구부러질 것이고 대퇴에 자극이 느껴질 것이다.
- 발너비를 좁게 하여 서서 가슴을 들어 올린 상태를 유지한다.
- 내려갈 때 덤벨이 바닥을 향해 내려가고 발 옆쪽에 위치할 수 있도록 팔을 곧게 편 상태를 유지한다.
- 몸통을 거의 수직으로 세운 상태를 유지하며 무게중심을 뒤로 보내며 앉는다.
- 무릎을 안으로 말리지 않도록 한다.
- 뒤꿈치를 이용하여 바닥을 밀어낸다.

운동 방법

1. 다리를 어깨너비로 벌리고 선다. 발끝을 벌리는 각도는 가장 편안함을 느끼는 정도로 한다. 발끝을 정면을 향해 두거나 아주 약간만 바깥으로 돌려놓아도 된다.
2. 손바닥이 몸 쪽을 향한 상태로 몸 옆에 덤벨을 각각 잡는다.
3. 무게중심을 뒤쪽으로 이동시키며 고관절을 접어 앉는다. 고관절을 움직여 스쿼트 동작을 시작하며 그다음엔 무릎이 움직인다.
4. 고관절이 무릎보다 아래에 위치할 때까지 스쿼트를 내려가며 전체 동작을 하는 동안 무릎을 바깥으로 밀어낸다.
5. 뒤꿈치로 바닥을 밀어내며 일어나며 무릎이 안쪽으로 말리지 않도록 무릎을 계속 바깥으로 밀어낸다.
6. 시작 자세로 돌아온다.

바벨 하프 스쿼트

바벨 하프 스쿼트는 상해 또는 가동성의 문제로 풀 스쿼트 깊이로 앉지 못하는 사람들에게 좋은 대체 운동이다. 게다가 이 운동은 무거운 무게를 사용할 수 있어 때때로 효과적일 수 있다. 많은 선수나 코치가 이 운동을 선호하지만, 그들이 적절히 수행할 수 있다면 풀 스쿼트가 그들에게 더 좋은 운동이라 생각한다.

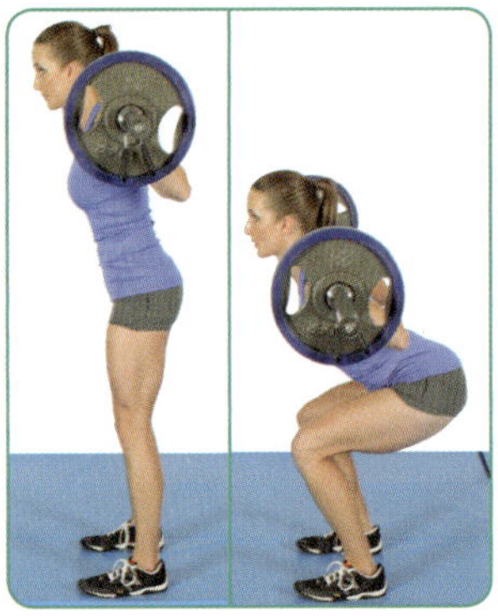

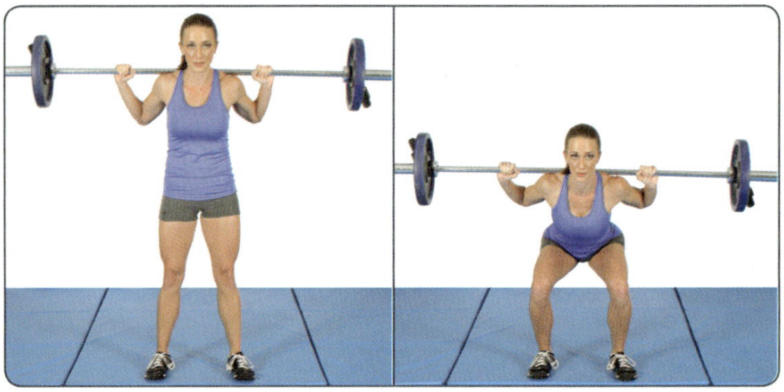

자극을 받는 부위: 대퇴사두근, 둔근

팁

- 무게중심을 뒤로 이동시키며 앉고 무게를 고관절로 흡수한다. 대퇴근이 아닌 둔근이 이 운동을 조절하는 것을 느껴야 한다.
- 무게중심을 뒤꿈치에 유지한다.

운동 방법

1. 어깨너비보다 넓게 선다.
2. 바벨을 등 위쪽에 올려놓는다. 바벨을 날개뼈 위쪽이나 아래쪽에 위치시킬 수 있다. 바벨이 움직이지 않고 편안한 상태를 유지하는 것이 중요하다.
3. 숨을 크게 들이마시고, 스쿼트를 내려간다.
4. 무게중심을 뒤로 이동시키며 내려가고 허벅지가 110도에 도달할 때까지 앉는다(만약 허벅지가 바닥과 수평이라면 너무 깊게 앉은 것이다).
5. 둔근에 힘을 강하게 주며 일어난다.
6. 시작 자세로 돌아온다.

바벨 하이 박스 스쿼트

박스 스쿼트는 어떻게 무게중심을 뒤로 보내면서 앉는 것과 스쿼트를 하는 동안 고관절을 더 많이 사용하는 방법을 알려주는 데 훌륭한 운동이다. 또한 무릎에 문제가 있는 사람들에게 좋은 해결책이며 스쿼트의 문제점을 발견하는 데 도움이 된다.

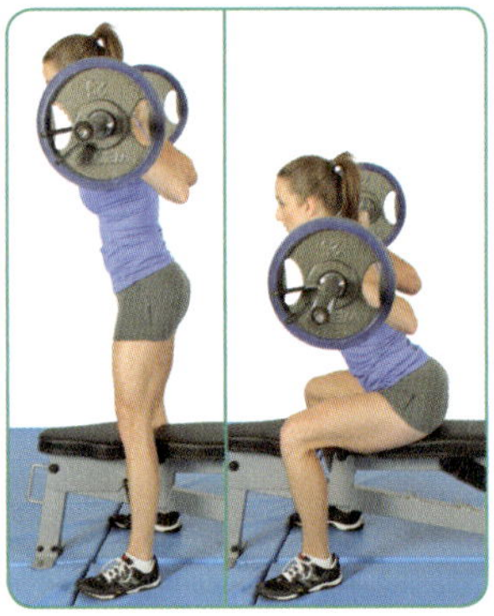

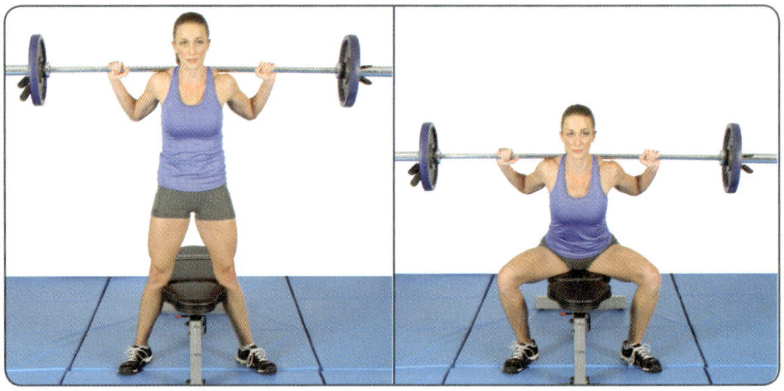

자극을 받는 부위: 대퇴사두근, 둔근

팁

- 가슴을 들어 올린 자세와 허리의 좋은 아치를 유지한다.
- 무릎을 바깥으로 밀어내어 무릎을 발끝 방향을 향하도록 한다.
- 체중을 뒤꿈치에 유지한다.
- 이 운동에서는 무게중심을 뒷쪽으로 더 많이 이동시키고 정강이를 수직으로 유지하여 무릎이 앞으로 밀려나지 않도록 한다.
- 둔근을 꽉 조여 골반을 펴낸다.

운동 방법

1. 무릎 높이 정도 되는 벤치 또는 박스 앞에 다리를 어깨너비로 벌리고 선다. 대부분의 사람들은 발끝을 30~45도 바깥으로 벌리지만 이 각도는 사람에 따라 다르다.
2. 바벨을 등 위쪽에 올려놓는다. 바벨을 날개뼈 위쪽이나 아래쪽에 둘 수 있다. 바벨이 움직이지 않고 편안한 상태를 유지하는 것이 중요하다.
3. 숨을 깊이 들이마시고 둔근이 늘어나도록 무게중심을 뒤쪽으로 이동시키며 스쿼트를 과장되게 하며 앉는다. 정강이가 바닥과 거의 수직이 되도록 유지하여 무릎이 앞으로 이동하지 않도록 한다. 이때 상체가 상당히 앞으로 기울어져야 동작을 수행할 수 있다.
4. 무릎을 바깥으로 밀어내며 벤치를 향해 스쿼트를 한다. 그리고 박스 위에서 척추의 중립 자세를 유지하며 잠시 멈춰 있는다.
5. 일어나며 둔근을 꽉 조여 골반이 완전히 펴지도록 한다.
6. 시작 자세로 돌아온다.

바벨 페러럴 스쿼트

이 운동은 풀 스쿼트보다 더 작은 가동범위를 사용하며 발목이나 고관절 가동범위가 충분하지 않은 사람들에게 좋다.

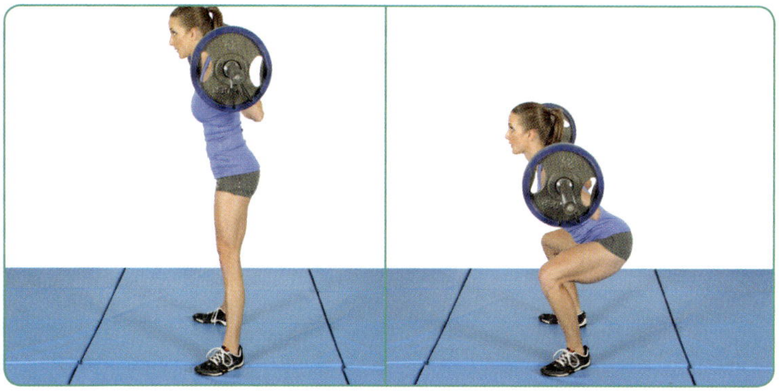

자극을 받는 부위: 대퇴사두근, 둔근

팁

- 가슴을 들어 올린 자세를 유지하고 목이 나머지 척추와 같은 선상에 있도록 한다.
- 무게중심을 뒤로 보내며 앉아 고관절이 부하를 흡수하도록 한다.
- 몸통을 거의 수직으로 유지한다. 스쿼트를 앉기 시작하면 몸통은 앞으로 기울어지지만 너무 많이 기울어지거나 등이 굽지 않게 유지한다.
- 뒤꿈치를 이용해 바닥을 밀어내며 발끝이 바닥에서 뜨지 않도록 한다.

운동 방법

1. 어깨너비보다 조금 넓게 선다. 대부분의 사람들은 발끝을 30도 바깥으로 벌리지만 이 각도는 개인 선호도에 따라 다르다.
2. 바벨을 등 위쪽에 올려놓는다. 바벨을 날개뼈 위쪽이나 아래쪽에 둘 수 있다. 바벨이 움직이지 않고 편안한 상태를 유지하는 것이 중요하다.
3. 숨을 크게 들이마시고, 스쿼트를 내려간다.
4. 스쿼트로 내려가 허벅지가 바닥과 수평이 될 때까지 앉는다. 무릎을 발끝 방향 밖으로 밀어낸다.
5. 둔근에 힘을 강하게 주며 일어난다.
6. 시작 자세로 돌아온다.

바벨 와이드 스탠드 스쿼트

'스모' 스쿼트의 변형 운동으로 보통 파워리프팅에서 사용되며 좁은 스탠스 스쿼트보다 둔근을 더 활성화시킨다. 이 동작을 숙달하면 이 스쿼트 동작으로 더 무거운 무게를 들어 올릴 수 있게 된다. 바벨 와이드 스탠스 스쿼트는 박스 스쿼트와 비슷한 역학적 개념을 갖고 있다.

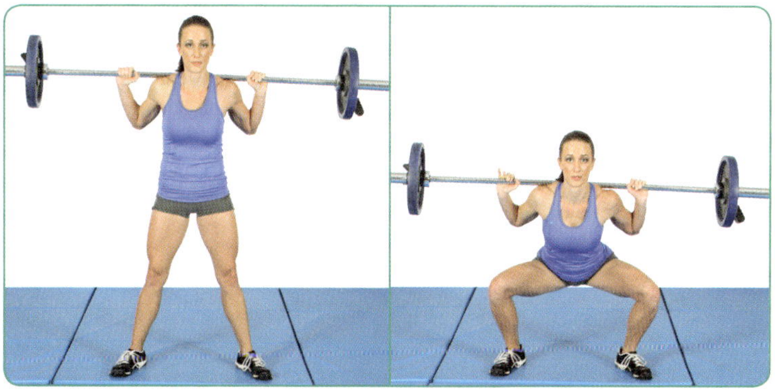

자극을 받는 부위: 대퇴사두근, 둔근, 내전근

팁

- 가슴을 들어 올린 자세와 허리의 좋은 아치를 유지한다.
- 무릎을 바깥으로 밀어내어 무릎을 발끝 방향을 향하도록 한다.
- 체중을 뒤꿈치에 유지한다.
- 이 운동에서는 무게중심을 뒷쪽으로 더 많이 이동시키고 정강이를 수직으로 유지하여 무릎이 앞으로 밀려나지 않도록 한다.
- 둔근을 꽉 조여 골반을 펴낸다.

운동 방법

1. 어깨너비보다 넓은 와이드 자세로 선다. 발끝을 편한 만큼 바깥으로 벌린다(대부분의 사람들은 발끝을 45도 바깥으로 벌린다).
2. 바벨을 등 위쪽에 올려놓는다. 바벨을 날개뼈 위쪽이나 아래쪽에 둘 수 있다. 바벨이 움직이지 않고 편안한 상태를 유지하는 것이 중요하다.
3. 숨을 크게 들이마시고, 스쿼트를 내려간다.
4. 골반이 무릎보다 아래에 올 때까지 스쿼트로 깊게 내려간다.
5. 둔근에 힘을 강하게 주며 일어난다.
6. 시작 자세로 돌아온다.

바벨 낮은 박스 스쿼트

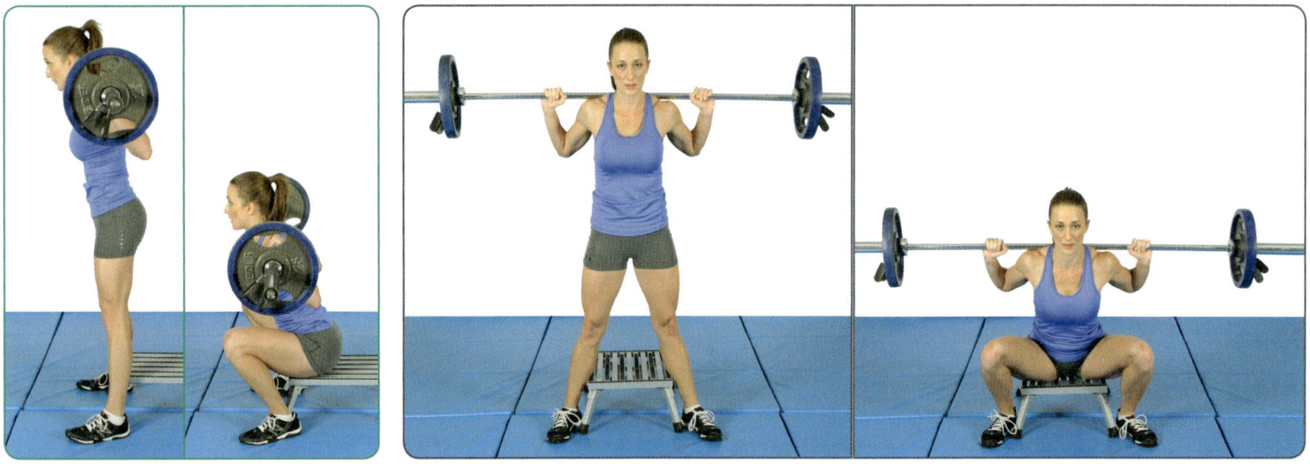

낮은 박스 스쿼트는 운동하는 사람이 확실하게 적절한 깊이로 스쿼트를 하게 만드는 훌륭한 방법이다. 또한 낮은 위치에서 자세를 개선하고 근력을 발달시켜준다. 높은 박스 스쿼트에서 무게중심을 뒤로 보내며 앉을 때 무릎이 앞으로 이동하지 못했지만 낮은 박스 스쿼트에서는 무릎이 앞으로 약간 이동해도 되며 체중부하를 골반과 무릎에서 동일하게 나누어 갖는다. 또한 높은 박스 스쿼트에서 발너비를 넓게 벌려서 했지만 이 운동에서는 발너비는 어깨너비로 한다.

자극을 받는 부위: 대퇴사두근, 둔근

팁

- 가슴을 들어 올린 자세와 허리의 좋은 아치를 유지한다.
- 무릎을 바깥으로 밀어내어 무릎을 발끝 방향을 향하도록 한다.
- 체중을 뒤꿈치에 유지한다.
- 몸통을 바로 세운 상태를 유지한다.
- 둔근을 꽉 조여 골반을 펴낸다.

운동 방법

1. 무릎 높이 정도 되는 벤치 또는 박스 앞에 다리를 어깨너비로 벌리고 선다. 대부분의 사람들은 발끝을 30~45도 바깥으로 벌리지만 이 각도는 사람에 따라 다르다.
2. 바벨을 등 위쪽에 올려놓는다. 바벨을 날개뼈 위쪽이나 아래쪽에 둘 수 있다. 바벨이 움직이지 않고 편안한 상태를 유지하는 것이 중요하다.
3. 숨을 깊이 들이마시고 무게중심을 뒤쪽으로 이동시키며 앉는다. 이때 몸통은 거의 수직 상태를 유지한다.
4. 무릎을 바깥으로 밀어내며 벤치를 향해 스쿼트를 한다. 그리고 박스 위에서 척추의 중립 자세를 유지하며 잠시 멈춰 있는다.
5. 일어나며 둔근을 꽉 조여 골반이 완전히 펴지도록 한다.
6. 시작 자세로 돌아온다.

바벨 풀 스쿼트

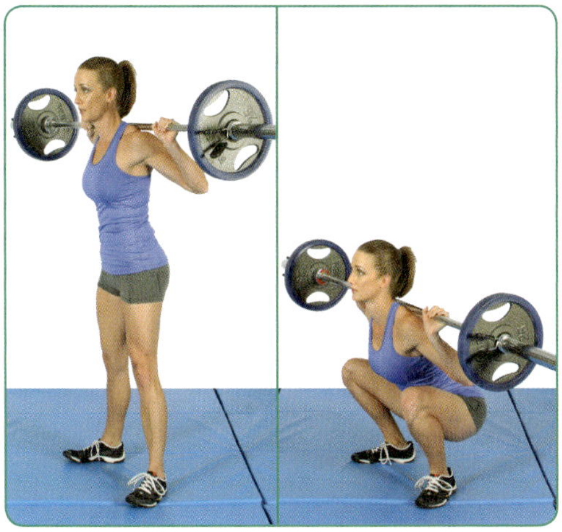

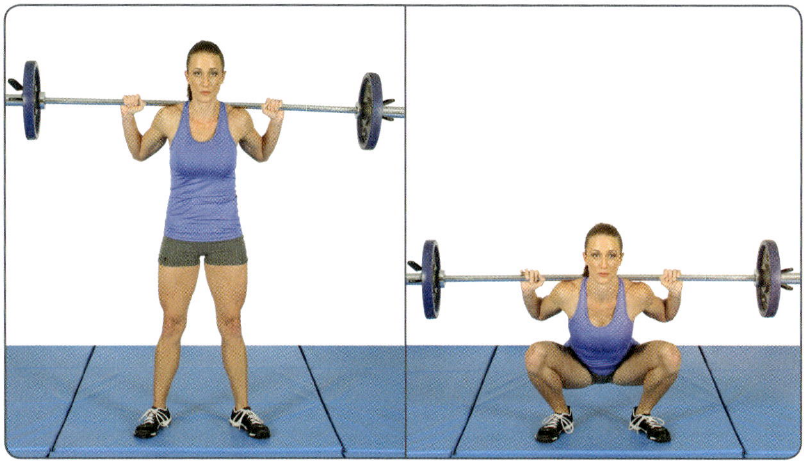

풀 스쿼트는 어떤 둔근 운동 프로그램이든 꼭 들어가는 운동이지만 깊은 자세로 스쿼트를 하는 것은 많은 여성들에게 쉽지 않다. 발목이 유연하지 않거나 골반의 움직임 제한 또는 윗등의 뻣뻣함은 스쿼트를 하는 데 문제를 일으킬 수 있다. 또한 코어의 안정성이 약하고 몸 뒤쪽 근육들의 근력이 약하면 문제를 일으킬 수 있다.

올바른 지도를 받은 많은 여성들은 스쿼트를 깊게 할 수 있는 능력을 얻을 수 있지만 어떤 사람들은 스쿼트를 페러럴 자세 이하로 절대 못 앉을 수도 있다. 예를 들어 어떤 사람들은 고관절이 적절한 가동범위로 움직이지 못하는 구조로 되어 있다. 만약 이러한 문제가 있다면, 이 구조적 이상은 허리와 골반에 문제를 발생시키며 허리의 자연스러운 아치를 안쪽으로 굽어지게 만든다.

스쿼트 형태로 운동을 할 때 가동성과 안정성을 향상시키는 것은 스쿼트를 얼마나 잘하느냐와 무관하게 좋은 생각이다. 능숙해짐에 따라 스쿼트 움직임 패턴이 아주 자연스럽게 느껴질 것이며 더 무거운 무게를 들어 올릴 수 있게 해준다. 모든 사람들이 스쿼트를 안전하고 편하게 깊이 할 수 있지는 않다. 만약 그런 상황이라면, 스쿼트를 페러럴 자세 또는 페러럴보다 낮은 깊이까지만 하는 것은 전혀 문제가 되지 않는다. 자기 스스로를 잠재적으로 위험한 자세로 만들지 않길 바란다.

풀 스쿼트는 고관절이 접혀 있고 둔근이 늘어나는 스쿼트 동작의 낮은 자세에서 둔근이 사용되게 한다. 또한 대퇴근과 척추기립근을 사용하게 하여 좋은 허벅지와 등 근육을 만들어 준다. 선수들에게 스쿼트는 수직으로 점프하는 능력과 가속도를 증가시켜준다.

자극을 받는 부위: 대퇴사두근, 둔근

팁

- 가슴을 들어 올린 자세와 허리의 좋은 아치를 유지한다.
- 무릎을 바깥으로 밀어내어 무릎을 발끝 방향을 향하도록 한다.
- 체중을 뒤꿈치에 유지한다.
- 골반을 무릎 사이로 곧게 내려 보낸다.

운동 방법

1. 다리를 어깨너비보다 넓게 벌리고 선 상태에서 발끝을 30도 정도 바깥으로 벌린다.
2. 바벨을 등 위쪽에 올려놓는다. 바벨을 견갑골의 극 아래쪽(로어바 자세)이나 위쪽(하이바 자세)에 위치시킬 수 있다. 운동 목표와 편안함에 따라 다르게 놓을 수 있으며 바벨을 등의 상부에 단단히 올려놓는다(바벨이 등에서 움직이지 않게 한다).
3. 숨을 깊이 들이마시고 가슴을 편 상태와 좋은 허리의 아치를 유지하며 풀 스쿼트 자세로 앉기 시작한다.
4. 무릎을 발끝 방향으로 향하게 하기 위해 바깥으로 밀어내는 것을 잊지 않도록 한다.
5. 앉는 동안에 허리는 구부정해지려고(아치의 반대로) 할 것이며 골반은 뒤쪽으로 기울어지려고 할 것이다. 허리와 골반이 앞서 말한 것처럼 되지 않도록 해야 한다.
6. 체중이 앞쪽으로 이동하지 않도록 하며 체중을 뒤꿈치로 밀어내도록 한다.
7. 스쿼트의 바닥 자세에서 가슴을 펴고 무릎을 바깥으로 밀어내며 허리의 아치를 유지한다. 또한 두 발이 바닥에 밀착하도록 한다.
8. 일어나며 둔근을 꽉 조여 골반이 완전히 펴지도록 한다.
9. 시작 자세로 돌아온다.

바벨 프론트 스쿼트

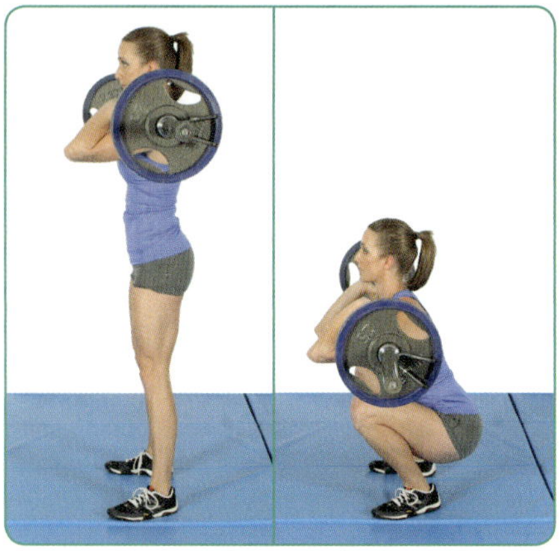

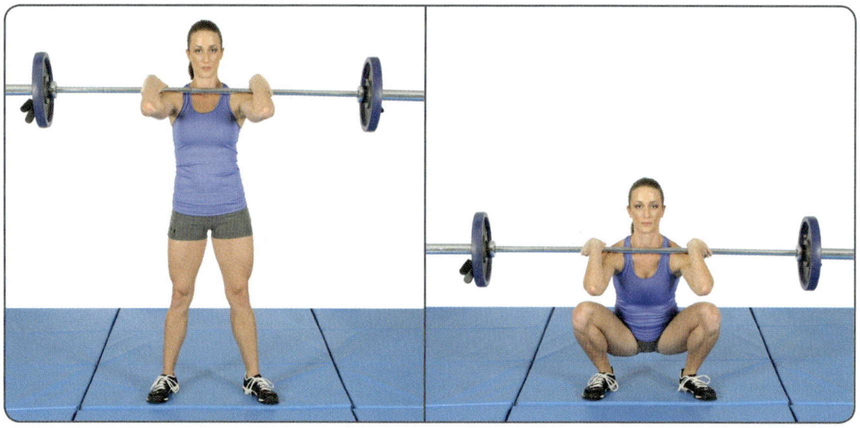

이 스쿼트 동작은 다리와 코어를 더 사용하게 하여 척추에 부담을 덜어주어 몸통을 더욱 똑바로 세우게 한다. 많은 코치와 선수가 프론트 스쿼트를 선호하는데 왜냐하면 백 스쿼트보다 더 안전하다고 느끼기 때문이다. 어떤 여성들은 초반에 그들의 어깨 위에 있는 바벨의 위치가 불편하다고 불평하지만 시간이 지나면 그런 불평이 사라진다.

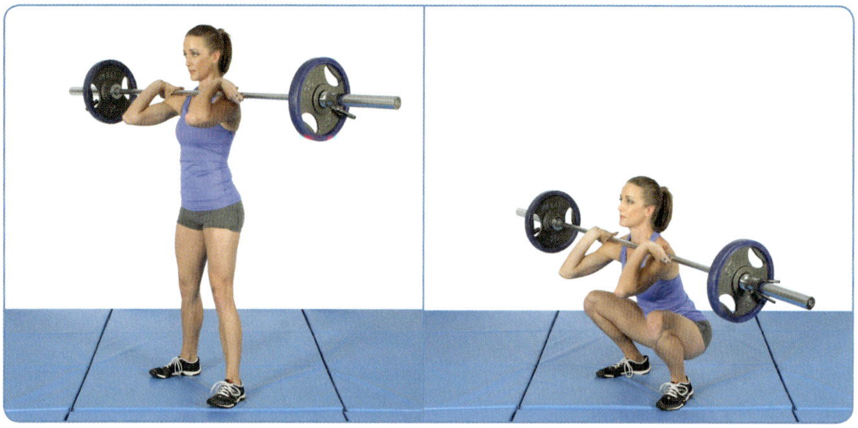

자극을 받는 부위: 대퇴사두근, 둔근

팁

- 가슴을 들어 올린 자세와 허리의 좋은 아치를 유지한다.
- 바벨의 무게가 손목과 손이 어깨에 유지되도록 한다.
- 팔꿈치를 높게 그리고 안쪽으로 유지한다.
- 무릎을 바깥으로 밀어내어 무릎을 발끝 방향을 향하도록 한다.
- 체중을 뒤꿈치에 유지한다.
- 골반을 무릎 사이로 곧게 내려 보낸다.

운동 방법

1. 스쿼트 렉에 어깨높이로 놓여 있는 바벨에 다가선다. 앞쪽 어깨를 이용해 선반을 만든다. 바벨을 목과 가깝게 하고 어깨 위에 올린다.
2. 팔꿈치를 높게 유지하고 스쿼트 렉에서 바벨과 함께 뒤로 물러난다. 다리를 어깨너비보다 약간 넓게 벌리고 선다.
3. 무릎 사이로 앉고 골반이 무릎보다 아래에 올 때까지 내려간다. 무릎을 밖으로 밀어내 발끝을 향하도록 한다.
4. 편안한 깊이까지 내려오면 상체를 곧게 세운 상태를 유지하며 바닥을 밀어 일어난다.
5. 시작 자세로 돌아온다.

저처 스쿼트

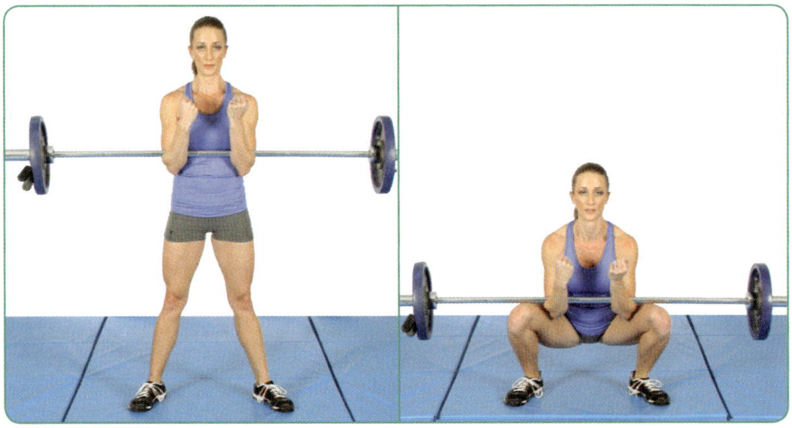

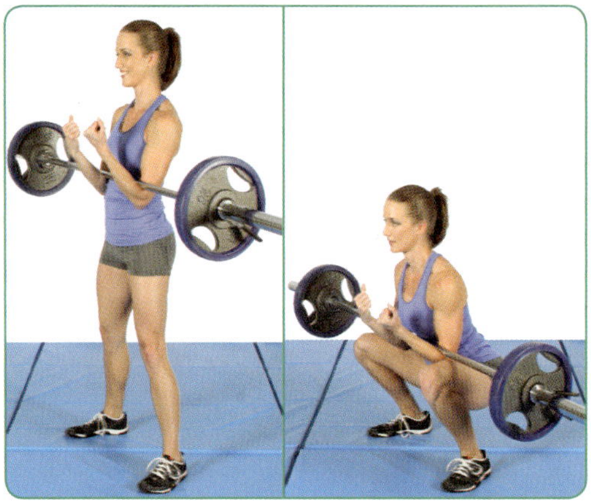

모든 서서 하는 스쿼트 동작 중에 이 스쿼트 운동은 둔근과 코어 근육의 활성을 최대화한다. 그러나 이 동작은 아마도 가장 불편한 스쿼트일 것이다. 왜냐하면 바벨의 무게를 팔로 버티는 것은 꽤나 아프기 때문이다. 오랜 시간 이 고통과 불편함이 익숙해진다면 운동의 강도를 올릴 수 있게 된다.

자극을 받는 부위: 대퇴사두근, 둔근, 코어

팁

- 가슴을 들어 올린 자세와 허리의 좋은 아치를 유지한다.
- 무릎을 바깥으로 밀어내어 무릎을 발끝 방향을 향하도록 한다.
- 체중을 뒤꿈치에 유지한다.
- 무게중심을 뒤로 보내며 고관절을 이용해 앉는다.

운동 방법

1. 스쿼트 렉에 허리 높이로 바벨을 준비한다. 바벨에 가깝게 선 후 팔꿈치를 접어 자세를 잡는다.
2. 바벨을 들고 뒤로 걸어나와 똑바로 선 후 바벨을 몸에 밀착시킨 상태를 유지한다. 발너비는 어깨너비보다 조금 넓게 선다.
3. 무게중심을 뒤로 보내며 골반이 무릎보다 아래에 올 때까지 앉는다. 이때 무릎을 바깥으로 밀어내 발끝 방향을 향하게 한다.
4. 팔꿈치가 허벅지에 닿을 때까지 스쿼트를 앉으며 코어 근육에 힘을 유지한다.
5. 시작 자세로 돌아온다.

스쿼트 오류와 교정 방법

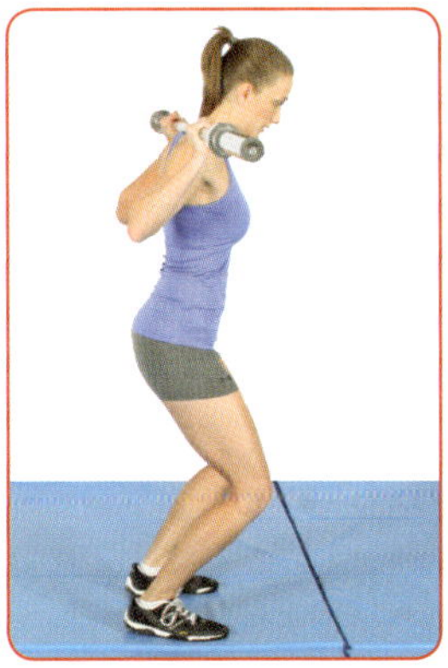

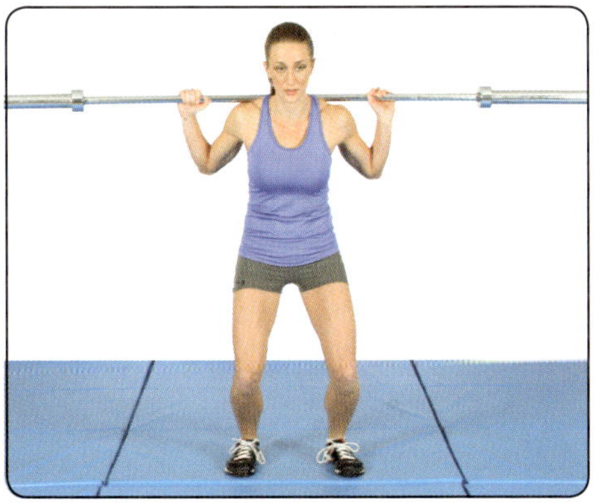

무릎이 앞으로 나와 무게중심이 앞으로 이동하는 자세. 사진에서 보면 켈리가 앉기 시작할 때 상체를 세우고 무릎을 구부려 체중을 앞으로 이동시키는 것을 확인할 수 있다. 스쿼트를 할 때 어떤 사람이 당신의 고관절에 로프를 감아 뒤에서 당긴다고 상상해보자. 이때는 아마 스쿼트의 시작 움직임이 골반을 접는 것에서 시작할 것이다. 또한 무게중심을 뒤꿈치에 유지하여 스쿼트를 내려갈 때 무게중심을 뒤쪽으로 유지하며 앉아야 한다.

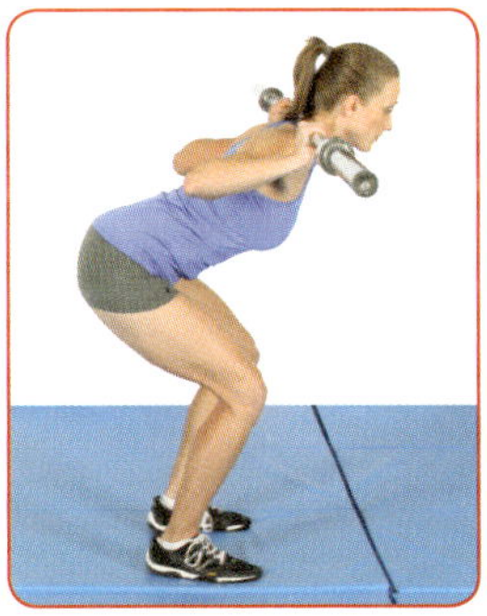

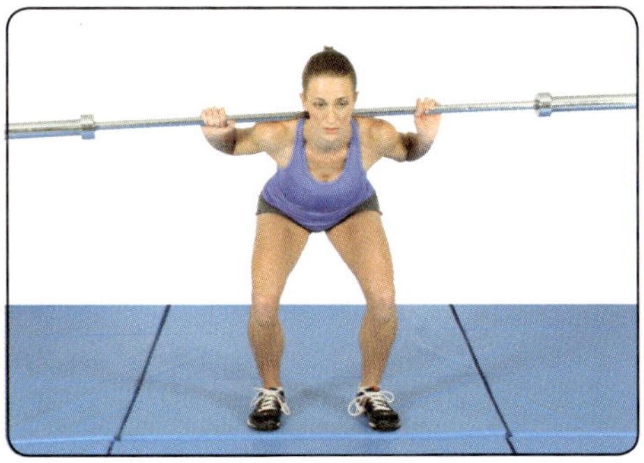

상체가 너무 앞으로 기우는 자세. 스쿼트를 할 때는 상체는 앞으로 기울지만 너무 많이 기울어선 안 된다. 다리 길이 같은 신체 구성에 따라 스쿼트 자세가 다른 사람들과 다르게 보이지만 스쿼트를 하는 동안 결코 반으로 접히길 원하지 않을 것이다.

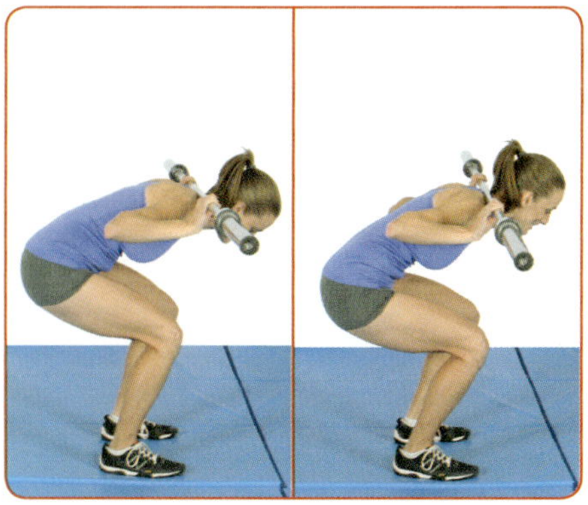

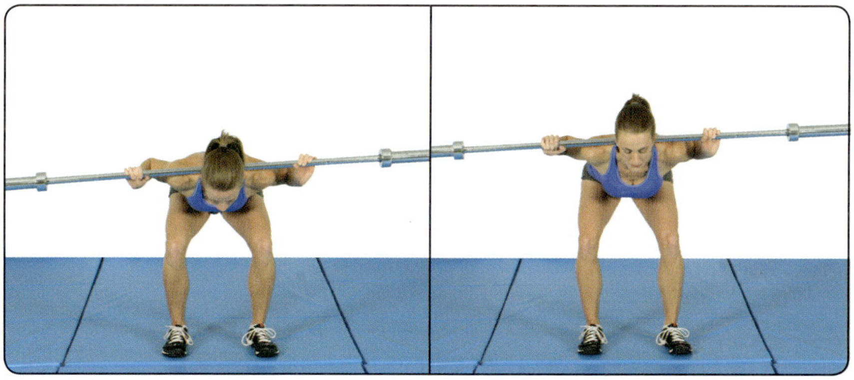

허리가 굽은 자세. 스쿼트를 하는 동안에는 항상 등이 굽지 않게 유지하여 허리의 아치 자세를 유지해야 한다. 사람들은 빈번히 스쿼트의 바닥 자세에서 불충분한 고관절 굴곡 가동성 때문에 골반이 후방으로 기울어져 등이 굽어지고 척추 또한 이를 따라 당겨져 굽어지게 된다. 그러므로 스쿼트를 앉을 때는 자신이 허리를 중립 자세로 유지할 수 있을 때까지만 앉는 것이 중요하다.

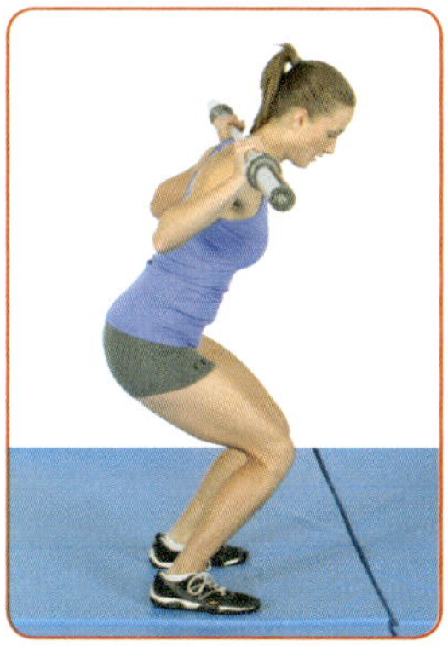

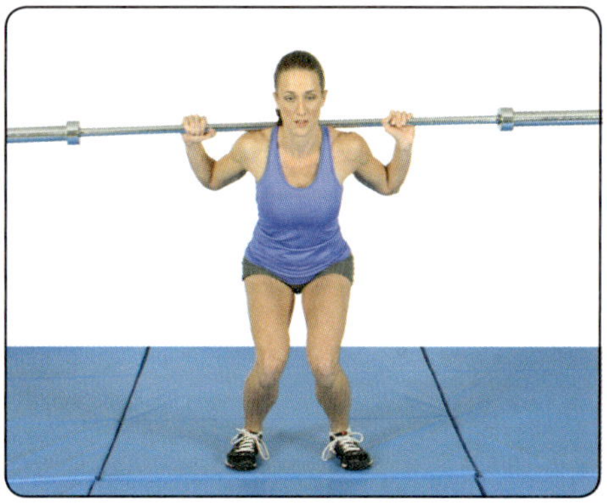

무릎이 안으로 말려 들어가는 자세. 아마도 스쿼트에서 가장 흔한 오류는 무릎이 안쪽으로 말려 들어가는 자세일 것이다. 무릎을 바깥으로 밀어내어 무릎이 발끝 방향으로 향할 수 있도록 노력해야 하며, 특히 스쿼트 바닥 자세에서 신경을 더 많이 써야 한다.

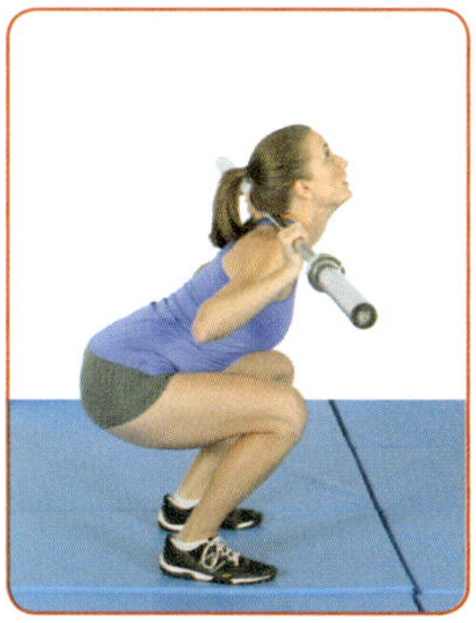

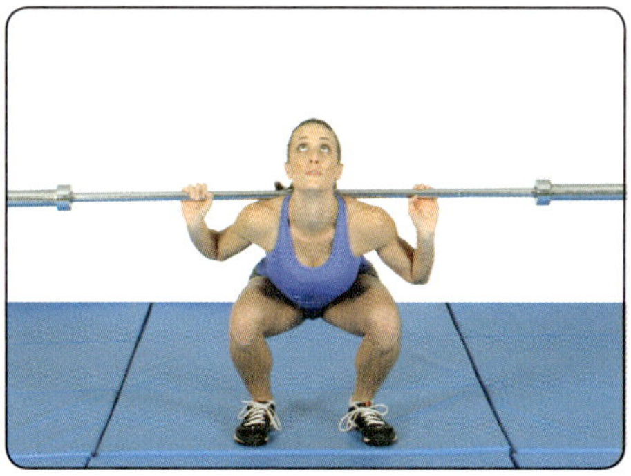

적절하지 않은 목 정렬 자세. 많은 사람들이 스쿼트를 할 때 위쪽을 올려다본다. 목의 중립 자세를 유지하는 것은 더 안전하고 더 효과적일 것이지만 사람들은 대부분 신경을 잘 쓰지 않는다. 더 안전하고 효과적인 스쿼트를 위해 위를 올려다보는 것을 피하고 목을 몸통과 같은 라인을 유지하도록 한다.

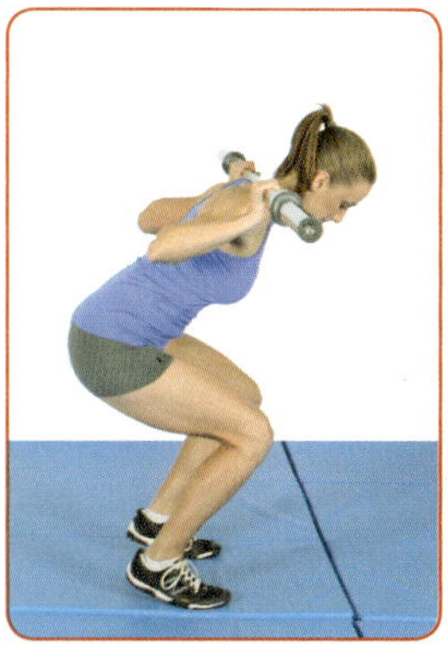

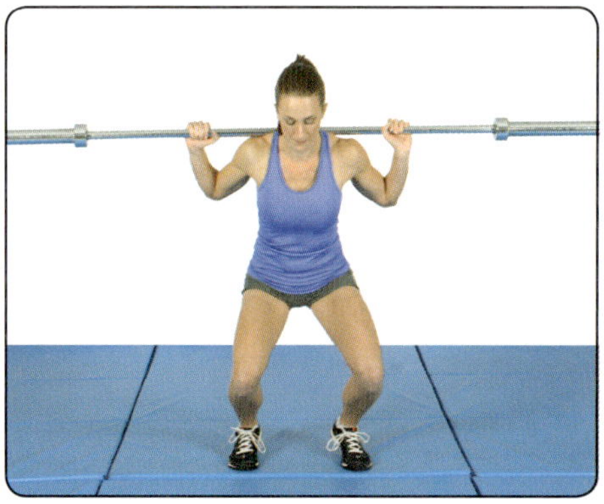

발끝으로 밀어 일어나는 자세. 사람들은 종종 그들의 발끝으로 스쿼트를 일어난다. 이 오류는 특히 스쿼트 바닥 자세에서 더 많이 일어나며 대부분 불충분한 발목 배측굴곡 가동성 또는 저측굴곡근의 단축 때문에 발생한다. 적절한 스쿼트 깊이와 퍼포먼스가 가능하도록 체중을 뒤꿈치에 유지하고 발목 가동성을 늘리려고 노력해야 한다.

맨몸 포워드 런지

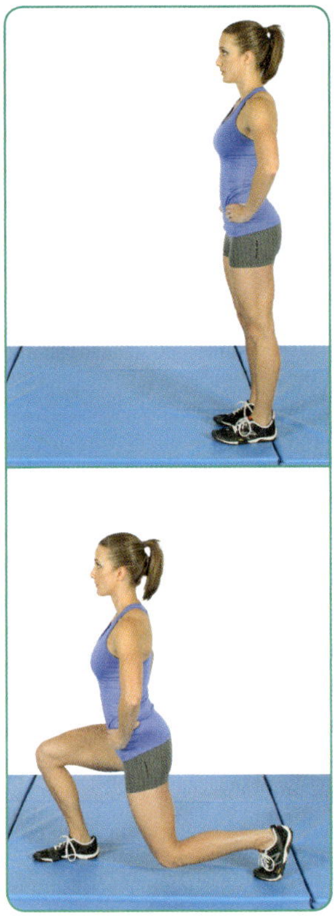
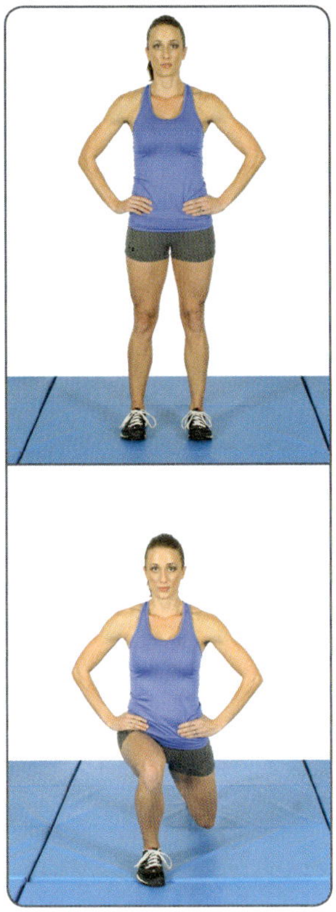

맨몸 포워드 런지는 둔근을 활용하여 운동하는 동안 무릎관절을 이용하여 대퇴사두근을 함께 사용하게 한다. 이 런지는 아마도 대퇴근을 운동하는 최고의 런지 동작일 것이지만 리버스 런지가 둔근을 운동하기에 더 효과적이다.

자극을 받는 부위: 대퇴사두근, 둔근

팁

- 한 걸음 앞으로 충분이 내딛어 앞에 있는 다리 무릎이 발목과 수직이 되도록 한다.
- 수직으로 그대로 내려가 앞 다리가 90도가 되도록 한다. 무릎을 앞으로 밀어내지 않는다.

운동 방법

1. 다리를 골반너비로 벌려 선 상태에서 손을 골반 위에 올려둔다.
2. 상체를 수직으로 세운 상태를 유지하며 오른발을 앞으로 내딛어 런지 자세를 만든다.
3. 왼쪽 무릎이 바닥에 닿기 직전까지 수직으로 그대로 내려간다.
4. 시작 자세로 튕겨 돌아오고 양다리를 몇 차례 반복한다.

맨몸 리버스 런지

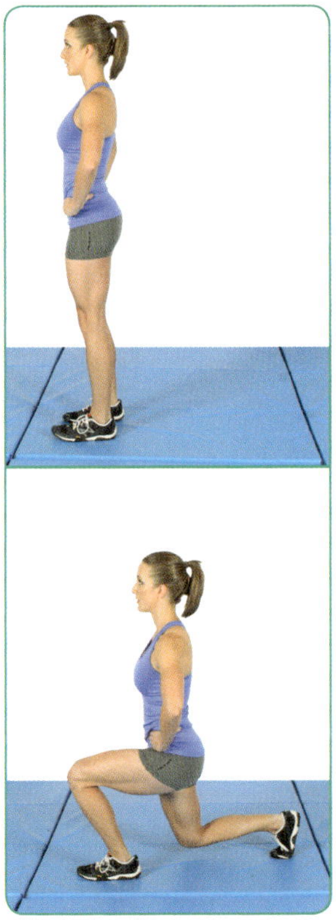
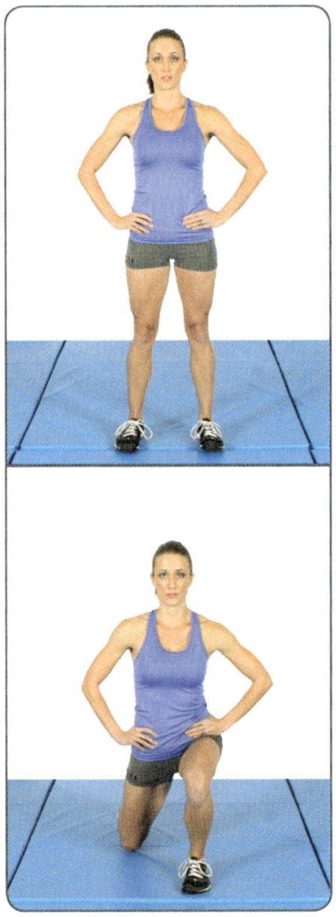

맨몸 리버스 런지는 런지 운동에 무게를 올리기 전에 반드시 숙달해야 하는 기본 동작이다. 뒤로 발을 딛는 것은 둔근을 운동시키고 상체가 살짝 앞으로 숙여지며 무릎관절에 부담을 덜어준다.

자극을 받는 부위: 대퇴사두근, 둔근

팁

- 한 걸음 앞으로 충분히 내딛어 앞에 있는 다리 무릎이 발목과 수직이 되도록 한다.
- 수직으로 그대로 내려가 앞다리가 90도가 되도록 한다. 무릎을 앞으로 밀어내지 않는다.
- 좋은 척주 정렬을 유지하며 상체를 살짝 앞으로 기울인다.
- 앞다리의 고관절을 활용해 내려간다.

운동 방법

1. 다리를 골반너비로 벌려 선 상태에서 손을 골반 위에 올려둔다.
2. 상체를 살짝 앞으로 기울이며 왼발을 뒤로 내딛어 런지 자세를 만든다.
3. 왼쪽 무릎이 바닥에 닿기 직전까지 수직으로 그대로 내려간다.
4. 시작 자세로 돌아오고 양다리를 몇 차례 반복한다.

덤벨 워킹 런지

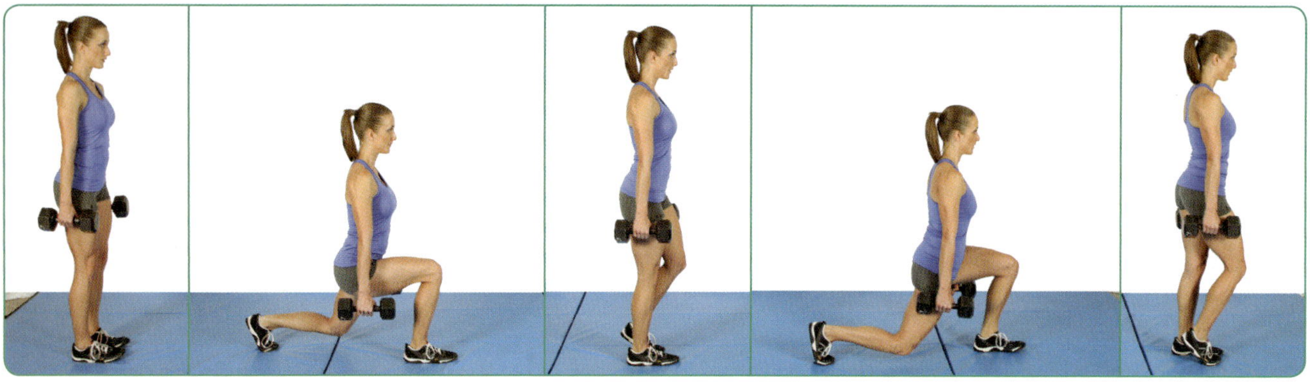

덤벨 워킹 런지는 내가 선호하는 둔근 운동 중 하나이다. 이 운동은 둔근 아래쪽을 강도 높게 이완시켜 자극을 주기 때문에 둔근에 근육통을 가장 많이 만들어내는 것으로 알려져 있다. 그렇다고 이 운동을 너무 과하게 하지는 말아라. 근육통이 근육을 성장시키는 데 필요한 것은 아니며 좋아지기보단 손상을 더 입을 수도 있다는 것을 기억하라. 우리는 모두 자신의 노력을 되새기고 그 근육통이 근육으로 자리잡기를 상상하며 운동 후 다음 날 약간의 근육통이 있길 바라지만 과도한 근육 손상은 퍼포먼스 저하를 일으키며 새로운 개인 기록을 달성하지 못하게 하여 지속적인 성장을 방해한다는 것을 결코 잊어선 안 된다. 덤벨 워킹 런지를 적게 하는 것을 두려워하지 말라. 왜냐하면 이 운동은 정말 좋은 운동이긴 하지만 5세트 이상 먼 거리를 워킹 런지를 하게 되면 일주일 동안 회복을 해야 할 만큼 과부하가 걸리게 된다. 스마트하게 훈련해라!

자극을 받는 부위: 대퇴사두근, 둔근

팁

- 한 걸음 앞으로 충분이 내딛어 앞에 있는 다리 무릎이 발목과 수직이 되도록 한다.
- 수직으로 그대로 내려가 앞다리가 90도가 되도록 한다. 무릎을 앞으로 밀어내지 않는다.
- 좋은 척주 정렬을 유지하며 상체를 살짝 앞으로 기울인다.
- 런지 바닥 자세에서 둔근이 늘어나는 동안 그 둔근에 힘을 주어 수축시키고 몸통을 바른 자세로 유지하여 튕겨서 일어난다. 어깨와 엉덩이가 동시에 위아래로 움직이도록 일체화 시킨다. 절대 따로따로 움직이지 않도록 한다.

운동 방법

1. 다리를 골반너비로 벌려 선 상태에서 양손에 덤벨을 잡아 몸 옆에 둔다.
2. 오른발을 내딛어 깊은 런지 자세를 만든다.
3. 왼쪽 무릎이 바닥에 닿기 직전까지 수직으로 그대로 내려간다.
4. 앞으로 몸을 튕겨내며 이동하고 다리를 바꿔가며 앞으로 걸으면서 포워드 런지 동작을 한다.

덤벨 데퍼싯 리버스 런지

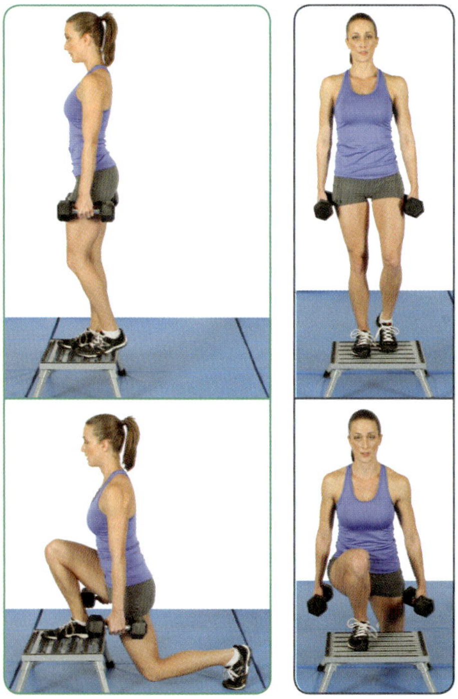

이 운동은 엉덩이와 대퇴부 허벅지에 엄청나게 효과적인 운동이며, 최대 이완이 일어나는 부분에서 둔근의 아래쪽에 자극을 준다. 덤벨이 안정적인 상태로 저항을 주기 때문에 더 큰 가동범위로 어려운(데퍼싯) 운동을 할 수 있다.

자극을 받는 부위: 대퇴사두근, 둔근

팁

- 한 걸음 앞으로 충분이 내딛어 앞에 있는 다리 무릎이 발목과 수직이 되도록 한다.
- 수직으로 그대로 내려가 앞다리가 90도가 되도록 한다. 무릎을 앞으로 밀어내지 않는다.
- 좋은 척주 정렬을 유지하며 상체를 살짝 앞으로 기울인다.
- 앞다리의 고관절을 활용해 내려간다.

운동 방법

1. 스텝 박스 위에 다리를 골반너비로 벌려 선 상태에서 양손에 덤벨을 잡는다.
2. 상체를 살짝 앞으로 기울이며 왼발을 뒤로 내딛어 런지 자세를 만든다.
3. 왼쪽 무릎이 바닥에 닿기 직전까지 수직으로 그대로 내려간다.
4. 시작 자세로 돌아오고 양다리를 몇 차례 반복한다.

바벨 리버스 런지

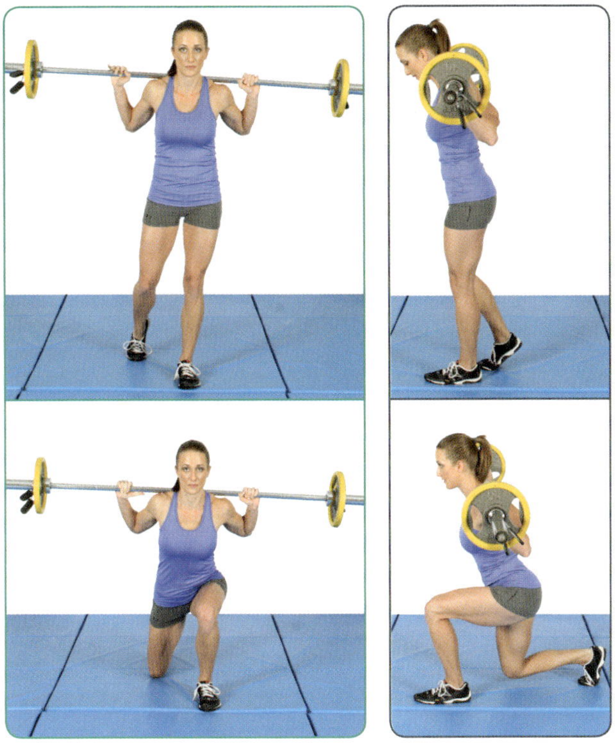

이 운동은 엉덩이와 대퇴부 허벅지에 엄청나게 효과적이며 또한 최대 이완이 일어나는 부분에서 둔근의 아래쪽에 자극을 준다. 뒤로 발을 딛는 것은 둔근을 운동시키고 상체가 살짝 앞으로 숙여지며 무릎관절에 부담을 덜어준다.

자극을 받는 부위: 대퇴사두근, 둔근

팁

- 한 걸음 앞으로 충분이 내딛어 앞에 있는 다리 무릎이 발목과 수직이 되도록 한다.
- 수직으로 그대로 내려가 앞다리가 90도가 되도록 한다. 무릎을 앞으로 밀어내지 않는다.
- 좋은 척주 정렬을 유지하며 상체를 살짝 앞으로 기울인다.
- 런지 바닥 자세에서 둔근이 늘어나는 동안 그 둔근에 힘을 주어 수축시킨다.

운동 방법

1. 다리를 골반너비로 벌려 선다. 스쿼트 렉에 준비된 바벨을 등 위에 올려 들고 뒤로 물러난다.
2. 오른발을 뒤로 내딛어 런지 자세를 만든다.
3. 오른쪽 무릎이 바닥에 닿기 직전까지 수직으로 그대로 내려간다.
4. 시작 자세로 튕겨서 돌아오고 양다리를 몇 차례 반복한다.

맨몸 불가리안 스플릿 스쿼트

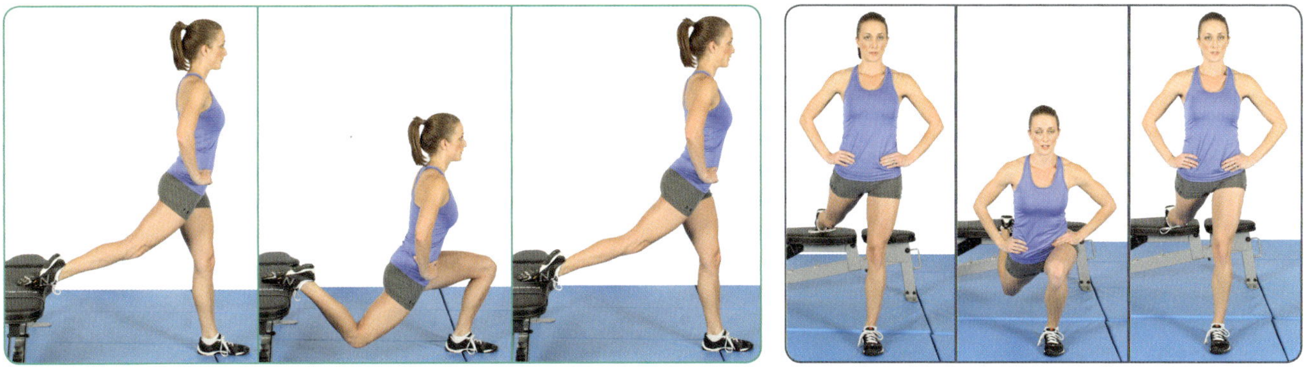

맨몸 불가리안 스플릿 스쿼트는 한 다리 근력과 고관절 안정성을 발달시키는 좋은 운동이며 의자, 테이블 또는 소파만 있으면 어디서든 할 수 있는 운동이다. 나는 집에서나 휴가 중 운동할 때 이 동작을 많은 반복 횟수로 하길 선호한다. 그러나 초보자와 중급자는 적거나 적당한 반복 횟수로 하는 것이 확실한 효과를 얻는 데 좋다.

자극을 받는 부위: 대퇴사두근, 둔근

팁

- 살짝 앞으로 기울어진 상태를 유지하되 엉덩이가 어깨보다 빨리 올라오지 않도록 주의한다.
- 앞쪽에 있는 발에 대부분의 체중이 실리도록 유지하며 뒤쪽 발로는 체중을 보조하기보단 균형을 잡는 데 사용하도록 노력한다.
- 다리의 간격을 넓게 잡아 준비를 하여 깊이 내려갔을 때 앞다리 무릎이 앞으로 많이 밀려나지 않도록 한다.
- 뒷다리 무릎은 바닥에 거의 닿을 만큼 가깝게 내려와야 한다.
- 앞다리 무릎이 발과 같은 선상에 있도록 유지하고 전체 동작을 하는 동안 무릎이 안으로 말려 들어가거나 밖으로 밀려나지 않도록 주의한다.

운동 방법

1. 벤치 앞에 서서 골반에 양손을 올린다.
2. 오른 다리를 뒤로 뻗어 벤치 위에 발등을 올려놓는다.
3. 오른 무릎이 바닥에 거의 닿을 때까지 내려 한 후 올라온다.
4. 반복을 하고, 다리를 바꾼다.

맨몸 데퍼싯 불가리안 스플릿 스쿼트

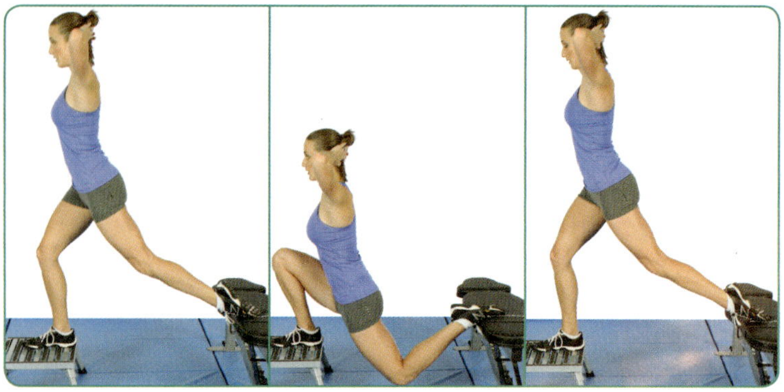

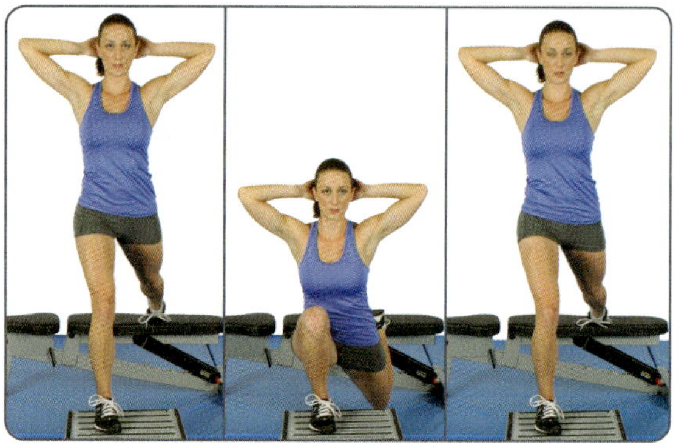

불가리안 스플릿 스쿼트는 한 다리 근력과 고관절 안정성을 발달시키고 고관절이 척추의 부담을 덜어주는 좋은 운동이다. '데피싯(어려운)'은 둔근을 이완시키는 구간을 더 큰 가동범위로 운동을 하게 한다.

자극을 받는 부위: 대퇴사두근, 둔근

팁

- 살짝 앞으로 기울어진 상태를 유지하되 엉덩이가 어깨보다 빨리 올라오지 않도록 주의한다.
- 앞쪽에 있는 발에 대부분의 체중이 실리도록 유지하며 뒤쪽 발은 체중을 보조하기보단 균형을 잡는 데 사용하도록 노력한다.
- 다리의 간격을 넓게 잡아 준비를 하여 깊이 내려갔을 때 앞다리 무릎이 앞으로 많이 밀려나지 않도록 한다.
- 뒷다리 무릎은 바닥에 거의 닿을 만큼 가깝게 내려와야 한다.
- 앞다리 무릎이 발과 같은 선상에 있도록 유지하고 전체 동작을 하는 동안 무릎이 안으로 말려 들어가거나 밖으로 밀려나지 않도록 주의한다.

운동 방법

1. 벤치를 등지고 선 후 벤치에서 3~4걸음 걸어나온다. 손을 골반 위에 올려놓는다. 오른발을 뒤로 뻗어 벤치 위에 발등을 올려놓는다(신발끈이 벤치 위에 닿는다).
2. 오른 무릎이 바닥에 거의 닿을 때까지 내려 한 후 올라온다.
3. 반복을 하고, 다리를 바꾼다.

덤벨 불가리안 스플릿 스쿼트

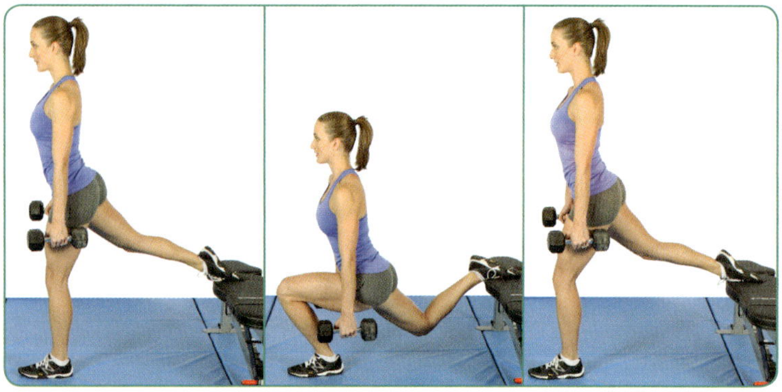

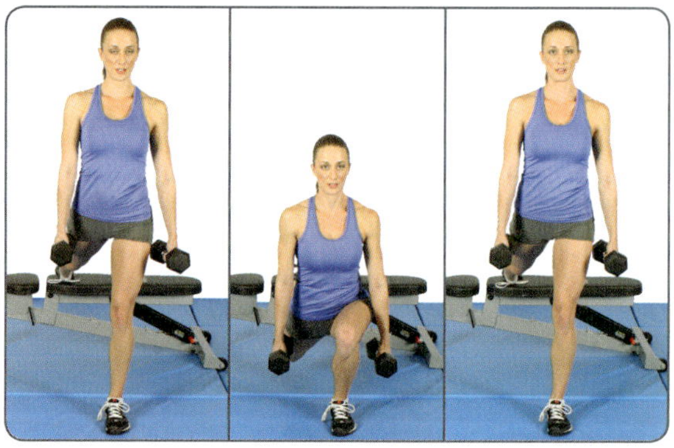

불가리안 스플릿 스쿼트는 한 다리 근력과 고관절 안정성을 발달시키고 고관절이 척추의 부담을 덜어주는 좋은 운동이다. 덤벨이 안정적인 상태로 저항을 주기 때문에 더 강한 자극이 근육에 가해진다.

자극을 받는 부위: 대퇴사두근, 둔근

팁

- 살짝 앞으로 기울어진 상태를 유지하되 엉덩이가 어깨보다 빨리 올라오지 않도록 주의한다.
- 앞쪽에 있는 발에 대부분의 체중이 실리도록 유지하며 뒤쪽 발은 체중을 보조하기보단 균형을 잡는 데 사용하도록 노력한다.
- 다리의 간격을 넓게 잡아 준비를 하여 깊이 내려갔을 때 앞다리 무릎이 앞으로 많이 밀려나지 않도록 한다.
- 뒷다리 무릎은 바닥에 거의 닿을 만큼 가깝게 내려와야 한다.
- 앞다리 무릎이 발과 같은 선상에 있도록 유지하고 전체 동작 동안 무릎이 안으로 말려 들어가거나 밖으로 밀려나지 않도록 주의한다.

운동 방법

1. 벤치를 등지고 선 후 덤벨 두 개를 양손에 나눠 든다. 오른발을 뒤로 뻗어 벤치 위에 발등을 올려놓는다.
2. 오른 무릎이 바닥에 거의 닿을 때까지 내려 한 후 올라온다.
3. 반복을 하고, 다리를 바꾼다.

바벨 불가리안 스플릿 스쿼트

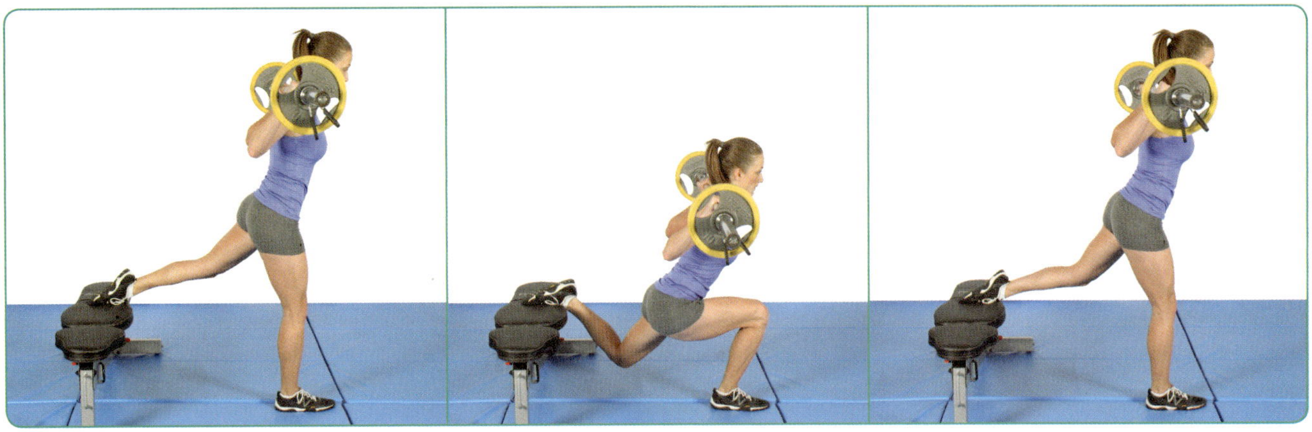

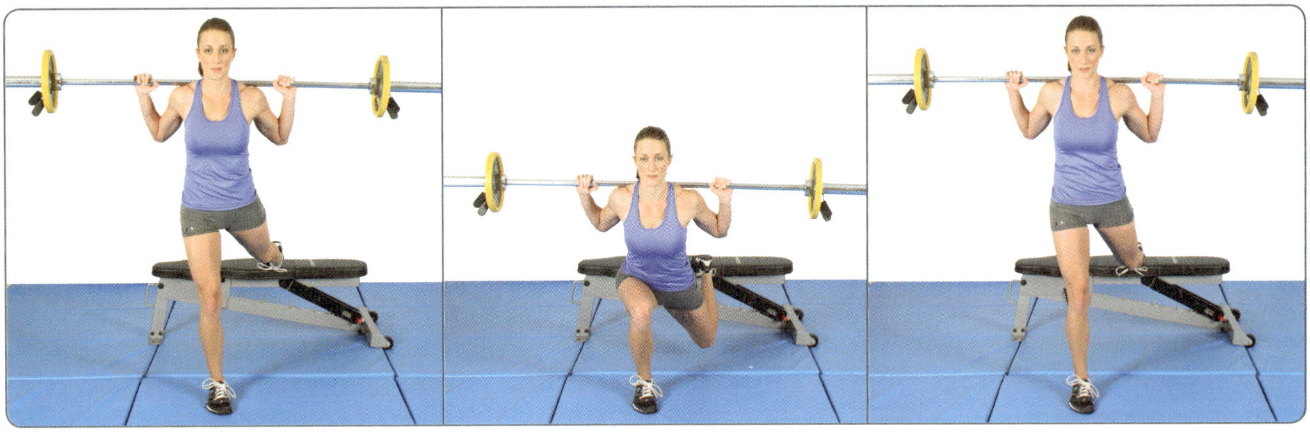

불가리안 스플릿 스쿼트는 한 다리 근력과 고관절 안정성을 발달시키고 고관절이 척추의 부담을 덜어주는 좋은 운동이다. 바벨을 사용하면 맨몸과 덤벨 동작을 숙달한 사람들에게 더 어려운 운동을 제공해줄 수 있다. 많은 선수들과 코치들이 선호하는 운동인데, 왜냐하면 다리 근력을 발달시키는 최상의 운동이기 때문이다.

자극을 받는 부위: 대퇴사두근, 둔근

팁

- 살짝 앞으로 기울어진 상태를 유지하되 엉덩이가 어깨보다 빨리 올라오지 않도록 주의한다.
- 앞쪽에 있는 발에 대부분의 체중이 실리도록 유지하며 뒤쪽 발은 체중을 보조하기보단 균형을 잡는 데 사용하도록 노력한다.
- 다리의 간격을 넓게 잡아 준비를 하여 깊이 내려갔을 때 앞다리 무릎이 앞으로 많이 밀려나지 않도록 한다.
- 뒷다리 무릎은 바닥에 거의 닿을 만큼 가깝게 내려와야 한다.
- 앞다리 무릎이 발과 같은 선상에 있도록 유지하고 전체 동작 동안 무릎이 안으로 말려 들어가거나 밖으로 밀려나지 않도록 주의한다.

운동 방법

1. 벤치를 등지고 선 후 바벨을 윗등에 올려놓는다.
2. 오른발을 뒤로 뻗어 벤치 위에 발등을 올려놓는다.
3. 오른쪽 무릎이 바닥에 거의 닿을 때까지 내려 한 후 올라온다.
4. 반복을 하고, 다리를 바꾼다.

맨몸 스텝업

맨몸 스텝업은 동작을 정확하게 한다면 정말 훌륭한 운동이다. 둔근과 허벅지가 바람직한 자극을 받을 수 있도록 운동 자세에 집중하길 바란다. 이 운동은 모든 초보자들이 반드시 숙달해야 하는 기본적인 동작이다.

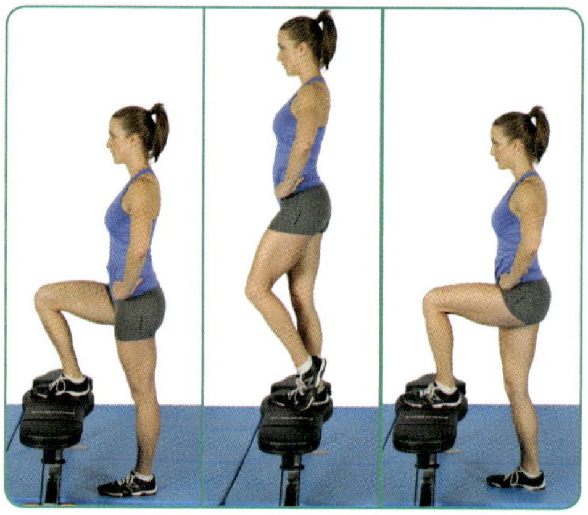

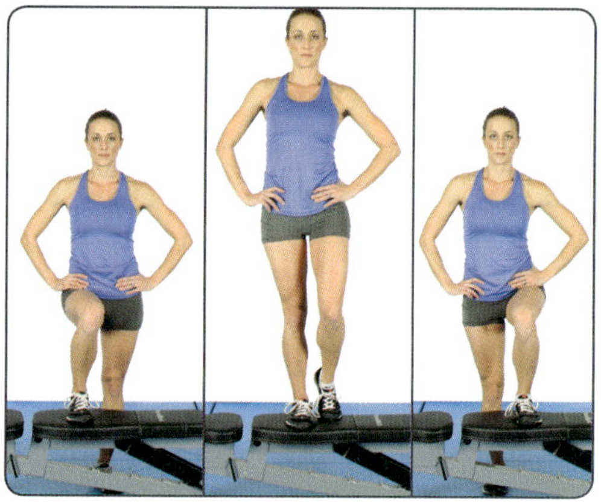

자극을 받는 부위: 대퇴사두근, 둔근

팁

- 벤치 위에 있는 발의 발끝이 아닌, 발바닥 전체를 이용하여 스텝업을 한다.
- 위로 올라갈 때 앞으로 너무 많이 기울어지지 않도록 한다.
- 동작을 하는 중엔 힘을 쓰고 있는 다리만을 사용하려고 노력하며 힘을 쓰고 있지 않은 다리를 이용하여 너무 많은 도움을 주거나 '탄성력'을 만들어내지 않도록 한다.
- 시작 자세로 돌아갈 때는 천천히 그리고 동작을 조절하며 내려가, 바닥으로 빠르게 떨어져 충돌이 일어나지 않도록 한다.
- 박스 위에 두 발이 전부 올라와 있지 않도록 한다. 왜냐하면 한 다리로 동작을 끝내기 전에 다른 다리를 사용하면 스텝업 동작이 아니라 쿼터 스쿼트 동작을 하게 되고 동작을 두 다리로 마무리하게 되기 때문이다. 한 다리가 완전히 펴질 때까지 올라오도록 한다.

운동 방법

1. 손을 골반 위에 올려둔다. 7.5~15cm 정도 높이 벤치 앞에 선다.
2. 왼발을 바닥에 단단히 고정시킨 상태에서 오른발 전체를 벤치 위에 올린다.
3. 오른발 뒤꿈치를 이용해 밀어내어 벤치 위로 올라간다.
4. 왼발 끝이 벤치에 살짝 닿도록 왼 다리를 가져온다. 그러나 왼 다리가 벤치 위에서 체중을 지탱하지 않도록 한다.
5. 오른발을 벤치 위에 계속 유지하며 시작 자세로 돌아온다.
6. 양다리를 여러 번 반복한다.

덤벨 스텝업

덤벨 스텝업은 훌륭한 동작이지만 이 운동을 하기 전 반드시 맨몸 동작을 숙달하고 난 후 무게를 올려야 한다. 이 운동은 선수와 코치들이 충분히 활용하지 않는 동작이다.

자극을 받는 부위: 대퇴사두근, 둔근

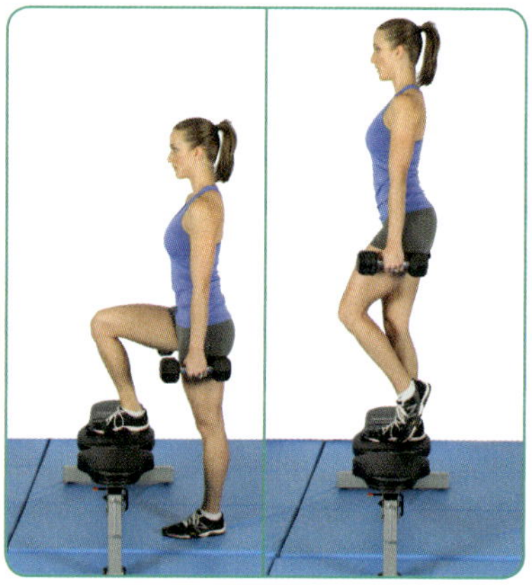

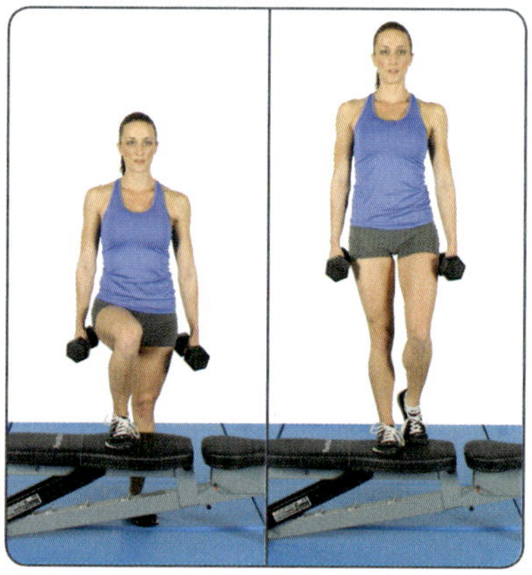

팁

- 벤치 위에 있는 발의 발끝이 아닌, 발바닥 전체를 이용하여 스텝업을 한다.
- 위로 올라갈 때 앞으로 너무 많이 기울어지지 않도록 한다.
- 동작을 하는 중엔 힘을 쓰고 있는 다리만을 사용하려고 노력하며 힘을 쓰고 있지 않은 다리를 이용하여 너무 많은 도움을 주거나 '탄성력'을 만들어내지 않도록 한다.
- 시작 자세로 돌아갈 때는 천천히 그리고 동작을 조절하며 내려가 바닥으로 빠르게 떨어져 충돌이 일어나지 않도록 한다.
- 박스 위에 두 발이 전부 올라와 있지 않도록 한다. 한 다리로 동작을 끝내기 전에 다른 다리를 사용하면 스텝업 동작이 아니라 쿼터 스쿼트 동작을 하게 되고 동작을 두 다리로 마무리하게 되기 때문이다. 한 다리가 완전히 펴질 때까지 올라오도록 한다.

운동 방법

1. 덤벨 두 개를 양손에 각각 든다. 7.5~15cm 정도 높이 벤치 앞에 선다.
2. 왼발을 바닥에 단단히 고정시킨 상태에서 오른발 전체를 벤치 위에 올린다.
3. 오른발 뒤꿈치를 이용해 밀어내어 벤치 위로 올라간다.
4. 왼발 끝이 벤치에 살짝 닿도록 왼 다리를 가져온다. 그러나 왼 다리가 벤치 위에서 체중을 지탱하지 않도록 한다.
5. 오른발을 벤치 위에 계속 유지하며 시작 자세로 돌아온다.
6. 양다리를 여러 번 반복한다.

스텝업/리버스 런지 콤보

이 동작은 체육관이나 집에서 할 수 있는 둔근과 허벅지 운동이며 매우 과소평가되어 있다. 이 운동을 하기 위한 준비물은 올라갈 수 있는 물체이며 30~61cm까지 다양한 높이의 물체를 활용할 수 있다. 사실 이 운동은 내가 집이나 휴가 중 운동을 할 때 선호하는 동작이다.

자극을 받는 부위: **대퇴사두근, 둔근**

팁

- 이 운동은 두 가지 동작이 합쳐져 있긴 하지만, 하나의 자연스러운 동작으로 운동을 진행해야 한다.
- 둔근을 제대로 운동하기 위해서 고관절을 활용하여 내려가려고 노력한다.
- 런지로 내려가기 적절한 거리만큼 충분히 뒤로 물러난다.
- 균형을 유지하고 좌우로 이동하거나 비틀어지지 않도록 한다.

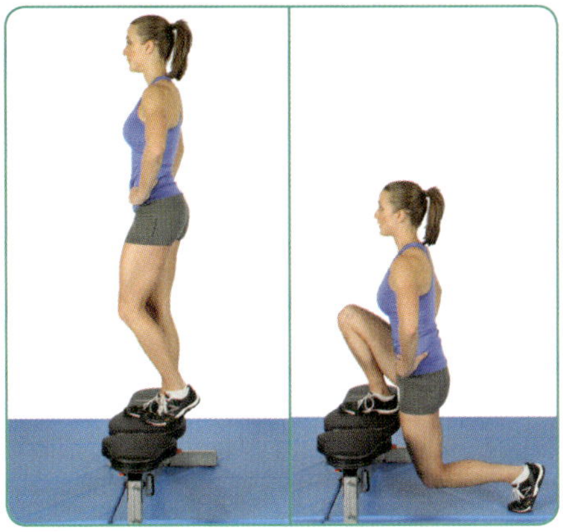

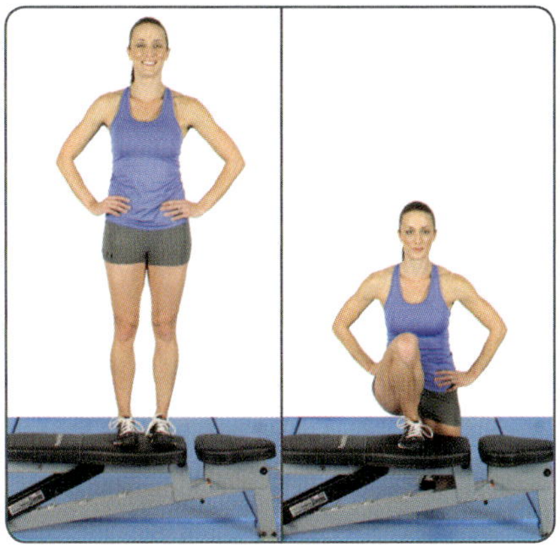

운동 방법

1. 벤치 위에 두 발로 선다.
2. 오른발을 고정시키고 왼 다리를 뒤로 보내며 동작을 제어하면서 내려간다.
3. 부드럽게 착지하고 런지 자세로 전환한다. 왼쪽 무릎이 바닥에 거의 닿을 때까지 런지로 내려간다.
4. 런지 자세에서 튕겨 스텝업으로 벤치 위에 돌아온다.
5. 반복한 후 다리를 바꾼다.

맨몸 높은 스텝업

높은 스텝업은 노력하여 이 동작을 정확하게 하게 된다면 엄청나게 둔근을 발달시키는 운동이다. 이 운동은 앞다리의 무릎이 골반보다 높은 상태로 진행되어 고관절에 아주 넓은 가동범위를 사용하도록 한다. 더 높이 올라가는 것이 더 좋은 결과를 만든다. 이 운동은 웨이트리프팅 숙련자들이 외부 저항이 아닌 맨몸을 이용해 할 수 있는 동작이다. 적절한 높이와 속도로 운동을 하면 높은 강도의 둔근 활성화를 경험할 것이다.

자극을 받는 부위: **대퇴사두근, 둔근**

팁

- 벤치 위에 있는 발끝이 아닌, 발바닥 전체를 이용하여 스텝업을 한다.
- 위로 올라갈 때 앞으로 너무 많이 기울어지지 않도록 한다.
- 동작을 하는 중엔 힘을 쓰고 있는 다리만을 사용하려고 노력하며 힘을 쓰고 있지 않은 다리를 이용하여 너무 많은 도움을 주거나 '탄성력'을 만들어내지 않도록 한다.
- 시작 자세로 돌아갈 때는 천천히 그리고 동작을 조절하며 내려가 바닥으로 빠르게 떨어져 충돌이 일어나지 않도록 한다.
- 박스 위에 두 발이 전부 올라와 있지 않도록 한다. 왜냐하면 한 다리로 동작을 끝내기 전에 다른 다리를 사용하면 스텝업 동작이 아니라 쿼터 스쿼트 동작을 하게 되고 동작을 두 다리로 마무리하게 되기 때문이다. 한 다리가 완전히 펴질 때까지 올라오도록 한다.

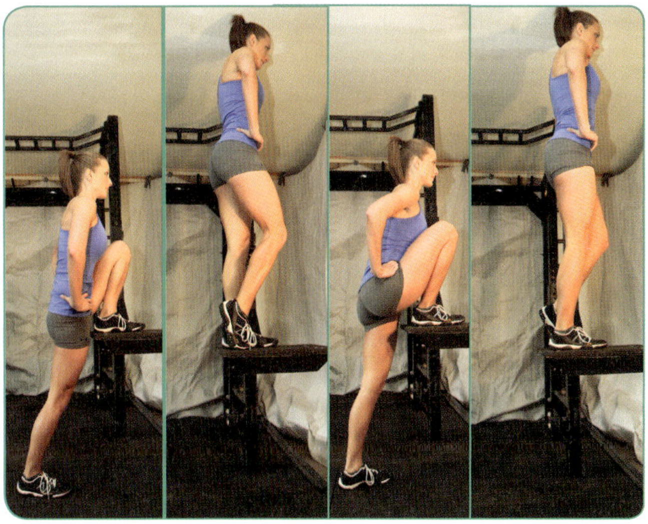

운동 방법

1. 손을 골반 위에 올려둔다. 7.5~15cm 정도 높이 벤치 앞에 선다.
2. 왼발을 바닥에 단단히 고정시킨 상태에서 오른발 전체를 벤치 위에 올린다.
3. 오른발 뒤꿈치를 이용해 밀어내어 벤치 위로 올라간다.
4. 왼발 끝이 벤치에 살짝 닿도록 왼 다리를 가져온다. 그러나 왼 다리가 벤치 위에서 체중을 지탱하지 않도록 한다.
5. 오른발을 벤치 위에 계속 유지하며 시작 자세로 돌아온다.
6. 양다리를 여러 번 반복한다.

저쳐 스텝업

저쳐 스텝업은 종종 일반적인 바벨 스텝업보다 선호된다. 바벨을 팔꿈치로 잡으면 처음엔 불편하지만 시간이 지나면 불편함은 사라진다. 저쳐 자세는 아주 안정적이고 동작을 더 부드럽고 조화롭게 만든다.

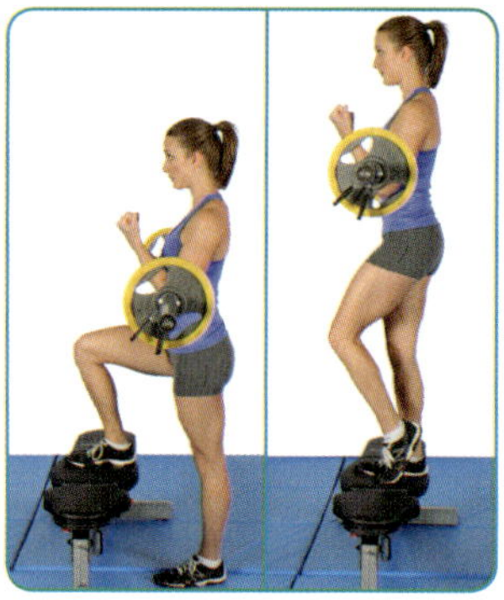

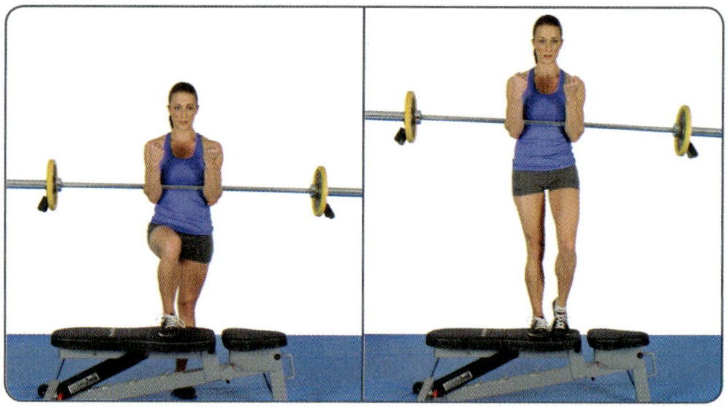

자극을 받는 부위: 대퇴사두근, 둔근

팁

- 벤치 위에 있는 발의 발끝이 아닌, 발바닥 전체를 이용하여 스텝업을 한다.
- 위로 올라갈 때 앞으로 너무 많이 기울어지지 않도록 한다.
- 동작을 하는 중엔 힘을 쓰고 있는 다리만을 사용하려고 노력하며 힘을 쓰고 있지 않은 다리를 이용하여 너무 많은 도움을 주거나 '탄성력'을 만들어내지 않도록 한다.
- 시작 자세로 돌아갈 때는 천천히 그리고 동작을 조절하며 내려가 바닥으로 빠르게 떨어져 충돌이 일어나지 않도록 한다.
- 박스 위에 두 발이 전부 올라와 있지 않도록 한다. 왜냐하면 한 다리로 동작을 끝내기 전에 다른 다리를 사용하면 스텝업 동작이 아니라 쿼터 스쿼트 동작을 하게 되고 동작을 두 다리로 마무리하게 되기 때문이다. 한 다리가 완전히 펴질 때까지 올라오도록 한다.

운동 방법

1. 바벨을 스쿼트 렉에 허리 높이로 준비한다. 바벨에 가깝게 선 후 팔꿈치를 접어 바벨을 잡는다.
2. 뒤로 물러나 똑바로 선 상태에서 바벨을 몸에 가깝게 지탱한다.
3. 7.5~15cm 정도 높이의 벤치 앞에 선다. 왼발을 바닥에 단단히 고정시킨 상태에서 오른발 전체를 벤치 위에 올린다.
4. 오른발 뒤꿈치를 이용해 밀어내어 벤치 위로 올라간다.
5. 왼발 끝이 벤치에 살짝 닿도록 왼 다리를 가져온다. 그러나 왼 다리가 벤치 위에서 체중을 지탱하지 않도록 한다.
6. 오른발을 벤치 위에 계속 유지하며 시작 자세로 돌아온다.
7. 양다리를 여러 번 반복한다.

바벨 스텝업

바벨 스텝업은 하체에 엄청나게 좋은 영향을 주는 훌륭한 운동이다. 어떤 선수들은 척추에 부하를 줄여주기 때문에 고중량 바벨 스텝업을 스쿼트보다 더 선호한다. 나는 불가리안 스플릿 스쿼트가 이 동작보다 더 좋다고 생각한다. 그렇긴 하지만 바벨 스텝업은 제대로 수행만 한다면 효과적인 운동이다.

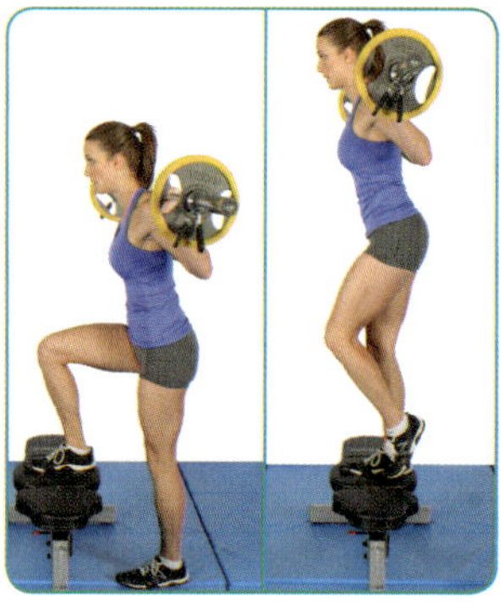

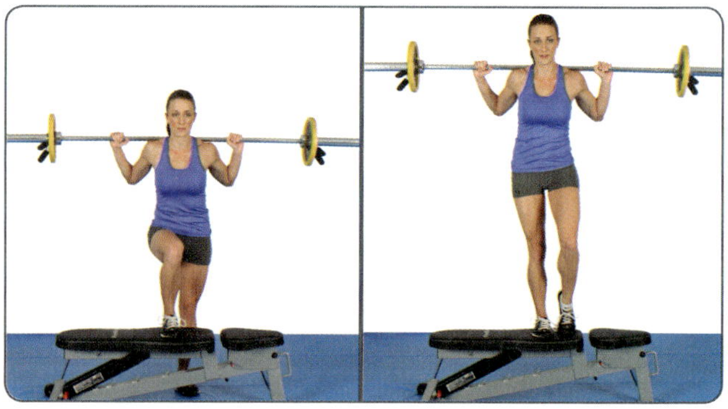

자극을 받는 부위: 대퇴사두근, 둔근

팁

- 벤치 위에 있는 발의 발끝이 아닌, 발바닥 전체를 이용하여 스텝업을 한다.
- 위로 올라갈 때 앞으로 너무 많이 기울어지지 않도록 한다.
- 동작을 하는 중엔 힘을 쓰고 있는 다리만을 사용하려고 노력하며 힘을 쓰고 있지 않은 다리를 이용하여 너무 많은 도움을 주거나 '탄성력'을 만들어내지 않도록 한다.
- 시작 자세로 돌아갈 때는 천천히 그리고 동작을 조절하며 내려가 바닥으로 빠르게 떨어져 충돌이 일어나지 않도록 한다.
- 박스 위에 두 발이 전부 올라와 있지 않도록 한다. 왜냐하면 한 다리로 동작을 끝내기 전에 다른 다리를 사용하면 스텝업 동작이 아니라 쿼터 스쿼트 동작을 하게 되고 동작을 두 다리로 마무리하게 되기 때문이다. 한 다리가 완전히 펴질 때까지 올라오도록 한다.

운동 방법

1. 바벨을 윗등에 올린다. 바벨은 견갑극의 위쪽이나 아래쪽에 올려둘 수 있다. 바벨을 올려둔 자세가 편하고 바벨이 움직이지 않게 주의한다.
2. 7.5~15cm 정도 높이의 벤치 앞에 선다. 왼발을 바닥에 단단히 고정시킨 상태에서 오른발 전체를 벤치 위에 올린다.
3. 오른발 뒤꿈치를 이용해 밀어내어 벤치 위로 올라간다.
4. 왼발 끝이 벤치에 살짝 닿도록 왼 다리를 가져온다. 그러나 왼 다리가 벤치 위에서 체중을 지탱하지 않도록 한다.
5. 오른발을 벤치 위에 계속 유지하며 시작 자세로 돌아온다.
6. 양다리를 여러 번 반복한다.

덤벨 높은 스텝업

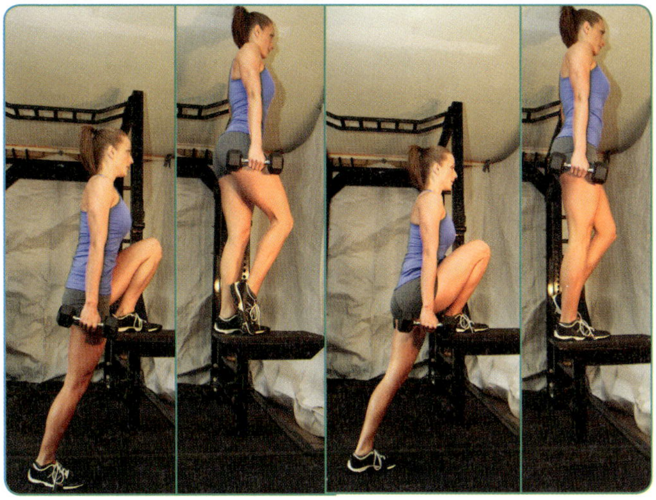

높은 스텝업은 노력하여 이 동작을 정확하게 한다면 엄청나게 둔근을 발달시키는 운동이다. 이 운동은 앞다리의 무릎이 골반보다 높은 상태로 진행되어 고관절에 아주 넓은 가동범위를 사용하도록 한다. 더 높이 올라가는 것이 더 좋은 결과를 만든다. 덤벨을 잡고 있는 자세는 동작을 더욱 어렵게 만들기 때문에 2kg 덤벨 2개를 들고 있는 것만으로도 모든 것이 달라진다. 무거운 무게를 사용하기 위해 자세를 망치지 않길 바란다.

자극을 받는 부위: 대퇴사두근, 둔근

팁

- 벤치 위에 있는 발의 발끝이 아닌, 발바닥 전체를 이용하여 스텝업을 한다.
- 위로 올라갈 때 앞으로 너무 많이 기울어지지 않도록 한다.
- 동작을 하는 중엔 힘을 쓰고 있는 다리만을 사용하려고 노력하며 힘을 쓰고 있지 않은 다리를 이용하여 너무 많은 도움을 주거나 '탄성력'을 만들어내지 않도록 한다.
- 시작 자세로 돌아갈 때는 천천히 그리고 동작을 조절하며 내려가 바닥으로 빠르게 떨어져 충돌이 일어나지 않도록 한다.
- 박스 위에 두 발이 전부 올라와 있지 않도록 한다. 왜냐하면 한 다리로 동작을 끝내기 전에 다른 다리를 사용하면 스텝업 동작이 아니라 쿼터 스쿼트 동작을 하게 되고 동작을 두 다리로 마무리하게 되기 때문이다. 한 다리가 완전히 펴질 때까지 올라오도록 한다.

운동 방법

1. 두 개의 덤벨을 양손에 각각 든다.
2. 7.5~15cm 정도 높이 벤치 앞에 선다. 왼발을 바닥에 단단히 고정시킨 상태에서 오른발 전체를 벤치 위에 올린다.
3. 오른발 뒤꿈치를 이용해 밀어내어 벤치 위로 올라간다.
4. 왼발 끝이 벤치에 살짝 닿도록 왼 다리를 가져온다. 그러나 왼 다리가 벤치 위에서 체중을 지탱하지 않도록 한다.
5. 오른발을 벤치 위에 계속 유지하며 시작 자세로 돌아온다.
6. 양다리를 여러 번 반복한다.

싱글레그 박스 스쿼트

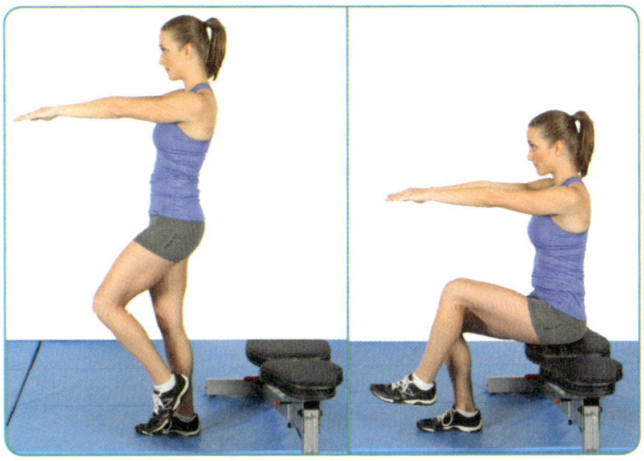

싱글레그 박스 스쿼트는 한 다리 근력과 안정성을 발달시킨다. 박스의 높이는 조절되거나 익숙해지면 높이를 낮춰 동작을 더 어렵게 만들 수 있다. 이 동작은 이상적인 면에서 피스톨 스쿼트와 비교된다. 왜냐하면 피스톨 스쿼트는 종종 허리를 굽게 만들고 이런 현상은 적절한 싱글레그 박스 스쿼트가 발생하지 않기 때문이다. 이 운동은 한 번에 한 다리만 움직일 때 제대로 된 싱글레그 동작이라 할 수 있다.

자극을 받는 부위: 대퇴사두근, 둔근

팁

- 내려갈 때 왼쪽이나 오른쪽으로 기울어지지 않는다.
- 가벼운 케틀벨이나 덤벨 또는 원판을 몸 앞에 들어 대칭 균형을 만든다.
- 상체를 바르게 세운 상태를 유지하고 바닥 자세에서 허리가 굽어지지 않도록 한다.
- 박스 위에 털썩 주저앉지 않도록 내려갈 때 스스로를 제어한다.

운동 방법

1. 다리를 어깨너비로 벌리고 박스 앞에 선다. 왼 다리를 앞으로 뻗어 바닥에서 띄운 상태로 오른 다리로 중심을 잡는다.
2. 오른 다리 골반과 무릎을 접어 내려간다.
3. 내려갈 때 팔을 몸통 앞으로 올리고 왼 다리는 몸 앞에 뻗어 바닥에서 떨어져 있는 상태를 유지한다.
4. 체중을 뒤로 이동시키며 박스 위에 부드럽게 앉는다.
5. 둔근을 사용하여 시작 자세로 힘차게 일어난다.
6. 양다리를 몇 차례 반복한다.

스케이터 스쿼트

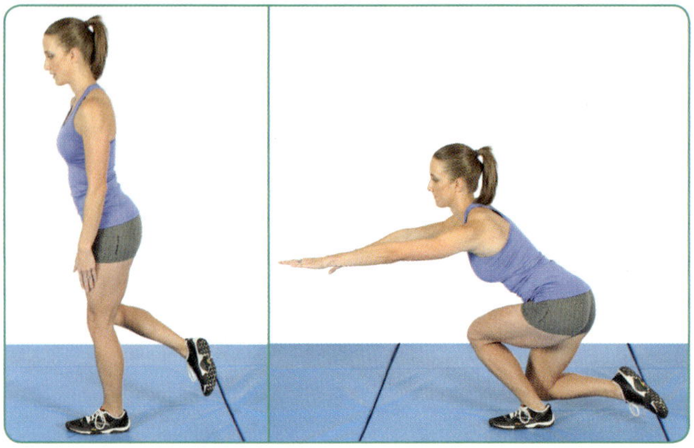

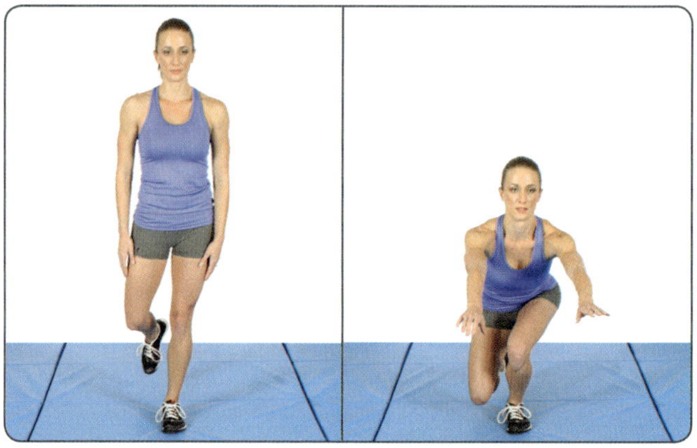

스케이터 스쿼트는 한 다리 근력과 안정성과 더불어 균형감각과 협응력을 발달시킨다. 이 운동은 매우 '무릎 주력' 동작이기 때문에 당신의 운동 일반에 섞어서 실행해야 한다.

자극을 받는 부위: 대퇴사두근, 둔근

팁

- 바닥에 충돌하지 않도록 동작을 천천히 조절하며 진행한다.
- 적절한 깊이로 내려갔는지를 알기 위해 뒤에 있는 무릎 아래 쿠션을 놓을 수 있다.

운동 방법

1. 왼 다리를 90도로 접고 오른 다리로 선다. 팔은 몸 옆에 편하게 둔다.
2. 뒤에 접어놓은 무릎이 바닥에 닿기 직전까지 스쿼트로 곧게 내려가며 몸통은 앞으로 자연스럽게 기운다.
3. 내려갈 때 팔을 몸 앞으로 뻗는다.
4. 엉덩이를 사용하여 시작 자세로 힘차게 일어난다.
5. 양다리를 몇 차례 반복한다.

피스톨 스쿼트

이 스쿼트 동작은 한 다리 근력과 안정성과 더불어 균형감각과 협응력을 증가시킨다. 이 동작은 아마도 한 다리로 하는 운동들 중에 가장 어려운 동작일 것이며 대부분의 사람들이 좋지 않은 자세로 하고 있다. 이 운동을 할 때는 자신이 선수처럼 보이려 노력하고 좋은 자세를 만들려고 애써야 한다.

자극을 받는 부위: 대퇴사두근, 둔근

팁

- 쉽게 이 운동을 하기 위해 박스 위에 서서 시작하여 스텝업에서 내려갈 때와 같이 한 다리만 내려간다. 운동하고 있지 않은 다리의 뒤꿈치가 바닥에 내려왔을 때 박스 위에 있는 다리가 지면과 평행이 되는 높이 박스에서 시작하여 고관절이 완전한 가동범위로 접힐 때까지 점진적으로 박스의 높이를 올리면 더 이상 박스는 필요하지 않게 된다.
- 내려갈 때 왼쪽이나 오른쪽으로 기울어지지 않는다.
- 가벼운 케틀벨이나 덤벨 또는 원판을 몸 앞에 들어 대칭 균형을 만든다.
- 상체를 바르게 세운 상태를 유지하고 바닥 자세에서 허리가 굽어지지 않도록 한다.

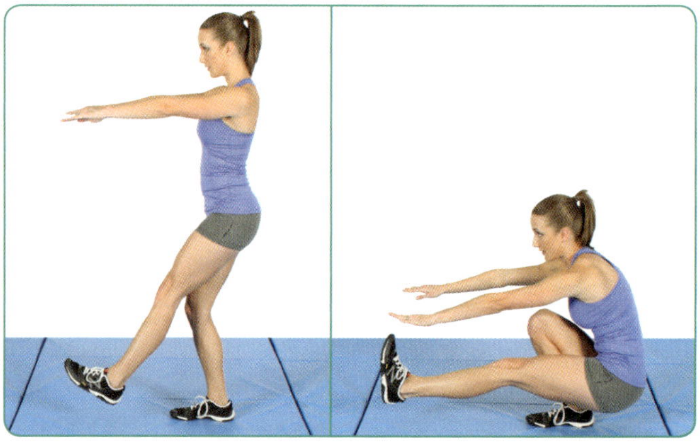

운동 방법

1. 다리를 어깨너비로 벌리고 선다. 왼 다리를 앞으로 뻗어 바닥에서 띄운 상태로 오른 다리로 중심을 잡는다.
2. 오른 다리 골반과 무릎을 접어 내려간다.
3. 내려갈 때 팔을 몸통 앞으로 올리고 왼 다리는 몸 앞에 뻗어 바닥에서 떨어져 있는 상태를 유지한다.
4. 체중을 뒤로 이동시키며 박스 위에 부드럽게 앉는다.
5. 둔근을 사용하여 시작 자세로 힘차게 일어난다.
6. 양다리를 몇 차례 반복한다.

고관절 주력 운동

고관절 주력 운동을 제대로 하기 위해선 숙달된 경험이 요구되지만 꾸준히 노력한다면 초보자에서 숙련자로 거듭날 수 있을 것이다. 스쿼트나 런지를 할 때, 대퇴사두근을 매우 열심히 운동한다는 느낌을 받을 것이다. 즉 무릎이 스쿼트와 런지를 할 때 더 큰 범위로 움직이게 되었을 때, 그 운동들은 대퇴 주력 운동 범주에 속할 수 있게 된다.

그러나 데드리프트는 어떤가? 무릎도 굽혀지고 대퇴사두근도 매우 강하게 수축한다. 하지만 무릎은 스쿼트에서처럼 많이 굽혀지지 않으며 대퇴사두근도 스쿼트처럼 강하게 활성화되지 않는다. 무릎이 더 많이 펴져 있기 때문에 햄스트링이 힘을 생성하기 더 좋은 위치가 되고 데드리프트를 하는 동안 스쿼트에 비해서 더 큰 범위로 사용된다. 고관절은 넓은 가동범위로 움직이지만 무릎은 부분적으로 굽혀진다. 그래서 고관절이 데드리프트 움직임의 대부분에 주력이 된다. 이러한 이유로 데드리프트와 그와 비슷한 모든 운동들은 고관절 주력 운동으로 간주된다.

고관절 주력 움직임은 고관절 굴곡 자세에서 고관절 신전 근육에 자극 대부분을 주는데 이는 스쿼트와 비슷하다. 그러나 한 가지 스쿼트와 고관절 주력 운동 사이에 주된 차이는 고관절 주력 운동에서 햄스트링이 더 많이 활성화되고 햄스트링이 고관절을 펴내기에 더 좋은 길이가 되며 전신을 바르게 펴준다는 것이다. 데드리프트는 쉽게 접할 수 있는 가장 유명한 고관절 주력 운동이다. 바벨이 손에 들리는 순간부터 근육은 바벨을 잡는 힘과 날개뼈와 윗등을 고정시키는 힘을 만들어내야 하고 코어를 단단하게 유지해야 하며 고관절과 무릎, 발목을 펴내야 한다. 데드리프트는 참된 전신 운동이며 엄청난 무게를 들어 올릴 수 있게 하고 이러한 작용을 전신으로 더 효과적이게 만든다.

알맞게 훈련을 하면 대부분의 여성들은 대단한 데드리프터가 될 수 있지만 그들은 이러한 들어 올리는 운동이 스쿼트가 아니라는 사실을 이해해야 한다. 골반은 더 높게 유지하고 햄스트링은 무게를 들어 올릴 때 강하게 사용된다. 또한 둔근은 데드리프트를 하는 동안 후면 신전 근육으로 강하게 활성화된다.

데드리프트를 하는 많은 방법이 있다는 것을 이해하는 것이 중요하다. 굿모닝 엑서사이즈는 러시안 데드리프트로 불려왔고 이 동작은 데드리프트와 매우 닮았지만 바벨이 손이 아닌 윗등에 있다는 것이 다르다.

고관절 주력 운동은 대퇴근 주력 운동들처럼 둔근의 근육통을 생성하지 않는다. 그 이유는 둔근이 충분히 이완이 되지 않기 때문이다. 그러나 둔근은 둔근 주력 운동 동안 활성화되는 것처럼 높게 활성화되지는 않지만 고관절 주력 운동을 하는 동안 대퇴근 주력 운동과 비교해 더 높은 각도에서 활성화된다. 예를 들어 고관절 주력 운동들은 아주 잘 완성되어 있으며 인상적인 전신의 기능적 근력을 발달시킨다.

사실 힙-힌지 동작들은 리프팅을 하기 위해선 절대적으로 요구되는 동작이며, 이 동작들을 적절히 하는 동안 발생하는 허리-골반-힙 움직임을 이해하는 것이 중요하다. 데드리프트는 고관절 굴곡 자세에서 아래로 내려가는 운동조절 능력을 향상시키는 최고의 운동이다. 특히 코어를 안정적으로 유지하며 어떻게 고관절을 움직이는지 알고 있다는 것은 오랜 기간 운동을 해온 사람들이 요통을 예방하는 중요한 요소이다.

벤트 니 풀-쓰루

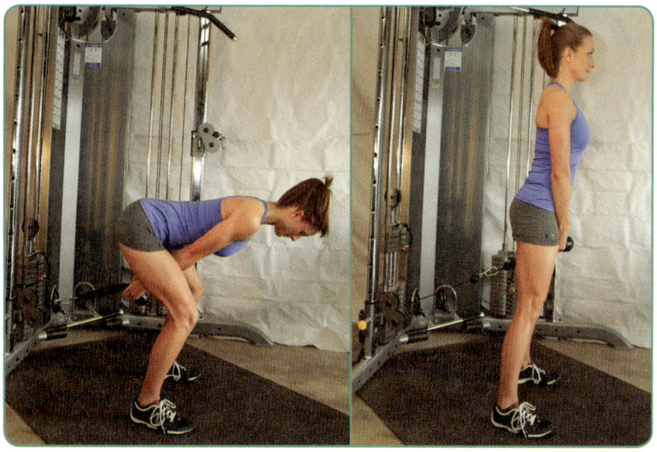

풀-쓰루는 동작을 제대로만 한다면 둔근에 아주 효과적이지만 과소 평가된 둔근 운동이다. 균형과 안정성 문제 때문에 무거운 무게를 사용하는 것이 어렵지만 연습을 통해 협응력을 얻고 무거운 무게를 사용할 능력을 얻을 수 있다.

자극을 받는 부위: 둔근, 햄스트링

팁

- 상체를 똑바로 세운 상태를 유지하고 머리와 목을 중립 자세로 유지하며 고관절을 구부린다.
- 체중을 뒤로 이동시키며 내려가고 둔근을 이용해 골반을 앞으로 밀어낸다.

운동 방법

1. 케이블 기둥을 등지고 서서 다리 사이로 케이블 기구를 잡는다(로프 핸들이나 V바 핸들을 사용할 수 있다).
2. 케이블에 장력이 생기도록 몇 발자국 앞으로 나온다. 하지만 너무 앞으로 나오면 운동 중에 케이블 저항원판이 기계 꼭대기에 부딪힘으로 주의해야 한다.
3. 척추와 목을 중립 자세로 유지하고 체중을 뒤로 보내며 골반을 구부린다.
4. 둔근에 힘을 주어 골반을 앞으로 밀어내어 고관절이 완전히 펴질 수 있도록 한다.
5. 원하는 만큼 횟수를 반복한다.

헥스 바 데드리프트

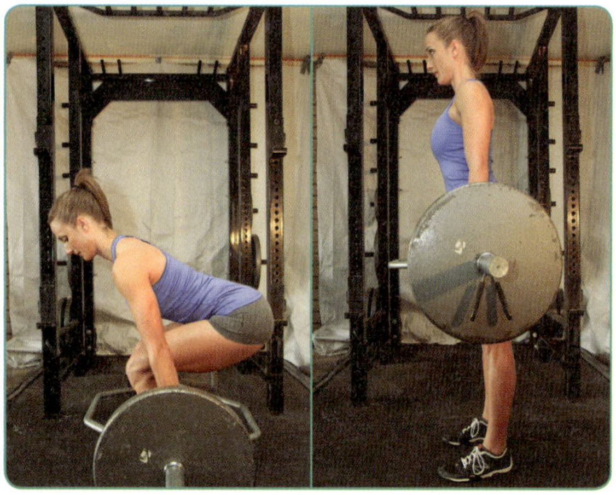

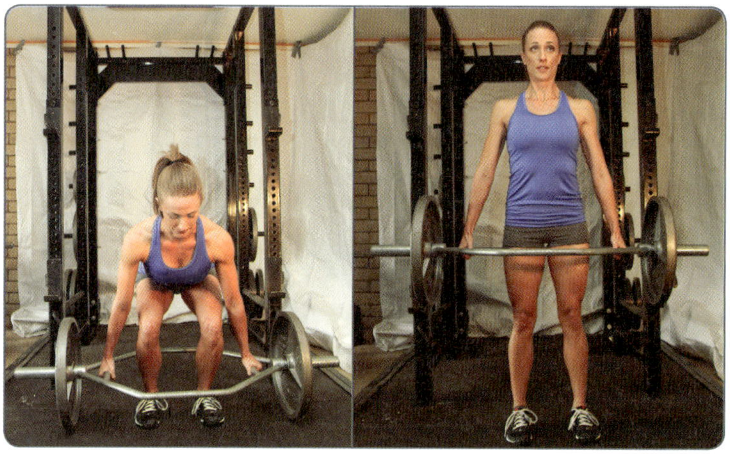

헥스 바 데드리프트는 전 세계 많은 근력 코치들이 선호하는 운동이다. 이 운동은 사실 스쿼트와 데드리프트를 혼합한 운동이며 이러한 이유 때문에 '스쿼트 리프트'라고 불린다. 헥스 바에서는 일반적인 바벨이 이동하는 동선에 무릎이 있기 때문에, 무릎이 더 앞으로 이동할 수 있어서 대퇴사두근에 근장력을 증가시키고 햄스트링에 가해지는 근장력을 약간 낮추게 된다. 햄스트링 유연성이 좋지 않은 사람들도 보통 헥스 바 데드리프트를 괜찮게 할 수 있으며 척추에 가해지는 저항도 약간 줄여주는 효과를 받는다. 그러므로 이 동작은 운동 시 일반적으로 등에 문제가 있는 사람들에게 더 좋다.

자극을 받는 부위: 등, 대퇴사두근, 둔근, 햄스트링

팁

- 이 운동은 그래도 스쿼트가 아닌 데드리프트이므로 스쿼트를 할 때보다 골반을 높게 유지해야 한다.
- 척추 중립 자세를 유지하며 골반을 이용해 굽어지도록 한다.
- 뒤꿈치를 이용해 밀어내며 둔근에 힘을 주어 골반을 완전히 펴낸다.
- 신장성 수축을 하는 것(내려갈 때)과 단축성 수축을 하는 것(올라올 때)의 모습이 똑같이 보일 수 있도록 한다.

운동 방법

1. 양팔이 손잡이의 동일한 선상에 있도록 주의하며 헥스 바 중앙에 선다.
2. 상체를 숙여 손잡이 중간 부분을 잡고 척추와 목을 중립 자세로 유지한다.
3. 바벨을 들어 올리고 둔근에 힘을 주어 골반과 다리를 펴낸다.
4. 동작을 거꾸로 진행해 내려오고 몇 차례 반복한다.

덤벨 루마니안 데드리프트

덤벨 루마니안 데드리프트는 힙 힌지 패턴을 가르치고 초보자나 숙련자에게 훈련의 다양성을 제공하기에 이상적이다.

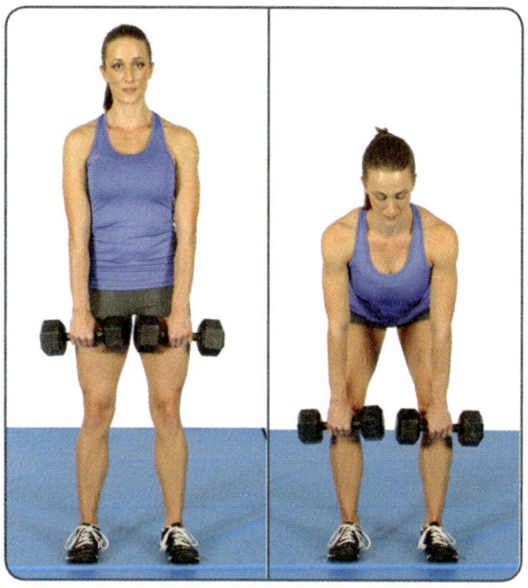

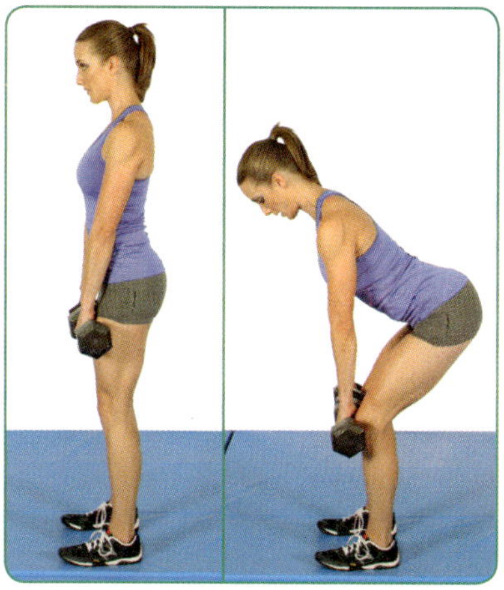

자극을 받는 부위: 등, 햄스트링, 둔근

팁

- 중심을 뒤로 보내며 앉으며 햄스트링이 무게를 받아주는 느낌으로 해야 하고 체중을 뒤꿈치에 유지해야 한다.
- 척추 중립 상태를 유지하고 등이 굽어지지 않게 주의한다.
- 이 운동을 할 때 중량을 올리는 데 과도하게 신경 쓰지 않도록 한다. 자세를 정확하게 한다면, 무거운 중량을 들지 않고 놀라운 운동을 할 수 있게 된다.

운동 방법

1. 덤벨을 선반에서 들어 올리고 서 있는 자세로 시작한다.
2. 뒤로 물러난 후 다리를 어깨너비로 벌린다.
3. 체중을 뒤로 이동시키며 고관절을 굽혀 상체를 숙인다. 무릎은 엉덩이를 뒤로 이동시킬 만큼만 구부린다. 가능한 만큼 최대한 햄스트링에 운동 자극을 느끼려고 노력하며 코어를 중립 자세로 안정적으로 유지한다.
4. 동작을 거꾸로 되돌아오며 둔근에 힘을 주어 몸을 펴낸다.

루마니안 데드리프트(RDL)

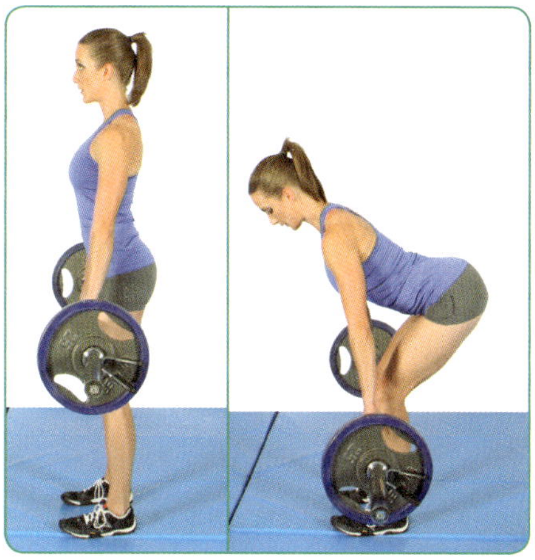

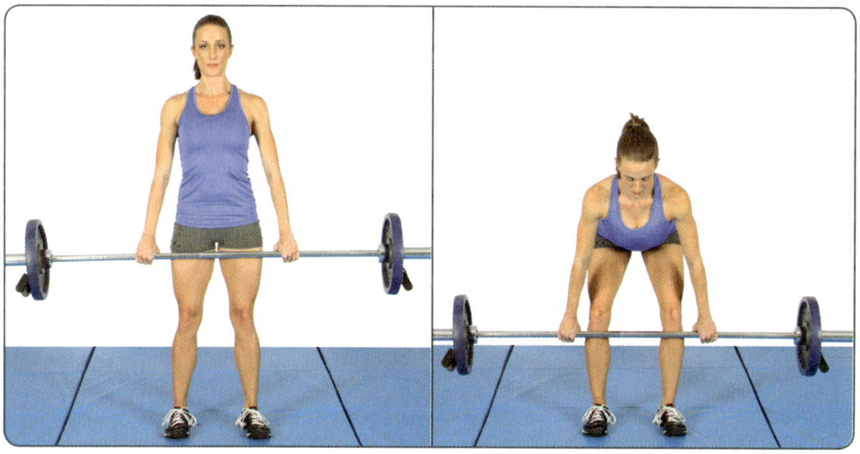

이 운동은 중심을 뒤로 보내며 앉는 방법과 물체를 들어 올릴 때 고관절과 햄스트링을 사용하는 방법을 가르치기 아주 좋은 운동이다. 힙 힌지 패턴은 적절한 리프팅 동작을 위해 필수적이며 루마니안 데드리프트는 이러한 동작을 가르치는 데 가장 우선이 되는 운동이다.

자극을 받는 부위: 등, 햄스트링, 둔근

팁

- 중심을 뒤로 보내며 앉으며 햄스트링이 무게를 받아주는 느낌으로 해야 하고 체중을 뒤꿈치에 유지해야 한다.
- 척추 중립 상태를 유지하고 등이 굽어지지 않게 주의한다.
- 이 운동을 할 때 중량을 올리는 데 과도하게 신경 쓰지 않도록 한다. 자세를 정확하게 한다면, 무거운 중량을 들지 않고 놀라운 운동을 할 수 있게 된다.

운동 방법

1. 바벨을 양손으로 균형 있게 잡아 바벨 고정대에서 들어 올린다. 서 있는 자세로 시작한다.
2. 뒤로 물러나 다리를 어깨너비로 벌린다.
3. 체중을 뒤로 이동시키며 고관절을 굽혀 상체를 숙인다. 무릎은 엉덩이를 뒤로 이동시킬 만큼만 구부린다. 가능한 만큼 최대한 햄스트링에 운동 자극을 느끼려고 노력하며 코어를 중립 자세로 안정적으로 유지한다.
4. 동작을 거꾸로 되돌아오며 둔근에 힘을 주어 몸을 펴낸다.

렉 풀

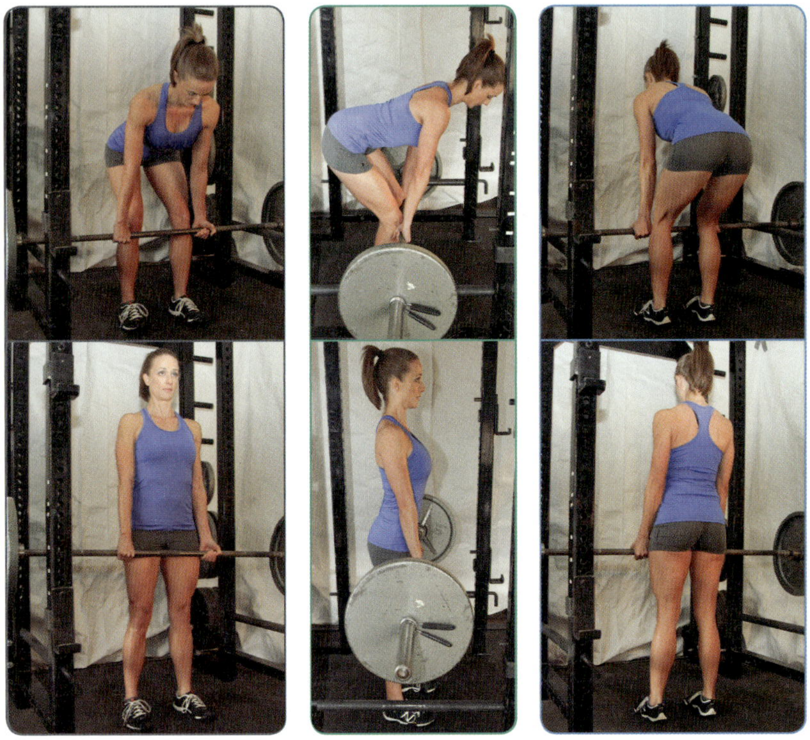

렉 풀은 여러 가지 주요한 이점을 제공한다. 첫째, 고관절 가동범위가 줄어들어 있기 때문에 초보자에게 아주 좋은 운동이다. 특히, 햄스트링 유연성에 제한이 있는 사람들은 그들의 코어 안정성과 고관절 가동성을 개선하며 힙 힌지 패턴을 연습할 수 있어 그들이 마침내 완전한 가동범위 데드리프트를 할 수 있게 한다. 둘째, 더 무거운 무게를 사용할 수 있게 하며 이러한 고중량 운동은 가끔씩 사용하기 좋은 전략이다.

자극을 받는 부위: 등, 햄스트링, 둔근

팁

- 이 운동은 힙 힌지 운동이기 때문에 스쿼트처럼 하지 않도록 한다. 체중을 뒤로 보내며 앉고 고관절을 접는다. 무릎은 굽혀지지만 햄스트링이 이완되도록 해야 한다. 무릎은 앞쪽으로 너무 많이 이동하지 않는다.
- 척추 중립 상태를 유지한다.
- 둔근에 힘을 주어 고관절을 펴낸다.

운동 방법

1. 렉안에 어깨너비로 서서 발끝을 앞쪽으로 향하게 둔다.
2. 바벨은 무릎뼈 아래 높이에 위치해 있어야 한다. 바벨을 몸에 가깝게 준비한다.
3. 체중을 뒤로 이동시키며 고관절을 굽혀 상체를 숙인다. 바벨을 잡았을 때 척추를 중립 자세로 유지한다. 바벨의 중량이 무거워졌을 때, 오버핸드 그립을 믹스 그립으로 바꿀 수 있다.
4. 숨을 들이마셔 참은 후 바벨을 들어 올린다.
5. 둔근에 힘을 주어 몸을 펴낸다.
6. 체중을 뒤로 보내며 앉고 바벨을 다리에 스치듯 이동시켜 동작을 거꾸로 되돌아온다.

덤벨 아메리칸 데드리프트

아메리칸 데드리프트는 내가 선호하는 둔근 운동 중 하나다. 이 운동은 마지막 선 자세에서 강한 둔근 수축으로 골반을 뒤로 기울이는 것을 제외하고 루마니안 데드리프트와 비슷하다. 둔근에 자극을 높이고 햄스트링에 자극을 낮춘다. 대부분의 사람들은 골반 운동 조절 능력이 서툰데, 이 아메리칸 데드리프트는 코어 안정성을 위해 중요한 골반 움직임을 증진시킨다. 바벨을 이용해 중량을 올리기 전에 덤벨을 이용하여 이 동작을 숙달하는 것이 필요할 수 있다.

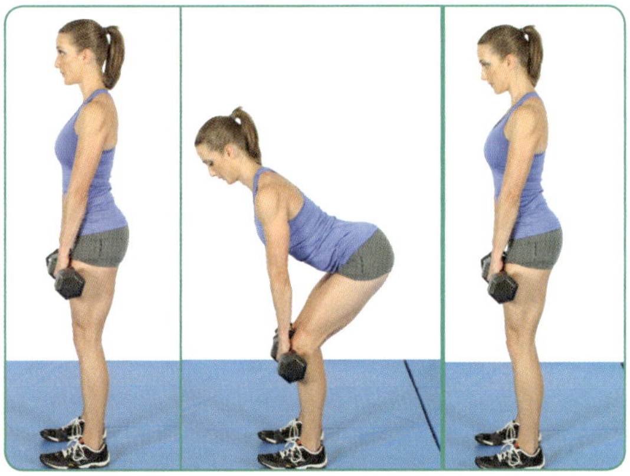

자극을 받는 부위: 등, 햄스트링, 둔근

팁

- 중심을 뒤로 보내며 앉고 강한 허리의 아치를 유지하며 앞으로 숙인 자세에서 골반을 앞으로 기울여 햄스트링에 자극을 더한다.
- 위로 올라올 때, 둔근에 힘을 인위적으로 주어 수축시키고 골반을 뒤로 기울여 둔근에 자극을 더한다.
- 전체 동작 동안 덤벨을 몸에 가깝게 유지한다.
- 목을 중립 자세로 유지한다.

운동 방법

1. 덤벨을 선반에서 들어 올리고 다리를 어깨너비로 벌려 서 있는 자세로 시작한다.
2. 척추를 중립 자세로 유지하고 체중을 뒤로 이동시키며 고관절을 굽혀 상체를 숙인다. 좋은 허리 아치를 유지하고 골반을 앞으로 기울여 내려갈 때 햄스트링에 좋은 이완이 가해지게 한다.
3. 동작을 거꾸로 되돌아오며 덤벨을 들어 올린다. 골반을 인위적으로 뒤로 기울이기 위해 둔근을 수축시키기 시작한다.
4. 원하는 만큼 반복한다.

덤벨 데드리프트

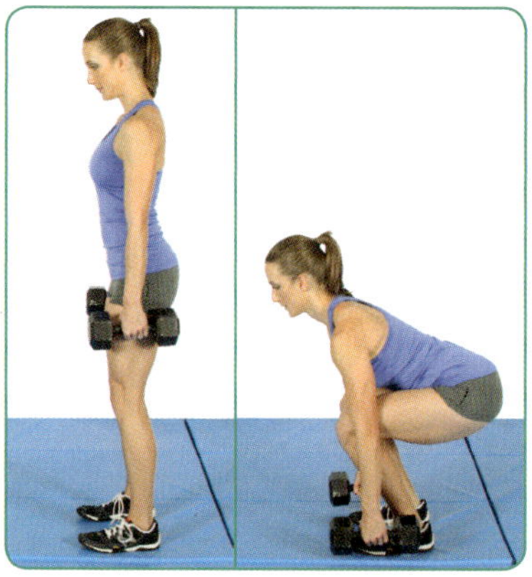

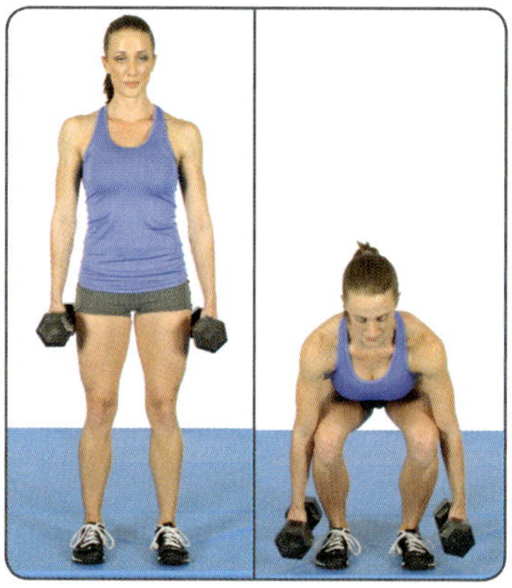

덤벨 데드리프트는 좋은 운동이며 특히 바벨을 사용할 준비가 되지 않은 초보자에게 도움이 된다.

자극을 받는 부위: 등, 햄스트링, 둔근

팁

- 힙 힌지가 중점이기 때문에 데드리프트는 스쿼트와 다르다. 엉덩이를 스쿼트 할 때보다 높게 유지한다.
- 덤벨이 몸 앞으로 밀려나오지 않도록 한다. 덤벨의 손잡이 부분이 몸과 가깝게 유지되도록 한다.
- 내려가는 동작과 올라오는 동작은 동일한 자세로 보여야 한다. 내려가는 동작에서 자세가 무너지지 않게 한다.
- 목 자세를 신경을 쓰며 데드리프트 전체 동작 동안 중립 상태를 유지한다.
- 어깨가 덤벨보다 살짝 앞쪽에 위치하도록 한다.
- 아래로 내려갈 때 등이 굽어지거나 올라왔을 때 과도하게 젖혀지지 않게 한다. 척추를 중립 자세로 유지하고 고관절을 활용해 동작을 한다.

운동 방법

1. 좁은 다리너비로 시작하여 발끝이 정면을 향하게 선다.
2. 체중을 뒤로 보내며 상체를 숙여 덤벨을 잡는다.
3. 상체를 곧게 편 상태로 만들고 허리 아치를 강하게 유지한다. 만약 거울이 앞에 있다면, 티셔츠 글씨를 거울을 통해 볼 수 있어야 한다.
4. 옆에서 봤을 때 엉덩이는 무릎보다 높게 있어야 하고 어깨는 엉덩이보다 높게 위치해야 한다. 어깨를 덤벨보다 살짝 앞에 둔다.
5. 덤벨을 들어 올리기 전에 시선을 아래로 두어 목이 중립 자세로 있게 한다(거울로 티셔츠 글씨를 읽을 수 없어야 한다).
6. 숨을 크게 들이마시고 덤벨을 들어 올린다. 전체 운동 반복 동안 덤벨이 몸에 가깝게 유지되도록 해야 한다.
7. 허리는 굽어지려 하고 골반은 뒤로 기울어지려 할 것이지만 절대 그런 자세가 되지 않게 해야 한다.
8. 완전한 신전 자세로 일어나 똑바르게 서며 둔근을 이용해 골반을 앞으로 밀어내어 완전히 펴낸다.
9. 마치 루마니안 데드리프트처럼 체중을 뒤로 보내며 내려가기 시작한다. 허리의 아치를 강하게 유지하고 덤벨을 몸에 가깝게 유지한다.
10. 덤벨이 무릎보다 낮게 내려가면 무릎을 구부리고 시작 자세로 돌아갈 때까지 내려간다.

덤벨 워킹 루마니안 데드리프트

덤벨 워킹 루마니안 데드리프트는 때때로 수행하여 좋은 효과를 볼 수 있다. 어떤 사람들은 이 운동이 싱글레그 루마니안 데드리프트보다 더 자연스러운 동작이라고 생각하며, 또 이 동작은 무릎에 부담이 적다.

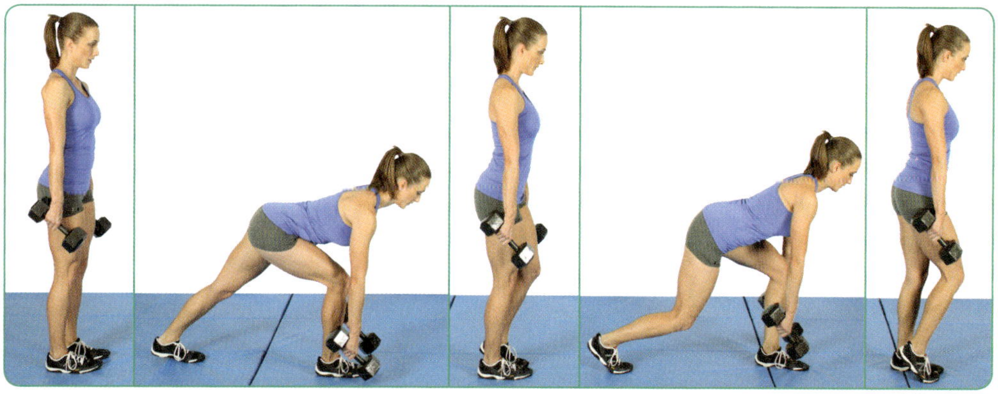

자극을 받는 부위: 햄스트링, 둔근

팁

- 상체를 바르게 세운 상태를 유지하여 등이 굽지 않도록 한다.
- 보폭이 가장 편한 거리를 찾는다. 보폭을 너무 넓거나 좁지 않도록 주의한다.

운동 방법

1. 덤벨을 잡고 서 있는 자세로 시작한다.
2. 오른 다리를 앞으로 내딛고 척추 중립 자세를 유지하며 고관절을 접어 상체를 숙인다.
3. 상체를 일으켜 시작 자세로 되돌아온 후 왼 다리를 앞으로 내딛고 척추 중립 자세를 유지하며 고관절을 접어 상체를 숙인다.
4. 다리를 번갈아가며 모든 반복횟수가 끝날 때까지 진행한다.

덤벨 싱글레그 외전 루마니안 데드리프트

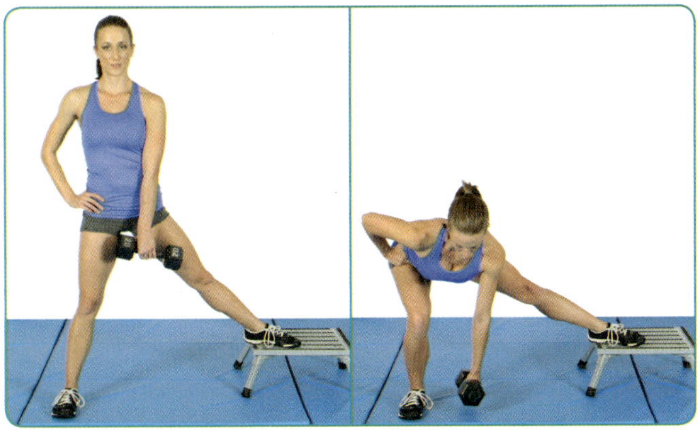

싱글레그 외전 루마니안 데드리프트는 불가리안 스플릿 스쿼트와 유사한 운동이다. 이 운동은 '운동하지 않는' 다리로 도움을 받기 때문에 '완벽한' 싱글레그 운동이 아니다. 이 동작은 균형과 안정성을 증가시켜 더 무거운 무게를 사용 가능하도록 한다.

자극을 받는 부위: 햄스트링, 둔근

팁

- 운동을 하고 있는 다리에 대부분의 부하를 유지하고 다른 다리는 균형과 안정성을 위해 사용한다.
- 골반 사이로 덤벨을 내려 보낸다.

운동 방법

1. 오른손에 덤벨을 잡는다. 왼 다리를 바닥에 밀착시키고 오른 다리를 옆으로 길게 뻗어 작은 박스 위에 위치시킨다.
2. 척추를 중립 자세로 유지하며 골반을 접는다.
3. 둔근에 힘을 주어 고관절을 펴내고 내려갈 때는 천천히 조절하며 내려간다.
4. 왼 다리에 정해진 횟수를 완료한다.
5. 덤벨을 왼손에 바꿔잡고 오른 다리를 반복한다.

덤벨 싱글레그 루마니안 데드리프트

싱글레그 루마니안 데드리프트는 균형과 고유수용감각을 발달시키기 위한 훌륭한 운동이다. 이 동작은 균형과 협응력, 햄스트링 유연성 그리고 코어 안정성의 어마어마한 협력이 요구된다. 초반에 이 운동은 어색하게 느껴지고 조화롭지 못한 느낌을 받을 것이다. 그러나 시간이 지나면 더 자연스럽고 편안해진다.

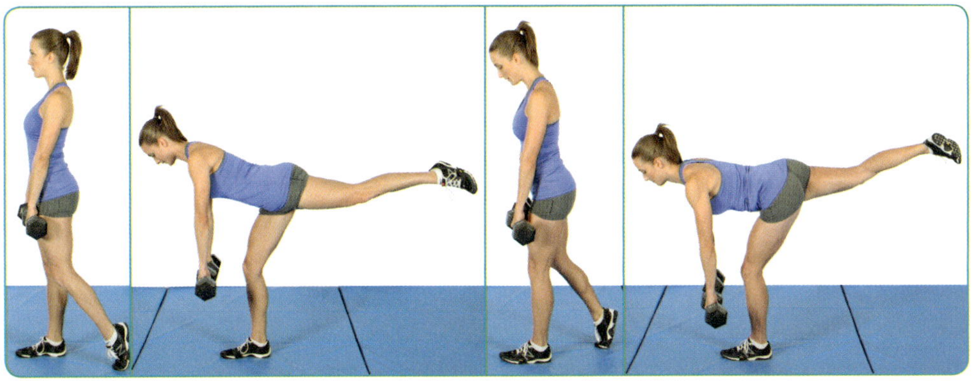

자극을 받는 부위: 햄스트링, 둔근

팁

- 상체를 숙였을 때 몸통과 뒤로 뻗은 다리가 같은 선상에 있도록 유지한다.
- 동작의 가장 높은 자세에서 뒤에 있는 다리는 뒤를 향해 뻗어져 있어야 한다.
- 두 다리로 하는 루마니안 데드리프트와 같이 체중을 뒤로 보내며 앉는다.
- 균형을 잡는 데 매우 집중한다. 동작을 진행하다 실패한 경우 자세를 재정비한 다음 계속 진행한다.
- 고관절을 굽히는 동안 코어를 안정적으로 유지하여 등이 굽어지지 않도록 한다.

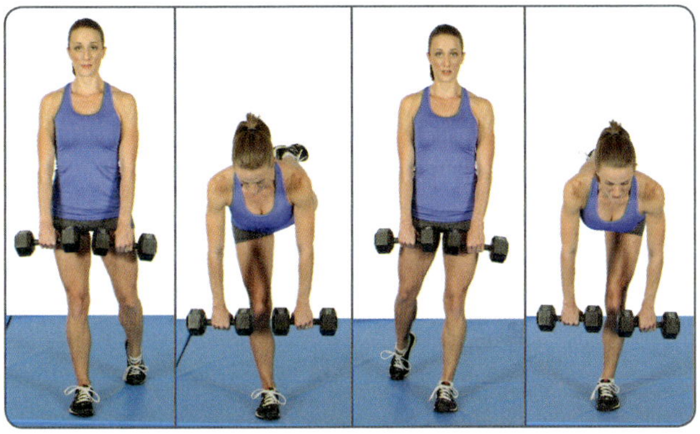

운동 방법

1. 덤벨을 양손에 각각 잡고 오른 다리에 체중을 이동시켜 서 있는 자세로 시작한다.
2. 왼 다리 둔근에 힘을 주고 왼 다리를 뻗은 자세를 만들어 상체를 숙였을 때 몸통과 뒤로 뻗은 다리가 같은 선상에 있도록 한다.
3. 척추와 목을 중립 자세로 유지하며 고관절을 접어 체중을 뒤로 보내며 숙인다.
4. 햄스트링에 이완되는 자극을 받고 동작을 거꾸로 하여 시작 자세로 돌아온다. 상체를 바로 세울 때 둔근에 힘을 준다.
5. 몇 차례 반복하고 왼 다리로 바꾼다.

아메리칸 데드리프트

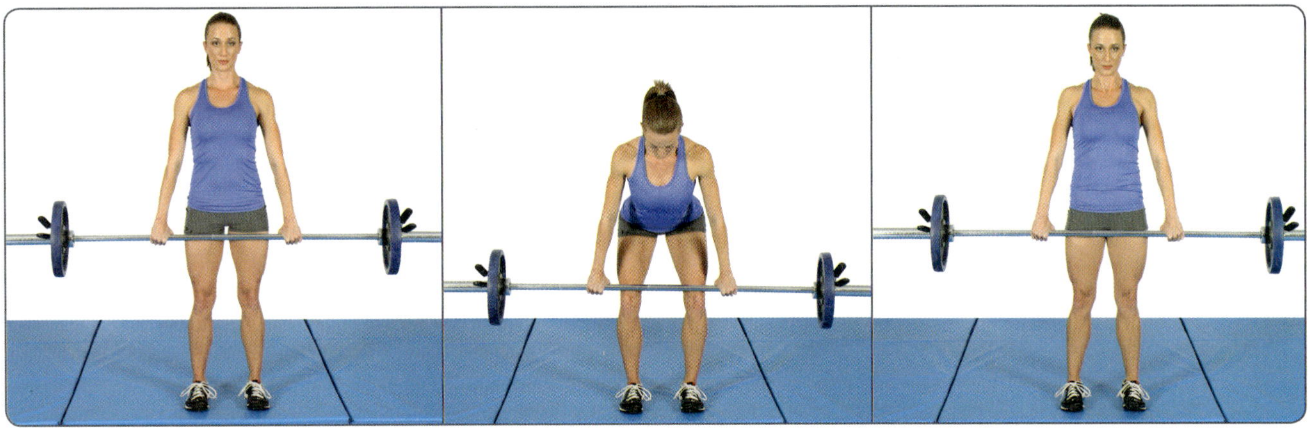

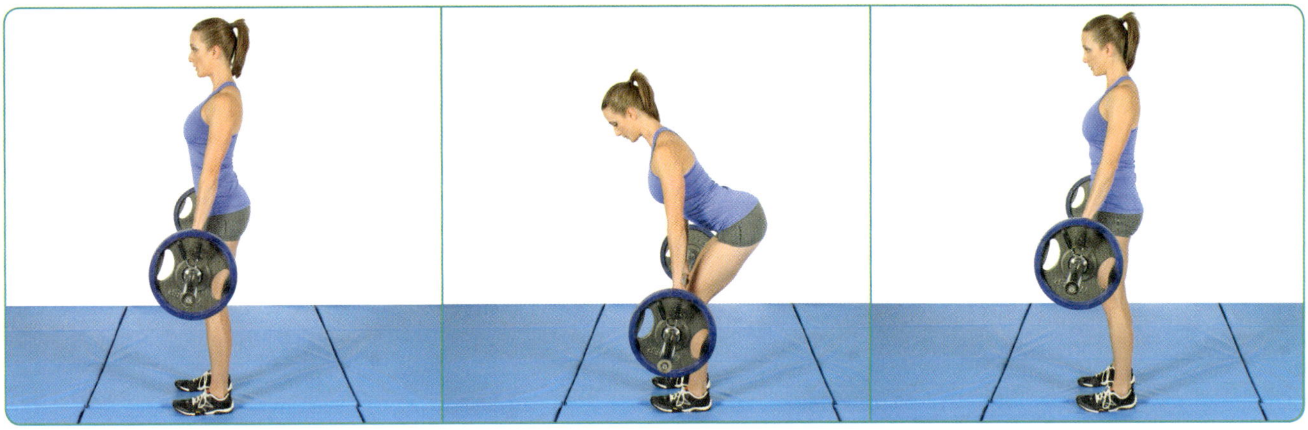

아메리칸 데드리프트는 내가 선호하는 둔근 운동 중 하나다. 이 운동은 마지막 선 자세에서 강한 둔근 수축으로 골반을 뒤로 기울이는 것을 제외하고 루마니안 데드리프트와 비슷하다. 둔근에 자극을 높이고 햄스트링에 자극을 낮춘다. 대부분의 사람들은 골반 운동 조절 능력이 서툰데, 이 아메리칸 데드리프트는 코어 안정성을 위해 중요한 골반 움직임을 증진시킨다. 바벨을 이용해 중량을 올리기 전에 덤벨을 이용하여 이 동작을 숙달하는 것이 필요할 수 있다.

자극을 받는 부위: 등, 햄스트링, 둔근

팁

- 중심을 뒤로 보내고 앉으며 강한 허리의 아치를 유지하고 앞으로 숙인 자세에서 골반을 앞으로 기울여 햄스트링에 자극을 더한다.
- 위로 올라올 때, 둔근에 힘을 인위적으로 주어 수축시키고 골반을 뒤로 기울여 자극을 더한다.
- 전체 동작 동안 바벨을 몸에 가깝게 유지한다.
- 목을 중립 자세로 유지한다.

운동 방법

1. 바벨을 고정대에서 들어 올리고 다리를 어깨너비로 벌려 서 있는 자세로 시작한다.
2. 척추를 중립 자세로 유지하고 체중을 뒤로 이동시키며 고관절을 굽혀 상체를 숙인다. 좋은 허리 아치를 유지하고 골반을 앞으로 기울여 내려갈 때 햄스트링에 좋은 이완이 가해지게 한다.
3. 동작을 거꾸로 되돌아오며 바벨을 들어 올린다.
4. 골반을 인위적으로 뒤로 기울이기 위해 둔근을 수축시키기 시작한다.
5. 원하는 만큼 반복한다.

컨벤셔널 데드리프트

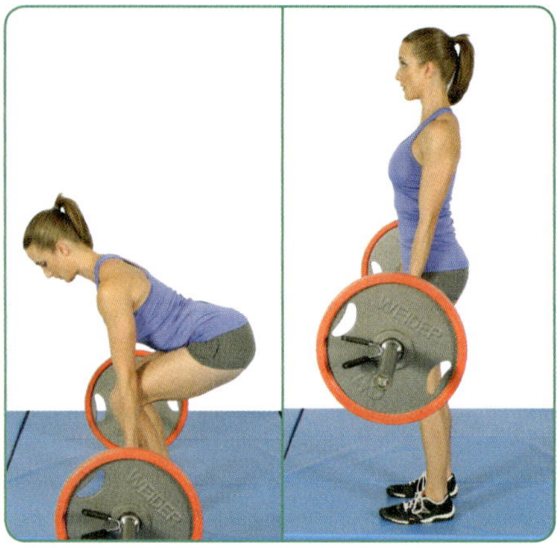

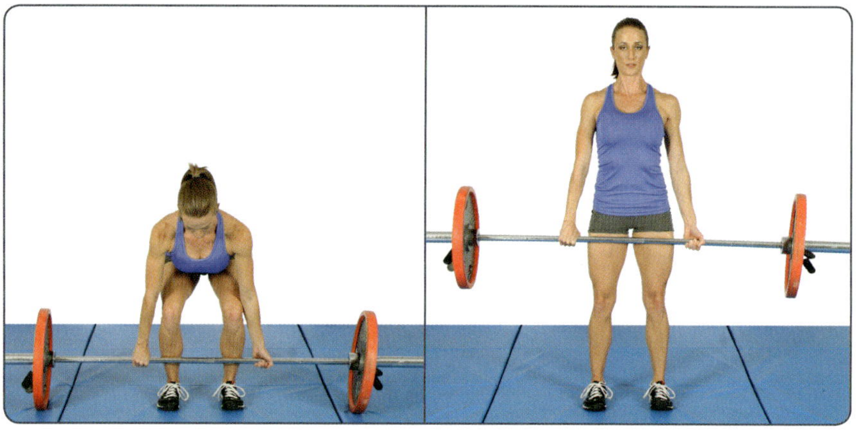

데드리프트는 정확한 자세로 할 때 엄청난 둔근 발달 운동이 된다. 대부분의 사람들은 등이 굽었을 때 더 강하지만 이런 자세는 데드리프트를 하기에 가장 안전한 방법은 아니다. 데드리프트 동작에서 자연스러운 척추의 아치를 유지하는 것은 척추를 보호하고 오래도록 건강하게 유지시킨다.

둔근은 바벨을 바닥에서 들어 올리고 고관절이 완전히 펴질 때까지 좋은 움직임으로 데드리프트 전체 가동범위 동안 완벽하게 사용된다. 그러나 데드리프트는 단순히 둔근만 사용하지 않는다. 이 운동은 주먹을 쥐는 근육과 종아리, 햄스트링, 척추기립근, 광배근, 후면 삼각근, 능형근 그리고 승모근을 포함한 전체 후면 사슬을 사용한다.

몇몇 사람들에게 특히 햄스트링 유연성 문제는 데드리프트 바닥 자세에서 좋은 자세가 나오지 못하게 만든다. 만약 이 문제가 당신의 이야기 같다면, 고관절 굴곡 능력과 햄스트링 가동성이 개선될 때까지 렉 풀 또는 헥스 바 데드리프트를 하는 것이 더 좋다.

데드리프트는 기능적이고 사용 가능한 근력을 발달시켜주고 운동 기량의 상당한 개선을 가져다줄 것이다. 데드리프트에 개인 기록을 설정하는 것은 자신감과 자존감을 높히는 데 훌륭한 방법이다.

자극을 받는 부위: 등, 햄스트링, 둔근

팁

- 힙 힌지 패턴이기 때문에 데드리프트는 스쿼트가 아니다. 엉덩이를 스쿼트를 할 때보다 높게 유지한다.
- 바벨이 몸 앞으로 밀려나오지 않도록 한다. 바벨이 몸과 가깝게 유지되도록 한다.
- 내려가는 동작과 올라오는 동작은 동일한 자세로 보여야 한다. 내려가는 동작에서 자세가 무너지지 않게 한다.
- 목 자세를 신경을 쓰며 데드리프트 전체 동작 동안 중립 상태를 유지한다.
- 어깨가 바벨보다 살짝 앞쪽에 위치하도록 한다.
- 아래로 내려갈 때 등이 굽어지거나 올라왔을 때 과도하게 젖혀지지 않게 한다. 척추를 중립 자세로 유지하고 고관절을 활용해 동작을 한다.

운동 방법

1. 좁은 다리너비로 시작하여 발끝이 정면을 향하게 하고 정강이가 바벨에서 약 5~7.5cm 떨어져 선다.
2. 체중을 뒤로 보내며 상체를 숙여 바벨을 잡는다. 반드시 양손을 똑같이 하여 잡는다(두 손을 오버핸드 그립으로 사용하거나 바벨이 무겁다면 믹스 그립을 사용할 수 있다).
3. 상체를 곧게 펴고 허리 아치를 강하게 유지한다. 만약 거울이 앞에 있다면, 당신의 티셔츠 글씨를 거울을 통해 볼 수 있어야 한다.
4. 옆에서 봤을 때 엉덩이는 무릎보다 높게 있어야하고 어깨는 엉덩이보다 높게 위치해야 한다. 어깨를 바벨보다 살짝 앞에 둔다.
5. 바벨을 들어 올리기 전에 시선을 아래로 두어 목이 중립 자세로 있게 한다(거울을 통해 당신의 티셔츠 글씨를 읽을 수 없어야 한다).
6. 숨을 크게 들이마시고 바벨을 들어 올린다. 전체 운동 반복 동안 바벨이 몸에 가깝게 유지되도록 해야 한다.
7. 허리는 굽어지려 하고 골반은 뒤로 기울어지려 하지만 절대 그런 자세가 나오지 않게 해야 한다.
8. 완전한 신전 자세로 일어나 똑바르게 서며 둔근을 이용해 골반을 앞으로 밀어내어 완전히 펴낸다.
9. 마치 루마니안 데드리프트처럼 체중을 뒤로 보내며 내려간다. 허리의 아치를 강하게 유지하고 바벨을 몸에 가깝게 유지한다.
10. 바벨이 무릎보다 낮게 내려가면 무릎을 구부리고 시작 자세로 돌아갈 때까지 내려간다.

스모 데드리프트

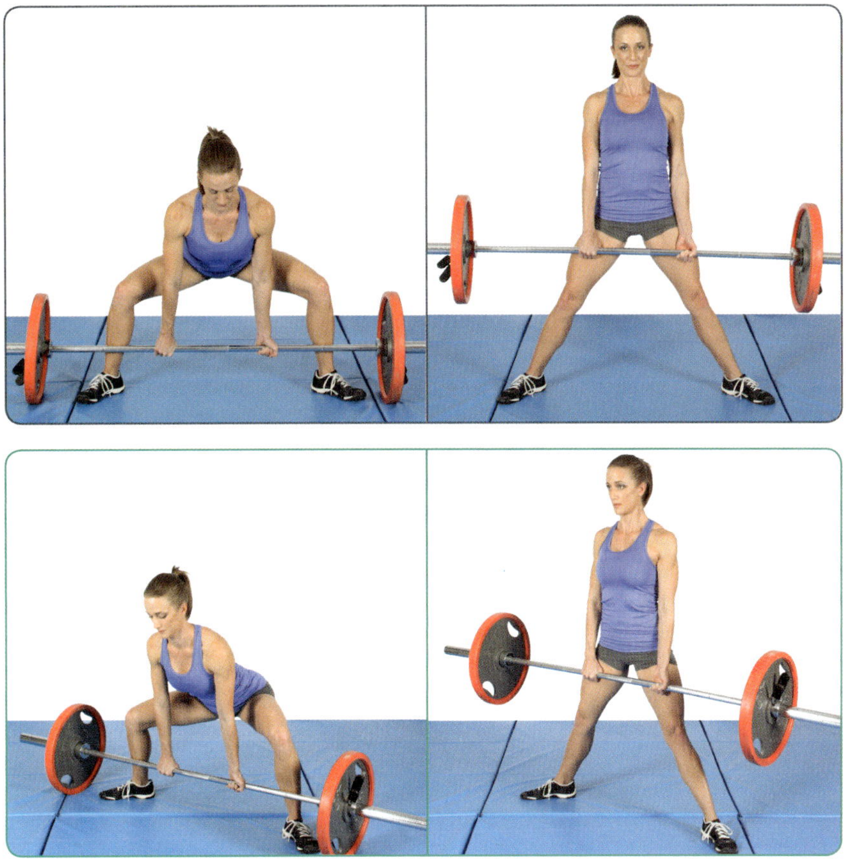

이 데드리프트 동작은 허리에 부담을 약간 덜어주고 컨벤셔널 데드리프트보다 약간 더 큰 각도로 둔근과 대퇴근의 사용을 강화한다. 많은 사람들이 일반적인 방법에 비해 스모 스타일 데드리프트를 선호하는 편이다. 스모 데드리프트는 스쿼트와 좀 더 유사하고 햄스트링의 유연성을 조금 덜 필요로 한다.

자극을 받는 부위: 등, 햄스트링, 둔근

팁

- 바벨이 몸 앞으로 밀려나오지 않도록 한다. 바벨이 몸과 가깝게 유지되도록 한다.
- 내려가는 동작과 올라오는 동작은 동일한 자세로 보여야 한다. 내려가는 동작에서 자세가 무너지지 않게 한다.
- 목 자세를 신경을 쓰며 데드리프트 전체 동작 동안 중립 상태를 유지한다.
- 어깨가 바벨보다 살짝 앞쪽에 위치하도록 한다.
- 아래로 내려갈 때 등이 굽어지거나 올라왔을 때 과도하게 젖혀지지 않게 한다. 척추를 중립 자세로 유지하고 고관절을 활용해 동작을 한다.

운동 방법

1. 넓은 다리너비로 서서 시작하여 발끝이 바깥을 향하게 하고 정강이가 바벨에서 약 5~7.5cm 떨어져 선다.
2. 체중을 뒤로 보내며 상체를 숙여 바벨을 잡는다. 반드시 양손을 똑같이 하여 잡는다(두 손을 오버핸드 그립으로 사용하거나 바벨이 무겁다면 믹스 그립을 사용할 수 있다).
3. 상체를 곧게 펴고 허리 아치를 강하게 유지한다. 만약 거울이 앞에 있다면, 당신의 티셔츠 글씨를 거울을 통해 볼 수 있어야 한다.
4. 옆에서 봤을 때 엉덩이는 무릎보다 높게 있어야 하고 어깨는 엉덩이보다 높게 위치해야 한다. 어깨를 바벨보다 살짝 앞에 둔다.
5. 바벨을 들어 올리기 전에 시선을 아래로 두어 목이 중립 자세로 있게 한다.
6. 숨을 크게 들이마시고 바벨을 들어 올린다. 전체 운동 반복 동안 바벨이 몸에 가깝게 유지되도록 해야 한다.
7. 무릎을 바깥으로 밀어내고 몸통을 바르게 세운 상태를 유지한다.
8. 허리는 굽어지려 하고 골반은 뒤로 기울어지려 할 것이지만 절대 그런 자세가 나오지 않게 해야 한다.
9. 완전한 신전 자세로 일어나 똑바르게 서며 둔근을 이용해 골반을 앞으로 밀어내어 완전히 펴낸다.
10. 마치 루마니안 데드리프트처럼 체중을 뒤로 보내며 내려간다. 허리의 아치를 강하게 유지하고 바벨을 몸에 가깝게 유지한다.바벨이 무릎보다 낮게 내려가면 무릎을 구부리고 시작 자세로 돌아갈 때까지 내려간다.

박스 데피싯 데드리프트

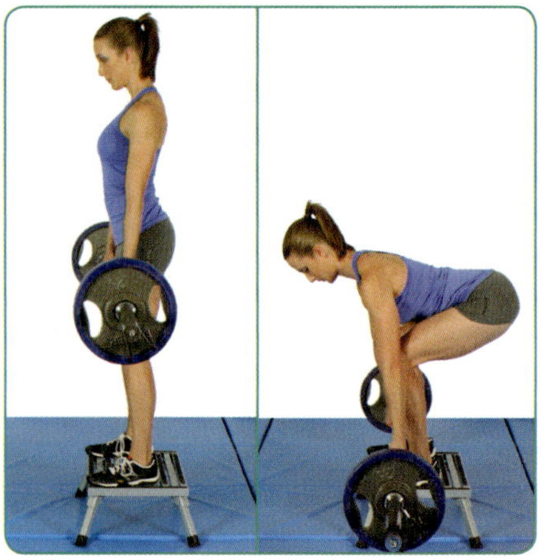

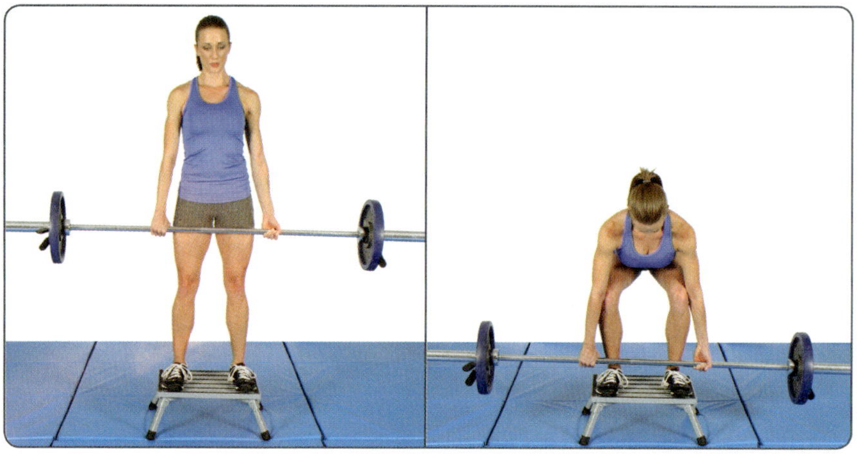

데피싯 데드리프트는 고관절과 무릎의 더 큰 가동범위를 사용하고 동작을 더 어렵게 만든다. 이 운동은 충분한 햄스트링 유연성이 필요하기 때문에 더 무거운 무게를 들기 전에 반드시 동작을 정확하게 수행할 수 있어야 한다.

자극을 받는 부위: 등, 햄스트링, 둔근

팁

- 힙 힌지이기 때문에 데드리프트는 스쿼트가 아니다. 엉덩이를 스쿼트 할 때보다 높게 유지한다.
- 바벨이 몸 앞으로 밀려나오지 않도록 한다. 바벨이 몸과 가깝게 유지되도록 한다.
- 내려가는 동작과 올라오는 동작은 동일한 자세로 보여야 한다. 내려가는 동작에서 자세가 무너지지 않게 한다.
- 목 자세를 신경을 쓰며 데드리프트 전체 동작 동안 중립 상태를 유지한다.
- 어깨가 바벨보다 살짝 앞쪽에 위치하도록 한다.
- 아래로 내려갈 때 등이 굽어지거나 올려왔을 때 과도하게 젖혀지지 않게 한다. 척추를 중립 자세로 유지하고 고관절을 활용해 동작을 한다.

운동 방법

1. 좁은 다리너비로 시작하여 발끝이 정면을 향하게 해 박스 위에 서서 정강이가 바벨에 가깝게 선다.
2. 체중을 뒤로 보내며 상체를 숙여 바벨을 잡는다. 반드시 양손을 똑같이 하여 잡는다(두 손을 오버핸드 그립으로 사용하거나 바벨이 무겁다면 믹스 그립을 사용할 수 있다).
3. 상체를 곧게 펴고 허리 아치를 강하게 유지한다. 만약 거울이 앞에 있다면, 당신의 티셔츠 글씨를 거울을 통해 볼 수 있어야 한다.
4. 옆에서 봤을 때 엉덩이는 무릎보다 높게 있어야 하고 어깨는 엉덩이보다 높게 위치해야 한다. 어깨를 바벨보다 살짝 앞에 둔다.
5. 바벨을 들어 올리기 전에 시선을 아래로 두어 목이 중립 자세로 있게 한다(거울을 통해 당신의 티셔츠 글씨를 더 이상 읽을 수 없다).
6. 숨을 크게 들이마시고 바벨을 들어 올린다. 전체 운동 반복 동안 바벨이 몸에 가깝게 유지되도록 해야 한다.
7. 허리는 굽어지려 하고 골반은 뒤로 기울어지려 할 것이지만 절대 그런 자세가 나오지 않게 해야 한다.
8. 완전한 신전 자세로 일어나 똑바르게 서며 둔근을 이용해 골반을 앞으로 밀어내어 완전히 펴낸다.
9. 마치 루마니안 데드리프트처럼 체중을 뒤로 보내며 내려간다. 허리의 아치를 강하게 유지하고 바벨을 몸에 가깝게 유지한다.
10. 바벨이 무릎보다 낮게 내려가면 무릎을 구부리고 시작 자세로 돌아갈 때까지 내려간다.

플레이트 데피싯 데드리프트

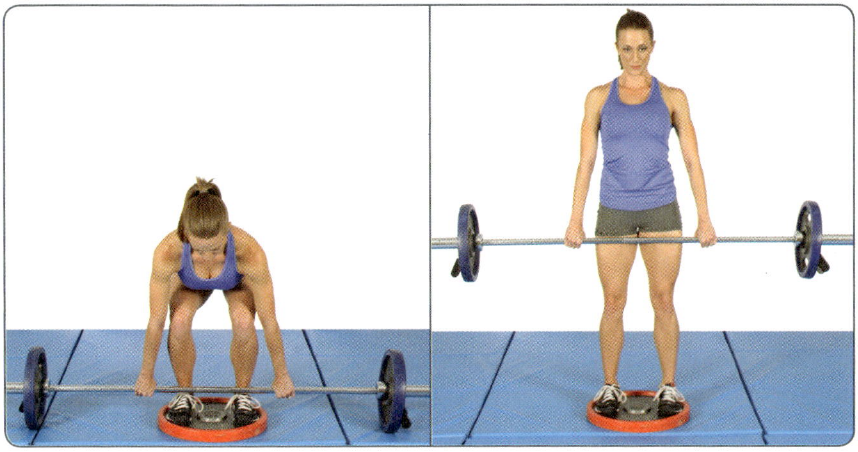

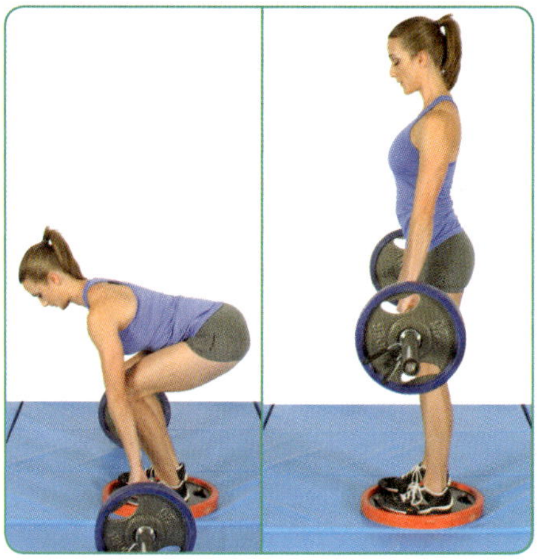

데피싯 데드리프트는 고관절과 무릎의 더 큰 가동범위를 사용하고 동작을 더 어렵게 만든다. 이 운동은 충분한 햄스트링 유연성이 필요하기 때문에 더 무거운 무게를 들기 전에 반드시 동작을 정확하게 수행할 수 있어야 한다.

자극을 받는 부위: 등, 햄스트링, 둔근

팁

- 힙 힌지 패턴이기 때문에 데드리프트는 스쿼트가 아니다. 엉덩이를 스쿼트 할 때보다 높게 유지한다.
- 바벨이 몸 앞으로 밀려나오지 않도록 한다. 바벨이 몸과 가깝게 유지되도록 한다.
- 내려가는 동작과 올라오는 동작은 동일한 자세로 보여야 한다. 내려가는 동작에서 자세를 무너지지 않게 한다.
- 목 자세를 신경 쓰며 데드리프트 전체 동작 동안 중립 상태를 유지한다.
- 어깨가 바벨보다 살짝 앞쪽에 위치하도록 한다.
- 아래로 내려갈 때 등이 굽어지거나 올라왔을 때 과도하게 젖혀지지 않게 한다. 척추를 중립 자세로 유지하고 고관절을 활용해 동작을 한다.

운동 방법

1. 좁은 다리너비로 시작하여 발끝이 정면을 향하게 해 플레이트 위에 서서 정강이가 바벨에서 약 5~7.5cm 떨어져 선다.
2. 체중을 뒤로 보내며 상체를 숙여 바벨을 잡는다. 반드시 양손을 똑같이 하여 잡는다(두 손을 오버핸드 그립으로 사용하거나 바벨이 무겁다면 믹스 그립을 사용할 수 있다).
3. 상체를 곧게 편 상태를 만들고 허리 아치를 강하게 유지한다. 만약 거울이 앞에 있다면, 당신의 티셔츠 글씨를 거울을 통해 볼 수 있어야 한다.
4. 옆에서 봤을 때 엉덩이는 무릎보다 높게 있어야 하고 어깨는 엉덩이보다 높게 위치해야 한다. 어깨를 바벨보다 살짝 앞에 둔다.
5. 바벨을 들어 올리기 전에 시선을 아래로 두어 목이 중립 자세로 있게 한다.
6. 숨을 크게 들이마시고 바벨을 들어 올린다. 전체 운동 반복 동안 바벨이 몸에 가깝게 유지되도록 해야 한다.
7. 허리는 굽어지려 하고 골반은 뒤로 기울어지려 할 것이지만 절대 그런 자세가 나오지 않게 해야 한다.
8. 완전한 신전 자세로 일어나 똑바르게 서며 둔근을 이용해 골반을 앞으로 밀어내어 완전히 펴낸다.
9. 마치 루마니안 데드리프트처럼 체중을 뒤로 보내며 내려간다. 허리의 아치를 강하게 유지하고 바벨을 몸에 가깝게 유지한다
10. 바벨이 무릎보다 낮게 내려가면 무릎을 구부리고 시작 자세로 돌아갈 때까지 내려간다.

바벨 싱글레그 외전 루마니안 데드리프트

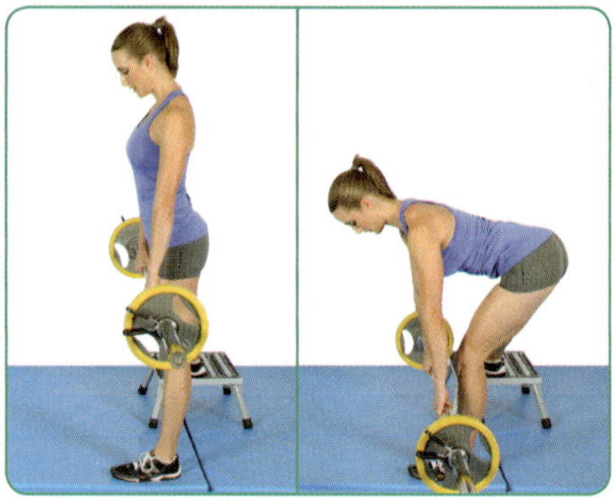

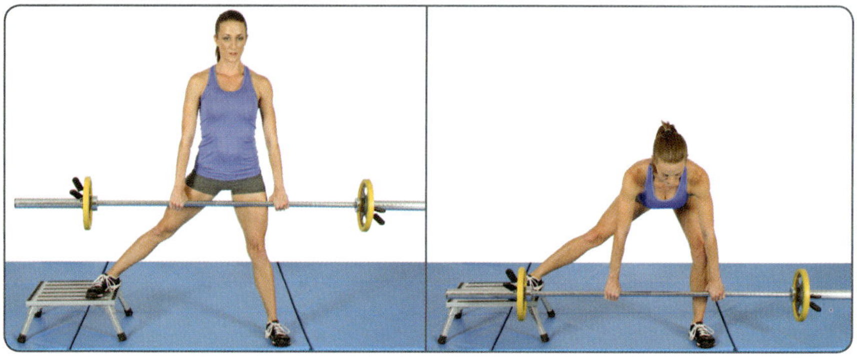

싱글레그 외전 루마니안 데드리프트는 불가리안 스플릿 스쿼트와 유사한 운동이다. 이 운동은 '운동하지 않는' 다리로 도움을 받기 때문에 '완벽한' 싱글레그 운동이 아니다. 이 동작은 균형과 안정성을 증가시켜 더 무거운 무게를 사용 가능하도록 한다. 덤벨을 이용하여 이 동작을 시작할 수 있으나 충분한 근력이 생겼다면, 바벨을 이용한 동작을 해볼 필요가 있다.

자극을 받는 부위: 햄스트링, 둔근

팁

- 운동을 하고 있는 다리에 대부분의 부하를 유지하고 다른 다리는 균형과 안정성을 위해 사용한다.
- 한 다리가 옆으로 뻗어 나와 있는 것을 제외하고 일반적인 루마니안 데드리프트 자세와 유사하게 하려고 노력한다.
- 체중을 뒤로 보내며 앉고 바벨이 몸과 가깝게 움직이도록 한다.

운동 방법

1. 바벨을 잡는다. 왼 다리를 바닥에 밀착시키고 오른 다리를 옆으로 길게 뻗어 작은 박스 위에 위치시킨다.
2. 척추를 중립 자세로 유지하며 골반을 접는다.
3. 둔근에 힘을 주어 고관절을 펴내고 내려갈 때는 천천히 조절하며 내려간다.
4. 왼 다리에 모든 반복 횟수를 한 후 오른 다리를 반복한다.

바벨 싱글레그 루마니안 데드리프트

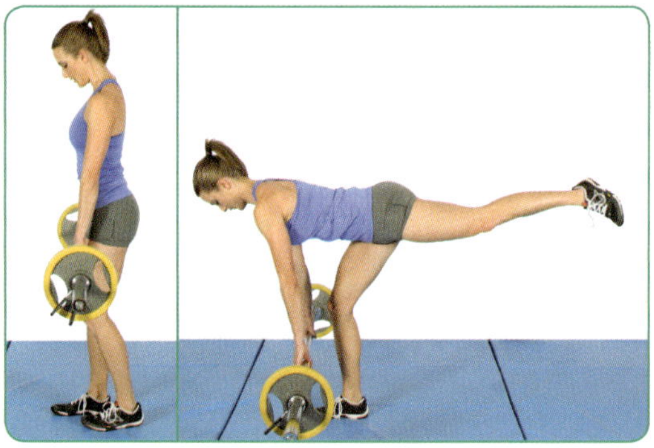

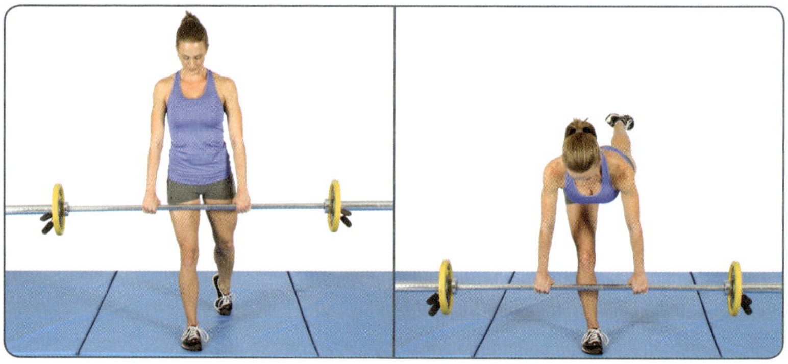

싱글레그 루마니안 데드리프트는 균형과 고유수용감각을 발달시키기에 훌륭한 운동이다. 이 동작은 균형과 협응력, 햄스트링 유연성 그리고 코어 안정성의 어마어마한 협력이 요구된다. 이 운동 초반에는 어색하고 조화롭지 못한 느낌을 받을 것이다. 그러나 시간이 지나면 자연스럽고 편안해진다.

자극을 받는 부위: 햄스트링, 둔근

팁

- 상체를 숙였을 때 몸통과 뒤로 뻗은 다리가 같은 선상에 있도록 유지한다.
- 동작의 가장 높은 자세에서 뒤에 있는 다리는 뒤를 향해 뻗어 있어야 한다.
- 두 다리로 하는 루마니안 데드리프트와 같이 체중을 뒤로 보내며 앉는다.
- 균형을 잡는 데 매우 집중한다. 동작을 진행하다 실패한 경우 자세를 재정비한 다음 계속 진행한다.
- 고관절을 굽히는 동안 코어를 안정적으로 유지하여 등이 굽어지지 않도록 한다.
- 바벨을 몸에 가깝게 유지한다.

운동 방법

1. 바벨을 잡고 오른 다리에 체중을 이동시켜 서 있는 자세로 시작한다.
2. 왼 다리 둔근에 힘을 주고 왼 다리를 뻗은 자세를 만들어 상체를 숙였을 때 몸통과 뒤로 뻗은 다리가 같은 선상에 있도록 한다.
3. 고관절을 굽혀 내려가 바벨을 몸에 가깝게 유지하며 바닥을 향해 내려 보낸다. 무게를 바닥으로 내려 보낼 때, 뒤에 있는 다리를 후방으로 뻗어낸다.
4. 바벨을 무릎보다 약간 낮거나 무릎 위치까지 내리며 이때 뒤로 뻗은 다리는 척추와 같은 선상에 있게 한다.
5. 위에 설명한 자세에서 천천히 시작 자세로 돌아오며 뒤에 있는 다리를 바닥을 향해 내려 보낸다.
6. 몇 차례 반복하고 왼 다리로 바꾼다.

데드리프트의 오류와 교정 방법

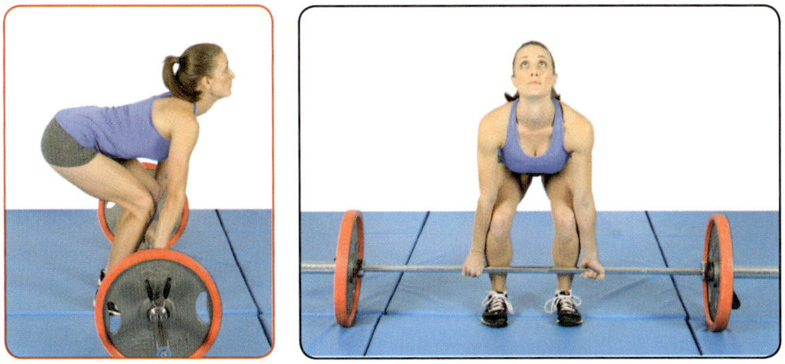

부적절한 목의 정렬 자세. 사진을 보면 알 수 있듯, 켈리는 목 척추를 과신전하고 있다. 시선을 아래로 내려 몸통과 목 그리고 머리가 같은 선상에 있도록 한다.

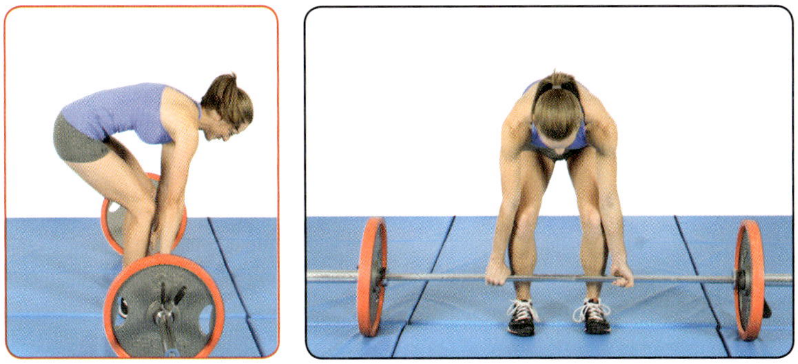

등이 굽은 자세. 이 오류는 데드리프트의 가장 흔한 오류이며 데드리프트 바닥 자세에서 더 자주 발생한다. 햄스트링의 단축과 코어 안정성이 약하면 이러한 오류의 원인이 될 수 있지만 대부분의 경우 등이 굽었을 때 더 강한 힘을 낼 수 있기 때문에 이런 자세가 나온다. 이러한 이유로 고관절을 이용하여 동작을 수행할 때 코어의 안정적인 상태와 등을 중립 자세로 유지하기 위한 노력을 해야 한다. 연습은 완벽함을 만든다.

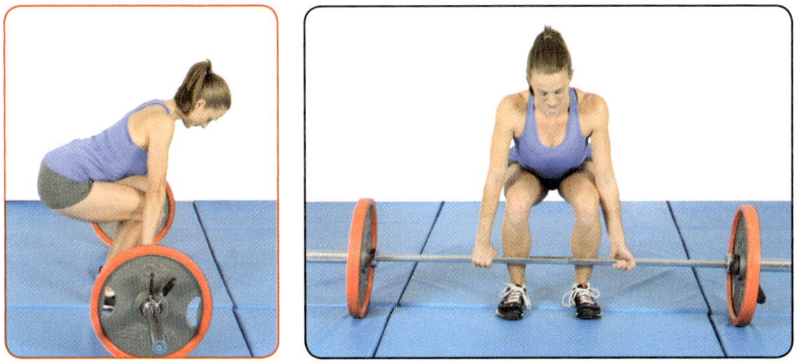

스쿼트 자세로 동작 수행. 데드리프트는 스쿼트가 아닌데도, 많은 사람들이 엉덩이를 너무 낮게 위치시킨다. 데드리프트 준비 자세에서 엉덩이는 무릎보다 더 높게, 어깨보단 낮게 위치해야 하고, 햄스트링은 긴장 상태로 물체를 들어 올릴 준비를 해야 한다.

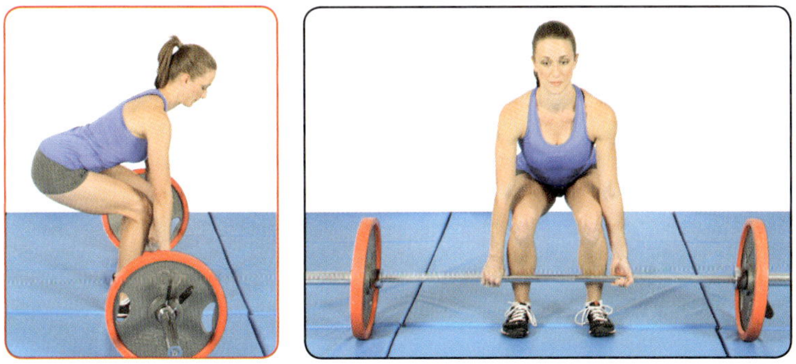

어깨가 바벨보다 뒤에 있는 자세. 데드리프트를 들어 올릴 준비를 할 때 어깨는 바벨의 바로 위에 있거나 혹은 그보다 좋은 자세인 바벨 앞에 위치해야 한다. 어깨는 결코 바벨 뒤에 있으면 안 되며 이것은 초보자들의 흔한 오류이다.

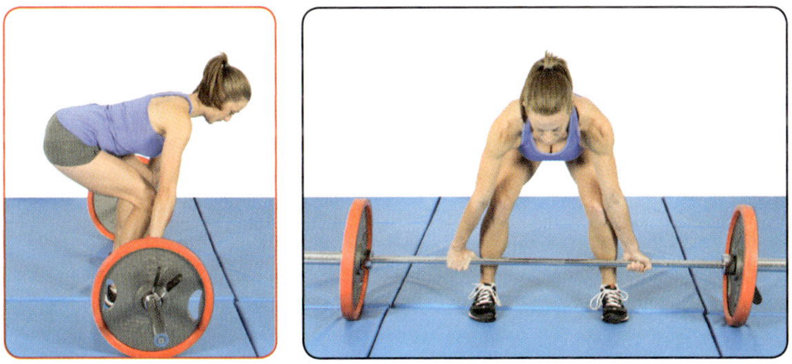

다리너비와 손너비가 너무 넓은 자세. 데드리프트를 위한 적절한 준비 자세는 좁은 다리너비로 발끝을 정면을 향하게 하고 팔은 다리 바깥쪽 바로 옆에 위치하는 것이다. 바벨에서 너무 손을 넓게 잡거나 다리를 너무 넓게 벌리고 서지 않도록 한다.

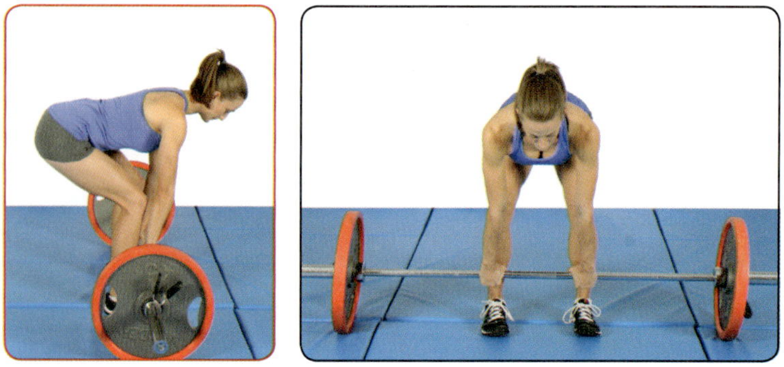

팔이 다리 위에 있는 자세. 컨벤셔널 데드리프트에서 적절한 팔 위치는 다리 바깥쪽 바로 옆이며 스모데드리프트에서는 다리의 안쪽이다. 팔이 다리 바로 위에 있지 않도록 하거나 바벨이 몸에서 떨어지지 않도록 한다. 이러한 오류는 허리 동작을 더 어렵게 만들 것이다.

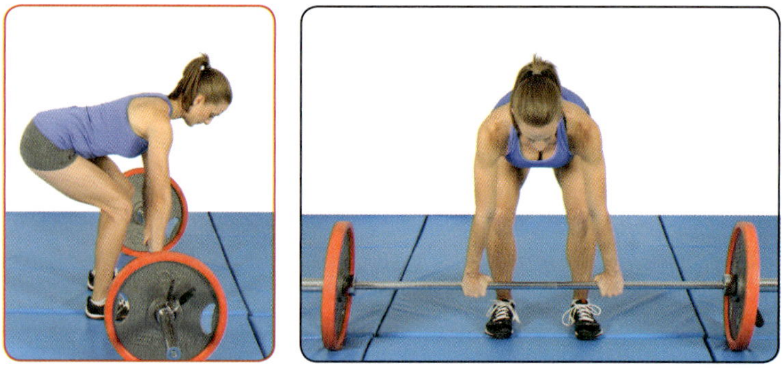

바벨이 너무 앞에 있는 자세. 데드리프트 전체 가동범위에 걸쳐 바벨은 몸에 가깝게 유지되어야 한다. 데드리프트를 하는 동안 바벨이 1cm 이상 몸에서 떨어지는 순간은 없다.

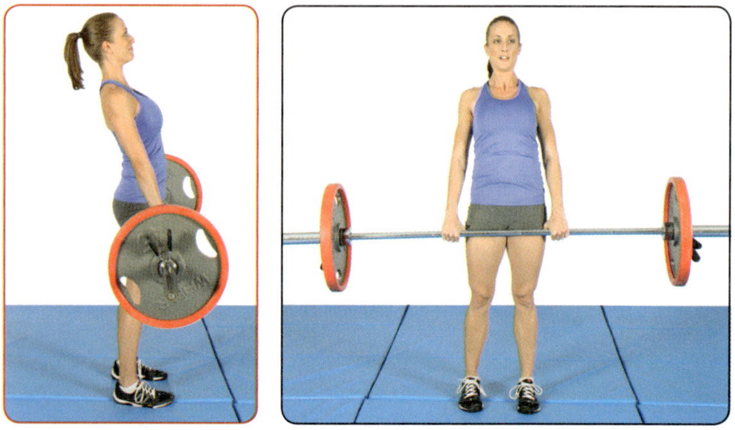

등이 과신전된 자세. 이 오류는 일반적으로 데드리프트의 일어난 자세에서 전신을 펴는 동안 발생한다. 이러한 오류는 둔근이 약해서 발생한다. 둔근에 힘을 주어 골반을 앞으로 밀어내 고관절의 완전한 신전을 만들어내는 대신 척추기립근이 척추를 뒤로 너무 많이 당겨낸 것이며 이 자세는 척추의 과도한 아치를 만들고 잠재적인 부상을 초래한다. 등의 중립 자세를 유지한 상태에서 둔근을 사용하여 일어나고 골반은 앞으로 밀어내도록 한다.

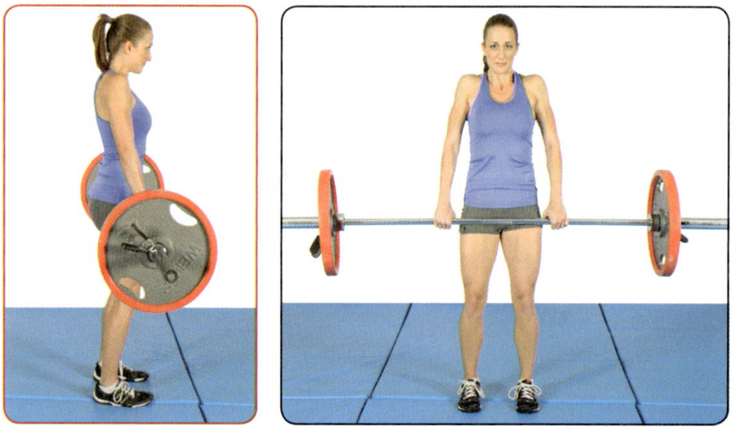

어깨를 위로 움츠린 자세. 보디빌딩 웨이트 트레이닝을 해 본 경험이 있는 초보자들은 팔로 너무 많이 당기는 경향이 있다. 그들은 데드리프트를 하는 동안 팔꿈치를 구부리거나 어깨를 위로 움츠린다. 이러한 자세는 효과적이지 않으며 더 강해지는 것을 방해한다. 팔은 고정되어 있고 동작은 팔과 날개뼈가 아닌 고관절에서 진행되어야 한다.

바벨 굿모닝

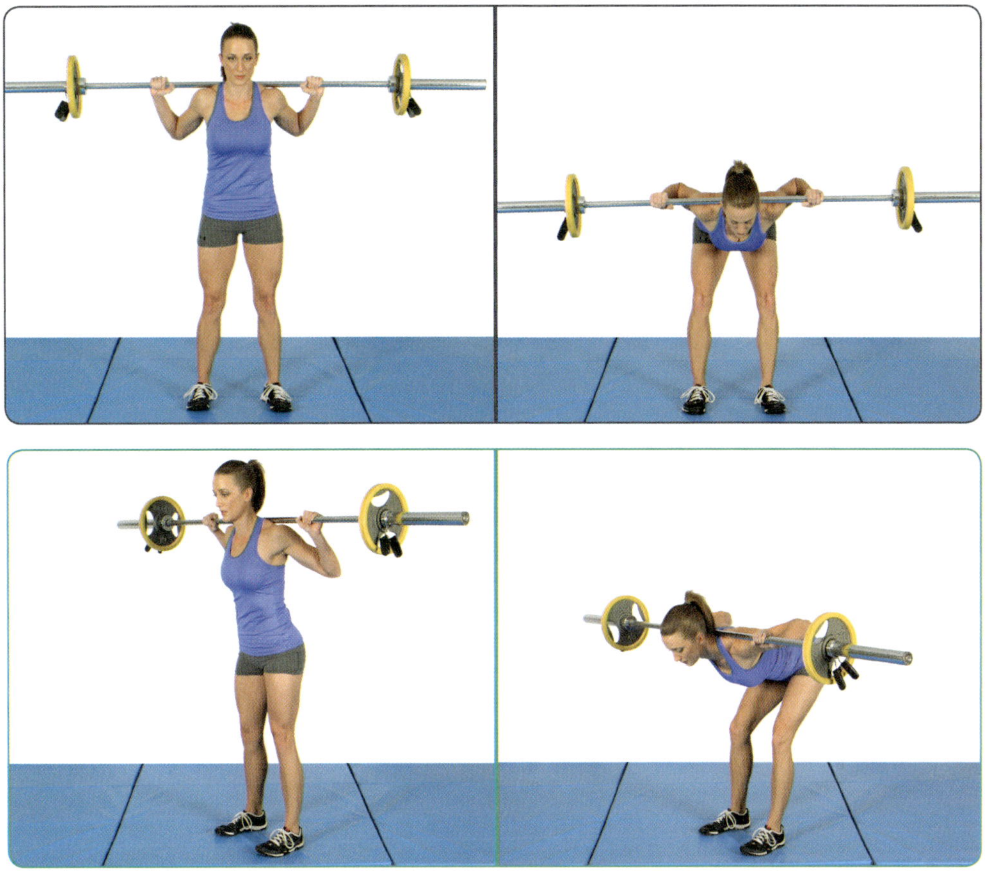

이 운동은 햄스트링을 목표로 하고 고관절을 사용하여 엄청나게 굴곡을 하는 자세이다. 또한 이 동작은 어마어마한 코어 안정성을 발달시키고 이를 스쿼트와 데드리프트 근력에 잘 전달해준다. 이러한 이유로 이 운동은 파워리프터들이 선호한다.

자극을 받는 부위: 등, 햄스트링, 둔근

팁

- 체중을 뒤꿈치에 유지한 상태로 중심을 뒤로 보내며 숙이고 햄스트링이 저항을 받는 느낌을 받아야 한다.
- 척추의 중립 자세를 유지하고 등이 굽지 않도록 한다.
- 바벨의 무게를 높이는 데 집착하지 말라. 정확한 자세로 이 동작을 한다면, 너무 무거운 무게를 사용하지 않고도 엄청난 운동 효과를 얻을 수 있다.

운동 방법

1. '견갑극'이라 불리는 날개뼈의 작은 뼈 바로 위에 바벨을 위치시키는 '하이 바' 자세로 바벨을 렉에서 들어 올린다.
2. 뒤로 걸어나와 다리를 어깨너비로 벌리고 선다.
3. 중심을 뒤로 보내며 고관절을 이용해 상체를 숙인다. 무릎은 엉덩이를 뒤로 보낼 정도로만 구부린다. 가능한 많이 햄스트링으로 동작을 수행하는 느낌을 받으려 노력하고 코어를 중립 자세로 안정적으로 유지한다.
4. 동작을 거꾸로 진행하여 올라오며 둔근에 힘을 주어 몸을 펴낸다.

러시안 케틀벨 스윙

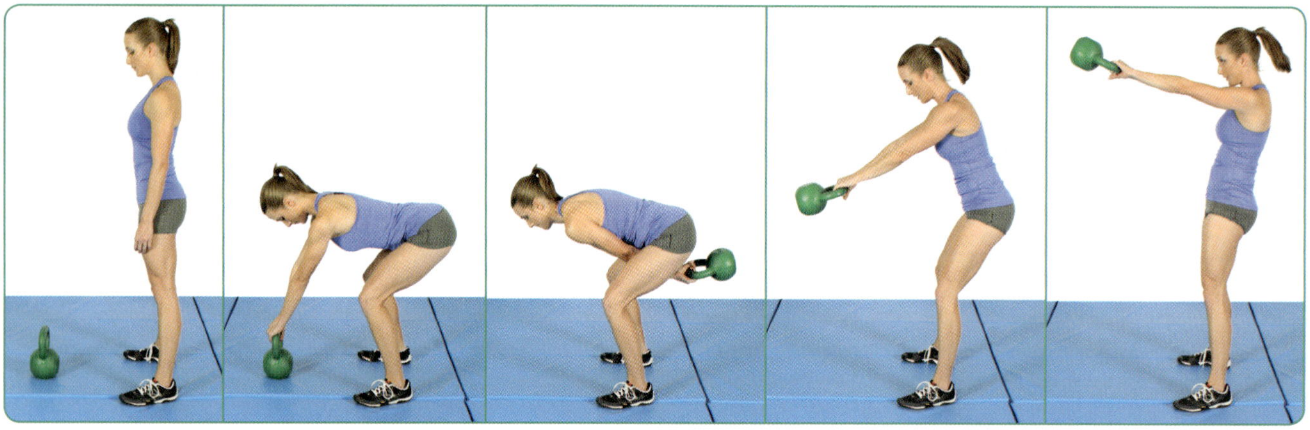

케틀벨 스윙은 둔근을 발달시키는 좋은 동작이며 강력한 반복 횟수가 상당한 가동범위와 결합되어 있어서 훌륭한 심폐지구력 운동이 된다. 올바르게 수행하면 케틀벨 스윙은 적절한 허리골반-고관절 복합 기술의 가장 중요한 척도가 된다. 케틀벨 스윙은 고관절을 움직이는 동안 허리 척추를 중립 자세로 유지하게끔 만들며 골반을 올바르게 자세 잡도록 만든다. 케틀벨 스윙은 좋은 효과 때문에 세계적으로 운동을 하는 많은 사람들이 선호하는 운동이다. 다른 사람의 도움 없이 운동을 해도 이 운동은 엄청나게 효과적이다. 불행하게도 케틀벨로 운동하는 대부분의 사람들은 둔근에 확실한 자극을 줄 만큼 충분한 무게의 케틀벨을 사용하지 않는다. 무거운 케틀벨을 사용하면 둔근 활성도를 증가시키며 심폐지구력에도 효과적이다. 근력을 개선했다면, 이러한 이유를 위해 무거운 케틀벨을 사용하고 싶어할지도 모른다. 케틀벨을 대신하여 티-핸들(t-handle)을 만들 수 있다(브렛의 유튜브 채널에 소개되어 있다).

자극을 받는 부위: 햄스트링, 둔근

팁

- 케틀벨 스윙이 폭발적인 루마니안 데드리프트와 힙 쓰러스터가 합쳐진 운동이라고 생각하라.
- 고관절을 이용하여 동작을 수행하는 동안 척추는 중립 자세를 유지하여야 한다.
- 팔이 아닌 고관절을 이용해 운동하도록 한다.

운동 방법

1. 케틀벨 앞에 선다. 고관절을 구부려 상체를 숙이고 케틀벨을 잡아 햄스트링을 늘리며 상체를 세운 상태를 유지하고 광배근을 활성화시킨다.
2. 케틀벨을 다리 사이 뒤쪽으로 '보낸다'.
3. 인위적으로 엉덩이를 수축시키고 둔근을 이용해 케틀벨을 '발사한다'.
4. 팔을 편 상태를 유지하고, 케틀벨이 움직이는 힘을 위로 강하게 올려보낸다. 팔을 이용해 부자연스럽게 케틀벨을 위로 들어 올리지 않도록 하여 골반을 밀어낸 힘으로 케틀벨이 가능한 높게 위로 올라가도록 한다.
5. 중력을 이용해 동작을 거꾸로 진행시키며 케틀벨이 몸에 가까워졌을 때, 팔을 사용해 케틀벨을 엉덩이 쪽으로 가속시켜 저항이 둔근과 햄스트링에 갈 수 있도록 한다.
6. 상체를 세운 채, 햄스트링을 늘리며, 중심을 뒤로 보내고, 척추와 목을 중립 자세로 유지한다. 그리고 운동범위 끝에서 둔근에 힘을 주어 골반을 앞으로 보낸다.
7. 원하는 만큼 반복한다.

아메리칸 케틀벨 스윙

아메리칸 케틀벨 스윙은 고관절을 주력으로 이용하는 것을 조금 줄이고 더 많은 상체의 사용이 요구되며, 또한 더 큰 범위로 케틀벨이 움직인다는 점에서 러시안 버전과 다르다. 두 가지 다 가치 있는 운동이다.

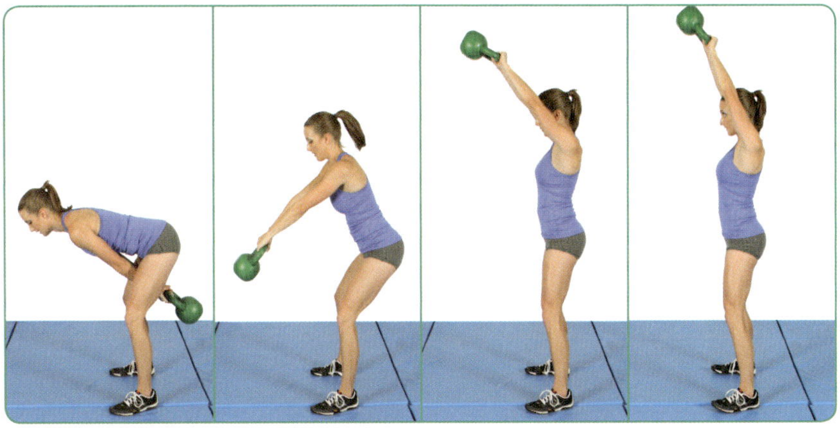

자극을 받는 부위: **햄스트링, 둔근, 윗등, 어깨**

팁

- 고관절을 이용하여 동작을 수행하는 동안 척추는 중립 자세를 유지하여야 한다.
- 엉덩이와 대퇴사두근, 윗등 그리고 어깨가 모두 케틀벨을 위로 올려보내는 힘을 만드는 데 관여한다.
- 러시안 버전과 비교했을 때 이 동작은 고관절을 이용해 러시안 버전만큼 상체를 숙이지 않는다.

운동 방법

1. 케틀벨 앞에 선다. 고관절을 구부려 상체를 숙이고 케틀벨을 잡아 햄스트링을 늘리며 상체를 세운 상태를 유지하고 광배근을 활성화시킨다.
2. 케틀벨을 다리 사이 뒤쪽으로 '끌어올린다'.
3. 인위적으로 엉덩이를 수축시키고 둔근을 이용해 케틀벨을 '밀어낸다'.
4. 팔을 편 상태를 유지하고, 케틀벨을 상체 근육을 사용하여 위로 강하게 올려보낸다. 케틀벨을 머리 바로 위로 올린다.
5. 중력을 이용해 동작을 거꾸로 진행시키며, 무릎을 구부리고 케틀벨의 저항을 고관절로 많이 흡수하려고 노력하라.
6. 반복한다.

펜듈럼 동키 킥

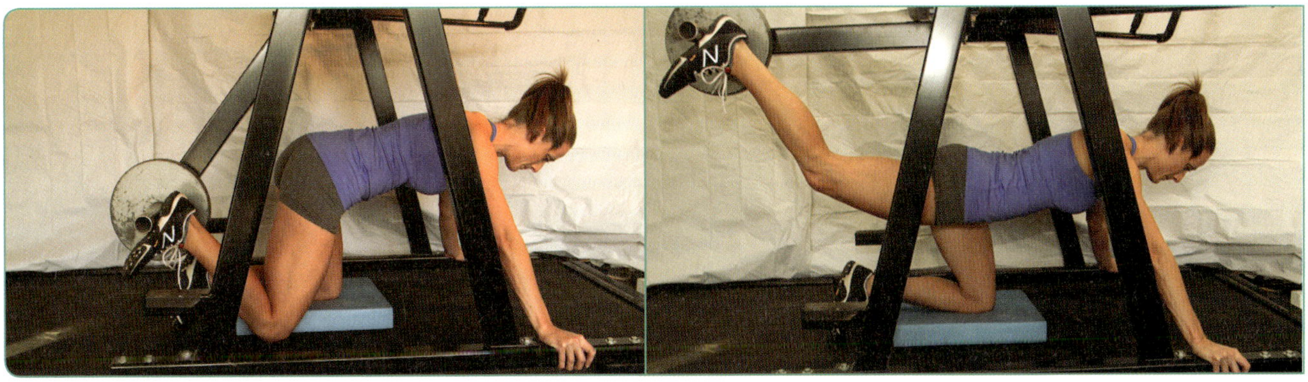

이 운동은 일정한 긴장감을 둔근에 유지하며 중심 이동 또는 비틀어짐으로부터 몸이 변하는 것을 막아줄 상당한 코어 안정성이 요구된다. 이 동작은 허벅지에도 잘 운동이 된다. 대부분의 체육관은 리버스 하이퍼 머신을 보유하고 있지 않으나, 만약 이 운동기구를 사용할 수 있는 곳에 있다면, 가끔씩 이 운동을 하길 바란다.

자극을 받는 부위: **둔근, 대퇴사두근, 코어**

팁

- 몸통이 좌우로 이동하거나 비틀어짐 없이 정렬을 유지한다.
- 발의 중간을 이용하여 밀어낸다.
- 운동기구의 사이드 레일을 잡아 자세 잡는 데 도움을 받는다.
- 코어에 힘을 주어 코어를 조절한다.

운동 방법

1. 리버스 하이퍼 머신 밑에 손과 무릎을 바닥에 대고 엎드린다. 사이드 레일을 잡은 손의 위치를 기억하라.
2. 펜듈럼에 오른발 중간을 올려놓는다.
3. 다리가 완전하게 펴질 수 있도록 고관절과 무릎을 동시에 펴내어 기구를 밀어낸다.
4. 다리 최정점 자세에서 엉덩이에 힘을 준다.
5. 시작 자세로 돌아가고 정해진 횟수를 반복하고 다리를 바꾼다.

스트레이트 레그 힙 주력 운동

스트레이트 레그 힙 주력 운동은 이름만 봐도 이해가 갈 것이다. 무릎을 똑바르게 유지하고 엉덩이 주위에서 완전히 중심을 맞추어 움직여라. 이 운동은 햄스트링(슬괵근)의 유연성과 근력을 동시에 생성한다. 엉덩이가 굴곡될 때 햄스트링(슬괵근)을 능동적으로 스트레칭 시켜주고, 햄스트링(슬괵근)은 다리를 뒤로 높이 올리고 엉덩이가 신전될 때 아주 잘 활성화된다.

힙 익스텐션의 범주와 마찬가지로(glute dominant, quad dominant, hip dominant, and straightleg hip dominant) 이 운동은 허리를 보호하면서 엉덩이를 활성화시키는 방법을 알아보는 데에 필수적인 운동이다. 여성이 둔근과 함께 백 익스텐션을 하는 방법을 배울 때, 이 움직임은 몸통을 높이 올리기 위해 강력하게 둔근을 수축시키므로, 즉각적으로 그 자극을 확인할 수 있을 것이다.

스쿼트, 브릿지, 런지와 같은 맨몸 운동에서와 같이 맨몸의 저항이 가볍게 느껴질 때 덤벨을 잡고 하거나, 스트레이트 레그 힙 익스텐션 움직임에서 목에 밴드를 사용해 저항을 추가하여 수행할 수 있다. 매우 무거운 중량을 들고는 할 수 없기 때문에, 척추 신근은 엉덩이 우세의 동작을 하는 동안에 매우 높게 활성화되지는 않는다. 대부분의 리프터들은 리버스 하이퍼 머신을 이용하지 않는다. 하지만 체육관에서 훈련을 할 충분한 시간이 있다면, 리버스 하이퍼처럼 운동할 수 있다. 머신을 이용하지 못할 경우에도, 리버스 하이퍼 익스텐션을 하여 수행할 수 있다. 이 운동은 올바르게 수행하면 매우 효과적이다. 나는 매우 무거운 덤벨을 들거나 내 목에 밴드를 걸고 할 수 있지만, 가끔 내 체중을 이용하여 백 익스텐션의 움직임 동안 둔근의 잠재력을 최대한 발휘하여 엉덩이 신전근의 텐션에 초점을 맞추고 엉덩이를 신전하는 동안 골반을 후방으로 약간 기울이려는 것을 포함하려고 한다. 이는 쉽지 않지만 매우 효과적이다. 체중으로 20회 반복하는 것만으로도 이 놀라운 운동은 둔근에 매우 좋은 효과를 제공한다.

케이블 킥백(Cable Kickback)

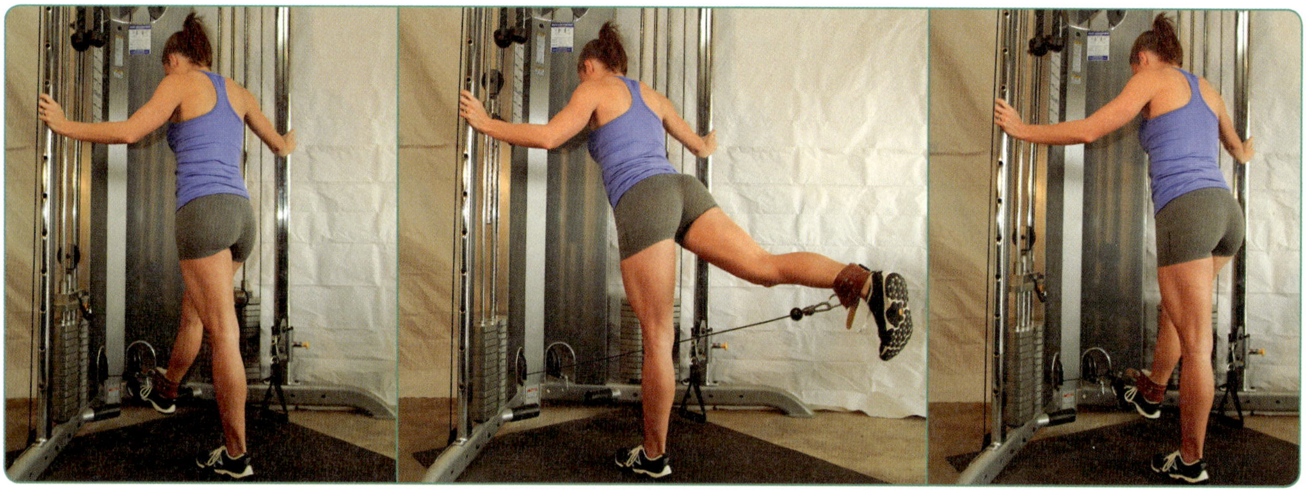

케이블 킥백은 최고의 둔근 운동은 아니지만 케이블 힙 플렉션, 힙 앱덕션, 그리고 힙 애드덕션을 골고루 수행할 수 있기 때문에 이 책에 수록되었다. 때로는 이 네 가지 방향을 자극시키는 것이 잘 빠진 둥근 엉덩이를 만드는 데 좋다.

자극을 받는 부위: 둔근, 대퇴사두근, 코어근

팁

- 안정적으로 몸통을 유지하고 움직이는 동안 너무 많이 몸을 움직이지 않는다.
- 탄성을 사용하지 말라: 둔근을 쥐어짜고, 움직임의 전체 가동범위를 통해 부하를 제어할 수 있어야 한다.

운동 방법

1. 로우 풀리에 발목 커프를 연결한다. 오른쪽 발목 주위에 커프를 감싸고, 풀리를 향하도록 기둥을 잡는다.
2. 둔부를 수축하여, 몸 뒤에서 다리를 직선으로 연장하는 동안 오른 다리를 유지한다.
3. 시작 자세로 돌아와 다시 수행하고, 양쪽 모두 반복한다.

스트레이트 레그 풀- 쓰루(Straight-leg Pull-through)

스트레이트 레그 풀-쓰루는 때때로 파워리프터들과 운동선수들이 둔부와 햄스트링근(슬괵근)을 단련하는 데 쓸 수 있는 운동이다. 안정적으로 유지하는 법을 배운다면, 정말 좋은 운동이다.

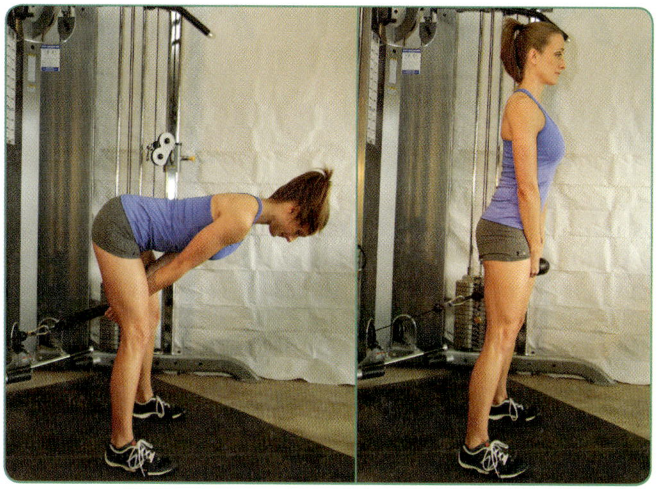

자극을 받는 부위: 둔근, 햄스트링근

팁

- 균형을 유지하는 데 집중하라. 이 운동은 스트렝스를 목표로 하진 않는다.
- 등의 아치를 유지하면서, 몸을 낮춘다.
- 엉덩이를 앞으로 밀어 넣으면서 완전한 엉덩이 신전을 하여 둔근을 이용한다.
- 목은 계속해서 중립 자세를 유지한다.

운동 방법

1. 로우 풀리에 로프를 연결한다. 풀리를 등지고 몸을 앞으로 구부려 다리 사이에서 두 손으로 로프를 잡는다.
2. 로프에 장력을 만들기 위해 앞으로 걸어간다.
3. 발은 어깨보다 약간 넓게 위치시키고, 무릎을 약간 구부린 상태에서 다리는 상대적으로 곧게 유지하고, 팔은 곧게 유지하며, 엉덩이를 앞으로 전진시키는 동안 똑바로 서면서 엉덩이를 신전시킬 수 있다.
4. 허리를 시작 지점으로 다시 만들고, 반복한다.

스위스볼 백 익스텐션

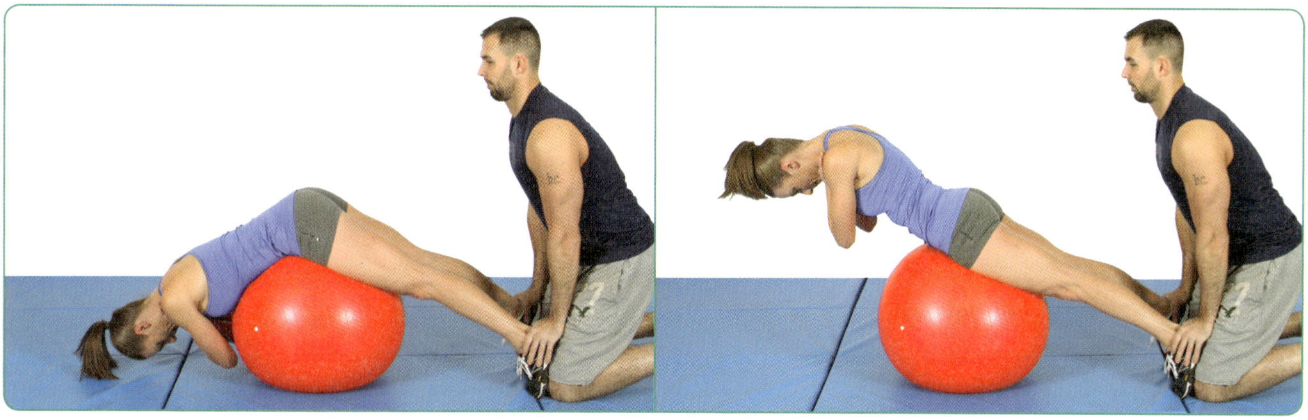

스위스볼 백 익스텐션은 최고의 운동은 아니지만, 이 운동은 집이나 호텔의 체육관과 같은 곳에서 할 수 있기 때문에 난 이 운동을 포함시켰다. 몸통을 들어 올리는 동안 둔부와 햄스트링근에 자극을 느끼는 방법을 배운다면, 이 운동을 사랑하게 될 것이다.

자극을 받는 부위: 햄스트링근, 둔부

팁

- 발을 고정해줄 수 있는 파트너가 없는 경우 안정성을 유지하기 위해 벽에 발을 누른다.
- 먼저 햄스트링근을 사용하고, 운동의 마지막 지점에서 둔부를 사용하여 몸통을 들어 올린다.
- 코어근을 사용하여 몸통이 중립이 되게 유지하여, 요추부의 과신전과 골반의 전방 경사로부터 보호한다.
- 목은 중립 자세를 유지한다.

운동 방법

1. 발을 바닥에 단단하게 누르고, 몸통이 볼의 높이보다 아래로 되게 하여, 볼 위에서 얼굴이 바닥을 보도록 엎드린다.
2. 손을 머리 뒤로 올려놓거나 양손을 가슴에 교차하여 유지한다.
3. 편안하게 척추를 유지하고, 둔근과 햄스트링근을 수축시켜서 상체를 일으켜 세운다.
4. 몸을 앞으로 숙이고 계속 반복한다.

스위스볼 리버스 하이퍼

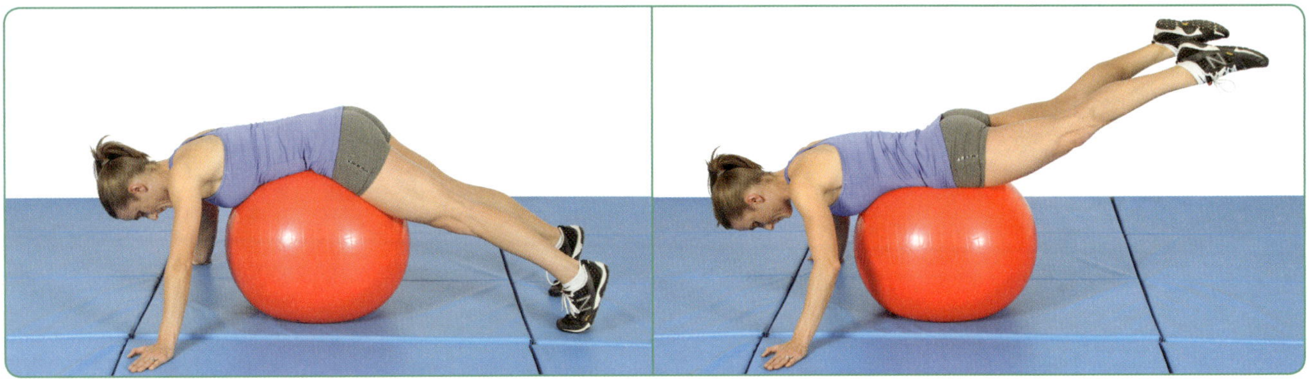

스위스볼 리버스 하이퍼는 집이나, 호텔 체육관 등에서 수행할 수 있는 움직임이다. 리버스 하이퍼는 전통적인 방식의 백 익스텐션보다 쉽다. 볼 위에서 상지를 이용해 고정하여 다리를 들어 올렸다 내렸다 하는 것은 비교적 쉽다. 볼 위에서 몸통을 위아래로 움직이는 것에 비교하면 다리를 올리고 내리는 것이 더욱 안정성을 잡기 쉽다. 이 운동은 많은 반복횟수를 수행할 때 효과적이다.

자극을 받는 부위: 햄스트링근, 둔근, 척추기립근

팁

- 허리가 과신전되거나 골반이 전방으로 회전하는 것을 허용하지 않는다. 이 운동은 엉덩이 관절과 코어근을 사용하여 척추가 중립을 유지하면 몸통의 중앙선에서 움직임이 일어나는지 확인한다.
- 상지를 안정적으로 유지한다. 잡을 수 있는 무언가가 있다면 보다 쉽다.
- 목을 중립으로 유지한다.

운동 방법

1. 팔을 앞으로 중심을 잡기 위해 바닥에 지지한 채 볼 위에 엎드린 위치를 만든다.
2. 시작점에서 바닥으로부터 약간 발을 떼서 들어 올린다.
3. 허리를 편하게 유지하고, 둔근을 수축시켜 다리를 들어 올린다.
4. 하체를 아래로 내리고 계속해서 반복한다.

45도 하이퍼익스텐션

45도 하이퍼 운동은 나의 운동에서 단골 프로그램이다. 이 운동을 정상적으로 마치면 운동의 바닥 위치에서는 햄스트링근을 사용하고 상단 위치로 이동하면서 둔근을 자극하는 것을 목표로 한다. 많은 사람들이 잘못된 방법으로 엉덩이 운동을 수행하고, 코어근을 사용하여 중립 자세를 유지하는 것을 배우는 데 어려운 시간을 보낸다. 나는 새로 들어온 고객이 적절한 움직임을 익히게 하는 데 상당한 시간을 보내고 있지만, 이 운동은 그들이 엉덩이 신전의 메커니즘을 이해하는 데 좋은 운동이다.

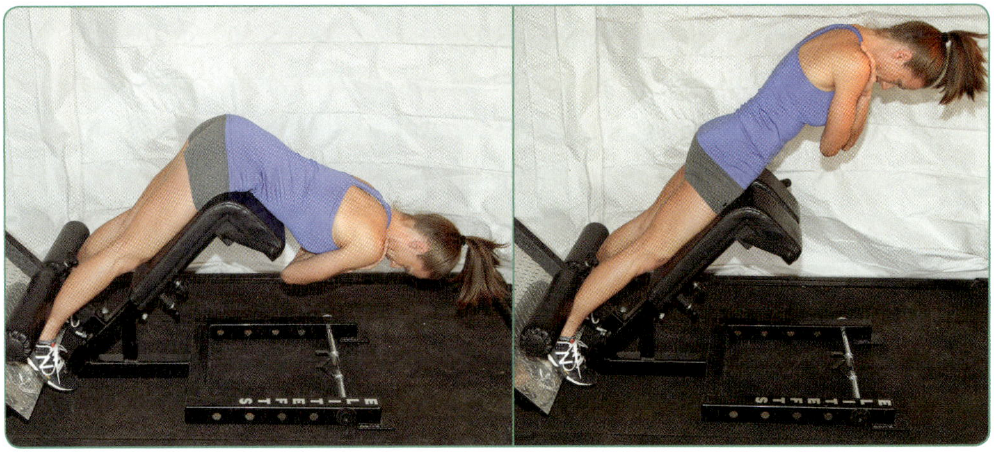

자극을 받는 부위: 햄스트링근, 둔근

팁

- 움직이는 동안 척추를 편안하게 하고 햄스트링근과 둔근을 사용하여 몸을 당겨 올린다.
- 둔근의 자극을 느끼면서 몸통이 위로 올라가게 만든다.
- 요추부를 과신전하지 않는다. 골반을 기울이는 움직임을 습득하라.
- 목을 중립으로 유지한다.

운동 방법

1. 패드에 허벅지를 단단히 고정하고, 발뒤꿈치를 장치에 건다(또는 아킬레스건 쪽을 패드에 건다).
2. 가슴 위에 팔을 교차시키고, 시작 위치로 아래로 내려간다.
3. 바닥으로부터 등 근육의 긴장을 풀고, 엉덩이가 완전히 신전될 때까지 둔근을 수축시켜 올라온다.
4. 허리를 아래로 내리고 계속해서 반복한다.

프리즈너 45도 하이퍼익스텐션

프리즈너 45도 하이퍼 또한 내 프로그램의 단골 운동이다. 이 운동을 정상적으로 마치면 바닥 위치에서는 햄스트링근을 사용하고 상단 위치로 이동하면서 둔근을 자극하는 것을 목표로 한다. 손의 위치를 죄수와 같이 머리 뒤에 올려놓으면 놀라울 정도로 운동이 어려워진다.

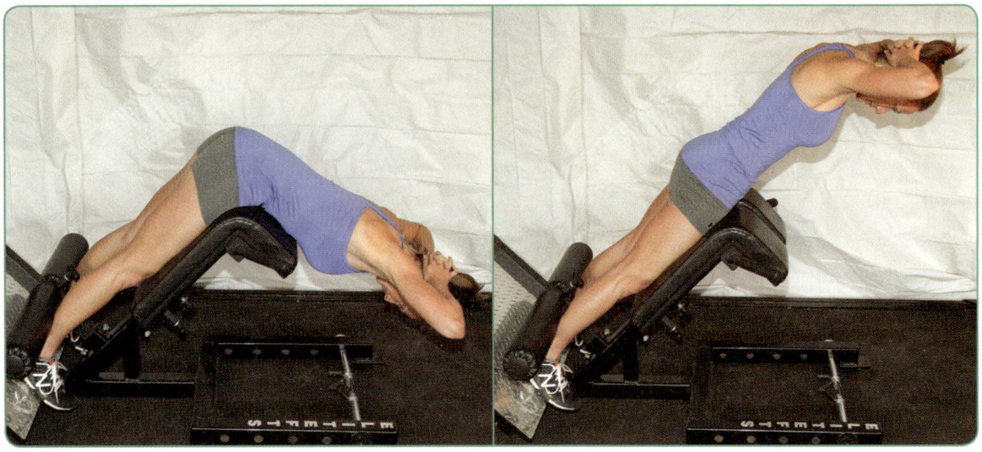

자극을 받는 부위: 햄스트링근, 둔근

팁

- 움직이는 동안 척추를 편안하게 하고 햄스트링근과 둔근을 사용하여 몸을 당겨 올린다.
- 둔근의 자극을 느끼면서 몸통이 위로 올라가게 만든다.
- 요추부를 과신전하지 않는다. 골반을 기울이는 움직임에 대해 배워라.
- 목을 중립으로 유지한다.

운동 방법

1. 패드에 허벅지를 단단히 고정하고, 장치에 발뒤꿈치를 건다(또는 아킬레스건 쪽을 패드에 건다).
2. 손을 머리 뒤로 하고, 시작 위치로 내려간다.
3. 바닥으로부터 등 근육의 긴장을 풀고, 엉덩이가 완전히 신전될 때까지 둔근을 수축시켜 올라온다.
4. 허리를 아래로 내리고 계속해서 반복한다.

싱글레그 45도 하이퍼익스텐션

싱글레그 45도 하이퍼는 나의 프로그램의 또 다른 단골 운동이다. 이 운동을 정상적으로 마치면 바닥 위치에서는 햄스트링근을 사용하고 상단 위치로 이동하면서 둔근을 자극하는 것을 목표로 한다. 한 번에 한 다리의 운동을 수행하지만, 이 운동은 극적으로 둔근과 햄스트링근의 활성화를 증가시킨다.

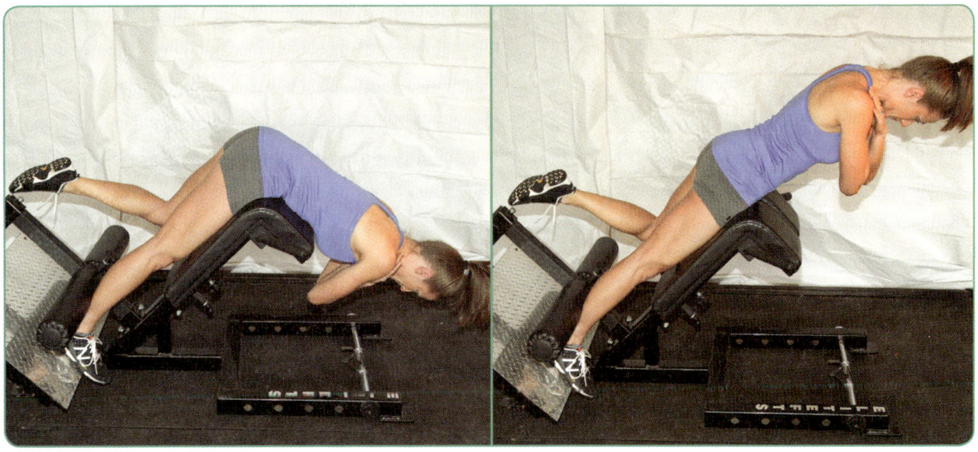

자극을 받는 부위: 햄스트링근, 둔근

팁

- 움직이는 동안 척추를 편안하게 하고 햄스트링근과 둔근을 사용하여 몸을 당겨 올린다.
- 둔근의 자극을 느끼면서 몸통이 위로 올라가게 만든다.
- 요추부를 과신전하지 않는다. 골반을 기울이는 움직임에 대해 배워라.
- 목을 중립으로 유지한다.

운동 방법

1. 패드에 허벅지를 단단히 고정하고, 장치에 발뒤꿈치를 건다(또는 아킬레스건 쪽을 패드에 건다).
2. 손을 가슴 위에 교차하여, 시작 위치로 내려간다.
3. 바닥으로부터 등 근육의 긴장을 풀고, 엉덩이가 완전히 신전될 때까지 둔근을 수축시켜 올라온다.
4. 허리를 아래로 내리고 양쪽 다리를 반복한다.

싱글레그 프리즈너 45도 하이퍼익스텐션

싱글레그 프리즈너 45도 하이퍼익스텐션은 나의 프로그램의 또 다른 단골이다. 이 운동을 정상적으로 마치면 싱글레그 45도 하이퍼와 같이 바닥위치에서는 햄스트링근을 사용하고 상단 위치로 이동하면서 둔근을 자극하는 것을 목표로 한다. 한 번에 한 다리의 운동을 수행하지만, 머리 위에 손을 죄수처럼 올리면 이 운동은 극적으로 둔근과 햄스트링근의 활성화를 증가시킨다.

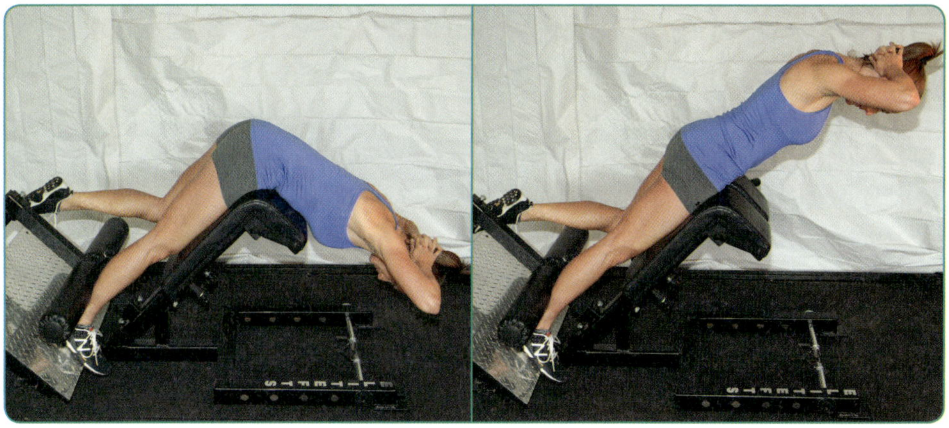

자극을 받는 부위: 햄스트링근, 둔근

팁

- 움직이는 동안 척추를 편안하게 하고 햄스트링근과 둔근을 사용하여 몸을 당겨 올린다.
- 둔근의 자극을 느끼면서 몸통이 위로 올라가게 만든다.
- 요추부를 과신전하지 않는다. 골반을 기울이는 움직임에 대해 배워라.
- 목을 중립으로 유지한다.

운동 방법

1. 패드에 허벅지를 단단히 고정하고, 장치에 발뒤꿈치를 건다(또는 아킬레스건 쪽을 패드에 건다).
2. 손을 머리 뒤로 하고, 시작 위치로 내려간다.
3. 바닥으로부터 등 근육의 긴장을 풀고, 엉덩이가 완전히 신전될 때까지 둔근을 수축시켜 올라온다.
4. 허리를 아래로 내리고 양쪽 다리를 반복한다.

덤벨 45도 하이퍼익스텐션

덤벨 45도 하이퍼는 나의 또 다른 측면의 운동 프로그램이다. 이 운동을 정상적으로 마치면 바닥 위치에서는 햄스트링근을 사용하고 상단 위치로 이동하면서 둔근을 자극하는 것을 목표로 한다. 덤벨을 들고 이 운동을 실시하면 보다 더 어려워진다.

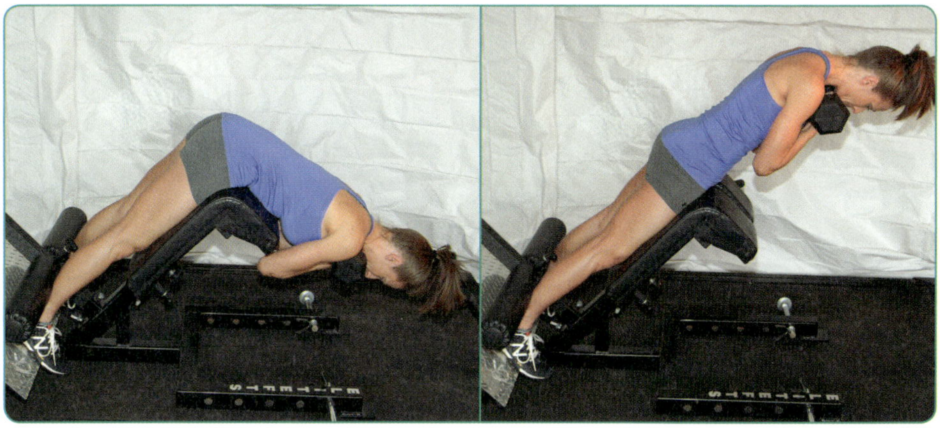

자극을 받는 부위: 햄스트링근, 둔근

팁

- 움직이는 동안 척추를 편안하게 하고 햄스트링근과 둔근을 사용하여 몸을 당겨 올린다.
- 둔근의 자극을 느끼면서 몸통이 위로 올라가게 만든다.
- 요추부를 과신전하지 않는다. 골반을 기울이는 움직임에 대해 배워라.
- 목을 중립으로 유지한다.

운동 방법

1. 패드에 허벅지를 단단히 고정하고, 장치에 발뒤꿈치를 건다(또는 아킬레스건 쪽을 패드에 건다).
2. 낮은 시작 위치에서 두 손으로 하나의 덤벨을 잡고, 정상에서 가슴 앞에 덤벨을 가져온다. 바닥으로부터 등 근육의 긴장을 풀고, 엉덩이가 완전히 신전될 때까지 둔근을 수축시켜 올라온다.
3. 바닥으로부터 등 근육의 긴장을 풀고, 엉덩이가 완전히 신전될 때까지 둔근을 수축시켜 올라온다.
4. 허리를 아래로 내리고 반복한다.

밴드 45도 하이퍼익스텐션

45도 하이퍼와 같이 밴드 45도 하이퍼익스텐션은 나의 단골 운동 프로그램이다. 이 운동을 정상적으로 마치면 바닥 위치에서는 햄스트링근을 사용하고 상단 위치로 이동하면서 둔근을 자극하는 것을 목표로 한다. 밴드를 사용하여 이 운동을 실시하면 보다 더 어려워진다.

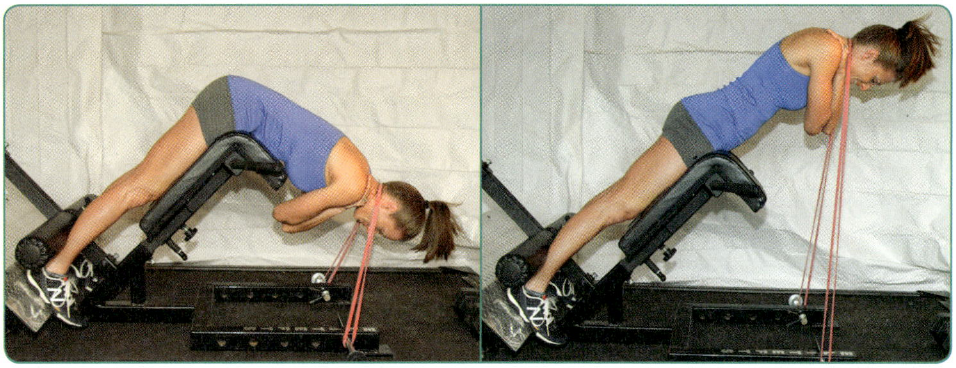

자극을 받는 부위: 햄스트링근, 둔근

팁

- 움직이는 동안 척추를 편안하게 하고 햄스트링근과 둔근을 사용하여 몸을 당겨 올린다.
- 둔근의 자극을 느끼면서 몸통이 위로 올라가게 만든다.
- 요추부를 과신전하지 않는다. 골반을 기울이는 움직임에 대해 배워라.
- 목을 중립으로 유지한다.

운동 방법

1. 안전하게 과신전할 수 있도록 바닥에 루프밴드를 고정시킨다.
2. 패드에 허벅지를 단단히 고정하고, 장치에 발뒤꿈치를 건다(또는 아킬레스건 쪽을 패드에 건다).
3. 낮은 시작 위치에서 밴드를 목 뒤에 안전하게 장착시킨다. 목 뒤에 수건을 댄다면 보다 편안하게 느껴질 것이다.
4. 바닥으로부터 등 근육의 긴장을 풀고, 엉덩이가 완전히 신전될 때까지 둔근을 수축시켜 올라온다.
5. 허리를 아래로 내리고 반복한다.

백 익스텐션

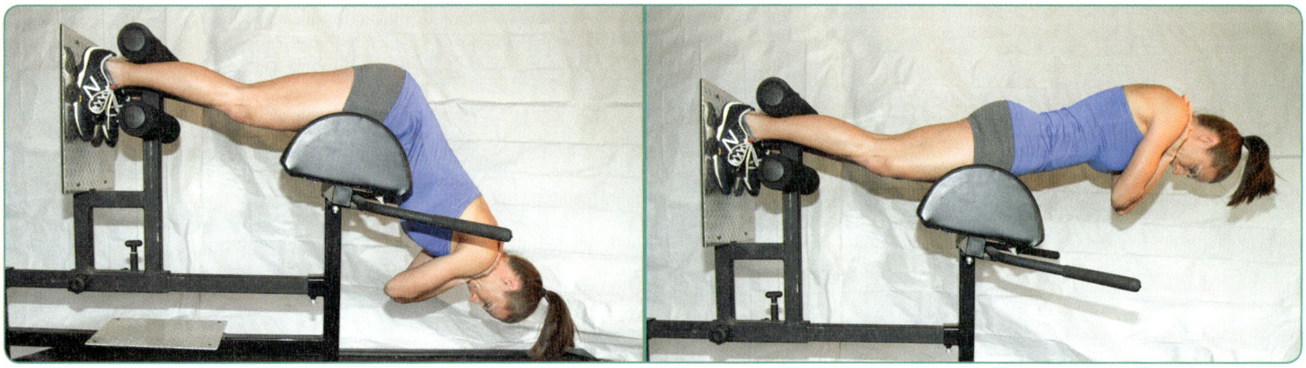

백 익스텐션은 내가 가장 좋아하는 후방 사슬 운동이다. 이 운동을 따르면 높은 수준의 햄스트링근과 둔근의 활성화와 둔근 가동범위의 끝부분의 근력을 발전시킬 수 있다.

자극을 받는 부위: 햄스트링근, 둔근

팁

- 움직이는 동안 척추를 편안하게 하고 햄스트링근과 둔근을 사용하여 몸을 당겨 올린다.
- 엉덩이가 벤치로 들어간다는 것을 상상하며, 둔부에 자극을 느껴라.
- 요추부를 과신전하지 않는다. 골반을 기울이는 움직임에 대해 배워라.
- 목을 중립으로 유지한다.

운동 방법

1. 대퇴를 큰 패드에 대고 얼굴을 바닥을 향해 엎드린 상태에서 과신전 또는 둔부와 햄스트링근을 사용하여 발달할 수 있도록 한다.
2. 낮은 시작위치에서 양팔을 교차하여 가슴에 댄다.
3. 바닥으로부터 등 근육의 긴장을 풀고, 엉덩이가 완전히 신전될 때까지 둔근을 수축시켜 올라온다.
4. 허리를 아래로 내리고 반복한다.

프리즈너 백 익스텐션

프리즈너 백 익스텐션은 또한 높은 수준의 햄스트링근과 둔근의 활성화와 둔근 가동범위의 끝부분의 근력을 발전시킬 수 있는 운동이다. 불행히도, 운동의 대부분이 최적의 이동범위를 수행하지 못한다. 이 운동은 바닥에서의 움직임에서 햄스트링근의 큰 스트레칭 효과가 있고, 정상의 위치에서는 골반과 엉덩이를 잠그면, 둔부의 강력한 수축을 일으킨다. 죄수와 같이 머리 뒤에 손을 배치하면, 지레 팔을 증가시키고, 움직임의 범위를 보다 높일 수 있다.

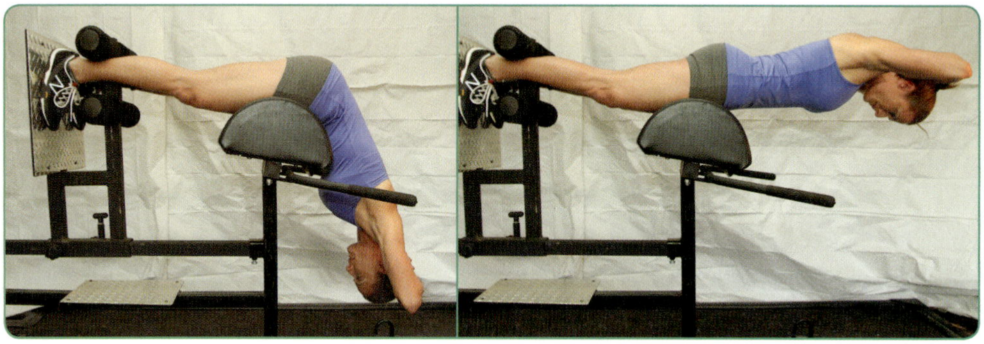

자극을 받는 부위: 햄스트링근, 둔근

팁

- 움직이는 동안 척추를 편안하게 하고 햄스트링근과 둔근을 사용하여 몸을 당겨 올린다.
- 엉덩이가 벤치로 들어간다는 것을 상상하며, 둔부에 자극을 느껴라.
- 요추부를 과신전하지 않는다. 골반을 기울이는 움직임에 대해 배워라.
- 목을 중립으로 유지한다.

운동 방법

1. 대퇴를 큰 패드에 대고 얼굴을 바닥을 향해 엎드린 상태에서 과신전 또는 둔부와 햄스트링근을 사용하여 발달할 수 있도록 한다.
2. 낮은 시작위치에서 양팔을 교차하여 가슴에 댄다.
3. 바닥으로부터 등 근육의 긴장을 풀고, 엉덩이가 완전히 신전될 때까지 둔근을 수축시켜 올라온다.
4. 허리를 아래로 내리고 반복한다.

싱글레그 백 익스텐션

백 익스텐션은 후면 사슬을 동원하는 운동 중 내가 가장 선호하는 움직임이다. 백 익스텐션 종류의 움직임은 햄스트링과 둔근을 높은 수준으로 활성화시키고 고관절 신전 움직임의 끝 범위 스트렝스를 발달시킨다. 움직임의 바닥 위치에서는 햄스트링을 크게 신장시켜주고, 움직임의 위 위치에서는 고관절과 골반을 잠궈 둔근을 강하게 조인다. 한 다리로 이 동작을 하면 두 다리를 사용하는 것보다 더욱 난이도를 높여준다.

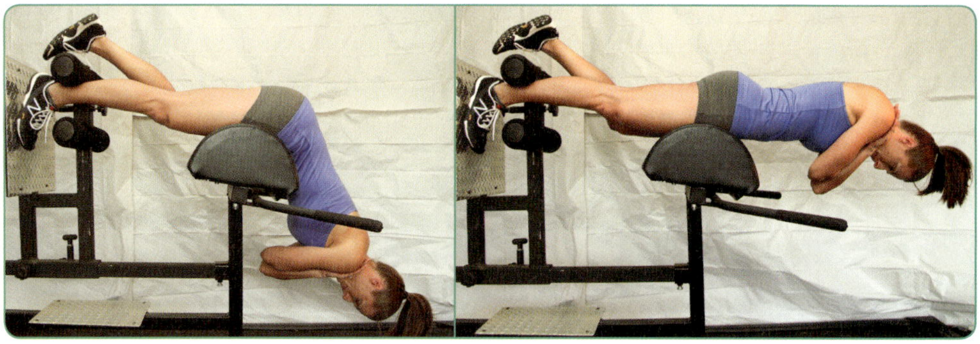

자극을 받는 부위: 햄스트링근, 둔근

팁

- 움직이는 동안 척추를 편안하게 하고 햄스트링근과 둔근을 사용하여 몸을 당겨 올린다.
- 엉덩이가 벤치로 들어간다는 것을 상상하며, 둔부에 자극을 느껴라.
- 요추부를 과신전하지 않는다. 골반을 기울이는 움직임에 대해 배워라.
- 목을 중립으로 유지한다.

운동 방법

1. 대퇴를 큰 패드에 대고 얼굴을 바닥을 향해 엎드린 상태에서 과신전 또는 둔부와 햄스트링근을 사용하여 발달할 수 있도록 한다.
2. 낮은 시작위치에서 양팔을 교차하여 가슴에 댄다.
3. 바닥으로부터 등 근육의 긴장을 풀고, 엉덩이가 완전히 신전될 때까지 둔근을 수축시켜 올라온다.
4. 허리를 아래로 내리고 양쪽 다리를 반복한다.

싱글레그 프리즈너 백 익스텐션

싱글레그 프리즈너 백 익스텐션은 높은 수준의 햄스트링근과 둔근의 활성화와 둔근 가동범위의 끝부분의 근력을 발전시킬 수 있는 운동이다. 불행히도 운동의 대부분이 최적의 이동범위를 수행하지 못한다. 이 운동은 바닥에서의 움직임에서 햄스트링근의 큰 스트레칭 효과가 있고, 정상의 위치에서는 골반과 엉덩이를 잠그면, 둔부의 강력한 수축을 일으킨다. 죄수와 같이 머리 뒤에 손을 배치하면, 지레팔을 증가시키고, 움직임의 범위를 보다 높일 수 있다. 이 운동은 보다 상급의 운동이다. 한 번에 한 다리를 수행하면 훨씬 더 도전적이고 양다리의 다양한 자극을 제공하고, 죄수와 같이 머리 뒤에 손을 배치하는 것은 움직임을 더욱 어렵게 만든다.

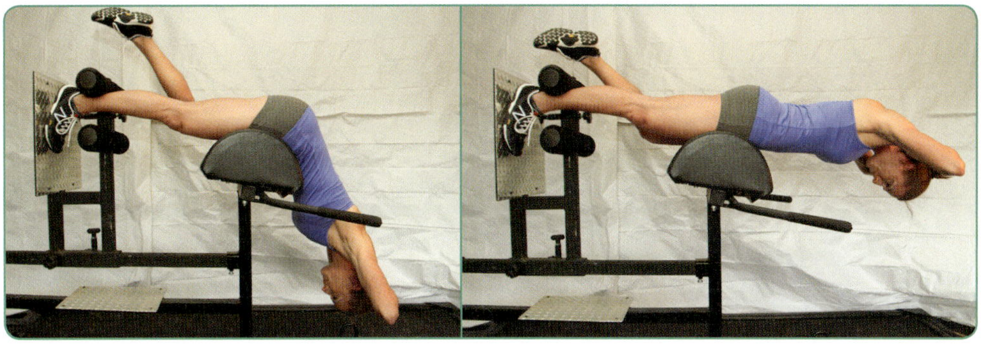

자극을 받는 부위: 햄스트링근, 둔근

팁

- 움직이는 동안 척추를 편안하게 하고 햄스트링근과 둔근을 사용하여 몸을 당겨 올린다.
- 엉덩이가 벤치로 들어간다는 것을 상상하며, 둔부에 자극을 느껴라.
- 요추부를 과신전하지 않는다. 엉덩이 관절 주변의 회전에 대해 배워라.
- 목을 중립으로 유지한다.

운동 방법

1. 대퇴를 큰 패드에 대고 얼굴을 바닥을 향해 엎드린 상태에서 과신전 또는 둔부와 햄스트링근을 사용하여 발달할 수 있도록 한다.
2. 낮은 시작위치에서 양팔을 교차하여 가슴에 댄다.
3. 바닥으로부터 등 근육의 긴장을 풀고, 엉덩이가 완전히 신전될 때까지 둔근을 수축시켜 올라온다.
4. 허리를 아래로 내리고 양쪽 다리를 반복한다.

덤벨 백 익스텐션

덤벨 백 익스텐션은 내가 선호하는 또 다른 후방 사슬 운동이다. 높은 수준의 햄스트링근과 둔근의 활성화와 둔근 가동범위의 끝부분의 근력을 발전시킬 수 있는 운동이다. 이 운동은 바닥에서의 움직임에서 햄스트링근의 큰 스트레칭 효과가 있고, 정상의 위치에서는 골반과 엉덩이를 잠그면, 둔부의 강력한 수축을 일으킨다. 덤벨을 사용하게 되면 움직임을 보다 힘들게 수행할 수 있다.

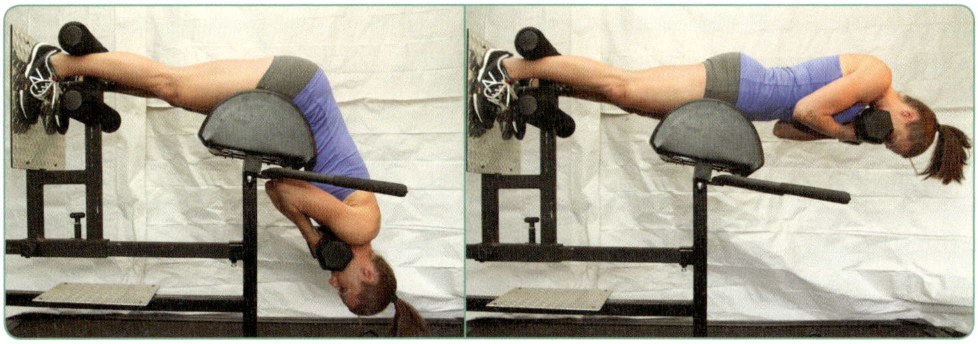

자극을 받는 부위: 햄스트링근, 둔근

팁

- 움직이는 동안 척추를 편안하게 하고 햄스트링근과 둔근을 사용하여 몸을 당겨 올린다.
- 엉덩이가 벤치로 들어간다는 것을 상상하며, 둔부에 자극을 느껴라.
- 요추부를 과신전하지 않는다. 골반을 기울이는 움직임에 대해 배워라.
- 목을 중립으로 유지한다.

운동 방법

1. 대퇴를 큰 패드에 대고 얼굴을 바닥으로 향해 엎드린 상태에서 과신전 또는 둔부와 햄스트링근을 사용하여 발달할 수 있도록 한다. 안전을 위하여 패드 밑에 발을 단단히 고정시킨다.
2. 낮은 시작위치에서 양손으로 하나의 덤벨을 가슴 위에 안고, 손바닥이 자신을 향하도록 한다.
3. 바닥으로부터 등 근육의 긴장을 풀고, 엉덩이가 완전히 신전될 때까지 둔근을 수축시켜 올라온다.
4. 허리를 아래로 내리고 반복한다.

밴드 백 익스텐션

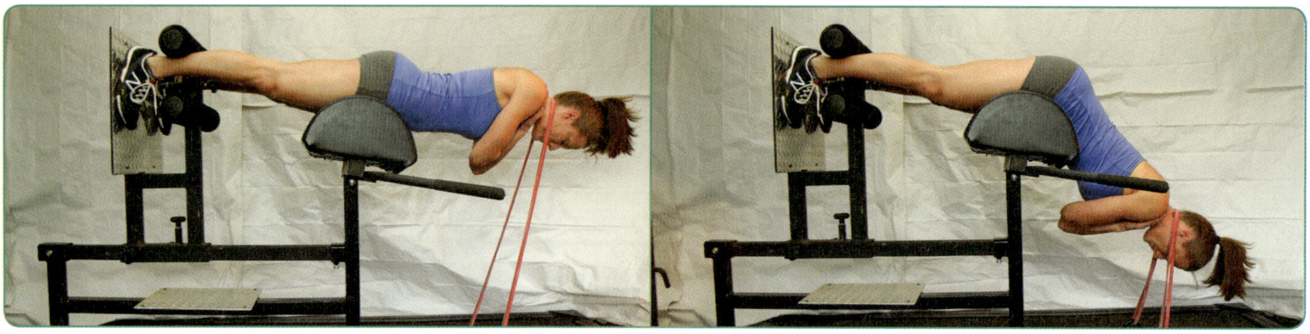

밴드 백 익스텐션은 내가 선호하는 또 다른 후방 사슬 운동이다. 높은 수준의 햄스트링근과 둔근의 활성화와 둔근 가동범위의 끝부분의 근력을 발전시킬 수 있는 운동이다. 이 운동은 바닥에서의 움직임에서 햄스트링근의 큰 스트레칭 효과가 있고, 정상의 위치에서는 골반과 엉덩이를 잠그면, 둔부의 강력한 수축을 일으킨다. 밴드를 이용하면 움직임을 보다 힘들게 수행할 수 있다.

자극을 받는 부위: 햄스트링근, 둔근

팁

- 움직이는 동안 척추를 편안하게 하고 햄스트링근과 둔근을 사용하여 몸을 당겨 올린다.
- 엉덩이가 벤치로 들어간다는 것을 상상하며, 둔부에 자극을 느껴라.
- 요추부를 과신전하지 않는다. 골반을 기울이는 움직임에 대해 배워라.
- 목을 중립으로 유지한다.

운동 방법

1. 안전하게 과신전할 수 있도록 바닥에 루프밴드를 고정시킨다.
2. 과신전을 하였을 시 둔근과 햄스트링근을 발달시킬 수 있도록 허벅지를 큰 패드 위에 고정시키고, 얼굴을 바닥으로 향하도록 한다. 안전을 위해 발을 패드 아래에 단단히 고정시킨다.
3. 바닥으로부터 등 근육의 긴장을 풀고, 엉덩이가 완전히 신전될 때까지 둔근을 수축시켜 올라온다.
4. 허리를 아래로 내리고 반복한다.

보디웨이트 리버스 하이퍼(펜둘럼 기구 사용)

리버스 하이퍼는 나의 또 다른 단골 운동 프로그램이다. 그러나 이 운동은 무게를 추가하기 전에 맨몸으로 완벽히 수행할 수 있어야 한다. 힘에 너무 크게 의존하지 않는다면, 이 운동이 훌륭한 둔근 운동이고, 코어에 좋은 운동이라는 것을 알 수 있을 것이다. 이 운동을 수행했을 시 요추부에 통증을 느껴 다리에도 방사통이 온다면, 느리게 최적의 역학을 수행하려고 해야 한다. 만약 계속 느낌이 좋지 않으면 이 운동을 생략한다.

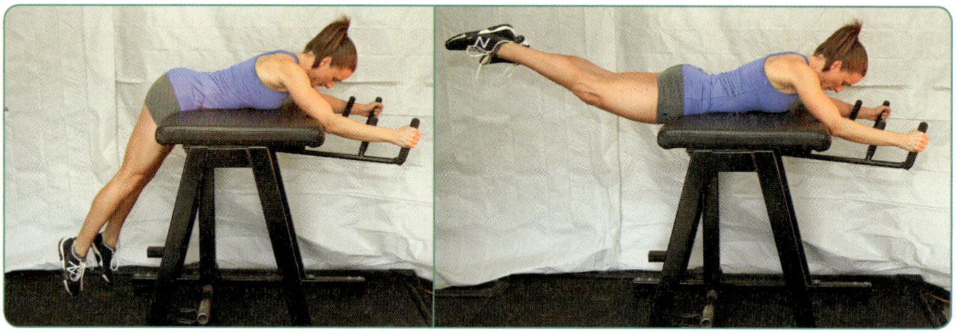

자극을 받는 부위: 햄스트링근, 둔근

팁

- 다리를 들어 올리면서 둔근에 자극을 느낀다.
- 다리가 내려가 있을 때 요추부가 둥글게 말리지 않게 한다. 계속 골반을 전방 경사를 유지하고, 아래로 움직이는 동안에 햄스트링근이 늘어나도록 한다.
- 다리를 들어 올렸을 때, 허리에 과도한 아치를 만들지 않는다. 상부로 움직이는 동안 엉덩이에 힘을 꽉 쪼이면서 약간의 후방 경사를 유지하도록 한다.
- 목을 중립으로 유지한다.

운동 방법

1. 얼굴이 바닥을 보게 엎드리고, 몸통의 허리 부위까지 벤치 위에 올려놓는다.
2. 몸을 지지하기 위해 손잡이를 잡고, 하지부를 90도 각도로 만든다.
3. 이 상태로부터 둔근을 수축시킴으로써, 뒤에 있는 다리를 들어 올린다.
4. 다리를 바닥과 평행이 될 때까지 들어 올려 신전시킨다.
5. 허리를 내리고, 계속 반복한다.

웨이티드 리버스 하이퍼(펜둘럼 기구 사용)

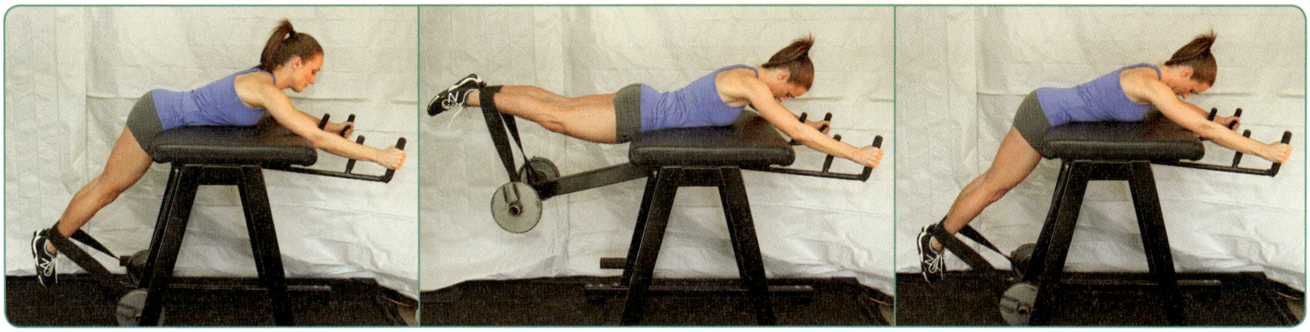

리버스 하이퍼 운동은 나의 또 다른 단골 운동프로그램이다. 여기에 부하를 주어 운동하는 것은 맨몸으로 하는 운동과 비교하여 매우 드라마틱하게 이 운동에 자극을 주며 수행할 수 있다. 리버스 하이퍼는 코어와 햄스트링근, 그리고 둔근에 효과적으로 작용할 수 있는 운동이지만, 대부분의 체육관에서는 리버스 하이퍼 머신을 가지고 있지 않다. 만약 운 좋게도 이 머신을 이용할 수 있다면, 매시간 수행해보라.

자극을 받는 부위: 햄스트링근, 둔근

팁

- 다리를 들어 올리면서 둔근에 자극을 느낀다.
- 다리가 내려가 있을 때 요추부가 둥글게 말리지 않게 한다. 계속적으로 골반을 전방 경사를 유지하고, 아래로 움직이는 동안에 햄스트링근이 늘어나도록 한다.
- 다리를 들어 올렸을 때, 허리에 과도한 아치를 만들지 않는다. 상부로 움직이는 동안 엉덩이에 힘을 꽉 조이면서 약간의 후방 경사를 유지한다.
- 목을 중립으로 유지한다.

운동 방법

1. 안전하게 펜둘럼 스트렙 또는 패드 레버 뒤에 발을 고정하고, 적절한 무게를 부착하고 확인한다.
2. 얼굴이 바닥을 보게 엎드리고, 몸통의 허리 부위까지 벤치 위에 올려놓은 후 몸을 지지하기 위해 손잡이를 잡고, 하지부를 90도 각도로 만든다.
3. 이 상태로부터 둔근을 수축시킴으로써, 뒤에 있는 다리를 들어 올린다.
4. 다리를 바닥과 평행이 될 때까지 들어 올려 신전시킨다.
5. 허리를 내리고, 계속 반복한다.

싱글레그 웨이티드 리버스 하이퍼

많은 사람들은 코어에 부담을 갖지 않으면서 보다 쉽게 수행할 수 있고, 여전히 햄스트링근과 둔근에 자극을 줄 수 있는 싱글레그 리버스 하이퍼를 선호한다. 참여자는 한 다리를 사용해 다양하고 보다 안전하게 운동을 수행할 수 있다.

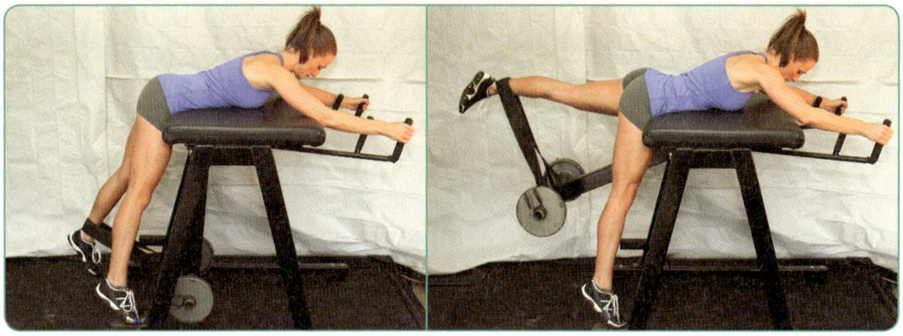

자극을 받는 부위: 햄스트링근, 둔근

팁

- 다리를 들어 올리면서 둔근에 자극을 느낀다.
- 다리가 내려가 있을 때 요추부가 둥글게 말리지 않게 한다. 계속적으로 골반을 전방 경사를 유지하고, 아래로 움직이는 동안에 햄스트링근이 늘어나도록 한다.
- 다리를 들어 올렸을 때, 허리에 과도한 아치를 만들지 않는다. 상부로 움직이는 동안 엉덩이에 힘을 꽉 쪼이면서 약간의 후방 경사를 유지한다.
- 목을 중립으로 유지한다.

운동 방법

1. 안전하게 펜둘럼 스트렙 또는 패드 레버 뒤에 발을 고정하고, 적절한 무게를 부착하고 확인한다. 왼 다리는 레일의 측면에 있어야 하고 이것은 진자의 움직임처럼 상승되어야 한다.
2. 얼굴이 바닥을 보게 엎드리고, 몸통의 허리 부위까지 벤치 위에 올려놓은 후 몸을 지지하기 위해 손잡이를 잡고, 하지부를 90도 각도로 만든다.
3. 이 상태로부터 둔근을 수축시킴으로써, 뒤에 있는 다리를 들어 올린다.
4. 다리를 바닥과 평행이 될 때까지 들어 올려 신전시킨다.
5. 허리를 내리고, 양쪽을 반복한다.

스트레이트 레그 데드리프트

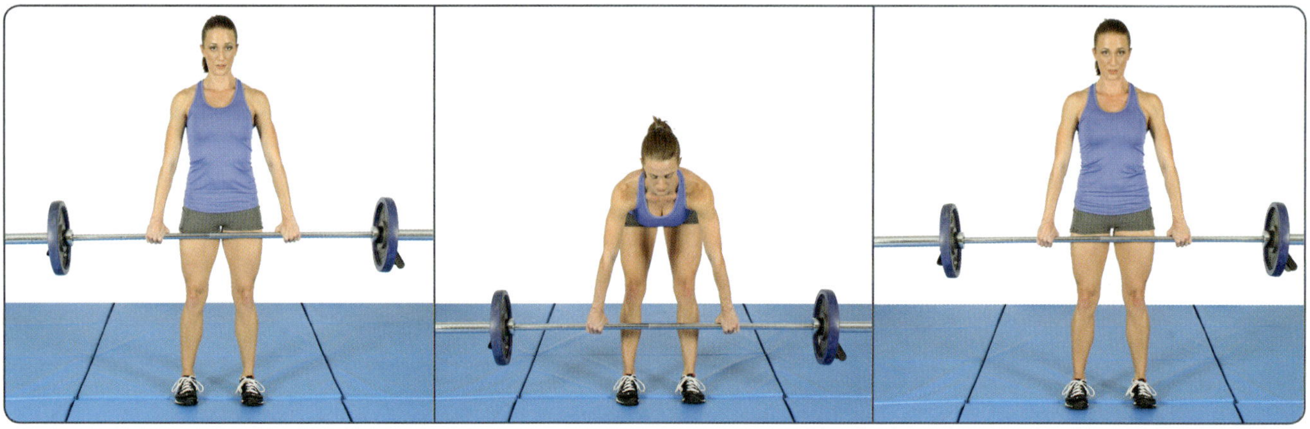

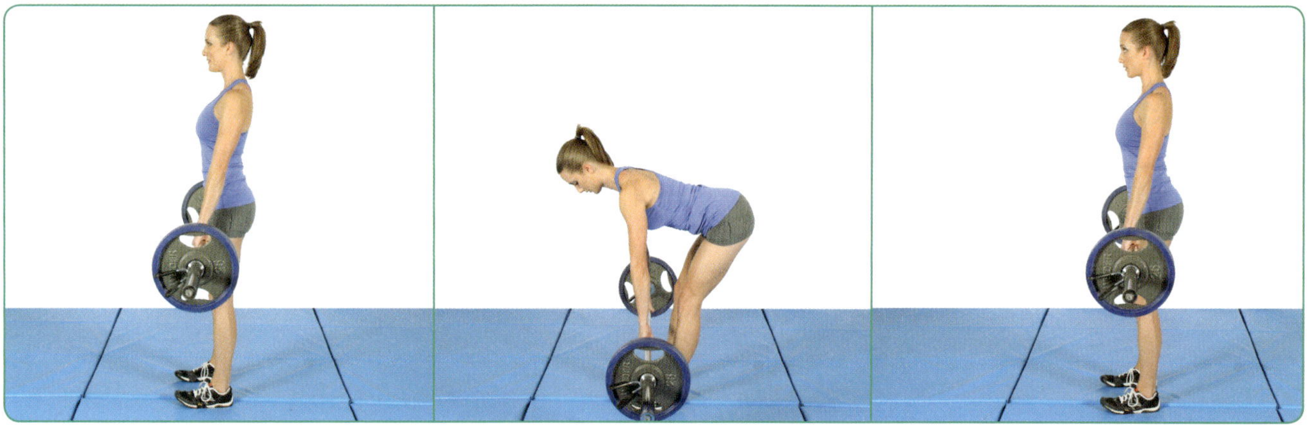

스트레이트 레그 데드리프트는 햄스트링근에 가장 큰 스트레칭 부하를 공급할 수 있고, 동시에 근력과 유연성을 구축할 수 있다. 스트레이트 레그 데드리프트는 무릎이 구부러지지 않고, 많이 앉지 않는다는 점에서 루마니아 데드리프트와 다르고, 바벨로 몸을 긁지 않는다.

자극을 받는 부위: 등, 햄스트링근, 둔근

팁

- 움직임을 통해 계속해서 척추를 정렬시키고, 하단 지점에서 등을 둥글게 하지 않는다.
- 관절 가동범위는 햄스트링근의 유연성에 의존할 것이다.
- 운동 중에 계속해서 목의 정렬 상태를 맞춰라.

운동 방법

1. 랙으로부터 오버핸드 그립 또는 얼티네이트 그립으로 들어 올린다.
2. 다리는 어깨너비로 넓히고, 팔과 다리는 곧게 유지시킨다. 엉덩이를 굴곡시키면서 바를 아래로 내린다. 바를 몸으로부터 멀리 떨어뜨린다.
3. 햄스트링근에 큰 스트레칭 자극을 느낄 때까지 내려간다.
4. 다시 탑 포지션으로 되돌아가고, 반복한다.

햄스트링 주력 운동

나는 햄스트링근의 근력이 중요하다고 생각하지만, 여성고객을 훈련시킬 때, 항상 둔부에 초점을 맞춘다. 놀랄 만한 둔부를 만들어내는 것은 쉬운 일이 아니다. 그리고 대부분의 운동은 둔부의 근력에 집중해야 한다. 매끈한 허벅지는 대부분의 여성이 매력적으로 생각하므로, 마른 다리를 가진 여성에게 이것은 단단하고 매끈한 한쌍의 다리를 드러낼 수 있도록 도움을 준다. 그럼에도 불구하고, 대퇴는 쉽게 모양새를 만들 수 있지만, 햄스트링근은 종종 모양을 형성하기 어렵다.

많은 여성들이 이 운동의 범주에 약하다. 그래서 나는 무릎 굴곡 근력보다 힙 쓰러스트의 근력과 스쿼트의 근력, 데드리프트의 근력을 보다 강조한다. 이러한 운동은 둔부 쪽을 운동시킬 수 있지만 이것은 또한 햄스트링 훈련에 매우 효과적이다.

햄스트링 지배(dominant)의 움직임은 무릎을 구부리는 동안 둔부(햄스트링)가 확장된 위치에 엉덩이를 유지하는 것을 요구한다. 햄스트링근의 지배적인 움직임의 근력은 이와 같은 방식으로 엉덩신전근과 무릎굴곡근을 사용한다.

이 챕터에서 많은 운동들을 제공하겠지만, 정신력이 약한 사람에게는 미리 경고한다. 슬라이딩 레그컬 같은 운동마저도 처음으로 근력 훈련을 하는 사람에게나 이런 종류의 움직임을 처음 시작하는 사람들에게는 매우 힘든 운동이다. 그러나 이 책은 몇 년 동안 참가자들을 연구하고 관찰한 기록을 토대로 작성되었다는 것을 기억하라. 결국 햄스트링근은 이러한 종류의 움직임으로 근력과 수행 능력이 증가할 것이다.

나는 부하를 적용한 글루토/햄 레비즈와 러시안 레그컬을 보조 없이 처음부터 훈련할 수 있는 여성 고객을 본 적이 없다. 나는 여성 피트니스 동료들이 몇 달간 그 움직임에 초점을 맞춘 운동을 한다면 보조 없이 그 운동들을 할 수 있다고 확신한다.

햄스트링근은 특히 스프린트 러닝의 스포츠에서 매우 중요하다. 나는 햄스트링근이 스프린트 동안의 엉덩이 신전과 러닝의 입각기 동안의 무릎 신전근군의 길항근과 고관절 신전근으로써, 속도를 조절하는 중요한 역할을 위한 근육이라고 생각한다. 이는 속도를 증가시키기 위한 측면에서도 중요한 점이 될 수 있다.

이 같은 범주의 운동은 둔근 활성보다는 햄스트링 활성을 위해 이따금 실행하도록 한다. 둔부의 영역, 대퇴의 영역 또는 엉덩이 운동의 영역을 우선해야 한다.

스위스볼 레그컬

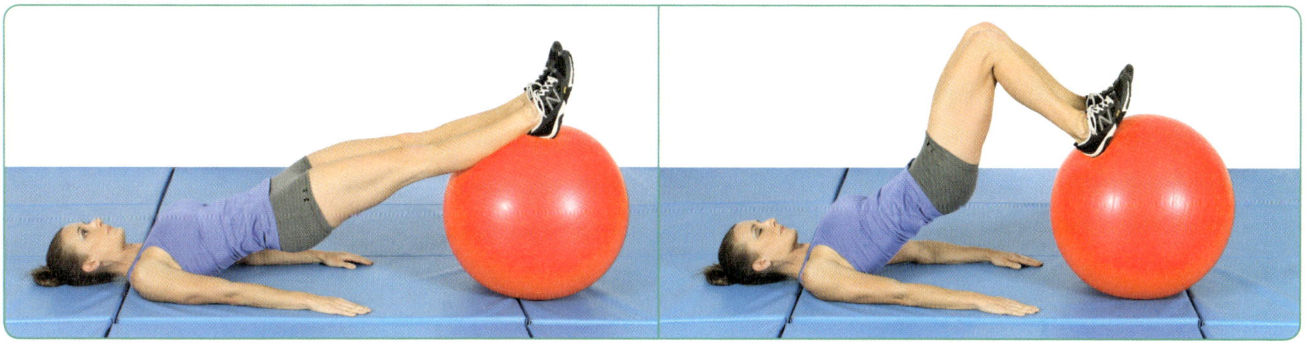

스위스볼 레그컬 운동의 목표는 엉덩이 신전근군과 무릎 굴곡근군들의 움직임으로 햄스트링근을 자극하는 것이다. 이 운동은 운동 초보자에게 매우 유용하다.

자극을 받는 부위: 햄스트링근

팁

- 할 수 있는 한 엉덩이를 높이 올려라. 무릎을 너무 구부려 엉덩이가 쳐지게 하지 않는다.

운동 방법

1. 등을 바닥에 대고 발을 스위스볼 위에 올려놓고 눕는다. 몸을 지지하기 위해 팔을 몸 옆에 편 상태로 유지한다.
2. 엉덩이를 위로 올리고, 척추의 중립을 유지한다.
3. 무릎이 구부려졌을 때, 뒤꿈치를 사용하여 볼을 엉덩이 쪽으로 굴린다.
4. 시작 자세로 돌아가 다시 반복한다.

글라이더를 이용한 슬라이딩 레그컬

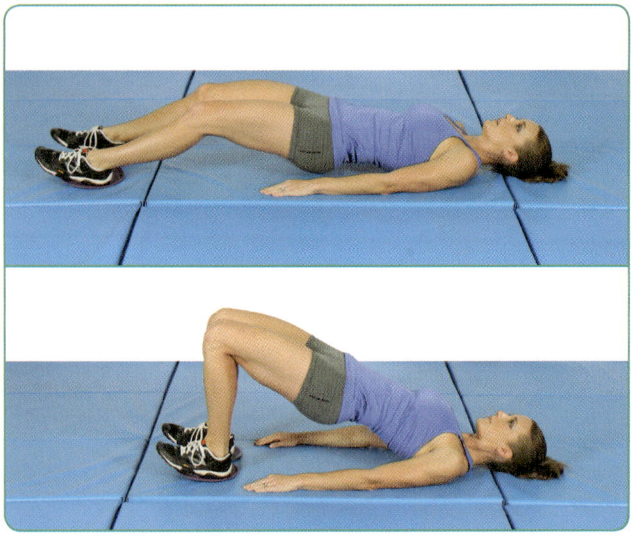

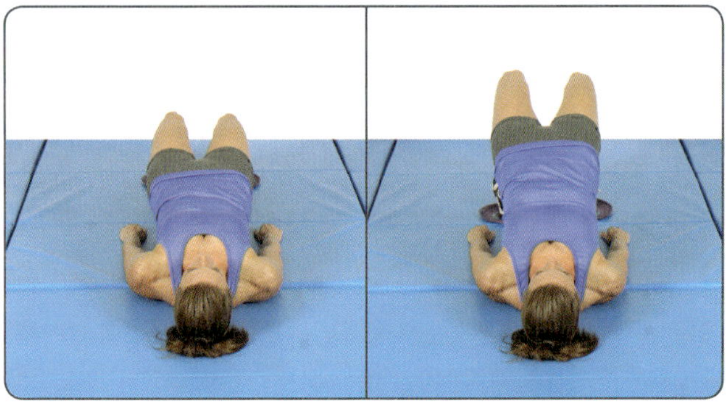

슬라이딩 레그컬은 햄스트링근을 단련하는 것을 목표로 하면서 엉덩 신전근군과 무릎 굴곡근군들의 상호적인 역할을 통해 둔부도 같이 훈련할 수 있는 운동이다. 이러한 다양한 운동을 시도한다면, 스위스볼 레그컬 운동을 완벽히 수행할 수 있게 된다(주의사항: 고무바닥과 같이 마찰력이 있는 바닥에서는 하지 말라).

자극을 받는 부위: **햄스트링, 둔근**

팁

- 할 수 있는 한 엉덩이를 높이 올려라. 무릎을 너무 구부려 엉덩이가 쳐지게 하지 않는다.

운동 방법

1. 천장을 바라보고 바닥에 눕고 각각의 발뒤꿈치 밑에 글라이더, 수건 또는 발슬라이드를 댄다.
2. 무릎을 90도로 세우고 글라이더 위에 있는 발은 평평하게 만든다.
3. 힙 브릿지 자세로 엉덩이를 높이 들어 올리고, 양팔은 몸을 지지하기 위해 옆에 놓는다.
4. 뒤꿈치를 엉덩이가 닿게 만들지 않고 다리가 완전히 펴질 때까지 밀어낸다.
5. 다시 다리를 시작 자세로 가져와 계속해서 반복한다.

글라이딩 레그컬

글라이딩 레그컬은 엉덩이 신전근군과 무릎 굴곡근의 작용과 같이 햄스트링근의 발달에 창의적이고 효과적인 운동이다. 이 운동을 우습게 보지 말라. 이 운동은 매우 쉬운 것처럼 보이지만 이 운동을 마치고 나면, 매우 햄스트링근 발달에 유용하다.

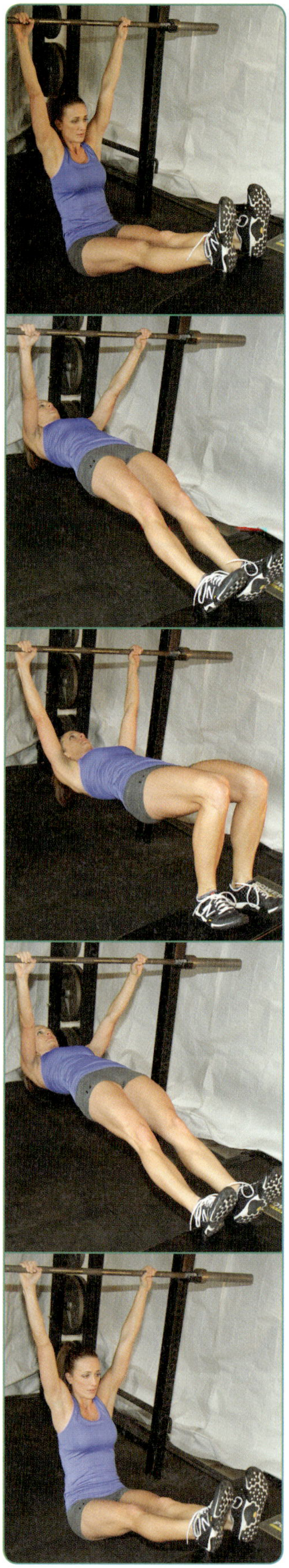

자극을 받는 부위: **햄스트링근, 둔근, 척추기립근, 악력**

팁

- 엉덩이를 가능한 한 높이 들어 올린다. 무릎을 구부리지 않는다.
- 햄스트링근의 사용과 함께 몸을 당긴다. 절반만 당기지 않는다.

운동 방법

1. 천장을 보고 누운 자세로 바벨 랙이나 서스펜션 기구의 손잡이를 잡고, 발을 벤치 또는 박스 위에 올린다. 다리를 곧게 편다.
2. 엉덩이를 위로 들어 올리고, 발과 머리와 일직선으로 엉덩이 높이를 유지한다. 팔은 구부러지지 않게 하고 운동을 통한 하나의 고리 역할을 하게 한다.
3. 엉덩이를 계속해서 높게 들어 올린 상태를 유지하고, 무릎의 굴곡을 통해 몸이 앞으로 말리게 한다.
4. 시작 자세로 돌아간 뒤 횟수를 반복한다.

러시안 레그컬

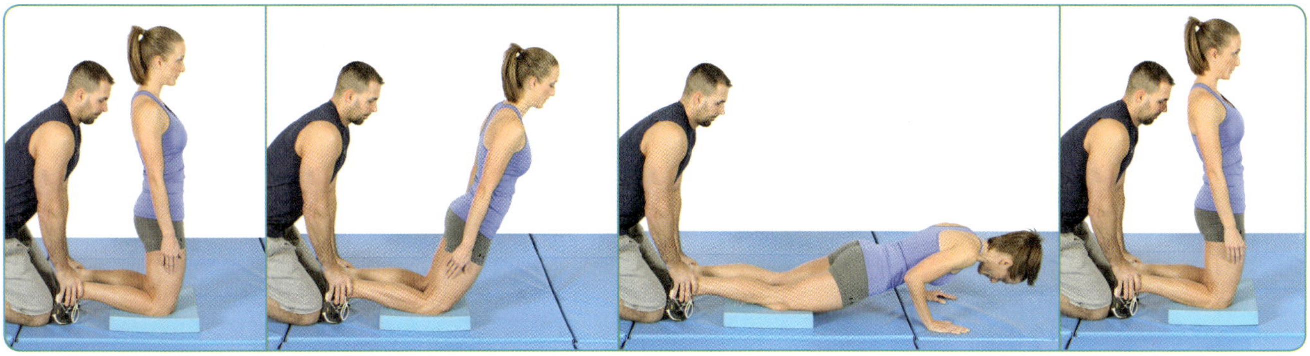

러시안 레그컬 운동은 햄스트링근의 강력한 신장성 수축을 요구하기 때문에, 근력 코치들이 매우 선호하는 운동이다. 목표하는 자극을 받기 위해선 약간의 연습이 필요하다.

자극을 받는 부위: 햄스트링근

팁

- 아래로 내려갈 때 복근과 둔근을 단단하게 유지한다.
- 요부가 과신전되는 것과 골반이 전방으로 회전되는 것을 피한다.
- 엉덩이를 구부리지 말고, 움직임을 통해, 몸통과 대퇴부가 일직선상에 있도록 한다.
- 움직임을 통해 점차적으로 손을 바닥에 짚어 의존하는 것을 줄여나간다. 궁극적으로 몸을 바닥에 낮추거나 올라올 때 바닥에 손을 대는 것 없이 운동을 진행한다.

운동 방법

1. 파트너와 얼굴을 바라보지 않고 무릎을 꿇은 자세를 만든다. 무릎을 위하여 패드를 사용할 수 있다. 만약 파트너가 없다면 렛 풀다운 벤치 또는 발을 안전하게 지면에서 고정시킬 수 있는 기구를 이용한다.
2. 목부터 무릎까지 정렬을 유지하면서, 파트너가 발을 안전하게 고정하고 바닥을 향해 몸통을 낮춘다.
3. 가능한 한 아래로 몸통을 낮추고, 다시 몸통을 상승해 올라온다. 바닥을 손으로 밀어낸다면 몸통을 상승시킬 때 도움을 줄 수 있다. 계속해서 반복한다.

글루트/햄 레이즈

글루트/햄 레이즈 운동은 파워리프터, 스프린터, 그리고 풋볼 선수가 선호하는 고전적인 햄스트링근 운동이다. 이것은 '보디웨이트 레그컬'과 유사하고, 제대로 수행한다면, 햄스트링근과 종아리 근육뿐만 아니라 둔부와 척추기립근을 극적으로 강화한다.

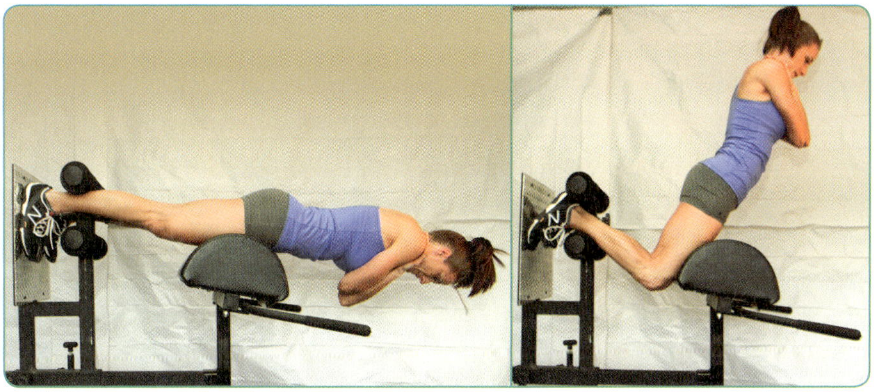

자극을 받는 부위: 햄스트링근, 종아리근, 둔근, 척추기립근

팁

- 아래로 내려갈 때 복근과 둔근을 단단하게 유지한다.
- 요부가 과신전되는 것과 골반이 전방으로 회전되는 것을 피한다.
- 엉덩이를 구부리지 말고, 움직임을 통해, 몸통과 대퇴부가 일직선상에 있도록 한다.

운동 방법

1. 글루트/햄 디벨로퍼 머신에서 발목을 롤 패드 사이에 고정시키고 발을 뒷면의 플랫폼에 올려놓는다.
2. 대퇴하부가 패드의 상단에 닿도록 위치한다.
3. 다리부터 몸통이 전체적으로 직선을 유지하고 바닥과 평행이 되도록 내려간다.
4. 이 자세에서 둔부와 코어를 단단히 조이고, 무릎을 구부리며, 몸통이 상단의 위치에 올 수 있도록 만든다.
5. 무릎부터 몸통이 수평을 유지하도록 만들면서 허리 아래까지 내려간다. 그런 뒤 다시 횟수를 반복한다.

덤벨 글루토/햄 레이즈

글루토/햄 레이즈 운동은 파워리프터, 스프린터, 그리고 풋볼 선수들이 선호하는 고전적인 햄스트링근 운동이다. 이것은 '보디웨이트 레그컬'과 유사하고, 이것을 제대로 수행한다면, 극적으로 햄스트링근과 종아리 근육뿐만 아니라 둔부와 척추기립근을 강화한다. 덤벨을 들고 유지하는 것은 이 운동을 보다 어렵고 집중할 수 있게 만든다.

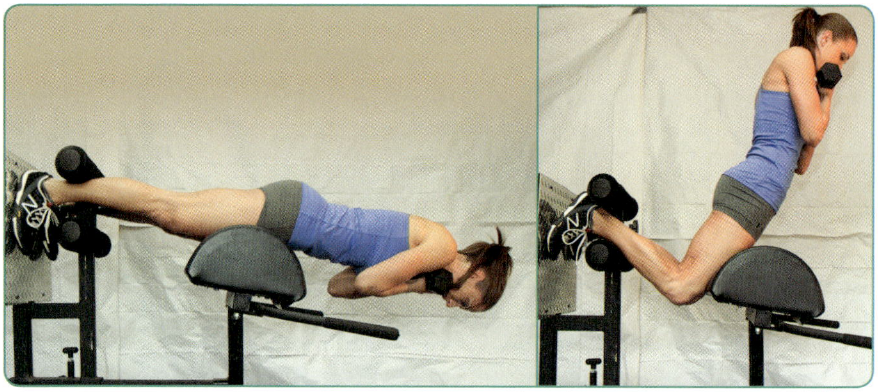

자극을 받는 부위: 햄스트링근, 종아리근, 둔근, 척추기립근

팁

- 아래로 내려갈 때 복근과 둔근을 단단하게 유지한다.
- 요부가 과신전되는 것과 골반이 전방으로 회전되는 것을 피한다.
- 엉덩이를 구부리지 말고, 움직임을 통해, 몸통과 대퇴부가 일직선상에 있도록 한다.

운동 방법

1. 글루토/햄 디벨로퍼 머신에서 발목을 롤 패드 사이에 고정시키고 발을 뒷면의 플랫폼에 올려놓는다.
2. 대퇴하부가 패드의 상단에 닿도록 위치한다.
3. 다리부터 몸통이 전체적으로 직선을 유지하고 바닥과 평행이 되도록 내려간다.
4. 양손에 하나의 덤벨을 가슴 앞에 잡고, 손등이 앞을 향하도록 한다.
5. 이 자세에서 둔부와 코어를 단단히 조이고, 무릎을 구부리며, 몸통이 상단의 위치에 올 수 있도록 만든다.
6. 무릎부터 몸통이 수평을 유지하도록 만들면서 허리 아래까지 내려간다. 그런 뒤 다시 횟수를 반복한다.

밴드 글루토/햄 레이즈

글루토/햄 레이즈 운동은 파워리프터, 스프린터, 그리고 풋볼 선수들이 선호하는 고전적인 햄스트링근 운동이다. 이것은 '보디웨이트 레그컬'과 유사하고, 이것을 제대로 수행한다면, 극적으로 햄스트링근과 종아리 근육뿐만 아니라 둔부와 척추기립근을 강화한다. 밴드의 저항을 이용하면 이 운동을 더 어렵게 수행할 수 있다.

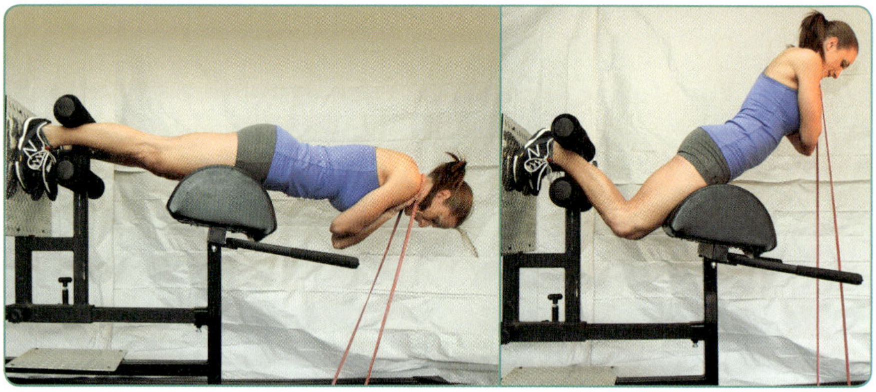

자극을 받는 부위: 햄스트링근, 종아리근, 둔근, 척추기립근

팁

- 아래로 내려갈 때 복근과 둔근을 단단하게 유지한다.
- 요부가 과신전되는 것과 골반이 전방으로 회전되는 것을 피한다.
- 엉덩이를 구부리지 말고, 움직임을 통해, 몸통과 대퇴부가 일직선상에 있도록 한다.

운동 방법

1. 기구의 각 끝 부위에 루프밴드를 고정시킨다.
2. 글루토/햄 디벨로퍼 머신에서 발목을 롤 패드 사이에 고정시키고 발을 뒷면의 플랫폼에 올려놓는다.
3. 대퇴하부가 패드의 상단에 닿도록 위치한다.
4. 다리부터 몸통이 전체적으로 직선을 유지하고 바닥과 평행이 되도록 내려간다.
5. 목의 뒷면에 밴드의 중앙을 위치시킨다. 밴드와 피부 사이에 타월을 댄다면 보다 편할 것이다.
6. 이 자세에서 둔부와 코어를 단단히 조이고, 무릎을 구부리며, 몸통이 상단의 위치에 올 수 있도록 만든다.
7. 무릎부터 몸통이 수평을 유지하도록 만들면서 허리 아래까지 내려간다. 그런 뒤 다시 횟수를 반복한다.

발 위치를 높인 글루토/햄 레이즈

글루토/햄 레이즈 운동은 파워리프터, 스프린터, 그리고 풋볼 선수들이 선호하는 고전적인 햄스트링근 운동이다. 뒤의 발 위치를 높인 포지션에서 수행한다면, 보다 햄스트링근에 자극을 줄 수 있다. 이것은 '보디웨이트 레그컬'과 유사하고, 이것을 제대로 수행한다면, 극적으로 햄스트링근과 종아리 근육뿐만 아니라 둔부와 척추기립근을 강화한다.

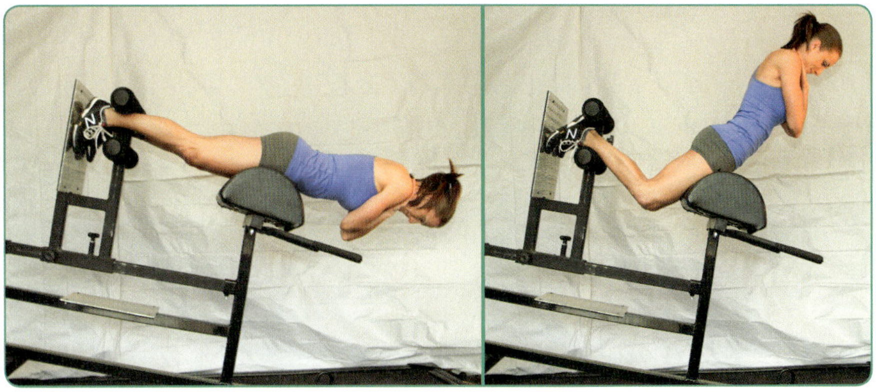

자극을 받는 부위: 햄스트링근, 종아리근, 둔근, 척추기립근

팁

- 아래로 내려갈 때 복근과 둔근을 단단하게 유지한다.
- 요부가 과신전되는 것과 골반이 전방으로 회전되는 것을 피한다.
- 엉덩이를 구부리지 말고, 움직임을 통해, 몸통과 대퇴부가 일직선상에 있도록 한다.

운동 방법

1. 글루토/햄 디벨로퍼 머신에서 30도의 기울기를 만들어 엎드린 상태를 만든다.
2. 글루토/햄 디벨로퍼 머신에서 발목을 롤 패드 사이에 고정시키고 발을 뒷면의 플랫폼에 올려놓는다.
3. 대퇴하부가 패드의 상단에 닿도록 위치한다.
4. 다리부터 몸통이 전체적으로 직선을 유지하고 바닥과 평행이 되도록 내려간다.
5. 이 자세에서 둔부와 코어를 단단히 조이고, 무릎을 구부리며, 몸통이 상단의 위치에 올 수 있도록 만든다.
6. 무릎부터 몸통이 수평을 유지하도록 만들면서 허리 아래까지 내려간다. 그런 뒤 다시 횟수를 반복한다.

수평 당기기

수평 당기기 범주의 운동들은 로잉의 움직임과 유사하다. 손은 몸 앞에서 시작하고 몸 쪽으로 손을 잡아당긴다(또는 반대로 손을 향해 몸을 잡아당긴다). 수평 당기기 운동은 특히 광배근의 중부나 하부, 능형근, 이두근, 상완근을 발전시킬 수 있다.

많은 여성들이 끈이 없는 드레스나 비키니를 입을 때, 보다 섹시함을 드러내기 위해 등의 중간 부위가 멋지게 변하길 원한다. 수평 당기기는 가장 빠르게 이 목표를 이룰 수 있는 운동 범주이다. 그러나 수평 당기기는 단지 보여주기 위한 운동이 아니다. 이러한 로잉의 움직임은 견갑대를 견인시키는 근력을 기를 수 있고, 이러한 근력은 어깨의 건강과 기능을 최적화하기 위해선 필수적이다. 많은 남성 리프터들은 수평 당기기 근력을 무시하고, 수평 밀기 동작에 집중하는 경향이 있다. 이러한 측면은 견갑대의 내전하는 기능에서 부정적인 견갑대 위치를 만든다(견갑대 사이가 벌어짐). 그리고 견갑대를 안쪽으로 회전시킨다. 수평 당기기 운동은 이러한 부정적인 견갑대의 자세 적응을 예방하며, 이를 통해 여러 다른 운동을 할 때에도 자세적인 도움을 줄 것이다.

덤벨 원암 로우

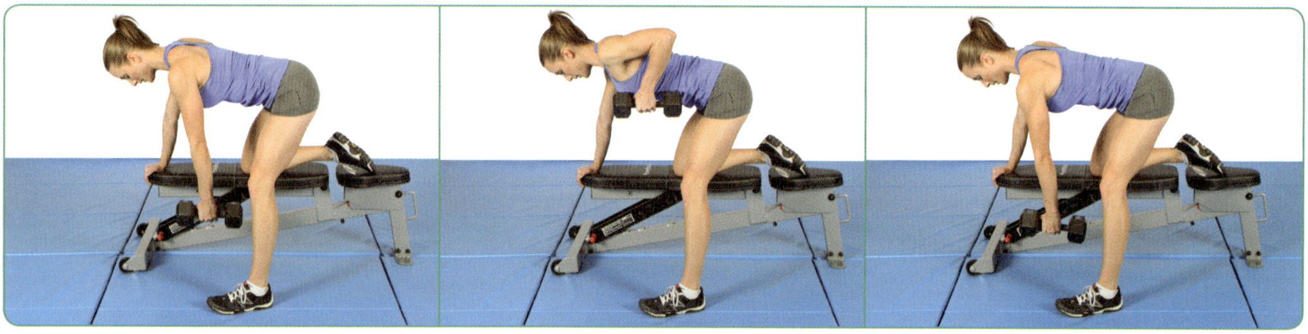

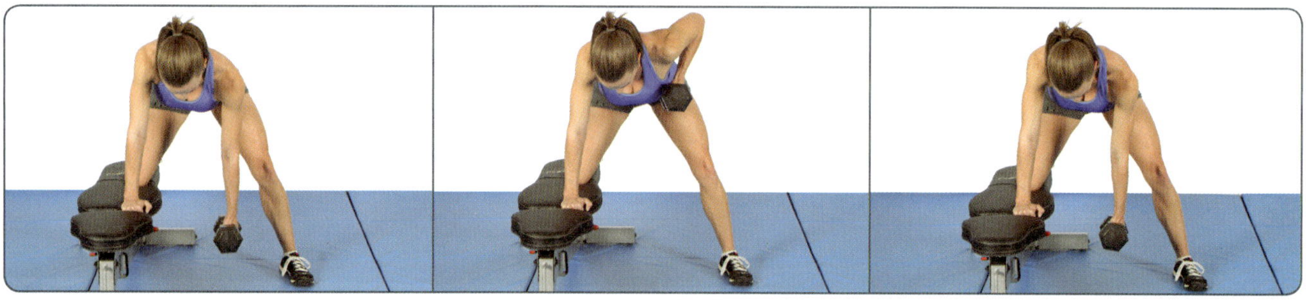

원암 로우 운동은 악력을 만들고, 안전한 방법으로 광배근, 능형근, 승모근과 후면 삼각근을 발전시킬 수 있는 놀라운 운동이다.

자극을 받는 부위: 등 상부, 이두근

팁

- 등 근육을 사용하여 중량을 당긴다. 과도한 몸의 움직임에 중량을 당기는 것에 의존하지 말고, 몸을 비틀거나, 일그러뜨리지 않는다.
- 전완을 완전히 늘린 상태로 몸의 수평을 이룬 상태에서 몸의 전체적인 가동범위를 사용한다.
- 선수와 같은 좋은 외향적인 등을 만들려면, 계속적으로 좋은 자세를 유지하는 것이 중요하다. 척추의 정렬을 유지하고 햄스트링근을 이완시키고, 목의 중립을 유지하며, 팔을 강하게 고정하고 이상적인 안정성을 유지하기 위해 충분한 발의 간격을 만든다.

운동 방법

1. 왼쪽 무릎을 벤치 위에 올리고 왼손을 벤치에 기대어 무게를 지지한다.
2. 오른 다리를 벤치로부터 떨어뜨려 바닥에 대고 오른손으로 덤벨을 잡고, 등 근육을 사용하여 들어 올린다.
3. 어깨를 확장시킴으로써 덤벨을 몸 옆쪽으로, 덤벨이 갈비뼈에 닿을 때까지 당겨 올린다.
4. 팔이 완전히 펴질 때까지 다시 덤벨을 아래로 보낸다.
5. 양손 모두 횟수를 계속해서 반복한다.

덤벨 체스트 서포티드 로우

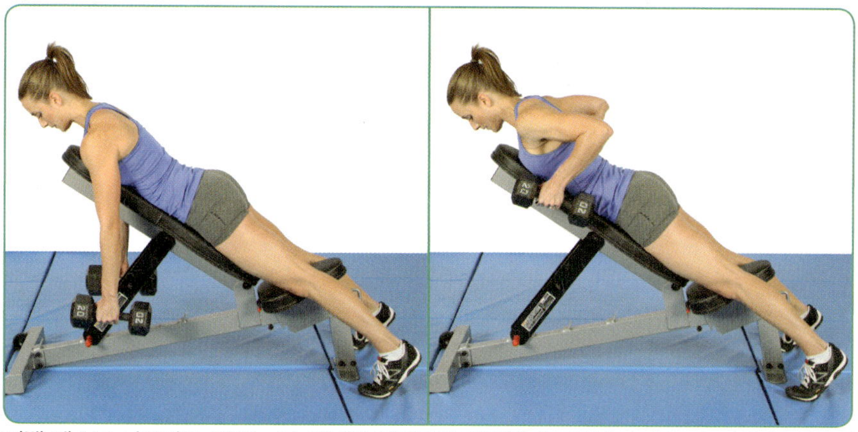

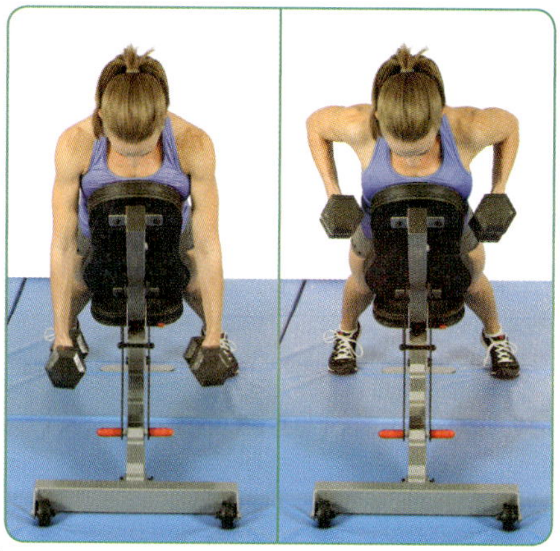

덤벨 체스트 서포티드 로우는 등 상부와 이두근을 안전하게 자극할 수 있는 놀라운 등 운동이다.

자극을 받는 부위: 등 상부, 이두근

팁

- 목의 자세를 편안하게 중립으로 유지하고, 너무 과신전하지 않는다.
- 움직임의 반동으로 수행하지 않는다. 덤벨을 꽉 쥔 채로 전체 가동범위에서 움직인다.

운동 방법

1. 인클라인 벤치에 기대어 엎드린다. 덤벨을 각각의 손에 손바닥이 마주 보도록 잡는다.
2. 덤벨을 아래부터 갈비뼈 옆에까지 당겨 올린다.
3. 팔을 완전히 편 상태로 덤벨을 다시 아래로 내리고 이것을 반복한다.

스탠딩 원암 케이블 로우

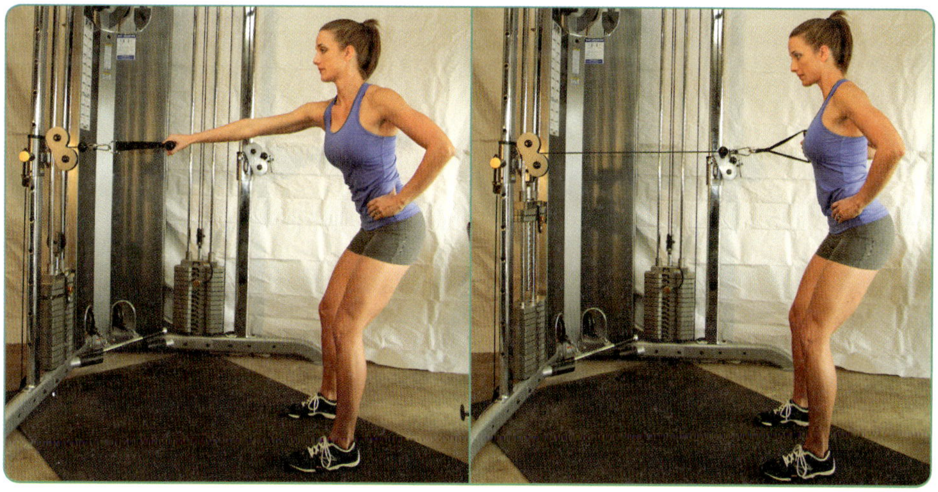

스탠딩 원암 케이블 로우는 기능적이고 관절에 편안한 특유의 훈련 자극을 제공해주는 등 운동이다. 이러한 이유로 이 운동은 수시로 수행되어야 한다.

자극을 받는 부위: 등 상부, 이두근

팁

- 운동 능력을 높이기 위한 기능적인 자세로 선다.
- 무게가 정면에 있을 때 등 근육의 스트레칭을 가져오며, 무게가 몸 가까이에 있는 경우 날개뼈를 당긴다. 전체적인 가동범위로 움직인다.

운동 방법

1. 중간 높이로 케이블 풀리를 몸 앞에 위치시킨다. 오른손으로 손잡이를 잡고 어깨가 앞으로 스트레칭 할 수 있도록 하고, 케이블의 장력을 만들기 위해 케이블 풀리에서 뒤로 물러난다.
2. 케이블 손잡이를 오른쪽 가슴 쪽으로 당기며, 등 근육을 수축시킨다.
3. 시작 위치로 팔을 다시 위치시키고 양쪽 모두 반복한다.

시티드 케이블 로우

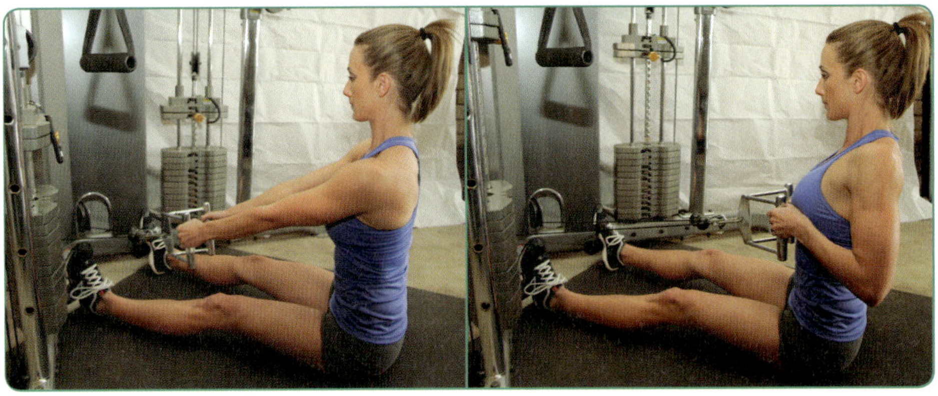

시티드 케이블 로우는 고전적인 등 운동이며, 많은 리프터들이 선호하는 운동이다. 이 운동은 날개뼈를 조이는 것과 견갑대의 견인의 느낌을 효율적으로 느낄 수 있다.

자극을 받는 부위: 등 상부, 이두근

팁

- 움직임 동안 등을 둥글게 하지 않는다. 가슴을 높게 유지하며, 각 세트마다 똑바로 한다.
- 몸통의 움직임을 통하여 수행하는 것을 의존하지 않는다. 약간의 움직임을 사용하는 것은 괜찮지만, 이것은 등 상부의 운동이지 허리 운동이 아니라는 것을 명심해라.

운동 방법

1. 무릎을 구부려 벤치나 의자에 앉는다. 케이블의 부착 부위를 잡고 발을 수직의 플랫폼에 배치한다.
2. 케이블이 등 근육을 스트레칭시키며, 어깨를 앞으로 끌어당기는 것을 허용한다.
3. 견갑대를 견인시키면서 몸 쪽으로 케이블을 당긴다. 가슴을 앞으로 밀어 등 근육을 함께 더욱 조인다.
4. 다시 시작 자세로 돌아가 횟수를 반복한다.

시티드 페이스 풀

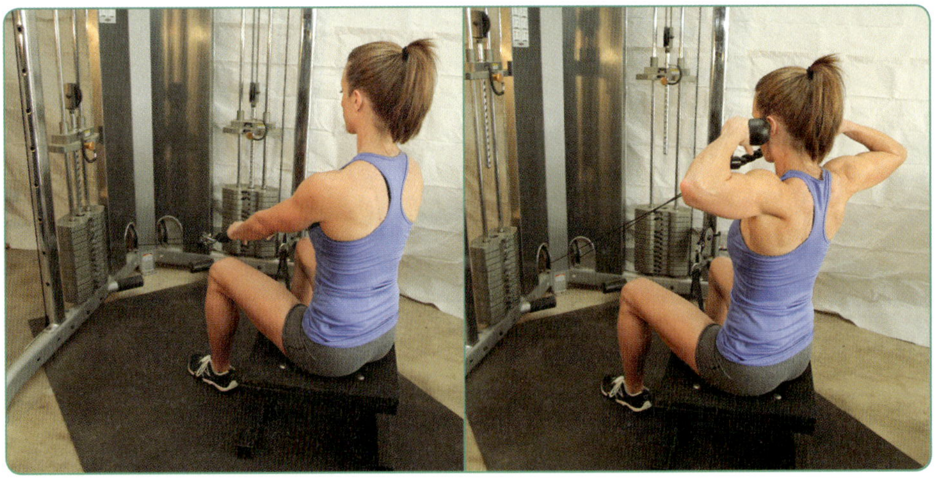

페이스 풀은 독특한 등의 움직임을 사용하여 견갑대의 견인시키는 근력(중부 승목근, 능형근)과 함께 어깨의 외회전근군을 발달시킬 수 있다.

자극을 받는 부위: 등 상부, 어깨 후면

팁

- 머리와 목을 중립 상태를 유지하고, 머리를 앞으로 돌출시키지 말라.
- 가동범위를 제한하는 경우 너무 무거운 무게를 사용하지 말라.

운동 방법

1. 로우 풀리에 부착된 로프를 마주 보며 벤치나 의자 앉는다.
2. 손바닥이 바깥쪽을 향하도록 로프를 잡고, 어깨가 이완되도록 팔을 핀다.
3. 상완이 어깨에 닿을 때까지 로프를 양쪽으로 분리시켜 이마 쪽으로 무게를 당긴다.
4. 다시 시작 자세로 되돌아가서 계속 반복한다.

JC 밴드 로우

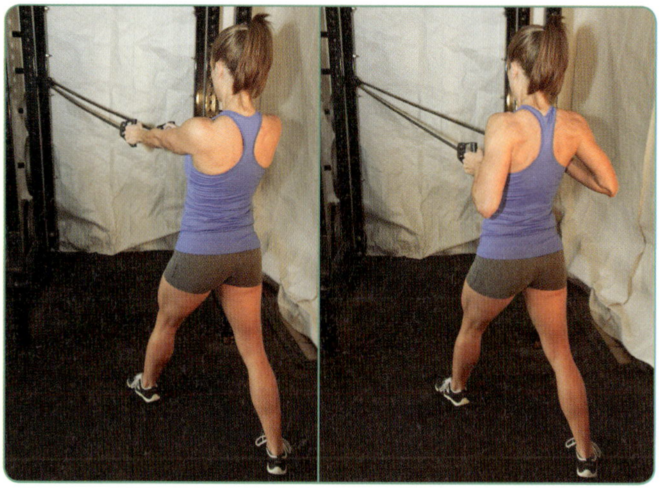

때때로 집에서 훈련을 해야 하거나, 또는 여행, 출장 등으로 인해 체육관에 갈 수 없다. 이런 점에서 서스펜션 시스템과 밴드는 어디서든 중요하게 이용될 것이다. 그것들을 사용하면 무게 없이 좋은 훈련 효과를 낼 수 있다. JC 밴드 로우는 마지막 끝 범위에 압박의 자극을 줄 수 있는 알맞은 등 운동이다.

자극을 받는 부위: 등 상부, 이두근

팁

- 운동 능력을 높이기 위한 기능적인 자세로 선다.
- 무게가 정면에 있을 때 등 근육의 스트레칭을 가져오며, 무게가 몸 가까이 있는 경우 날개뼈를 당긴다. 전체적인 가동범위로 움직인다.

운동 방법

1. 양쪽의 길이가 동일한 길이가 되도록 밴드를 부착한다. 이것은 JC 밴드를 사용하는 경우 자동으로 된다.
2. 각각의 손잡이를 잡고 손바닥이 마주 보도록 하며, 팔을 완전히 핀다.
3. 양팔이 갈비뼈에 도달할 때까지, 등 근육을 수축하여 몸통을 향하여 밴드를 잡아당긴다.
4. 천천히 시작 자세로 돌아간 후 계속해서 반복한다.

서스펜션 도구를 사용한 수정된 인버티드 로우

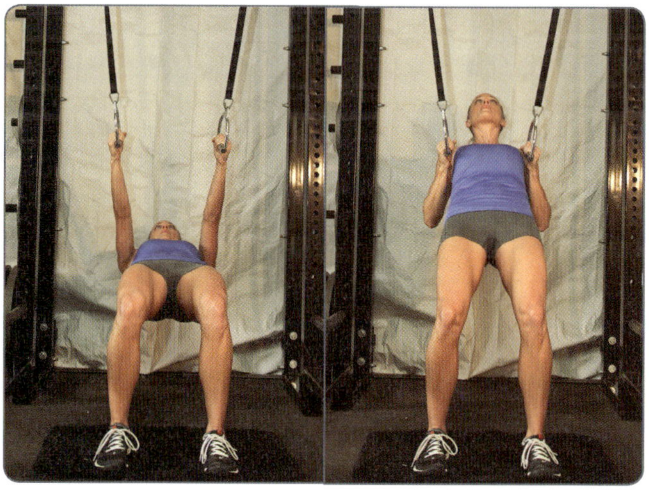

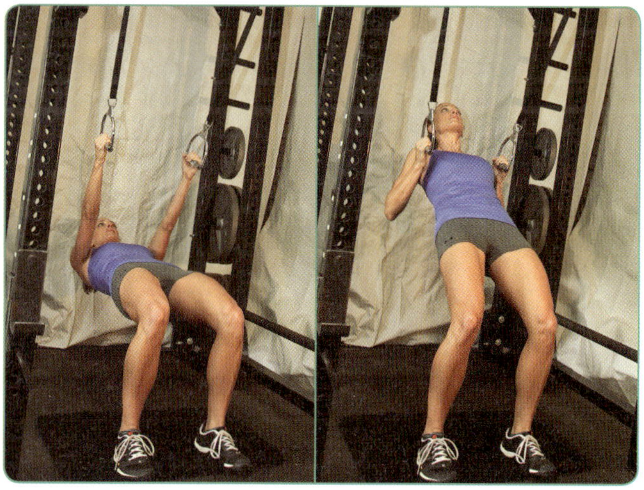

인버티드 로우는 관절에 용이하게 적용할 수 있는 효과적인 등 운동이다. 서스펜션 도구를 가지고 있다면, 이 운동은 집에서도 수행할 수 있다. 무릎을 구부려서 이 운동을 수행하면 초보자도 쉽게 할 수 있는 이상적인 운동이 된다.

자극을 받는 부위: 등 상부, 이두근

팁

- 인버티드 로우의 운동 강도는 몸의 각도에 따라 간단히 조정할 수 있다. 바닥으로부터 낮게 있으면 더 강도 높은 운동이 된다.
- 상위 끝 지점에서 양 날개뼈를 모으면서 꽉 조인다.
- 종종 세트의 끝부분에서 자세가 망가진다. 자신의 자세가 망가지기 전에 운동을 멈추고, 좋은 자세를 유지할 수 있는 세트 수를 가져라.

운동 방법

1. 양 손바닥이 마주 보게 하며, 손잡이를 잡고 팔은 완전히 편다.
2. 무릎을 90도 정도 각도로 유지하며, 브릿지의 상위 자세를 만들 수 있도록 앞쪽으로 걸어나온다.
3. 코어와 둔근을 단단히 조이며, 손바닥 안에서 손잡이가 회전하는 동안 몸통을 손잡이로 잡아당긴다.
4. 시작 자세로 돌아가 계속해서 반복한다.

서스펜션 도구를 사용한 인버티드 로우

인버티드 로우는 관절에 용이하게 적용할 수 있는 효과적인 등 운동이다. 서스펜션 도구를 가지고 있다면, 이 운동은 집에서도 수행할 수 있다.

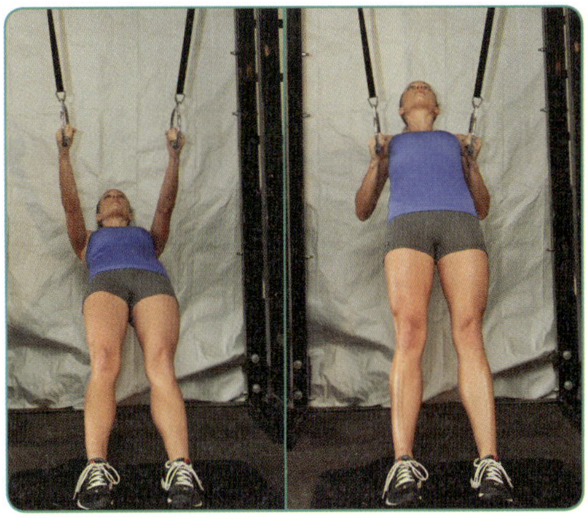

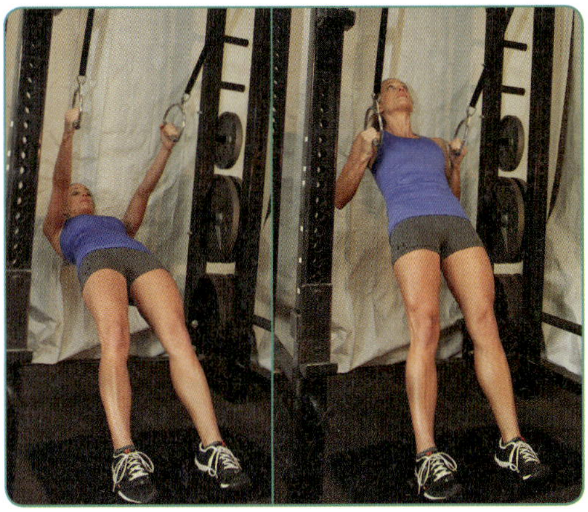

자극을 받는 부위: 등 상부, 이두 근

팁

- 인버티드 로우의 운동 강도는 몸의 각도에 따라 간단히 조정할 수 있다. 바닥으로부터 낮게 있을수록 더 강도 높은 운동이 된다.
- 상위 끝 지점에서 양 날개뼈를 모으면서 꽉 조인다.
- 종종 세트의 끝부분에서 자세가 망가진다. 자세가 망가지기 전에 운동을 멈추고, 좋은 자세를 유지할 수 있는 세트 수를 가져라.

운동 방법

1. 양 손바닥이 마주 보게 하며, 손잡이를 잡고 팔은 완전히 편다.
2. 무릎을 45도 정도 각도로 유지하며, 브릿지의 상위 자세를 만들 수 있도록 앞쪽으로 걸어나온다.
3. 코어와 둔근을 단단히 조이며, 손바닥 안에서 손잡이가 회전하는 동안 몸통을 손잡이로 잡아당긴다.
4. 시작 자세로 돌아가 계속해서 반복한다.

수정된 인버티드 로우

이 인버티드 로우는 관절에 용이하게 적용할 수 있는 효과적인 등 운동이다. 무릎을 구부리면 보다 쉽게 운동을 수행할 수 있고, 이것은 초보자들에게 이상적으로 작용된다.

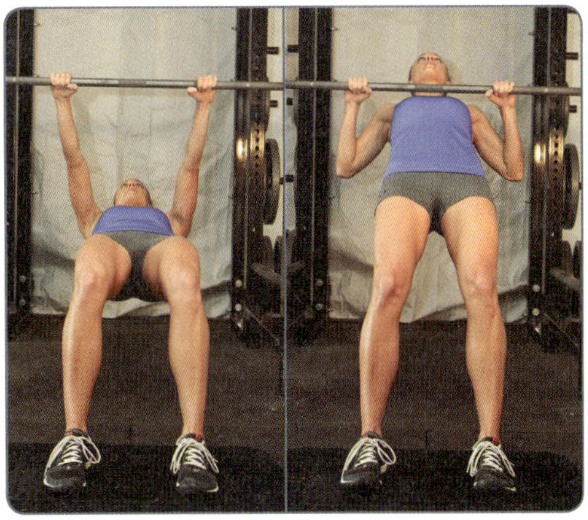

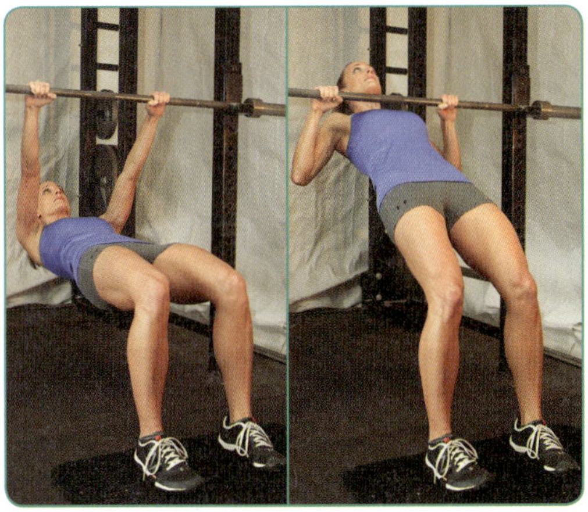

자극을 받는 부위: 등 상부, 이두 근

팁

- 인버티드 로우의 운동 강도는 몸의 각도에 따라 간단히 조정할 수 있다. 바닥으로부터 낮게 있을수록 더 강도 높은 운동이 된다.
- 상위 끝 지점에서 양 날개뼈를 모으면서 꽉 조인다.
- 종종 세트의 끝부분에서 자세가 망가진다. 자세가 망가지기 전에 운동을 멈추고, 좋은 자세를 유지할 수 있는 세트 수를 가져라.

운동 방법

1. 바벨렉이나 스미스 머신에서 수행하기 편한 높이를 조정한다. 바의 위치가 높으은 초보자들이 쉽게 할 수 있다.
2. 바를 오버핸드 그립으로 어깨보다 조금 넓게 잡는다.
3. 브릿지의 상위 위치로 걸어나오고, 무릎을 90도로 구부린다.
4. 코어근과 둔근을 단단하게 만들고, 가슴 중간까지 바가 위치할 때까지 당긴다.
5. 시작 자세로 돌아와 반복한다.

인버티드 로우

인버티드 로우는 관절에 용이하게 적용할 수 있는 효과적인 등 운동이다. 이 운동은 집에서 빗자루나 두 개의 의자를 사용하여 수행할 수 있다.

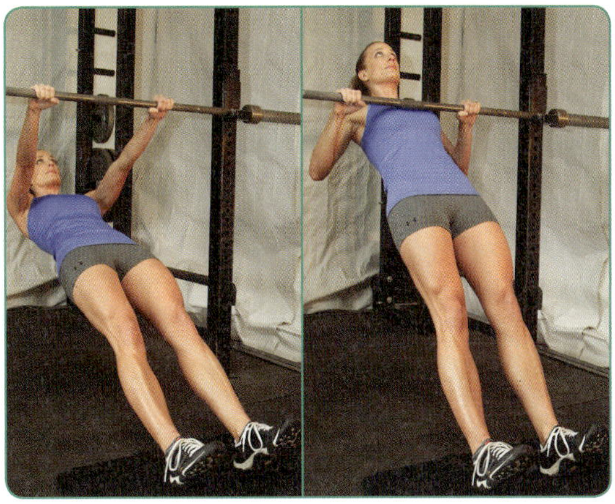

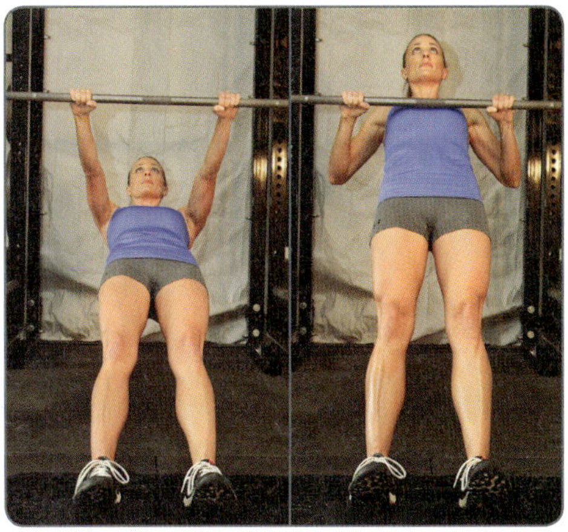

자극을 받는 부위: 등 상부, 이두 근

팁

- 인버티드 로우의 운동 강도는 몸의 각도에 따라 간단히 조정할 수 있다. 바닥으로부터 낮게 있을수록 더 강도 높은 운동이 된다.
- 상위 끝 지점에서 양 날개뼈를 모으면서 꽉 조인다.
- 종종 세트의 끝부분에서 자세가 망가진다. 자세가 망가지기 전에 운동을 멈추고, 좋은 자세를 유지할 수 있는 세트 수를 가져라.

운동 방법

1. 바벨렉이나 스미스 머신에서 수행하기 편한 높이를 조정한다. 초보자들이 하기에는 하이 바 로우가 보다 쉽다.
2. 오버그립으로 어깨보다 약간 넓게 바를 잡는다.
3. 당신의 가슴의 중앙이 바 아래에 위치하도록 앞으로 걸어나가 몸을 기울인다.
4. 양팔과 두 다리가 완전히 펴질 때까지 몸을 내린다.
5. 당신의 코어 근육과 둔근을 단단히 조이고, 몸통을 바를 향하여 당긴다.
6. 시작 자세로 돌아와, 계속 반복한다.

서스펜션 도구를 사용한 발 높이를 높인 인버티드 로우

이 인버티드 로우 운동은 관절에 용이하게 적용할 수 있는 효과적인 등 운동이다. 서스펜션 도구를 가지고 있다면, 집에서도 용이하게 수행할 수 있다. 발을 거상시켜서 운동을 수행하면 보다 더 힘들고 진보적으로 운동을 수행할 수 있다.

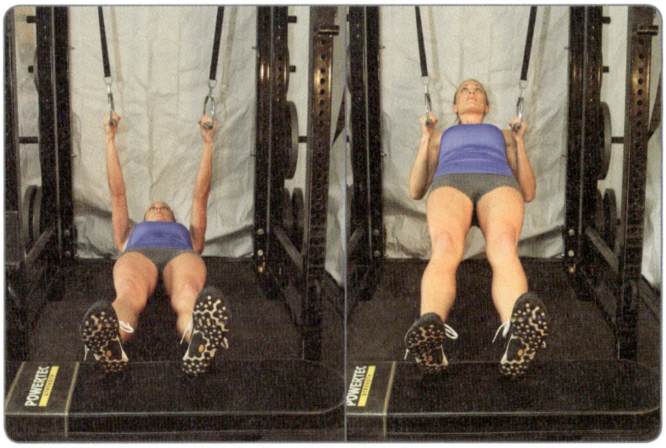

자극을 받는 부위: 등 상부, 이두근

팁

- 인버티드 로우의 운동 강도는 몸의 각도에 따라 간단히 조정할 수 있다. 바닥으로부터 낮게 있을수록 더 강도 높은 운동이 된다.
- 상위 끝 지점에서 양 날개뼈를 모으면서 꽉 조인다.
- 종종 세트의 끝부분에서 자세가 망가진다. 자세가 망가지기 전에 운동을 멈추고, 좋은 자세를 유지할 수 있는 세트 수를 가져라.

운동 방법

1. 손바닥이 마주 보게 각각의 손에 핸들을 잡고 팔을 완전히 편다.
2. 다리를 완전히 펼 수 있게 벤치를 충분히 거리를 두고 벤치 위에 발을 올려놓는다.
3. 코어 근육과 둔근을 단단히 조이고, 손바닥을 회전시키는 동안 몸통을 핸들 쪽으로 당긴다.
4. 시작 자세로 돌아와 계속 반복한다.

발을 높인 인버티드 로우

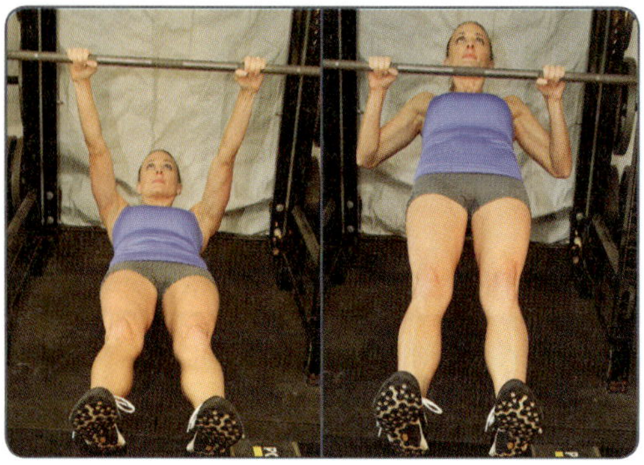

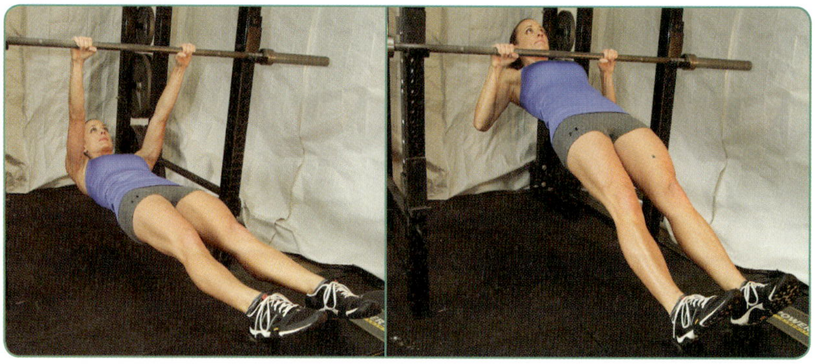

이 인버티드 로우 운동은 관절에 용이하게 적용할 수 있는 효과적인 등 운동이다. 서스펜션 도구를 가지고 있다면, 집에서도 용이하게 수행할 수 있다. 발을 거상시켜서 운동을 수행하면 보다 더 힘들고 진보적으로 수행할 수 있다.

자극을 받는 부위: 등 상부, 이두 근

팁

- 인버티드 로우의 운동 강도는 몸의 각도에 따라 간단히 조정할 수 있다. 바닥으로부터 낮게 있을수록 더 강도 높은 운동이 된다.
- 상위 끝 지점에서 양 날개뼈를 모으면서 꽉 조인다.
- 종종 세트의 끝부분에서 자세가 망가진다. 자세가 망가지기 전에 운동을 멈추고, 좋은 자세를 유지할 수 있는 세트 수를 가져라.

운동 방법

1. 바벨렉이나 스미스 머신에서 수행하기 편한 높이를 조정한다.
2. 손바닥이 마주 보게 각각의 손에 핸들을 잡고 팔을 완전히 편다.
3. 다리를 완전히 펼 수 있게 벤치를 충분히 거리를 두고 벤치 위에 발을 올려놓는다.
4. 코어 근육과 둔근을 단단히 조이고, 손바닥을 회전시키는 동안 몸통을 핸들 쪽으로 당긴다.
5. 시작 자세로 돌아와 계속 반복한다.

덤벨 벤트 오버 로우

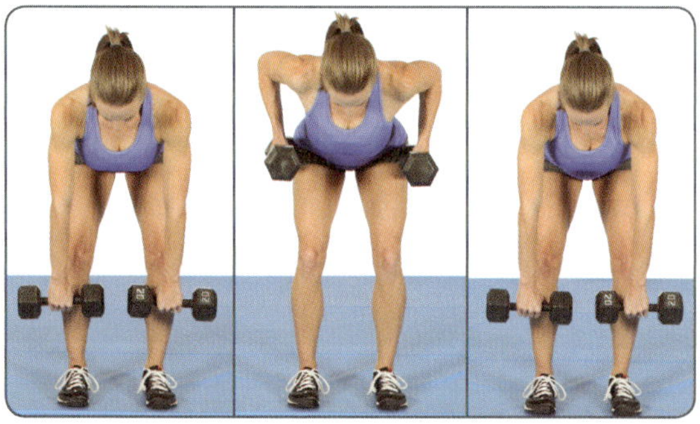

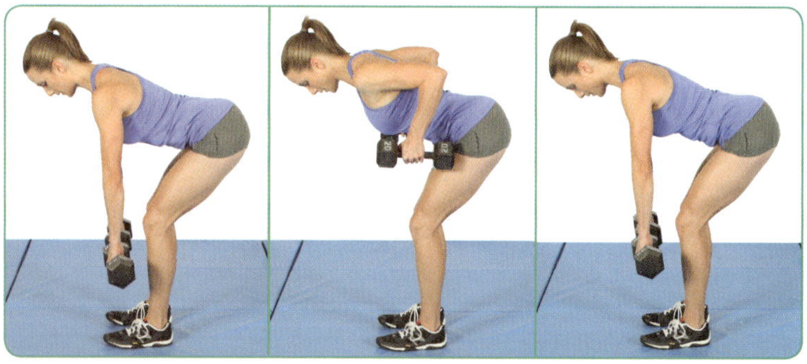

벤트 오버 로우 운동은 서서 할 수 있는 등 운동의 단골이다. 이 운동의 움직임에서는 코어의 안정성과 햄스트링근의 유연성이 세트 동안에 요구된다. 덤벨을 사용하여 운동의 가동범위를 높일 수 있다.

자극을 받는 부위: 등 상부, 등 하부, 햄스트링근, 둔근, 이두근, 악력

팁

- 몸을 수평으로 유지하기 위해서 햄스트링근의 좋은 유연성이 요구된다. 운동하는 동안 등이 둥글게 구부려진다면 좋지 못한 햄스트링근의 유연성을 가지고 있으므로 무릎을 조금 구부리고 몸통을 약간 높이 유지할 수 있다.
- 몸통을 움직이는 추진력으로 무게를 들어 올리는 것을 피한다. 무게를 위로 들어 올릴 때 반동을 이용하지 않는다.
- 완전한 가동범위에서 운동을 하며, 바닥으로부터 팔을 완전히 펴고, 몸통 쪽으로 무게를 가져온다.

운동 방법

1. 오버핸드 그립으로 덤벨을 잡고 무릎을 구부린다.
2. 등을 곧게 유지하고 약간 무릎을 구부리며, 덤벨을 몸통 옆으로 당기면서, 양쪽의 날개뼈를 모으며 조인다.
3. 무게를 아래로 내리며, 팔을 완전히 편 채로 시작 위치로 돌아가고 계속 반복한다.

바벨 벤트 오버 로우

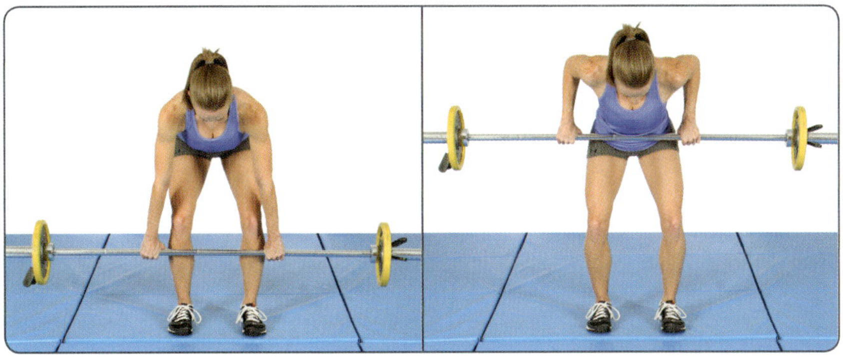

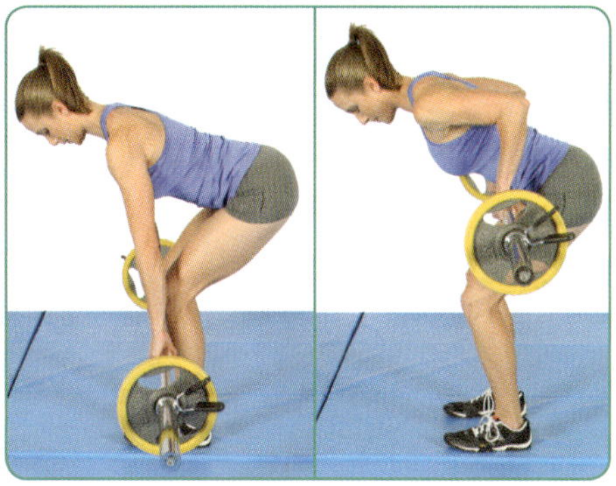

바벨 로우 운동은 서서 할 수 있는 등 운동의 단골이다. 이 운동의 움직임에서는 코어의 안정성과 햄스트링근의 유연성이 세트 동안에 요구된다.

자극을 받는 부위: 등 상부, 등 하부, 햄스트링근, 둔근, 이두근, 악력

팁

- 몸을 수평으로 유지하기 위해서 햄 스트링근의 좋은 유연성이 요구된다. 운동하는 동안 등이 둥글게 구부려진다면 좋지 못한 햄스트링근의 유연성을 가지고 있으므로 무릎을 조금 구부리고 몸통을 약간 높이 유지할 수 있다.
- 몸통을 움직이는 추진력으로 무게를 들어 올리는 것을 피한다. 무게를 위로 들어 올릴 때 반동을 이용하지 않는다.
- 완전한 가동범위에서 운동을 하며, 바닥으로부터 팔을 완전히 펴고, 몸통 쪽으로 무게를 가져온다.

운동 방법

1. 랙으로부터 바벨을 탈착하고, 오버핸드 그립으로 바벨을 잡는다.
2. 무릎을 약간 구부리고, 몸통이 바닥과 수평이 될 때까지 엉덩이를 굴곡시킨다.
3. 복부의 상부 쪽으로 바를 당겨 등 근육을 수축시킨다.
4. 팔을 완전히 펴고 어깨를 이완시킨 상태로 시작 자세로 돌아와 반복한다.

T-바 로우

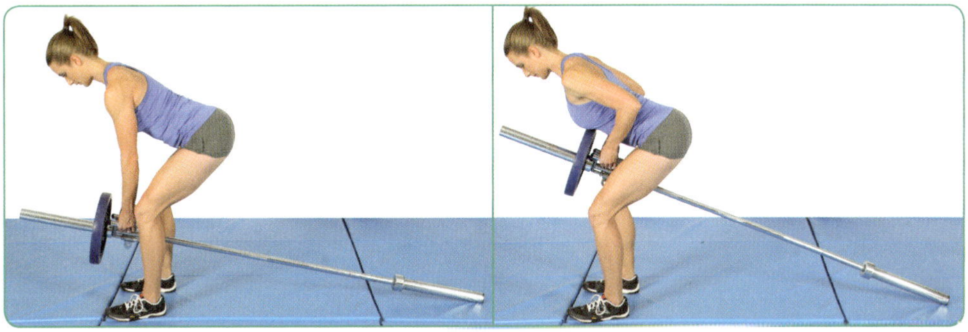

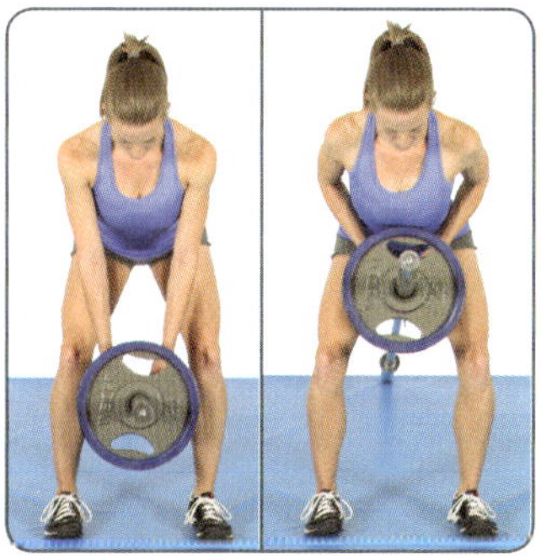

T-바 로우는 상급 리프터들이 많이 사용하는 또 다른 형식의 등 운동이다. 바벨 로우와 마찬가지로 이 운동은 좋은 햄스트링근의 유연성과 후방사슬의 근력과 자세를 유지하기 위한 지구력이 요구된다.

자극을 받는 부위: 등 상부, 등 하부, 햄스트링근, 둔근, 이두근, 악력

팁

- 티-바는 몇몇 체육관에서 배치되어 있는 것을 찾을 수 있거나, 바벨에 핸들을 부착시켜 세팅시킬 수 있다(일반적으로 케이블 풀리 머신에서 발견할 수 있다). 두 번째 제안 사항은 위에서 첨부된 사진과 같이 세팅하는 것을 볼 수 있다.
- 몸통의 각도가 45도보다 높다면, 중량을 낮추고 몸통의 각도를 낮춰야 한다.

운동 방법

1. 바벨이나 중량 플레이트를 몸통 앞에 위치시킨다.
2. 핸들을 잡고 무릎과 엉덩이를 약간 굴곡시킨다.
3. 등을 중립 상태를 유지하게 하고, 등 근육을 수축시키는 동안 바벨이나 레버를 몸통 쪽으로 당겨 올린다.
4. 팔을 완전히 펴고 어깨를 이완시킨 상태로 시작 자세로 돌아와 반복한다.

수평 밀기

수평 밀기 운동은 강한 가슴 근육을 만들 수 있기 때문에 남성들이 가장 선호하는 운동이다. 하지만 이 운동은 단지 대흉근만 작동시키는 운동이 아니다. 이 운동은 전면 삼각근, 삼두근도 작동시킨다. 이러한 이유로 여성들이 삼두근을 만드는 것에 약한 부분이 있어서 여성들 또한 이 운동을 선호한다.

수평 밀기 움직임에서 손은 몸통 가까이에서 시작하여 몸에서 멀리 보내면서 종료된다. 이 운동은 벤치에 누워서 무게를 밀어내는 덤벨이나 바벨 프레스나 바닥으로부터 자신의 몸을 밀어내는 푸시업을 포함한다. 많은 여성들은 올바른 기술로 푸시업의 마지막 지점을 성공했을 때 자부심을 느낀다. 이 운동은 수평 움직임 면에서 적절한 구조와 균형과 자세를 보장하기 위해 매우 중요하다.

몸 위치를 높인 푸시업

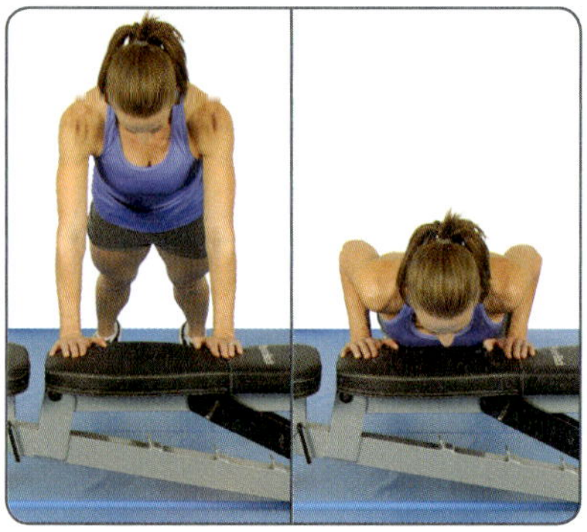

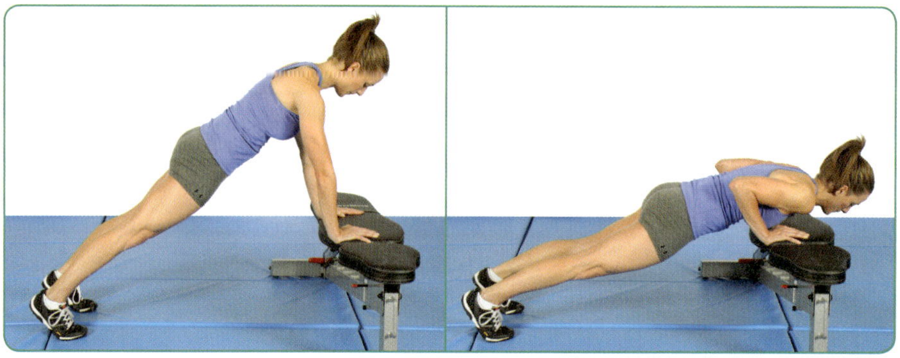

푸시업은 지면을 밀어 상체를 들어 올리는 전통적인 방식의 테스트이다. 이것은 체육수업, 군대, 스포츠의 훈련 세션 등에 사용되는 오늘날 가장 보편적인 운동이다. 이 운동을 제대로 완료한다면, 상체에서의 미는 근력을 생성할 수 있고 견갑대의 안정성과 요추부의 안정성을 잡아주는 근력을 만들 수 있다. 운동 초보자에게는 상체를 움직이게 함으로써 보다 쉽고 다양하게 이상적으로 접근할 수 있다.

자극을 받는 부위: 가슴, 삼두근

팁

- 척추를 정렬시켜 어깨부터 발목까지 곧게 일직선으로 유지한다. 허리가 꺾이거나 엉덩이가 높게 들리지 않게 한다.
- 움직이는 동안 복부와 엉덩이를 단단하게 유지한다.
- 뱀처럼 흐느적거리는 움직임을 피하고, 몸통이 따라 올라오기 전에 가슴만 밀어내지 않는다. 단단한 척추를 유지하고 몸 전체를 통한 하나의 움직임을 만든다.
- 팔을 머리 앞에 놓지 않는다. 바닥부터 시작할 때 팔은 몸통 옆에 배치시키고 팔꿈치는 45도 각도를 만든다.
- 바닥부터 가슴을 이동시키는 완전한 가동범위를 사용한다.

운동 방법

1. 벤치나 플랫폼에 얼굴이 향하게 하고 또는 바벨 렉을 위로 올려 위치를 설정한다.
2. 어깨너비보다 약간 넓게 벤치의 끝자락에 손을 올리고 푸시업 자세를 취한다.
3. 몸을 직선으로 유지하고, 가슴이 벤치에 닿을 때까지 내려간다. 그러고 난 후 몸을 밀어낸다. 가능한 만큼 반복횟수를 실시한다.

니 푸시업

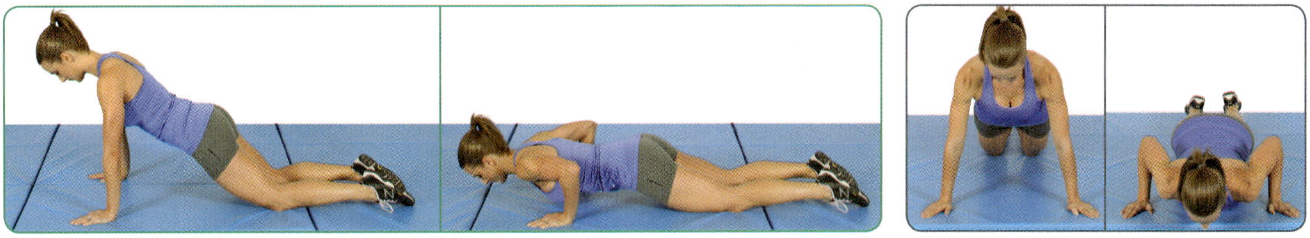

니 푸시업은 기존의 푸시업의 변형된 방법이다. 푸시업은 지면을 밀어 상체를 들어 올리는 전통적인 방식의 테스트이다. 이것은 체육수업, 군대 운동, 스포츠의 훈련 세션 등에 사용되는 오늘날 가장 보편적인 운동이다. 이 운동을 제대로 완료 한다면, 상체에서의 미는 근력을 생성할 수 있고, 견갑대의 안정성과 요추부의 안정성을 잡아주는 근력을 만들 수 있다. 운동 초보자에게는 상체를 움직이게 함으로써 보다 쉽고 다양하게 이상적으로 접근할 수 있다.

자극을 받는 부위: 가슴, 삼두근

팁

- 척추를 정렬시켜 어깨부터 발목까지 곧게 일직선으로 유지한다. 허리가 꺾이거나 엉덩이가 높게 들리지 않게 한다.
- 움직이는 동안 복부와 엉덩이를 단단하게 유지한다.
- 뱀처럼 흐느적거리는 움직임을 피하고, 몸통이 따라 올라오기 전에 가슴만 밀어내지 않는다. 단단한 척추를 유지하고 몸 전체를 통한 하나의 움직임을 만든다.
- 팔을 머리 앞에 놓지 않는다. 바닥부터 시작할 때 팔은 몸통 옆에 배치시키고 팔꿈치는 45도 각도를 만든다.
- 바닥부터 가슴을 이동시키는 완전한 가동범위를 사용한다.

운동 방법

1. 엎드린 상태로 바닥에 무릎을 대고, 몸 옆에 손을 둔다.
2. 무릎을 구부린다. 발을 교차시켜서 가장 편안한 상태를 만든다.
3. 몸을 곧게 유지하고, 바닥으로부터 밀어내면서 몸을 들어 올린 상태를 만든다.
4. 몸을 거의 가슴이 바닥에 닿을 때까지 내린다. 계속해서 반복한다.

양손 간격을 좁힌 니 푸시업

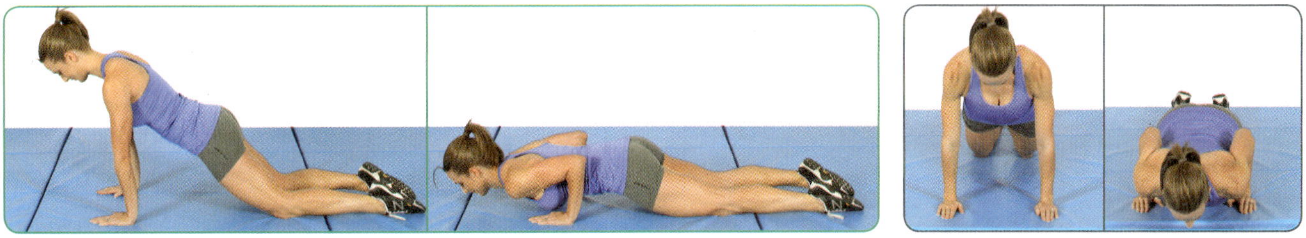

양손 간격을 좁힌 니 푸시업은 기존의 푸시업의 변형된 방법이다. 푸시업은 지면을 밀어 상체를 들어 올리는 전통적인 방식의 테스트이다. 이것은 체육수업, 군대 운동, 스포츠의 훈련 세션 등에 사용되는 오늘날 가장 보편적인 운동이다. 이 운동을 제대로 완료 한다면, 상체에서의 미는 근력을 생성할 수 있고, 견갑대의 안정성과 요추부의 안정성을 잡아주는 근력을 만들 수 있다. 무릎을 바닥에 대고 하는 변형된 이 푸시업은 일반적인 형식의 푸시업보다는 쉽지만 움직이는 동안 팔을 몸통에 가깝게 하여 조이는 것은 너무나 어렵다. 그래서 이 변형은 놀라울 정도로 도전적이다.

자극을 받는 부위: 가슴, 삼두근

팁

- 척추를 정렬시켜 어깨부터 발목까지 곧게 일직선으로 유지한다. 허리가 꺾이거나 엉덩이가 높게 들리지 않게 한다.
- 움직이는 동안 복부와 엉덩이를 단단하게 유지한다.
- 뱀처럼 흐느적거리는 움직임을 피하고, 몸통이 따라 올라오기 전에 가슴만 밀어내지 않는다. 단단한 척추를 유지하고 몸 전체를 통한 하나의 움직임을 만든다.
- 팔을 머리 앞에 놓지 않는다. 바닥부터 시작할 때 팔은 몸통 옆에 배치시키고 팔꿈치는 45도 각도를 만든다.
- 바닥에서부터 가슴을 이동시키는 완전한 가동범위를 사용한다.

운동 방법

1. 엎드린 상태로 바닥에 무릎을 대고, 몸 옆에 손을 둔다. 상완을 단단히 조여 움직임을 수행하는 동안 팔을 몸 가까이 둘 수 있게 한다.
2. 무릎을 구부린다. 발을 교차시켜서 가장 편안한 상태를 만든다.
3. 몸을 곧게 유지하고, 바닥으로부터 밀어내면서 몸을 들어 올린 상태로 만든다.
4. 몸을 거의 가슴이 바닥에 닿을 때까지 내린다. 계속해서 반복한다.

푸시업

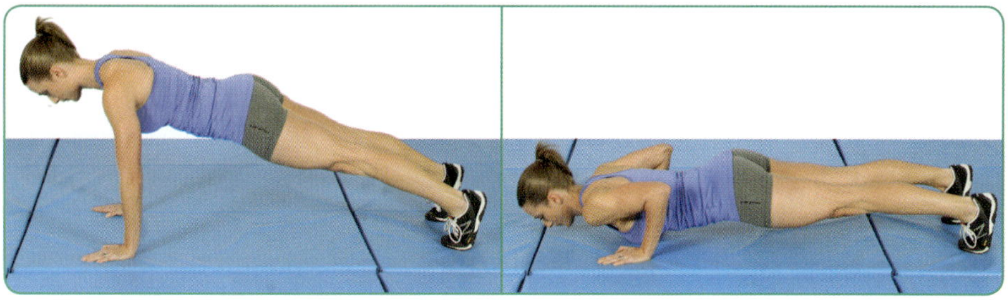

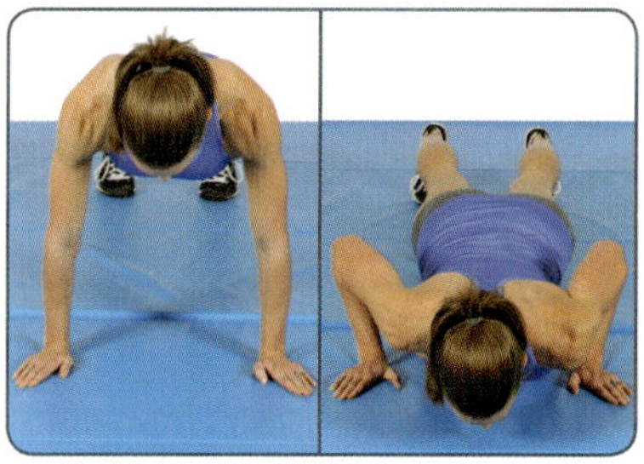

푸시업은 지면을 밀어 상체를 들어 올리는 전통적인 방식의 테스트이다. 이것은 체육수업, 군대 운동, 스포츠의 훈련 세션 등에 사용되는 오늘날 가장 보편적인 운동이다. 이 운동을 제대로 완료한다면, 상체에서의 미는 근력을 생성할 수 있고, 견갑대의 안정성과 요추부의 안정성을 잡아주는 근력을 만들 수 있다.

자극을 받는 부위: 가슴, 삼두근

팁

- 척추를 정렬시켜 어깨부터 발목까지 곧게 일직선으로 유지한다. 허리가 꺾이거나 엉덩이가 높게 들리지 않게 한다.
- 움직이는 동안 복부와 엉덩이를 단단하게 유지한다.
- 뱀처럼 흐느적거리는 움직임을 피하고, 몸통이 따라 올라오기 전에 가슴만 밀어내지 않는다. 단단한 척추를 유지하고 몸 전체를 통한 하나의 움직임을 만든다.
- 팔을 머리 앞에 놓지 않는다. 바닥에서부터 시작할 때 팔은 몸통 옆에 배치시키고 팔꿈치는 45도 각도를 만든다.
- 바닥에서부터 가슴을 이동시키는 완전한 가동범위를 사용한다.

운동 방법

1. 바닥에 엎드린 상태로 손을 몸 옆에 둔다.
2. 몸을 곧게 유지하고, 바닥으로부터 밀어내면서 몸을 들어 올린 상태로 만든다.
3. 몸을 거의 가슴이 바닥에 닿을 때까지 내린다. 계속해서 반복한다.

양손 간격을 좁힌 푸시업

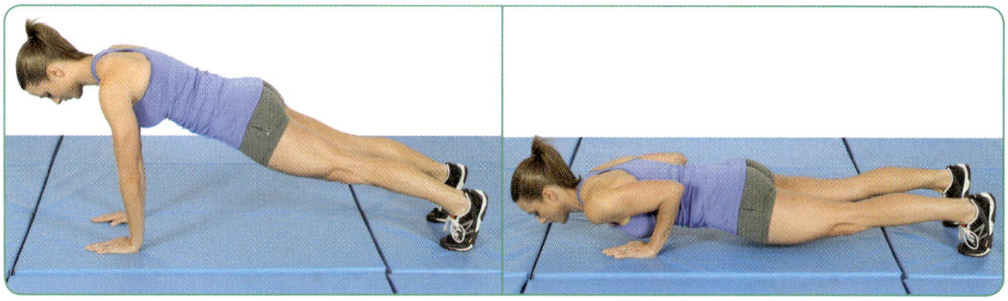

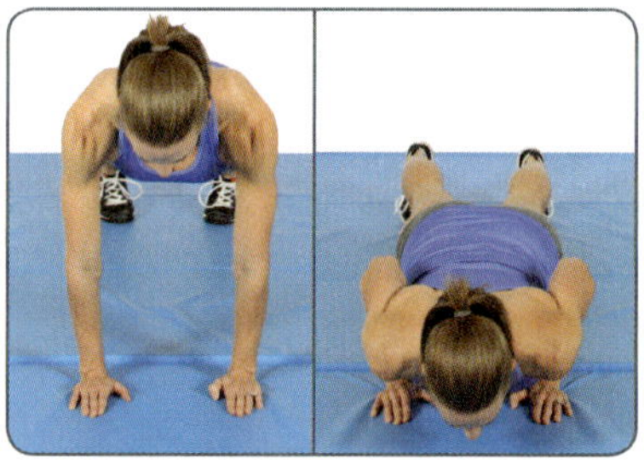

푸시업은 지면을 밀어 상체를 들어 올리는 전통적인 방식의 테스트이다. 이것은 체육수업, 군대 운동, 스포츠의 훈련 세션 등에 사용되는 오늘날 가장 보편적인 운동이다. 이 운동을 제대로 완료한다면, 상체에서의 미는 근력을 생성할 수 있고, 견갑대의 안정성과 요추부의 안정성을 잡아주는 근력을 만들 수 있다. 무릎을 바닥에 대고 하는 변형된 이 푸시업은 일반적인 형식의 푸시업보다는 쉽지만 움직이는 동안 팔을 몸통에 가깝게 하여 조이는 것은 더욱더 어렵다. 이 변형된 동작은 매우 어려우며 기존의 푸시업보다 마스터하기에 조금 더 오랜 시간이 걸릴 수 있다.

자극을 받는 부위: 가슴, 삼두근

팁

- 척추를 정렬시켜 어깨부터 발목까지 곧게 일직선으로 유지한다. 허리가 꺾이거나 엉덩이가 높게 들리지 않게 한다.
- 움직이는 동안 복부와 엉덩이를 단단하게 유지한다.
- 뱀처럼 흐느적거리는 움직임을 피하고, 몸통이 따라 올라오기 전에 가슴만 밀어내지 않는다. 단단한 척추를 유지하고 몸 전체를 통한 하나의 움직임을 만든다.
- 팔을 머리 앞에 놓지 않는다. 바닥에서부터 시작할 때 팔은 몸통 옆에 배치시키고 팔꿈치는 45도 각도로 만든다.
- 바닥에서부터 가슴을 이동시키는 완전한 가동범위를 사용한다.

운동 방법

1. 엎드린 상태로 몸 옆에 손을 두고, 상완을 단단히 조여 움직임을 수행하는 동안 팔을 몸 가까이 둘 수 있게 한다.
2. 몸을 곧게 유지하고, 바닥으로부터 밀어내면서 몸을 들어 올린 상태를 만든다.
3. 몸을 거의 가슴이 바닥에 닿을 때까지 내린다. 계속해서 반복한다.

발을 높인 푸시업

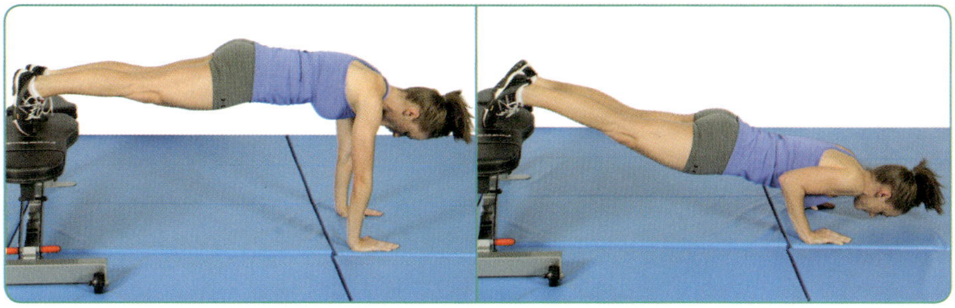

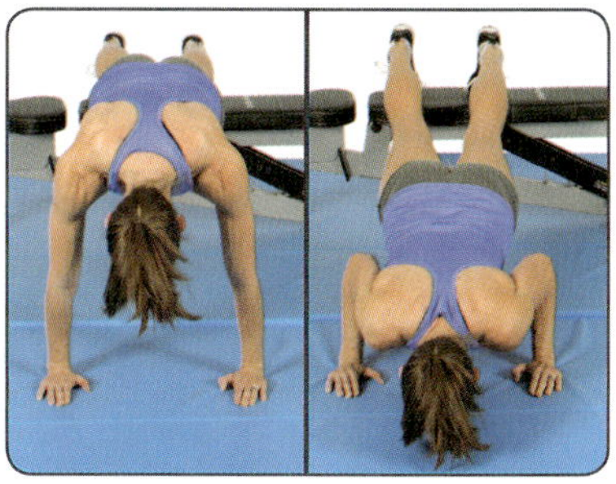

푸시업은 지면을 밀어 상체를 들어 올리는 전통적인 방식의 테스트이다. 이것은 체육수업, 군대 운동, 스포츠의 훈련 세션 등에 사용되는 오늘날 가장 보편적인 운동이다. 이 운동을 제대로 완료한다면, 상체에서의 미는 근력을 생성할 수 있고, 견갑대의 안정성과 요추부의 안정성을 잡아주는 근력을 만들 수 있다. 발을 올리고 움직이는 것은 보다 더 운동을 어렵게 만들 수 있고, 이것은 보다 상급자를 위한 것이다.

자극을 받는 부위: 가슴, 삼두근

팁

- 척추를 정렬시켜 어깨부터 발목까지 곧게 일직선으로 유지한다. 허리가 꺾이거나 엉덩이가 높게 들리지 않게 한다.
- 움직이는 동안 복부와 엉덩이를 단단하게 유지한다.
- 뱀처럼 흐느적거리는 움직임을 피하고, 몸통이 따라 올라오기 전에 가슴만 밀어내지 않는다. 단단한 척추를 유지하고 몸 전체를 통한 하나의 움직임을 만든다.
- 팔을 머리 앞에 놓지 않는다. 바닥에서부터 시작할 때 팔은 몸통 옆에 배치시키고 팔꿈치는 45도 각도로 만든다.
- 바닥에서부터 가슴을 이동시키는 완전한 가동범위를 사용한다.

운동 방법

1. 바닥에 엎드린 상태로 발끝을 벤치나 플랫폼 위에 올려놓는다.
2. 몸통을 들어 올려 플랭크 상태를 만든다.
3. 몸을 곧게 유지하고, 몸통을 바닥으로 내려가도록 하고, 바닥을 손으로 밀어내어 몸통을 들어 올린다. 반복한다.

밴드 체스트 프레스

JC 밴드 체스트 프레스는 훌륭한 가슴과 삼두근 운동이다. 체육관에 가지 않고 훈련할 때도 매우 편리하다. JC 밴드는 휴가 때나 집에서 간편하게 휴대하여 상체 훈련을 할 수 있다. 이 운동을 수행하기 위해서는 어깨와 엉덩이의 안정성이 매우 필요하다.

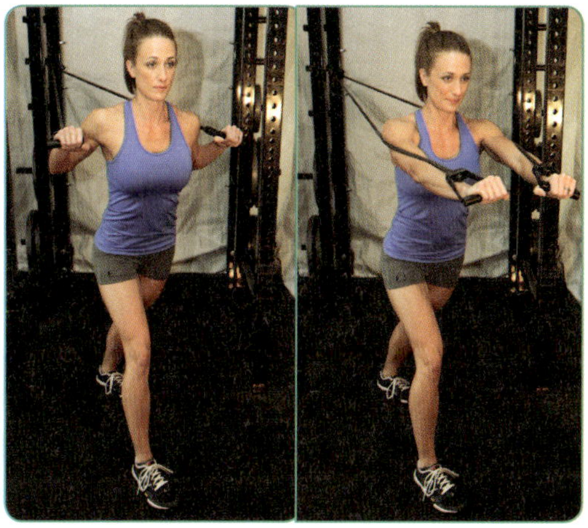

자극을 받는 부위: 가슴, 삼두근

팁

- 수행할 수 있는 최적의 성능을 위하여 완벽한 거리를 조정한다. 세트 중에 올바른 느낌을 얻기 위해, 앞으로 더 나갈 수 있을 것이다.
- 이 운동을 하는 동안 몸통을 안정적으로 유지한다. 몸을 꿈틀대지 말고, 이동하지 말며, 또한 비틀지 않는다.
- 얼티네이트 풋 자세를 취한다. 세트마다 발을 바꾸면서 수행한다.

운동 방법

1. 각 손을 밴드의 앵커 지점에 잡고 손바닥이 앞을 보게 한다.
2. 손이 가슴 밖으로 있게 하고, 손목을 팔꿈치와 정렬을 맞추고, 팔을 구부린다.
3. 스플릿 스탠스(발을 앞뒤로 벌린)로 양발은 앞을 향하도록 한다. 앞으로 약간 런지 자세를 취하고 복부를 수축시키고, 뒤 엉덩이를 단단히 조인다.
4. 밴드는 바깥쪽으로 팔꿈치가 완전히 펴지도록 하며, 손바닥이 아래쪽으로 향하도록 팔을 회전시켜, 완전히 수축시킨다.
5. 팔을 구부려 다시 시작 자세로 돌아가고, 반복한다.

덤벨 벤치프레스

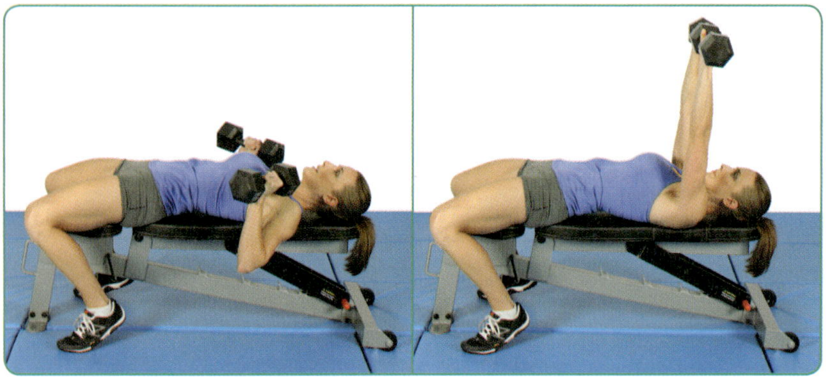

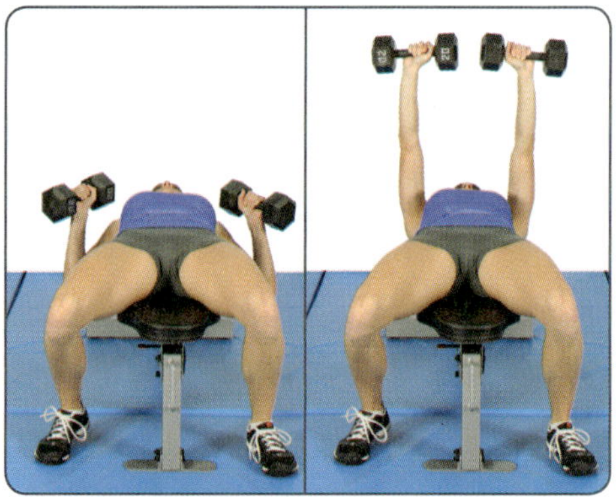

덤벨 벤치프레스는 하단에서부터 운동의 큰 가동범위를 허용하여, 가슴 근육에 더 큰 스트레칭 효과를 줄 수 있는 훌륭한 밀기 운동이다. 덤벨은 안정근의 동원을 증가시키며, 이것은 그 자체가 가치 있는 운동을 할 수 있게 해준다.

자극을 받는 부위: 가슴, 삼두근

팁

- 바닥에 발을 유지하고 안정적으로 고정한다.
- 덤벨 한 쌍을 들고 가슴 옆에 위치시키고, 팔이 완전히 펴질 때까지 밀어낸다. 완전한 가동범위를 사용한다.
- 엉덩이를 벤치 위에 고정하고, 엉덩이가 들리지 않게 한다.

운동 방법

1. 플랫 벤치에 등을 대고 눕는다. 덤벨을 양손으로 잡고, 가슴의 중간 부위에 위치시킨다.
2. 완전히 팔이 펴질 때까지 덤벨을 밀어 올린다.
3. 다시 덤벨을 시작 자세로 가져오고, 반복한다.

덤벨 원암 벤치프레스

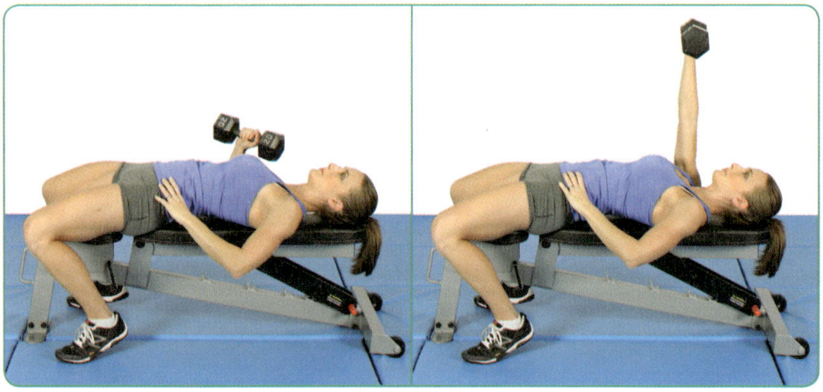

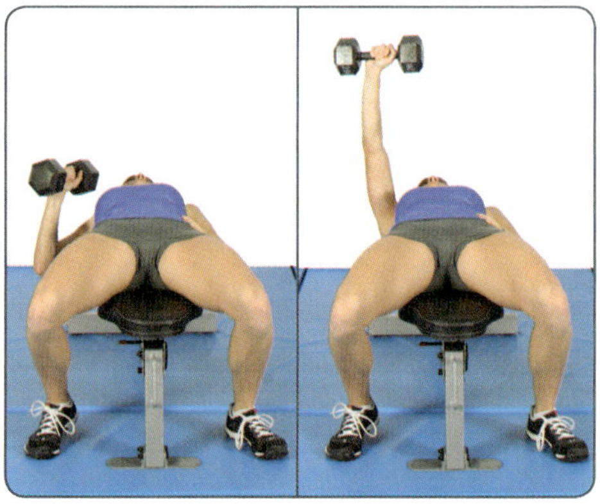

원암 덤벨 벤치프레스는 두 가지 이유에서 매우 효과적이다. 첫째로, 가슴, 어깨, 그리고 삼두근을 자극시킨다. 둘째로, 코어의 안정성, 특히 근력과 협응력을 얻을 수 있다. 복사근은 이 움직임에서 몸 중앙의 안정성과 회전을 방지하기 위해 작동되어야 한다.

자극을 받는 부위: 가슴, 삼두근

팁

- 바닥에 발을 유지하고 안정적으로 고정한다.
- 덤벨 한 쌍을 들고 가슴 옆에 위치시키고, 팔이 완전히 펴질 때까지 밀어낸다. 완전한 가동범위를 사용한다.
- 엉덩이를 벤치 위에 고정하고, 엉덩이가 들리지 않게 한다.

운동 방법

1. 플랫 벤치에 등을 대고 눕는다. 오른손에 덤벨을 잡고 가슴 중앙부에 위치시키고, 왼손은 왼쪽 엉덩이 부위에 댄다.
2. 덤벨을 완전히 팔이 펴질 때까지 밀어 올린다.
3. 덤벨을 다시 시작 자세로 가져온다. 반복한다.
4. 손을 바꾸어 다른 손도 똑같이 반복한다.

덤벨 인클라인 프레스

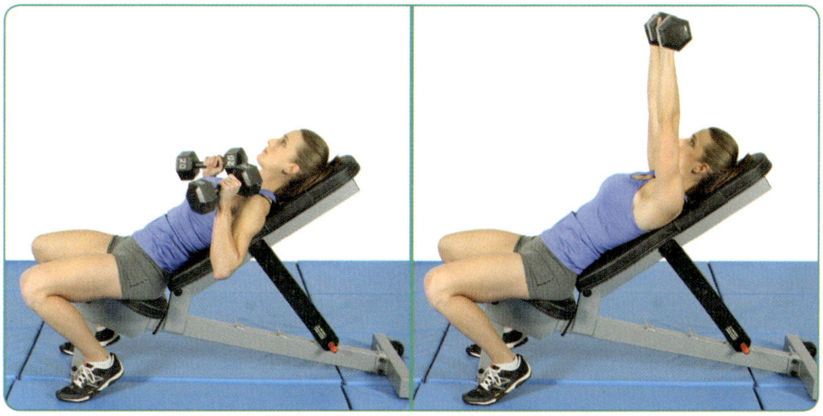

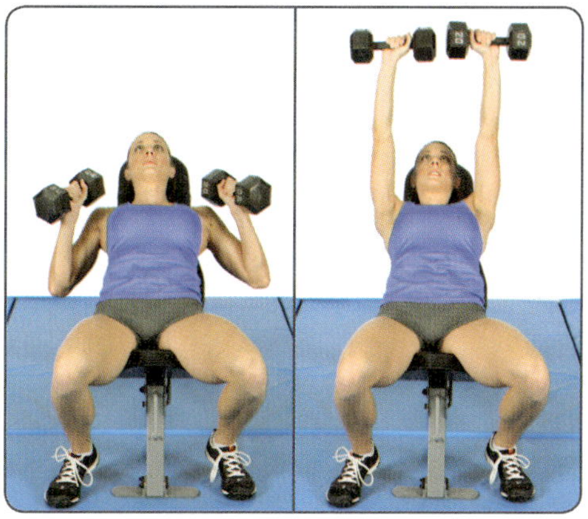

덤벨 인클라인 프레스는 내가 가장 선호하는 여성들을 위한 상지의 밀기 운동이다. 덤벨 훈련은 바벨 훈련보다 움직임의 가동범위를 증가시켜, 가슴 근육을 보다 스트레칭시킬 수 있다. 또한 가벼운 덤벨은 푸시업이나 바벨 프레스가 가능하지 않은 운동 초보자들도 사용할 수 있다.

자극을 받는 부위: 가슴, 삼두근

팁

- 바닥에 발을 유지하고 안정적으로 고정한다.
- 덤벨 한 쌍을 들고 가슴 옆에 위치시키고, 팔이 완전히 펴질 때까지 밀어낸다. 완전한 가동범위를 사용한다.
- 엉덩이를 벤치 위에 고정하고, 엉덩이가 들리지 않게 한다.

운동 방법

1. 45도 인클라인 벤치에 등을 대고 눕는다. 양손에 덤벨을 잡고 가슴 중앙부에 위치시킨다.
2. 완전히 팔이 펴질 때까지 덤벨을 밀어 올린다.
3. 덤벨을 다시 시작 자세로 가져온다. 반복한다.

덤벨 원암 인클라인 프레스

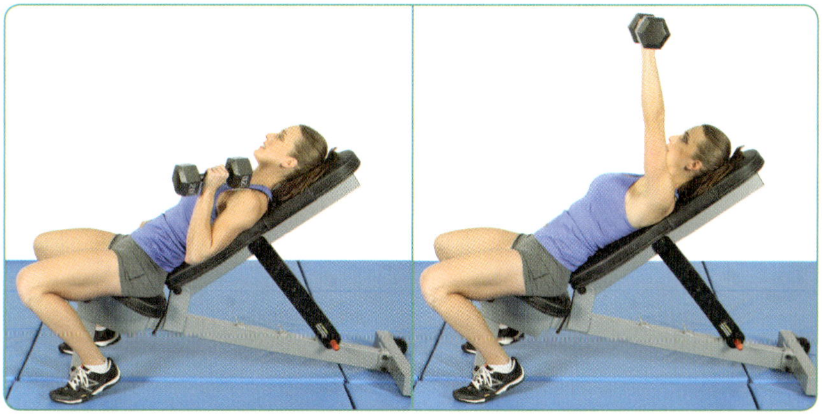

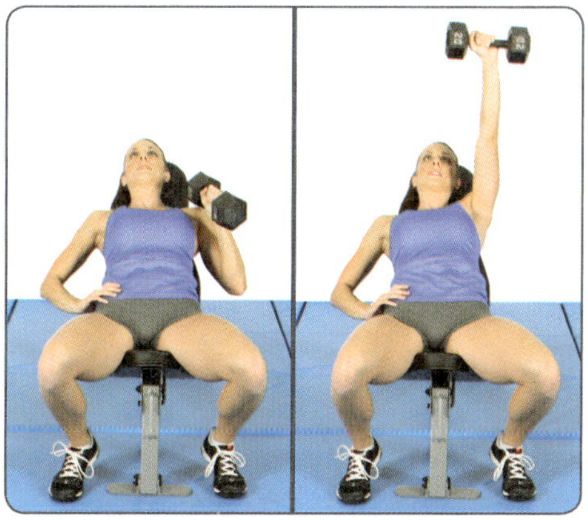

원암 인클라인 프레스는 가슴근육, 어깨와 삼두근을 계속적으로 훈련시키는 동안 코어의 안정성을 요구하는 훌륭한 변형 운동이다.

자극을 받는 부위: 가슴, 삼두근

팁

- 바닥에 발을 유지하고 안정적으로 고정한다.
- 덤벨 한 쌍을 들고 가슴 옆에 위치시키고, 팔이 완전히 펴질 때까지 밀어낸다. 완전한 가동범위를 사용한다.
- 엉덩이를 벤치 위에 고정하고, 엉덩이가 들리지 않게 한다.

운동 방법

1. 45도 인클라인 벤치에 등을 대고 눕는다. 오른손에 덤벨을 잡고 어깨의 윗부분에 위치시키고, 왼손은 왼쪽 엉덩이 부위에 댄다.
2. 완전히 팔이 펴질 때까지 덤벨을 밀어 올린다.
3. 덤벨을 다시 시작 자세로 되돌아오도록 하고, 모든 반복횟수를 계속 수행한다.
4. 팔을 바꾸고, 수행한다.

바벨 플로어 프레스

바벨 플로어 프레스가 훌륭한 운동이라는 데에는 몇 가지 이유가 있다. 첫째, 짧은 가동범위 때문에 더 무거운 무게를 들어 올릴 수 있다. 이것은 새로운 자극을 제공하고 때때로 그것을 사용한다. 둘째, 이 운동은 벤치가 없을 때도 사용할 수 있다. 필요한 것은 오직 바닥과 바벨뿐이다. 셋째, 짧은 가동범위는 완전한 가동범위의 움직임을 할 때 통증을 느끼는 문제점을 안고 있는 사람에게 유용하다.

자극을 받는 부위: 가슴, 삼두근

팁

- 랙이나 서포터가 없다면, 단순히 '브릿지' 동작을 사용하여 플로어 프레스로 전환할 수 있다.
- 팔꿈치가 다음 반복을 하기 위해 상승하기 전 팔꿈치가 바닥에 닿을 때 일시 정지한다.
- 팔꿈치 각도를 몸으로부터 45도를 유지한다.

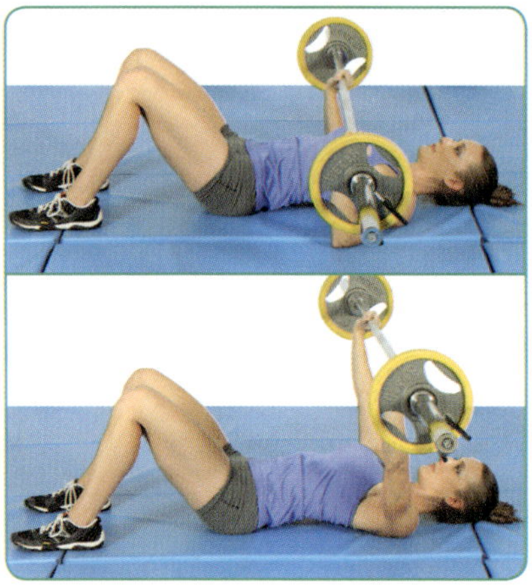

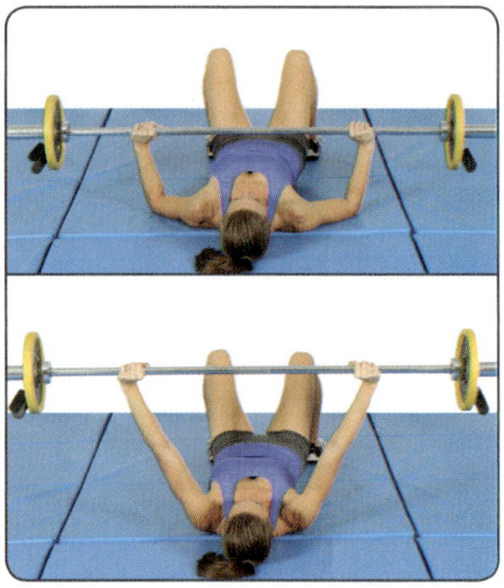

운동 방법

1. 바닥에 등이 닿도록 눕는다. 파워랙에 설치되어 있는 바벨이나 파트너가 바벨을 꺼내줄 수 있는 자세에서 시작할 수 있다.
2. 팔의 간격은 어깨너비보다 넓게 바를 잡고, 어깨 위에 올려놓는다.
3. 팔이 바닥에 닿을 때까지 중량을 아래로 내린다.
4. 똑바로 다시 머리 위로 바를 밀어 올리고 반복한다.

바벨 벤치프레스

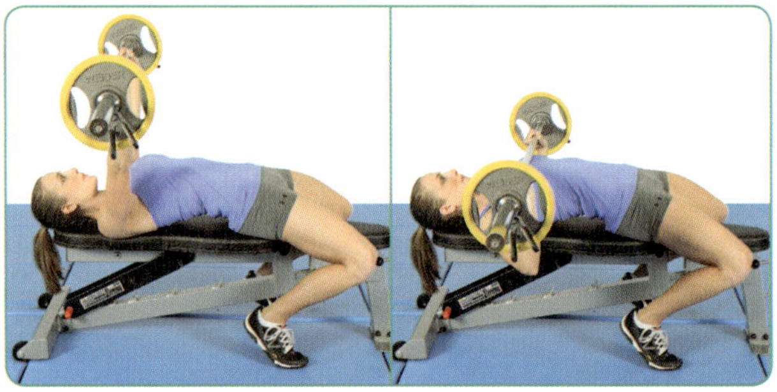

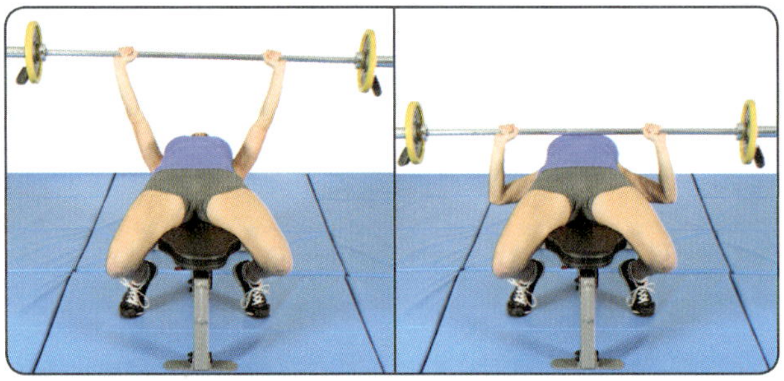

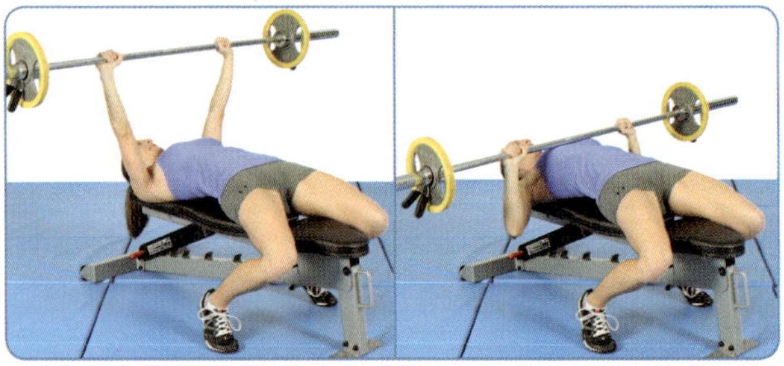

대부분의 남성들이 훌륭한 가슴 근육을 원하고 벤치프레스는 가슴의 근력과 가슴근육의 발달을 가져오는 좋은 척도이기 때문에 전 세계적으로 가장 인기 있는 운동이다. 이 운동은 삼두근에 아주 훌륭한 운동이기 때문에, 여성들도 이 운동을 무시할 수 없다. 나는 가슴의 근육을 크게 만들기 위해서는 일반적인 벤치프레스보다 여성들을 위해 인클라인 벤치프레스를 더욱더 선호한다. 벤치프레스는 삼두근의 발달을 가져오기 때문에 정기적으로 수행할 가치가 있다.

자극을 받는 부위: 가슴, 삼두근

팁

- 바닥에 발을 유지하고 안정적으로 고정한다.
- 완전한 가동범위를 사용하고, 바벨을 가슴으로 가져가 내린 후에 팔을 완전히 펴면서 다시 밀어 올린다.
- 벤치 위에엉덩이를 고정시키고, 들어 올리지 않는다.
- 몸을 꿈틀거리지 않고 보다 단단하고 안정적으로 고정시킨다.
- 몸으로 팔의 각도를 45도로 유지한다.

운동 방법

1. 얼굴이 천장을 향하도록 벤치 위에 눕는다. 이마를 바 아래에 위치시킨다.
2. 어깨너비보다 넓게 바를 오버핸드 그립으로 잡는다.
3. 랙으로부터 바를 내린 후, 가슴의 상단 위쪽으로 가져간다.
4. 가슴의 중앙부에 바를 내린다.
5. 팔이 완전히 펴질 때까지 바를 밀어 올리고 반복한다.

바벨 클로즈 그립 벤치프레스

네로우(좁은) 그립으로 벤치프레스를 수행할 경우, 삼두근의 활성화는 더 증가하고 가슴 근육의 활성화는 줄어든다. 그러므로 이 운동의 경우 삼두근의 발달을 위해 사용된다. 이런 이유로 좁은 그립의 벤치프레스는 아름다운 상체의 형태를 만들기 위한 여성들에게 효과적이며, 나의 훈련 루틴의 단골 운동이다.

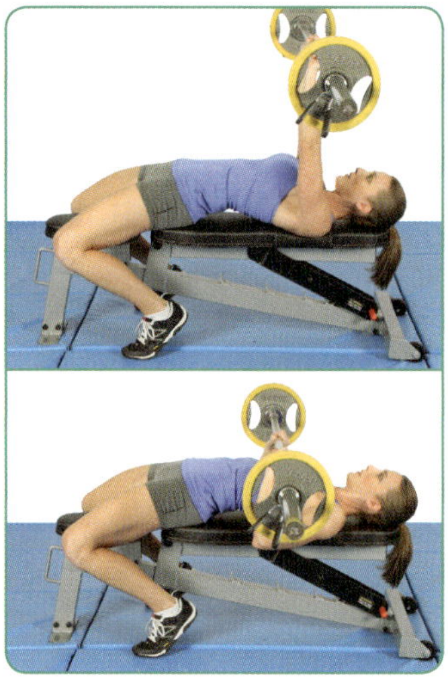

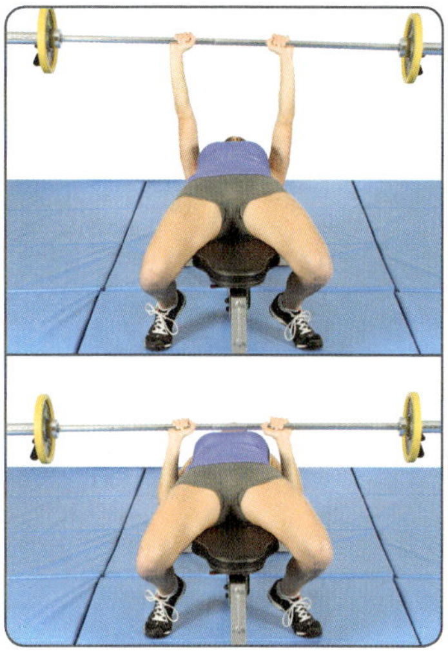

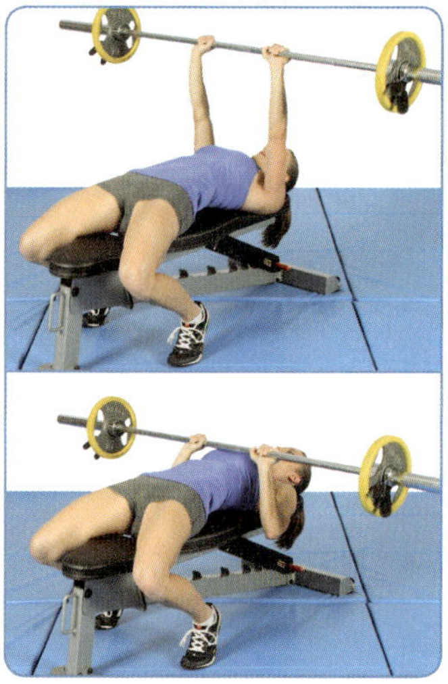

자극을 받는 부위: 가슴, 삼두근

팁

- 바닥에 발을 유지하고 안정적으로 고정한다.
- 완전한 가동범위를 사용하고, 바벨을 가슴으로 가져가 내린 후에 팔을 완전히 펴면서 다시 밀어 올린다.
- 벤치 위에 엉덩이를 고정시키고, 들어 올리지 않는다.
- 몸을 꿈틀거리지 않고 보다 단단하고 안정적으로 고정시킨다.
- 몸으로 팔의 각도를 45도로 유지한다.

운동 방법

1. 얼굴이 천장을 향하도록 벤치 위에 눕는다. 이마를 바 아래에 위치시킨다.
2. 어깨너비보다 좁게 바를 오버핸드 그립으로 잡는다.
3. 랙으로부터 바를 내린 후, 가슴의 상단 위쪽으로 가져간다.
4. 가슴의 중앙부에 바를 내린다.
5. 팔이 완전히 펴질 때까지 바를 밀어 올리고 반복한다.

바벨 인클라인 프레스

바벨 인클라인 프레스는 내가 여성들을 위해 가장 선호하는 상지 운동이다. 여성들은 가슴이 있기 때문에, 상부의 가슴에 집중하는 것이 더 의미가 있다. 이것은 가슴의 중간 및 하부의 발달에는 도움이 되지 않을 것이다. 일반적인 생각과는 달리, 약간 좁은 그립이 운동 시 다양한 그립보다 상부 가슴 근육을 잘 활성화시킬 수 있다.

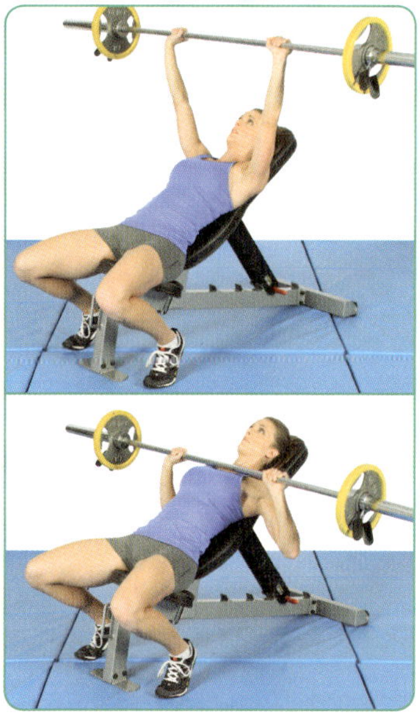

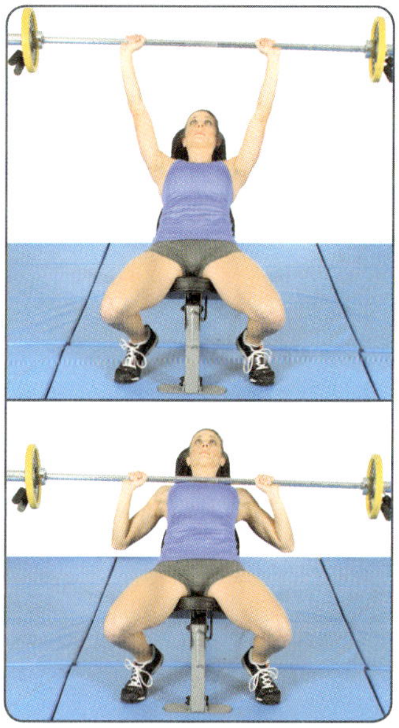

자극을 받는 부위: 가슴, 삼두근

팁

- 바닥에 발을 유지하고 안정적으로 고정한다.
- 완전한 가동범위를 사용하고, 바벨을 가슴으로 가져가 내린 후에 팔을 완전히 펴면서 다시 밀어 올린다.
- 벤치 위에 엉덩이를 고정시키고, 들어 올리지 않는다.

운동 방법

1. 얼굴이 천장을 향하도록 벤치 위에 눕는다. 바 아래 이마를 위치시킨다.
2. 어깨너비보다 좁게 바를 오버핸드 그립으로 잡는다.
3. 랙으로부터 바를 내린 후, 가슴의 상단 위쪽으로 가져간다.
4. 가슴의 상단부에 바를 내린다.
5. 팔이 완전히 펴질 때까지 바를 밀어 올리고 반복한다.

수직 당기기

버티컬 풀(Vertical pulling)은 풀업과 유사한 운동이다. 이 운동은 팔이 머리 위에서부터 시작해서 몸 옆에서 끝난다. 버티컬 풀을 하는 동안 사용할 수 있는 그립과 너비에는 여러 유형이 있으며, 케이블을 몸 쪽으로 당기거나 신체를 바 쪽으로 당길 수 있다.

많은 여성들은 체중으로 턱걸이를 하는 것에 대해 강하게 갈망한다. 나의 고객이 처음으로 턱걸이를 수행하는 것을 목격하는 것은 언제나 대단한 일이다. 많은 사람들이 나와 함께 운동하면서 턱걸이를 성공하였다. 적절한 진행 과정을 통해 아무런 도움 없이 턱걸이를 수행할 수 있는 힘을 얻을 수 있지만, 모두의 신체 유형이 턱걸이에 적합하지는 않다. 버티컬 풀 운동은 광배근을 잘 발달시키고, 게다가 승모근, 능형근, 이두근, 상완근의 힘을 강하게 만든다.

프론트 렛 풀다운

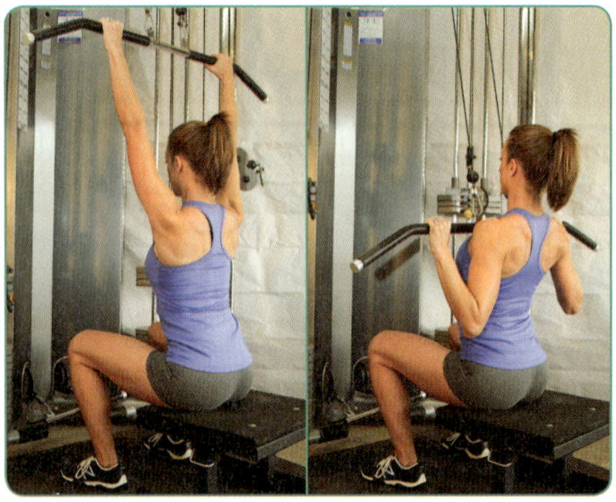

렛 풀다운은 특히 풀업을 하지 못하거나 어깨관절에 문제가 있는 대상자에게 훌륭한 대안책이고, 효과적이며, 관절에 친화적이다.

자극을 받는 부위: 등, 이두근

팁

- 끝 지점에서는 완전히 팔을 펴지만, 귀 위로 어깨가 으쓱거리며 올라가지 않게 한다.
- 등 상부의 근육들을 조이며, 가슴의 중간 부위가 아닌 쇄골까지 무게를 당겨 내린다.
- 등을 기대거나 과도한 움직임을 사용하지 않는다.

운동 방법

1. 손바닥을 앞을 보게 하고 팔을 들어 어깨너비로 바를 잡는다.
2. 팔은 곧게 머리 위로 펴고, 벤치에 앉는다. 이때 무릎을 패드 아래에 고정시킨다(이 사진에는 없음).
3. 등 근육을 조이면서 팔꿈치를 구부리며 케이블 바가 가슴 상부에 닿을 때까지 당겨 내린다.

와이드 그립 렛 풀다운

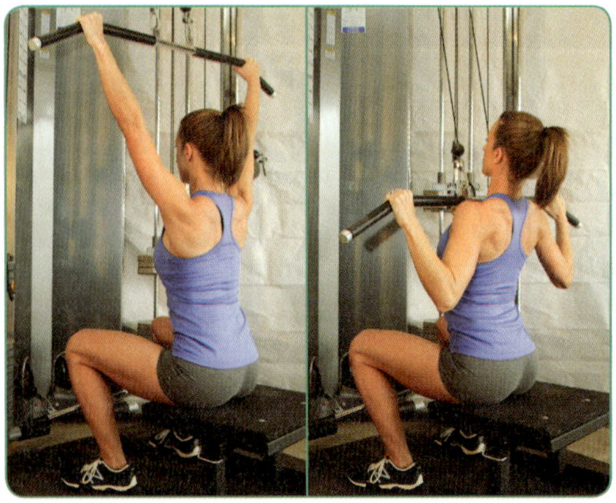

렛 풀다운은 특히 풀업을 하지 못하거나 어깨관절에 문제가 있는 대상자에게 훌륭한 대안책이고, 매우 효과적이며, 관절에 친화적이다. 와이드 그립으로 실시할 시 광배근의 발달을 목표로 수행할 수 있다.

자극을 받는 부위: 등, 이두근

팁

- 끝 지점에서는 완전히 팔을 펴지만, 귀 위로 어깨가 으쓱거리며 올라가지 않게 한다.
- 등 상부의 근육들을 조이며, 가슴의 중간 부위가 아닌 쇄골까지 무게를 당겨 내린다.
- 등을 기대거나 과도한 움직임을 사용하지 않는다.

운동 방법

1. 손바닥을 앞을 보게 하고 팔을 들어 어깨너비 두 배 너비로 바를 잡는다.
2. 팔은 곧게 머리 위로 펴고, 벤치에 앉는다. 이때 무릎을 패드 아래에 고정시킨다(이 사진에는 없음).
3. 등 근육을 조이면서 팔꿈치를 구부리며 케이블 바가 가슴 상부에 닿을 때까지 당겨 내린다.

언더핸드 그립 렛 풀다운

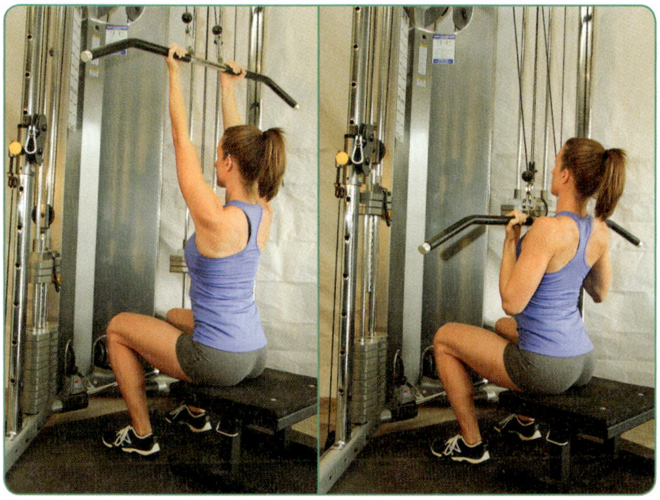

렛 풀다운은 특히 풀업을 하지 못하거나 어깨관절에 문제가 있는 대상자에게 훌륭한 대안책이고, 매우 효과적이며, 관절에 친화적이다. 언더핸드 방법은 광배근을 이완시키고 이두근을 목표로 훈련할 수 있기 때문에 내가 선호하는 운동이다.

자극을 받는 부위: 등, 이두근

팁

- 끝 지점에서는 완전히 팔을 펴지만, 귀 위로 어깨가 으쓱거리며 올라가지 않게 한다.
- 등 상부의 근육들을 조이며, 가슴의 중간 부위가 아닌 쇄골까지 무게를 당겨 내린다.
- 등을 기대거나 과도한 움직임을 사용하지 않는다.

운동 방법

1. 손바닥을 자신의 얼굴 쪽을 바라보게 하고 팔을 들어 어깨너비로 바를 잡는다.
2. 팔은 곧게 머리 위로 펴고, 벤치에 앉는다. 이때 무릎을 패드 아래에 고정시킨다(이 사진에는 없음).
3. 등 근육을 조이면서 팔꿈치를 구부리며 케이블 바가 가슴 상부에 닿을 때까지 당겨 내린다.

디-핸들 렛 풀다운

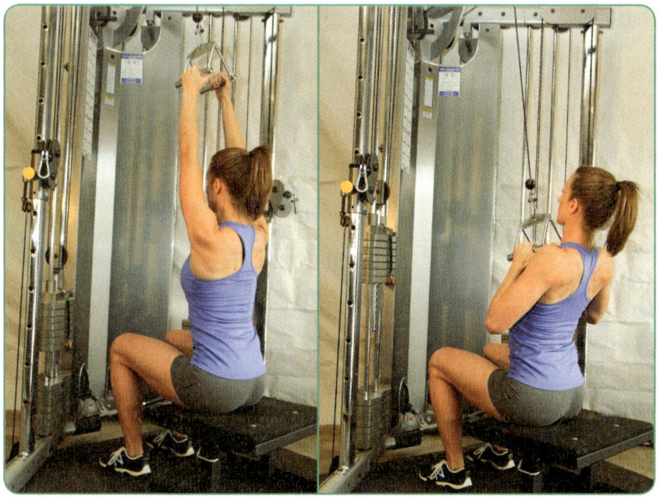

렛 풀다운은 특히 풀업을 하지 못하거나 어깨관절에 문제가 있는 대상자에게 훌륭한 대안책이고, 매우 효과적이며, 관절에 친화적이다. 디-핸들 방법은 관절에 가장 편안하고 쉬운 운동 방법이다.

자극을 받는 부위: 등, 이두근

팁

- 끝 지점에서는 완전히 팔을 펴지만, 귀 위로 어깨가 으쓱거리며 올라가지 않게 한다.
- 등 상부의 근육들을 조이며, 가슴의 중간 부위가 아닌 쇄골까지 무게를 당겨 내린다.
- 등을 기대거나 과도한 움직임을 사용하지 않는다.

운동 방법

1. 디-핸들을 사용하여 손바닥이 서로 바라보게 하고 그립을 잡는다.
2. 팔은 곧게 머리 위로 펴고, 벤치에 앉는다. 이때 무릎을 패드 아래에 고정시킨다(이 사진에는 없음).
3. 등 근육을 조이면서 팔꿈치를 구부리며 케이블 바가 가슴 상부에 닿을 때까지 당겨 내린다.

밴드 어시스티드 패러랠 그립 풀업

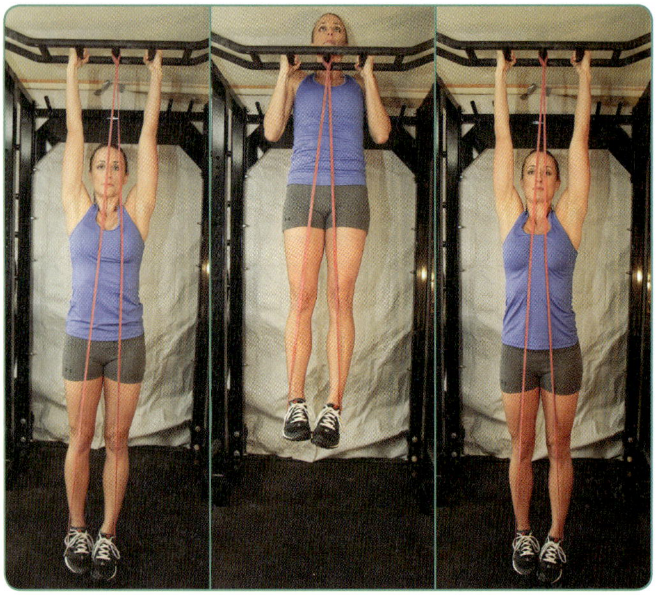

밴드 보조 방법은 운동 초보자나 당기는 힘을 구축하고 싶은 사람들에게 보조 없이 체중 풀업을 수행할 수 있는 훌륭한 운동 방법이다.

자극을 받는 부위: 등, 코어근, 이두근

팁

- 당겼을 때에 흉골에 바가 닿고, 내려갔을 때 팔이 완전히 곧게 펴질 수 있도록 완전한 가동범위로 움직인다.
- 복부를 단단히 만들어 동작을 하는 동안에 등이 휘지 않게 한다.
- 저항 밴드는 오직 바닥에서부터 도움을 줄 것이며, 상단 위치에서 운동을 할 수 있을 것이다.
- 보다 저항이 강한 밴드는 초보자들에게 매우 큰 도움이 될 것이다. 처음에는 두 개의 저항 밴드를 사용할 수 있으며, 점차 하나의 밴드나 저항이 약한 밴드를 사용하여 점진성 있게 훈련할 수 있다.

운동 방법

1. 루프 밴드를 바 위에 걸어놓고 한쪽 끝을 잡아당겨 고정시킨다.
2. 바닥에서 하나의 밴드 끝을 당기고 두 발을 밴드 안쪽에 위치시킨다. 이것은 까다로울 수 있으므로 파트너의 도움이 필요할 수 있다.
3. 발을 밴드에 고정시키고, 어깨너비로 손바닥을 서로 마주 보게 하며 바를 잡는다. 이 자세에서 팔은 완전히 편다.
4. 바를 잡아당겨 바가 가슴에 닿을 때까지 당겨 올라간다.
5. 아래로 내려와 반복한다.

일반 간격 그립 친업

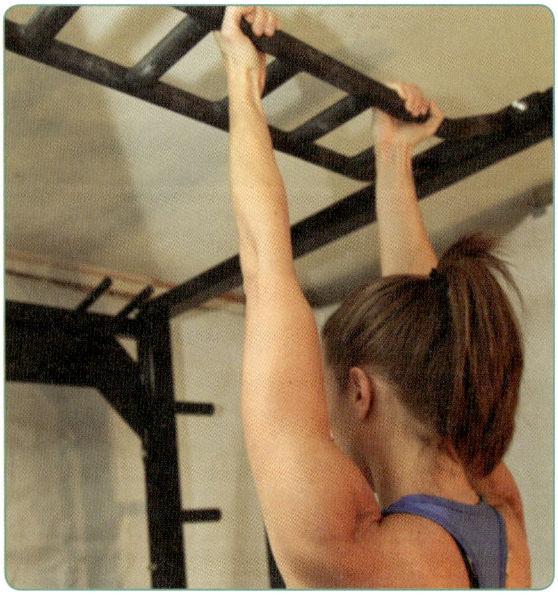

언더 핸드 그립 친업은 내가 선호하는 풀업의 변형 운동이다. 이 운동은 완전한 가동범위를 통하여 등에 자극을 주며, 이두근 발달을 목표로 할 수도 있다.

자극을 받는 부위: 등, 코어근, 이두근

팁

- 당겼을 때에 흉골에 바가 닿고, 내려갔을 때 팔이 완전히 곧게 펴질 수 있도록 완전한 가동범위로 움직인다.
- 복부를 단단히 만들어 동작을 하는 동안에 등이 휘지 않게 한다.
- 과도하게 다리의 힘에 의존하여 몸을 흔들어 올라가는 것을 피하라.

운동 방법

1. 어깨너비로 손바닥이 얼굴을 보게 하고 바를 잡는다. 이 자세에서 팔은 완전히 펴져야 하며, 다리 또한 곧게 펴거나 무릎을 약간만 구부린다.
2. 가슴이 바에 닿을 때까지 몸을 당겨 올린다.
3. 내려온 후 반복한다.

내로우 그립 친업

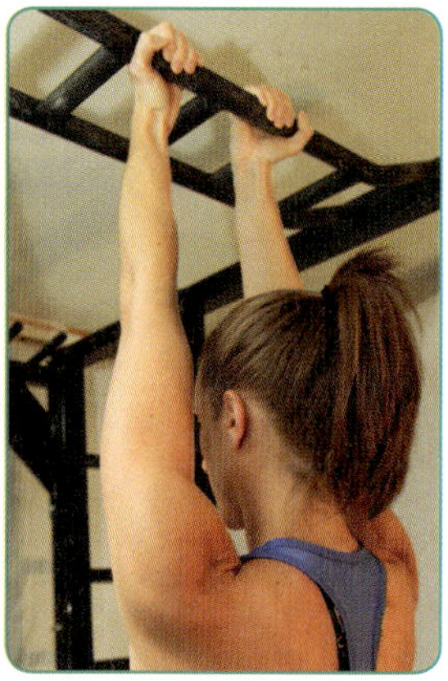

일부의 리프터들은 어깨와 팔꿈치, 팔목에 무리 없이 쉽게 할 수 있는 내로우 그립 친업을 찾을 수 있다.

자극을 받는 부위: 등, 코어근, 이두근

팁

- 당겼을 때에 흉골에 바가 닿고, 내려갔을 때 팔이 완전히 곧게 펴질 수 있도록 완전한 가동범위로 움직인다.
- 복부를 단단히 만들어 동작을 하는 동안에 등이 휘지 않게 한다.
- 과도하게 다리의 힘에 의존하여 몸을 흔들어 올라가는 것을 피하라.

운동 방법

1. 어깨너비로 손바닥이 얼굴을 보게 하고 아주 좁은 그립으로 바를 잡는다. 이 자세에서 팔은 완전히 펴져야 하며, 다리 또한 곧게 펴거나 무릎을 약간만 구부린다.
2. 가슴이 바에 닿을 때까지 몸을 당겨 올린다.
3. 내려온 후 반복한다.

와이드 그립 친업

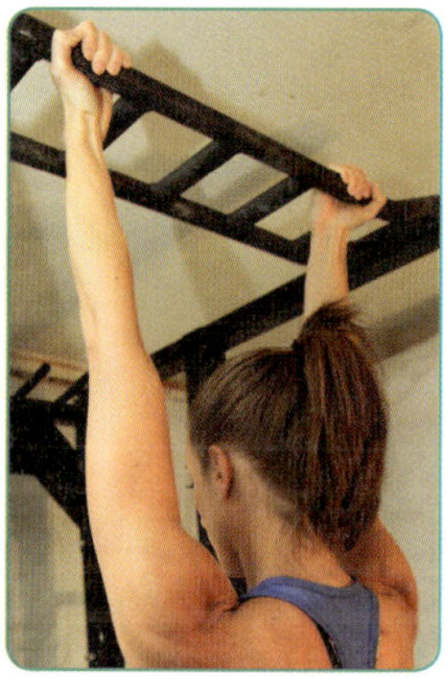

개인적으로 나는 일반 간격, 내로우 그립 친업을 선호하지만 몇몇 사람들(일반적으로 몸이 큰 남성)은 와이드 그립의 변형 운동을 선호한다. 이것은 관절에 좋은 운동이 아니다. 이 운동은 팔꿈치 관절의 회외를 필요로 하다.

자극을 받는 부위: 등, 코어근, 이두근

팁

- 당겼을 때에 흉골에 바가 닿고, 내려갔을 때 팔이 완전히 곧게 펴질 수 있도록 완전한 가동범위로 움직인다.
- 복부를 단단히 만들어 동작을 하는 동안에 등이 휘지 않게 한다.
- 과도하게 다리의 힘에 의존하여 몸을 흔들어 올라가는 것을 피하라.

운동 방법

1. 어깨너비보다 약간 넓게 손바닥이 얼굴을 보게 하고 아주 좁은 그립으로 바를 잡는다. 이 자세에서 팔은 완전히 펴져야 하며, 다리 또한 곧게 펴거나 무릎을 약간만 구부린다.
2. 가슴이 바에 닿을 때까지 몸을 당겨 올린다.
3. 내려온 후 반복한다.

일반 간격 패러랠 그립 풀업

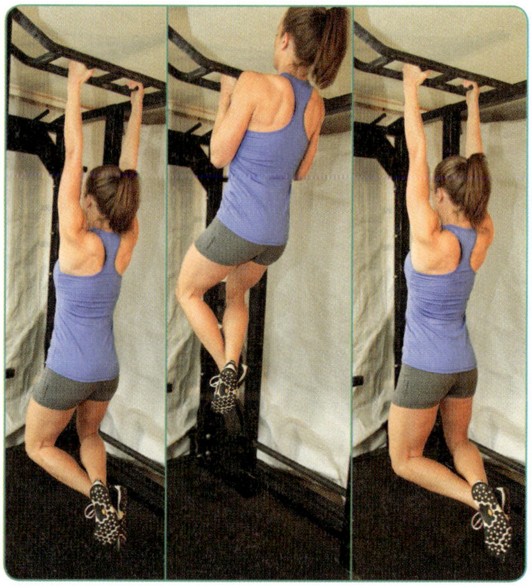

이 변형된 풀업 운동은 관절에 가장 안전하고 가장 쉽게 수행할 수 있다. 이 그립을 사용하여 장비에 접근할 수 있으며, 이 변형 운동을 선호하게 될 것이다.

자극을 받는 부위: 등, 코어근, 이두근

팁

- 당겼을 때에 흉골에 바가 닿고, 내려갔을 때 팔이 완전히 곧게 펴질 수 있도록 완전한 가동범위로 움직인다.
- 복부를 단단히 만들어 동작을 하는 동안에 등이 휘지 않게 한다.
- 과도하게 다리의 힘에 의존하여 몸을 흔들어 올라가는 것을 피하라.

운동 방법

1. 어깨너비보다 약간 넓게 손바닥이 서로 마주 보게 하고 아주 좁은 그립으로 바를 잡는다. 이 자세에서 팔은 완전히 펴져야 하며, 다리 또한 곧게 펴거나 무릎을 약간만 구부린다.
2. 가슴이 바에 닿을 때까지 몸을 당겨 올린다.
3. 내려온 후 반복한다.

내로우 패러랠 그립 풀업

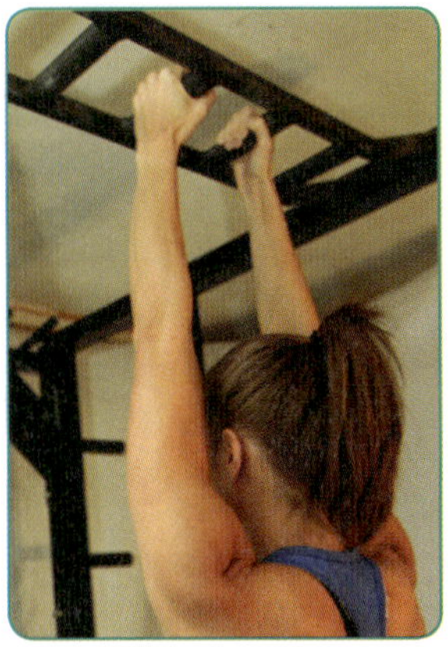

내로우 패러랠 그립 풀업은 관절에 친화적인 또 다른 풀업의 변형 운동이고, 이 운동은 등 근육의 관여도를 줄이고 보다 팔을 많이 사용한다. 그럼에도 이 방법은 수시로 수행할 가치가 있다.

자극을 받는 부위: 등, 코어근, 이두근

팁

- 당겼을 때에 흉골에 바가 닿고, 내려갔을 때 팔이 완전히 곧게 펴질 수 있도록 완전한 가동범위로 움직인다.
- 복부를 단단히 만들어 동작을 하는 동안에 등이 휘지 않게 한다.
- 과도하게 다리의 힘에 의존하여 몸을 흔들어 올라가는 것을 피하라.

운동 방법

1. 매우 좁은 너비로 손바닥이 서로 마주 보게 하고 아주 좁은 그립으로 바를 잡는다. 이 자세에서 팔에 의존하여 몸을 흔들어 올라가는 것을 피하라.
2. 팔은 완전히 펴져야 하며, 다리 또한 곧게 펴거나 무릎을 약간만 구부린다.
3. 가슴이 바에 닿을 때까지 몸을 당겨 올린다.
4. 내려온 후 반복한다.

와이드 패러랠 그립 풀업

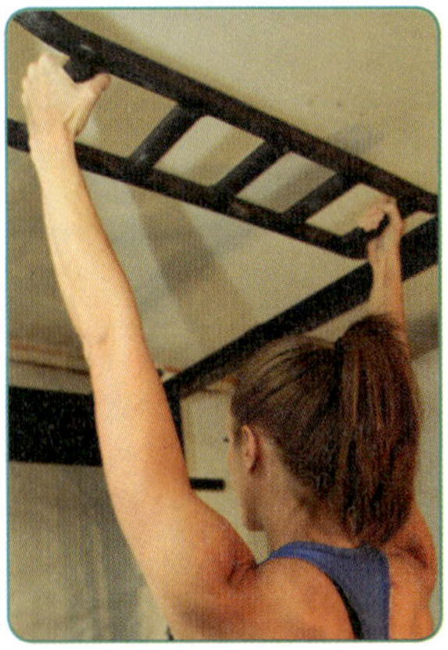

이 변형된 운동은 관절에 보다 쉽게 적용할 수 있고, 동작을 하는 동안에 더 많은 가동범위를 이용할 수 있기 때문에 일반적인 와이드 그립 풀업보다 더 좋다.

자극을 받는 부위: 등, 코어근, 이두근

팁

- 당겼을 때에 흉골에 바가 닿고, 내려갔을 때 팔이 완전히 곧게 펴질 수 있도록 완전한 가동범위로 움직인다.
- 복부를 단단히 만들어 동작을 하는 동안에 등이 휘지 않게 한다.
- 과도하게 다리의 힘에 의존하여 몸을 흔들어 올라가는 것을 피하라.
- 그립이 너무 넓은 경우, 올바른 가동범위로 수행할 수 없게 된다.

운동 방법

1. 어깨의 두 배 너비로 손바닥이 서로 마주 보게 하고 바를 잡는다. 이 자세에서 팔에 의존하여 몸을 흔들어 올라가는 것을 피하라.
2. 팔은 완전히 펴져야 하며, 다리 또한 곧게 펴거나 무릎을 약간만 구부린다.
3. 가슴이 바에 닿을 때까지 몸을 당겨 올린다.
4. 내려온 후 반복한다.

일반 간격 그립 풀업

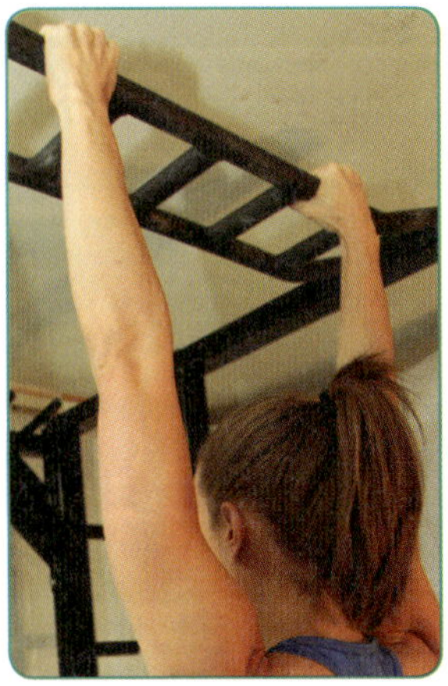

풀업은 광배근을 아주 잘 작동시키는 고전적인 등 운동이다. 경험상 여성이 체육관에서 첫 번째로 풀업을 성공하는 것보다 자랑스럽게 여기는 일은 없다. 로잉 운동 종류, 렛 풀다운, 네가티브 풀업, 그리고 밴들 어시스티드 풀업과 같은 운동들은 완전한 가동범위의 풀업을 수행할 수 있게 근력을 발달시켜줄 수 있다. 체중으로 풀업을 실행하기 위해서는 합리적이어야 한다. 힘든 훈련 후 몇 달 안에, 여성은 적절한 풀업을 수행할 수 있다.

자극을 받는 부위: 등, 코어근, 이두근

팁

- 당겼을 때에 흉골에 바가 닿고, 내려갔을 때 팔이 완전히 곧게 펴질 수 있도록 완전한 가동범위로 움직인다.
- 복부를 단단히 만들어 동작을 하는 동안에 등이 휘지 않게 한다.
- 과도하게 다리의 힘에 의존하여 몸을 흔들어 올라가는 것을 피하라.

운동 방법

1. 어깨너비로 손바닥이 앞을 바라보게 하고 바를 잡는다. 이 자세에서 팔에 의존하여 몸을 흔들어 올라가는 것을 피하라.
   완전히 펴져야 하며, 다리 또한 곧게 펴거나 무릎을 약간만 구부린다.
2. 가슴이 바에 닿을 때까지 몸을 당겨 올린다.
3. 내려온 후 반복한다.

와이드 그립 풀업

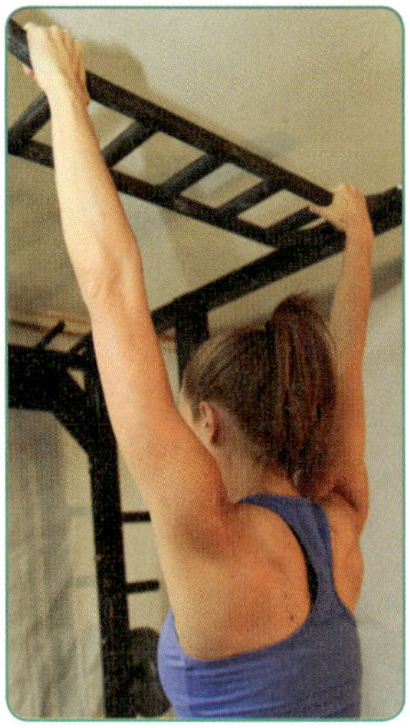

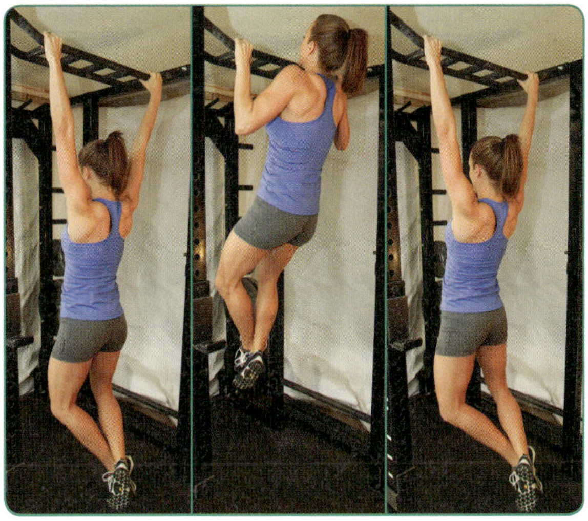

와이드 그립 풀업은 광배근의 발달에 최고인 변형 운동으로 보디빌더 사이에서 단골이 되는 운동이다. 난 몸이 어마하게 큰 사람들의 팬이 아니다. 난 이 운동이 몇몇 사람들에게 문제가 될 수 있다고 생각한다. 다양한 몸의 변화의 이익을 위해 때때로 여러 변형된 운동을 실시할 필요가 있다. 하지만 난 와이드 그립 풀업을 여러 번 수행할 수 있는 여성들에게 이 훈련을 시키지 않는다.

자극을 받는 부위: 등, 코어근, 이두근

팁

- 당겼을 때에 흉골에 바가 닿고, 내려갔을 때 팔이 완전히 곧게 펴질 수 있도록 완전한 가동범위로 움직인다.
- 복부를 단단히 만들어 동작을 하는 동안에 등이 휘지 않게 한다.
- 과도하게 다리의 힘에 의존하여 몸을 흔들어 올라가는 것을 피하라.
- 그립이 너무 넓은 경우, 올바른 가동범위로 수행하지 못하게 된다.

운동 방법

1. 어깨너비로 손바닥이 앞을 바라보게 하고 바를 잡는다. 이 자세에서 팔에 의존하여 몸을 흔들어 올라가는 것을 피하라. 완전히 펴져야 하며, 다리 또한 곧게 펴거나 무릎을 약간만 구부린다.
2. 가슴이 바에 닿을 때까지 몸을 당겨 올린다.
3. 내려온 후 반복한다.

웨이티드 패러랠 풀업

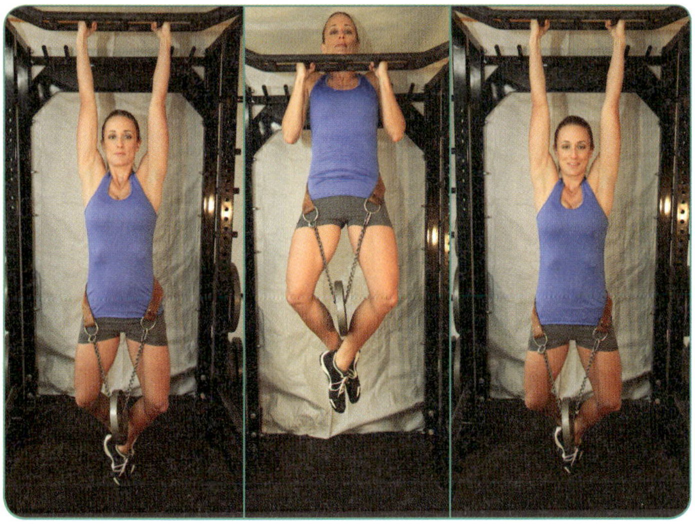

웨이티드 패러랠 풀업은 상체를 당기는 힘을 증가시키는 최고 중 최고 운동이다. 나의 동료 중 일부는 45파운드의 무게를 추가시켜서 풀업을 3번이나 수행하는 여성들을 훈련시켰지만, 이들은 매우 높은 수준의 프로 운동선수들이었다. 나는 25파운드의 무게를 달고 한 번 풀업을 할 수 있는 여성을 훈련시켰다. 체중으로 5번의 풀업을 수행한다면, 훈련을 통하여 점차적으로 부하를 증가시켜 5번을 수행할 수 있을 것이다.

자극을 받는 부위: 등, 코어근, 이두근

팁

- 당겼을 때에 흉골에 바가 닿고, 내려갔을 때 팔이 완전히 곧게 펴질 수 있도록 완전한 가동범위로 움직인다.
- 복부를 단단히 만들어 동작을 하는 동안에 등이 휘지 않게 한다.
- 운동할 수 있는 가동범위를 줄일 수 있기 때문에 너무 무거운 무게를 선택하지 않는다.

운동 방법

1. 적당한 중량을 벨트에 고정한다.
2. 어깨너비로 손바닥이 앞을 바라보게 하고 바를 잡는다. 이 자세에서 팔에 의존하여 몸을 흔들어 올라가는 것을 피하라.
3. 완전히 펴져야 하며, 다리 또한 곧게 펴거나 무릎을 약간만 구부린다. 가슴이 바에 닿을 때까지 몸을 당겨 올린다.
4. 내려온 후 반복한다.

덤벨을 이용한 웨이티드 패러랠 그립 풀업

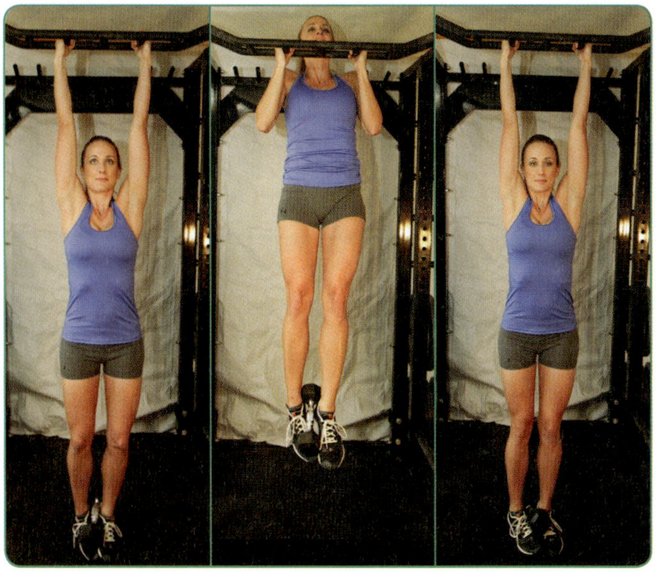

딥 벨트를 사용할 수 없을 경우, 단순히 풀업의 부하를 추가하고 어려움을 높이기 위해 다리 사이에 덤벨을 배치시킬 수 있다.

자극을 받는 부위: **등, 코어근, 이두근**

팁

- 당겼을 때에 흉골에 바가 닿고, 내려갔을 때 팔이 완전히 곧게 펴질 수 있도록 완전한 가동범위로 움직인다.
- 복부를 단단히 만들어 동작을 하는 동안에 등이 휘지 않게 한다.
- 운동할 수 있는 가동범위를 줄일 수 있기 때문에 너무 무거운 무게를 선택하지 않는다.
- 시작 자세에서 파트너가 다리 사이에 무게를 배치시키게 하면 보다 쉽게 시작할 수 있다.

운동 방법

1. 발목 위 다리 사이에 덤벨을 위치시킨다.
2. 어깨너비보다 약간 넓게 손바닥이 서로 마주 보게 하고 아주 좁은 그립으로 바를 잡는다. 이 자세에서 팔은 완전히 펴져야 하며, 다리 또한 곧게 펴거나 무릎을 약간만 구부린다.
3. 가슴이 바에 닿을 때까지 몸을 당겨 올린다.
4. 내려온 후 반복한다.

수직 프레스

많은 여성들은 강한 어깨 근육이 균형잡힌 몸을 만드는 데 도움을 준다고 생각해 관심을 가지고 있다. 버티컬 프레스는 어깨 발달에 최고의 운동이다. 항상 몸 옆의 팔에서 시작해서 머리 위 팔에서 끝난다.

대부분의 여성들은 버티컬 프레스를 안전하게 사용하고 있지만 남자들의 경우에는 형편없이 잘못된 운동으로 어깨의 부상이 꽤 자주 일어난다. 여성들은 어깨와 흉추의 좋은 가동성을 가지고 있는 경향이 있어 정확한 자세를 취한다. 처음엔 어깨와 견갑대의 안정성이 부족할지도 모르지만 이 섹션을 통해 쉽게, 서서히 근력을 발달시키도록 한다.

바벨 푸시 프레스

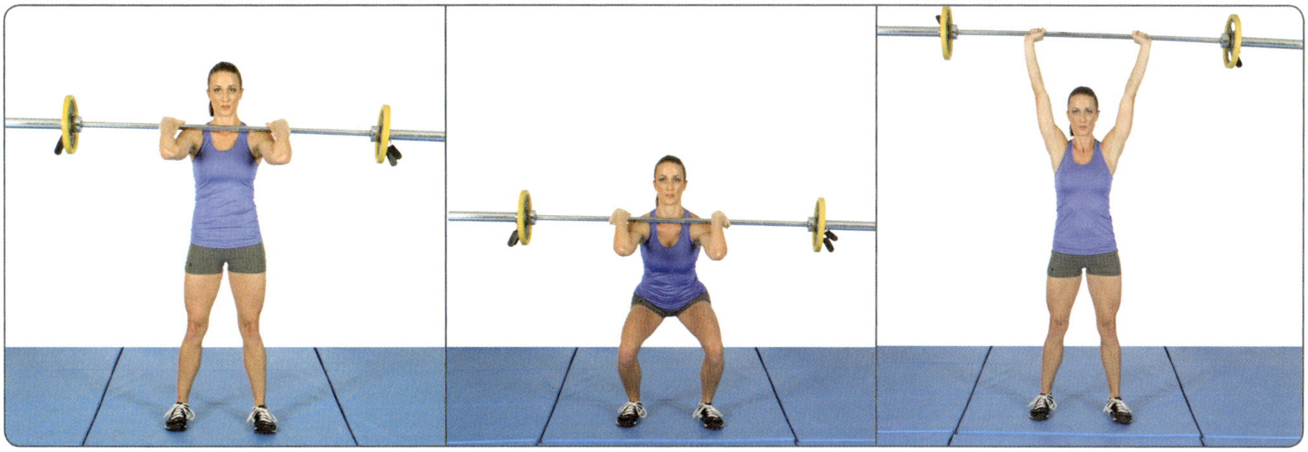

푸시 프레스는 더 많은 중량을 사용할 수 있는 효과적인 어깨 운동이며, 새로운 자극을 제공한다. 이 변화된 운동은 기본 밀리터리 운동과 비교하여 더 많은 전신 운동이 된다.

자극을 받는 부위: 어깨와 다리

팁

- 중량을 들어 올리기 전에 스쿼트를 깊게 하지 말라. 약간 내려가기만 하면 된다.
- 폭발적으로 중량을 밀어 올리고, 머리 위에서 락아웃 자세로 바를 잡아라. 반 정도만 밀어 올려 느리게 삐걱거리는 밀리터리 프레스를 하지 말라.
- 머리 위로 중량을 들어 올렸을 때 허리를 젖히지 말라. 이렇게 하면 중량을 들어 올릴 때 더 어려워진다. 엉덩이와 복부를 쥐어짜서 코어의 중립을 지키도록 도와준다.
- 바가 머리를 위를 지나간 후, 바는 머리 위로 똑바로 올라가고 등 상부는 최대한 늘리도록 머리를 앞으로 내밀어라.
- 좁은(narrow) 그립을 유지하고, 아래로 움직일 때 등 근육의 긴장을 느껴라.

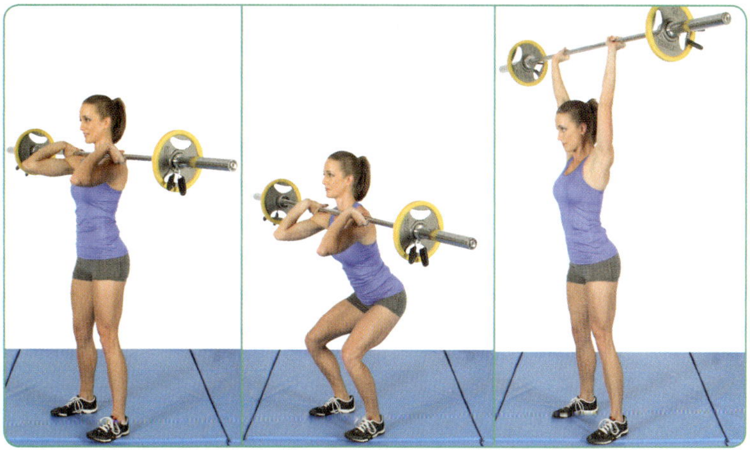

운동 방법

1. 어깨너비보다 약간 넓게 바벨을 움켜잡는다.
2. 똑바로 선 상태에서, 무릎과 엉덩이를 살짝 구부렸다가 폭발적으로 중량을 들어 올리면서 팔을 머리 위로 곧게 편다.
3. 바를 내릴 때는 윗가슴에 떨어뜨려 잡으며 부하를 흡수하도록 한다.
4. 시작 자세로 돌아가 반복한다.

덤벨 푸시 프레스

덤벨 푸시 프레스는 더 많은 중량을 사용할 수 있는 효과적인 어깨 운동이며, 새로운 자극을 제공한다. 이 변화된 운동은 기본 밀리터리 운동과 비교하여 더 많은 전신 운동이 된다. 덤벨은 바벨을 사용하지 못하는 초보자에게 이상적인 도구이고, 더 많은 안정성을 필요로 하며, 어떤 리프터든지 가치 있게 사용할 수 있다. 게다가, 자연스러운 관절 가동범위가 가능하여 바벨 사용 시 바가 지나는 경로에 머리의 방해가 있지만, 덤벨은 그렇지 않다.

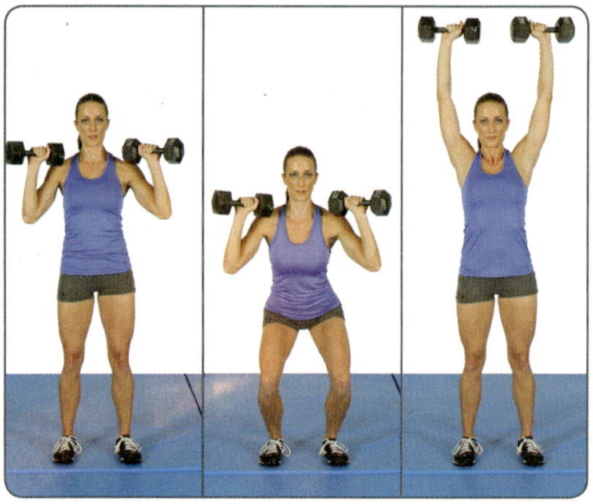

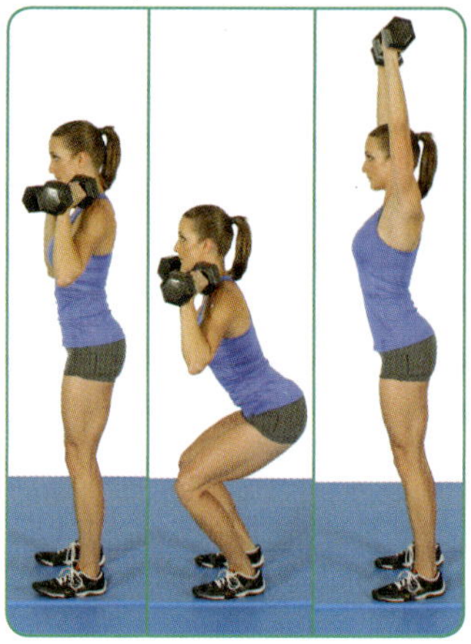

자극을 받는 부위: 어깨와 다리

팁

- 중량을 들어 올리기 전에 깊게 스쿼트를 하지 말라. 약간 내려가기만 하면 된다.
- 폭발적으로 중량을 밀어 올리고, 머리 위에서 락아웃 자세로 바를 잡아라. 반 정도만 밀어 올려 느리게 삐걱거리는 밀리터리 프레스를 하지 말라.
- 머리 위로 중량을 들어 올렸을 때 허리를 젖히지 말라. 이렇게 하면 중량을 들어 올릴 때 더 어려워진다. 엉덩이와 복부를 쥐어짜서 코어의 중립을 지키도록 도와준다.
- 바가 머리를 위를 지나간 후, 바는 머리 위로 똑바로 올라가고 등 상부는 최대한 늘리도록 머리를 앞으로 내밀어라.
- 좁은(narrow) 그립을 유지하고, 바닥으로 움직일 때 등근육의 긴장을 느껴라.

운동 방법

1. 덤벨은 각각 어깨 양쪽에 손바닥이 얼굴 옆에 오도록 위치한다.
2. 발 간격은 어깨너비보다 약간 넓게 서고 11자를 만든다.
3. 똑바로 선 상태에서, 무릎과 엉덩이를 살짝 구부렸다가 폭발적으로 중량을 들어 올리면서 팔을 머리 위로 곧게 편다.
4. 바를 내릴 때는 윗가슴에 떨어뜨려 잡으며 부하를 흡수하도록 한다.
5. 시작 자세로 돌아가 반복한다.

덤벨 스탠딩 오버헤드 프레스

덤벨 오버헤드 프레스는 오랜 세월에도 불구하고 건재한 최고의 어깨 운동이다. 단순히 어깨와 삼두근의 목표가 아니고, 올바르게 수행했을 때는 이상적인 어깨 건강과 기능 향상을 보장한다. 덤벨은 바벨을 사용하지 못하는 초보자에게 이상적인 도구이고, 더 많은 안정성을 필요로 하며, 어떤 리프터든지 가치 있게 사용할 수 있다. 게다가, 자연스러운 관절 가동범위가 가능하여 바벨 사용 시 바가 지나는 경로에는 머리의 방해가 있지만, 덤벨은 그렇지 않다.

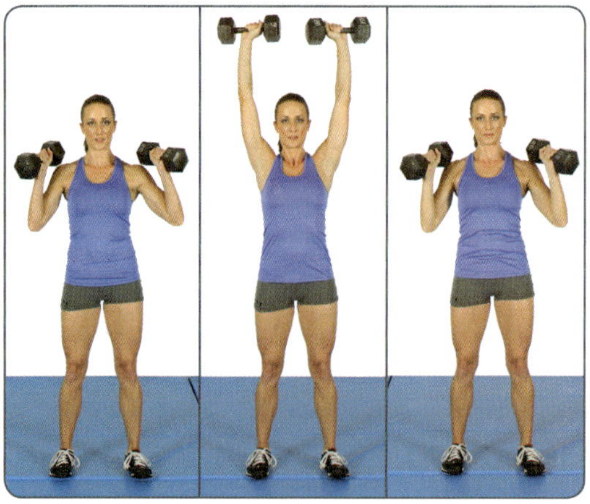

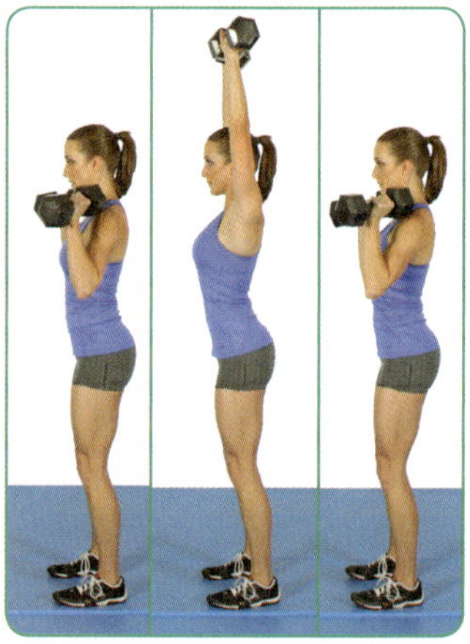

자극을 받는 부위: 어깨

팁

- 덤벨을 들어 올릴 때 팔이 완전히 펴지도록 모든 가동범위를 사용하라. 위로 올린 동작에서 키가 커지는 느낌을 서라.
- 머리 위로 중량을 들어 올렸을 때 허리를 젖히지 말라. 이렇게 하면 중량을 들어 올릴 때 더 어려워진다. 엉덩이와 복부를 쥐어짜서 코어의 중립을 지키도록 도와준다.

운동 방법

1. 덤벨은 각각 어깨 양쪽에 손바닥이 얼굴 옆에 오도록 위치한다.
2. 발 간격은 어깨너비보다 약간 넓게 서고 11자를 만든다.
3. 머리 위로 팔을 완전히 펴는 동안 전완을 바깥쪽으로 돌리며 중량을 밀어 올려라.
4. 전완을 안쪽으로 돌리면서 어깨로 중량을 내린다. 다시 반복한다.

덤벨 원암 숄더 프레스

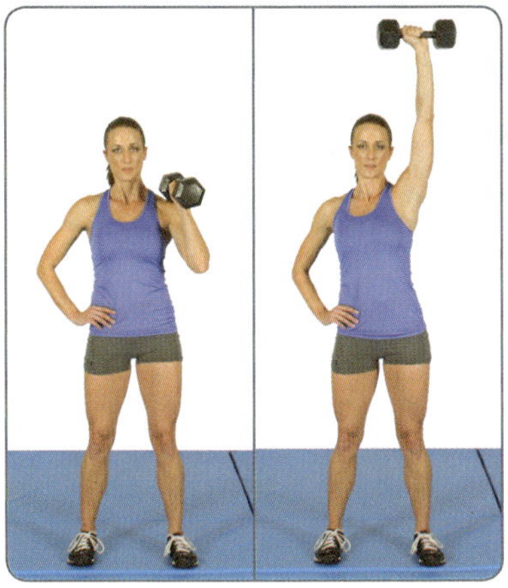

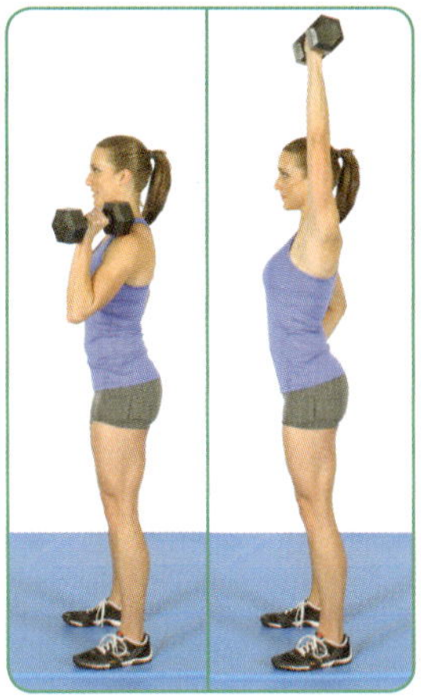

원암 숄더 프레스는 코어 안정성 필요조건의 증가와 리프터들이 좀 더 무거운 부하를 사용하고자 할 때 하는 독특한 변화 동작이다. 이 동작은 관절을 수월하게 움직이게 하는 훌륭한 어깨 운동이다.

자극을 받는 부위: 어깨

팁

- 덤벨을 들어 올릴 때 팔이 완전히 펴지도록 모든 가동범위를 사용하라. 위로 올린 동작에서 키가 커지는 느낌으로 서라.
- 머리 위로 중량을 들어 올렸을 때 허리를 젖히지 말라. 이렇게 하면 중량을 들어 올릴 때 더 어려워진다. 엉덩이와 복부를 쥐어짜서 코어의 중립을 지키도록 도와준다.

운동 방법

1. 덤벨은 오른쪽 어깨에, 엄지손가락이 전면삼각근 가운데쯤 닿게 하고 전완은 얼굴 쪽으로 하여 준비한다.
2. 어깨너비보다 약간 넓게, 11자로 선다.
3. 머리 위로 팔을 완전히 펴는 동안 전완을 바깥쪽으로 돌리며 중량을 밀어 올려라.
4. 전완을 안쪽으로 돌리면서 어깨로 중량을 내린다. 다시 반복한다.
5. 양쪽을 실시한다.

시티드 덤벨 숄더 프레스

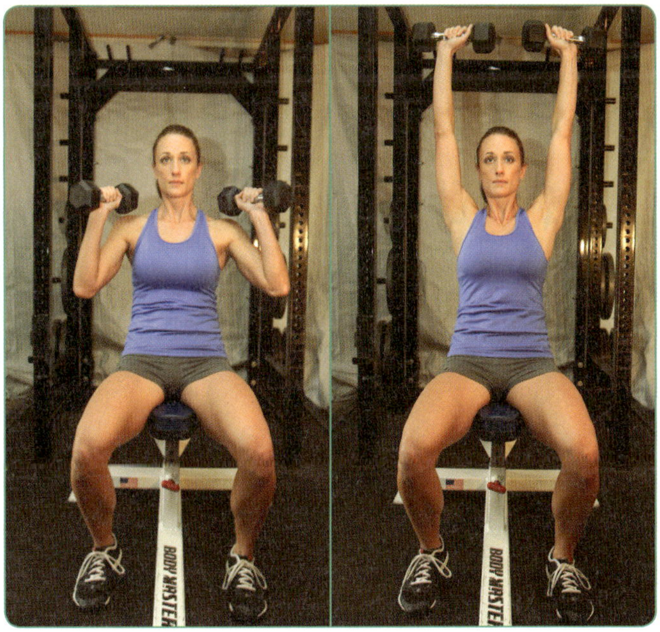

시티드 숄더 프레스는 내가 좋아하는 상체 운동이다. 수많은 리프터들은 허리가 안전하고 어깨 훈련에 효과적이며, 대부분의 사람들은 서서 하는 것과 비교하여 이 변화된 시티드 숄더 프레스에서 좀 더 무거운 부하를 들어 올릴 수 있는데도 문제가 있는 밀리터리 프레스를 찾는다.

자극을 받는 부위: 어깨

팁

- 모든 가동범위를 사용하고 팔을 최대한 펼 때까지 중량을 들어 올리고, 내릴 때는 어깨 아래까지 내린다.
- 더 무거운 중량을 사용할 때는, 허벅지 위에 중량을 올려놓고 쉴 수 있고, 다리로 밀어 올려 시작 자세를 만들 수 있다.

운동 방법

1. 벤치에 기대고 앉고 발은 바닥에 단단히 고정한다.
2. 전완이 얼굴 쪽을 향하도록 양 어깨에 각각 덤벨을 들어 올린다.
3. 머리 위로 팔을 완전히 펴는 동안 전완을 바깥쪽으로 돌리며 중량을 밀어 올려라.
4. 전완을 안쪽으로 돌리면서 어깨로 중량을 내린다. 다시 반복한다.

밀리터리 프레스

밀리터리 프레스는 오랜 세월에도 불구하고 건재한 최고의 어깨 운동이다. 단순히 어깨와 삼두근의 목표가 아니고, 올바르게 수행했을 때는 이상적인 어깨 건강과 기능 향상을 보장한다.

자극을 받는 부위: 어깨

팁

- 최대 가동범위를 사용하고, 팔이 완전히 펴질 때까지 바를 들어 올리고, 내릴 때는 가슴 윗부분에 닿도록 내린다.
- 머리 위로 중량을 들어 올렸을 때 허리를 젖히지 말라. 이렇게 하면 중량을 들어 올릴 때 더 어려워진다. 엉덩이와 복부를 쥐어짜서 코어의 중립을 지키도록 도와준다.
- 바가 머리를 위를 지나간 후, 바는 머리 위로 똑바로 올라가고 등 상부는 최대한 늘리도록 머리를 앞으로 내밀어라.
- 좁은(narrow) 그립을 유지하고, 아래로 움직일 때 등 근육의 긴장을 느껴라.

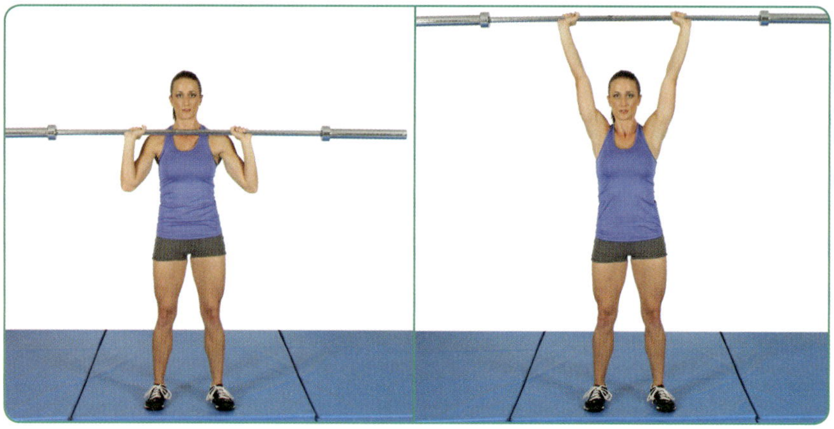

운동 방법

1. 랙(rack)에 있는 바에 어깨너비 바깥쪽을 움켜잡는다. 랙에서 몇 걸음 떨어져 가슴 위에 바를 올려놓은 자세를 취한다.
2. 발은 어깨너비보다 조금 넓게 11자로 선다.
3. 바를 위로 밀고, 팔을 머리 위로 최대한 편다.
4. 바를 내릴 때는 가슴 상부에 내린다. 다시 반복한다.

딥

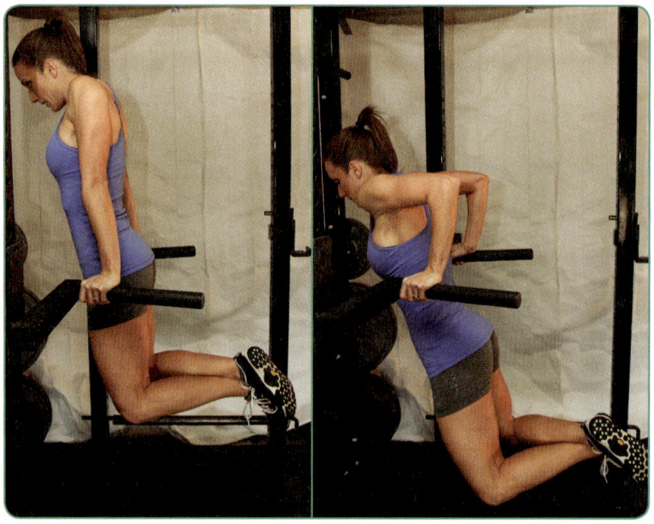

딥은 오랜 세월 동안 전해 내려오는 가슴, 어깨, 삼두근에 훌륭한 운동이다. 어깨관절에 문제가 있는 운동을 찾는다면, 기술을 보고 평가하는 쟁점이 될지 모른다. 이는 도전적인 움직임이어서, 딥을 실시하기 전에 능숙한 푸시업을 확실히 할 수 있어야 한다.

자극을 받는 부위: 가슴, 어깨, 삼두근

팁

- 동작을 하는 동안 완전히 몸을 세우지 말고, 가슴근육에 더 큰 부하가 흡수되도록 약간 앞으로 기울인다.
- 가슴과 앞쪽 어깨가 스트레치 되는 느낌이 들 때까지 내려가고, 완전히 락아웃 될 때까지 올라가야 한다. 너무 많이 내려가지 말라. 통증이 생길 수 있다.
- 넓은 그립을 하지 말라. 이는 어깨관절이 안전하지 않다. 좁은 그립은 장기적으로 어깨 건강에 이상적인 자세이다. 손목 바로 위에 팔꿈치가 오도록 유지하고 동작을 하는 동안 바깥으로 벌리지 말자.
- 동작 중 올라왔을 때 어깨 쉬러그를 허락하지 말라. 귀를 향해 올라가는 어깨를 예방하기 위해 어깨 견갑골을 끌어내린 자세를 유지하라.

운동 방법

1. 손바닥이 마주 보도록 몸 옆에 두고 딥 바에 올라가라. 팔은 곧게 펴야 하고, 어깨는 손 바로 위에 위치해야 한다.
2. 무릎과 고관절은 가볍게 구부려라.
3. 몸을 내리면서 어깨와 팔꿈치를 구부리고 몸통은 앞으로 기울인다.
4. 팔을 곧게 펴면서 밀어 올린다. 다시 반복한다.

웨이티드 딥

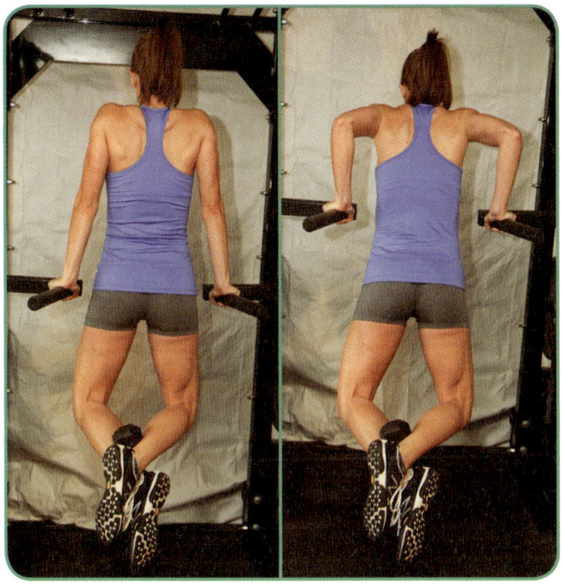

딥은 오랜 세월에도 불구하고 내려오는 가슴, 어깨, 삼두근에 훌륭한 운동이다. 어깨관절에 문제가 있는 운동을 찾는다면, 당신의 기술을 보고 평가하는 쟁점이 될지 모른다. 이는 도전적인 동작이어서, 딥을 실시하기 전에 능숙한 푸시업을 확실히 할 수 있어야 한다. 추가로 중량을 더하는 것은 도전적인 일이지만 숙달된 리프터들은 잘 마칠 수 있다.

자극을 받는 부위: 가슴, 어깨, 삼두근

팁

- 동작을 하는 동안 완전히 몸을 세우지 말고, 가슴근육에 더 큰 부하가 흡수되도록 약간 앞으로 기울인다.
- 가슴과 앞쪽 어깨가 스트레치 되는 느낌이 들 때까지 내려가고, 완전히 락아웃될 때까지 올라가야 한다. 너무 많이 내려가지 말라. 통증이 생길 수 있다.
- 넓은 그립을 하지 말라. 이는 어깨관절이 안전하지 않다. 좁은 그립은 장기적으로 어깨 건강에 이상적인 자세이다. 손목 바로 위에 팔꿈치가 오도록 유지하고 움직이는 동안 바깥으로 벌리지 말자.
- 동작 중 올라왔을 때 어깨 쉬러그를 허락하지 말라. 귀를 향해 올라가는 어깨를 예방하기 위해 어깨 견갑골을 끌어내린 자세를 유지하라.

운동 방법

1. 허리에 중량벨트를 매거나 발 사이에 덤벨을 끼운다.
2. 손바닥이 마주 보도록 몸 옆에 두고 딥 바에 올라가라. 팔은 곧게 펴야 하고, 어깨는 손 바로 위에 위치해야 한다.
3. 무릎과 고관절은 가볍게 구부려라.
4. 몸을 내리면서 어깨와 팔꿈치를 구부리면서 몸통은 앞으로 기울인다.
5. 팔을 곧게 펴면서 밀어 올린다. 다시 반복한다.

파이크 푸시업

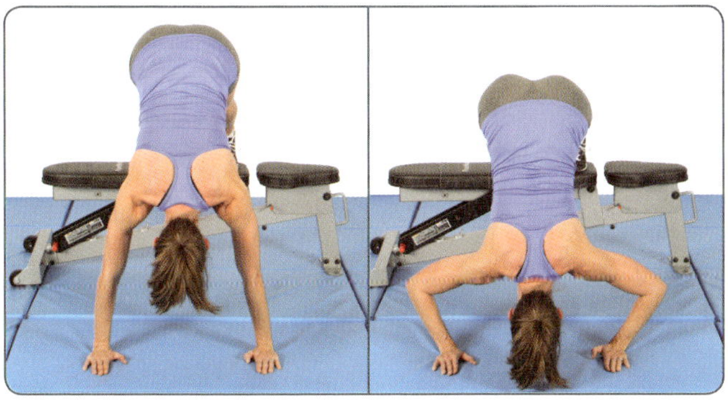

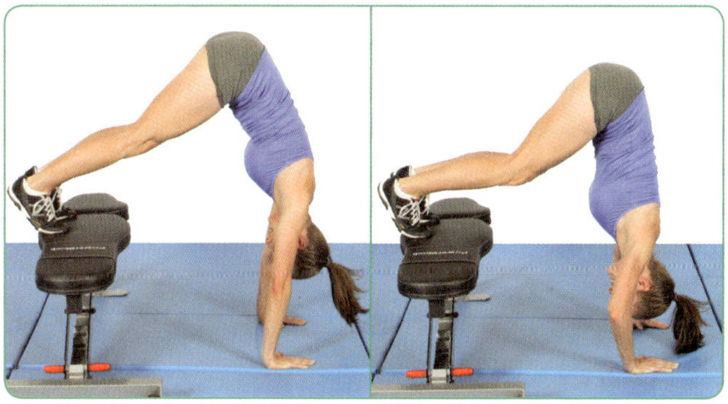

파이크 푸시업은 홈 트레이닝 할 때나 체육관에 갈 수 없을 때 훌륭한 대체 운동이다. 이는 어깨의 안정성과 협응력을 키우면서 삼각근을 목표로 하는 효과적인 운동이다.

자극을 받는 부위: 어깨, 삼두

팁

- 이 운동은 향상된 어깨 운동이다. 발을 벤치 위에 올리는 것보다 바닥에 놓으면 더 쉽게 할 수 있다.

운동 방법

1. 플랫 벤치에 발을 올리고 푸시업 자세를 취한다.
2. 상체가 거의 수직이 될 때까지 손을 짚고 뒤로 걸어가 엉덩이를 위로 들어 올린다.
3. 머리가 바닥에 닿을 때까지 어깨와 팔꿈치를 구부려 몸통을 아래로 내린다.
4. 바닥을 밀어 원래대로 돌아온다. 다시 반복한다.

1차 코어(라이너 코어; Linear Core)

트레이닝프로그램 관해서 복근운동에 집중하는 것은 자주 회자된다. 수년전, 나는 퍼스널 트레이너로써 깨달았는데, 내가 처방하는 복근 운동에 대해 고객들은 절대 의문을 갖지 않는다는 것이다. 나는 부위별 지방감소(spot reduction)가 허구라는 설명을 5분이나 소비했었고(복근 운동은 선택적으로 지방연소를 하지 못한다.)지방 연소와 멋진 몸매를 위해 고강도 전신운동 및 적절한 영양섭취의 이점에 대해 설교하였다. 그러나 단지 고객들은 "다른 코어 운동들은 더 안해요?"라고 묻는다. 상당히 웃긴 얘기다.

그래서 나는 비록 몸매 트레이닝 목적에 코어 트레이닝의 필요성을 느끼지 못했지만, 고객들이 이 훈련을 즐기기를 원했다. 이런 이유로 자주 몇몇 코어 운동을 처방하며 그들과 타협하였다.

전신 운동을 하는 동안 코어는 일을 하고 있다는 것이 진실이다. 척추기립근(허리근육들)은 스쿼트, 데드리프트, 백 익스텐션과 힙 쓰러스트하는 동안 열심히 일을 한다. 복사근들은 밴드 힙 로테이션, 스쿼트와 데드리프트를 하는 동안 일하고, 복근들은 친업하는 동안 사용된다. 체중과 체지방량을 감량하고 큰 중량을 들어 인상적인 근력에 도달한다면, 복부를 볼 때 행복해질 것이다. 그럼에도 기능적인 근력과 바른 자세를 위한 강한 복근을 가지고 있는 것은 항상 좋다. 그래서 과장하지 않는 한 코어 운동을 목표로 한 몇 세트의 운동은 이득을 얻을 수 있다.

1차 코어 운동은 주로 복근들이 작용하고 부차적으로 복사근이 작용한다. '1차적'이라는 말은 전방과 후방 및 각 방향에 따른 움직임 수행을 포함한 운동의 범주를 의미한다. 플랭크, 싯업과 크런치 같은 운동들은 복근을 목표로 하고 코어의 앞뒤로 작용하는 '1차적' 운동이다. 내가 좋아하는 일차적 코어 운동은 RKC 플랭크인데 후방골반경사근의 역할을 통하여 엉덩이 근육들을 작용시키고 엉덩이 근육의 지구력을 필요로 하기 때문이다.

크런치

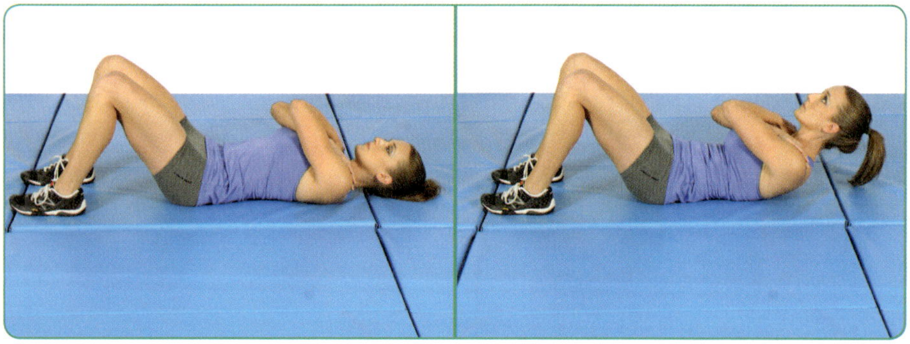

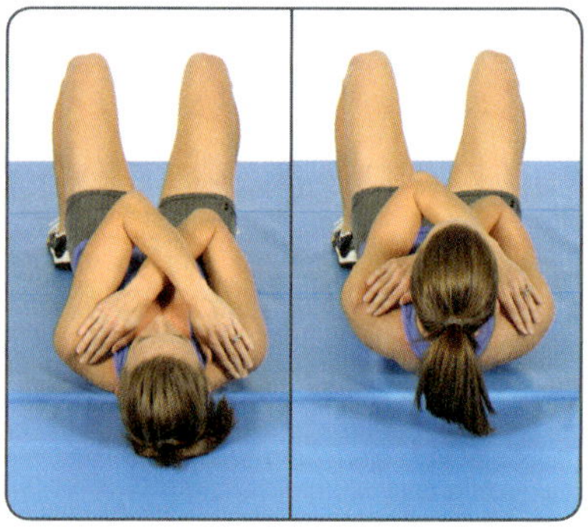

크런치는 복직근을 목표로 한 초보자용 운동이다.

자극을 받는 부위: 복근들

팁

- 복근을 수축할 때 가슴 쪽으로 목을 당기지 말라. 목은 중립 자세를 유지한다.
- 관절 가동범위의 제한. 수평에서 30도 굴곡이면 충분하다.

운동 방법

1. 등이 바닥에 닿도록 누워, 무릎을 굽히고, 발은 엉덩이에서 약간 떨어져 놓는다.
2. 손은 귀 뒤쪽이나 가슴 앞에서 교차해서 놓는다.
3. 갈비뼈가 엉덩이를 향하여 움직이도록 상체를 30도 올려 허리를 구부린다.
4. 상체를 원위치로 내리고 다시 반복한다.

스위스볼 크런치

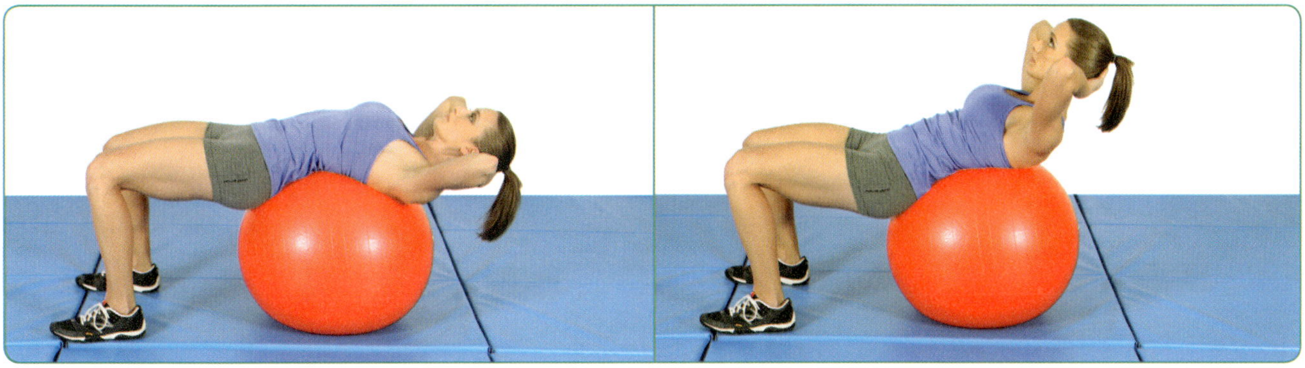

스위스볼 크런치는 상복부를 동원하는 데 매우 효과적인 복부 운동이다.

자극을 받는 부위: 복근

팁

- 고관절 굴근들을 많이 사용하여 볼에서 싯업하기보다는 복근을 수축하는 데 집중하라.
- 척추와 목은 정렬을 유지하고, 손을 사용하여 가슴 쪽으로 목을 당기는 것을 피해야 한다.

운동 방법

1. 엑서사이즈볼에 앉아라. 머리와 어깨가 볼을 지나 등 상부가 닿을 때까지 앞으로 걸어나간다.
2. 발은 바닥에 평평하게 놓고 무릎은 구부린다.
3. 복근이 늘어나도록 볼 윤곽에 맞게 부드럽게 등을 늘린다. 손 위치는 귀 뒤에 또는 가슴에 교차해서 놓는다.
4. 복근을 쥐어짜면서 갈비뼈를 엉덩이 쪽으로 당긴다. 너무 높게 몸통을 들지 말라. 수평면에서 몸통 굴곡은 30도면 충분하다.

덤벨 스위스볼 크런치

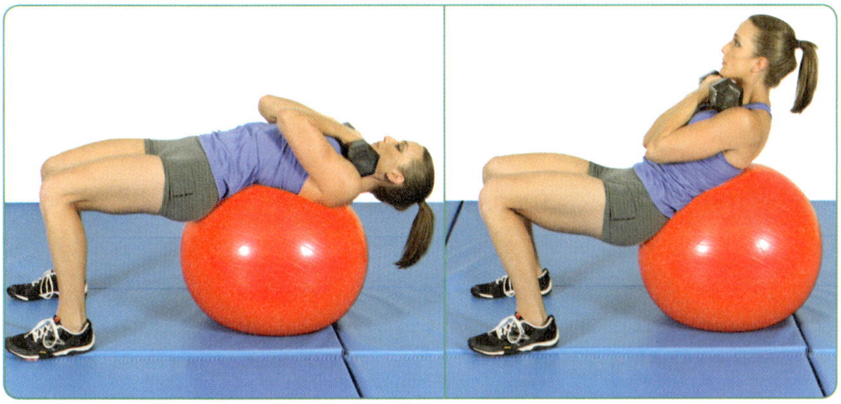

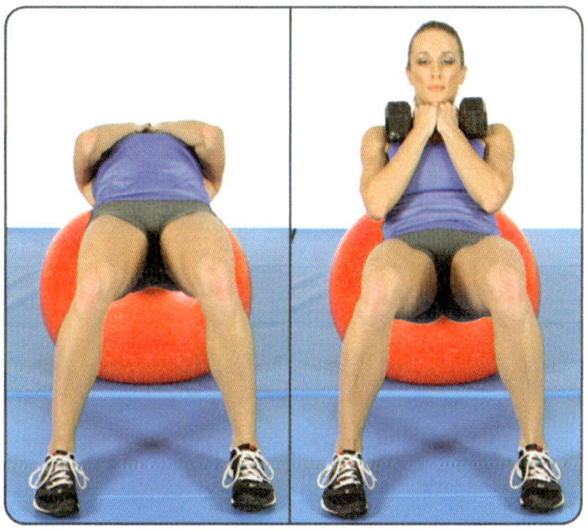

스위스볼 크런치는 상복부를 동원하는 데 매우 효과적인 복부 운동이다. 덤벨을 사용하는 것은 전보다 더 도전적인 움직임을 만든다.

자극을 받는 부위: 복근

팁

- 고관절 굴근들을 많이 사용하여 볼에서 싯업하기보다는 복근을 수축하는 데 집중하라.
- 척추와 같이 목의 정렬도 유지하고, 손을 사용하여 가슴 쪽으로 목을 당기는 것을 피해야 한다.

운동 방법

1. 양손으로 덤벨 손잡이를 잡는다. 덤벨은 턱 바로 밑에 놓는다.
2. 엑서사이즈볼에 앉아라. 머리와 어깨가 볼을 지나 등 상부가 닿을 때까지 앞으로 걸어나간다.
3. 발은 바닥에 평평하게 놓고 무릎은 구부린다.
4. 복근이 수축하도록 머리, 어깨, 목은 들고 앞쪽으로 기울인다.
5. 천천히 시작 자세로 내리고, 횟수를 반복한다.

스트레이트 레그 싯업

스트레이트 레그 싯업은 복부와 고관절 굴곡근에 큰 자극을 주기 때문에 많은 고객들이 선호하는 운동이다. 적절히 실시한다면, 놀라운 전방 사슬 운동이 될 것이다.

자극을 받는 부위: 복부

팁

- 글루트/햄 디벨로퍼를 이용할 수 없다면, 이 운동을 바닥에 누워서 할 수도 있고, 안전한 무언가에 발을 걸고 할 수 있다면 가능하다.
- 가슴을 들어 유지하고, 몸통을 들어 올리도록 복근과 고관절 굴근을 사용하라.
- 요추가 과신전되도록 너무 많이 내려가지 말고, 등을 굽혀 요추가 과도하게 굴곡되지 않도록 너무 높이 올라가지 않는다.

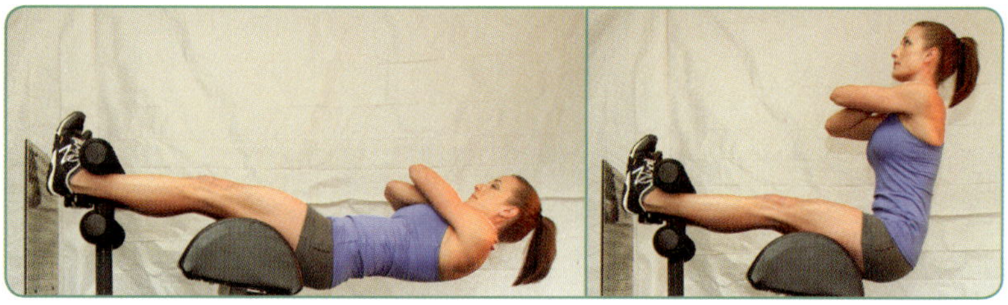

운동 방법

1. 앉을 수 있도록 발과 롤러 사이를 글루트/햄 디벨로퍼를 조정하고, 패드 끝부분에 엉덩이가 닿도록 한다.
2. 양손은 가슴 앞에 교차하고 다리를 쭉 펴고, 몸통을 수직으로 해서 시작 자세를 만든다.
3. 몸통이 수평 위치가 될 때까지 천천히 내린다.
4. 일어날 때 등을 말아 올리다가 몸통이 45도가 넘어서면 등을 곧게 편다.
5. 똑바로 선 자세로 돌아오고 다시 반복한다.

닐링 프론트 플랭크

이 플랭크 변형 동작은 프론트 플랭크를 할 준비가 되어 있지 않은 사람에게 완벽한 운동이다. 무릎을 대고 몸통을 단단하게 만드는 것은 체중의 총무게를 감소시켜 더 쉽게 동작을 만들 수 있게 도와준다.

자극을 받는 부위: 복부

팁

- 허리가 쳐지는 것을 막기 위해서 복부부터 엉덩이와 허벅지를 쥐어짜라.
- 이 동작을 하는 동안 엉덩이를 들면 목이 구부러지기 쉽다. 목은 척추와 중립이 되도록 정렬을 유지한다.
- 자세가 망가진 상태로 시간을 더하는 것보다는 좋은 자세로 짧은 시간을 하는 것이 더욱 효과적이다.

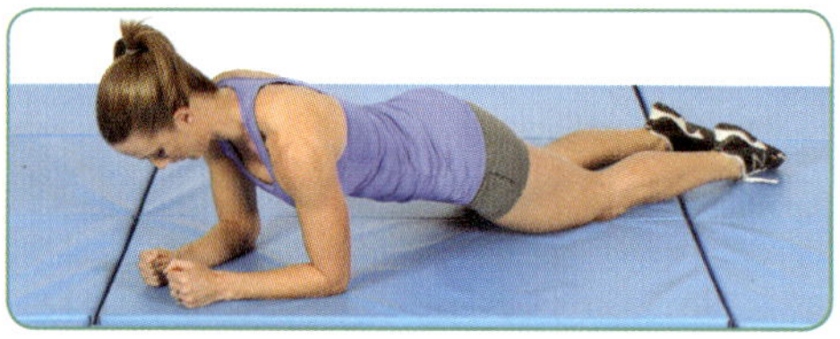

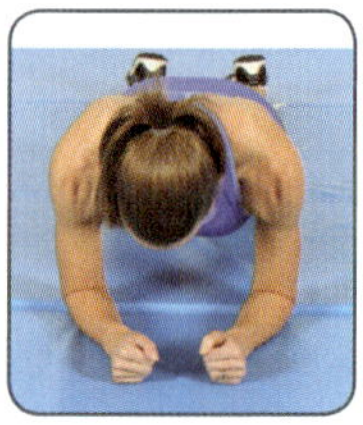

운동 방법

1. 매트 위에서 바닥을 보도록 엎드린다. 팔꿈치 밑에 어깨가 있도록 하고, 팔뚝과 무릎으로 밀어낸다.
2. 몸통을 위로 들고, 머리부터 무릎까지 직선처럼 곧게 편다.
3. 운동하는 내내 복부, 엉덩이와 허벅지를 수축한다.
4. 가능한 한 등척성 수축을 하며 유지한 후 이완한다. 등척성 수축 유지를 1회씩 수행한다.

프론트 플랭크

프론트 플랭크는 특별히 과신전으로 당겨지는 요추의 저항하는 1차 안정성을 위한 코어를 훈련한다.

자극을 받는 부위: 복부

팁

- 허리가 쳐지는 것을 막기 위해서 복부에서부터 엉덩이와 허벅지를 쥐어짜라.
- 이 동작을 하는 동안 엉덩이를 들면 목이 구부러지기 쉽다. 목은 척추와 중립이 되도록 정렬을 유지한다.
- 자세가 망가진 상태로 시간을 더하는 것보다는 좋은 자세로 짧은 시간을 하는 것이 더욱 효과적이다.

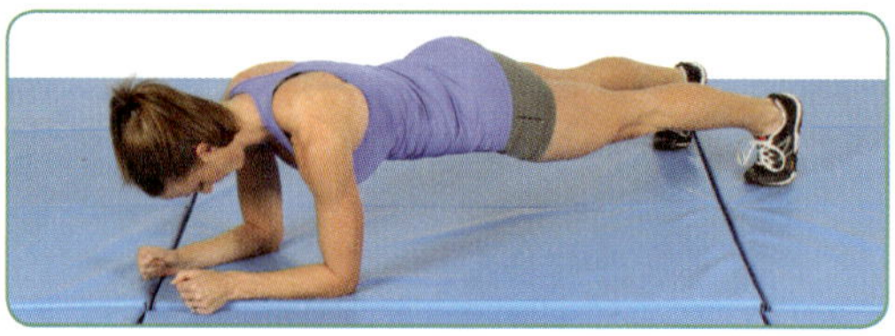

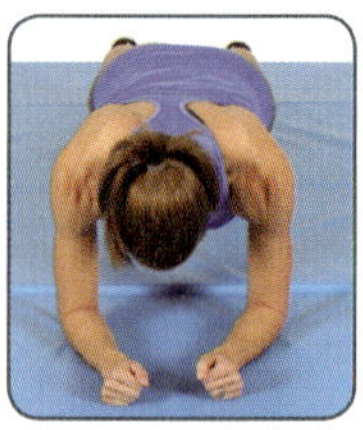

운동 방법

1. 매트 위에서 바닥을 보도록 엎드린다. 팔꿈치 밑에 어깨가 있도록 하고, 팔뚝으로 밀어낸다.
2. 발과 정강이는 바닥에 쉬는 자세로 놓는다.
3. 몸을 위로 들어 올려, 머리부터 발까지 곧게 펴지도록 만들어라.
4. 운동하는 내내 복부, 엉덩이와 허벅지를 수축한다.
5. 가능한 한 오래 버틴 후, 이완한다.

롱레버 프론트 플랭크

몸통에서 팔을 더 멀리 움직여 프론트 플랭크를 더 어렵도록 향상된 운동으로 활용하라.

자극을 받는 부위: 복부

팁

- 허리가 쳐지는 것을 막기 위해서 복부에서부터 엉덩이와 허벅지를 쥐어짜라.
- 이 동작을 하는 동안 엉덩이를 들면 목이 구부러지기 쉽다. 목은 척추와 중립이 되도록 정렬을 유지한다.
- 자세가 망가진 상태로 시간을 더하는 것보다는 좋은 자세로 짧은 시간을 하는 것이 더욱 효과적이다.

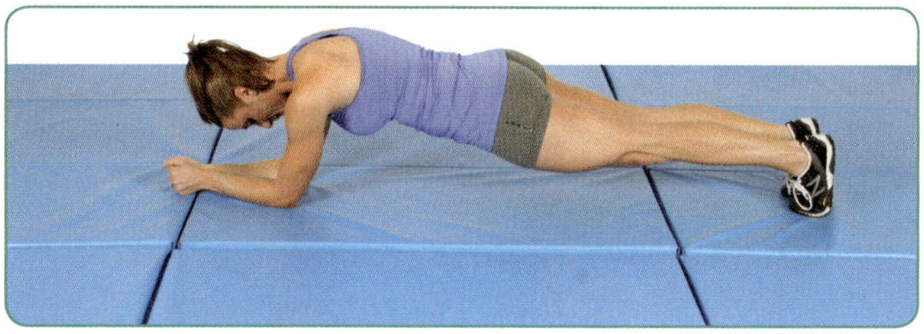

운동 방법

1. 매트 위에서 바닥을 보도록 엎드린다. 이마 근처에 팔꿈치를 두고, 팔뚝으로 밀어낸다.
2. 발과 정강이는 바닥에 쉬는 자세로 놓는다.
3. 몸을 위로 들어 올려, 머리부터 발까지 곧게 펴지도록 만들어라.
4. 운동하는 내내 복부, 엉덩이와 허벅지를 수축한다.
5. 가능한 한 오랫동안 버틴 후 이완한다.

RKC 플랭크

이 플랭크 변형동작은 후방 경사를 만드는 근육들의 작용과 엉덩이 근육의 지구력을 만드는 근육군을 동시에 트레이닝함으로써, 요추의 과신전을 막아주는 훈련법이다. 많은 사람은 이 자세에서 엉덩이를 활성화시키려고 고군분투한다. 그런 사람들 중 한 명이라면 자연스럽게 될 때까지 2달 정도 매일 RKC 플랭크를 수행하길 추천한다. 10~30초 1~2세트만 하면 된다. RKC 플랭크는 다른 둔근 운동의 효과 증가를 위한 가치 있는 운동이다. 힙 쓰러스트 또는 케틀벨 스윙을 몇 세트 하기 전이나 후에 즉시 10초 버티기를 하면 둔근이 지칠 것이다. 이것은 가끔 실험하기 좋은 전략이다.

자극을 받는 부위: 복부, 둔근, 대퇴

팁

- RKC 플랭크는 매우 짧은 기간에 완전히 근육을 작용시키는데 좋은 방법이다.
- 이 동작을 하는 동안 엉덩이를 들면 목이 구부러지기 쉽다. 목은 척추와 중립이 되도록 정렬을 유지한다.
- 자세가 망가진 상태로 시간을 더하는 것보다는 좋은 자세로 짧은 시간을 하는 것이 더욱 효과적이다.

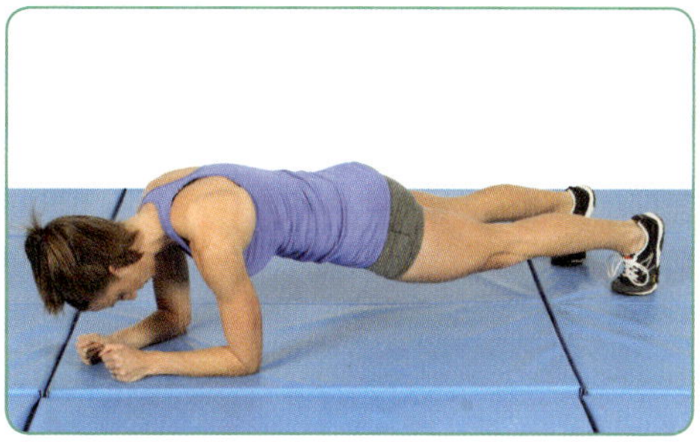

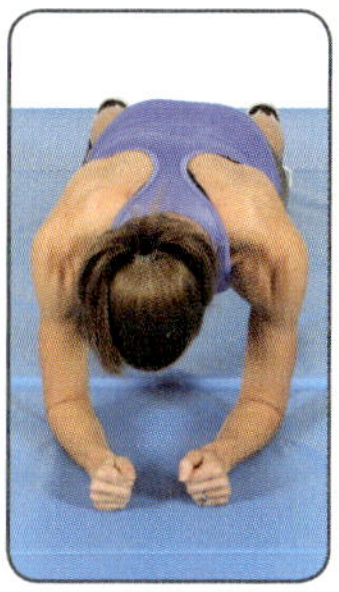

운동 방법

1. 매트위에서 바닥을 보도록 엎드린다. 팔꿈치 밑에 어깨가 있도록 하고, 팔뚝으로 낸다. 어깨를 단단히 고정하고, 주먹을 쥐어짜라.
2. 몸을 위로 들어 올려, 머리부터 발까지 곧게 펴지도록 만들어라.
3. 후방 경사가 되도록 가능하한 강하게 둔근을 쥐어짜라. 절대 수축을 느슨하게 하지 말라.
4. 할 수 있는 한 강하게 팔꿈치는 발가락방향으로 당기고, 발가락은 팔꿈치 방향으로 당겨라.
5. 가능한 한 오래 버틴 후, 이완한다.

발을 높인 RKC 플랭크

이 플랭크 변형 동작은 후방 경사를 만드는 근육들의 작용과 둔근의 지구력을 만드는 엉덩이 근육군을 동시에 트레이닝함으로써, 요추의 과신전을 막아주는 훈련법이다. 발을 올리는 것은 약간 향상된 도전적인 방법이다.

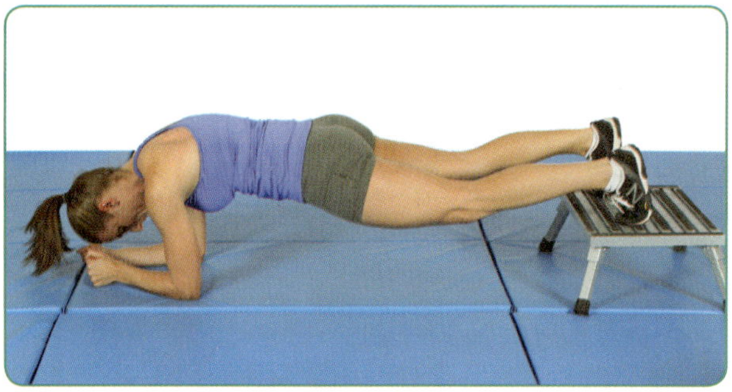

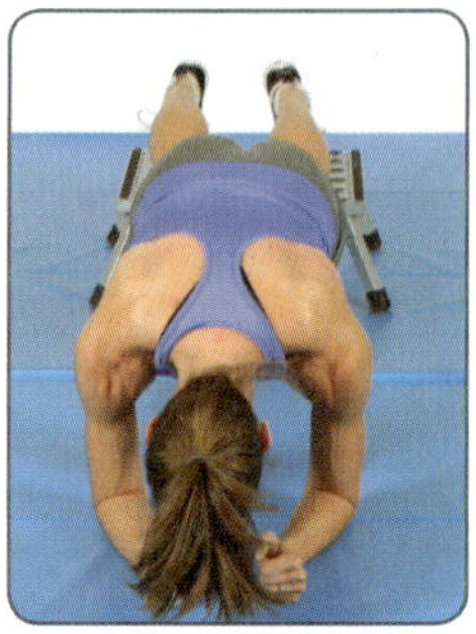

자극을 받는 부위: 복부, 둔근, 대퇴

팁

- RKC 플랭크는 매우 짧은 기간에 완전히 근육을 작용시키는 데 좋은 방법이다.
- 이 동작을 하는 동안 엉덩이를 들면 목이 구부러지기 쉽다. 목은 척추와 중립이 되도록 정렬을 유지한다.
- 자세가 망가진 상태로 시간을 더하는 것보다는 좋은 자세로 짧은 시간을 하는 것이 더욱 효과적이다.

운동 방법

1. 매트 위에서 바닥을 보도록 엎드린다. 팔꿈치 밑에 어깨가 있도록 하고, 팔뚝으로 밀어낸다. 어깨를 단단히 고정하고, 주먹을 쥐어짜라. 스텝이나 박스 위에 발을 올려놓는다.
2. 몸을 위로 들어 올려, 머리부터 발까지 곧게 펴지도록 만들어라.
3. 후방 경사가 되도록 가능한 강하게 둔근을 쥐어짜라. 절대 수축을 느슨하게 하지 말라.
4. 할 수 있는 한 강하게 팔꿈치는 발가락 방향으로 당기고, 발가락은 팔꿈치 방향으로 당겨라.
5. 가능한 한 오래 버틴 후 이완한다.

보디 소

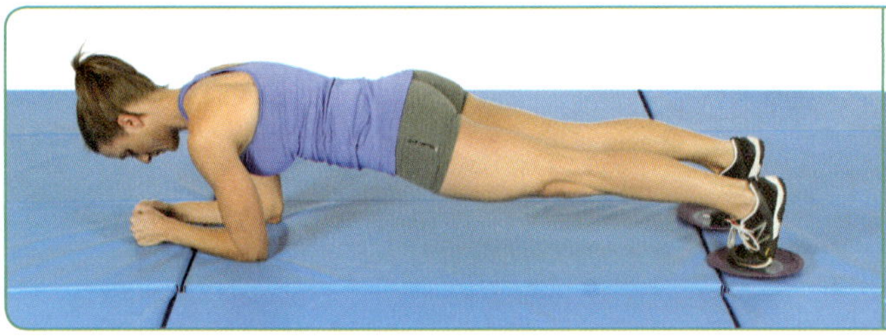

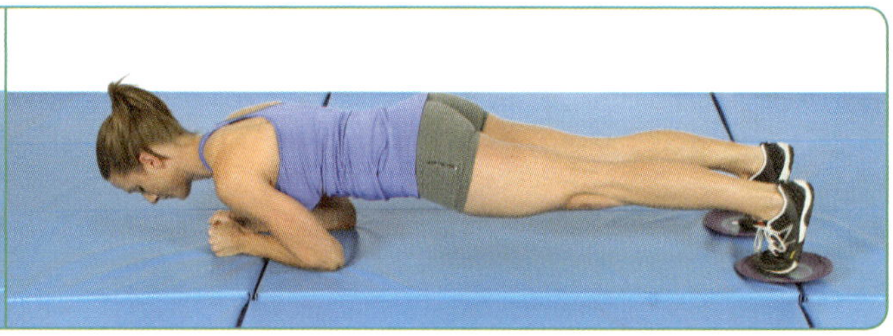

보디 소는 요추의 신전을 막아주는 능력을 만들어준다. 그것 때문에 복부의 효율적인 작용으로 코어의 안정성이 증가한다.

자극을 받는 부위: 복부

팁

- 허리가 쳐지는 것을 막기 위해서 복부에서부터 엉덩이와 허벅지를 쥐어짜라.
- 이 동작을 하는 동안 엉덩이를 들면 목이 구부러지기 쉽다. 목은 척추와 중립이 되도록 정렬을 유지한다.
- 이 운동을 효율적으로 하기 위해 무리해서 앞으로 또는 뒤로 움직이지 않도록 한다.

운동 방법

1. 미끄러질 수 있는 물건이나 발슬라이드(Valslide)에 팔을 올려놓는다.
2. 팔의 움직임 없이 몸통을 앞으로 당긴다.
3. 팔이 긴 지렛대로 만들어 몸통을 뒤로 민다.
4. 횟수를 반복한다.

Ab 휠 롤 아웃

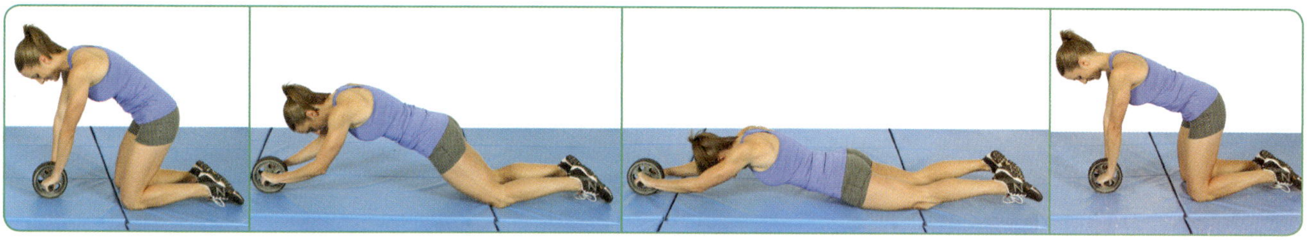

이 운동은 코어의 안정성과 요추의 신전에 저항하는 몸의 능력을 만들어준다. 이 프로그램 중에서 가장 도전적이면서 효과적인 복부운동 중 하나이다.

자극을 받는 부위: 복부

팁

- 휠을 밀어낼 때 허리의 아치나 골반의 전방 경사가 되지 않도록 운동하는 동안 척추의 중립을 지킨다.
- 이 운동을 처음 시작했을 때 몸 앞으로 팔이 완전히 펴지지 않을 수도 있다. 이런 경우 휠을 편한 위치까지만 밀어내고 시간이 갈수록 완전한 가동범위가 되도록 진행한다.

운동 방법

1. 매트에서 무릎을 꿇고, 오버핸드 그립으로 ab휠을 잡는다.
2. 휠을 무릎 가까이에 위치하고, 어깨는 휠 바로 위에 오도록 한다.
3. 팔은 곧게 펴서 유지하고, 몸통은 바닥을 향해 가능한 한 멀리 휠을 밀어낸다.
4. 몸을 일으켜 세우면서 휠을 되돌려 당기고 시작 자세로 돌아온다. 횟수를 반복한다.

행잉 레그 레이즈

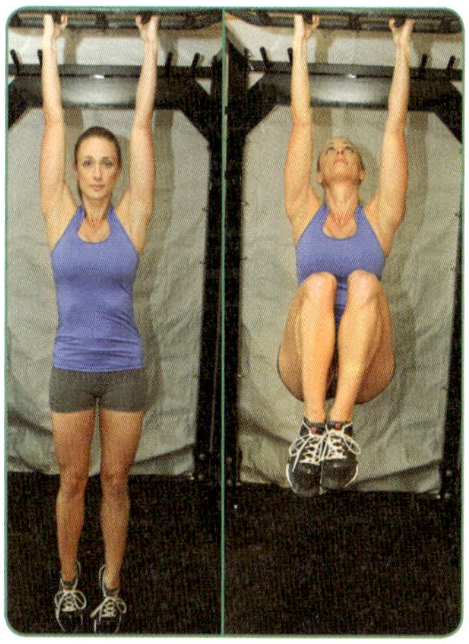

행잉 레그 레이즈는 하복부 근육 훈련에 환상적인 운동이다.

자극을 받는 부위: 복부

팁

- 조절된 상태로 가슴 쪽으로 무릎을 당기는 것에 집중한다. 가속도에 의지하지 말라.
- 다리를 내릴 때 흔들리지 않도록 주의한다.

운동 방법

1. 어깨너비보다 약간 넓게 오버핸드 그립으로 철봉을 잡고 매달린다.
2. 가슴 쪽으로 무릎은 접고, 고관절은 굴곡시켜 다리를 들어 올린다.
3. 무릎은 엉덩이보다 높게 당긴다.
4. 무릎과 고관절이 완전히 펴지도록 시작 자세로 돌아간다. 횟수를 반복한다.

케틀벨 파머즈 워킹

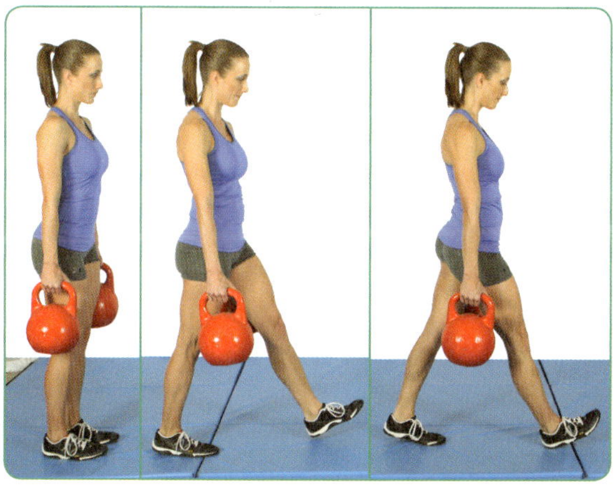

케틀벨 파머즈 워킹은 악력과 어깨, 고관절의 안정성 그리고 지구력을 발달시킨다.

자극을 받는 부위: 척추기립근, 전완근, 승모근, 대퇴근, 상부둔근

팁

- 걸을 때 어깨를 으쓱하는 것을 막아야 한다.

운동 방법

1. 양발 옆에 케틀벨을 놓는다. 데드리프트 자세로 곧게 구부려 앉아 케틀벨을 들어 올린다.
2. 케틀벨을 몸 옆에 고정하고 보통 걸음으로 똑바로 걸어 나간다.
3. 중량과 거리를 미리 결정하고 걷는다.

네이키드 겟업

터키쉬 겟업의 기초 동작인 이 운동은 전신의 안정성, 가동성과 협응력을 길러준다.

자극을 받는 부위: 척추기립근, 전완근, 승모근, 대퇴근, 상부둔근

팁

- 신발이나 다른 평평한 물건을 사용하는 것은 동작 내내 손의 위치와 바른 자세를 유지하는 데 도움을 줄 것이다.
- 하나의 연속적인 동작으로 한 번에 배워라. 정확한 동작으로 연습한다. 너무 조급하게 하지 말라.

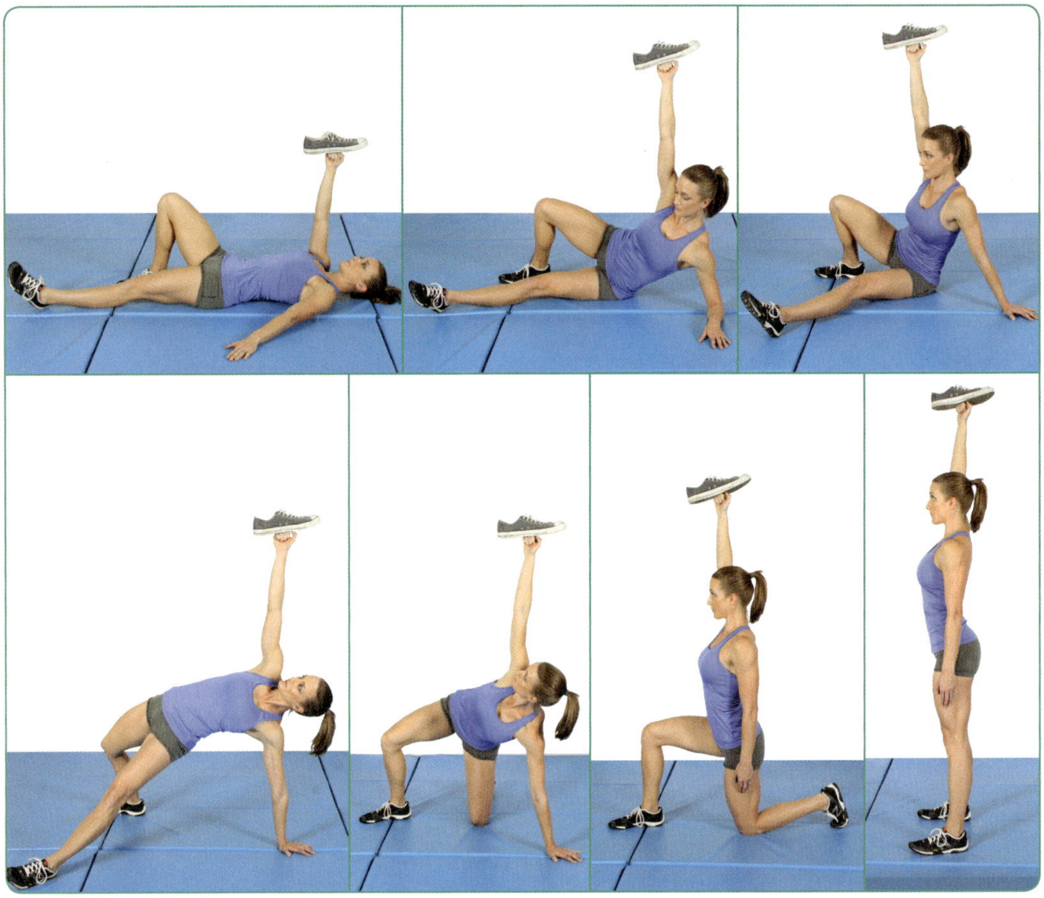

운동 방법

1. 바닥에 등을 대고 누워라. 오른팔을 곧게 머리 위로 펴고 주먹 위에 물건을 올린다. 왼팔은 몸 옆에 45도 각도로 쭉 편다.
2. 바닥에 발바닥을 대고 오른쪽 무릎은 굽혀 세운다. 왼 다리는 앞쪽에 곧게 뻗고 유지한다.
3. 왼쪽 팔꿈치 쪽으로 가슴을 끌어올린다. 이때 오른발을 지금 위치한 곳에서 엉덩이가 멀어지도록 몸 옆 방향으로 돌린다.
4. 이 자세에서, 왼손 방향으로 일어난다. 몸통은 정면을 보고 있어야 한다.
5. 하이 브릿지(high bridge) 자세가 되도록 뒤꿈치를 추진하라. 가슴을 들어 올리고, 요추보다는 고관절을 통하여 몸을 늘리는 데 집중한다. 고관절을 들어 올리면서 둔근과 햄스트링을 쥐어짠다.
6. 여기서, 오른 다리 밑으로 왼 다리로 쓸어 당겨(실을 바늘에 꿰듯) 몸 아래 무릎 꿇은 자세를 만든다.
7. 왼 다리를 회전시키고(차 유리창 와이퍼처럼 정강이를 바깥쪽으로) 몸통을 일으켜 세워 반무릎 자세(tall half-kneeling)를 만든다.
8. 스플릿 스쿼트 자세로 일어나고, 가슴을 들고 팔은 쭉 편채 뒷발을 가져와 모은다. 이 탑 포지션이 중간 지점이다. 이제 내려가는데, 거꾸로 단계를 반복한다.
9. 왼 다리를 뒤로 내딛고, 리버스 런지로 내려가서 바닥에 오른 무릎을 꿇은 자세를 만든다.
10. 반무릎 자세에서, 왼발을 바깥으로 돌리고, 왼쪽 방향으로 몸통을 내리면서 손으로 바닥을 짚는다.앞쪽으로 다리가 쭉 펴질 때까지 몸통 아래로 왼 다리를 쓸어내 뻗는다. 고관절을 이용하여 하이 브릿지 자세를 만들고 둔근을 쥐어짜는 데 집중한다.왼팔로 체중을 버티면서 바닥으로 엉덩이를 내려놓는다.움직임을 조절하며 팔꿈치를 내려놓는다.오른 무릎은 세운 자세로, 왼 다리는 쭉 펴고, 바닥에 평평해질 때까지 몸통을 천천히 내린다.횟수를 반복한다. 반대편을 바꿔서 실시한다.

터키쉬 겟업

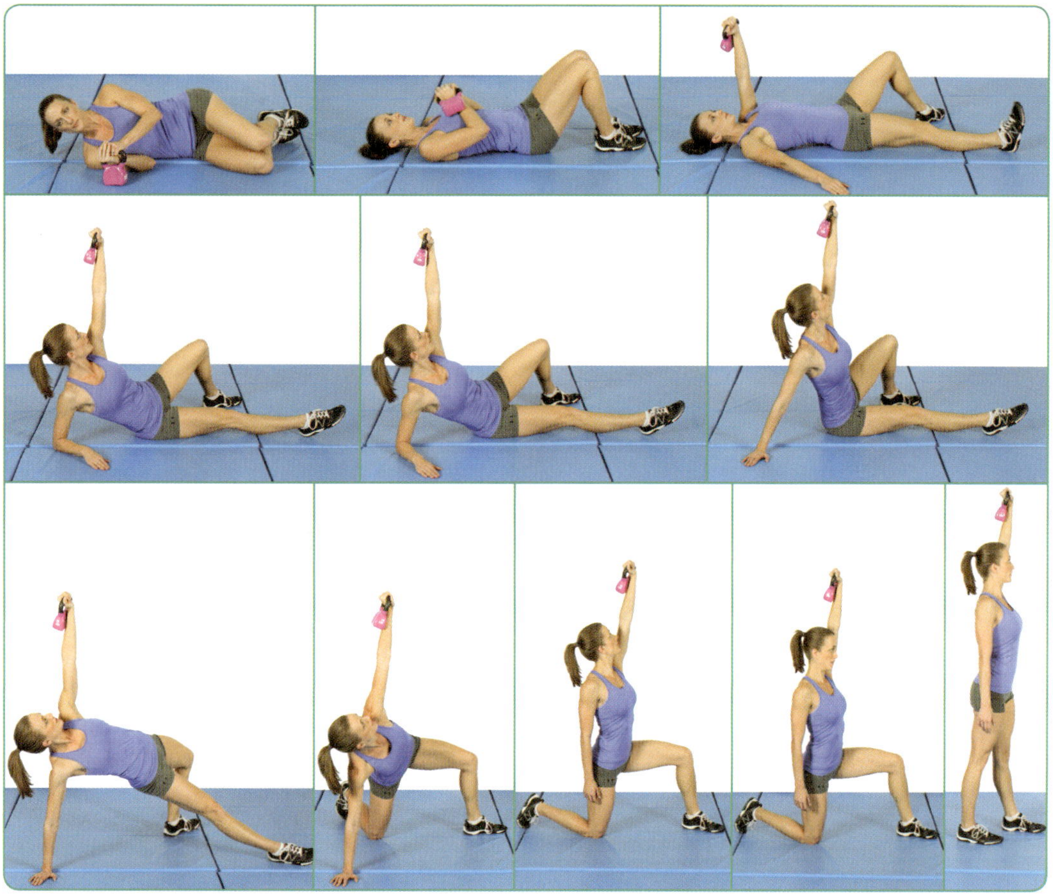

자극을 받는 부위: 햄스트링, 대퇴근, 복부근육, 복사근, 척추기립근

팁

- 터키쉬 겟업을 하기 전에 맨몸 겟업부터 숙달한다. 다룰 수 없는 너무 무거운 무게로 하지 말라.

터키쉬 겟업은 항상 머리를 옆으로 돌리고 시작한다. 보이는 것보다 더욱 도전적이고 절대 평범한 운동이 아니다. 숙달하는 것은 시간이 걸린다. 그래서 맨몸 겟업부터 시작하라. 이 운동은 전신의 안정성, 운동성과 협응력을 잘 발달시키는 작용을 한다.

운동 방법

1. 바닥에 등을 대고 누워라. 오른팔을 곧게 머리 위로 펴고 주먹 위에 물건을 올린다(가급적 케틀벨로). 왼팔은 몸 옆에 45도 각도로 쭉 편다.
2. 바닥에 발바닥을 대고 오른쪽 무릎은 굽혀 세운다. 왼 다리는 앞쪽에 곧게 뻗고 유지한다.
3. 왼쪽 팔꿈치 쪽으로 가슴을 끌어올린다. 이때 오른쪽 발을 지금 위치한 곳에서 엉덩이가 멀어지도록 몸 옆 방향으로 돌린다.
4. 이 자세에서, 왼손 방향으로 일어난다. 몸통은 정면을 보고 있어야 한다.
5. 하이 브릿지 자세가 되도록 뒤꿈치를 추진하라. 가슴을 들어 올리고, 요추보다는 고관절을 통하여 몸을 늘리는 데 집중한다. 고관절을 들어 올리면서 둔근과 햄스트링을 쥐어짠다.
6. 여기서, 오른 다리 밑으로 왼 다리로 쓸어 당겨(실을 바늘에 꿰듯) 몸 아래 무릎 꿇은 자세를 만든다.
7. 왼 다리를 회전시키고(차 유리창 와이퍼처럼 정강이를 바깥쪽으로) 몸통을 일으켜 세워 반무릎 자세(tall half-kneeling)를 만든다.
8. 스플릿 스쿼트 자세로 일어나고, 가슴을 들고 팔은 쭉 편 채 뒷발을 가져와 모은다. 이 탑 포지션이 중간 지점이다. 이제 내려가는데, 거꾸로 단계를 반복한다.
9. 왼 다리를 뒤로 내딛고, 리버스 런지로 내려가서 바닥에 오른 무릎을 꿇은 자세를 만든다.
10. 반무릎 자세(half kneeling)에서, 왼발을 바깥으로 돌리고, 왼쪽 방향으로 몸통을 내리면서 손으로 바닥을 짚는다. 앞쪽으로 다리가 쭉 펴질 때까지 몸통 아래로 왼 다리를 쓸어내 뻗는다. 고관절을 이용하여 하이 브릿지 자세를 만들고 둔근을 쥐어짜는 데 집중한다. 왼팔로 체중을 버티면서 바닥으로 엉덩이를 내려놓는다. 움직임을 조절하며 팔꿈치를 내려놓는다. 오른 무릎은 세운 자세로, 왼 다리는 쭉 펴고, 바닥에 평평해질 때까지 몸통을 천천히 내린다. 횟수를 반복한다. 반대편을 바꿔서 실시한다.

측면/회전 코어

앞뒤로 작용하는 1차적 코어와는 대조적으로, 측면/회전 코어 운동은 좌우로 또는 비트는 방식의 작용을 한다(측면의 의미로, 회전의 의미는 트위스트). 그 이유로, 주로 복사근과 다른 코어 근육, 예를 들어 복부 근육들이 작용하고 이차적으로 척추기립근이 작용한다.

기능적인 관점에서, 복사근은 매우 중요하다. 실제로 복사근은, 비틀기, 던지기, 수영과 차기를 포함하는 스포츠 활동에서 비틀기 회전력(twist torque)을 만들어 낸다. 그러나 체격이 없어지지 않는 한 복사근을 만드는 것을 과대평가한다. 과도하게 발달한 복사근은 커브가 줄어들고 '땅딸만 한' 외형을 갖게 된다.

원인이 되는 회전/비틀기 코어 운동을 두려워하지 말라. 그러나 과도하게 하지 말라. 앞서 얘기했듯이 코어는(복사근을 포함해서) 이 카테고리에 포함된 더한 목표를 가진 운동을 하는 동안에도 같은 각도가 아닐지라도 전신 운동하는 동안 작용을 한다.

나는 플랭크처럼 둔근이 작용하고, 항회전 능력 유지와 반무릎 자세, 케이블 항회전 프레스과 같은 측면/회전 코어 운동을 하는 것을 좋아한다.

사이드 크런치

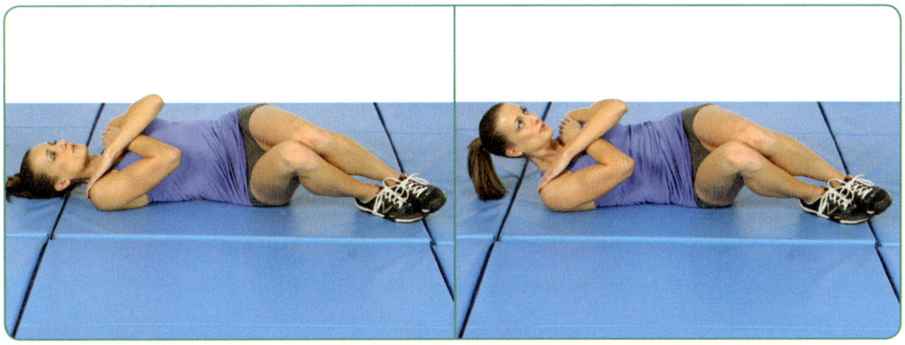

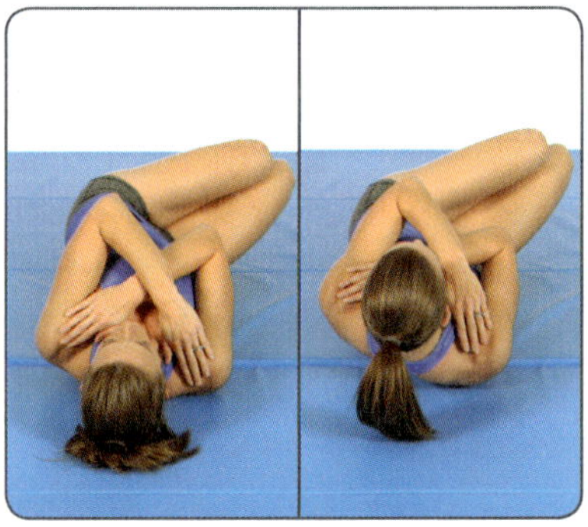

사이드 크런치는 복사근의 근력을 키울 수 있는 초보자용 운동이다.

자극을 받는 부위: 복사근

팁

- 이 운동은 트위스트 크런치가 아니다. 이것은 사이드 크런치다. 몸을 옆으로 누워 복사근을 곧게 위로 크런치 한다.
- 위로 너무 높게 크런치해서 느낄 필요는 없다. 몸통은 외측굴곡(lateral flexion) 30도면 충분하다.

운동 방법

1. 매트에 왼쪽 측면이 닿도록 눕는다. 무릎은 90도 구부리고, 두 다리는 포개서 놓는다. 무릎은 바닥에서 약간 들고 있는다.
2. 손은 교차해서 가슴 위에 놓고, 바닥에 누워 있는다.
3. 갈비뼈가 골반을 향하도록 복사근을 수축하여 몸통을 위로 당긴다.
4. 내리고, 횟수를 반복한 후, 반대쪽을 실시한다.

스위스볼 사이드 크런치

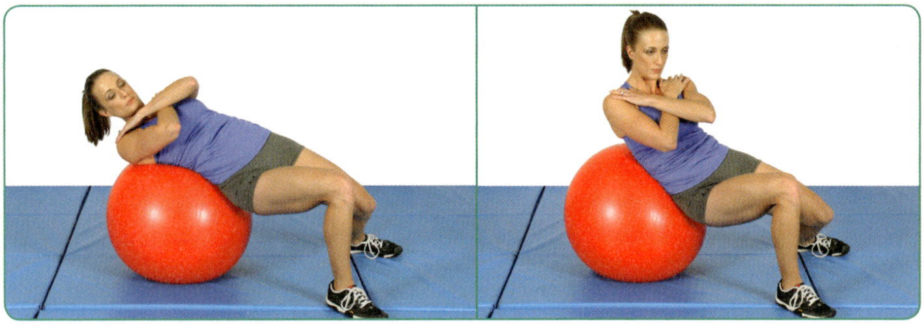

이 운동은 복사근을 목표로 하는 사이드 크런치의 다음 단계이다.

자극을 받는 부위: **복사근**

팁

- 볼 위에서 싯업을 시도하는 것보다는 복사근의 수축에 집중한다.
- 척추와 목은 정렬을 유지하고, 손을 사용하여 목을 가슴 쪽으로 당기지 않는다.
- 위로 너무 높게 크런치해서 느낄 필요는 없다. 몸통은 외측굴곡 30도면 충분하다.

운동 방법

1. 엑서사이즈 볼에 앉는다. 머리와 어깨가 볼을 지나 등 상부가 닿을 때까지 앞으로 걸어나간다.
2. 발은 바닥에 평평하게 놓고 무릎은 구부린다. 양팔은 교차해서 가슴 앞에 놓는다.
3. 공을 왼쪽 측면쪽으로 굴린다. 오른쪽 복사근이 당기는 느낌을 받을 것이다. 발은 바닥에 단단히 고정한다.
4. 오른쪽 갈비뼈를 골반 쪽으로 당겨 수축한다.
5. 원위치로 돌아오고, 양쪽을 반복한다.

덤벨 사이드 밴드

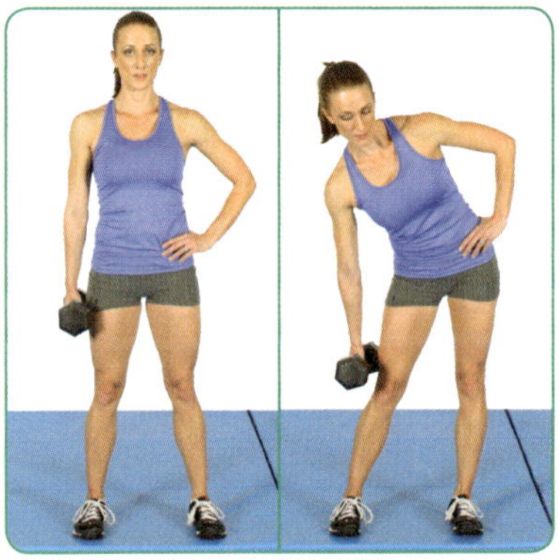

이 운동은 복사근과 상부둔근을 목표로 하는 기본 코어 운동이다.

자극을 받는 부위: **복사근, 상부둔근, 전완, 승모근**

팁

- 상부 둔근의 사용을 증가시키려고 너무 과하게 몸통을 구부리거나 엉덩이를 바깥쪽으로 밀지 않도록 한다.

운동 방법

1. 오른 손으로 덤벨을 잡고, 손바닥이 몸통을 향하도록 똑바로 선다.
2. 오른쪽 허리와 엉덩이를 향해 옆으로 몸통을 구부린다.
3. 시작 자세로 일어나고, 양쪽으로 모두 반복한다.

45도 사이드 밴드

이 운동의 목적은 복사근이다.

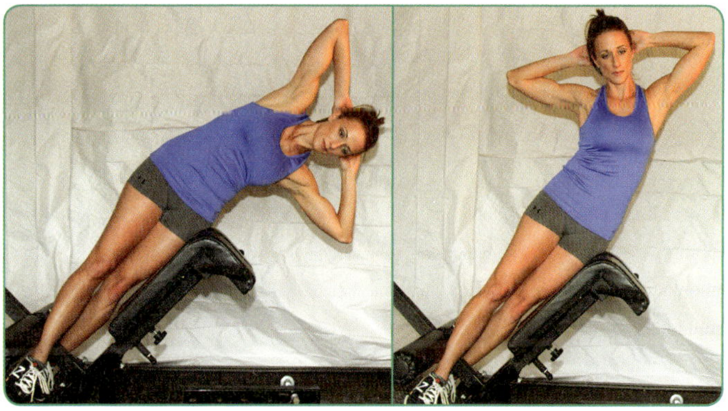

자극을 받는 부위: **복사근, 상부둔근, 전완근, 승모근**

팁

- 많은 사람들이 이 동작을 가속도에 의지하는 경향이 있다. 올바른 복사근 수축을 얻는 데 집중한다. 이 운동은 과도한 가동범위가 필요하지 않다.

운동 방법

1. 패드 윗부분에 고관절 접히는 부분에 닿도록 45도 백 익스텐션 장비를 조절한다.
2. 오른손으로 덤벨을 잡고, 패드에 오른쪽 허벅지 바깥쪽이 닿도록 플랫폼에 올라선다.
3. 바닥을 향해 덤벨을 똑바로 내린다. 몸통을 엉덩이와 허리 아래로 구부려 내린다.
4. 반대 방향으로 허리를 바깥쪽으로 구부려 원위치로 일어난다. 엉덩이를 위로 당겨 상부 둔근의 느낌이 오도록 한다.
5. 양쪽에 횟수를 반복한다.

랜드마인

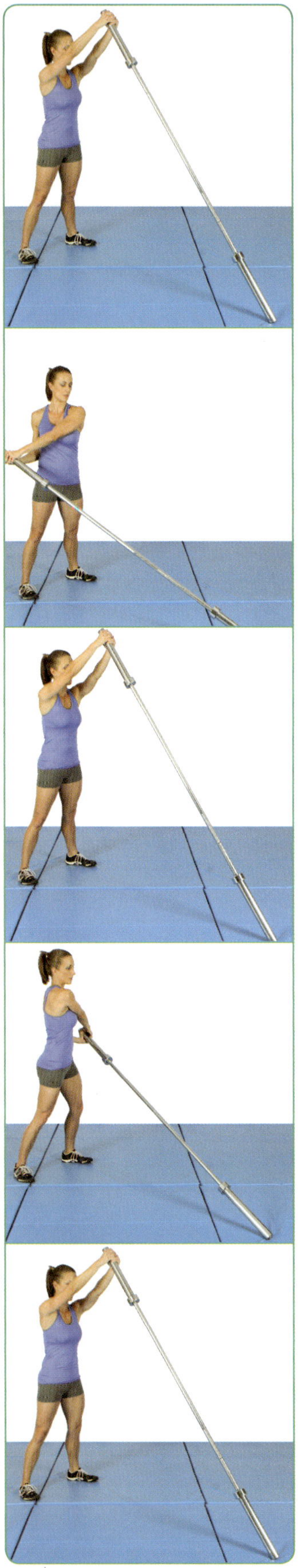

랜드마인은 척추 안정화를 시키는 코어의 능력을 향상시키고 원치 않는 회전 움직임을 예방하며 회전성 근력과 파워를 만드는 복사근, 상부둔근, 척추기립근을 목표로 한다.

자극을 받는 부위: **복사근, 상부둔근, 어깨**

팁

- 척추 중립을 유지하고 허리의 회전을 막는다. 몸통의 비틀림 없이 옆에서 옆으로 무게를 이동하는 것에 집중한다.
- 움직임을 조절하면서 실시한다. 너무 가속도에 의지하지 않는다.
- 랜드마인 장비가 없다면, 안전하게 코너에 놓고 바벨로 사용할 수 있다.

운동 방법

1. 바닥에 바벨 한쪽 끝을 세워 놓는다. 바벨 맨 위쪽과 팔 각도가 90도가 되도록 다른 쪽 끝부분을 잡는다.
2. 단단하게 발 자세를 잡고, 몸 옆에서 옆으로 무지개 모양으로 바벨을 움직인다.
3. 목표하는 횟수를 반복한다.

닐링 사이드 플랭크

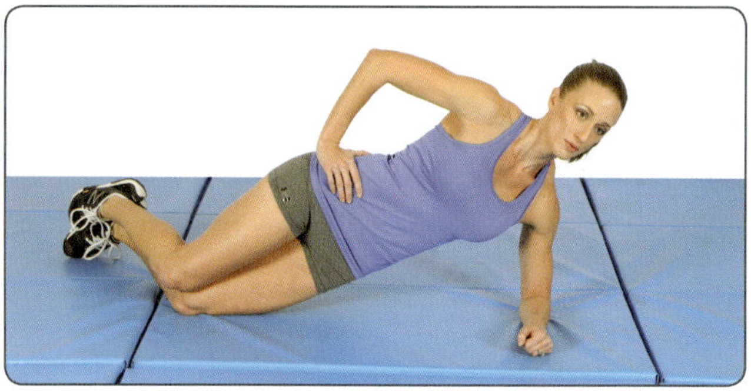

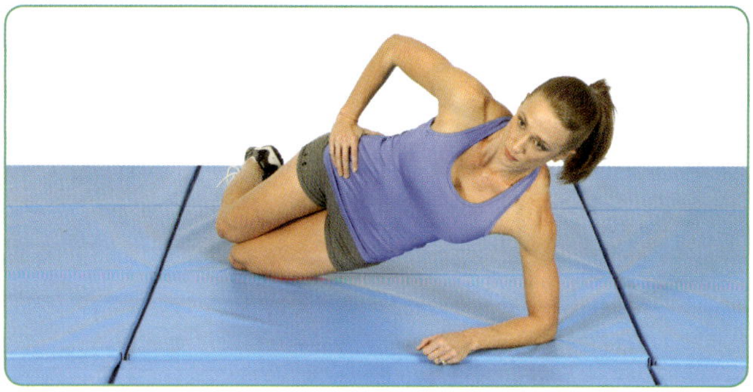

사이드 플랭크는 척추의 외측 굴곡에 저항을 가능하게 하는 복사근과 중둔근이 작용하여 외측 척추 안정성(lateral spinal stability)을 만든다. 무릎까지 움직임을 실시함으로써 지렛대를 짧게 만들어 좀 더 쉬운 동작을 할 수 있다.

자극을 받는 부위: **복사근, 상부둔근**

팁

- 앞이나 뒤로 기울어지는 것을 막아야 한다.
- 목부터 척추의 정렬을 맞추어 머리부터 발가락까지 곧게 펴도록 확실히 만든다.

운동 방법

1. 오른쪽 옆으로 매트 위에 눕는다. 어깨 아래 팔꿈치가 오도록 오른 전완 부분을 매트에 세운다.
2. 무릎은 적절한 각도로 구부리고 두 다리를 바르게 포갠다.
3. 엉덩이가 몸통과 정렬이 되도록 척추를 똑바로 펴 들어 올린다. 이 자세에서 멈추고 복부를 수축한다.
4. 가능한 한 오랫동안 유지하고, 반대쪽을 반복한다.

사이드 플랭크

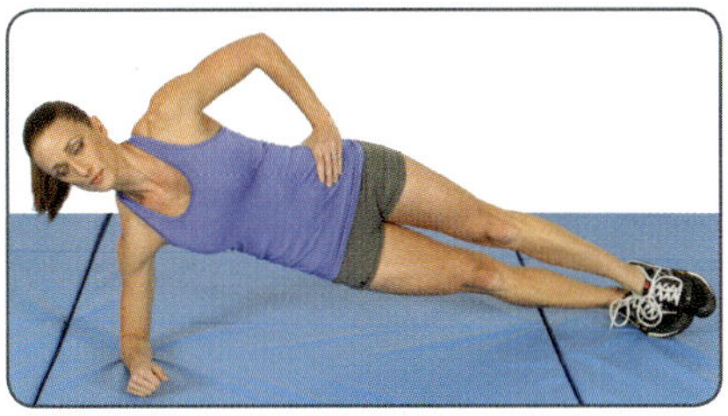

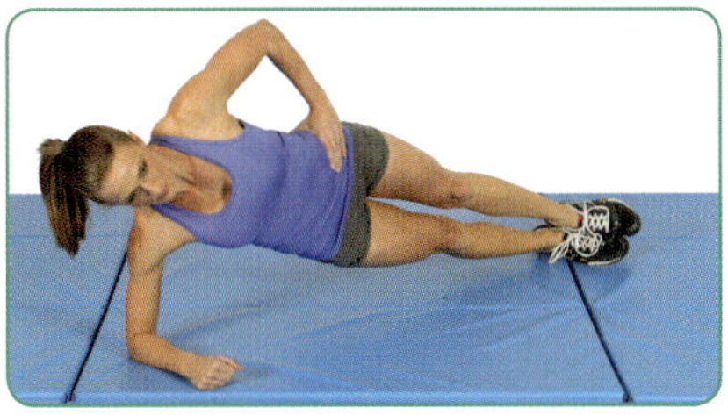

사이드 플랭크는 척추의 외측 굴곡에 저항을 가능하게 하는 복사근과 중둔근이 작용하여 외측 척추 안정성을 만든다.

자극을 받는 부위: 복사근, 상부둔근

팁

- 앞이나 뒤로 기울어지는 것을 막아야 한다.
- 목부터 척추의 정렬을 맞추어 머리부터 발가락까지 곧게 펴도록 확실히 만든다.

운동 방법

1. 오른쪽 옆으로 매트 위에 눕는다. 어깨 아래 팔꿈치가 오도록 오른 전완 부분을 매트에 세운다.
2. 다리를 곧게 펴고, 두 다리를 바르게 포갠다.
3. 엉덩이가 몸통과 정렬이 되도록 척추를 똑바로 펴 들어 올린다. 이 자세에서 멈추고 복부를 수축한다.
4. 가능한 한 오랫동안 유지하고, 반대쪽을 반복한다.

사이드 플랭크 위드 애브덕션

사이드 플랭크는 척추의 외측 굴곡에 저항을 가능하게 하는 복사근과 중둔근이 작용하여 외측 척추 안정성을 만든다. 위쪽 다리를 외전시킴으로써 더욱 어려운 동작이 된다.

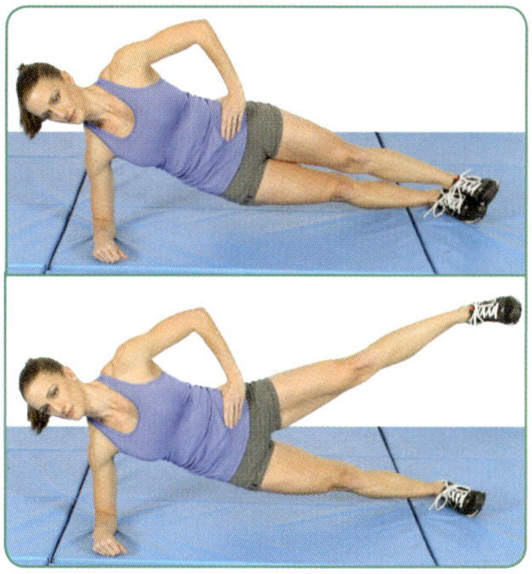

자극을 받는 부위: 복사근, 상부둔근

팁

- 앞이나 뒤로 기울어지는 것을 막아야 한다.
- 목부터 척추의 정렬을 맞추어 머리부터 발가락까지 곧게 펴도록 확실히 만든다.

운동 방법

1. 오른쪽 옆으로 매트 위에 눕는다. 어깨 아래 팔꿈치가 오도록 오른 전완 부분을 매트에 세운다.
2. 다리를 곧게 펴고, 두 다리를 바르게 포갠다.
3. 엉덩이가 몸통과 정렬이 되도록 척추를 똑바로 펴 들어 올린다. 이 자세에서 멈추고 복부를 수축한다. 몸통을 들어 올릴 때 위쪽 다리를 들어 올리고 고관절 외전 자세를 만들어 둔근을 수축한다.
4. 가장 높은 사이드 플랭크 자세를 유지한 채 다리를 내렸다 들어 올리는 것을 반복하고 반대쪽을 실시한다.

피트-엘리베이티드 사이드 플랭크 위드 애브덕션

사이드 플랭크는 척추의 외측 굴곡에 저항을 가능하게 하는 복사근과 중둔근이 작용하여 외측 척추 안정성을 만든다. 발을 올려놓고 위쪽 다리를 외전시킴으로써 더욱 어려운 동작이 된다.

자극을 받는 부위: 복사근, 상부둔근

팁

- 앞이나 뒤로 기울어지는 것을 막아야 한다.
- 목부터 척추의 정렬을 맞추어 머리부터 발가락까지 곧게 펴도록 확실히 만든다.

운동 방법

1. 오른쪽 옆으로 매트 위에 눕는다. 어깨 아래 팔꿈치가 오도록 오른 전완 부분을 매트에 세운다.
2. 박스나 벤치 위에 발을 올린다. 다리를 곧게 펴고, 두 다리를 바르게 포갠다.
3. 엉덩이가 몸통과 정렬이 되도록 척추를 똑바로 펴 들어 올린다. 이 자세에서 멈추고 복부를 수축한다. 몸통을 들어 올릴 때 위쪽 다리를 들어 올리고 고관절 외전 자세를 만들어 둔근을 수축한다.
4. 가장 높은 사이드 플랭크 자세를 유지한 채 다리를 내렸다 들어 올렸다를 반복하고, 반대쪽을 실시한다.

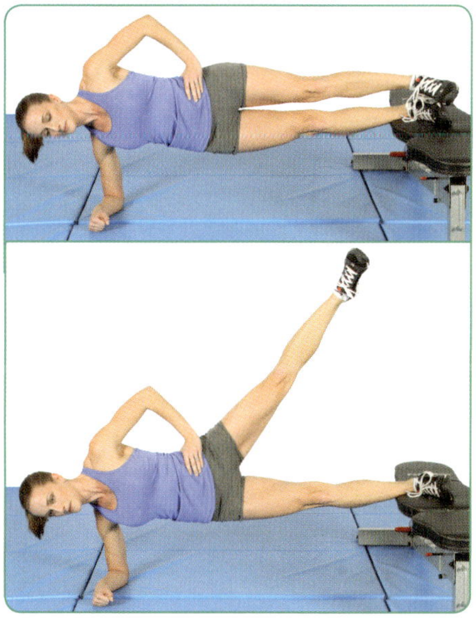

발을 높인 사이드 플랭크 위드 클램

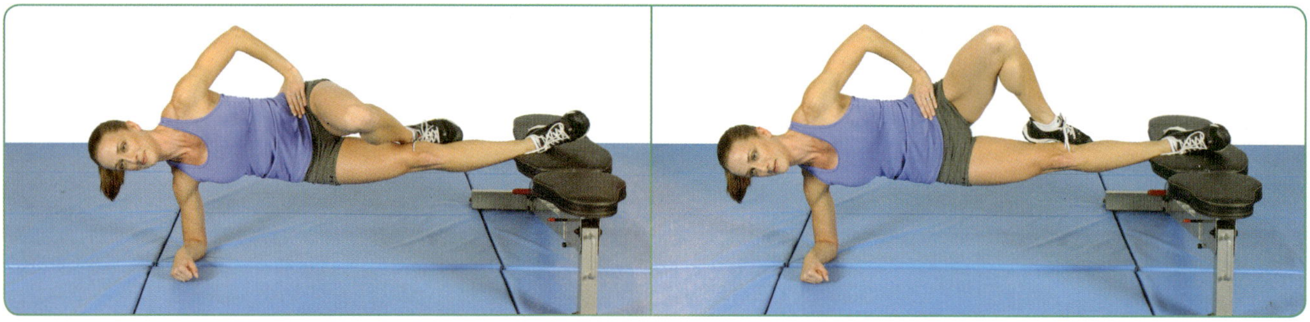

사이드 플랭크는 척추의 외측 굴곡에 저항을 가능하게 하는 복사근과 중둔근이 작용하여 척추 외측 안정성을 만든다. 발을 올려놓고 위쪽 다리를 클램 동작을 함으로써(고관절 외회전) 더욱 어려운 동작이 된다.

자극을 받는 부위: 복사근, 상부둔근

팁

- 앞이나 뒤로 기울어지는 것을 막아야 한다.
- 목부터 척추의 정렬을 맞추어 머리부터 발가락까지 곧게 펴도록 확실히 만든다.

운동 방법

1. 오른쪽 옆으로 매트 위에 눕는다. 어깨 아래 팔꿈치가 오도록 오른 전완 부분을 매트에 세운다.
2. 박스나 벤치 위에 발을 올린다. 다리를 곧게 펴고, 두 다리를 바르게 포갠다.
3. 엉덩이가 몸통과 정렬이 되도록 척추를 똑바로 펴 들어 올린다. 이 자세에서 멈추고 복부를 수축한다. 몸통을 들어 올릴 때 위쪽 다리 발목이 아래쪽 다리 무릎 쪽에 오도록 무릎을 구부린다. 고관절 외전 자세를 만들어 둔근을 수축한다.
4. 가장 높은 사이드 플랭크 자세를 유지한 채 클램 동작을 반복하고, 반대쪽을 실시한다.

밴드 안티 로테이션 홀드

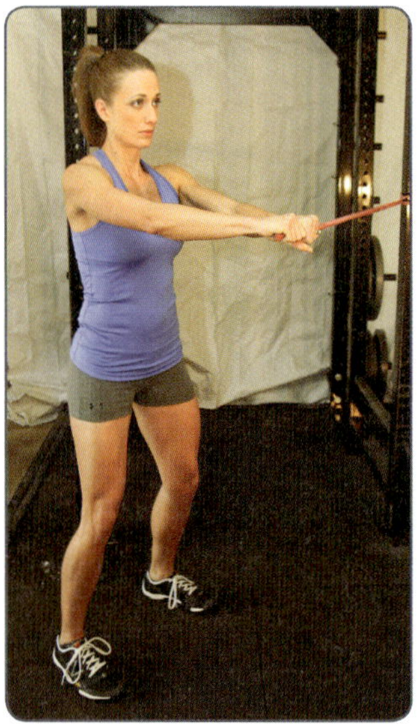

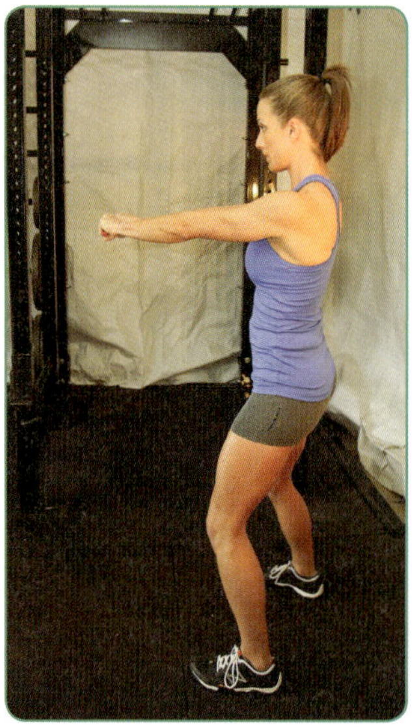

이 운동은 엄청난 코어 안정성과 특히 항회전력을 발달시키도록 복사근과 둔근을 훈련시킨다.

자극을 받는 부위: 복사근

팁

- 운동하는 내내 팔은 가슴 앞으로 곧게 펴서 유지한다.
- 안정성을 확보하기 위해 단단히 자세를 잡는다.
- 팔만 움직임이 있어야 한다. 몸통과 엉덩이와 다리는 움직이지 않고 유지해야 한다.

운동 방법

1. 랙이나 고정된 장비에 밴드를 고정한다.
2. 밴드의 끝부분을 편하게 잡고 밴드의 텐션이 생기도록 랙에서 멀어진다.
3. 팔은 약간 구부리고 가슴 높이에서 손바닥이 아래쪽으로 향하도록 밴드를 곧게 당긴다. 루프밴드(loop band)보다 튜빙밴드를 사용한다면 손바닥이 마주 보도록 핸들을 잡는다.
4. 동작 중 자세를 고정하고, 자세 유지를 위해 복사근과 복부근육 수축에 집중한다. 양쪽을 반복한다.

케이블 찹 변형 로프 리프트

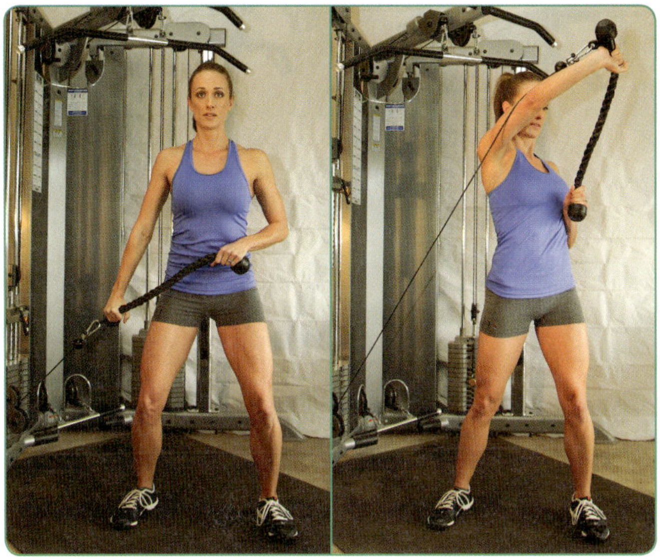

로프 리프트는 기능적인 에슬레틱 포지션(athletic position)의 여러 각각 다른 코어를 작용시키는 도전적인 전신의 회전 움직임 운동이다.

자극을 받는 부위: 복사근, 척추기립근, 둔근

팁

- 좋은 자세와 적절한 포지션을 확실하게 만든다.
- 고관절과 등 상부를 주로 돌린다. 요추를 과하기 비틀지 말라.
- 너무 무겁게 하지 않는다. 부드럽고 조절할 수 있는 자세를 만든다.
- 완벽한 자세와 각도를 이루려고 너무 많은 자극을 주지 않는다. 모든 가동범위 내내 목표하는 근육의 적절한 긴장이 느껴지게 한다.

운동 방법

1. 풀리머신을 낮은 높이로 세팅하고 로프 양 끝을 양손으로 각각 잡는다.
2. 팔은 쭉 펴고 풀리에서 몸이 멀어지도록 한쪽 방향으로 회전한다. 풀리에서 물러서서 케이블로 근육의 긴장을 만들고 단단한 자세를 잡는다.
3. 풀리에서 로프로 몸을 지나 대각선 방향으로 천장을 향아여 당긴다. 힙을 회전하면서 발생시킨다.
4. 시작 자세로 되돌아오고 양쪽으로 횟수를 반복힌다.

케이블 찹 변형 로프 호리존탈 찹

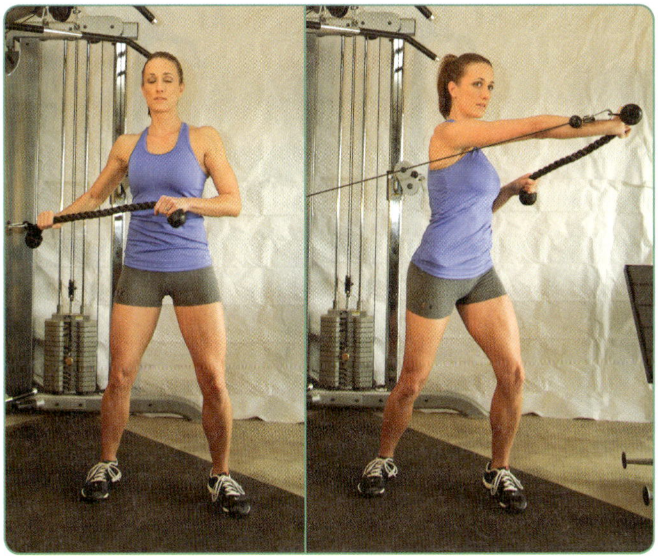

이 로프 호리존탈 찹은 기능적인 에슬레틱 포지션의 여러 각각 다른 코어를 작용시키는 도전적인 전신의 회전 움직임 운동이다.

자극을 받는 부위: 복사근, 척추기립근, 둔근

팁

- 좋은 자세와 적절한 포지션을 확실하게 만든다.
- 고관절과 등 상부를 주로 돌린다. 요추를 과하기 비틀지 말라.
- 너무 무겁게 하지 않는다. 부드럽고 조절할 수 있는 자세를 만든다.
- 완벽한 자세와 각도를 이루려고 너무 많은 자극을 주지 않는다. 모든 가동범위 내내 목표하는 근육의 적절한 긴장이 느껴지게 한다.

운동 방법

1. 풀리머신을 가운데 높이로 세팅하고 로프 양 끝을 양손으로 각각 잡는다.
2. 팔은 쭉 펴고 풀리에서 몸이 멀어지도록 한쪽 방향으로 회전한다. 풀리에서 물러서서 케이블로 근육의 긴장을 만들고 단단한 자세를 잡는다.
3. 풀리에서 로프로 몸을 지나도록 당긴다. 힙을 회전하면서 발생시킨다.
4. 시작 자세로 되돌아오고 양쪽으로 횟수를 반복한다.

케이블 찹 변형 로프 찹

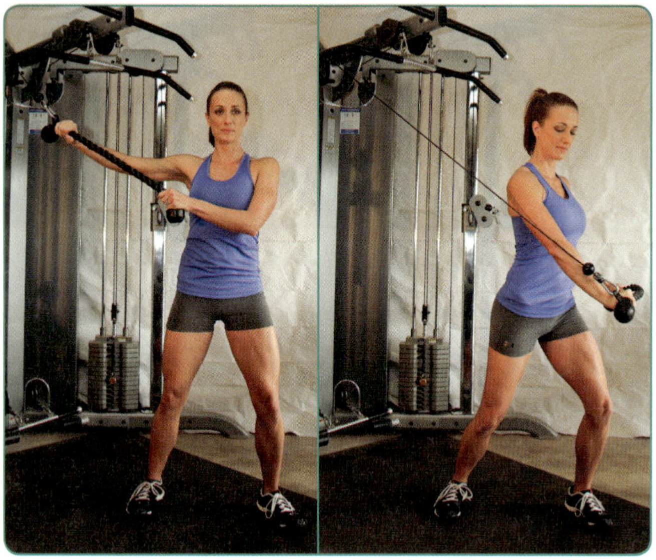

로프찹은 기능적인 에슬레틱 포지션의 여러 각각 다른 코어를 작용시키는 도전적인 전신의 회전 움직임 운동이다.

자극을 받는 부위: 복사근

팁

- 좋은 자세와 적절한 포지션을 확실하게 만든다.
- 고관절과 등 상부를 주로 돌린다. 요추를 과하게 비틀지 말라.
- 너무 무겁게 하지 않는다. 부드럽고 조절할 수 있는 자세를 만든다.
- 완벽한 자세와 각도를 이루려고 너무 많은 자극을 주지 않는다. 모든 가동범위 내내 목표하는 근육의 적절한 긴장이 느껴지게 한다.

운동 방법

1. 풀리머신을 가운데 높이로 세팅하고 로프 양 끝을 양손으로 각각 잡는다.
2. 팔은 쭉 펴고 풀리에서 몸이 멀어지도록 한쪽 방향으로 회전한다. 풀리에서 물러서서 케이블을 당겨 근육의 긴장을 만들고 단단한 자세를 잡는다.
3. 풀리에서 로프로 몸을 지나 바닥을 향해 대각선 방향으로 당긴다. 힙을 회전하면서 발생시킨다.
4. 시작 자세로 되돌아오고 양쪽으로 횟수를 반복한다.

케이블 찹 변형 로프 하프닐링 호리존탈 찹

로프 하프닐링 호리존탈 찹은 기능적인 에슬레틱 포지션의 여러 각각 다른 코어를 작용시키는 도전적인 전신의 회전 움직임 운동이다. 하프닐링 자세는 뒤쪽 다리의 둔근을 놀랍도록 작용시킨다. 이는 내가 매우 좋아하는 코어 운동이다.

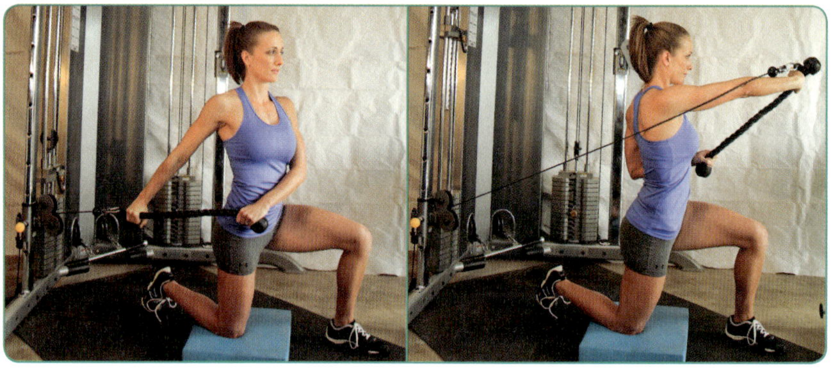

자극을 받는 부위: 복사근, 척추기립근, 둔근

팁

- 좋은 자세와 적절한 상태를 확실하게 만든다.
- 고관절과 등 상부를 주로 돌린다. 요추를 과하게 비틀지 말라.
- 너무 무겁게 하지 않는다. 부드럽고 조절할 수 있는 자세를 만든다.
- 완벽한 자세와 각도를 이루려고 너무 많은 자극을 주지 않는다. 모든 가동범위 내내 목표하는 근육의 적절한 긴장이 느껴지게 한다.

운동 방법

1. 풀리머신에 로프를 낮게 위치한다. 무릎 밑에 패드를 놓을 수 있다.
2. 케이블 머신과 등지고 오른 다리를 구부려 반무릎 자세를 한다. 왼팔은 복부 앞에서 교차하고, 오른팔은 뒤에서 곧게 펴서 로프 양쪽 끝을 잡는다.
3. 이 자세에서, 오른쪽 어깨와 정렬을 맞추도록 오른팔을 완전히 펴서 몸통 앞으로 곧게 당긴다.
4. 동시에, 왼쪽 복사근이 작용하도록 뒤에 있는 왼팔을 움직여, 얼굴 앞쪽으로 몸통을 회전시킨다.
5. 조절하며 시작 자세로 돌아가고 양쪽을 실시한다.

케이블 찹 변형 바 하프닐링 호리즌탈 찹

로프 하프닐링 호리즌탈 찹은 기능적인 에슬레틱 포지션의 여러 각각 다른 코어를 작용시키는 도전적인 전신의 회전 움직임 운동이다. 하프닐링 자세는 뒤쪽 다리의 둔근을 놀랍도록 작용시킨다. 이는 내가 매우 좋아하는 코어 운동이고, 이 쿡 바는 매우 효과적으로 움직임을 만든다고 생각된다.

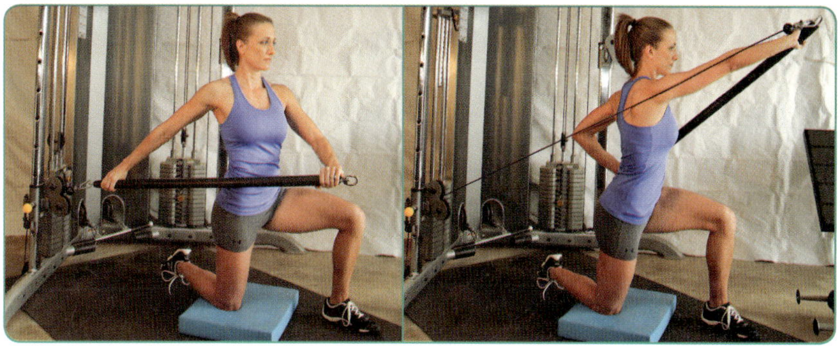

자극을 받는 부위: **복사근, 척추기립근, 둔근**

팁

- 좋은 자세와 적절한 상태를 확실하게 만든다.
- 고관절과 등 상부를 주로 돌린다. 요추를 과하게 비틀지 말라.
- 너무 무겁게 하지 않는다. 부드럽고 조절할 수 있는 자세를 만든다.
- 완벽한 자세와 각도를 이루려고 너무 많은 자극을 주지 않는다. 모든 가동범위 내내 목표하는 근육의 적절한 긴장이 느껴지게 한다.

운동 방법

1. 풀리머신에 쿡 바를 낮게 위치한다. 무릎 밑에 패드를 놓을 수 있다.
2. 케이블 머신과 등지고 오른 다리를 구부려 반무릎 자세를 한다. 왼팔은 복부 앞에서 교차하고, 오른팔은 뒤에서 곧게 펴서 바 양쪽 끝을 잡는다.
3. 이 자세에서, 오른쪽 어깨와 정렬을 맞추도록 오른팔을 완전히 펴서 몸통 앞으로 곧게 당긴다. 동시에 왼쪽 복사근이 작용하도록 뒤에 있는 왼팔을 움직여, 얼굴 앞쪽으로 몸통을 회전시킨다.
4. 조절하며 시작 자세로 돌아가고 양쪽을 실시한다.

케이블 찹 변형 바 호리즌탈 찹

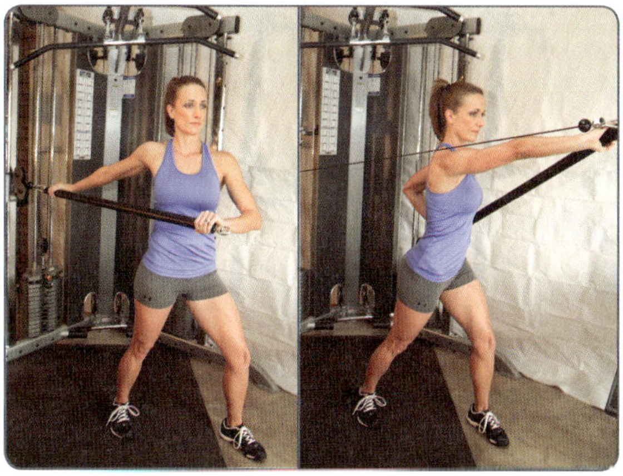

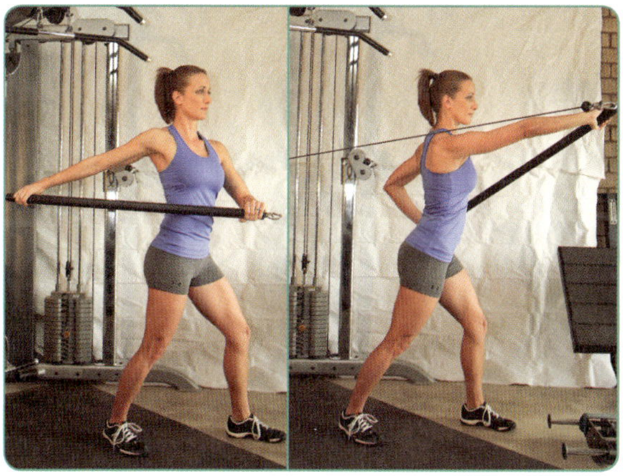

바 호리즌탈 찹은 기능적인 여러 다른 코어 근육을 자극하는 전신 회전 움직임에 자극적인 운동이다. 대부분의 체육관에는 쿡 바를 찾아볼 수 없다. 그러나 쿡바 느낌을 느껴보고 싶다면, 로프 버전으로 하는 걸 선호한다.

자극을 받는 부위: **복사근, 척추기립근, 둔근**

팁

- 좋은 자세와 적절한 상태를 확실하게 만든다.
- 고관절과 등 상부를 주로 돌린다. 요추를 과하게 비틀지 말라.
- 너무 무겁게 하지 않는다. 부드럽고 조절할 수 있는 자세를 만든다.
- 완벽한 자세와 각도를 이루려고 너무 많은 자극을 주지 않는다. 모든 가동범위 내내 목표하는 근육의 적절한 긴장이 느껴지게 한다.

운동 방법

1. 풀리머신에 쿡 바를 중간 높이에 위치한다. 케이블 머신을 등지고 약간 앞으로 기울인 상태로 선다. 왼팔은 복부 앞에서, 오른팔은 뒤쪽에서 곧게 펴 바의 양쪽을 잡는다.
2. 이 자세에서, 오른쪽 어깨와 정렬을 맞추도록 오른팔을 완전히 펴서 몸통 앞으로 곧게 당긴다. 동시에 왼쪽 복사근이 작용하도록 뒤에 있는 왼팔을 움직여, 얼굴 앞쪽으로 몸통을 회전시킨다.
3. 조절하며 시작 자세로 돌아가고 양쪽을 실시한다.

고립(훈련)

요즘 모든 세상 사람들은 고립 훈련을 비난하는 것처럼 보이나, 모든 사람들은 비밀리에 이 운동을 하고 있다. 설명을 시작하기 전에, 나는 진정한 '고립' 운동 같은 건 없다고 말하고 싶다. 왜냐하면 하나의 근육을 엄밀하게 고립시키는 건 불가능하기 때문이다. 레터럴 레이즈처럼 간단한 운동을 할 때도 많은 근육들이 수축을 할 것이다. 타깃 운동(targeted exercise)이 더 나은 용어일지 모르지만 단지 의미론적이다. 편의상 '고립'이라는 용어를 붙인다.

항상, 복합적인 움직임은 한 번에 다관절이 작용하는 운동을 언급하고, 고립 운동은 단관절을 작용하는 운동으로 언급한다. 고립 움직임은 일반적으로 복합적인 움직임처럼 신진대사를 늘리지 못하지만 얼마나 많은 관절이 움직이는가를 운동의 기반으로 구분하는 것은 항상 옳은 생각은 아니다. 예를 들어 스쿼트는 엉덩이와 무릎관절에 굴곡 신전이 포함되어 있어 복합 움직임이다. 컨센트레이션 컬은 팔꿈치의 굴곡과 신진이 포함된 고립 움직임이다.

복합 움직임은 고립 움직임보다 더 분명하다. 왜냐하면 더 많은 양의 근 매스를 포함하기 때문이다. 이것이 옳은가? 이건 정확하지 않다. 업라이트 로우(upright row)를 생각해봐라. 이는 어깨의 외전과 내전, 팔꿈치의 굴곡 · 신전을 포함하는 삼각근과 이두근의 작용으로 복합 움직임을 만들고 있다. 힙 쓰러스트는 반면에, 엉덩이 관절의 신전과 굴곡을 포함한 단지 단관절이 수반된 고립 운동을 만들고 있다. 그렇지만, 그 운동은 역동적인 둔근과 햄스트링의 작용과 안정성을 목적으로 하는 대퇴근과 척추기립근의 상당한 근수축을 필요로 한다. 힙 쓰러스트는 근 매스의 많은 양이 포함되고 업라이트 로우의 경우에는 많은 양이 아니다. 이제, 고립 운동은 이점이 있다는 것이 내 의견이다. 그것들은 약해진 근육들을 강화시킬 수 있고, 새로운 훈련 자극을 줄 수도 있고, 더 이상의 적응 단계를 설정할 수 있고, 힘든 훈련으로 강해지길 바라고, 누구나 진정한 근육의 느낌을 원하므로 탁월한 심리적인 이익을 제공한다. 우리들은 대부분 신체의 약한 부분이 있다. 그것은 대부분 둔근이다(이런 이유로, 스트롱 커브스 프로그램은 둔근에 상당히 집중하고 있다).

비록 몇몇 사람은 종아리 부분이 능력 발휘를 못하거나, 허리와 어깨 근육이 약할지도 모른다.

약해진 부분을 목적으로 특별한 운동을 수행하는 것이 현명하지만 너무 열중하지는 말아야 한다. 이 프로그램으로, 힙 쓰러스트와 스쿼트 및 데드리프트 같은 큰 둔근의 운동으로 지속적으로 강해지길 원할 것이다. 여기 난관이 있다. 삼두근 킥백 또는 리어 델토이드 레이즈는 몸 전체를 개조시키지는 못할 것이다. 그러나 이 같은 운동들은 중요 부위에 섬세함을 더하거나 몸매가 완성되는 데 도움을 줄 수 있다. 나는 각 훈련 끝에 5분을 줄 것이다. 바라는 모든 고립 운동을 수행할 수 있다. 터질 것 같은 팔을 원하는가? 컬(curl)과 트라이셉 익스텐션을 몇 세트 번갈아 실시하라. 삼각근의 선명도를 더 찾고 싶은가? 프론트 레이즈, 레터럴 레이즈와 리어 델토이드 레이즈를 한 세트로 실시하라. 종아리 근육에 만족하지 않는가? 싱글레그 카프레이즈를 해라. 단, 할당된 5분을 초과하지 않도록 한다.

스위스볼 어덕터 스퀴즈

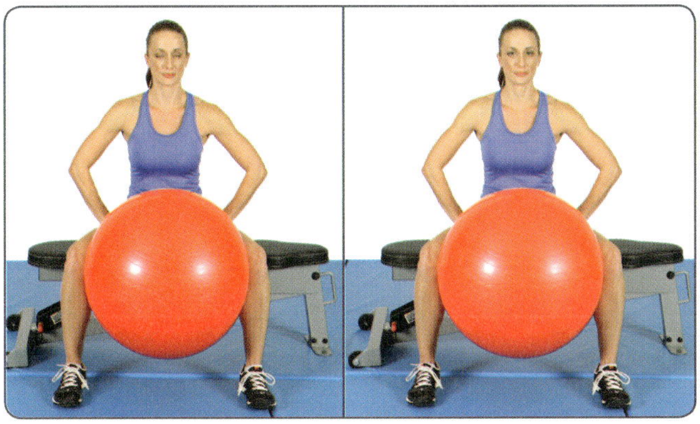

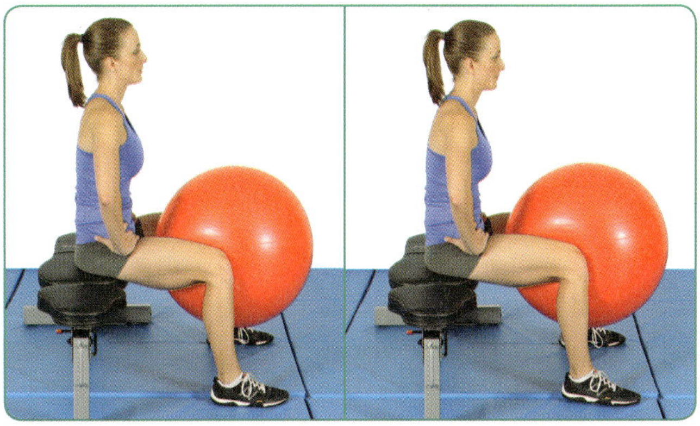

이 운동은 움직임과 안정성을 위해 중요한 엉덩이관절 근육인 허벅지 안쪽을 강화한다. 허벅지 안쪽 근육은 여성의 주된 관심사 부위이다. 명심하라, 특정 부위만 지방을 태우는 부위별 감소는 미신이고, 전체적으로 지방 감소가 필요하다. 어쨌든 부위별로,몇몇 타깃 트레이닝은 오직부분 근육의 모양을 만들어 부위별 외형의 발달을 가져올 수 있다.

자극을 받는 부위: 내전근(허벅지 안쪽)

팁

- 지면에 발을 평평하게 놓고, 발가락 쪽으로 나오지 않게 한다.
- 더 나은 훈련은 공을 2~3초간 쥐어짜는 것이다.
- 가슴은 펴고, 구부정하게 하지 않는다.

운동 방법

1. 플랫 벤치에 앉아서, 무릎 사이에 엑서사이즈 볼을 놓는다.
2. 손은 허벅지 위에 올려놓고, 바르게 앉아 양 무릎으로 공을 누른다.
3. 볼을 쥐어짜고 풀어주기를 반복한다.

스탠딩 케이블 어덕션

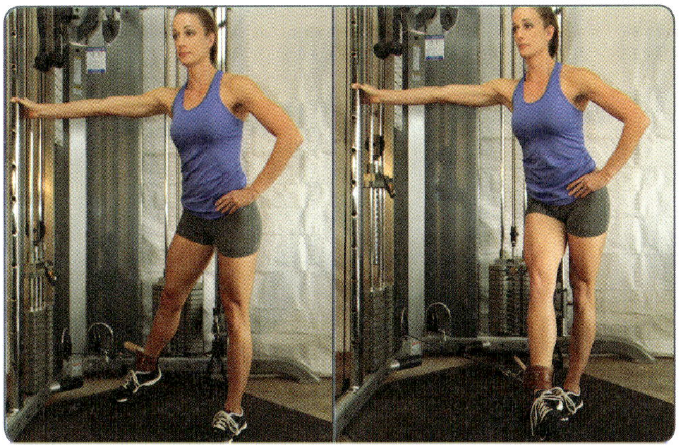

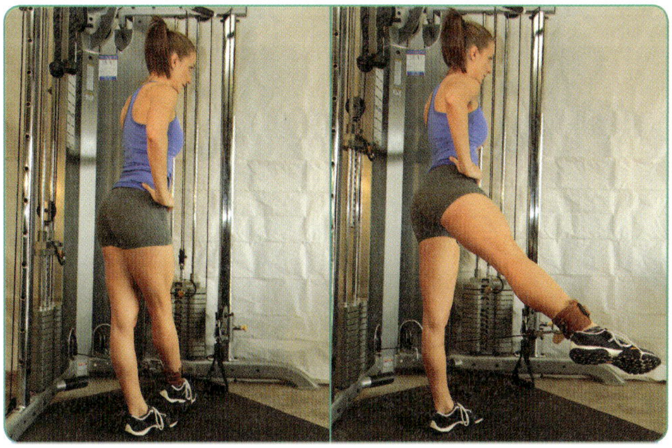

이 운동은 움직임과 안정성을 위해 중요한 엉덩이관절 근육인 허벅지 안쪽을 강화한다. 허벅지 안쪽 근육은 여성의 주된 관심사 부위이다. 명심하라, 특정 부위만 지방을 태우는 부위별 감소(spot reduction)는 미신이고, 전체적으로 지방 감소가 필요하다. 어쨌든 부위별로, 몇몇 타깃 트레이닝은 오직 부분 근육의 모양을 만들어 부위별 외형의 발달을 가져올 수 있다.

자극을 받는 부위: 내전근(허벅지 안쪽)

팁

- 지지대를 꽉 잡아 균형을 유지한다.
- 중립의 척추 자세를 유지하고 바르게 선다.
- 움직임을 통하여 둔근의 수축을 느낀다.

운동 방법

1. 케이블 머신의 중량을 조정한다.
2. 머신에 가장 가깝게 스트랩을 발목에 걸어놓는다.
3. 케이블을 팽팽하게 당겨 랙에서 멀어지도록 한다.
4. 바깥쪽 발에 체중을 싣고, 안쪽 발은 살짝 들어 올린다.
5. 내전근(허벅지 안쪽)이 수축하도록 들어 올린 발은 바깥쪽 다리를 지나도록 당긴다.
6. 시작 자세로 돌아오고, 계속 반복한다.
7. 반대쪽을 실시한다.

케이블 힙 플렉션

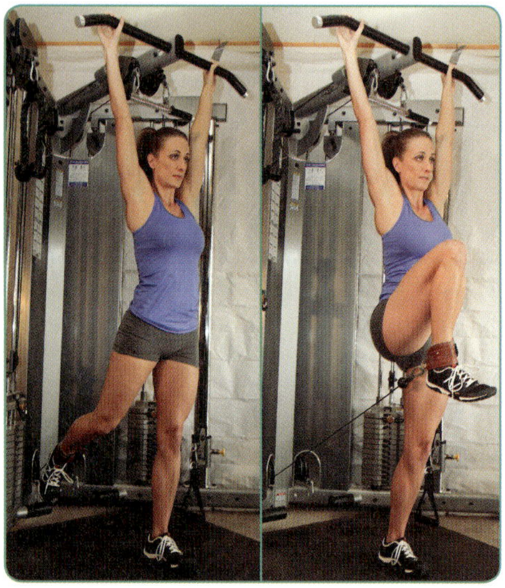

케이브 힙 플렉션은 고관절의 안정성과 런닝 시 중요한 고관절 굴곡근군을 강화시킨다. 우리는 고과절 굴곡근군 강화를 많이 하는데, 일부 고관절 굴곡 운동은 가끔 실시하는 것이 의미가 있다

자극을 받는 부위: 고관절 굴곡근군

팁

- 바로 선 자세를 유지하고, 체중이 발가락에 실리거나, 앞으로 나가지 않도록 한다.

운동 방법

1. 로우 풀리 머신에서 떨어져 선다. 한쪽 발목에 스트랩을 걸고 무게를 조절한다. 몸을 지지할 받침대를 잡는다.
2. 앞으로 서서, 스트랩을 걸지 않은 다리에 체중을 지지한다.
3. 몸통의 움직임 없이 가능한 한 높게 가슴 쪽으로 다리를 들어 올린다.
4. 다리를 조절하면 내리고 횟수를 반복한다.
5. 다리를 바꿔 실시한다.

밴드 라잉 힙 플렉션

케이브 힙 플렉션은 고관절의 안정성과 런닝 시 중요한 고관절 굴곡근군을 강화시킨다. 우리는 고과절 굴곡근군 강화를 많이 하는데, 일부 고관절 굴곡 운동은 가끔 실시하는 것이 의미가 있다.

자극을 받는 부위: 고관절 굴곡근군

팁

- 움직이는 내내 올바른 자세를 유지하도록 척추와 어깨로 바닥을 누른다.

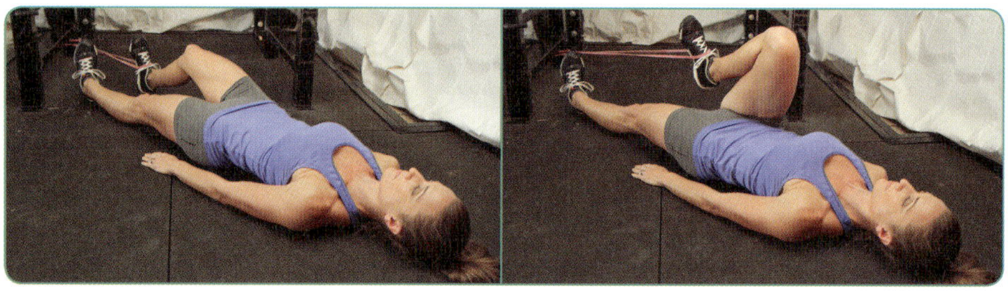

운동 방법

1. 랙이나 지지대에 밴드를 고정한다.
2. 등을 대고 누워서, 한쪽 다리 발등에 밴드를 감는다.
3. 편안하게 갈 수 있는 범위 내에서 가능한 한 멀리 발을 가슴 쪽으로 당긴다.
4. 시작 자세로 돌아오고, 정해진 횟수를 반복한다.
5. 다리를 바꾸고 반복한다.

밴드 시티드 레그컬

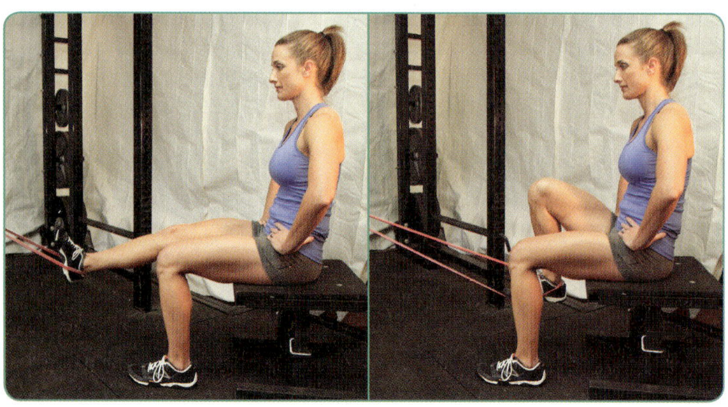

이 운동은 런닝과 스프린팅에 매우 중요한 햄스트링을 강화한다.

자극을 받는 부위: 햄스트링

팁

- 운동하는 내내 복근을 긴장시켜 올바른 자세를 유지한다.

운동 방법

1. 랙이나 지지대에 밴드를 고정한다.
2. 벤치에 앉아 한쪽 발목에 밴드를 감는다.
3. 발이 공중에서 움직일 수 있도록 바닥에서 다리를 약간 들어 올리고 다른 발은 바닥을 눌러 고정한다.
4. 발을 벤치 쪽으로 당긴다.
5. 시작 자세로 돌아오고, 정해진 횟수를 반복하고 다리를 바꿔 실시한다.

싱글레그 카프 레이즈

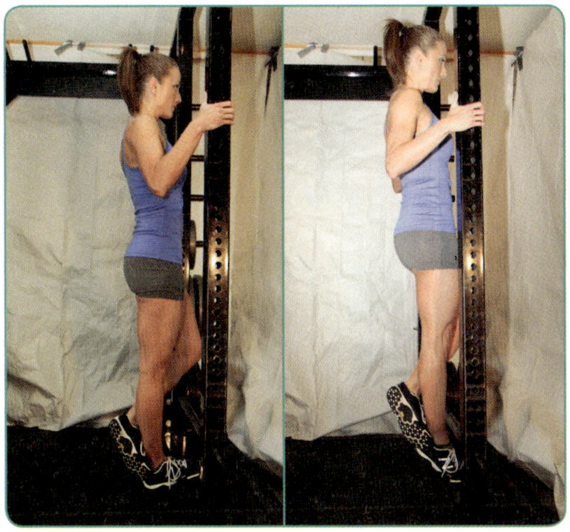

이 운동은 런닝과 점프에 중요한 종아리 근육을 강화한다.

자극을 받는 부위: 종아리

팁

- 발가락보다 훨씬 높이 들어 올리고, 편안하게 굽힐 수 있는 한 가장 아래로 내려 전체 가동범위를 사용한다.

운동 방법

1. 단 위에서 발가락과 아치 부분이 닿도록 올라가 바르게 선다.
2. 랙이나 기둥을 잡고 발가락 쪽으로 뒤꿈치를 들어 올린다.
3. 내릴 때는 단보다 약간 아래로 내리고, 정해진 횟수를 반복하고 다리를 바꾼다.

덤벨 사이드 레터럴 레이즈

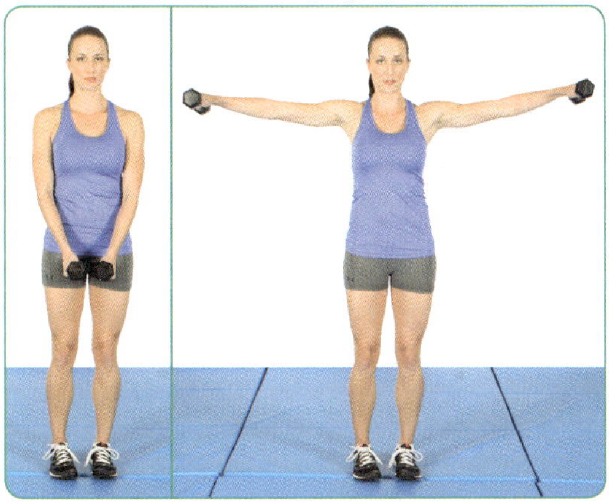

이 운동은 어깨를 강화하는 작용을 한다. 강화된 어깨는 좀 더 가느다란 허리라고 착각을 일으키고, 기능적으로 중요하며 심리적으로도 도움을 준다.

자극을 받는 부위: 측면 삼각근(어깨 중간 부분)

팁

- 중량을 반동으로 들어 올리는 걸 피하고 움직임을 조절하라.
- 팔꿈치는 어깨보다 약간 앞으로 위치한다.
- 덤벨은 어깨의 외회전이 아닌 외전 동작으로 들어 올려야 한다.

운동 방법

1. 무릎은 약간 구부리고, 덤벨을 허벅지 앞쪽에 잡고 선다.
2. 팔꿈치는 약간 구부리고, 어깨 높이까지 팔을 들어 올린다.
3. 내리고, 횟수를 반복한다.

덤벨 프론트 레이즈

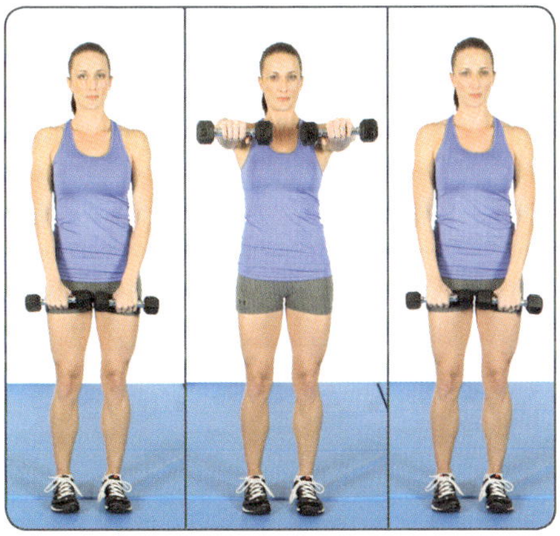

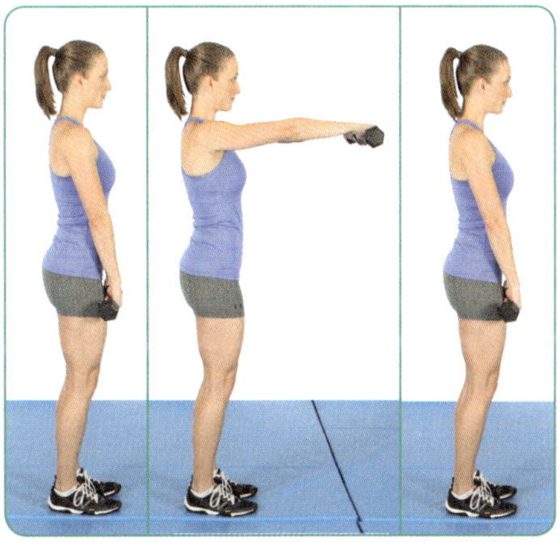

이 운동은 어깨를 강화하는 작용을 한다. 강화된 어깨는 좀 더 가느다란 허리라고 착각을 일으키고, 기능적으로 중요하며 심리적으로도 도움을 준다.

자극을 받는 부위: 삼각근(어깨 앞부분)

팁

- 팔꿈치를 곧게 펴 유지한다.
- 중량을 들 때 쉬러그(shrug)가 되지 않도록 한다.

운동 방법

1. 양손에 덤벨을 잡고, 손바닥이 허벅지 앞쪽에 닿도록 한다.
2. 팔이 바닥과 평행이 되도록 앞쪽 위로 들어 올린다.
3. 내리고 횟수를 반복한다.

덤벨 리어 레터럴 레이즈

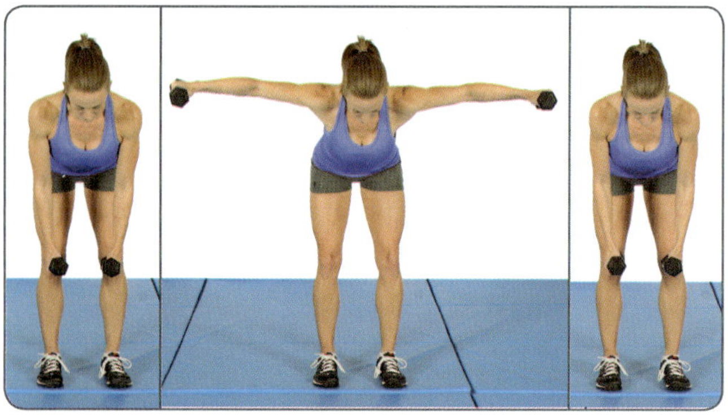
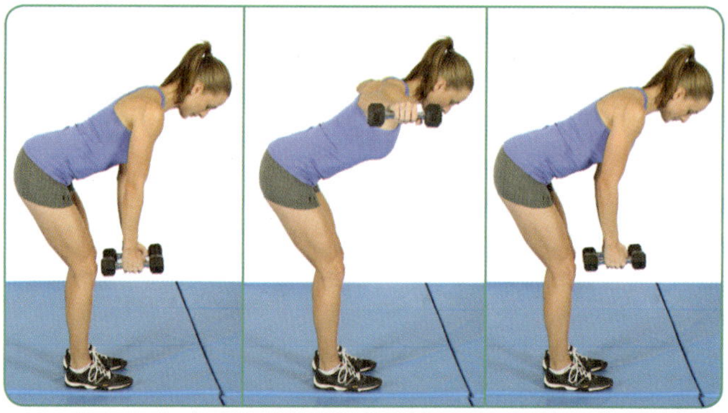

후면삼각근은 어깨의 균형 잡힌 발달과 회전근개 부상을 예방하는 데 도움을 준다. 보통 뒤쪽 어깨 근육보다 앞쪽 근육이 더 강한데, 이 운동은 어깨 근력의 균형을 맞추는 데 도움을 준다.

자극을 받는 부위: 후면 삼각근(뒤쪽 어깨)

팁

- 외회전이 아닌 수평 외전의 움직임으로 덤벨을 들어 올린다.
- 들어 올린 자세에서, 팔꿈치와 어깨는 정렬이 맞아야 한다.
- 후면 삼각근이 목표가 되도록 몸통은 수평 자세를 유지한다.
- 허리의 부담을 줄이기 위해 무릎을 구부린다.
- 중량을 반동으로 들지 않는다.

운동 방법

1. 각각 양손에 덤벨을 잡는다.
2. 바닥과 가급적 평행이 되도록 등을 평평하게 유지하고, 엉덩이와 무릎은 구부린다.
3. 팔꿈치를 약간 구부리고 손바닥이 마주 보도록 한다.
4. 팔꿈치와 어깨가 정렬이 되도록 팔을 들어 올린다.
5. 중량을 내리고 횟수를 반복한다.

덤벨 업라이트 로우

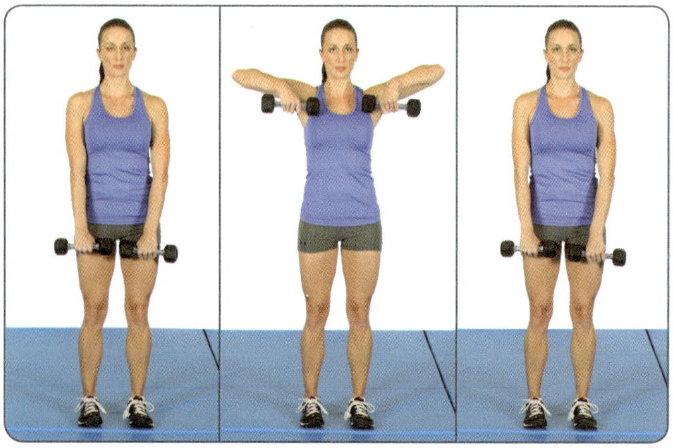
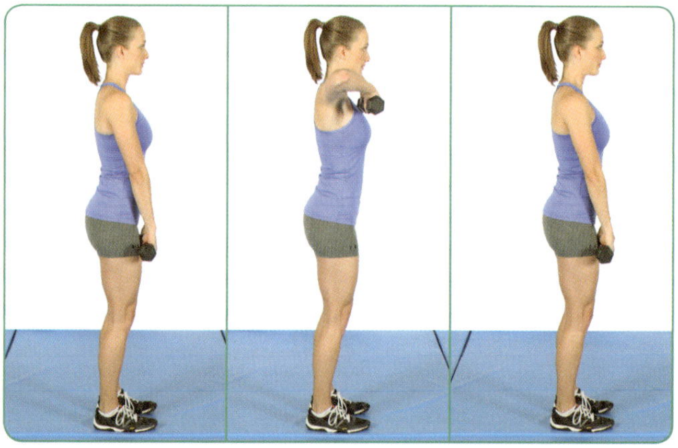

이 운동은 어깨를 강화하는 작용을 한다.

자극을 받는 부위: 측면 삼각근(어깨 옆 부분) 강화된 어깨는 좀 더 가느다란 허리라고 착각을 일으키고, 기능적으로 중요하며 심리적으로도 도움을 준다.

팁

- 팔꿈치는 앞쪽이 아닌 옆으로 벌리도록 유지한다.
- 너무 높게 들지 말고, 손목이 팔꿈치보다 높이 올라가는 것처럼 어깨를 외회전시키지 않는다.

운동 방법

1. 손바닥이 허벅지 앞쪽에 향하도록 덤벨을 잡는다.
2. 팔꿈치가 이끌어가는 듯 덤벨을 위로 들어 올린다.
3. 덤벨을 들어 올릴 때 손목은 자연스럽게 구부러지도록 한다.
4. 내리고, 횟수를 반복한다.

덤벨 쉬러그

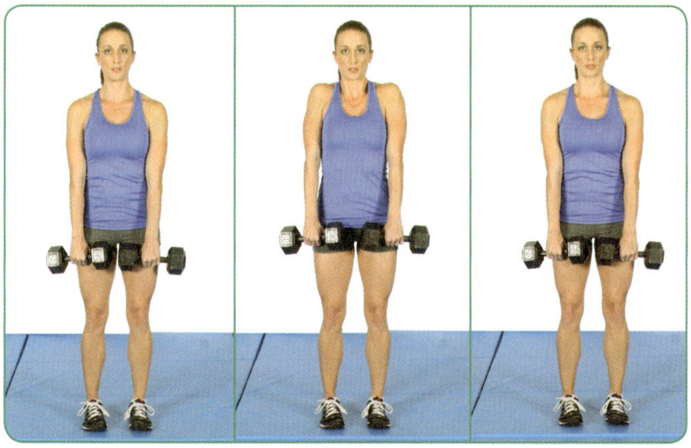

이 운동은 상부 승모근을 발달시키고, 견갑골 안정근으로서 중요한 역할을 한다. 여성을 위한 대부분의 방식에는 필요하지 않지만, 근육 발달이 더딘 사람이나 스토롱 커브스를 보고 한번 해보기로 결정한 남자 등 여러 독자를 위해 생략하지 않았다.

자극을 받는 부위: 상부 승모근

팁

- 어깨를 돌리거나 팔을 구부리지 않는다. 팔은 덤벨을 걸어놓은 고리라고 생각한다.
- 중량이 증가함에 따라 전체 가동범위에 걸쳐 다루기가 어려워진다. 고중량을 사용함으로써 관절 가동범위 움직임을 잃지 말라.

운동 방법

1. 손바닥이 몸 옆에 닿도록 덤벨을 들고 선다.
2. 어깨를 곧게 귀 방향으로 최대한 높게 움직인다.
3. 내리고 횟수를 반복한다.

프론 리어 델트 레이즈

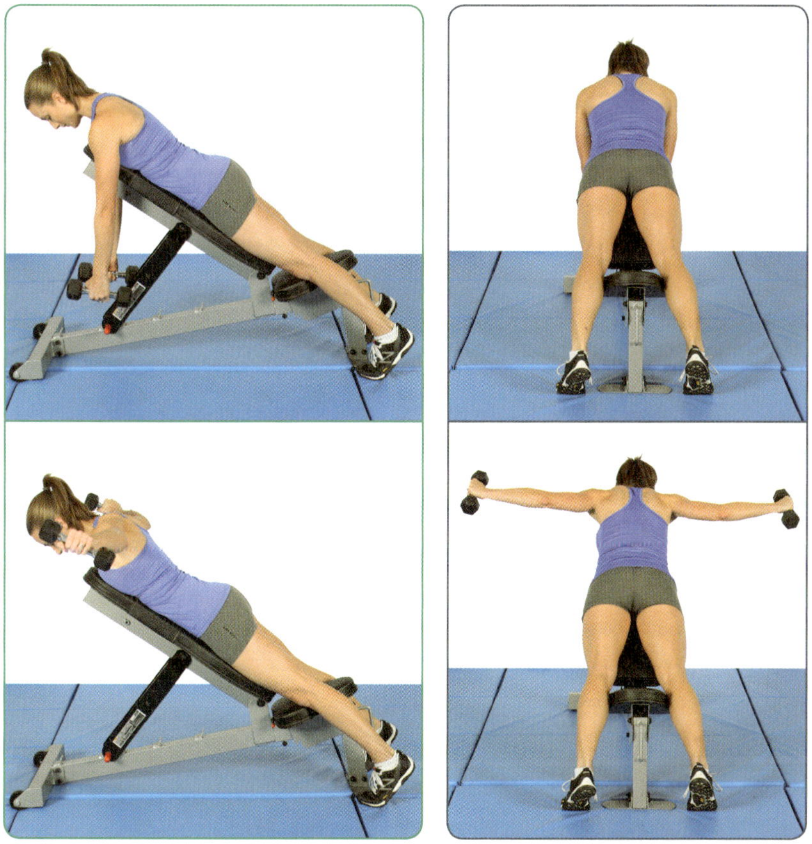

후면삼각근은 어깨의 균형 잡힌 발달과 회전근개 부상을 예방하는 데 도움을 준다. 보통 뒤쪽 어깨 근육보다 앞쪽 근육이 더 강한데, 이 운동은 등 근력의 균형을 맞추는 데 도움을 준다. 벤치에 엎드려 실시함으로써, 후면 어깨 근육에 더한 고립을 가능하게 할 수 있다.

자극을 받는 부위: 후면 삼각근(뒤쪽 어깨)

팁

- 외회전이 아닌 수평 외전의 움직임으로 덤벨을 들어 올린다.
- 팔꿈치는 곧게 펴거나 약간 구부릴 수 있다.

운동 방법

1. 30~45도로 인클라인 벤치 각도를 맞춘 후 가슴을 대고 엎드린다.
2. 손바닥이 마주 보도록 덤벨을 잡는다.
3. 팔꿈치가 어깨 높이가 될 때까지 들어 올린다.
4. 내리고 횟수를 반복한다

프론 트랩 레이즈

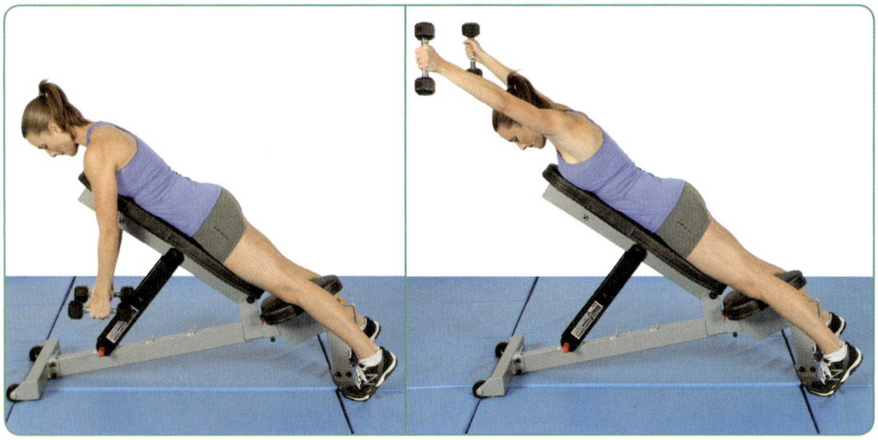

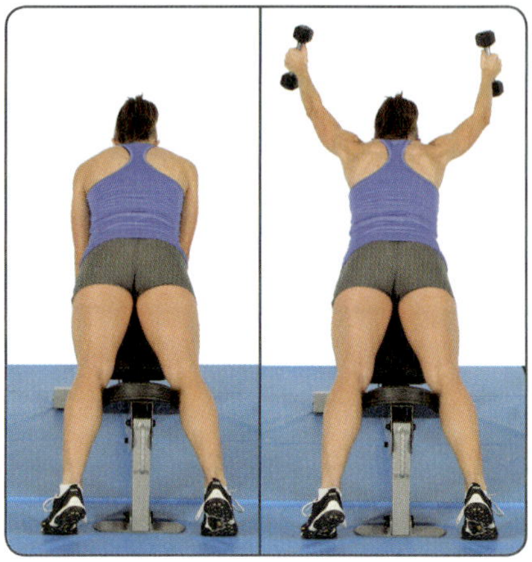

이 운동은 대부분의 사람들이 약하고, 리프터들도 저활성화되어 있는 하부 승모근을 발달시킨다.

자극을 받는 부위: 승모근(중부와 하부 섬유)

팁

- 과도한 탄력을 사용하지 않는다. 이 운동은 단지 2.5~5파운드(1.15~2.3kg)를 할 수 있을 것이고 적절한 무게를 찾아야 한다.
- 팔의 자세는 Y자를 만들고, 45도를 유지해야 한다.

운동 방법

1. 상부 등의 근육을 수축하며, 덤벨을 머리 위로, 팔은 곧게 펴 Y 자세로 귀보다 높게 들어 올린다.
2. 맨 위 자세에서 상부 등 근육을 쥐어짜고 시작 자세로 돌아오고 다시 반복한다.

프론 엘보우-아웃 로우

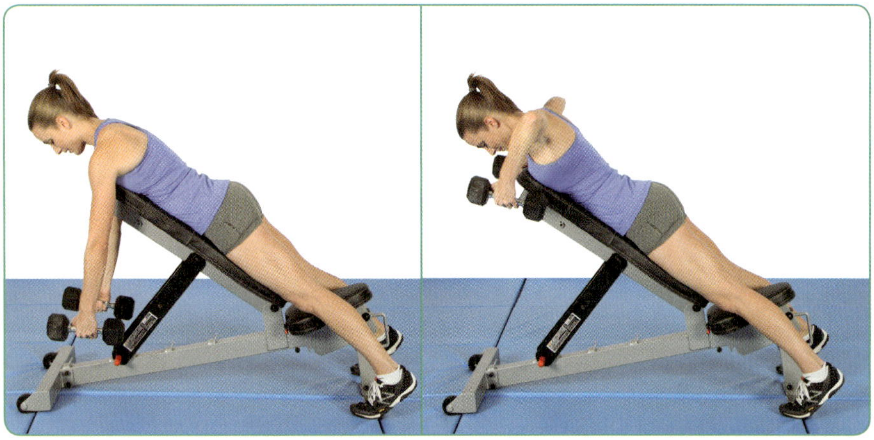

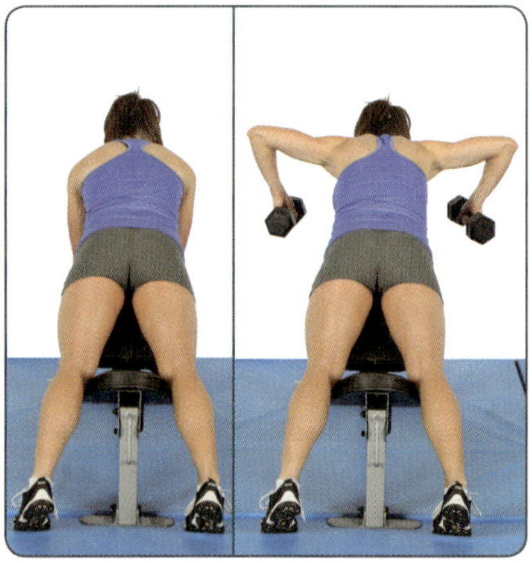

이 운동은 중부 승모근, 능형근 그리고 후면삼각근을 목표로 한다. 체스트-서포트 로우(chest-supported rows)를 하는 만큼의 동일한 중량으로는 할 수 없을 것이다.

자극을 받는 부위: 등 상부

팁

- 맨 위 자세에서, 팔은 팔꿈치를 90도 구부려 L자 모양을 만든다.
- 견갑골이 맞닿도록 등을 쥐어짜준다.

운동 방법

1. 30~45도로 인클라인 벤치 각도를 맞춘 후 가슴을 대고 엎드린다.
2. 손바닥이 마주 보도록 덤벨을 잡는다.
3. 상완이 수평을 지나 등 가운데 부분이 수축하도록 들어 올린다.
4. 팔이 쭉 펴질 때까지 내리고 횟수를 반복한다.

프론 쉬러그

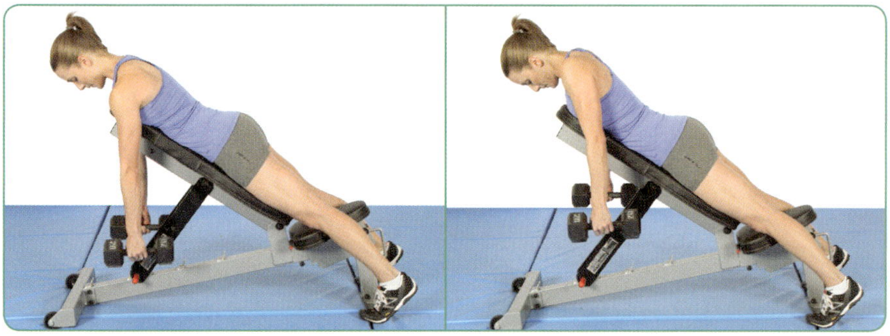

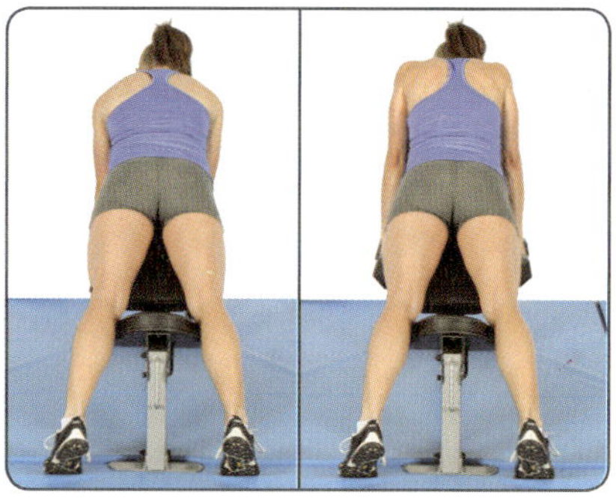

프론 쉬러그는 등 중부의 근육인중부승모근과 능형근을 목표로 한다.

자극을 받는 부위: **견갑골 후인시키는 근육들(등 중부근육)**

팁

- 스탠딩 쉬러그(standing shrug)처럼 귀를 향해 쉬러그하는 것보다는 중량을 들어 올려 등 중부와 승모근을 함께 쥐어짠다.
- 팔은 구부리지 말고 곧게 펴 유지한다.

운동 방법

1. 30~45도 인클라인 벤치에 가슴을 대고 엎드린다.
2. 덤벨을 잡고 손바닥이 마주 보도록 벤치 아래로 내린다.
3. 등 중부와 승모근이 함께 수축하도록, 어깨 뒤쪽로 쉬러그한다.
4. 내리고, 횟수를 반복한다.

스케어크로우

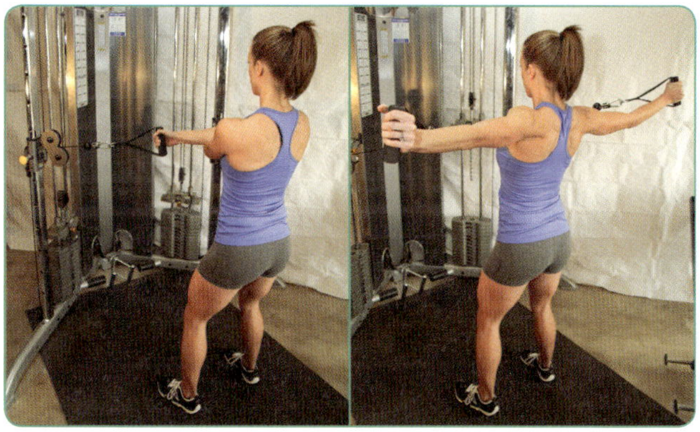

후면삼각근은 어깨의 균형과 어깨 부상을 예방하는 데 도움을 준다. 보통 뒤쪽 어깨 근육보다 앞쪽 근육이 더 강한데, 이 운동은 어깨 근력의 균형을 맞추는 데 도움을 준다. 이것은 여성들이 어려워하는 운동이지만, 운동 루틴에 추가하도록 하라.

자극율 받는 부위: **후면삼각근(어깨 뒤쪽 근육)**

팁

- 운동하는 동안 팔꿈치를 약간 구부려 유지한다.

운동 방법

1. 허리 높이로 케이블 머신을 조정한다.
2. 케이블 머신과 마주 보고 서서 몸 앞에서 엇갈리도록 반대쪽 손잡이를 잡는다.
3. 상완이 어깨와 정렬이 되도록 뒤로 당긴다.
4. 시작 자세로 돌아가고, 다시 횟수를 반복한다.

벤트 오버 케이블 리어 델트 레이즈

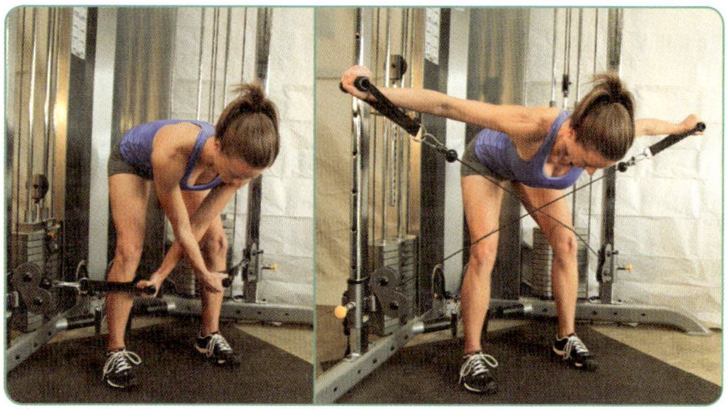

후면삼각근은 어깨의 균형과 어깨 부상을 예방하는 데 도움을 준다. 보통 뒤쪽 어깨 근육보다 앞쪽 근육이 더 강한데, 이 운동은 어깨 근력의 균형을 맞추는 데 도움을 준다.

자극을 받는 부위: **후면삼각근(어깨 뒤쪽 근육)**

팁

- 고관절을 접고, 등을 평평하게 유지한다.

운동 방법

1. 케이블 머신을 로우 풀리 위치로 조정하고, 양쪽 중량을 조절한다.
2. 엇갈리도록 반대쪽 케이블을 잡는다. 케이블 머신 가운데로 돌아간다.
3. 손잡이를 잡고 등이 바닥과 거의 평행이 될 때까지 앞으로 몸통을 구부린다. 이때 팔은 가슴 앞쪽에서 교차되어야 한다.
4. 팔꿈치가 어깨와 정렬이 될 때까지 옆으로 들어 올린다. 운동하는 내내 팔꿈치는 살짝 구부린 상태를 유지한다.
5. 내리고 횟수를 반복한다.

스트레이트-암 케이블 풀 다운

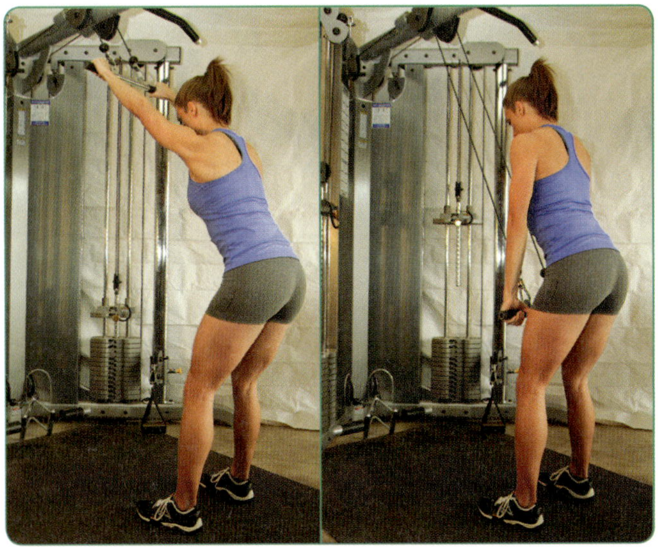

이 운동은 등의 중요한 안정화 근육이 광배근을 목표로 한다. 광배근은 또한 상지의 주요 당김 근육이다.

자극을 받는 부위: 등 근육, 삼두근

팁

- 삼두근보다는 등 근육을 이용하여 당긴다.
- 비록 '스트레이트-암(Strainght-arm)'으로 불리지만, 운동하는 내내 팔꿈치를 약간 구부리고 싶을 것이다.
- 큰 가동범위를 목표로 한다.

운동 방법

1. 하이 풀리 위치로 조절한다. 케이블 머신과 마주 서서 케이블을 잡고, 단단한 자세를 잡아 안정성을 얻기 위해 무릎, 고관절은 약간 구부린다.
2. 팔꿈치를 잠그고, 손잡이를 잡아 상완이 옆구리에 올 때까지 당긴다.
3. 원위치로 돌아가고, 횟수를 반복한다.

인클라인 덤벨 플라이

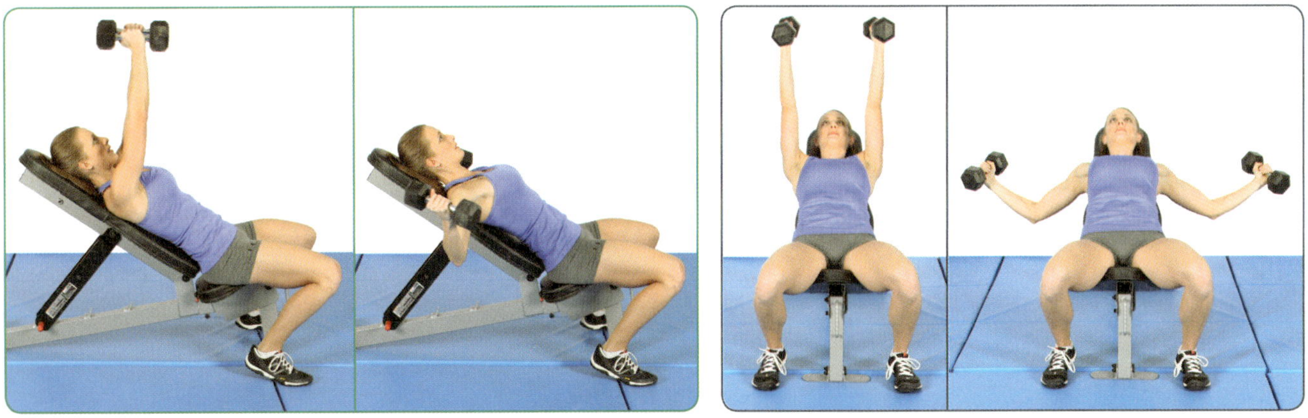

이 운동은 가슴 상부를 목표로 한다. 가슴 근섬유의 보다 큰 선명도를 줄 수 있는 가슴 상부 근육을 향상시킨다. 왜냐하면 팔은 몸통에서 멀리 위치하고 있어서 덤벨 인클라인 프레스를 할 수 있는 것처럼 많은 중량으로 할 수 없을 것이다.

자극을 받는 부위: 대흉근(가슴 상부 근육)

팁

- 지면에 양발을 고정시킨다.
- 팔꿈치가 몸 옆 바깥쪽으로 이동한다.
- 가슴 근육의 일정한 긴장을 유지할 수 있도록 덤벨을 2/3 정도 들어 올린다.

운동 방법

1. 30~45도 각도인 인클라인벤치에 눕는다.
2. 덤벨을 잡고, 팔꿈치를 약간 구부려 가슴 상부 위로 들어 올린다.
3. 덤벨을 몸 바깥쪽으로 어깨 위치까지, 가슴이 적당히 당기도록 내린다.
4. 덤벨을 들어 올릴 때 2/3 정도 지점에서 멈춘다.
5. 내리고, 횟수를 반복한다.

덤벨 플라이

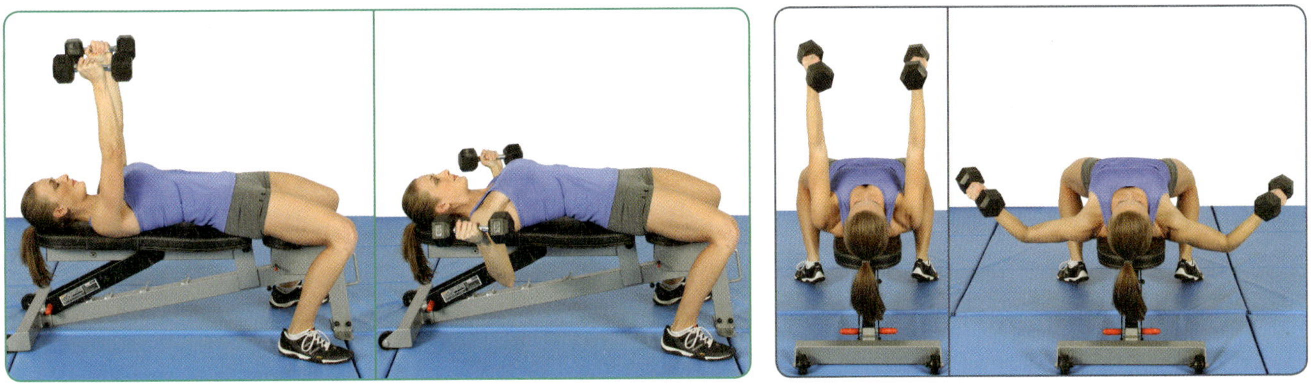

덤벨 플라이는 근력, 안정성과 유연성을 동시에 발달시키도록 상당한 스트레치 부하를 받는 흉근을 목표로 한다.

자극을 받는 부위: 대흉근(가슴 상부 근육)

팁

- 바닥에 발을 고정한다.
- 팔꿈치는 살짝 구부리고, 팔은 몸통에서 직각을 유지한다.
- 가슴 근육의 일정한 긴장이 유지되도록 덤벨을 2/3 정도 들어 올린다. 머리 위로 팔을 완전히 펴지 않는다.

운동 방법

1. 벤치에 등을 대고 눕는다. 덤벨을 잡고 팔을 약간 구부려 가슴 위로 들어 올린다.
2. 손바닥을 서로 마주 보도록 해서 시작하고, 움직이는 내내 자연스러운 자세를 유지한다.
3. 가슴의 큰 스트레치 느낌이 들 때까지 몸 옆으로 덤벨을 내린다.
4. 포옹하듯이 덤벨을 들어 올린다.
5. 내리고, 횟수를 반복한다.

덤벨 풀오버

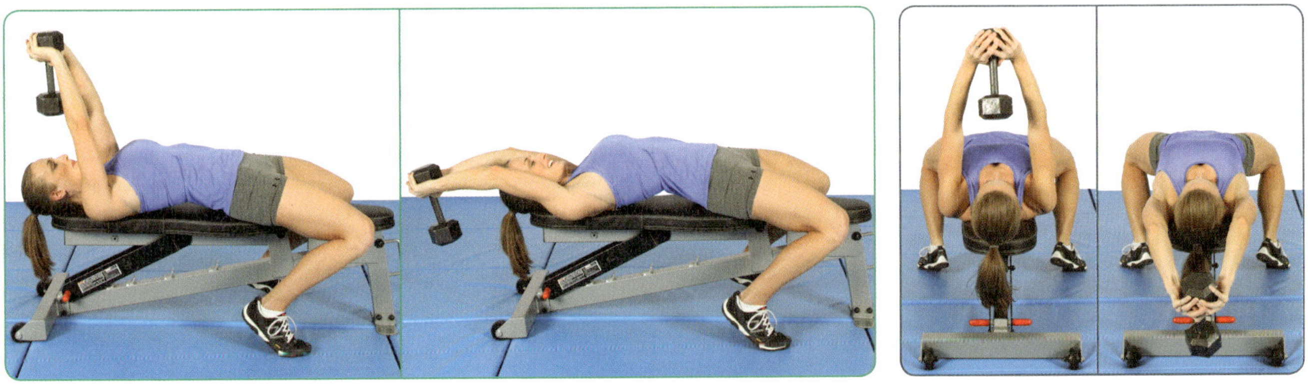

이 운동은 흉근, 전거근, 삼두근과 광배근을 강화한다. 풀오버는 많은 근육을 작용시키고 초과하는 과부하를 가능케 하는 진정한 상체 운동이다.

자극을 받는 부위: 흉근, 광배근, 삼두근

팁

- 고관절과 둔근을 단단히 조인다.
- 운동하는 내내 팔꿈치는 약간 구부려 유지한다.
- 트라이셉 익스텐션 하듯 팔꿈치를 접지 않는다. 광배근이 늘어나도록 시도한다.

운동 방법

1. 벤치에 등 상부를 세우듯 누워, 덤벨의 안쪽 바닥을 잡는다.
2. 팔꿈치를 약간 구부린 채 가슴 위에 덤벨이 오도록 한다.
3. 윗팔이 어깨와 정렬을 이룰 때까지 머리 위로 덤벨을 내린다.
4. 덤벨을 가슴 위로 당겨 올리고, 횟수를 반복한다.

케이블 트라이셉 익스텐션

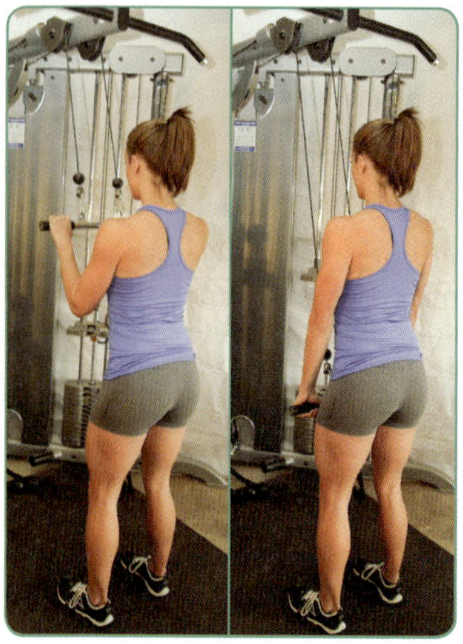

이 운동은 많은 여성들의 주요 관심사인 삼두근을 목표로 한다. 부위별로 지방을 태운다는 스팟 리덕션(spot reduction)은 미신이고, 전체적인 지방 감소가 필요하다는 것을 잊지 말라. 다시 말하지만, 몇몇 부위별 훈련은 단순히 그 부분의 모양과 근육을 향상시킬 수 있는 것이다.

자극을 받는 부위: 삼두근(뒤쪽 팔 상부)

팁

- 가동범위 전체를 사용하라
- 부하를 조절한다. 들썩거리거나 지나친 가속력을 사용하지 않는다.

운동 방법

1. 케이블 머신을 하이 풀리 위치로 조정한다. V–바 또는 스트레이트 바를 좁은 오버핸드 그립으로 잡는다.
2. 아래로 팔을 곧게 편다.
3. 시작 자세로 돌아온 후, 횟수를 반복한다.

로프 트라이셉 익스텐션

로프 트라이셉 익스텐션은 많은 여성들의 주요 관심사인 삼두근을 목표로 한다. 다시 반복하지만 부위별로 지방을 태운다는 스팟 리덕션은 미신이고, 전체적인 지방 감소가 필요하다. 그럼에도 불구하고 몇몇 부위별 훈련은 단순히 그 부분의 모양과 근육을 향상시킬 수 있다.

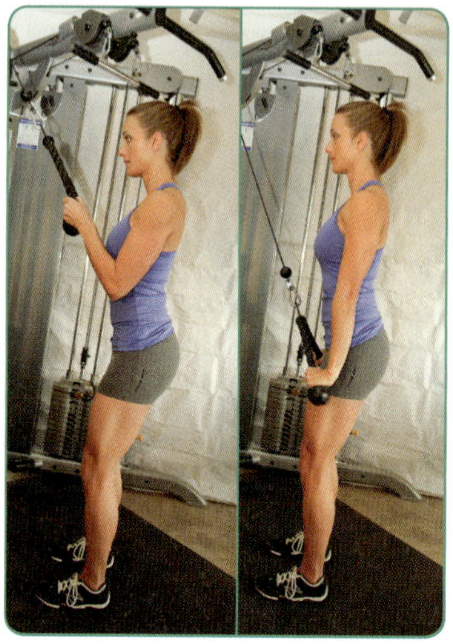

자극을 받는 부위: 삼두근(뒤쪽 팔 상부)

팁

- 가동범위 전체를 사용하라
- 부하를 조절한다. 들썩거리거나 지나친 가속력을 사용하지 않는다.

운동 방법

1. 케이블 머신을 하이 풀리 위치로 조정한다. 양손으로 로프 끝부분을 잡는다.
2. 팔꿈치가 완전히 펴지도록 팔을 바깥쪽으로 펼치면서 곧게 편다.
3. 시작 자세로 돌아온 후, 횟수를 반복한다.

케이블 오버헤드 트라이셉스 익스텐션

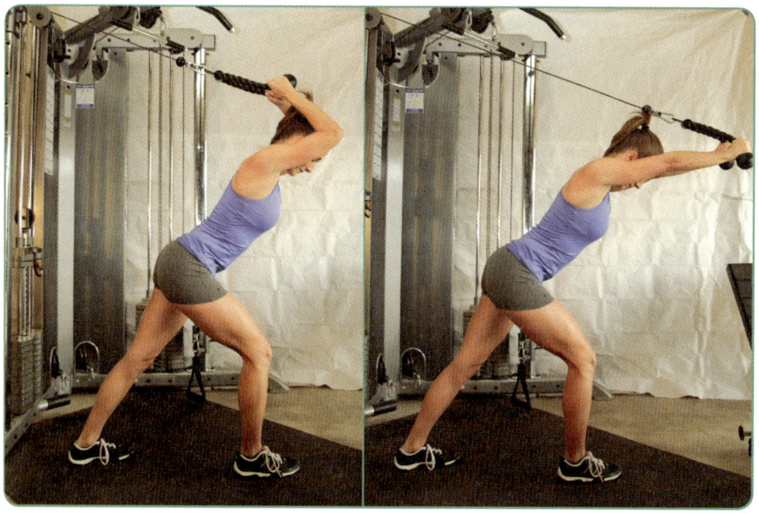

이 운동은 많은 여성들의 주요 관심사인 삼두근을 목표로 한다. 부위별로 지방을 태운다는 스팟 리덕션은 미신이고, 전체적인 지방 감소가 필요하다는 것을 잊지 말라. 다시 말하지만, 몇몇 부위별 훈련은 단순히 그 부분의 모양과 근육을 향상시킬 수 있는 것이다.

자극을 받는 부위: 삼두근(뒤쪽 팔 상부)

팁

- 허리가 과신전되지 않도록 한다.
- 상완의 위치를 고정한 채 팔꿈치를 구부린다.

운동 방법

1. 케이블 머신을 하이 풀리 위치로 조정하고 로프 손잡이를 연결한다. 머신을 등지고 서서 목 뒤쪽으로 로프를 잡는다.
2. 발을 앞뒤로 벌리고 몸통을 앞으로 숙이고, 삼두근이 스트레칭 되는 느낌이 들도록 케이블을 잡아당겨 텐션을 만든다.
3. 팔꿈치가 곧게 펴지도록 팔을 앞으로 편다.
4. 상완은 안정적으로 유지하고, 로프를 조절하면서 시작 자세로 돌아온다.

인클라인 덤벨 컬

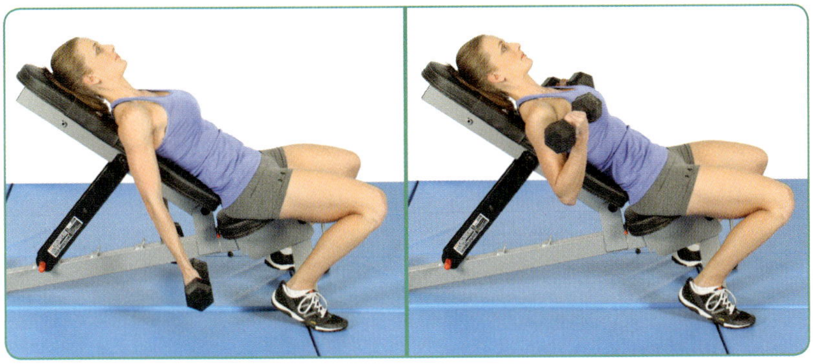

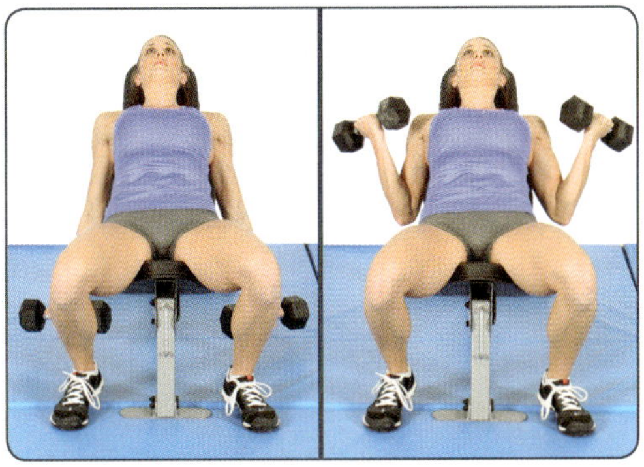

인클라인 덤벨 컬은 이두근이 늘어나는 데 도움이 되는 유일한 운동이다. 운동하는 동안 이두근에 큰 신장부하를 받기 때문에 놀라운 효과를 가진 운동이다.

자극을 받는 부위: 이두근(위쪽 팔)

팁

- 어깨 밑에 팔이 오도록 한 후 중량이 흔들리지 않도록 한다.
- 마지막 자세에서 잠시 멈춰 쥐어짜준다.

운동 방법

1. 45~60도 정도의 인클라인 벤치에서 앉아 덤벨을 잡고 손바닥이 앞쪽을 향하도록(회외) 팔을 몸 옆으로 곧게 편다.
2. 팔꿈치는 몸통보다 약간 뒤쪽에 위치하고, 가능한 한 덤벨을 높게 들어 올린다.
3. 내리고, 횟수를 반복한다.

얼터네이팅 덤벨 바이셉스 컬

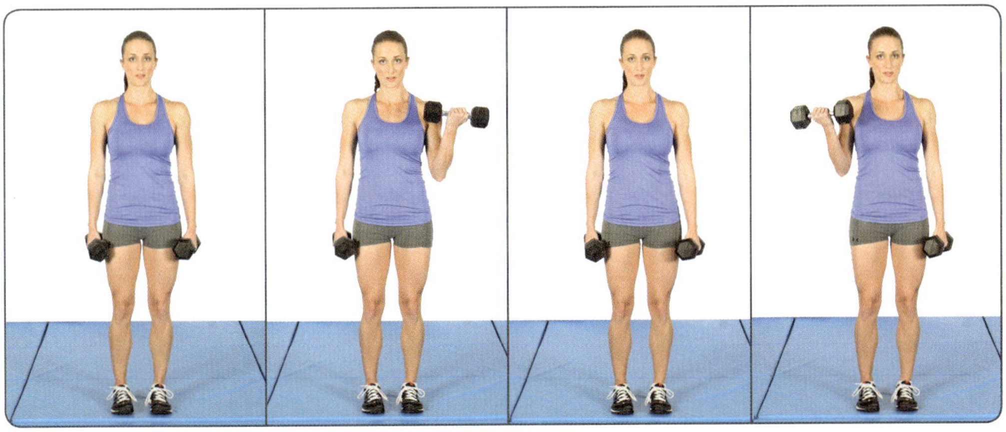

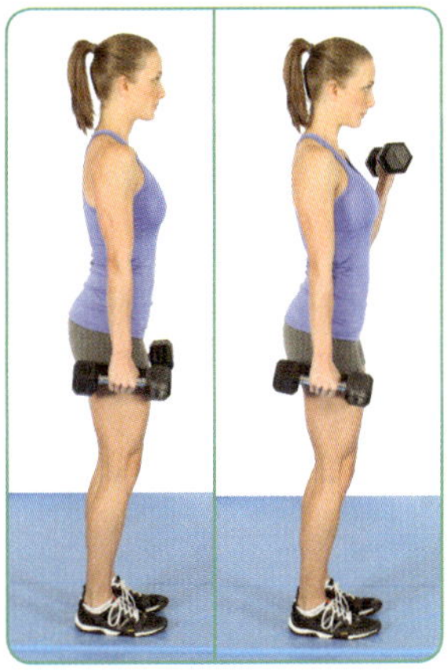

이두근은 팔꿈치의 굴곡을 담당하는 근육이다. 이 근육을 강화함으로써 로우, 친업, 풀업 및 기다 당기는 운동들의 능력이 향상된다. 다시 말해서, 이두근이 강해지면 많은 운동을 하는 동안 더 무거운 중량을 다룰 수 있어 등 근육이 발달하게 된다. 또한 섹시한 팔을 만들 수 있다.

자극을 받는 부위: 이두근(위쪽 팔)

팁

- 곧게 팔을 편 상태에서 중량을 들고 최대로 수축하고 다시 내리며 전체 가동범위를 사용한다.
- 팔꿈치를 몸 가깝게 유지해서 중량을 들어 올릴 때 이두근 외의 큰 근육들이 사용되지 않도록 한다.

운동 방법

1. 손바닥이 마주 보도록 덤벨을 잡고 선다.
2. 팔꿈치는 몸 옆에 고정하고, 한쪽 덤벨만 손바닥이 어깨 쪽으로 향하도록 전완이 수직이 될 때까지 회전하며 들어 올린다.
3. 최대한 수축하며 덤벨을 들어 올리고, 다시 내린다.
4. 반대쪽을 반복하고, 팔을 번갈아가며 교대로 한다.

덤벨 해머 컬

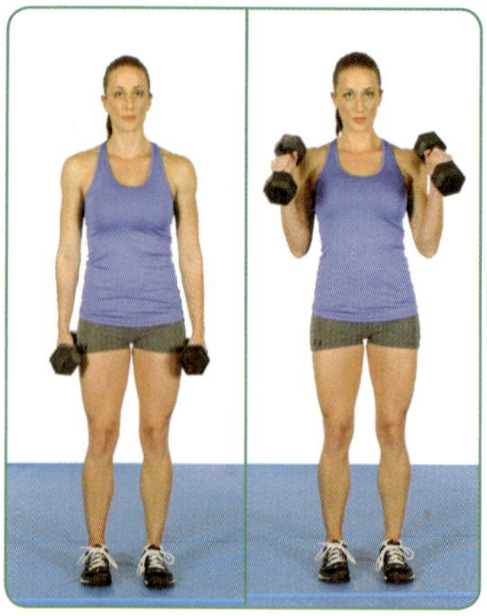

해머 컬은 동시에 양팔을 작용하고 전완이 어깨쪽으로 회전하지 않는 것을 제외하면 얼터네이팅 컬과 비슷하다. 손바닥을 안쪽으로 향해 중립 자세를 유지함으로써, 상완근과 상완요골근이 목표가 된다.

자극을 받는 부위: **이두근, 상완근, 상완요골근(위쪽 팔)**

팁

- 곧게 팔을 편 상태에서 중량을 들고 최대로 수축하고 다시 내리며 전체 가동범위를 사용한다.
- 팔꿈치를 몸 가깝게 유지해서 중량을 들어 올릴 때 이두근 외의 큰 근육들이 사용되지 않도록 한다.

운동 방법

1. 손바닥이 마주 보도록 덤벨을 잡고 선다.
2. 엄지손가락이 어깨를 향하도록 할 수 있는 한 높게 덤벨을 들어 올린다.
3. 덤벨을 내리고 반복한다.

덤벨 컨센트레이션 컬

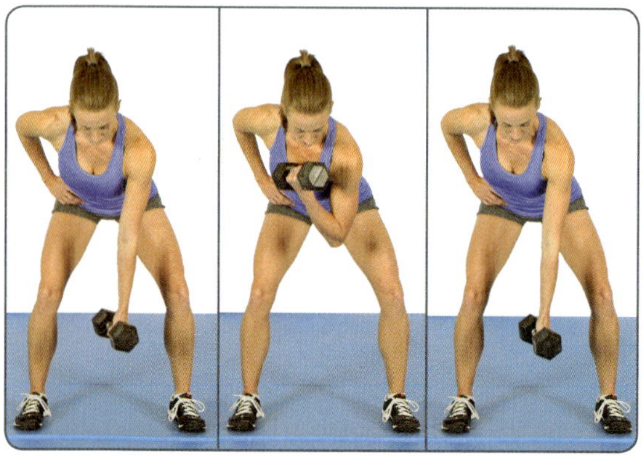

컨센트레이션 컬은 이두근의 진정한 고립 운동이고, 상당한 최대 수축력과 펌핑감을 만들어낸다.

자극을 받는 부위: **이두근(위쪽 팔)**

팁

- 어깨 아래에 팔을 위치하고, 중량을 흔들지 않도록 한다.
- 마지막 수축 지점에서 쥐어짜고, 잠시 유지한다.
- 무릎 위에 덤벨을 들지 않은 손을 올려놓아 체중을 지지해준다.

운동 방법

1. 손바닥을 안쪽으로 해서 한 손으로 덤벨을 잡는다.
2. 등이 바닥과 평행이 될 때까지 고관절을 접고, 무릎을 살짝 구부려 선다.
3. 무릎 안쪽에 팔을 곧게 펴 유지한다.
4. 어깨 앞쪽으로 덤벨을 들어 올린다.
5. 팔이 완전히 펴질 때까지 내리고 세트가 완료될 때까지 반복한다.
6. 반대쪽도 반복한다.

바벨 바이셉스 컬

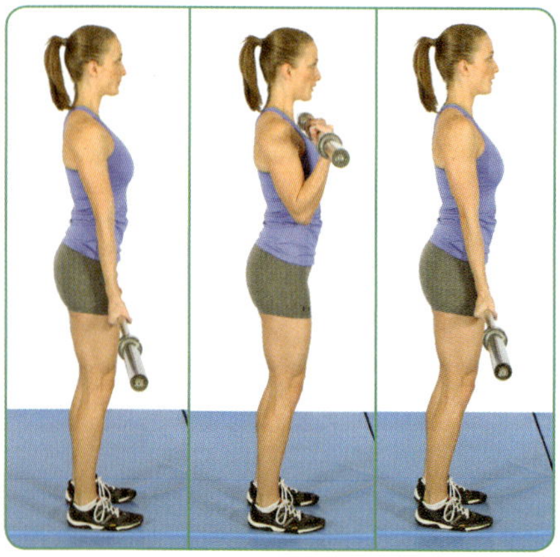

이 운동은 이두근을 강화시킨다. 덤벨 컬과 달리, 운동하는 동안 회외 자세를 유지한다. 바벨 컬은 복부와 허리의 근력에 확실히 작용한다. 이는 코어 안정성 관점에서는 도전적인 운동이다.

자극을 받는 부위: **이두근(위쪽 팔)**

팁

- 곧게 팔을 편 상태에서 중량을 들고 최대로 수축하고 다시 내리며 전체 가동범위를 사용한다.
- 팔꿈치를 몸 가깝게 유지해서 중량을 들어 올릴 때 이두근 외의 큰 근육들이 사용되지 않도록 한다.

운동 방법

1. 언더 그립으로 어깨너비만큼 바벨을 잡는다.
2. 팔꿈치는 몸 옆에 고정하고, 상완과 마주 보도록, 전완이 거의 수직이 될 때까지 바벨을 들어 올린다.
3. 팔이 완전히 펴질 때까지 내리고, 횟수를 반복한다.